Anita Wilda-Kiesel (Hrsg.)

Neurologie/Psychiatrie/
Psychotherapeutische Medizin

Kompaktlehrbücher Physiotherapie

Wolf Arnold (Hrsg.)
Kompaktlehrbuch Physiotherapie
Orthopädie
I/1999. ca. 240 Seiten, ca. 170 Abb.
Format 17,0 × 24,0 cm. Softcover
ca. DM 49,80, SFr 46,00, öS 364,00
ISBN 3-86126-174-X

Ursula Zippel
Kompaktlehrbuch Physiotherapie
Physiologie/Allgemeine Krankheitslehre
I/1999. ca. 210 Seiten, ca. 100 Abb.
Format 17,0 × 24,0 cm. Softcover
ca. DM 38,00, SFr 35,00, öS 277,00
ISBN 3-86126-179-0

Eberhard Conradi (Hrsg.)
Kompaktlehrbuch Physiotherapie
Innere Medizin
II/1999. ca. 304 Seiten, ca. 120 Abb.
Format 17,0 × 24,0 cm. Softcover
ca. DM 49,80, SFr 46,00, öS 364,00
ISBN 3-86126-175-8

Für das Jahr 1999 sind weitere Kompaktlehrbücher Physiotherapie
geplant.

Informationen über unsere Neuerscheinungen finden Sie
im Internet unter http://www.ullsteinmedical.de

Anita Wilda-Kiesel (Hrsg.)

Kompaktlehrbuch Physiotherapie

Neurologie/Psychiatrie/ Psychotherapeutische Medizin

Mit 200 Abbildungen

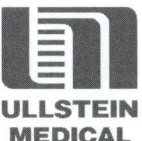

ULLSTEIN MEDICAL

Herausgeberin:

DR. PHIL. ANITA WILDA-KIESEL, Markkleeberg

Autoren:

PROF. EM. DR. MED. JOACHIM LÖSSNER, Leipzig

PROF. DR. MED. MICHAEL GEYER, Leipzig

DIPL.-MED.-PÄD. BARBARA ECKELMANN, Leipzig

URSULA THIES, Physiotherapeutin, Leipzig

DR. PHIL. ANITA WILDA-KIESEL, Markkleeberg

Die Deutsche Bibliothek – CIP-Einheitsaufnahme

Kompaktlehrbuch Physiotherapie: Neurologie, Psychiatrie, psychotherapeutische Medizin / Anita Wilda-Kiesel (Hrsg.). – Wiesbaden : Ullstein Medical, 1999
ISBN 3-86126-164-2

© Ullstein Medical Verlagsgesellschaft mbH & Co., Wiesbaden 1999

Lektorat: Dr. med. J. P. Prinz, Christiane Tietze
Redaktion: Eva-Maria Horn-Teka, Erftstadt
Herstellung: Gudrun Kumbartzki
Zeichnungen: Enbé Design, Stuttgart
Fotografien: Marion Wenzel, Leipzig
Satz: Fotosatz Otto Gutfreund GmbH, Darmstadt
Druck und buchbinderische Verarbeitung:
    Franz Spiegel Buch GmbH, Ulm

Printed in Germany

ISBN 3-86126-164-2

Autoren

BARBARA ECKELMANN
Dipl.-Medizinpädagogin, Physiotherapeutin, Fachbereichsleiterin des Fachbereiches Physiotherapie der Medizinischen Berufsfachschule der Universität Leipzig

PROF. EM. DR. MED. JOACHIM LÖSSNER
ehem. stellvertretender Direktor der Klinik und Poliklinik für Neurologie der Universität Leipzig

PROF. DR. MED. MICHAEL GEYER
Direktor der Klinik und Poliklinik für Psychotherapie und Psychosomatische Medizin der Universität Leipzig

URSULA THIES
Fachphysiotherapeutin, vorm. Leitende Physiotherapeutin der Klinik für Neurochirurgie der Universität Leipzig

DR. PHIL. ANITA WILDA-KIESEL
Fachphysiotherapeutin, Diplom-Sportlehrerin, vorm. Fachbereichsleiterin des Fachbereiches Physiotherapie der Medizinischen Berufsfachschule der Universität Leipzig

Vorwort des Verlages

Kompaktlehrbücher Physiotherapie

Weggefährten während der physiotherapeutischen Ausbildung und Ratgeber im Beruf – die neuen **Kompaktlehrbücher Physiotherapie** von Ullstein Medical vermitteln fachliche Kompetenz über das erforderliche Prüfungswissen hinaus. Lernstofforientiert und praxisnah konzipiert, richten sich die einzelnen Kompaktlehrbücher thematisch nach gängigen Fachgebieten aus Lehrplan und Klinik und fassen kleinere Disziplinen sinnvoll zusammen. Die Fächer der speziellen Krankheitslehre geben eine zusammenhängende Darstellung der Krankheitsbilder aus medizinischer und physiotherapeutischer Sicht.

Die Autorenteams aus praktisch und lehrerfahrenen Ärzten und Physiotherapeuten legen dabei besonderen Wert auf eine klare und übersichtliche Struktur mit einprägsamen Lernhilfen: Zahlreiche Abbildungen veranschaulichen Befund und Therapie; Tabellen verschaffen rasch Übersicht; Piktogramme, Merkekästen und andere didaktische Elemente gliedern den Text und machen so das Lernen leichter.

Der Lesbarkeit und Einfachheit halber wird in den Kompaktlehrbüchern Physiotherapie auf die gesonderte Nennung der weiblichen und männlichen Form von Physiotherapeuten/Krankengymnasten verzichtet. Die männliche Form steht somit immer auch für die weibliche.

Weitere Kompaktlehrbücher Physiotherapie finden Sie im Vorderteil dieses Bandes; Sie können uns aber auch im Internet unter http://www.ullsteinmedical.de besuchen und sich dort über unsere Neuerscheinungen informieren.

Vorwort der Herausgeberin

In diesem Lehrbuch für Physiotherapeuten werden Klinische Fächer zusammengefaßt, die in Ausbildung und Therapie völlig unabhängig voneinander existieren.

Die **Neurologie** bildet einen traditionellen Behandlungsbereich der Physiotherapie. In den letzten Jahren haben neue Kenntnisse und Behandlungsstrategien die Therapie bereichert und effektiver gestaltet. Sie wurden in dem Maße, wie sie für die Ausbildung erforderlich sind, im Lehrbuch beschrieben. Die weiterführende Literatur regt zur vertiefenden Beschäftigung mit den Krankheitsbildern und ihren speziellen physiotherapeutischen Methoden an.

Um Physiotherapeuten den Behandlungsgrundsatz *Therapie nach Befund* zu erleichtern, beschreibt das Kapitel 2 die physiotherapeutische Behandlung in der Neurologie, insbesondere die allgemeinen Strategien der Befunderhebung. Im Kapitel 3 werden Symptome und Syndrome gestörter Sensomotorik und ihre Physiotherapie dargestellt. Die folgenden Kapitel beschäftigen sich mit den neurologischen Erkrankungen und dienen der Vertiefung des Wissens.

Der Lehrbuchteil **Psychiatrie/Psychotherapeutische Medizin** hat drei medizinische Fachbereiche zum Inhalt, die sich mit der Erkennung und Behandlung psychischer Störungen befassen. Dies sind Psychiatrie, Psychotherapeutische Medizin sowie Kinder- und Jugendpsychiatrie. Für alle drei Bereiche werden der diagnostische Prozeß, die psychischen Störungen sowie deren Therapie beschrieben. Die Darstellung der Krankheiten erfolgte unter Berücksichtigung der Internationalen Klassifikation ICD 10.

Für die Physiotherapie waren diese klinischen Fachgebiete zunächst von relativ geringer Bedeutung. Das änderte sich erst, als spezifische Methoden zur Förderung der Körperwahrnehmung und Entspannung sowie der sozialen Kommunikation auf der Basis handlungsorientierter Bewegungstherapie entstanden. Um befundgerecht physiotherapeutisch arbeiten zu können, werden im Kapitel *Der diagnostische Prozeß* Strategien für eine gezielte Beobachtung der Patienten beschrieben.

Die Physiotherapie bei psychischen Störungen bezieht das Erleben und Verhalten des Patienten in den therapeutischen Prozeß ein. Sie gewinnt über die drei klinischen Fachbereiche hinaus an Bedeutung, weil ihre Strategien auch auf die Physiotherapie in anderen klinischen Bereichen übertragbar sind, wenn das Erleben und Verhalten des Patienten im Rahmen der Physiotherapie ganz allgemein beachtet werden soll.

Allen Autoren dieses Kompaktlehrbuches möchte ich für die kooperative und kompetente Mitarbeit am Lehrbuch danken.

Ebenso gilt den Lektoren des Verlages, die das Entstehen des Lehrbuches sehr verständnisvoll und aufmerksam begleitet haben, mein Dank.

Markkleeberg, im Januar 1999   DR. PHIL. ANITA WILDA-KIESEL

Abkürzungsverzeichnis

AGST   Ausgangsstellung
FLEX   Flexion
EX   Extension
ABD   Abduktion
ADD   Adduktion
AR   Außenrotation
IR   Innenrotation
PNF   Propriozeptive Neuromuskuläre Fazilitation
AE   Anteriore Elevation
PE   Posteriore Elevation
AD   Anteriore Depression
PD   Posteriore Depression
SIAS   Spina iliaca anterior superior

Inhaltsverzeichnis

Teil I: Neurologie

Teil II: Psychiatrie / Psychotherapeutische Medizin

Teil I:
Neurologie

KAPITEL I

Einführung in die Neurologie

1.1
Stellung der Neurologie innerhalb der klinischen Medizin

Merke !

Die Neurologie beschäftigt sich mit den Erkrankungen des zentralen, des peripheren und des vegetativen Nervensystems sowie der Muskulatur.

Pathogenetisch kommen hierfür organische Krankheitsursachen wie Entzündungen, Degenerationen, Tumoren, Mißbildungen, Stoffwechselstörungen u.a. oder Funktionsstörungen im Sinne pathophysiologischer Abweichungen, wie z.B. abnorme Gefäßweite bei vasomotorischen Kopfschmerzen, in Betracht. Dabei sind diese Krankheitsursachen entweder im Nervensystem selbst (z.B. Hirntumor) oder aber in einer Allgemeinerkrankung (z.B. Polyneuropathie bei Diabetes mellitus oder hypoxische Enzephalopathie nach Reanimation) zu suchen. Dies erklärt sich aus der Verbreitung des Nervensystems im gesamten Körper und aus seiner Beteiligung an zahlreichen Funktionen. Damit ist das Nervensystem in verschiedene krankhafte Vorgänge einbezogen, die außerhalb des Fachgebiets der Neurologie liegen. Dies betrifft nicht nur Affektionen des **zerebrospinalen Nervensystems**, sondern erst recht diejenigen des **vegetativen** (= autonomen) **Nervensystems**, das in besonderem Umfang mit allen Körperteilen und -organen verwoben ist. Die Beteiligung des vegetativen Systems ist nicht nur beim Zustandekommen unterschiedlicher Symptome und Krankheitsbilder, sondern auch bei therapeutischen Maßnahmen zu berücksichtigen.

So weist die Neurologie zahlreiche Berührungen mit anderen Fachgebieten auf. Besonders enge Beziehungen bestehen zur **Psychiatrie**, da Erkrankungen des Gehirns auch Anlaß zu psychischen Störungen und einer psychiatrischen Behandlung sein können. Weiterhin bestehen enge Wechselbeziehungen zu *Neurochirurgie, Innerer Medizin, Pädiatrie, Orthopädie, Augenheilkunde, Hals-Nasen-Ohren-Heilkunde* sowie zur *Humangenetik* u.a.

1.2
Untersuchungs- und allgemeine Behandlungsmethoden

1.2.1
Untersuchungsmethoden

Die Diagnose einer neurologischen Erkrankung stellt oft besonders hohe Anforderungen an Arzt und Untersuchungstechnik. Deshalb werden einige Informationen über diagnostische Möglichkeiten in der Neurologie für Physiotherapeuten zum besseren Verständnis ihrer Patienten vorausgeschickt.

Aufbau der Diagnose

Im Gegensatz zu den Krankheitserscheinungen anderer Organsysteme rufen neurologische Erkrankungen infolge des hochdifferenzierten Nervensystems nicht selten vielgestaltige Krankheitsbilder hervor. Deshalb muß der neurologisch tätige Arzt systematisch durch eine sorgfältige Erhebung der **Anamnese** und durch eine umfangreiche klinisch-neurologische Untersuchung zunächst die einzelnen Krankheitszeichen, die **Symptome**, erfassen. Aus der jeweiligen Kombination der einzelnen Symptome ergibt sich dann das neurologische **Syndrom**, aus dem auf den Ort des Krankheitsprozesses innerhalb des Nervensystems und, daraus folgernd, auf die sogenannte **topische**

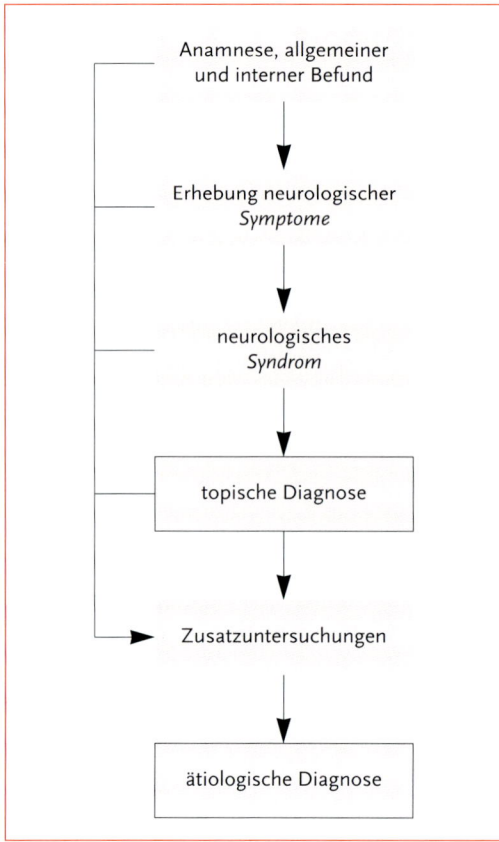

Anamnese, allgemeiner
und interner Befund

↓

Erhebung neurologischer
Symptome

↓

neurologisches
Syndrom

↓

topische Diagnose

↓

Zusatzuntersuchungen

↓

ätiologische Diagnose

Abb. 1.1: Der Weg zur neurologischen Diagnose

Diagnose geschlossen werden kann. Die anamnestischen Daten, die topische Diagnose sowie alle weiteren Ergebnisse aus Zusatzuntersuchungen führen – allerdings nicht in jedem Fall – zur **ätiologischen Diagnose** und damit zum eigentlichen Krankheitsbild (Abb. 1.1).

Klinisch-neurologische Befunderhebung

Im allgemeinen wird der Arzt mit der **Erfassung der Vorgeschichte** beginnen, um Informationen über das derzeitige Beschwerdebild, vorausgegangene Erkrankungen, frühkindliche Entwicklung, Schwangerschaften, Geburten, biographische und soziale Daten sowie über familiär aufgetretene Erkrankungen zu gewinnen. Bei Verdacht auf eine erbliche Erkrankung sind die Erhebung der **Familienanamnese** und die Aufstellung einer Sippen-

tafel* wichtig, um den Erbgang erkennen und gegebenenfalls eine genetische Familienberatung einleiten zu können.

Am Anfang der Erhebung des körperlichen Befunds (Status), auf den hier nicht näher eingegangen wird, steht auch in der Neurologie eine allgemeine körperliche und internistische Beurteilung. Ihr folgen die Erhebung des **neurologischen Status**, d.h. die Untersuchung von Kopf und Hirnnerven, der motorischen Leistungen (Motilität) von Extremitäten und Rumpf mit Kraftentfaltung, Muskeltonus, Muskeltrophik und Verhalten der Muskeldehnungsreflexe, der koordinativen Leistungen der Motorik, der Sensibilität (Berührung, Schmerz, Temperatur, Vibrationsempfindung u.a.), von Bewegungsüberschuß oder -verarmung sowie eine einfache Beurteilung vegetativer Funktionen (Hautdurchblutung, Schweißsekretion, Ernährungszustand von Haut, Nägeln u.a.). Es schließt sich eine Erhebung des psychischen Befunds (s. Psychiatrie, S. 325) an sowie die Prüfung des Sprechens und einiger neuropsychologischer Leistungen, z.B. der Sprache und der Wahrnehmung (s. S. 244).

Zusatzuntersuchungen

Neben der klinisch-neurologischen Untersuchung sind weiterführende Untersuchungen erforderlich. Insbesondere die nichtinvasiven Methoden (neurophysiologische und bildgebende Röntgen-, Ultraschall- und nuklearmedizinische Verfahren) gestatten es, Funktions- oder Organläsionen aufzudecken und sie gegenüber psychisch ausgelösten Symptomen oder Krankheitsbildern abzugrenzen.

Liquorpunktion

Der Liquor cerebrospinalis wird in den Seitenventrikeln produziert. Über den 3. und 4. Ventrikel gelangt er in den Subarachnoidalraum von Hirn und Rückenmark, wo er resorbiert wird. Die Liquoruntersuchung erfolgt u.a. zum

---

* Häufig wird statt Sippentafel der Begriff des Familienstammbaums verwendet, der jedoch definitionsgemäß nur männliche Familienangehörige erfaßt.

Nachweis einer Blutung in den Subarachnoidalraum, einer Blut-Liquor-Schrankenstörung (z.B. bei Hirntumoren), einer entzündlichen Erkrankung des Zentralnervensystems (ZNS), einer lokalen Antikörpersynthese oder eines Erregers.

Der Liquor wird im allgemeinen aus dem spinalen Subarachnoidalraum durch eine Punktion unterhalb des 3. Lendenwirbels (Lumbalpunktion) im Sitzen oder Liegen gewonnen. Wenn nach 24stündiger Bettruhe postpunktionelle Kopfschmerzen beim Aufrichten (sog. Liquorunterdrucksyndrom) auftreten, ist weitere Bettruhe indiziert.

Biochemische Untersuchungen

In Blut und Liquor, aber auch in Gewebeproben (Bioptaten) aus Muskeln und Nerven können in unterschiedlichem Umfang Arzneimittel, Neurotransmitter oder stoffwechselspezifische Parameter (z.B. Kupfer, Enzyme) nachgewiesen werden.

Neurophysiologische Untersuchungen

Die im folgenden aufgeführten Untersuchungen gestatten es häufig, auch solche Funktionsstörungen des Nervensystems zu erfassen, die den klinisch-neurologischen Untersuchungen nicht zugänglich sind. Auch gestatten sie, deren Verlaufsdynamik zu verfolgen.

Elektroenzephalographie (EEG) Hierbei werden über Oberflächenelektroden auf der Kopfhaut elektrische Spannungsschwankungen von Nervenzellverbänden der Hirnrinde abgeleitet. Damit können Änderungen der Vigilanz (Wachheit) einschließlich Koma und Hirntod sowie diffuse oder umschriebene zerebrale Läsionen (Tumoren, Entzündungen, Zirkulationsstörungen und vor allem epileptische Potentiale u.a.) in unterschiedlichem Ausmaß registriert werden.

Evozierte Potentiale Durch Stimulation bestimmter peripherer Rezeptoren des Nervensystems und Ableitung der Antwortpotentiale über den zugehörigen zentralen Regionen lassen sich die jeweiligen Bereiche des peripheren und zentralen Nervensystems überprüfen und Störungen lokalisieren. Die *visuell evozierten Potentiale* (VEP) werden über dem okzipitalen Kortex nach Lichtreizen am Auge und deren Weiterleitung über die Sehbahn abgeleitet; besonders Läsionen des Sehnerven (II. Hirnnerv) sind hiermit zu erfassen. Die *akustisch evozierten Potentiale* (AEP) dienen der Untersuchung der Hörbahn mittels akustischer Reize. Sie eignen sich u.a. zum Nachweis von Hirnstammerkrankungen. *Somatosensorisch evozierte Potentiale* (SEP) werden u.a. nach Reizung der Nn. trigeminus, medianus und tibialis am Rückenmark und Gehirn abgeleitet und lassen Störungen der sensiblen Bahnen im Bereich der Nervenwurzeln, des Rückenmarks sowie des Gehirns erkennen. Störungen der Schmerz-Temperatur-Empfindungen werden hierbei nicht erfaßt.

Elektromyographie (EMG) Bei dieser Methode werden Muskelaktionspotentiale (Einzelpotentiale und Entladungsmuster motorischer Einheiten bei Willkürinnervation sowie das Erscheinungsbild pathologischer Spontanaktivität in Ruhe) mittels Nadelelektroden aufgenommen. Hierdurch lassen sich im allgemeinen peripher-neurogene von myogenen Affektionen bzw. Lähmungen abgrenzen. Das EMG erlaubt, die Prozeß- bzw. Verlaufsdynamik neuromuskulärer, d.h. neurogener und myogener Erkrankungen, zu verfolgen und gibt Hinweise auf Regeneration und Prognose. Des weiteren gestattet es das Erkennen myasthenischer und myotoner Reaktionen. Das EMG hat heute die konventionelle elektrische Prüfung der faradischen und galvanischen Erregbarkeit des Muskels und Nervs abgelöst.

Elektroneurographie Sie dient der Ableitung motorischer und sensibler Nervenleitgeschwindigkeiten (NLG) für unterschiedliche periphere Nervenabschnitte bei maximaler Reizung des jeweiligen Nerven. Sie ist vor allem bei Engpaßsyndromen und bei Polyneuropathien von Wert und hilft in beschränktem Umfang, demyelinisierende (markscheidenzerstörende) von axonalen Läsionen zu differenzieren und die Verlaufsdynamik zu beurteilen.

Transkranielle Magnetstimulation Mit diesem Verfahren läßt sich die Leitgeschwindigkeit der Pyramidenbahnfasern und der motorischen Efferenzen des Rückenmarks durch Ableitung der Reizantworten an Hand und Bein – besonders im schwer zugänglichen proximalen Anteil – messen.

Bildgebende Verfahren

Röntgennativdiagnostik Die konventionelle Untersuchung von Schädel und Wirbelsäule gibt u. a. Hinweise auf abnorme Verkalkungen im Schädel oder auf degenerative Veränderungen der Wirbelsäule.

Kraniale und spinale Computertomographie (CT) Dieses Röntgenschichtverfahren beruht auf einer computergesteuerten Messung der Dichteunterschiede von Gewebestrukturen, die Röntgenstrahlen unterschiedlich stark abschwächen. Auf diese Weise können im Gehirn ohne oder mit Kontrastmittelgabe Tumoren, Blutungen, Infarkte, Ödeme, Atrophien, Abszesse und Fehlbildungen sowie im spinalen Bereich zusätzlich Bandscheibenvorfälle und Spinalkanalstenosen erkannt werden. Auch Hirn- und Rückenmarkverletzungen stellen eine Indikation für eine CT dar. Kontrastmittelinjektionen (i. v., kranial oder intrathekal als Myelo-CT) erhöhen von Fall zu Fall die Aussagefähigkeit.

Myelographie Hierbei werden Röntgenaufnahmen der Wirbelsäule einschließlich ihres Spinalkanals nach Gabe eines Kontrastmittels in den Liquorraum zum Nachweis intraspinaler Raumeinengungen (Spondylophyten, Bandscheibenvorfälle, Tumoren u. a.) und von Wurzelausrissen angefertigt. Heute wird sie in der Regel im Rahmen einer spinalen CT (Myelo-CT) durchgeführt.

Magnetresonanztomographie (MRT) Dieses auch als Nuklearmagnetresonanz-(NMR-) oder Kernspintomographie bekannte Untersuchungsverfahren beruht auf dem Eigendrehimpuls (Spin) von Protonen und Neutronen bestimmter Atomkerne. Bei der MRT werden diese Atomkerne durch ein starkes Magnetfeld angeregt, d. h., der Eigendrehimpuls verändert sich. Wird das Magnetfeld abgeschaltet, kehren die Protonen zu ihrem Ausgangsspin zurück. Die dabei freiwerdende Energie wird gemessen. Da die einzelnen Gewebe unterschiedlich aufgebaut sind und somit unterschiedlich viel Energie aufnehmen bzw. abgeben, kann man sie im Kernspintomogramm voneinander unterscheiden. Anatomische und pathologische Strukturen von Gehirn und Rückenmark lassen sich sehr sensitiv, doch wenig spezifisch, dafür aber in verschiedenen Ebenen (sagittal, koronar und transversal) darstellen. Mit dem jodhaltigen Kontrastmittel Gadolinium gelingt der Nachweis einer Blut-Hirn-Schrankenstörung. So können u. a. kleine Tumoren, kleine vaskuläre Infarkte, Aneurysmen und Entzündungsherde (z. B. bei der Encephalomyelitis disseminata) erkannt werden. Eine Kontraindikation zur MRT besteht bei magnetisierbaren Implantaten (Herzschrittmacher, Verplattungen von Frakturen außer Platin u. a.). Mit der *Magnetresonanzangiographie* lassen sich bei besonderer Untersuchungstechnik über Flußphänomene dreidimensional Angiogramme ohne Kontrastmittel rekonstruieren.

Ultraschalldiagnostik (Sonographie) Mittels Ultraschall läßt sich die Geschwindigkeit des Blutflusses (über das Dopplersignal) messen. Die *Dopplersonographie* stellt ein wertvolles Screeningverfahren zum Nachweis extra- und auch intrakranieller Gefäßstenosen, -anomalien und -spasmen dar. Die *Echotomographie* (sog. B-Scan) gestattet die Darstellung der extrakraniellen hirnzuführenden Arterien (insbesondere des Hauptstamms der A. carotis einschließlich Bifurkation) im Schichtbild und läßt atheromatöse Ablagerungen erkennen sowie die Höhenlokalisation der Stenose zu.

Zerebrale Angiographie Die Kontrastmitteldarstellung extra- und intrakranieller Hirngefäße mittels Katheter über die Arteria femoralis erfolgt zur bildlichen Darstellung von Gefäßmißbildungen (Angiome, Aneurysmen) oder Gefäßeinengungen bzw. -verschlüssen, um Operationen oder neuroradiologische Interventionen (Gefäßeingriffe über Katheter) vorzubereiten. Ferner macht sie die Gefäßversorgung von Tumoren sichtbar.

Emissionscomputertomographie Durch Anreicherung des Blutstroms oder von Hirnregionen mit intravenös verabfolgten Radionukliden (Isotopen) lassen sich unter Anwendung des computertomographischen Verfahrens bei der SPECT (Single-Photon-Emissionscomputertomographie) quantitativ u. a. die regionale Perfusion, die Hirndurchblutung oder die Dopaminrezeption darstellen.

Muskel- und Nervenbiopsien

Nach sorgfältiger Gewebeentnahme aus Muskel oder Nerv (meist aus dem N. suralis) und sofortiger Asservierung lassen sich durch histologische, histochemische, elektronenmikroskopische und gegebenenfalls biochemische Befunderhebungen Einblicke in spezielle Myopathien, Polyneuropathien und neurometabolische Erkrankungen gewinnen.

Vegetative Funktionsprüfungen

Erkrankungen gemischter motorisch-sensibler oder sensibler peripherer Nerven, aber auch Läsionen des Grenzstrangs und der zentralen Sympathikusbahn ziehen mitunter Schweißsekretionsstörungen (Hypo- bzw. Anhidrose) u. a. nach sich. Der Nachweis gelingt z. B. mit dem *Jodstärketest nach Minor.*
 Die Prüfung des Parasympathikus – und auch des Sympathikus – wird insbesondere am leicht zu untersuchenden Herz-Kreislauf-System durchgeführt. Hierdurch gelingt relativ einfach der Nachweis einer autonomen (vegetativen) Neuropathie. Mit elektronischen Geräten werden etwa die Herzfrequenzvariation in Ruhe, beim Aufrichten (Orthostase), bei Preßatmung usw. untersucht. Dies liefert Anhaltspunkte für eine mögliche Parasympathikusläsion.
 Der Nachweis einer peripher sympathischen Denervierung geschieht über elektrophysiologische Untersuchung der sudomotorischen (= motorischen Schweißsekretions-)Fasern: Kurze elektrische Stromstöße oder tiefe Inspiration lösen an Händen und Füßen eine Schweißsekretionsstörung aus, deren Potentialschwankungen mit Oberflächenelektroden gemessen werden.

Neurogenetik

Ergibt sich nach Erhebung der Familienanamnese und Erstellung der Sippentafel der Verdacht auf eine erblich bedingte Erkrankung, folgen molekulargenetische Untersuchungen (DNA-Analyse) mit dem Ziel, einen Gendefekt aufzudecken und so den Verdacht zu bestätigen. Dies gelingt jedoch nur bei Krankheiten, deren zugrundeliegender Gendefekt bereits identifiziert ist.

1.2.2
Allgemeine Behandlungsmethoden

Merke !

Wie andere Fachgebiete auch, unterscheidet die Neurologie zwischen kausalen und symptomatischen Behandlungen.

Die **kausale Behandlung** geht auf die Ursache der Erkrankung ein. Als Beispiele dafür sind neurochirurgische Eingriffe zur Beseitigung von Hirntumoren, der Einsatz von Antibiotika und Chemotherapeutika bei Infektionskrankheiten des Nervensystems und die Behandlung interner Grundleiden mit Auswirkungen auf das Nervensystem, wie Herz-Kreislauf-Erkrankungen, Diabetes mellitus, Vitamin-B_{12}-Absorptionsstörungen, zu nennen. Bei immunvermittelten Erkrankungen kommen Substanzen zur Immunsuppression oder -modulation zum Einsatz. Interventionelle neuroradiologische Maßnahmen werden an den extra- und intrakraniellen Hirngefäßen und eventuell an Wirbelsäulenarterien eingesetzt und dienen dem Verschluß von Gefäßmißbildungen, der Devaskularisation von Tumoren und der Eröffnung thrombotisch verschlossener Gefäße. Über entsprechende Katheter und unter Kontrolle eines bildgebenden Verfahrens geschieht die superselektive Sondierung sowie Embolisation (zum Verschluß) oder Lyse (zur Eröffnung) des betroffenen Gefäßabschnitts.

Die zahlreichen **symptomatischen Behandlungsverfahren** dienen der Beeinflussung einzelner Symptome und Syndrome. Epileptische Anfälle z. B. werden durch antiepileptische Medikamente beeinflußt, Schmerzzustände durch Analgetika und Psychopharmaka. Störungen von Motorik, Koordination, Sensibilität und Trophik sprechen auf verschiedenartige physiotherapeutische Maßnahmen an.

KAPITEL 2

Physiotherapie in der Neurologie

2.1
Aufgaben der Physiotherapie

Die Arbeit in der **Neurologie** erfordert von Physiotherapeuten großes Engagement, eine gute Beobachtungsgabe und ein umfassendes Wissen über anatomische, physiologische, pathophysiologische und biomechanisch-funktionelle Zusammenhänge. Außerdem sind entsprechende manuelle Fertigkeiten unverzichtbar.

Das **Nervensystem** hat unter den Organsystemen eine besondere Stellung, da es an allen Funktionsstörungen des Körpers beteiligt ist, unabhängig davon, ob es selbst betroffen ist oder die von ihm innervierten Organe. Dieser untrennbare Zusammenhang wird am Beispiel des **Nerv-Muskel-Systems** besonders deutlich. Wird das Nervensystem durch physikalische, chemische, biologische oder genetische Krankheitsursachen geschädigt, finden sich die Auswirkungen vorwiegend an der Muskulatur mit typischen neurologischen Befunden wie *peripheren* oder *zentralen Lähmungen, Koordinationsstörungen, Bewegungsarmut (Hypokinese), überschießenden Bewegungen (Hyperkinesen)* und anderen Erscheinungen. Diese gilt es über Physiotherapie zu beeinflussen. Ist beispielsweise die Leitfähigkeit eines peripheren Nerven unterbrochen, weil Axone (Nervenfasern) zerstört sind, können diese unter günstigen Umständen, bei intaktem Perikaryon (Nervenzellkörper), wieder aussprossen. Optimale Wachstumsbedingungen für die Leitstrukturen zu schaffen, ist dann eine Aufgabe der Physiotherapie.

Die engen Beziehungen innerhalb des Nerv-Muskel-Systems werden auch durch die Tatsache deutlich, daß jede biomechanische Störung mit *reflektorischer Tonuserhöhung* (Hypertonus) der agonistischen Muskulatur einerseits und *Hemmung* (Inhibition) *der Antagonisten* andererseits beantwortet wird. Daraus resultierende Schmerzzustände zu behandeln und die Ursachen zu differenzieren, ist ein weiteres Aufgabenfeld der Physiotherapie, auf dem sich neurologisch und orthopädisch arbeitende Physiotherapeuten ergänzen. In diesem Bereich werden sehr viele verschiedene Therapiekonzepte angeboten, wie z. B. die manuelle Therapie, die Bewegungstherapie nach Brügger oder die funktionelle Bewegungstherapie nach S. Klein-Vogelbach. Auch Elektrotherapie und physikalische Maßnahmen spielen eine Rolle.

> **Merke !**
>
> Die physiotherapeutische Arbeit in der Neurologie beruht auf den Möglichkeiten, das Nerv-Muskel-System über Bewegungen und physikalische Maßnahmen zu beeinflussen.

Jede Bewegung hat auch mechanische Auswirkungen auf das Nervensystem. So ist eine endgradige Bewegung nicht möglich, ohne nervale Strukturen mitzubewegen. Der Spinalkanal ist beispielsweise bei Flexion des Rumpfes 5 bis 9 Zentimeter länger und auch weiter als bei Extension (D. Butler 1995).

Unter physiologischen Bedingungen müssen also Nervenstrukturen innerhalb enger bindegewebiger oder knöcherner Tunnel (Engpässe!) beweglich bleiben, ein bestimmtes Maß an Druck und Zug tolerieren und trotzdem die Impulsleitung aufrechterhalten. Wenn Nerven innerhalb eines Muskels verlaufen, wie der N. ischiadicus durch den M. piriformis, oder sehr wenig Platz in einem engen Kanal haben, wie der N. medianus im Karpaltunnel, entstehen während der Bewegungen **Spannungspunkte**, die unter physiologischen Bedingungen nicht registriert werden. Ist ein Nerv gereizt oder werden Druck und Zug so groß, daß die Leitstrukturen unter Streß geraten, wird er empfindlich reagieren, und er muß dann über entsprechende Bewegungen entlastet werden.

Noch komplizierter liegen die Verhältnisse bei einer Beteiligung des Zentralnervensystems. Da sich *sensorischer Input* (Reizaufnahme) und *motorischer Output* (Effekt) des Nervensystems gegenseitig bedingen (Sensomotorik), hat die Physiotherapie die Aufgabe, den sensorischen Input so zu gestalten, daß ein gewünschter motorischer Output entsteht. Dies spielt eine besonders große Rolle, wenn Zellen des Zentralnervensystems zerstört oder irritiert wurden und deren Funktionen von anderen Zellen übernommen werden sollen. Von einem immer wiederkehrenden Input erwartet man hier, daß sich ein Lerneffekt einstellt und sich *neue Synapsen* bilden (Plastizität des ZNS), wodurch dann ein gezielter Output möglich wird. Diese bewußte Reizsetzung mit dem Ziel, entsprechende motorische Antworten zu erhalten, ist ebenfalls eine physiotherapeutische Aufgabe.

> **Merke !**
>
> sensorischer Input = Reizaufnahme:
> Eingabe erfolgt über die Afferenzen
> motorischer Output = Effekt:
> Wirkung erfolgt über die Efferenzen
> Da das Nervensystem die Fähigkeit der
> **Plastizität** besitzt, kann ein wiederholt
> gesetzter sensorischer Input zu einem
> Lerneffekt führen und den entsprechenden
> motorischen Output vervollkommnen.

Zusammengefaßt bestehen die Möglichkeiten der Physiotherapie, das Nerv-Muskel-System über Bewegungen und physikalische Maßnahmen zu beeinflussen, darin

- die Durchblutung im Bereich des Perikaryons bzw. der Nervenfasern durch Bewegung und physikalische Maßnahmen zu optimieren
- durch die optimierte Durchblutung die Ernährung der Nervenzellen und des Nervenbindegewebes zu verbessern

- durch die verbesserte Ernährung ein Aussprossen der Axone nach Verletzungen positiv zu beeinflussen
- Schmerzzustände, die durch Kompression nervaler Strukturen entstehen, über gezielte Entlastungsbewegungen zu lindern
- durch eine Veränderung der Biomechanik eine Veränderung der Innervationsverhältnisse der Muskulatur hervorzurufen
- durch gezielten sensorischen Input einen erwünschten motorischen Output zu erzielen

Ausgestattet mit dem entsprechenden Wissen und den physiotherapeutischen Fertigkeiten, werden Physiotherapeuten einen **Befund erheben** (s. Kap. 2.2), eine individuell abgestimmte **Behandlung planen** (s. Kap. 2.4) und die **Behandlung durchführen** (s. Kap. 2.6). Die Behandlung erstreckt sich nicht selten über Monate, möglicherweise sogar über Jahre, und es entsteht ein enger Kontakt zwischen Therapeut und Patient. Die Behandelnden müssen über psychologisches Geschick verfügen und bereit sein, sich auch mit ethischen und lebensphilosophischen Problemen auseinanderzusetzen.

Außerdem erfordert die physiotherapeutische Tätigkeit unbedingte Teamfähigkeit. So sind z. B. ohne die Zusammenarbeit mit dem Pflegepersonal *prophylaktische Aufgaben* wie die Verhütung von Kontrakturen, Dekubitalgeschwüren, Pneumonien und Thrombosen nicht zu realisieren. Auch *therapeutische Aufgaben*, wie etwa die Kontraktionsfähigkeit der Muskulatur zu erhalten, Bewegungen zu erleichtern bzw. zu bahnen (Fazilitieren) oder zu hemmen (Inhibieren), sind von der Physiotherapie allein nicht ausreichend zu bewältigen. Die Mitarbeit von Ergotherapeuten, Logopäden und die Einbeziehung der Angehörigen sind häufig eine notwendige Voraussetzung. Wie wichtig die Teamarbeit ist, wird bei den *rehabilitativen Aufgaben* noch deutlicher. Hier soll der Patient die größtmögliche Selbständigkeit zurückgewinnen, d. h., die Motorik muß wieder eine gewisse Unabhängigkeit in den Tätigkeiten des täglichen Lebens (Activities of Daily Living = ADL) erlauben, und die Sprache bzw. das Sprechen müssen gefördert werden, um soziale Kontakte zu ermöglichen bzw. zu erleichtern.

Die physiotherapeutischen Aufgaben in der Neurologie umfassen:
- *prophylaktische Aufgaben*
  - z. B. Dekubitus-, Kontraktur,- Pneumonie- und Thromboseprophylaxe
- *therapeutische Aufgaben*
  - z. B. Erhalten der kontraktilen Substanzen, Fazilitieren von aktiven Bewegungen, Hemmen von pathologischen Haltungsmustern, Schulen koordinierter Bewegungen und des Gleichgewichts
- *rehabilitative Aufgaben*
  - z. B. Schulen der Tätigkeiten des täglichen Lebens

Merke !

Die physiotherapeutischen Aufgaben in der Neurologie sind bei vielen Krankheiten nur im **Team** optimal zu erfüllen. Daher erfordert die physiotherapeutische Tätigkeit unbedingte Teamfähigkeit.

2.2
Übersicht über die physiotherapeutische Befunderhebung

Die physiotherapeutische **Befunderhebung** in der Neurologie ist keine einmalige Untersuchung, sondern ein kontinuierlicher Prozeß, denn auch die Behandlung ist gleichzeitige Befundung. Im folgenden soll ein allgemeiner Überblick über die Möglichkeiten der Befunderhebung gegeben werden. Nicht bei jedem Patienten sind alle angegebenen Untersuchungen durchzuführen.

2.2.1
Befragung/Anamnese

Ein allgemeiner Befund läßt sich im Rahmen der Krankheits- und Familienanamnese erheben:
1. aktuelle Beschwerden (z. B. Schmerzen, Parästhesien)
2. bisheriger Krankheitsverlauf
3. soziale Situation (wichtig für die Behandlungsplanung)
4. gesundheitliche Entwicklung (Eigenanamnese)
5. Familienanamnese

Geben die Patienten unter Punkt 1 Schmerzen an, müssen ihnen folgende 5 Fragen gestellt werden:

Merke !

Was schmerzt?
Wann tritt der Schmerz auf?
Wie ist der Schmerz?
Wodurch wird er ausgelöst?
Womit geht der Schmerz einher?

Dem Gespräch mit den Patienten sollte sorgfältige Aufmerksamkeit geschenkt werden, weil dabei nicht nur die individuellen Beschwerden der Patienten, sondern gleichzeitig Begleiterscheinungen wie Aufmerksamkeitsstörungen, Störungen der Sprache und des Sprechens, Störungen der optischen oder akustischen Wahrnehmung, Störung der räumlichen Orientierung sowie ein Neglect (Vernachlässigung des eigenen Körpers oder der Umgebung bez. einer oder mehrerer Sinnesqualitäten) erfaßt werden können.

2.2.2
Befundkomplex

Merke !

Der **Befundkomplex** setzt sich zusammen aus: 1. *Inspektion*, 2. *Beweglichkeitsprüfung*, 3. *Palpation*, 4. *Gelenktests*, 5. *Muskeltests*.

Hält man sich bei der Befunderhebung an diese Reihenfolge, erleichtert dies die Differenzierung der betroffenen Strukturen. Da in der Neurologie eine genaue Erhebung des Gelenkbefunds nur in Einzelfällen nötig ist, werden entsprechende Informationen nur kurz erwähnt. Alle Befunde müssen im Seitenvergleich ermittelt werden.

Inspektion

Durch **Inspektion** erhebt man den *sichtbaren Befund*.

Alltagsbewegungen/Spontanmotorik Hier ist es wichtig zu beobachten, wie die Patienten

gehen, stehen, sitzen, aufstehen, wie sie sich
an- und ausziehen und wie sie liegen. Gleichzeitig ist darauf zu achten, ob ein Anschluß an
Überwachungsgeräte, Infusionen usw. die
Spontanmotorik einschränkt.

Haltung Die Inspektion der Haltung ermöglicht eine grobe Einschätzung der Kontrolle
über Haltungs-, Stell- und Gleichgewichtsreaktionen (posturale Kontrolle = die Körperhaltung betreffende Kontrolle). Hierzu achtet man
auf die Fähigkeit zu freiem Sitz und Gang. Können die Patienten frei stehen bzw. sitzen, wird
die Wirbelsäulenstatik im Stand und im Sitz
beurteilt. Dabei ist es besonders wichtig, die
Stellung der Gelenke und ihre gegenseitige Beeinflussung zu erfassen sowie Abweichungen
von der physiologischen Gelenkstellung einzuschätzen. Die physiologische Stellung der Gelenke zueinander bezeichnet man nach B. Bobath als Alignment (Linie).

Körperform/Konturen Hier sucht man insbesondere nach eventuell vorhandenen Atrophien, Hypertrophien, Schwellungen, Ergüssen
und Deformitäten. Sind sichtbare Atrophien
vorhanden, werden diese über Umfangmessungen im Seitenvergleich objektiviert und dokumentiert.

Haut Zu beurteilen sind Durchblutung,
Farbe, Beschaffenheit, Nägel und Haarwuchs,
und es ist auf das Vorhandensein von Narben,
Ekzemen und Ödemen zu achten.

Atmung Je nach Krankheitsbild ist es nötig,
einen vollständigen Atembefund (vgl. Innere
Medizin) zu erheben. Oft reicht es jedoch aus,
die Form der Spontanatmung, der Atembe-
wegungen und der Atemfrequenz zu bestimmen.

Hilfsmittel Benutzt der Patient Rollstuhl, Orthesen, Unterarmstützen, Stock oder anderes?

Aktive und passive Beweglichkeitsprüfung

Durch Beweglichkeitsprüfungen erhebt man
den funktionellen Befund.

> **Merke !**
>
> Beweglichkeitsprüfungen erfassen die
> Qualität und die Quantität einer Bewegung.

Aktive Beweglichkeitsprüfungen Die Prüfung
der aktiven Beweglichkeit gibt einen groben
Überblick über Kontraktionsfähigkeit, Kraft
und Koordination der Muskulatur. Sie soll folgende Fragen beantworten:
- *Ist die Bewegung endgradig?*
  Wenn nicht, werden Prüfungen der
  passiven Bewegung weitere Informationen
  bringen.
- *Wird die Eigenschwere überwunden?*
  Wenn ja, zeigt dies, daß mindestens
  Muskelteststufe 3 nach Janda (Janda 1979)
  erreicht ist, und es lassen sich Muskelfunktionsprüfungen nach Janda der Stufen 4
  bis 5, selten auch der Ausdauerstufe 6,
  anschließen. Wird die Eigenschwere nicht
  überwunden, zeigt dies eine Beeinträchtigung der Kontraktionsfähigkeit, und es sind
  Muskelfunktionsprüfungen der Stufen 2
  bis 0 notwendig.
- *Sind in der Bewegung koordinative Unsicherheiten zu sehen?*
  Wenn ja, werden Koordinationstests nötig.

Passive Beweglichkeit Sie geht gewöhnlich
über das Maß der aktiven Beweglichkeit hinaus
und läßt die Einschätzung des Tonus (reflektorischer Hypertonus, Spastik, Rigor, Hypotonus) und des Endgefühls des Gelenks zu.
Tonuseinschätzungen sind in der Neurologie
sehr wichtig, obwohl es nicht einfach ist, eine
Spastik oder einen Rigor zu quantifizieren (vgl.
zentrale Lähmung und Stammganglienerkran-
kungen S. 45 und 92).

Apparative Tests Bei peripheren Lähmungen
können zusätzlich *elektrische Erregbarkeitsprü-
fungen* durchgeführt werden (neofaradischer
Test, galvanischer Test bzw. I/t-Kurve, Mittelfre-
quenztest). Diese haben jedoch nur noch unter-
geordnete Bedeutung, weil die ärztliche Diagnostik mittels EMG sehr viel aussagekräftiger ist.

Gelenktests und -prüfungen Läßt die Einschränkung der passiven Beweglichkeit eine

Gelenkbeteiligung vermuten, so wird diese über translatorische Gelenktests verifiziert bzw. ausgeschlossen. Es wird geprüft, wie das Gelenk auf Traktion, Kompression und translatorisches Gleiten reagiert. In diesem Rahmen sollten auch verkürzte Muskeln ermittelt werden. Der Gelenkausschlag kann mit der *Neutral-Null-Methode* ermittelt und dokumentiert werden.

Palpation

Die **Palpation** dient der Erhebung des *tastbaren Befunds.*

Allgemeine Befunde, wie Temperatur und Feuchtigkeit der Haut, können schon während der Beweglichkeitsprüfung erhoben werden. Weiterhin lassen sich erfassen:
- *Haut und Unterhaut:* Verschieblichkeit, Beschaffenheit
- *Muskulatur:* Tonus, Myogelosen, schmerzhafte Insertionen
- *Nerven:* Druckschmerzhaftigkeit (z. B. Valleix-Druckpunkte)
- *Bursen und Sehnenscheiden:* Schmerz, Schwellungen, Verschieblichkeit (bei genauen Gelenküberprüfungen)
- *Knochen und Gelenke:* Konturen, Fehlstellungen, Gelenkspalte, Ligamente (bei genauen Gelenküberprüfungen)
- *Gefäße:* Pulse (bei zusätzlichen Gefäßerkrankungen)

Muskeltests

Muskelfunktionsprüfungen nach V. Janda ermöglichen eine Testung einzelner Muskeln. Die Muskelkraft wird in 6 Stufen eingeteilt, wobei Ausdauerstufe 6 in der Neurologie nur selten getestet wird. Je nach Ablauf der Beweglichkeitsprüfung werden Widerstandstests oder hubfreie Bewegungen, bei denen die untersuchte Person die Bewegung aktiv mit einer vertikal im Raum stehenden Bewegungsachse ausführt, vorgenommen.

Verkürzungstests werden bei eingeschränkter passiver Beweglichkeitsprüfung nach Ausschluß der Gelenkbeteiligung durchgeführt.

Isometrische Widerstandstests zur Feststellung von Schmerzen und Kraft in einem Mus-

kel oder seinem Sehnenansatz haben hier nur eine nachgeordnete Bedeutung.

2.2.3
Reflexprüfung

Die **Reflexprüfung** ist eine ärztliche Leistung. Jeder Physiotherapeut sollte jedoch Kenntnisse über physiologisches und pathologisches Reflexgeschehen besitzen. Außer den im folgenden beschriebenen phasischen und tonischen Muskeldehnungsreflexen (= Eigenreflexe) und den Fremdreflexen (s. u.) sind noch frühkindliche Reflexe, pathologische Mitbewegungen und spinale Automatismen (s. zentrale Lähmung) als neurologisch relevant zu erwähnen. Einen Überblick über Rezeptorsysteme gibt Abbildung 2.1.

Eigenreflexe

> **Merke !**
>
> Beim Eigenreflex (= propriozeptiver Reflex) liegen Aufnahmeorgan (Rezeptor) und Erfolgsorgan (Effektor) im gleichen Organ. Eigenreflexe sind monosynaptisch.

Unter den **Eigenreflexen** spielen die *phasischen* und die *tonischen Muskeldehnungsreflexe* in der Neurologie eine wichtige Rolle.

Phasische Muskeldehnungsreflexe Sie sind für die klinisch-neurologische Reflexprüfung von Bedeutung. Hierbei kommt es zu einer sichtbaren Verkürzung des Muskels. Die Auslösung des Muskeldehnungsreflexes erfolgt durch einen Schlag mit dem Reflexhammer auf Muskel, Sehne oder Knochenansatz, der zur plötzlichen Dehnung des Muskels bzw. der Muskelspindeln führt. In Tabelle 2.1 sind Möglichkeiten der Rezeptorbeeinflussung zusammengestellt. Da die Muskeldehnungsreflexe sowohl einen monosynaptischen Reflexbogen als auch ein eng umschriebenes und sich über wenige Rückenmarksegmente erstreckendes Reflexzentrum haben, können durch ihre Untersuchung Störungen der zugehörigen sensiblen und motorischen Neuronen einschließlich ihrer Schaltstellen im Rückenmarksegment erkannt

2

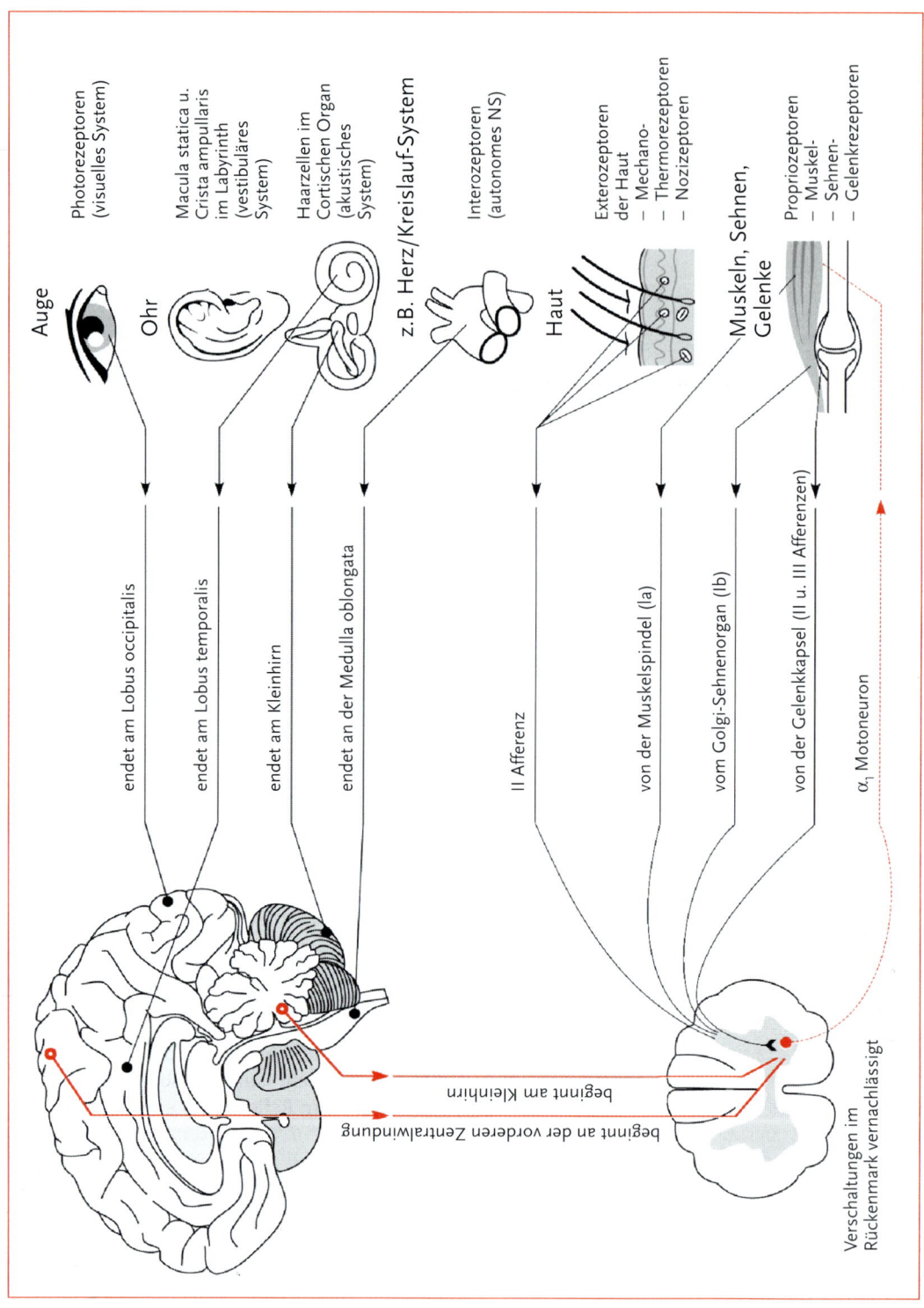

Abb. 2.1: Überblick über die Rezeptorsysteme

werden. Eine Abschwächung oder Aufhebung (Hypo- oder Areflexie) des Quadrizepsreflexes kann beispielsweise auf eine Läsion des N. femoralis oder der lumbalen Rückenmarksegmente L2–4 hinweisen, eine Reflexsteigerung oder Hyperreflexie dagegen eine Pyramidenbahnläsion anzeigen.

Tonische Muskeldehnungsreflexe Sie bewirken im Gegensatz zu den phasischen Muskeldehnungsreflexen eine unsichtbare Verkürzung von Muskelfasern und damit des Muskels. Dies ist notwendig, da unser Körper ständig der Schwerkraft ausgesetzt ist. So müssen beim Stehen und Gehen bestimmte Haltemuskeln, z. B. Nacken- und Rückenmuskeln und der M. quadriceps femoris, durch Kontraktion bzw. Anspannung der Schwerkraft entgegenwirken. Bei Spannungszunahme, etwa beim Heben einer Last, löst die verstärkte Dehnung der Muskulatur über *phasische Dehnungsreflexe* eine muskuläre Spannungserhöhung aus. Der Muskeltonus wird außerdem durch supraspinale motorische Einflüsse von Pyramidenbahn, extrapyramidalem System, Kleinhirn und Hirnstamm modifiziert.

Reziproke Innervation Die Rezeptoren von Muskel und Sehne sind nicht nur für den eigenen Muskel zuständig, sondern nehmen auch Einfluß auf den „Gegenspieler", den antagonistischen Muskel. Zur Kontraktion eines Muskels gehört die Erschlaffung des Antagonisten. Diese gleichzeitige reflektorische Hemmung des antagonistischen Muskels nennt man **reziproke Innervation**. Stets sind Agonist und Antagonist reziprok (= wechselseitig) innerviert.

Muskeltonus Eine weitere wichtige Aufgabe der spinalen Reflexmotorik stellt die Mitwirkung bei der Regelung des **Muskeltonus** dar. Unter Muskeltonus versteht man die Kraft, mit der sich der Muskel einer Dehnung widersetzt. Jedem Muskel ist bei völliger Entspannung ein bestimmter Tonus eigen, der sog. Ruhetonus (Reflextonus), den man bei passiven Beuge- und Streckbewegungen – besonders in den großen Extremitätengelenken – verspürt. Der normale Muskeltonus wirkt bei der Körperhal-

tung, bei der Energiereserve für plötzliche Bewegungsabläufe (z. B. sprungfederartige Energiespeicherung für Laufen und Rennen) und für gleichmäßige und eben nicht ruckartige Bewegungen mit.

> **Merke !**
>
> An der Aufrechterhaltung der Muskelspannung wirken der tonische und der phasische Dehnungsreflex (Belastungsreflex) mit.

Propriozeptive Systeme von Muskeln, Sehnen und Gelenken und deren mögliche physiotherapeutische Beeinflussung über adäquate Reize sind in Tabelle 2.1 zusammengefaßt.

Fremdreflexe

> **Merke !**
>
> Beim Fremdreflex liegen Aufnahmeorgan (Rezeptor) und Erfolgsorgan (Effektor) nicht im gleichen Organ. Fremdreflexe sind polysynaptisch.

Rezeptoren für die Auslösung von **Fremdreflexen** sind beispielsweise die *Exterozeptoren* der Haut, die Informationen über Berührung, Druck, Schmerz, Wärme und Kälte an Rückenmark oder Hirnstamm weitergeben. Im Gegensatz zum monosynaptischen Muskeldehnungsreflex, bei dem es nur eine Schaltstelle (Synapse) zwischen afferenter Nervenfaser und efferentem Motoneuron gibt, sind die Fremdreflexe polysynaptisch. Eine Vielzahl von Schaltneuronen, die viele Rückenmarksegmente bis zu supraspinalen Zentren überbrücken können, sind zwischen afferentem und efferentem Reflexbogen eingeschaltet. Ein häufig geprüfter Fremdreflex ist der **Bauchhautreflex**. Im Gegensatz zum Muskeldehnungsreflex läßt sich mit ihm kaum eine Störung des Nervensystems lokalisieren, sondern der Bauchhautreflex gestattet eher, weite Strecken des Nervensystems auf mögliche Schädigungen abzutasten.

Zu den Fremdreflexen zählen weiterhin **Reflexe der Nahrungsaufnahme** (Schluck-, Saug-

2

Tab. 2.1: Propriozeptive Rezeptorsysteme (Erläuterung der einzelnen Rezeptoren siehe Lehrbuch der Physiologie)

Rezeptoren	adäquater Reiz	physiotherapeutischer Stimulus	Effekt
Muskelspindel	*Längenänderung des Muskels*		
(Kernsack-Ia-Afferenz)	kurze Dehnung	Stretch, schnelles Strecken des Muskels Tapping Erhöhung des Widerstandes	autogene Innervation (Bahnung) reziproke Inhibition (Hemmung)
(Kernkette-Ia- u. II-Afferenzen)	langsam anhaltende Dehnung	prolongiertes Strecken beim Aufrichten gegen die Schwerkraft (exzentrisches Arbeiten) Positionieren Vibration	autogene Innervation (Bahnung) reziproke Inhibition (Hemmung)
Golgi-Sehnenorgan (Ib-Afferenz)	*Spannungsänderung des Muskels*	starkes Strecken passives Positionieren bei großer Längenausdehnung des Muskels tiefes Drücken der Sehne tiefes Drücken des Muskelbauches Widerstandserhöhung passives Verlängern aktive Kontraktion	autogene Inhibition reziproke Innervation
Gelenkrezeptoren Ruffini-Typ (II-Afferenzen) Pacini-Typ (II-Afferenzen)	*Druck Vibration*	aktive Bewegung Positionieren Aufrichten gegen die Schwerkraft	reziproke Innervation Kokontraktion (aktive Sicherung des Gelenkes) durch Innervation von Agonisten und Antagonisten
Nozizeptoren = freie Nervenendigungen (III- und IV-Afferenzen)	*sehr starke Reize mit Gefahr der Gewebeschädigung*	sollen nicht gereizt werden	Dauerschmerz oder Anlaufschmerz

reflex) und die **Schutz- und Fluchtreflexe**. Im Bereich der Extremitäten sind diese Schutzreflexe typischerweise *Beugereflexe*, ausgelöst durch plötzliche Hautreizung.

Exterozeptive Systeme in Haut und Muskeln und deren mögliche physiotherapeutische Beeinflussung über adäquate Reize sind in Tabelle 2.2 zusammengefaßt.

2.2.4
Sensibilitätsprüfung

In vielen Fällen können die Ergebnisse der **Oberflächensensibilitätsprüfung** dem Krankenblatt entnommen werden. Ist dies nicht der Fall, kann mit Wattebausch, Anästhesienadel bzw. temperierten Reagenzgläsern geprüft werden. Bei segmentaler Schädigung wird quer zu den Dermatomen über die Dermatomgrenzen geprüft. Entsprechend des Dermatomverlaufs wird an den Extremitäten radiär und am Rumpf von oben nach unten geprüft, um die Dermatomgrenzen zu erfassen. Bei Schädigung eines peripheren Nerven prüft man in dessen Versorgungsgebiet (Nervenareal).

Die **Tiefensensibilität** spielt in der Physiotherapie eine große Rolle, da sie bei vielen neurologischen Krankheitsbildern gestört ist und Prüfungen der Tiefensensibilität gleichzeitig als therapeutische Übung genutzt werden können.

Tab. 2.2: Exterozeptive Rezeptorsysteme in Haut und Muskel

Rezeptoren	adäquater Reiz	physiotherapeutischer Stimulus	Effekt
Merkelsche Scheiben (II-Afferenzen)	*statische Haut- bzw. Muskeldeformation*	taktiler Reiz durch Grifftechnik oder flächige Berührung Massagegriffe wie Knetungen, Zirkelungen, Klopfungen	Druckempfindung basale Stimulation richtungsweisend für Bewegung tonisierend
Ruffini	*Haut- und Muskel- deformation (Abscherung)*	taktiler Reiz durch Grifftechnik oder flächige Berührung Massagegriffe wie weiche Knetungen, Schüttelungen, Streichungen	Druckempfindung basale Stimulation richtungsweisend für Bewegung beruhigend detonisierend
Meißner (II-Afferenzen)	*Vibration (niederfrequent)*	Massagegriff Vibration	detonisierend basale Stimulation
Pacini (II-Afferenzen)	*Vibration (hochfrequent)*	technische Vibration	Tiefensensibilität Innervation der Agonisten Inhibition der Antagonisten basale Stimulation
kutane Thermorezeptoren (freie Nervenendi- gungen III- und IV-Afferenzen)	15°–30°C 35°–45°C	verschiedene Tempera- turreizträger	kalt kurz tonisierend kalt lang detonisierend warm detonisierend
kutane Nozizeptoren (freie Nerven- endigungen III- und IV-Afferenzen)	*Gewebeschädigung*	sollen nicht gereizt werden	stechender schneller oder dumpfer langsamer Schmerz

2

Lage- und Bewegungsnachahmungsversuch Physiotherapeutin oder -therapeut bringen eine Extremität in eine bestimmte Lage bzw. führen eine passive Bewegung aus, die die untersuchte Person auf der kontralateralen Seite mit geschlossenen Augen nachahmt.

Fingerwahlversuch Physiotherapeutin oder -therapeut bewegen einen Finger der zu untersuchenden Person. Diese soll bei geschlossenen Augen erkennen, um welchen Finger und welche Bewegungsrichtung es sich handelt.

Vibrationsempfinden Das Vibrationsempfinden wird von Ärzten geprüft, aber von Physiotherapeuten vor allem auf der Intensivstation geschult.

Weiteres zur Sensibilität findet sich in Kapitel 3.1.

2.2.5 Prüfung von Koordination und Gleichgewicht

Merke !

Unter *Koordination* versteht man das harmonische Zusammenspiel von Muskelgruppen zum Zweck einer zielgerichteten und harmonischen motorischen Leistung.

Die **Koordination** der kortikalen und extrapyramidalen Motorik unter Einfluß von Augenbewegungen und Gleichgewicht ist Aufgabe des Kleinhirns. Es führt eine allgemeine Kontrolle aller motorischen Handlungen (Halt-, Stütz-, Zielmotorik) durch.

> **Merke !**
>
> Unter *Gleichgewichthalten* versteht man die Fähigkeit, den Körperschwerpunkt innerhalb der Unterstützungsfläche zu halten oder Schutzreaktionen gegen das Fallen auszulösen.

Gleichgewichtsreaktionen werden durch Reizung des Vestibularapparates und durch Reaktionen in weiter peripher liegenden Propriozeptoren ausgelöst und gehen einher mit
- basaler Stimulation (beruhigende Komponente und stimulierende Komponente)
- Tonusveränderung durch Haltereflexe
- Gewichtsverschiebung durch reaktive Arm-, Bein- oder Kopfbewegung (Stellreaktionen)
- schützender Streckung oder Sprungbereitschaft, wenn durch oben genannte Ausgleichsbewegungen der Schwerpunkt nicht innerhalb der alten Unterstützungsfläche gehalten werden kann und die Unterstützungsfläche vergrößert wird

Koordination und Gleichgewicht (vgl. Ataxie S. 99) lassen sich durch folgende Tests prüfen:
- *obere Extremität*: z. B. Finger-Nasen-Versuch (FNV), Diadochokinese
- *untere Extremität*: z. B. Knie-Hacken-Versuch (KHV), Diadochokinese
- *Rumpf – Sitz*: ohne Beinunterstützung mit Arme in Vorhalte
- *Rumpf – Stand/Gang*: Romberg-Stehversuch, Gang mit und ohne Augenkontrolle

2.2.6
Hirnnervenprüfung

Auch die **Hirnnervenprüfung** ist in erster Linie eine ärztliche Tätigkeit. Physiotherapeuten müssen jedoch die Hirnnerven und ihre Ausfallsymptome kennen, weil Hirnnervenschädigungen bei vielen neurologischen Krankheitsbildern vorkommen und physiotherapeutisch

beeinflußt werden können. Besondere Bedeutung kommt den motorischen Hirnnerven zu, die z. B. zu Gesichtslähmung, Sprech- und Schluckstörungen führen können.

2.2.7
Prüfung der Mobilität neuraler Strukturen

Mobilitätstests werden zum Testen und in jüngster Zeit vermehrt auch zur Behandlung neuraler Strukturen herangezogen (D. Butler 1995). Beispiele für Mobilitätstest sind:
- *Laségue-Test:* passives Abheben des gestreckten Beines (laut Butler SLR – Straight Leg Raise)
- *Bragard-Test:* Passive Dorsalextension des Fußes (laut Butler DF – Dorsalflexion) zeigt die Mobilität des N. ischiadicus. Dorsalextension und Dorsalflexion werden z. T. gleichbedeutend verwendet. Anatomisch korrekt ist Dorsalextension, da der Fuß von den Extensoren (wie M. extensor digitorum longus) gehoben wird und Plantarflexion, da der Fuß von den Flexoren gesenkt wird.
- *Slump-Test:* Im Sitz: Maximale Wirbelsäulenflexion und Streckung des Beines mit Dorsalextension des Fußes kann eine Empfindlichkeit der Dura zeigen.
- ULTT – *Upper Limb Tension Tests* (= Mobilitätstests für die obere Extremität). Bei empfindlichem Plexus brachialis werden Depression, Abduktion und Außenrotation im Schultergürtel und Schultergelenk, Ellenbogenextension, Supination und Handgelenksextension bzw. -flexion nicht schmerzfrei möglich sein. Differenzierungen der ULTT sind weiterführender Literatur (siehe Butler „Mobilisation des Nervensystems" 1995) zu entnehmen.

2.3
Die Befundanalyse

Die ermittelten Befunde werden analysiert und mit den Fähigkeiten des Patienten verglichen. Dabei ist es wichtig, die Ursache des Problems von sekundären Symptomen zu unterscheiden. So kann z. B. die Ursache einer schmerzhaften Schulter im gestörten skapulohumeralen

Rhythmus (vgl. Hemiplegie) liegen, der seinerseits von einer Spastik bzw. einem Tonusungleichgewicht der Muskulatur verursacht wird. In diesem Fall muß das ursächliche Problem Hypertonus der Muskulatur vor oder zumindest gleichzeitig mit dem Symptom Schmerz therapiert werden.

Aus der Befundanalyse werden das Stadium der motorischen Kontrolle und das wichtigste funktionelle Problem ermittelt und die Nah- und Fernziele abgeleitet.

2.4
Die Behandlungsziele und der Therapieplan

Eine optimale Festlegung der Behandlungsziele und Therapieplanung setzt voraus:
- ein therapeutisches Team
- eine Befundanalyse (s. S. 18 und 53)
- die Kenntnis des Stadiums der motorischen Kontrolle
- die Einschätzung des wichtigsten funktionellen Problems (Beeinträchtigung) der Patienten

2.4.1
Das therapeutische Team

Idealerweise gehören zum neurologischen therapeutischen Team alle Personen, die mit dem Patienten umgehen. Dies sind Ärzte, Pflegepersonal, Physiotherapeuten, Ergotherapeuten, Logopäden, Psychologen und Sozialarbeiter. In vielen Fällen bewährt es sich, auch Angehörige mit einzubeziehen. Je nach Krankheitsbild sind die einzelnen Teammitglieder unterschiedlich intensiv an der Therapie beteiligt. Teamarbeit sollte auch beibehalten werden, wenn der Patient Tätigkeiten des täglichen Lebens (Activities of daily living – ADL) wiedererlernt.

Werden die Behandlungsplanung vom Team gemeinsam vorgenommen und die Aufgaben der Teammitglieder sinnvoll aufeinander abgestimmt, kann eine optimale Therapie des Patienten eingeleitet werden.

2.4.2
Die Stadien der motorischen Kontrolle

> **Merke !**
>
> Die Stadien der motorischen Kontrolle sind Mobilität, Stabilität, kontrollierte Mobilität, Gewandtheit und Geschicklichkeit.

Mobilität bezieht sich auf die Beweglichkeit der Gelenke und die Fähigkeit, Bewegungen einzuleiten. Kontrakturen, Lähmungen oder Tonusungleichgewicht verursachen eine gestörte Mobilität.

Stabilität zeigt sich einerseits im tonischen Halten vor allem der posturalen (Haltungs-) Muskulatur. Somit bildet sie die Grundlage der Kontrolle über die Haltungs-, Stell- und Gleichgewichtsreaktionen (*posturale Kontrolle*). Andererseits bedeutet Stabilität die Fähigkeit, die Gelenke durch Kokontraktion von Agonisten und Antagonisten aktiv zu sichern. Diese Fähigkeit äußert sich in Halte- bzw. Plazierungsreaktionen oder darin, eine Ausgangsstellung (AGST) mit aktiver Stützfunktion zu halten.

Kontrollierte Mobilität kombiniert tonisches Halten und Kokontraktion mit Bewegung, so daß z. B. Kopf und Rumpf nicht nur gehalten, sondern auch um die Körperlängsachse (KLA) rotiert werden können. Die kontrollierte Mobilität ist somit eine Weiterentwicklung der posturalen Kontrolle. Extremitäten können nicht nur stützen, sondern aus dem Stütz Gewichtsverlagerungen abfangen, damit eine Extremität frei bewegen kann, was höhere Anforderungen an Gleichgewicht und Propriozeption stellt.

Gewandtheit und Geschicklichkeit sind koordinative Fähigkeiten, die notwendig sind, um mit der Umwelt in Kontakt treten zu können. Voraussetzung ist eine *vollständige posturale Kontrolle*, die Gleichgewichtsreaktionen einschließt. Die proximalen Gelenke sind dynamisch stabilisiert, die distalen Gelenke leiten die Bewegung ein. Bei einer koordinierten, zielgerichteten Greifbewegung wird die Hand die Bewegung einleiten. Die *Kontraktionsfolge* (Timing) einer koordinierten Bewegung erfolgt von distal nach proximal. Die motorische Ontogenese (motorische Entwicklung des Individuums) verläuft entgegengesetzt, also *von proximal nach distal*. Dies wird augenscheinlich, wenn man einen geübten Schreiber mit einem Schulanfänger vergleicht und zeigt auch, daß Gewandtheit und Geschicklichkeit über häufige Wiederholungen trainierbar sind.

Daher wird bei einer neurologischen Bewegungsstörung die Kontrollarbeit einer Extremität immer nach der Rumpfarbeit an Schultergürtel oder Becken beginnen und an Hand und Fuß enden.

2.4.3
Formulieren des funktionellen Problems des Patienten

Aus den festgestellten Defiziten des Patienten und dem daraus hervorgehenden Stadium der motorischen Kontrolle ist das wichtigste funktionelle Problem (= die wichtigste Beeinträchtigung) des Patienten zu formulieren.

Nach S. Klein-Vogelbach stellt *„die Interpretation der Bewegungsstörungen und Schmerzen des Patienten als Folgezustand der Abweichungen von den hypothetischen Normwerten der Konstitution, Beweglichkeit und Statik unter Berücksichtigung der bestehenden ärztlichen Diagnose, das funktionelle Problem dar und ist die Grundlage des Therapieplanes"*.

2.5
Formulieren der Nah- und Fernziele der Behandlung

Das Ziel einer Behandlung ist immer das (Wieder-)Erlangen der **größtmöglichen Selbständigkeit** eines Patienten. Welche Fähigkeiten des Patienten zu diesem Zweck gefördert werden müssen, wird durch die Bestimmung geeigneter *Fernziele* der Behandlung festgelegt, wie z. B. Geh- oder Rollstuhlfähigkeit. Häufig ist es jedoch nötig, zunächst einmal Ziele zu formulieren, die in einem absehbaren Zeitraum erreichbar sind und deren Erreichen Voraussetzung für die Fernziele der Behandlung ist. Diese Nahziele sind auf die Verbesserung einzelner Symptome gerichtet. Geeignete *Nahziele* können beispielsweise sein:
- Verbesserung der Vitalfunktionen
- Erreichen der Mobilität eines Gelenks

- Erreichen der Kopf- und Rumpfkontrolle
- Festigen bestimmter Transfers (Bewegungsübergänge)
- Erreichen einer vollständigen posturalen Kontrolle

Alle Zielvorgaben werden im Behandlungsplan festgelegt.

2.6
Festlegen der Behandlungsmaßnahmen

Nach den Zielvorgaben im Behandlungsplan legt der Therapeut die Maßnahmen fest, durch welche die Behandlungsziele realisiert werden sollen. Die möglichen Maßnahmen in der Elektrotherapie, in der Manuellen Therapie, in der Massage sowie in der Hydrotherapie werden hier lediglich aufgezählt und an nachfolgenden Stellen eingehend beschrieben.
- Maßnahmen zur Förderung der arteriellen Durchblutung (Lehrbuch der Inneren Medizin)
- Maßnahmen zur Förderung des venösen Rückstroms (Lehrbuch der Inneren Medizin)
- Maßnahmen zur Verhütung und Beseitigung von Dekubitalgeschwüren (Lehrbuch der Inneren Medizin und Querschnittsyndrom S. 210)
- Maßnahmen zur Wiedererlangung der Gelenkbeweglichkeit bei muskulär oder kapsulär bedingten Kontrakturen (Lehrbuch der Orthopädie und Lehrbücher der Manuellen Therapie)
- Maßnahmen zur Erhaltung der Kontraktionsfähigkeit peripher gelähmter Muskulatur (S. 74)
- Maßnahmen zur Kräftigung noch innervierter Muskulatur (S. 74)
- Maßnahmen zur Inhibition pathologischer Haltungsmuster und pathologischer Reflexe bei zentralen Lähmungen (S. 53)
- Maßnahmen zur Fazilitation aktiver Bewegungen bei zentralen Lähmungen (S. 58)
- Maßnahmen zur Beeinflussung der Oberflächen- und Tiefensensibilität (S. 102 und Kap. 3.3.2 periphere Lähmung)
- Maßnahmen zur Schmerzbekämpfung (Kapitel 3.1 Sensibilität, Lehrbücher der

Manuellen Therapie, R. Dittel „Schmerztherapie")

2.7
Behandlungskonzepte auf neurophysiologischer Grundlage

Jede physiotherapeutische Behandlung ist multisensorisch angelegt und regt verschiedene Rezeptorsysteme an (vgl. Tab. 2.1 und 2.2). Behandlungen auf neurophysiologischer Grundlage erreichen durch das Setzen gezielter Inputs bestimmte gewünschte Outputs des Nervensystems. Um hierbei einen optimalen Erfolg zu erzielen, ist es notwendig, Rezeptorsysteme, ihre adäquaten Reize, Afferenzen und Verschaltungen auf entsprechende Efferenzen zu kennen und die physiotherapeutischen Möglichkeiten der Reizsetzung zu beherrschen.

2.7.1
Beispiele für Behandlungskonzepte auf neurophysiologischer Grundlage

Das **Bobath-Konzept** wurde von der Krankengymnastin Dr. Berta Bobath und dem Neurophysiologen Dr. Karel Bobath während und nach dem Zweiten Weltkrieg entwickelt und vereint zwei Prinzipien, nämlich *neurophysiologische Grundlage* und *ganzheitliche Sichtweise*. Das Bobath-Konzept ist ein 24-Stunden-Konzept, das alle mit dem Patienten betrauten Personen, auch Angehörige, einbezieht. Es geht davon aus, daß es nicht ausreicht, nur während der Therapie entsprechende Inputs zu setzen, sondern dies auch bei allen anderen Tätigkeiten des täglichen Lebens geschehen muß.

Das **Behandlungskonzept nach Vojta** wurde vom tschechischen Arzt Dr. V. Vojta entwickelt und basiert auf der Theorie der Reflexfortbewegung, die durch Reizung bestimmter Reflexpunkte an der Körperoberfläche ausgelöst werden kann.

Die **propriozeptive neuromuskuläre Fazilitation** (PNF-Methode) ist eine dreidimensionale Bewegungstherapie, die genaue Reizsetzung zum Grundprinzip erhebt und von einer koordinierten Bewegung („Timing von distal") ausgeht. Schöpfer dieser in den 50er und 60er Jahren entwickelten Methode sind die Krankengymnastin Margarete Knott und der Arzt Dr. Hermann Kabat.

Die **funktionelle Bewegungslehre nach Susanne Klein-Vogelbach** geht von der physiologischen Bewegung des gesunden Menschen aus und analysiert die Abweichungen von der Norm beim Kranken. Mit Hilfe mobilisierender Massagen, widerlagernder Mobilisation, therapeutischen Übungen und Gewichtsverschiebungen mit daraus resultierenden reaktiven Bewegungen kehrt der Patient im Rahmen des Möglichen zur Norm zurück. Frau Klein-Vogelbach erhielt für ihre Arbeiten die Ehrendoktorwürde der Universität Basel.

Die **Stemmführung nach Roswitha Brunkow** soll die aktive Sicherung der Gelenke durch spezifische Spannungsübungen herbeiführen. In der Neurologie wird diese Technik zur Tonisierung der Muskulatur vor allem bei Ataxien und Wurzelreizsyndromen angewendet.

Das **therapeutische Führen nach Dr. Felicitas Affolter** und die **basale Stimulation nach Dr. Andreas Fröhlich** sind relativ neue Methoden, die bei Patienten mit intensiven Wahrnehmungsstörungen (z.B. nach Schädel-Hirn-Trauma) eingesetzt werden. Das Setzen verschiedener Reize ermöglicht die Kontaktaufnahme zu den Patienten, um vor allem über taktil-kinästhetische Reize aktive Bewegungen zu fazilitieren.

Es gibt noch eine Reihe weiterer Methoden, die hier genannt werden könnten. Zu betonen ist, daß nicht die Methode oder das Konzept um ihrer selbst willen anzuwenden sind. Das Entscheidende ist vielmehr die Wirksamkeit am Patienten und das Beherrschen der jeweiligen Methode. Somit erübrigt sich jeder Methodenstreit. Karel Bobath sagte dazu: *„Die einzige Antwort auf die Frage, ob das, was Sie tun, das Richtige für den Patienten ist, ist die Reaktion des Patienten auf das, was Sie tun. Behandlung wie Erziehung wie Leben ist eine konstante Interaktion."*

2

Aufgaben

1. Nennen Sie je eine prophylaktische, therapeutische und rehabilitative Aufgabe der Physiotherapie in der Neurologie.
2. Welche Befunde können Sie schon durch Inspektion erheben?
3. Welche Befunde lassen auf eine neurologische Krankheit schließen?
4. Was verstehen Sie unter therapeutischem Team?
5. Welche Bedeutung hat die Befundanalyse?
6. Welche Rezeptorsysteme werden durch die physiotherapeutische Behandlung angeregt?
7. Was ist der adäquate Reiz für die Muskelspindel, und wie können Sie diesen setzen?
8. Was ist der adäquate Reiz für das Golgi-Sehnenorgan, und wie können Sie diesen setzen?
9. Definieren Sie Gleichgewichthalten. Welche Reaktionen kommen durch Reizung des Vestibularorgans zustande?
10. Welche Rezeptoren werden über Druck (Approximation) und Zug (Traktion) erreicht?

KAPITEL 3

Symptome und Syndrome gestörter Sensomotorik und ihre Physiotherapie

3.1 Sensibilität

Die Gesamtheit des afferenten Systems kann auch mit dem Begriff der **Rezeption** belegt werden. Sie dient der Abbildung der Außenwelt im Organismus. Die Funktion des afferenten, sensiblen oder sensorischen Systems erschöpft sich nicht nur in der Empfindung von **Haut-** und **Sinnesreizen**, sondern umfaßt auch **Muskel-** und **Gelenkreize** (Tiefensensibilität oder Propriozeption), wobei unter dem Begriff der Empfindung oder des Gefühls üblicherweise die bewußte Wahrnehmung dieser Reize und ihrer Erregungen auf höherer Ebene des ZNS (Thalamus, hintere Zentralwindung) verstanden wird. Denn nicht jeder aufgenommene Reiz und seine Erregung wird bewußt empfunden oder wahrgenommen und gelangt damit nicht in unser Bewußtsein. Das hat verschiedene Ursachen. Einerseits werden unsere Empfindungen von Aufmerksamkeit, Erwartung, Gefühlslage und von den erworbenen und erlernten Erfahrungen geprägt. Andererseits gelangt der größere Anteil der aufgenommenen Reize nicht in das Bewußtsein, weil er bereits im Rückenmark, im Hirnstamm oder im Kleinhirn auf efferente und damit motorische Systeme reflektorisch umgeschaltet wird. Zu diesen sensiblen Rückkopplungsschleifen gehören verschiedene **spinale Reflexbögen** (Muskeldehnungs-, Fremd- und Schutzreflexe) und viele Erregungen aus dem Bereich der Tiefensensibilität, die in Verbindung mit dem Kleinhirn für die Koordination wirksam werden.

Merke !

> Im klinischen Sprachgebrauch versteht man unter *Sensibilität* vereinfacht diejenigen Empfindungen, die bewußt wahrgenommen werden können.

Die Information der Mechano-, Thermo- und Schmerzrezeptoren (insbesondere die stechende, helle Schmerzempfindung der Hautoberfläche und der peripheren Nerven) werden im *Körperschema* erlebt (s. später), im Gegensatz zu den mehr dumpfen, dunklen und unscharfen Empfindungen über **Viszerorezeptoren** aus den Leibeshöhlen. Allerdings können Affektionen aus dem Leibesinnern auf die Körperoberfläche übergeleitet und damit als übertragene sensible Reiz- und Ausfallserscheinungen wahrgenommen werden:
- als übertragener Schmerz in Hautarealen (Head-Zone)
- als übertragene schmerzhafte Muskelreaktion (Mackenzie-Zone)
- als übertragene Parästhesie, Hypalgesie, Anästhesie

Hierbei springen vegetative/autonome Erregungen aus den Leibeshöhlen im Rückenmark auf das animalische Nervensystem über und werden damit auf die somatotop (Körperschema) empfundene Haut übertragen.

Die sensiblen Bahnen steigen zum sensiblen Kortex auf und enden in der **hinteren Zentralwindung** oder Körperfühlsphäre. Hier können die verschiedenen sensiblen Empfindungen hinsichtlich Lokalisation und Qualität exakt differenziert wahrgenommen und bewußt werden (Abb. 3.1).

Die *Körperfühlsphäre* ist somatotopisch in Form eines auf dem Kopf stehenden „*Homunkulus*" gegliedert. Die einzelnen Körperteile

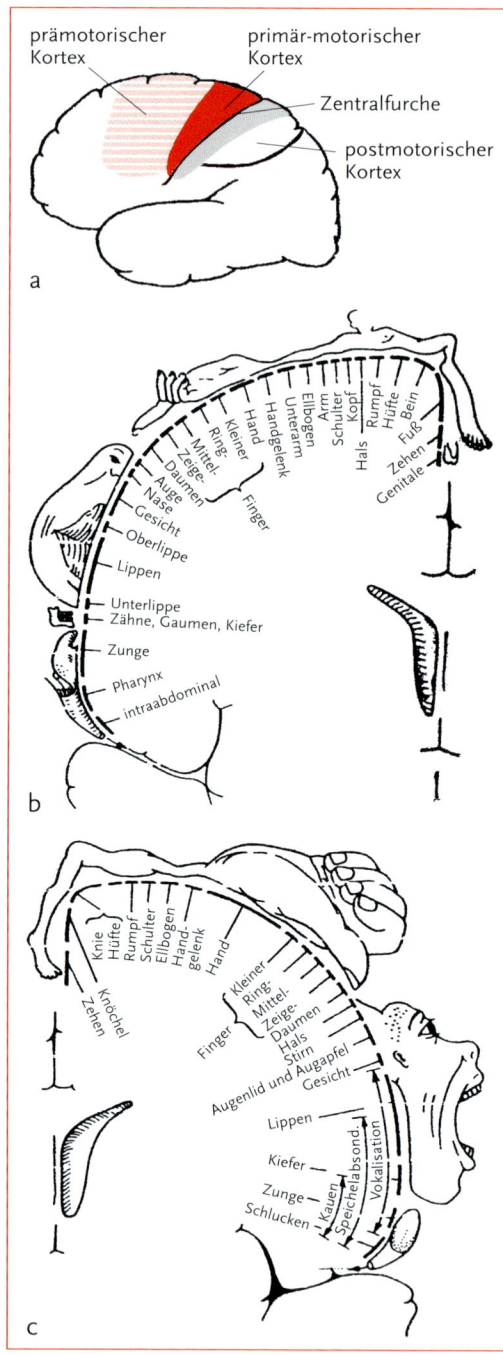

prämotorischer Kortex

primär-motorischer Kortex

Zentralfurche

postmotorischer Kortex

a

b

c

Abb. 3.1: Hintere sensible und vordere motorische Zentralwindung. a) Außenfläche des Großhirns mit vorderer Zentralwindung (rot) und prämotorischem Kortex (rot gestrichelt) sowie hinterer sensibler Zentralwindung – grau (postmotorischer Kortex), b) sensibler Homunkulus, c) motorischer Homunkulus.

und -regionen werden auf bestimmte Abschnitte der Körperfühlsphäre nach dem Körperschema projiziert.

> **Merke !**
>
> Da alle Bahnen zum Großhirn zur Gegenseite kreuzen, repräsentiert die rechte Körperfühlsphäre die linke Körperseite sensibel und umgekehrt.

3.1.1
Störungen der Oberflächensensibilität

Um Sinnesempfindungen wahrzunehmen, bedarf es nicht nur der Rezeptoren, peripheren Nerven, hinteren Wurzeln und Spinalganglien, der Bahnen und Zentren in Rückenmark, Hirnstamm und Thalamus, sondern auch der Großhirnrinde. Andererseits sind die Zentralorgane in der Lage, die Empfindlichkeit der Rezeptoren und damit ihre Reaktionsweise auf die eingehenden Umwelt- und Innenweltreize zu verändern. So können Störungen der Sensibilität einschließlich Schmerzen durch Allgemeinerkrankungen, aber auch durch die jeweilige Stimmungslage bzw. die gefühlsbetonte Ansprechbarkeit sowie depressive Phasen aufgewertet werden. Geringfügige oder bereits abgeklungene Ischialgien werden dann erneut empfunden und klingen nach Behandlung des Grundleidens wieder ab. Bei gleichzeitigen Läsionen von Stirn- und Schläfenlappen werden die Schmerzen dagegen nicht als belästigend empfunden. Beim Schmerz spielt also neben Affekt, Empfindungen und Gefühl noch die Aufmerksamkeit eine wichtige Rolle; damit wird der **Schmerz zum Erlebnis**, was wesentlich von *Bewußtseinsinhalten* und der *Erinnerung* mitbestimmt wird. Bei der Beurteilung von Sensibilitätsstörungen ist demnach oft eine *vielschichtige organische und psychische Betrachtungsweise* angezeigt.

Sensibilitätsstörungen

Auf den verschiedenen Höhen des Nervensystems – also von der Peripherie bis zum Thalamus – können durch Reizung (Irritation) oder Schädigung (Läsion) **Sensibilitätsstörungen** ausgelöst werden. Diese sind im Gegensatz zum motorischen System – hier zeigen periphere und zentrale Ausfälle unterschiedliche Symptome – von gleicher Qualität.

Pathologische Veränderungen der Sensibilität treten als **Ausfallssymptome** und/oder **Reizsymptome** auf. Sensibilitätsstörungen sind demnach entweder *objektiv* als Empfindungseinbußen in umschriebenen Hautarealen durch die klinische Untersuchung nachweisbar, oder sie treten nur *subjektiv* als Mißempfindung oder Schmerz in Erscheinung. Sie können wichtige Hinweise auf lokalisierte oder diffuse Krankheitsprozesse geben. Der Physiotherapeut muß vom Arzt über Art und Verteilung von Sensibilitätsstörungen genau informiert werden, um diese bei seinen Behandlungsformen – bei Wärme- oder Stromapplikation etwa zur Verhütung von Verbrennungen – berücksichtigen zu können. Außerdem können starke sensible Reizimpulse vegetative und motorische Reflexe mit trophischen und muskulären Störsyndromen auslösen, wie beispielsweise Verspannungen und Krampfzustände, die für Behandlungsstrategien von Bedeutung werden können.

Für die Erfassung von Störungen der Oberflächensensibilität ist neben der Erhebung der Anamnese die *Untersuchung* mittels Wattebausch für die Berührungsempfindung, mittels Nadel für die Prüfung der Schmerzempfindung sowie mittels zweier Reagenzgläser mit warmem und kaltem Wasser für die Beurteilung der Temperaturempfindung erforderlich. Im folgenden sollen einige wichtige klinische Begriffe besprochen werden.

Ausfallserscheinungen

Bei Verlust oder Aufhebung der Berührungsempfindung oder (taktilen) Ästhesie spricht man von einer **Anästhesie** (aisthesis = Empfindung). Die Bezeichnungen für Veränderungen der Schmerzempfindung – **Algesie** – leiten sich von algos = Schmerz ab, diejenigen für Störungen der Temperaturempfindung von **Thermästhesie**. Zur näheren Differenzierung von Herabsetzung, Aufhebung und Überempfindlichkeit werden folgende Begriffe verwendet:

- (taktile) Hypo-, An- oder Hyperästhesie für die Beeinträchtigung der Berührungsempfindung
- Hypo-, An- und Hyperalgesie bei einer Störung der Schmerzempfindung
- Thermhyp-, Therman- und Thermhyperästhesie bei einer solchen der Temperaturempfindung

Sind einzelne Empfindungsqualitäten der Oberflächensensibilität isoliert betroffen, so spricht man von **dissoziierter Empfindungsstörung**. Im klinischen Sprachgebrauch hat sich unter diesem Begriff eine Störung lediglich der Schmerz- und/oder Temperaturempfindung eingebürgert.

Verfälschte Wahrnehmungen von sensiblen Reizen, z. B. Kälte als Schmerz, werden Allästhesien oder **Dysästhesien** genannt. Auch die **Hyperpathie** stellt eine unangenehme, oft brennende Überempfindlichkeit gegenüber lokalen Reizen dar, die sich auf die Umgebung ausbreitet, länger anhält und in Gebieten mit herabgesetzter Berührungsempfindung auftritt.

Reizsymptome

Reizsymptome treten als **Mißempfindungen** oder **Schmerzen** auf. Sie entsprechen subjektiven Sensibilitätsstörungen, die im allgemeinen nicht – wie die Ausfallserscheinungen – „objektiv" feststellbar sind. Ihnen liegt eine *Irritation* von Rezeptoren, sensiblen peripheren Nerven, zentralen sensiblen Bahnen oder zentralen sensiblen Schaltstellen (außer Kortex) zugrunde.

Parästhesien oder Mißempfindungen

Sie werden als „Kribbeln", „Ameisenlaufen", Brennen oder taubes bzw. eingeschlafenes Gefühl angegeben.

Schmerz

Schmerz stellt ein häufiges Symptom dar. Da sich Schmerz als Leitsymptom eines allgemeinen oder lokalisierten Krankheitsprozesses einstellt, bedarf er besonderer Aufmerksamkeit.

Bei der *Schmerzanalyse* begegnet man allgemein der Schwierigkeit, daß man Schmerzen *nicht quantifizieren* kann und sich auf die Angaben des Patienten verlassen muß. Wenn ein den Schmerz erklärbarer oder wahrscheinlichmachender Krankheitsprozeß oder ihn begleitende objektive körperliche oder neurologische Symptome nicht faßbar sind, fehlt weitgehend die Möglichkeit einer objektiven Überprüfung. Manches Schmerzgeschehen stellt eine Krankheit ohne faßbaren Befund dar. Außerdem braucht die Intensität eines Schmerzes nicht einem ernsthaften oder lebensbedrohlichen Warnsystem zu entsprechen; heftige Beschwerden weisen nicht immer auf eine lebensbedrohende Ursache hin. Geringfügige Schmerzen können andererseits Symptom sehr ernst zu nehmender Krankheitsentwicklungen sein. Auch kann jede Änderung von Art und Lokalisation eines bestehenden Schmerzes ein Alarmsignal bedeuten; so kann ein plötzliches Verschwinden einer Ischialgie den Tod einer sensiblen Wurzel anzeigen.

Merke !

Der Entstehungsort eines Schmerzes stimmt oft nicht mit der Region überein, in der er lokalisiert ist bzw. wahrgenommen wird.

In der Peripherie werden Schmerzempfindungen von sog. **Nozizeptoren** aufgenommen, die im Bereich der Spinalnerven – vor allem Haut – als somatische und der Eingeweide als viszerale Rezeptoren gelegen sind. Die Wahrnehmung und die Reaktion auf einen Schmerz sind allerdings *ganzheitliche* Leistungen des Zentralnervensystems. Zunächst werden diese Informationen im *Rückenmark* zu motorischen und sympathischen Reflexen verarbeitet und dann vornehmlich über den Vorderseitenstrang zum *Kortex* (Körperfühlsphäre, hintere Zentralwindung) weitergeleitet, nachdem sie im *Thalamus* weiter verteilt wurden und auch zum *limbischen System* (basale Anteile des Temporallappens, Mittelhirn und Hypothalamus) und zur *Hypophyse*, wo eine gefühlsmäßige (affektive, emotionale) Verarbeitung stattfindet, gelangen.

Im *Hirnstamm* werden die Schmerzinformationen in das Herz- und Kreislaufzentrum und in das aufsteigende retikuläre aktivierende System integriert: Hieraus erklären sich Veränderungen des vegetativen Systems und des Wach-Schlaf-Verhaltens.

Die Nozizeptoren – freie Nervenendigungen in fast allen Organen – leiten akute und chronische Schmerzempfindungen über schnelle myelinsierte A- und über langsame unmyelinisierte C-Fasern. Die myelinisierten schnell leitenden **A-Fasern** gehören zum Hinterstrang und übermitteln helle, gut lokalisierbare Schmerzempfindungen, die nicht myelinisierten langsam leitenden **C-Fasern** über den Vorderseitenstrang dagegen die dumpfen, weniger gut lokalisierbaren Schmerzen mit engen Verbindungen zum limbischen System. Irritationen des Hinterstrangsystems führen eher zu Hyperalgesien und Spontanschmerzen. Der Hirnstamm vermag über Ausschüttung schmerzdämpfender Opioide (Endorphine, Enkephaline) dämpfend auf die afferenten Schmerzbahnen einzuwirken. Nozizeptoren sprechen auf mechanische, thermische und entzündliche Reize einschließlich Gewebshormone an. Im Zentralnervensystem sind Hemmungsmechanismen tätig, die u.a. auch das Schmerzsystem beeinflussen, und zwar auf allen Ebenen des Zentralnervensystems.

Für die schlechte Lokalisierbarkeit des Eingeweideschmerzes werden die geringere Dichte der Rezeptoren und die geringe Repräsentanz in der Hirnrinde verantwortlich gemacht.

Unter den verschiedenen „Schmerztheorien" stellt die **„Torschaltungstheorie"** (gate control theory) des Schmerzes nach wie vor eine wesentliche Arbeitstheorie dar: Die dicken, schnellen Nervenfasern hemmen die dünnen, langsamen Fasern im Rückenmark an der Weiterleitung ihrer nozizeptoren Afferenz.

Die Schmerzverarbeitung geschieht nach Umschaltung im Thalamus durch verschiedene kortikale Bereiche, wofür besonders der limbische Kortex verantwortlich ist (s.v.). Hierbei wirken *Engrammbildungen* (sog. Erinnerungsbilder) durch „Lernprozesse", die u.a. auch nach peripher ausgeschalteter Schmerzursache zu weiterbestehenden Schmerzempfindungen Anlaß sein können.

Akuter und chronischer Schmerz

Für Diagnostik und Therapie ist die Unterscheidung in akuten und chronischen Schmerz von Belang.

Der **akute Schmerz**, z. B. posttraumatisch oder postoperativ, dauert selten über einen Monat an; er hat *Warnfunktion*, ist meist lokalisiert und zeigt mitunter vegetative Reaktionen. Der **chronische Schmerz** dauert zumindest mehr als 6 Monate an, und seine Bedeutung hat im allgemeinen oft keine Warnfunktion mehr. Mit Ausnahme der Karzinomschmerzen finden sich hier häufig weitere Symptome wie Schlafstörungen, Depressionen, Verlust an Lebensqualität, soziale Isolation, Persönlichkeitsveränderungen und evtl. auch Suizidgefahr. Hier liegt also ein viel komplexeres Geschehen zugrunde, wobei unüberschaubare periphere und zentrale Mechanismen (Angstreaktionen, psychische Abnormitäten und Erkrankungen, sekundärer Krankheitsgewinn u. a.) mitwirken. Dabei werden lokalisierte Begleitreaktionen des vegetativen Nervensystems vermißt. Da der chronische Schmerz im allgemeinen oft keine Warnfunktion mehr beinhaltet, wird er für den Betroffenen unverständlich, so daß hieraus Hoffnungslosigkeit, Angst, Depressionen, Hypochondrie und Ablenkung in körperliche Bereiche (Somatisierung) sowie Medikamentenabusus entstehen können. Mitunter suchen diese Patienten eine Vielzahl von Ärzten auf und drängen zu vielfältigen diagnostischen und therapeutischen – auch operativen – Maßnahmen.

Schmerzen lassen sich in verschiedene Formen unterteilen:

- projizierter Schmerz entlang eines Nerven: Neuralgie
- Schmerzzone:
  - lokalisiert: Zona algetica
  - übertragen: Head-Zone
- Schmerzen in Gliedmaßen und umschriebenen Körperabschnitten: Meralgie (meros = Teil)

Neuralgie

Die **Neuralgie** beruht vor allem auf der Reizung peripherer sensibler Nerven, hinterer Wurzeln oder eines sensiblen Hirnnerven. Bei einer Neuralgie wird der Schmerz mehr oder minder vollständig in das gesamte Hautgebiet oder Versorgungsgebiet des gereizten Nerven oder der Wurzel (Dermatom) *projiziert* und nicht selten von einem Nervendruck- und evtl. Nervendehnungsschmerz begleitet. Solch ein projizierter Schmerz stellt somit eine Art Leitschiene zum Angriffsort der schädigenden Noxe dar. Der neuralgische Schmerz ist oft *nicht ständig gegenwärtig*, sondern tritt in Form eines „hellen", reißenden, ziehenden und auch brennenden Schmerzes, wellenförmig oder attackenweise, auf.

Bei Irritationen der aufsteigenden sensiblen Bahnen und zentralen Schaltstellen (Thalamus) ist das Symptom Neuralgie oft nicht ohne weiteres zu erkennen, da sich der Schmerz in einer Gliedmaße oder einem Gliedmaßenabschnitt einstellt. So werden beispielsweise bei Störung der langen Bahnen lanzinierende (messerstichartig einschießende) oder reifenartige Schmerzen am Rumpf oder Extremitäten angegeben.

Schmerzzone

Im Gegensatz zur Neuralgie hält sich die mehr runde oder ovale Schmerzzone nicht an die eben erwähnten kutanen Versorgungsgebiete von Nerven, Wurzeln, Bahnen usw. Die **lokalisierte Schmerzzone** weist auf einen umschriebenen Krankheitsprozeß, vor allem der äußeren (Haut), aber auch der tieferen Abschnitte hin, die somatotop, also im Körperschema, erlebt werden. Der sichtbare oder tastbare örtliche Schmerz, z. B. bei einer Verletzung oder Entzündung der Haut, macht ohne weiteres verständlich, daß Krankheits- und Schmerzort identisch sind. Hierzu gehören auch Affektionen tiefer gelegener Strukturen, z. B. der Kieferhöhle.

Dagegen sind Schmerzen bei Affektionen von Brust-, Bauch- und Beckenraum den betroffenen Organen viel schwerer zuzuordnen. Diese **vegetativen** oder **viszeralen Organschmerzen** werden als dumpfer, drückender, bohrender, unbestimmter und in der Tiefe schwer lokalisierbarer Dauer- oder anfallsartiger Schmerz empfunden und über afferente viszerale Schmerzfasern vermittelt, deren Rezeptoren vor allem auf übermäßige Dehnung der Hohlorgane ansprechen; sie enden nicht in der Körperfühlsphäre.

Solche viszeralen Organschmerzen bleiben aber häufig nicht auf einen umschriebenen, in der Tiefe gelegenen Schmerzort beschränkt, sondern strahlen auch in Gebiete der Körperoberfläche aus, die weit vom Irritationsort entfernt gelegen sind. Man spricht dann von einer **übertragenen lokalisierten Schmerzzone.**

Der Schmerz entsteht in einem inneren Organ, das nicht – wie die Körperoberfläche – zum erlebten Körperschema zählt. Diese Organschmerzen werden über afferente vegetative Schmerzfasern dem Rückenmark zugeleitet und hier segmental auf die entsprechenden somatosensiblen Neuronen bzw. Dermatome umgeschaltet, so daß es zur Schmerzprojektion in der somatotop organisierten Körperoberfläche (Head-Zone) kommen kann. Solche übertragenen Schmerzen können mit Sensibilitätsstörungen, wie taktiler Hyperästhesie, vergesellschaftet sein. Allerdings können Schmerzübertragungen nicht nur vom vegetativen auf das animalische Nervensystem stattfinden, sondern auch innerhalb des animalischen. Bei einem Beschleunigungstrauma der HWS beispielsweise können obere Zervikalwurzeln irritiert werden, die Anschluß zum retikulospinalen Kerngebiet des N. trigeminus haben und somit Schmerzen im Gesichtsbereich auslösen.

Schmerzen in Gliedmaßen oder umschriebenen Körperabschnitten

Schmerzen in Gliedmaßen oder umschriebenen Körperabschnitten (**Meralgie**) zeigen Begleitphänomene seitens des *vegetativen* Systems ohne/mit Gefäßreaktionen in Form von zirkulatorischen und dystrophischen Störungen. Sie werden bei Affektionen in der Umgebung eines Plexus, von Nerven mit ausgeprägten vegetativen Begleitfasern (N. medianus, N. ischiadicus bzw. N. tibialis) sowie in der Nähe großer Gefäße angetroffen. Der Schmerz tritt sowohl umschrieben *einseitig* bei lokalen Prozessen als auch *symmetrisch* (z. B. brennende Füße) bei Allgemeinerkrankungen oder Rückenmarkserkrankungen auf.

Besonders bei Krankheitsprozessen in der Nähe des Arm- und auch des Beinplexus (Nervenerkrankungen, Traumen) können über das vegetative Nervensystem lokalisierte Störungen in einem Körperviertel auftreten (*Quadrantensyndrom;* Kopf, Schulter, Arm, Rumpf bis Rippenbogen, seltener Bein und Beckengürtel). Dies geschieht in Form einer Herabsetzung der Schmerz- und evtl. Berührungsempfindung, von Schweregefühl, vorzeitiger Ermüdbarkeit, geringer Kraftminderung der Muskulatur und gestörter vasomotorischer Reaktionen (kühle, blasse, feuchte Extremität). Partielle Quadrantensyndrome betreffen evtl. nur die Extremität.

Kausalgie

Als **Kausalgie** (kausis = Brennen) wird ein *brennender* Schmerz bezeichnet, der vor allem nach Verletzungen von peripheren Nerven mit vielen vegetativen Begleitfasern auftritt (Nn. medianus, tibialis). Weitere *vegetative* Symptome sind Temperaturerhöhung, Hautrötung und Schweißabsonderung (Hyperhidrosis). Der Schmerz wird durch gemüthafte Erregungen und äußere Reize im betroffenen Gebiet – z. B. durch physiotherapeutische Maßnahmen wie Massage – verstärkt. Er muß therapiert werden (feucht-kühle Umschläge, Medikamente zur Dämpfung des Sympathikus, Psychopharmaka u. a.), ehe eine Physiotherapie der Begleitsymptome (z. B. einer schlaffen Lähmung) erfolgen kann.

Phantomschmerzen

Phantomschmerzen werden in amputierten, also nicht mehr vorhandenen Gliedmaßenteilen empfunden. Die Betroffenen *spüren das fehlende Körperglied,* vermeinen, es bewegen zu können. Oft wird dieses Phänomen im Laufe der Jahre immer kleiner, um schließlich im Stumpf zu verschwinden. Im Phantom treten mitunter sehr starke Schmerzen auf. Da solche Phantomerlebnisse auch bei angeborenem Gliedmaßenmangel beobachtet werden, dürften nicht allein Störimpulse aus dem Stumpf verantwortlich sein. Vielmehr sind Phantomerlebnisse und -schmerzen Ausdruck einer *ver-*

mehrten bzw. veränderten Erregbarkeit der senso-motorischen Repräsentation (s. sensibler Homunkulus) der Körperabschnitte, ausgelöst sowohl durch sensible, sympathische Afferenzen als auch durch psychische Prozesse. Sie können Jahre bis Jahrzehnte anhalten.

Verteilungsmuster von Ausfallserscheinungen

Aus der Anordnung der Ausfallsymptome von Sensibilitätsstörungen, den sog. **Verteilungs-mustern**, ergeben sich oft wichtige lokalisatorische Hinweise (Abb. 3.2). Sie sollen im folgenden kurz erläutert werden.

Einzelner peripherer Nerv

Sensible Ausfälle im jeweiligen Versorgungsgebiet eines sensiblen oder gemischten Spinal-(oder Hirn-)nerven weisen auf den betroffenen Nerven hin. Oft sind bei Befall des **peripheren Nerven** gleichzeitig Parästhesie, Neuralgie sowie Druck- und Dehnungsschmerz vorhanden. Als *vegetative Störungen* können Herabsetzungen der Schweißsekretion sowie Zyanose (verminderte Durchblutung) und trophische Störungen von Nägeln und Haut (Störungen des

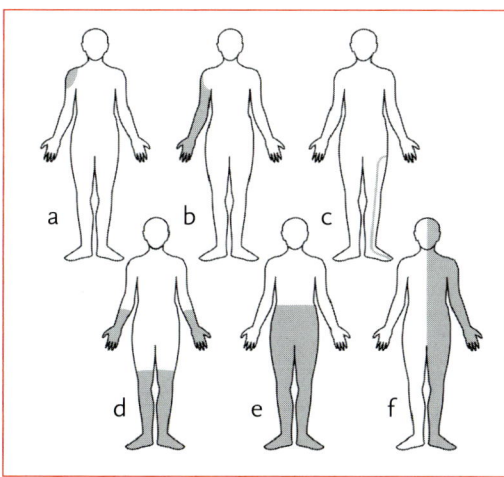

Abb. 3.2: Wichtige Verteilungsmuster sensibler Ausfälle: a) gemischter Spinalnerv (N. axillaris), b) Plexus (kombinierte Pl.-brachialis-Lähmung), c) radikulärer bzw. segmentaler Ausfall (Wurzel L5), d) polyneuropathisches Syndrom, e) Querschnittlähmung (spinal, polyradikulär), f) Hemihypästhesie, -anästhesie

Nagelwachstums, ödematöse oder dünne Haut) hinzutreten (Abb. 3.4, 3.5).

Plexus

Läsionen des **Plexus** führen zu recht unterschiedlichen Sensibilitätsstörungen, die an kombinierte radikuläre bzw. segmentale Ausfälle erinnern und Teile oder die gesamte Extremität ergreifen.

Polyneuropathien

Polyneuropathien (poly = viel, Erkrankung mehrerer, annähernd symmetrischer Nerven) äußern sich in beidseitigen *gliedabschnittswei-sen* sensiblen Verteilungsmustern bei distalem Beginn (Füße, evtl. Hände): socken-, handschuhförmig.

Hinterwurzeln und Hinterhorn

Sensible Störungen bei Affektion der **hinteren Wurzeln** (*radikuläre* Ausfälle) oder des Rückenmarksegments im **Hinterhornbereich** (*segmentale* Ausfälle) führen zu *streifenförmigen* Sensibilitätsstörungen im zugehörigen Hautsegment oder Dermatom von Rumpf und Extremitäten (Abb. 3.4 und 3.5). Da sich die Dermatome dachziegelartig überlappen, sind umschriebene, kleine Ausfälle am ehesten durch eine Hypalgesie nachzuweisen. Abbildung 3.3 gibt schematisch die Entstehung segmentaler bzw. radikulärer sensibler Läsionen wieder.

Hinterstrang

Bei Affektionen des **Hinterstrangs** sind einoder doppelseitig unterhalb der spinalen Läsionsstelle die *Berührungsempfindung* und die *Vibrationsempfindung* (Prüfung u.a. mit Stimmgabel) an den Extremitäten *herabgesetzt*. Wie bei der Polyneuropathie entstehen hier socken-bzw. strumpfförmige Ausfälle. Im Vordergrund steht häufig eine *spinale Ataxie* durch eine Störung der Tiefensensibilität.

Erwähnenswert ist, daß bei Reizung der Hinterstränge besonders häufig Mißempfindungen und neuralgische Schmerzen in den Extremitä-

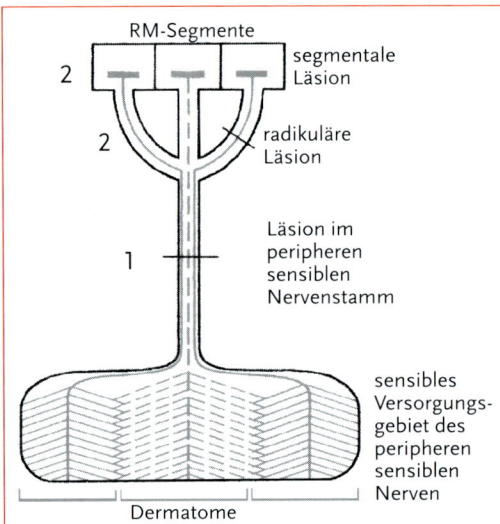

Abb. 3.3: Schematische Darstellung der peripheren sensiblen Innervation der Haut. Sensibler Nerv mit spinaler segmentaler Repräsentation, Wurzeln und peripherem Nervenstamm sowie sensiblem Versorgungsgebiet.
1) Läsion im peripheren Nervenstamm (peripheres Verteilungsmuster), 2) im RM-Segment oder in sensibler Wurzel (segmentales bzw. radikuläres Verteilungsmuster).

ten auftreten (sog. funikuläre Reizerscheinungen), die oft *reifenartig* imponieren.

Vorderseitenstrang

Bei Affektionen der Schmerz-Temperatur-Bahn im **Vorderseitenstrang** tritt eine *dissoziierte Empfindungsstörung* mit einer Beeinträchtigung der Schmerz- und Temperaturempfindung ein. Schmerz und Temperaturreize werden nur als Berührung empfunden. Das Verteilungsmuster entspricht dem des Hinterstrangs.

Rückenmarkquerschnitt

Das durch teilweise oder vollständige Unterbrechung der **afferenten Bahnen im Rückenmark** entstehende Syndrom zeigt unterhalb der Läsionsstelle alle sensiblen Leistungen herabgesetzt oder erloschen (funikuläre Ausfälle, funiculus = Bahn); die obere Begrenzung ist durch segmentale Ausfälle in Läsionshöhe geprägt. Es gleicht einem sensiblen polyradikulitischen Befall, jedoch unter Einbezug des Rumpfes.

Aufsteigende Kleinhirnbahnen

Siehe sensible Ataxie im Abschnitt Seite 33.

Aufsteigende Bahnen in Hirnstamm und Großhirn

Hier sind Sensibilitätsstörungen der gegenüberliegenden Seite einzelner Gliedmaßen oder einer Halbseite mit/ohne Einbeziehung der Kopfregion (sog. Hemihyp- oder -anästhesien) zu beobachten.

Therapie

Jeder **Schmerz** muß zunächst als richtungsweisendes **Warnsignal** ernstgenommen, diagnostiziert und gezielt therapiert werden. Krankheitsursache, Schmerzlokalisation, -intensität und -chronizität bestimmen das Vorgehen. Ausmaß und Ausgestaltung des Schmerzgeschehens werden individuell mitbestimmt, so daß besonders bei chronischem Schmerzgeschehen eine psychische Führung erforderlich wird.

Symptomatische therapeutische Maßnahmen stellen Analgetika und evtl. Betäubungsmittel für eine kurzfristige Verabfolgung dar. Für chronische Schmerzen finden Neuroleptika und Antidepressiva und bei Neuralgien auch Antikonvulsiva und Betäubungsmittel in regelmäßiger Dosierung (z.B. bei Karzinomen) Anwendung. Mitunter sind neben lokalanästhetischen Blockaden neurochirurgische Eingriffe indiziert wie Durchschneidung (Neurotomie) oder Herausnahme (Exhairese, Neurektomie) peripherer Nerven, Hinterwurzeldurchtrennung (Rhizotomie), stereotaktische Maßnahmen (z. B. am Thalamus). Letztere beseitigen zwar nicht den Schmerz, führen aber zu einer Reduzierung des Schmerzerlebnisses (Persönlichkeitsveränderungen möglich). Kausalgien sprechen auf Blockaden des Sympathikus an.

Bei der *transkutanen elektrischen Nervenstimulation* (Tens) werden selektiv nichtnozizeptive Fasern erregt; sie wird vor allem bei Neuralgien angewandt (Torschaltung nach der Gate-control-Theorie). Auch die elektrische Reizung der Hinterstränge durch implantierte Elektroden wird erfolgreich eingesetzt. Hierzu zählt auch die *Elektroakupunktur*. Während die konventio-

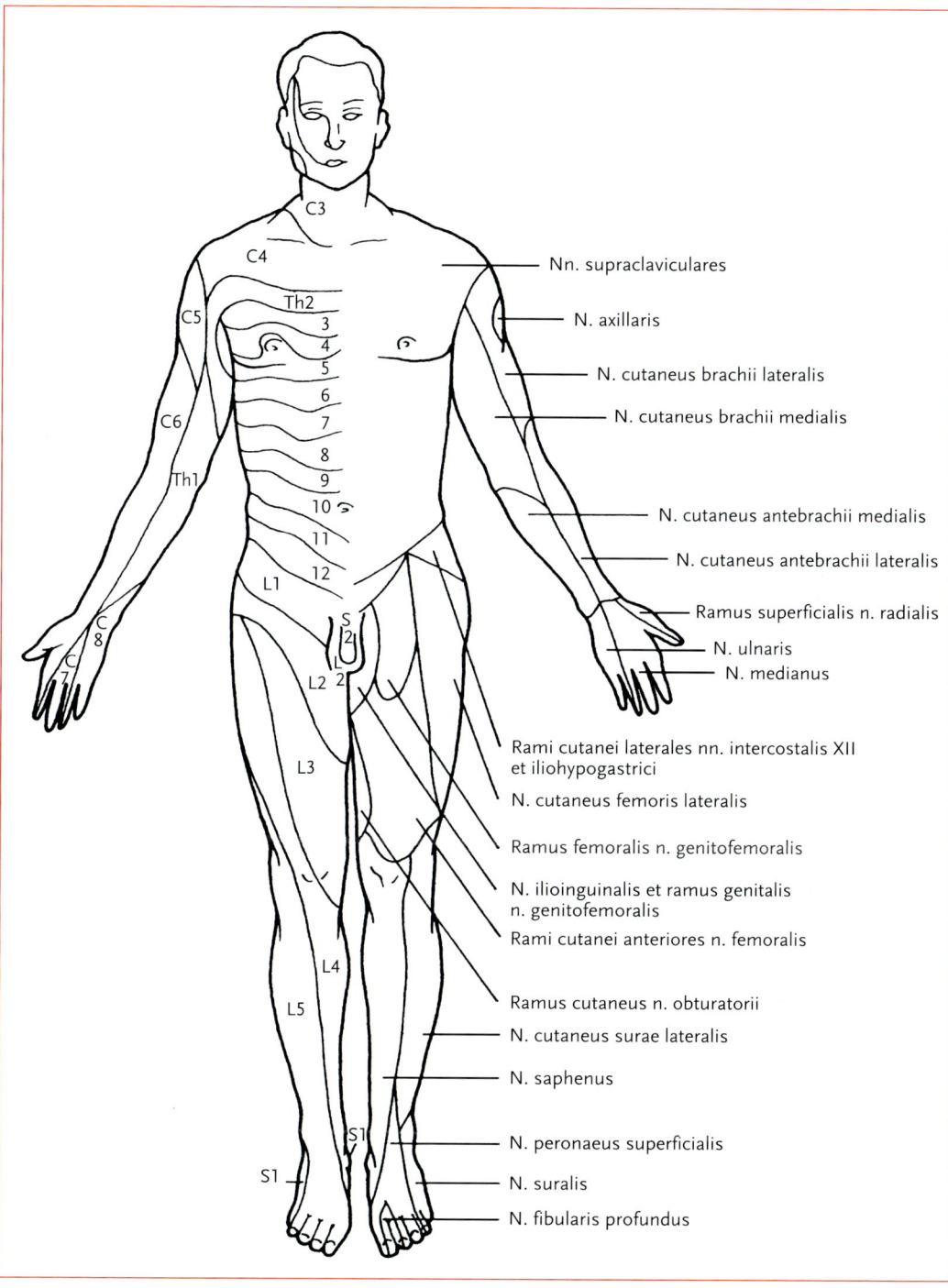

Abb. 3.4: Sensible Innervation der Haut, Vorderseite des Körpers. Rechte Körperhälfte radikuläre bzw. segmentale, linke periphere Innervation.

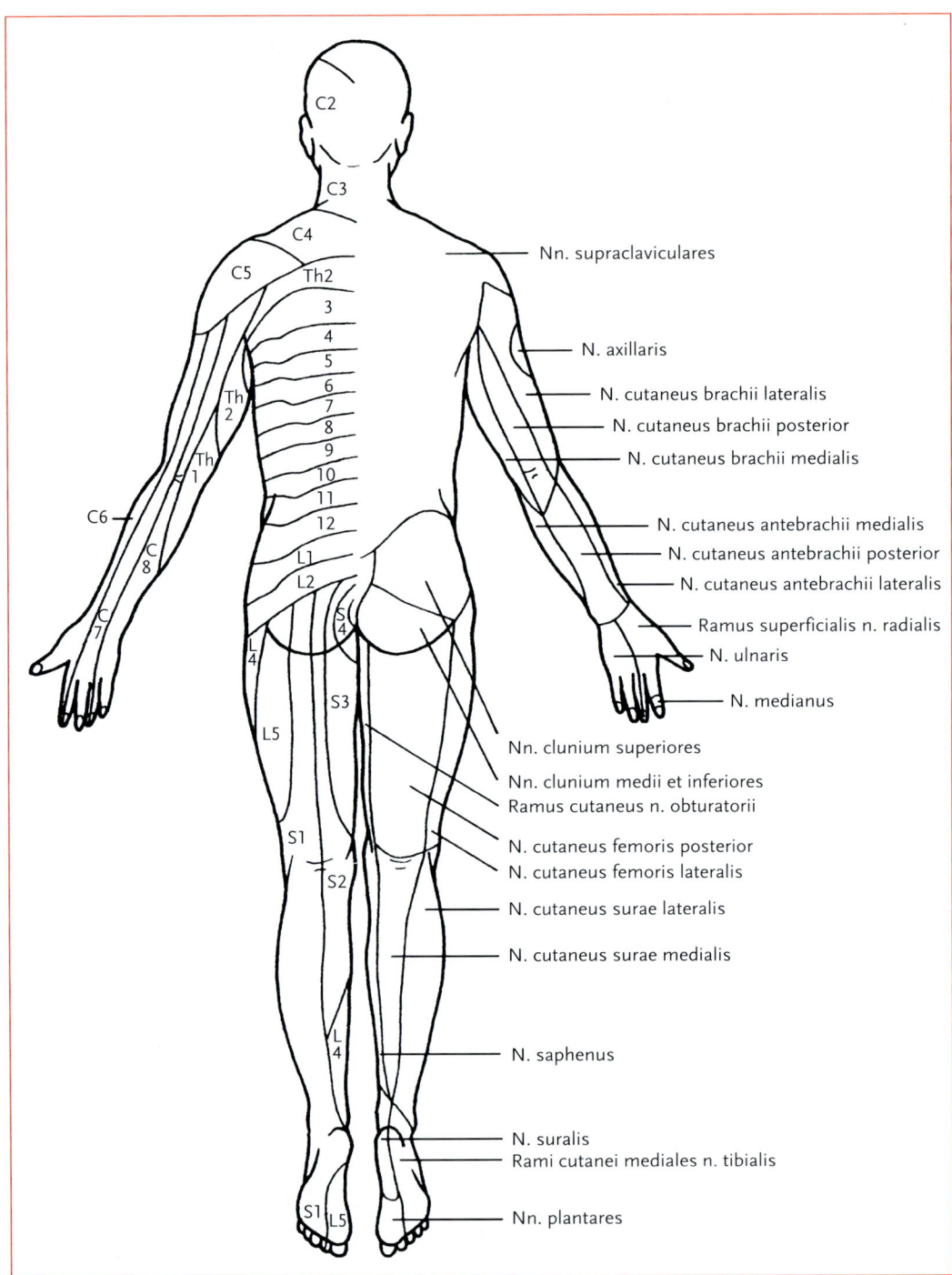

Abb. 3.5: Sensible Innervation der Haut, Rückseite des Körpers. Linke Körperhälfte radikuläre bzw. segmentale, rechte periphere Innervation.

nelle Tens bei akuten Schmerzen Anwendung findet, wird die Elektroakupunktur bei chronischen Schmerzen eingesetzt.

Physiotherapie

Zur Physiotherapie einer Schmerzsymptomatik muß eine besonders genaue Information und Anordnung des Arztes vorliegen.

Mit einer Behandlung sind die Ursachen des Schmerzes, die Reizerscheinungen an den Rezeptoren und an den sensiblen Nervenfasern nicht zu beseitigen, sie werden aber recht günstig mit folgenden Therapiemöglichkeiten beeinflußbar sein:
- Thermotherapie, Wärme, Eisanwendung
- Hydrotherapie, Bäder, hydroelektrische Bäder
- Elektrotherapie, galvanische Durchflutung, analgetische Reizstromverfahren im niederfrequenten Bereich, z. B. mit diadynamischen Strömen nach Bernard, etwa mit moduliertem Mittelfrequenzstrom (100 Hz), Interferenzstrom oder Hochvoltstrom, auch kombinierte Ultraschall-Reizstromtherapie und transkutane elektrische Nervenstimulation (Tens)
- Manualtherapie
- Bewegungstherapie

Schmerzen aus inneren Organen können mitunter über Einflußnahme im Areal der Head-Zonen durch Wärme, Einreibungen oder Massage (Bindegewebs- oder Segmentmassage) beeinflußt werden.

Da Schmerz auch ein psychisches Phänomen darstellt, wird eine *psychische Beeinflussung* von Fall zu Fall sinnvoll sein, z. B. durch Desensibilisierung (Training spezieller Schmerzreize zur Schmerzunterdrückung), Entspannungsverfahren, Hypnose, Biofeedback-Verfahren mit neuroelektrophysiologischer Rückkopplung, Psychotherapie und Psychopharmaka.

3.1.2
Störungen der Tiefensensibilität

Beeinträchtigungen der **Tiefensensibilität** bzw. der Lageempfindung oder des Muskel- und Gelenksinns führen unter anderem zu einer *Koor-*dinationsstörung und gleichen damit in manchen Ausfallserscheinungen einer Affektion des „Koordinationszentrums" Kleinhirn (Zerebellum).

Merke !

Störungen der Koordination werden als **Ataxie** (ataxia = Unordnung) bezeichnet.

Ihrer *Herkunft* nach unterscheidet man verschiedene *Formen* der Ataxie (Abb. 3.6):
- sensible Ataxie; Störung der Tiefensensibilität
  - *periphere* Ataxie infolge einer Störung mehrerer afferenter, sensibler peripherer Spinalnerven
  - *spinale* Ataxie durch eine Läsion des Hinterstranges (u./o. der aufsteigenden Kleinhirnseitenstrangbahnen)

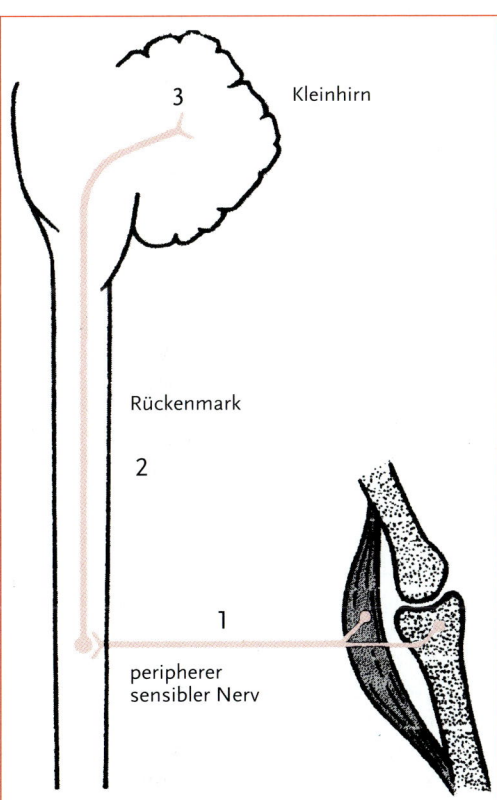

Abb. 3.6: Herkunft wichtiger Ataxien. 1) periphere Ataxie, 2) spinale Ataxie, 3) zerebellare Ataxie

● zerebellare Ataxie: Erkrankung des „Koordinationszentrums" Kleinhirn

Des weiteren kann man nichtzerebellare Koordinationseinbußen wie einen Zerfall von Komplexbewegungen in Einzelbewegungen beim Parkinson-Syndrom, eine Gangunsicherheit mit unsicherem, trippelndem und kurzschrittigem Gang bei Frontalhirnaffektionen (sog. Gangapraxie) oder eine einseitig gestörte Koordination bei gleichzeitigen Störungen der Oberflächensensibilität bei parietalen Läsionen finden: sog. **zerebrale Ataxie.**

Ausfallserscheinungen: sensible Ataxie

Wie der Name besagt, beruhen **sensible Ataxien** auf einer Unterbrechung der Tiefensensibilität, also der Impulse aus den *Propriorezeptoren* von Muskeln, Gelenken und Bändern, die die Stellungen unserer Körperteile im Raum dem Kleinhirn übermitteln.

Untersuchung der Tiefensensibilität

Die Untersuchung der Tiefensensibilität erfolgt durch Überprüfung des Bewegungsempfindens (Angabe über passive Bewegungsausschläge von Fingern und Zehen), des Lageempfindens (Einnahmen einer vorgegebenen Stellung einer Extremität durch die andere), des Vibrationsempfindens (Stimmgabel) und vor allem auch der *Koordination.*

Einfache Koordinationsprüfungen

Zeigeversuche Sie fallen auch bei Ataxien anderer Herkunft pathologisch aus. Beim **Finger-Nase-Versuch** (FNV) muß bei geschlossenen Augen beiderseits abwechselnd der Zeigefinger weit ausholend zur Nasenspitze, beim **Knie-Hacken-Versuch** (KHV) die Ferse des liegenden Patienten von oben auf die Kniescheibe des gegenüberliegenden Beines aufgesetzt und auf der Schienbeinkante zum Fuß geführt werden.

Standprüfung Beim **Romberg- oder Steh-Versuch** wird das Stehen mit geschlossenen Augen bei aneinandergestellten Füßen untersucht.

Gangbild Der Gang wird mit offenen und geschlossenen Augen ohne und mit Seiltänzerschritt (jeder Fuß ist abwechselnd vor den anderen zu setzen) geprüft.

Vor jeder Koordinationsprüfung ist bei Vorliegen einer Bewegungsstörung abzuschätzen, ob diese Untersuchung dem Betroffenen ohne Gefahr einer Verletzung zugemutet werden kann.

Bei Vorliegen einer **sensiblen Ataxie** kann die Richtung geführter Bewegungen nicht genau eingeschätzt, und Zielbewegungen können nicht exakt ausgeführt werden. Bei Zielbewegungen treten *ausfahrende, zielunsichere Bewegungen* auf (Abb. 3.7), wobei das Ziel außerdem verfehlt werden kann (Hypo-, Hypermetrie). Der Patient hat Schwierigkeiten beim Stehen; er *schwankt* oder droht umzufallen oder zeigt nur unwillkürliche Wadenkontraktionen zur Gleichgewichtskorrektur. Beim Gang treten *ausfahrende, breitbeinige* und *stampfende* Bewegungen der Beine auf, die denen eines Betrunkenen gleichen. Bei starker Ataxie zeigen die Extremitäten anläßlich von Zeigeversuchen ein zielloses Hin und Her von Händen und Füßen: Gang und Stand werden unmöglich.

> **Merke !**
>
> Sensible, also periphere und spinale Ataxien, betreffen als einfache Koordinationsstörungen vor allem die unteren Extremitäten und weniger die oberen.

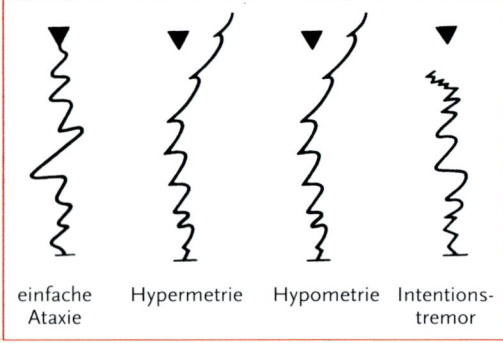

einfache　Hypermetrie　Hypometrie　Intentions-
Ataxie　　　　　　　　　　　　　　tremor

Abb. 3.7: Ataktische Erscheinungsformen bei Zielbewegungen (FNV, KHV)

Merke !

Ataktische Störungen können Lähmungen imitieren (pseudoparetische Ataxien); umgekehrt werden schwere Lähmungen ataktische Störungen vortäuschen (paretische Pseudoataxien).

Physiotherapie

Da Störungen der Tiefensensibilität Koordinationsstörungen hervorrufen können, wird die Physiotherapie dieser sensiblen Ataxien gemeinsam mit denjenigen der zerebellaren Ataxien besprochen (s. S. 100).

Aufgaben

1. Welche Ausfallsymptome der Oberflächensensibilität unterscheidet man?
2. Erläutern Sie die verschiedenen Formen sensibler Reizsymptome unter besonderer Berücksichtigung der Abgrenzung der verschiedenen Schmerzformen und ihrer diagnostischen Bedeutung.
3. Erklären Sie den Begriff und die lokalisatorische Bedeutung des Verteilungsmusters von sensiblen Ausfällen anhand einer peripheren Nerven- und einer radikulären Läsion.
4. Begründen Sie die möglichen physiotherapeutischen Maßnahmen im Rahmen einer Schmerzbehandlung.
5. Was versteht man unter einer Ataxie, und welche Ataxieformen lassen sich ihrer Herkunft nach unterscheiden?
6. Beschreiben Sie die Untersuchungsmethoden zum Nachweis einer sensiblen Ataxie und ihre möglichen Erscheinungsformen.

3.2 Motorik

Eine **Motorik** ohne sensible bzw. sensorische Information und Rückkopplung ist nicht denkbar. Diese Repräsentation der Außenwelt durch die Sinnessysteme dient vor allem auch der Steuerung von Bewegungen. Dieses Zusammenspiel zwischen Sensibilität bzw. Sensorik und Motorik findet auf allen Ebenen des Ner-

vensystems, d.h. vom Rückenmarkreflexbogen bis hin zur Großhirnrinde statt, so daß man nicht von Motorik schlechthin, sondern richtiger von *Sensomotorik* sprechen sollte (Abb. 3.8).

Während ursprünglich die Begriffe Sensibilität für Körperempfindungen und Sensorik für Wahrnehmungen des Gesichts-, Gehör-, Gleichgewichts-, Geruchs- und Geschmackssinns Anwendung fanden, werden neuerdings beide Begriffe auch synonym gebraucht. Innerhalb des sensomotorischen Systems hat beim Menschen zweifelsohne das Pyramidenbahnsystem eine Führungsrolle inne, da es letztlich die Feinbewegungen steuert und rasche sogenannte „Willkürbewegungen" ermöglicht.

Während das Ergebnis der Verarbeitung sensibler/sensorischer Informationen die Entwicklung eines inneren Abbilds der Außenwelt und des Körpers ist, setzt die motorische Bewegung mit einem Bild der gewünschten Bewegung ein. Hierbei werden elementare motorische Komponenten zusammengestellt und koordiniert. Dabei ist es gleichgültig, von welcher Körperregion die Bewegung ausgeführt wird; z.B. die Aufzeichnung eines Kreises entweder mit der Hand, dem Fuß oder dem Mund erfolgt. Dieses Prinzip motorischer Systeme, auf verschiedene Weise das gleiche Resultat zu erzielen, nennt man *motorische Äquivalenz*. Des weiteren erfolgt eine exakte Abstimmung von Kraft, Geschwindigkeit und Zielgenauigkeit der Motorik.

Die motorischen Zentren sind für 3 unterschiedliche motorische Leistungen zuständig:
● Reflexe
● rhythmische Bewegungsmuster
● sog. Willkürbewegungen

Reflektorische Bewegungen, ausgelöst durch Muskeldehnung (z.B. der Quadrizepsreflex) oder durch andere Reize (z.B. das Zurückschrecken von einem heißen Gegenstand), werden als einfache motorische Verhaltensweisen am geringsten willkürlich, aber durch den auslösenden Reiz kontrolliert

Rhythmische Bewegungsmuster wie Gehen und Rennen beruhen auf automatischen Reflexabläufen und Willkürbewegungen; Start und Ende derselben werden im allgemeinen bewußt gesteuert.

3

Die **Willkürbewegungen** selbst beruhen auf diffizilen, zielgerichteten und vor allem erlernten Bewegungen, die sich mit zunehmender Übung vervollkommnen (z. B. Autofahren) und dann z. T. unbewußt ablaufen.

> **Merke !**
>
> Alle die Motorik betreffenden Impulse aus Zentralnervensystem (motorisch) und Peripherie (sensibel) erreichen die Muskulatur nur über motorische Nervenzellen, sog. **Motoneuronen**, deren Zellkörper im Rückenmark oder Hirnstamm liegen.

Die peripheren motorischen Neurone oder *Motoneurone*, d. h., die motorischen Anteile der Rückenmarksnerven (Spinalnerven) und der Hirnnerven stellen somit die gemeinsame „motorische Endstrecke" im motorischen System dar, auf die

Zuflüsse
- des Pyramidenbahnsystems und des prämotorischen Kortex
- der extrapyramidalen Bahnen vom Kortex einschließlich ihrer Zuflüsse aus den Stammganglien
- des Kleinhirns über Hirnstamm und motorische Rindenfelder einwirken und

Informationen
- aus den motorischen Rezeptoren der Muskulatur (spinale Reflexe) weitergeleitet werden

Motorische Kontrollzentren

Zweckbestimmtes Handeln erfordert eine Hierarchie bzw. eine pyramidenförmige Rangordnung der **motorischen Funktions- und Kontrollzentren** (Abb. 3.8). Die motorischen Systeme werden durch das Rückenmark, den Hirnstamm (mit absteigenden Bahnen), die Stammganglien und schließlich durch motorische Regionen des Kortex als höchste Ebene kontrolliert; jedes System erhält afferente, sensible Informationen.

Diese hierarchische Organisation der Motorik gestaltet bereits auf unterster Ebene den Ablauf von Rückenmarkreflexen ohne Einfluß übergeordneter motorischer Zentren; andererseits können diese aber die spinalen Reflexkreise abstimmen. Dies resultiert aus den sowohl hierarchisch als auch parallel eingerichteten motorischen Überwachungsebenen.

Das **Rückenmark** (Medulla spinalis) vermittelt bereits viele automatische und stereotype Bewegungen und Reflexe. Beispielsweise seien hier die alternierenden Bewegungen von Beuge- und Streckmuskulatur beim Gehen angeführt.

Der **Hirnstamm** (Truncus cerebri) kontrolliert über das Rückenmark einerseits die axialen, rumpfnahen und proximalen Muskeln für Körperhaltung und andererseits die zielgerichteten Bewegungen der distalen Extremitäten und die Bewegungen des Kopfes einschließlich des Auges. Rückenmark und Hirnstamm übermitteln also reflektorische und einfache automatische Bewegungen der Haltungs- und Fortbewegungsmotorik.

Der **motorische Kortex** (frontale motorische Großhirnrinde) stellt das oberste und in der hierarchischen Ordnung höchste motorische Kontrollzentrum dar. Die Gebiete sind somatopisch entsprechend des Körperschemas (s. Abb. 3.1) organisiert und geben ihre Impulse entweder über die Pyramidenbahn direkt oder aber über den Hirnstamm indirekt an das Rückenmark weiter. Diese Regionen sind für Koordinierung und Planung komplexer Bewegungsfolgen von Belang. So werden hier komplexe Willkürbewegungen in Gang gesetzt und kontrolliert; sie sind überwiegend erlernt.

Stammganglien (Basalganglien) und **Kleinhirn** (Zerebellum) sind nicht nur untereinander verbunden, sondern sie aktivieren auch den motorischen Kortex und damit das Pyramidenbahnsystem einerseits und den Hirnstamm andererseits.

Die Trennung in zwei motorische Systeme, nämlich das pyramidale System („Willkürmotorik") und das extrapyramidale System („unwillkürliche Motorik") ist eine vereinfachte Darstellung. Zwischen Stammganglien und Kleinhirn als wichtigen Abschnitten des extrapyramidalen Systems einerseits und der motorischen Rinde und der Pyramidenbahn andererseits bestehen zahlreiche Verbindungen. Aber auch die der Pyramidenbahn zugeschriebenen motorischen Leistungen werden nur zu einem Teil von ihr selbst übernommen; ein

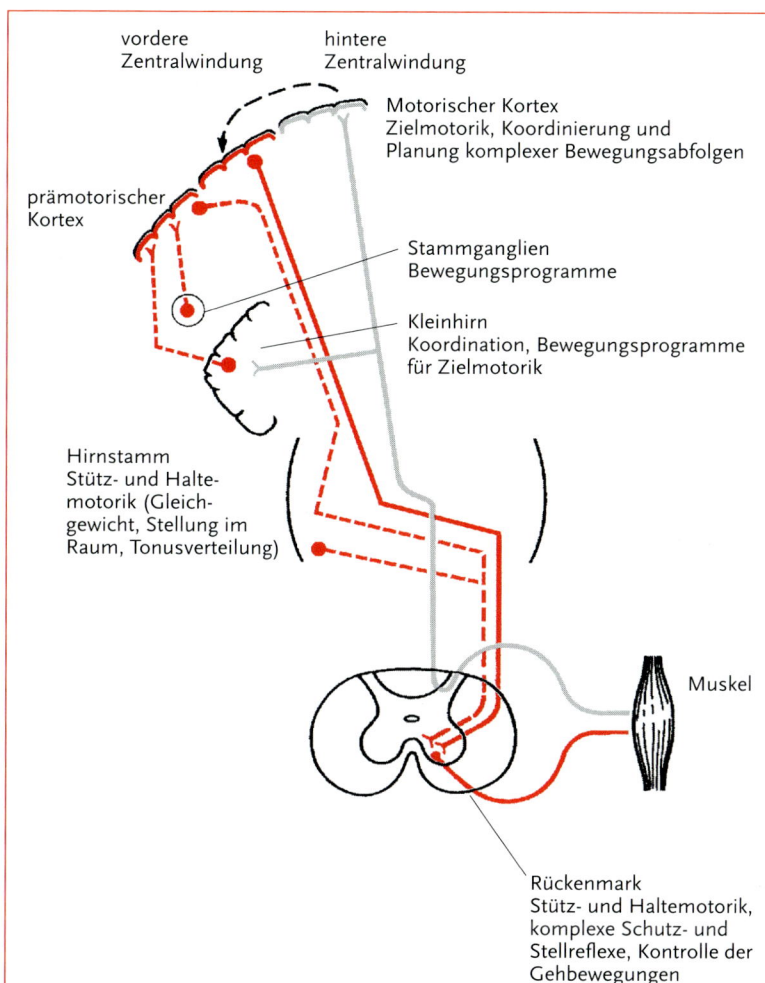

vordere
Zentralwindung

hintere
Zentralwindung

Motorischer Kortex
Zielmotorik, Koordinierung und
Planung komplexer Bewegungsabfolgen

prämotorischer
Kortex

Stammganglien
Bewegungsprogramme

Kleinhirn
Koordination, Bewegungsprogramme
für Zielmotorik

Hirnstamm
Stütz- und Halte-
motorik (Gleich-
gewicht, Stellung im
Raum, Tonusverteilung)

Muskel

Rückenmark
Stütz- und Haltemotorik,
komplexe Schutz- und
Stellreflexe, Kontrolle der
Gehbewegungen

Abb. 3.8: Schema der sensomotorischen Bewegungskontrolle und ihre motorischen Zentren: motorischer Kortex, Hirnstamm, Rückenmark sowie nachgeschaltet Stammganglien und Kleinhirn. Grau = sensible Afferenzen, rot = Pyramidenbahn, rot gestrichelt = extrapyramidale Bahnen.

3

nicht geringer Anteil obliegt dem sog. extrapyramidalen System aus den prämotorischen Rindenfeldern und den Stammganglien.

Die klinischen Ausfälle bei Störung der motorischen Rinde und der Pyramidenbahn, der Stammganglien und des Kleinhirns sind als neurologische Syndrome klar umrissen. Um die für die neurologischen Erkrankungen wichtigen Ausfallsyndrome der Motorik verstehen zu können, wird folgende traditionelle *Gliederung* des (senso)motorischen Systems und seiner Leistungen beibehalten (Abb. 3.8):

Struktur	Leistung
motorischer Kortex und Pyramidenbahn	Ziel- oder „Willkür"-Motorik
Stammganglien bzw. extrapyramidale Motorik („Automatisierung") oder „unwillkürliche Motorik"	Bewegungsprogramme
zerebellare Motorik	Koordination der Motorik
Hirnstammmotorik	Halte- und Stützmotorik
spinale Reflexmotorik	Halte-, Stütz- und Schutzmotorik

Motorischer Kortex und prämotorische Rindenfelder

Die motorischen Anteile der sensomotorischen Rindenfelder (Abb. 3.1) sind vor allem vor der Zentralfurche im Frontalhirn lokalisiert. Aus der *vorderen Zentralwindung* (Gyrus praecentralis, Area 4) – auch als **primär-motorischer Kortex** bezeichnet – entspringen wesentliche Faserzüge der Pyramidenbahn. Weitere, sekundäre, **prämotorische Rindenfelder** liegen vor allem mehr frontal, finden sich aber auch hinter der Zentralfurche und geben Neuriten ab, die z.T. in der Pyramidenbahn selbst oder als prämotorische retikulospinale Bahnen verlaufen. Wie die Körperfühlsphäre sind die vordere Zentralwindung und der prämotorische Kortex somatotopisch gegliedert: Die motorische Repräsentation geschieht in Form eines kopfstehenden Homunkulus (Abb. 3.1).

Merke !

Das **kortikospinale pyramidale System** innerviert die distale (rumpfferne) Muskulatur (Feinmotorik) der gegenüberliegenden Körperhälfte; es ist damit überwiegend einseitig und gekreuzt angelegt. Kortikospinal bedeutet von der Hirnrinde zum Rückenmark ziehend (Abb. 3.9).

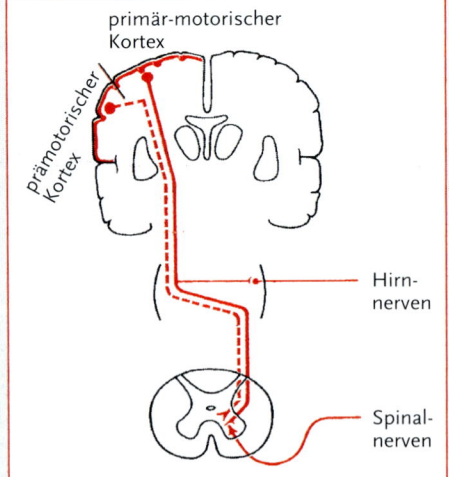

Abb. 3.9: Sogenannte Pyramidenbahn mit pyramidalen (kortikospinalen) und extrapyramidalen (prämotorischen retikulospinalen = unterbrochen) Fasersystemen

Merke !

Das **nichtpyramidale prämotorisch-retikulospinale System** versorgt die axiale (Rumpf-) und proximale (rumpfnahe) Muskulatur; seine Bahnen sind doppelseitig vorhanden. Prämotorisch-retikulospinal bedeutet von der prämotorischen frontalen Hirnrinde über die Formatio reticularis des Hirnstamms zum Rückenmark ziehend (Abb. 3.10).

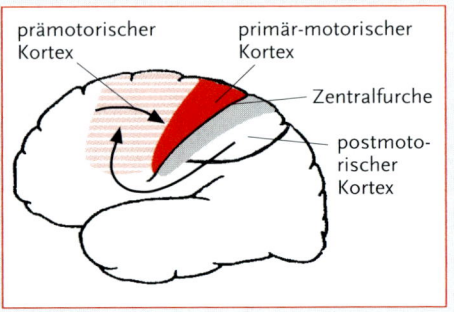

Abb. 3.10: Motorische Felder des Kortex und ihre Verbindungen

Axiale und proximale Muskeln erhalten ihre Efferenzen also zum einen aus den ungekreuzten Anteilen der Pyramidenbahn im Vorderstrang, zum anderen und vor allem aus den gekreuzt und ungekreuzt verlaufenden prämotorisch-retikulospinalen Bahnen. Diese Muskeln werden von beiden Hirnhälften innerviert. Dies ist auch der Grund dafür, daß sich die axialen und proximalen Muskeln nach einer Hemisphärenläsion schneller erholen; nur nach Hirnstammschädigungen – hier verzweigen sich diese Bahnen umfangreich – bleiben sie oft länger betroffen.

Die **Pyramidenbahn** ist als kortikospinale Direktverbindung eine wichtige absteigende efferente Bahn, die ihre Impulse sowohl an die motorischen Hirnnervenkerne (Tractus corticobulbaris = corticonuclearis, „Hirnnervenpyramidenbahn") als auch an die α-Motoneuronen des Rückenmarks (Tractus corticospinalis) gibt.

Die Neuriten der Pyramidenbahn stammen nur zu etwa 3–4 % aus den großen *Betz-Pyramidenzellen* der vorderen Zentralwindung. Der größte Anteil der kortikospinalen Neuronen kommt vielmehr aus angrenzenden sensomotorischen Rindenfeldern, vor allem des Stirn- und Scheitellappens, als sog. extrapyramidale Bahnanteile. Damit sind der Pyramidenbahn immer extrapyramidale Fasersysteme (kortikoretikulospinale Bahn) auch aus dem prämotorischen Kortex beigegeben, die das klinische Ausfallssyndrom der Pyramidenbahnläsion – die spastische Lähmung – mitbestimmen: Spastik und pathologische Reflexe.

Die Pyramidenbahn verläuft über die innere Kapsel (Capsula interna) zum verlängerten Mark (Medulla oblongata = Bulbus spinalis). Hier kreuzt ein Großteil (80–90 %) der Neuriten zur Gegenseite und steigt als **Pyramidenseitenstrangbahn** bis zum Lumbalmark herab. Der Rest zieht als ungekreuzte **Pyramidenvorderstrangbahn** abwärts und ist für die doppelseitige Innervation der Nacken- und Rumpfmuskulatur mitverantwortlich. Ein Teil der Pyramidenbahnneuriten trennt sich in Höhe des Hirnstammes ab, um zu den motorischen Kernen der Hirnnerven V, VII, IX, X und XII zu gelangen.

Funktion der Pyramidenbahn

Zum Zeitpunkt der Geburt ist die Markreifung der Pyramidenbahn noch nicht abgeschlossen; sie wird erst mit dem 2. Lebensjahr erreicht. Der Säugling ist deshalb zunächst nur zu „extrapyramidalen" Massenbewegungen fähig.

Wichtige Aufgaben der Pyramidenbahn sind:
- Bewegungsausführung mit Bewegungsrichtung, -geschwindigkeit und Kontraktionskraft der Zielmotorik
- Start und Kontrolle feinmotorischer Bewegungen
- Mitwirkung bei der Tonusregulation

Die **prämotorischen Rindenfelder** bereiten die motorischen Systeme auf die Bewegung vor; sie sind vor allem für die Planung und Programmierung zielgerichteter Bewegungen verantwortlich. Sie projizieren sowohl auf die vordere motorische Zentralwindung (Pyramidenbahn) als auch auf Hirnstamm und Rückenmark. Sie innervieren insbesondere beidseits die Rumpf- und proximale Extremitä-

tenmuskulatur. Während Läsionen des primärmotorischen Kortex Muskelschwäche und Störungen der Richtung der Bewegungen auslösen, verhindern Störungen der prämotorischen Areale, geeignete Bewegungsstrategien zu entwickeln. Ein Teil dieser Symptome ähnelt der Apraxie.

3.3
Lähmungen – Ausfallssyndrome der sog. Willkürmotorik

Sowohl Störungen der supraspinalen (zerebralen) als auch der spinalen und peripheren Ebene führen zu motorischen Ausfallserscheinungen. Es lassen sich folgende Syndrome motorischer Ausfälle abgrenzen:
- *zentrale Störungen der Motorik:* die zentrale oder spastische Lähmung, die extrapyramidal-motorischen Syndrome bei Stammganglienaffektionen und die zerebellaren Ataxien bei Kleinhirnaffektionen
- *periphere Störungen der Motorik:* die peripheren oder schlaffen Lähmungen, die myasthenischen Lähmungen sowie die myogenen Lähmungen

Anatomie des Pyramidenbahnsystems

Das Pyramidenbahnsystem nimmt als motoneurale bzw. -spinale Direktverbindung seinen Ausgang in der Großhirnrinde (vordere Zentralwindung) und erreicht über das periphere motorische Neuron (motorischer Nerv) den Muskel.

Nur etwa 20 % der Pyramidenbahnfasern enden monosynaptisch an den α-Motoneuronen im Rückenmark; der größere Anteil endet an spinalen Interneuronen, wo auch alle extrapyramidalen Faserzüge anschließen. In der dorsolateralen Pyramidenbahn werden kontralateral die distale Extremitätenmotorik (dynamische Funktion) und in dem ventromedialen Anteil bilateral die Rumpf- und proximale Extremitätenmotorik (dynamische und statische Funktionen) übermittelt.

Das *Pyramidenbahnsystem* besteht aus 4 Abschnitten (Abb. 3.11):
- zentrales motorisches Neuron oder Pyramidenbahn

3

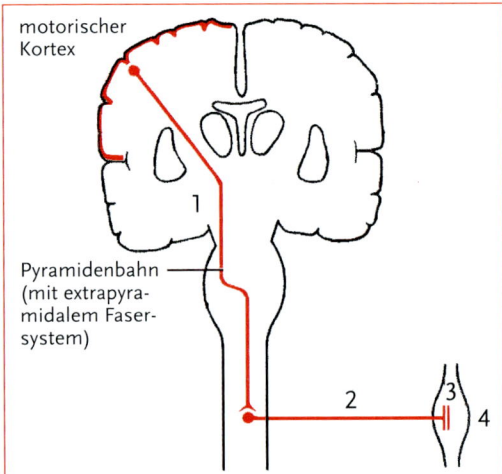

motorischer
Kortex

Pyramidenbahn
(mit extrapyra-
midalem Faser-
system)

1

2

3

4

Abb. 3.11: Pyramidenbahnsystem: Abschnitte und Lähmungsformen: 1) zentrales motorisches Neuron oder
Pyramidenbahn (mit extrapyramidalen Faseranteilen,
nicht dargestellt): zentrale oder spastische Lähmung,
2) peripheres motorisches Neuron: periphere oder
schlaffe Lähmung, 3) neuromuskuläre Transmission:
myasthenische Lähmung, 4) myogene Lähmung

- peripheres motorisches Neuron (Motoneuron) oder peripherer motorischer Nerv
(Hirn-, Spinalnerv)
- neuromuskuläre Transmission oder
motorische Endplatte
- Muskel als kontraktiles Organ

Aufgabe des Pyramidenbahnsystems

Das Pyramidenbahnsystem ist im Rahmen der
Willkürmotorik besonders für die distalen Extremitätenabschnitte und damit für die *Feinmotorik* verantwortlich; außerdem leitet es den
Start einer Willkürbewegung ein. Viele erlernte
Bewegungsabläufe innerhalb der Willkürbewegungen werden nach erfolgtem Start von den
Stammganglien übernommen. Außerdem hat
es Anteil an der *Tonusregulation* der Muskulatur.

Ausfallserscheinungen

Eine Störung oder Unterbrechung im Pyramidenbahnsystem löst das *Syndrom einer Lähmung* aus.

Merke !

Lähmungen sind motorische Ausfallsyndrome, die bei einer Schädigung des
Pyramidenbahnsystems von der motorischen Rinde bis zur Muskulatur entstehen.

Allgemeine Kennzeichen einer Lähmung

Unabhängig von ihrem Entstehungsort ist eine
Lähmung je nach Schweregrad gekennzeichnet durch eine *Herabsetzung* (Parese) oder *Aufhebung* (Paralyse) von
- Geschwindigkeitsentfaltung
- Kraftentfaltung
- Bewegungsausmaß
der von der Lähmung betroffenen Muskeln. Je
schwerer eine Lähmung ist, um so ausgeprägter werden zunächst Geschwindigkeit (emp-
findlichster und damit frühester Parameter!),
dann Kraftleistung und schließlich der Bewe-
gungsausschlag in den Gelenken betroffen
sein.

Plegie bedeutet ebenfalls Lähmung ohne
Festlegung ihres Schweregrads; mitunter wird
unter einer Plegie eine Paralyse verstanden
(mißverständlich).

Formen bzw. Typen von Lähmungen

Abhängig von der Höhe oder Ebene, in der die
Unterbrechung der **kortikomotoneutralen** Direktverbindung, d.h. des Pyramidenbahnsystems stattfindet, entstehen unterschiedliche
Lähmungsformen (s. auch Abb. 3.11):
- zentrale oder *spastische Lähmung* –
Pyramidenbahnläsion (Ausnahme: zentrale
schlaffe Lähmung: motorische Rinde)
- periphere oder *schlaffe Lähmung* – peripheres
motorisches Neuron
- *myasthenische Lähmung* – neuromuskuläre
Transmission (mys = Muskel, asthenia =
vorzeitige Ermüdung)
- *myogene Lähmung* – Muskulatur

Diesen verschiedenen Lähmungstypen sind
nicht nur die allgemeinen Kennzeichen einer
Lähmung, sondern auch weitere spezielle Symptome eigen, die klinisch eine Abgrenzung untereinander gestatten.

Begriffe

Für die nähere Charakterisierung der Schwere und Verteilung einer Lähmung werden einige allgemeine Begriffe benötigt. Der **Schweregrad** einer Lähmung und damit der befallenen Muskeln muß möglichst genau festgelegt werden. Komplette, totale bzw. vollständige Lähmungen, die keine Bewegungsreste mehr aufweisen, werden **Paralysen** – im klinischen Sprachgebrauch vereinfacht als totale Paresen – bezeichnet. Sind dagegen noch eingeschränkte Bewegungen möglich, die Lähmungen also inkomplett, partiell bzw. unvollständig, dann spricht man von **Paresen**. Der Terminus **Plegie** beinhaltet, wie bereits ausgeführt, nur den Tatbestand einer Lähmung ohne Schweregrad; er wird leider mitunter mit dem Lähmungsgrad einer Paralyse gleichgesetzt.

Untersuchung

Der Umfang der hierzu erforderlichen Untersuchung hängt von der Lähmungsform ab. Zur exakten Festlegung des Schweregrades einer Lähmung, speziell bei *peripheren und myogenen Lähmungen*, aber auch bei zentralen, empfiehlt sich die klinische Muskelfunktionsprüfung nach Janda (s. S. 65).

Für die Beurteilung einer *zentralen oder spastischen Lähmung* werden die Kraftentfaltung in den großen Gelenken der Extremitäten sowie Faustschluß, Fingergeläufigkeit, Hacken- und Fersengang (auch isoliert) und Hüpfen auf einem Bein geprüft.

Bei der Untersuchung der Extremitäten ist von *distal nach proximal* vorzugehen und dabei die beiden Seiten jeweils zu *vergleichen*. Fehlt eine gesunde Seite zum Vergleich der normalen Muskelkraft, dann muß man sich auf allgemeine Erfahrungswerte stützen. Dabei ist zu berücksichtigen, daß generell viele neurologische Untersuchungsverfahren, wie Prüfung der sensiblen, koordinativen und natürlich auch motorischen Funktionen, an die bereitwillige und aufmerksame Mitarbeit des Patienten gebunden sind. Sind diese Voraussetzungen nicht gegeben, können die Untersuchungsergebnisse nicht oder nur mit größter Vorsicht bewertet werden.

Verteilungsmuster

Paresen und Paralysen werden nicht nur nach dem Schweregrad, sondern auch nach dem Verteilungstyp beschrieben: *Monoparese/-paralyse* betrifft eine Extremität, *Hemiparese/-paralyse* betrifft die Extremitäten einer Körperseite, *Para- und Tetraplegie* bezeichnen symmetrische Lähmungen von zwei bzw. vier Extremitäten.

3.3.1
Zentrale oder spastische Lähmung

Klinisches Bild

Zentrale oder **spastische Lähmungen** beruhen auf einer *Unterbrechung der Pyramidenbahn* in *Gehirn oder Rückenmark* (s. Abb. 3.11). Die Impulse, vor allem für den Bewegungsstart und für die Feinmotorik, werden ungenügend oder nicht zu den motorischen Vorderhornzellen weitergeleitet. Infolge der Kreuzung der Pyramidenbahn in Höhe der Medulla oblongata kommt es zu Lähmungen:
- auf der *Gegenseite* (kontralateral) der Läsion bei zerebraler Pyramidenbahnschädigung
- auf der *gleichen Seite* (homolateral zur Läsion) bei spinaler Unterbrechung der Pyramidenbahn

Syndrom

Für die Ausfallserscheinungen spielen die verschiedenen Fasersysteme innerhalb der Pyramidenbahn, also der pyramidalen und extrapyramidalen Neuronen, eine Rolle.

Eine Läsion der eigentlichen *pyramidalen* oder kortikospinalen Neuronen aus der vorderen Zentralwindung ruft eine Lähmung der distalen Extremitätenabschnitte mit schlaffem Muskeltonus und evtl. positivem Babinski-Reflex hervor.

Durch eine Mitbeteiligung der *prämotorischen retikulospinalen (extrapyramidalen) Neuronen* unterhalb der vorderen Zentralwindung treten Steigerungen der Muskeldehnungsreflexe und spastische Tonuserhöhung (Spastik) hinzu. Hieraus erklärt sich auch die Beobachtung, daß eine isolierte Pyramidenbahnunterbrechung

3

bzw. eine Läsion der pyramidalen Neuronen der vorderen Zentralwindung – evtl. auch im Brückenfuß und in der Medulla oblongata – eine spastische Tonuserhöhung, Reflexsteigerungen und Massenbewegungen der proximalen Extremitätenabschnitte vermissen läßt.

Im allgemeinen muß jedoch unterhalb des Kortex mit einer Unterbrechung beider Faseranteile der Pyramidenbahn gerechnet werden. Es ist deshalb gerechtfertigt, in der klinischen Praxis von einer „Pyramidenbahnschädigung" zu sprechen, wenn das Syndrom einer spastischen Lähmung vorliegt.

Merke !

Die Kennzeichen einer zentralen oder spastischen Lähmung sind:
- Lähmung von Arm und/oder Bein
- spastische Tonuserhöhung (Spastik, Spastizität)
- Steigerung der Muskeldehnungsreflexe
- Auftreten des pathologischen Reflexes
- evtl. pathologische Mitbewegungen.

Außerdem sind die Fremdreflexe (wie der Bauchhautreflex) aufgehoben. Eine neurogene Muskelatrophie und eine Störung der elektrischen Erregbarkeit gehören nicht zum Syndrom, da das periphere motorische Neuron mit seiner tropischen Funktion intakt ist. Allerdings können sich bei länger bestehenden, schweren zentralen Lähmungen *Inaktivitätsatrophien* einstellen.

Nicht immer sind alle der genannten Symptome dieses Syndroms klinisch nachweisbar. Besonders bei leichten Lähmungen können Spastik und pathologische Reflexe und auch eindrucksvolle Minderungen der Kraftleistungen fehlen. Stets werden aber *Feinmotorik* und *Geschwindigkeitsentfaltung* betroffen sein. Manchmal ist auch bei schwereren Lähmungen die Spastik erheblich, die Krafteinbuße relativ gering.

Merke !

Zwischen der Schwere der Lähmung und dem Ausmaß der Tonuserhöhung bestehen keine festen Beziehungen.

Im folgenden sollen die einzelnen Symptome der spastischen Lähmung näher betrachtet werden.

Lähmungen

Die zentrale oder spastische Lähmung weist einige Besonderheiten auf.

Monoparese bzw. -paralyse Da die Neuriten in der Pyramidenbahn eng zusammenliegen, sind selbst bei partieller Unterbrechung der Pyramidenbahn immer *ausgedehntere Lähmungen* an mehreren Muskelgruppen der Beuger und Strecker zumindest einer Extremität zu erwarten. Diese Lähmungen betreffen also zumindest (distale) Abschnitte einer oder eine Extremität im Sinne einer Monoparese. Während selbst bei schwereren Paresen meist die proximalen, von Schulter- und Beckengürtel ausgehenden Muskeln noch innerviert werden können, zeigt sich an Hand und Fingern oder am Fuß eine deutliche Einbuße. Eine *Störung der Feinmotorik* braucht bei leichten Paresen nicht mit einer sichtbaren *Herabsetzung der groben Kraft* einherzugehen.

Distale Plegie Die Lähmungen sind stets an den distalen Extremitätenabschnitten am ausgeprägtesten, da hier die Feinmotorik lokalisiert ist. Nur bei Paralysen kann die gesamte Extremität betroffen sein. *Latente Lähmungen* betreffen nur die Geschwindigkeitsentfaltung von Hand- und Fußbereich. Bei schweren Lähmungen treten *Masseninnervationen* in den proximalen Gliedmaßenabschnitten beim Versuch differenzierter Bewegungen auf. Da das periphere motorische Neuron intakt ist, fehlt eine neurogene Muskelatrophie – lediglich eine Inaktivitätsatrophie stellt sich bei Nichtgebrauch der gelähmten Extremität ein. Auch die elektrische Erregbarkeit bleibt erhalten.

Unterschiedlicher Befall von Beuge- und Streckmuskulatur Agonisten und Antagonisten werden an den Extremitäten unterschiedlich betroffen: Am Arm sind es vorwiegend die *Flexoren*, am Bein die *Extensoren*. In Verbindung mit der spastischen Tonuserhöhung – die bevorzugt in diesen gleichen, der Schwerkraft entgegenwirkenden Muskelgruppen auftritt (s. unten) – gelingen dem Betroffenen eher das Tragen oder das Gehen (gestreckt gestelltes Bein), ein Vorteil, der den peripheren und myogenen Lähmungen nicht eigen ist.

Die **Motilität** will Umfang (Verteilungsmuster) und Ausmaß bzw. Schwere der Lähmung erfassen. Wichtige Hinweise für gestörte motorische Leistungen gewinnt man bereits, indem man den Kranken bei der Ausführung alltäglicher Verrichtungen beobachtet, wie Gehen, Niederlegen, Aufstehen, Hantieren mit Kleidungsstücken usw., wobei auch auf Mitbewegungen, wie das Pendeln der Arme beim Gehen, geachtet werden muß. Das Nachziehen eines Beines mit mangelhafter oder fehlender Mitbewegung des Armes weist auf eine Halbseitenlähmung, ein beidseits gleichmäßig steifer, schleppender Gang auf eine Paraparese, ein kleinschrittig schlurfender oder trippelnder Gang auf ein Parkinson-Syndrom oder ein watschelnder Gang mit ansteigendem Becken auf der Spielbeinseite auf eine Insuffizienz des Beckengürtels bzw. der Mm. glutaei hin. Auch der doppel- und einseitige Zehen- sowie Hackenstand läßt umschriebene periphere oder zentrale Paresen der Unterschenkel-Fuß-Muskulatur erkennen; frühzeitig ist der isolierte Hackenstand bei peripher-neurogenen und myogenen Paresen betroffen.

Im Anschluß an die Prüfung der **passiven Beweglichkeit** gilt bei der zentralen Lähmung – im Gegensatz zur peripheren und myogenen Lähmung – das Interesse vor allem der Prüfung der **groben Kraft** von Muskelgruppen bzw. von komplexen Funktionen (Ab-, Adduktion, Elevation, Retroversion, Flexion, Extension). Überprüft werden insbesondere Schulter, Ellenbogen, Hand, Finger, Hüfte, Knie und Fuß, weil die zentrale Lähmung gesamte Gliedmaßenabschnitte mit distaler Betonung in Mitleidenschaft zieht. Die Schwere kann auch hier z. B. nach der Skala von Janda dokumentiert werden.

Bei *leichten Paresen* können Einbußen der Kraft und vor allem der Spastizität (s. u.) fehlen; die Patienten berichten dann nur über eine Ungeschicklichkeit bei Hantierungen und Bewegungen oder eine vorzeitige Ermüdbarkeit. Zum Nachweis derartiger **latenter Paresen**

(latens = verborgen) werden verschiedene Untersuchungsverfahren wie Vorhalteversuche, besonders aber Prüfung der Geschwindigkeitsentfaltung, herangezogen.

Beim **Vorhalteversuch** werden die gestreckten und supinierten Arme und Hände bei geschlossenen Augen für einige Minuten vorgestreckt; verdächtig auf eine latente Parese sind eine leichte Pronation der Hand, ein Schwanken und langsames Absinken des Armes. Das gleiche gilt für den Beinhalteversuch, bei dem in Rückenlage die in Hüft- und Kniegelenk angewinkelten Beine hochgehalten werden.

Die Beurteilung **feinmotorischer Bewegungsabläufe** kann noch geringgradigere Störungen aufdecken. So wird die Geschwindigkeit rasch aufeinanderfolgender Bewegungen herabgesetzt sein, wie bei der *Prüfung der Fingergeläufigkeit* (Finger 2–5 werden nacheinander vor- und rückwärts mit steigender Geschwindigkeit auf den Daumen aufgesetzt) oder bei der alternierenden Ausführung gegensätzlicher Willkürbewegungen, der sog. *Diadochokinese;* dem Kranken ist es dann nicht mehr möglich, schnell wechselnd, aber koordiniert Unterarm und Hand zu pronieren und zu supinieren oder die Füße ungleichsinnig zu heben und zu senken. Eine Verlangsamung weist entweder auf Lähmung oder aber auf eine Hypokinese hin (ein unharmonischer Bewegungsablauf findet sich dagegen bei einer Koordinationsstörung: Dys-, Adiadochokinese). Im Bereich der unteren Extremitäten stellt das *Hüpfen auf einem Bein*, das auf der paretischen Seite ungeschickter und langsamer mit mangelhafter Abfederung geschieht, eine wertvolle und feine Untersuchungsmethode dar.

Die Besonderheiten des **Wernicke-Mann-Verteilungsmusters** – auch Prädilektionstyp genannt – liegen infolge einer ausgeprägten spastischen Halbseitenlähmung in einer Entdifferenzierung der Motorik. Es gehen zuerst die Einzelbewegungen der Finger (Feinmotorik) oder überhaupt die distale Motorik der Extremitäten verloren. Die noch möglichen Bewegungen folgen dem Wernicke-Mann-Verteilungstyp; es können bevorzugt jene Muskeln innerviert werden, welche auch hypertonisiert sind, nämlich die Haltemuskeln, die der Schwerkraft entgegenwirken. Zum Beispiel kann ein solcher Patient kräftig greifen, aber die Hand nicht wieder loslassen oder öffnen, oder aber er kann das Bein strecken, aber anschließend nicht wieder beugen. Im Verhältnis zur vorhandenen Spastik kann die Einbuße der groben Kraft gering sein, so daß mit einem spastisch gelähmten Arm schwere Lasten getragen und mit einem spastisch betroffenen Bein relativ gut gegangen werden kann. Dies hängt damit zusammen, daß die *Agonisten* und *Antagonisten* von der Lähmung *nicht gleichmäßig betroffen* werden. Am Arm bleiben die Flexoren, Pronatoren und Adduktoren funktionstüchtiger, am Bein dagegen die Extensoren, Supinatoren und Adduktoren (Tab. 3.1). Damit sind am längsten die der Schwerkraft entgegenwirkenden Muskeln mit ihrer Stütz- und *Haltefunktion*, nämlich Stehen und Greifen, erhalten. So sind typische *Haltungsmuster* zu beobachten, die allerdings weniger in reiner Form, sondern vielmehr mehr oder weniger kombiniert erscheinen. Beugemuster lassen sich durch Bauchlage und Sitzen, Streckmuster dagegen durch Rückenlage und Stehen freisetzen.

Merke !

Die Wernicke-Mann-Haltung des Hemiplegikers entwickelt den adduzierten Oberarm, den gebeugten und pronierten Unterarm sowie die gebeugte Hand und Finger einerseits und das gestreckte, leicht abduzierte Bein mit leichter Fußsupination und -plantarflexion andererseits.

Von dieser klassischen Wernicke-Mann-Haltung sind in Abhängigkeit von Lagerung, Übungsbehandlung und eingetretenen Kontrakturstellungen zahlreiche Abweichungen möglich (s. Tab. 3.1). Nach dem bisher Gesagten bestehen *am Arm* also gewöhnlich Beugemuster mit adduziertem Oberarm, Beugung und Pronation von Unterarm und Hand und gebeugten Fingern, *am Bein* dagegen Streckmuster in Form von Streckung, Abduktion und Außenrotation in der Hüfte, Streckung im Knie sowie Plantarflexion und Supination des Fußes und Flexion der Zehengrundgelenke. Um das funktionell zu lang gewordene Bein beim Gang vorsetzen zu können, muß es durch Heben des Beckens und durch leichte Abduktion und Zirkumduktion nach vorn herumgeführt werden (Abb. 3.12).

Der schwer Gelähmte vermag schließlich nicht mehr, Einzelbewegungen – insbesondere auch der Finger – auszuführen, sondern muß sich auf die Vornahme von **Massenbewegungen** oder Synergiebewegungen unter Einbezug der gesamten, besonders proximalen Extremität beschränken. Es sind willkürlich einsetzbare pathologische Bewegungsabläufe nach einem eingeengten stereotypen Muster, das ebenfalls der Wernicke-Mann-Haltung folgt. Die Hebung und Abduktion des Armes beispielsweise ist mit einer Beugung des Ellenbogens, einer Pronation und Beugung der Hand sowie mit einer Beugung der Finger gekoppelt. Wenn am Bein schließlich eine Beugung gelingt, so folgt diese dem Muster des Verkürzungs- bzw. Beugereflexes (Fremdreflex), d.h.,

Tab. 3.1: Spastische Haltungsmuster

	Beugemuster	Streckmuster
Schulter	Anteversion	Retroversion
Oberarm	Innenrotation, Adduktion	Außenrotation, Adduktion
Unterarm	Pronation, Flexion	
Hand	ulnare Abduktion, Flexion	Flexion
Finger	Flexion	Flexion
Daumen	Adduktion	Adduktion
Hüfte	Flexion, Abduktion Außenrotation	Extension, Adduktion Innenrotation
Knie	Flexion	Extension
Fuß	Dorsalflexion, Pronation	Plantarflexion, Supination

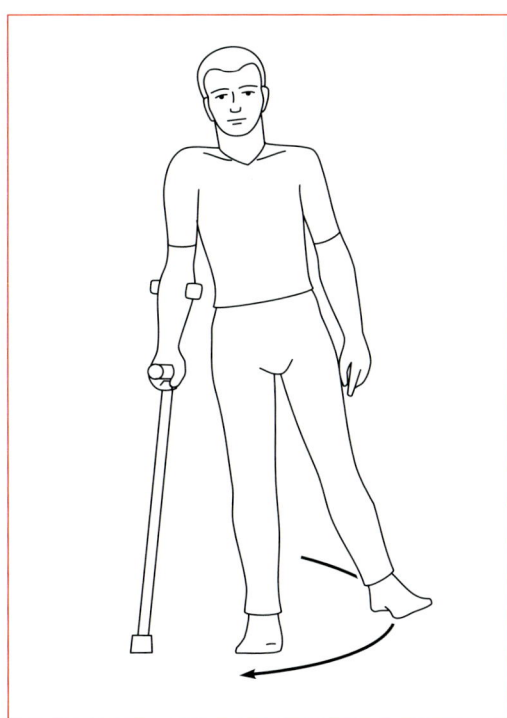

Abb. 3.12: Wernicke-Mann-Prädilektionstyp bei spastischer Halbseitenlähmung zerebraler Genese. Unterarmstütze oder Hirtenstab

der Gelähmte vermag nicht isoliert das Kniegelenk zu beugen oder den Fuß zu heben, sondern jeder diesbezügliche Versuch endet mit einer Massenbewegung in Form einer Bewegung von Hüfte und Knie und einer Hebung von Fuß und Zehen. Die spastische Strecksynergie betrifft also alle funktionellen Strecker, auch wenn sie nach ihrer anatomischen Lage Flexoren heißen (wie z.B. die Flexores digitorum). Gleichzeitig ist die Beugesynergie beim Abstoßen des Beines mit den Zehen infolge erschwerter Erregung des Entlastungsreflexes kaum auszulösen.

Spastische Tonuserhöhung

Unter **Tonus** der Muskulatur wird in der klinischen Neurologie die *Ruhespannung der Muskulatur bei passiven Bewegungen* verstanden. Die *Prüfung* erfolgt bei weitestgehender Entspannung im Liegen durch zunächst langsames und später schnelles, maximales passives Beugen und Strecken bis zur Endstellung in Ellenbogen, Hand und Kniegelenk. Die Palpation (z.B. der Wadenmuskulatur beim Ischiassyndrom) kann in bestimmten Muskelgruppen Aufschluß über Tonusänderungen geben, besonders über einen Hypotonus.

Als **Normotonus** bezeichnet man die durchschnittliche Ruhespannung des Gesunden, abhängig von Konstitution, Ausbildung und Trainingszustand der Muskulatur und längerer Inaktivität. Seine Ausprägung kann als untermittel, mittel und übermittel beurteilt werden.

Eine *Hypotonie* bzw. ein **Hypotonus** als pathologische Tonusherabsetzung findet sich bei myogenen, peripher-neurogenen (motorisch-sensibel), Hinterstrang-, zerebellaren, extrapyramidalen und akuten Pyramidenbahnläsionen.

Die *Hypertonie* bzw. ein **Hypertonus** als pathologische Tonuserhöhung wird bei umschriebenen schmerzreflektorisch- oder entzündlich-myogenen Affektionen, bei Spastik (Spastizität), Rigor und Dystonie beobachtet.

Die zentrale Lähmung geht oft mit einer **spastischen Tonuserhöhung** (Spastik oder Spastizität) einher. In Ruhe oder unter den Bedingungen der Schwerelosigkeit besteht keine Spastik im Gegensatz zum Rigor. Trotz aller anderen Symptome der zentralen Lähmungen kann die Spastik allerdings so gering sein, daß sie evtl. kaum bemerkt wird. Sowohl spastische Tonuserhöhung als auch Hyperreflexie scheinen Folge des Ausfalls von hemmenden pyramidalen Einflüssen auf die Muskeldehnungsreflexe zu sein. Die spinale Reflexmotorik wird ungenügend gedämpft und damit enthemmt.

Beim Stehen und Gehen und überhaupt bei Berührung der betroffenen Extremität (z.B. Unterlage, Bettdecke) oder bei aktiven und plötzlichen passiven Bewegungen der Muskeln nimmt die Spastik zu, während sie im Liegen, bei vorsichtigen und gleichmäßigen passiven Bewegungen und unter Wärme oder im Schlaf gering bleiben kann. Nur in schweren Fällen ist die Spastik auch im Liegen so stark, daß die Extremität passiv kaum oder nicht bewegt werden kann. Dann stellen sich schließlich auch Mus-

3

kelkontrakturen ein, die sekundär zu artikulären Versteifungen führen.

Die **spastische Spitzfußstellung** resultiert aus der Strecktendenz der unteren Extremität. Sorgfältige Lagerungen und passive Bewegungen wirken dieser Entwicklung entgegen.

Die Spastik muß von andersartig bedingten Hypertonien abgegrenzt werden; deshalb müssen die Symptome der spastischen Tonuserhöhung bekannt sein.

Merke !

Kennzeichen der Spastik sind:
- federnde Widerstandserhöhung
- ungleicher Befall von Agonisten und Antagonisten einer Extremität
- das Taschenmesserphänomen.

Federartige Widerstandserhöhung ist zu beobachten bei plötzlichen Dehnungsänderungen mit zunehmendem Winkelausschlag bei passiven Bewegungen. Bei Beugung und Streckung von Ellenbogen- oder Kniegelenk – stets bis zur Endstellung – nimmt der Widerstand während des jeweiligen Bewegungsausschlags zu, vergleichbar mit einer Feder, die zunehmend gedehnt wird.

Eine geringe Spastik spürt man nur bei schneller Dehnung der Beuger am Arm bzw. Strecker am Bein und oft erst am Ende eines passiven Bewegungsausschlags durch einen einschießenden Widerstand. Bei schwerem Hypertonus geht die passiv aus der Mittelstellung herausgebrachte Extremität wieder in diese zurück. Beim Laufen federt das Bein ruckartig nach vorn.

Wegen des *ungleichen Befalls von Agonisten und Antagonisten* einer Extremität ist bei passiven Bewegungen die Tonuserhöhung eventuell nur in einer Bewegungsebene oder in dieser zumindest stärker als in der entgegengesetzten zu spüren. Die spastische Tonuserhöhung befällt gemäß dem Wernicke-Mann-Prädilektionstyp bevorzugt diejenigen Muskeln, die der Schwerkraft entgegenwirken und deshalb eine ausgeprägte tonische Dauerinnervation aufweisen: *am Arm die Beuger* und *am Bein die Strecker*. Damit wird die federartige Tonuserhöhung besonders beim Strecken des Armes

und beim Beugen des Beines fühlbar. Infolge der Dauerspannung können die Beugemuskeln des Armes und die Streckmuskeln des Beines und Fußes verkürzt sein. Oft trägt die spastische Tonuserhöhung zur Stütz- und Haltefunktion der gelähmten Extremität bei und befähigt sie, noch schwere Lasten zu tragen oder relativ gut zu stehen und zu laufen, ein Vorteil, der peripheren und myogenen Lähmungen nicht eigen ist.

Merke !

Der spastisch Gelähmte kann bei viel stärkeren Paresegraden noch stehen und gehen, als dies bei gleich schweren peripheren und myogenen Lähmungen der Fall ist.

Diese Tonusverteilung kann an den unteren Extremitäten eine *Ausnahme* zeigen: Bei spinalen Pyramidenbahnläsionen, z. B. bei Querschnittlähmungen oder Multipler Sklerose, kann sich auch eine *Beugespastik* entwickeln, die schließlich in schwere *Beugekontrakturen* übergeht, die die Pflege des Kranken deutlich behindern.

Taschenmesserphänomen   Die Spastik erhöht sich zunächst mit zunehmendem Gelenkausschlag, um am Ende desselben abzunehmen (Entlastungsreflex).

Abweichungen in den spastischen Tonusverhältnissen   Nicht jede Unterbrechung der kortikomotoneuralen Direktverbindung und damit der sog. Pyramidenbahn hat eine spastische Tonuserhöhung zur Folge. *Ausnahmen*, die mit einer *schlaffen zentralen Lähmung* einhergehen, sind:
- Läsionen der motorischen Hirnrinde (vordere Zentralwindung)
- akute Schädigungen der Pyramidenbahn (Diaschisis)
- leichte Pyramidenbahnläsionen

Läsionen der motorischen Hirnrinde   Es handelt sich hierbei um eine isolierte Schädigung des Ursprungs der eigentlichen Pyramidenbahn oder ihrer Betz-Pyramidenzellen in der vorderen Zentralwindung, da die extrapyramidalen Bahnen, die für Spastik und Reflexsteigerung innerhalb des Pyramidenbahnsyndroms verantwortlich gemacht werden, sich erst unterhalb der Hirnrinde der Pyramidenbahn angliedern. Auch bei Schädigungen in Höhe der Medulla oblongata können schlaffe Lähmungen aus ähnlichen Gründen entstehen.

Akute Schädigungen der Pyramidenbahn Erkrankungen mit plötzlicher Schädigung der Pyramidenbahn, z.B. infolge einer akuten Hirndurchblutungsstörung oder eines Rückenmarktraumas, führen zu einem *Schockzustand des ZNS* (sog. Diaschisis), dem eine komplette zentrale Lähmung bei schlaffem Tonus und erloschenen Eigenreflexen folgt. Ursache ist möglicherweise ein vorübergehender Wegfall bahnender supraspinaler Einflüsse oder das Erlöschen der Eigentätigkeit des Rückenmarks unterhalb der spinalen Läsion nach Funktionsausfall dieser kortikospinalen Bahnen. Innerhalb von Tagen und Wochen kehren Tonus und Reflexe zurück bis zum Vollbild der spastischen Lähmung.

Merke !

Stellen sich innerhalb von 6 Monaten Spastik und Reflexe bei einer schlaffen zentralen Paralyse nicht ein, dann liegt eine so schwere Schädigung vor, die eine Rückbildung der kompletten Lähmung nicht mehr erwarten läßt.

Leichte Pyramidenbahnläsionen Auch diese führen oft nicht zu einer nennenswerten Spastizität. Es handelt sich vorwiegend um distal ausgeprägte, latente Lähmungen.

Steigerung der Muskeldehnungsreflexe

Die (phasischen) Muskeldehnungs- (oder Eigen-)Reflexe (Tab. 3.2) sind schon bei latenten Lähmungen gesteigert (**Hyperreflexie**). Die höchste Form der Reflexsteigerung stellt der **Klonus** dar, eine Kette von erschöpflich oder unerschöpflich ablaufenden Muskeldehnungsreflexen. Er kann durch Reflexschlag oder brüske, für einige Zeit beibehaltene kräftige passive Muskeldehnung (Dorsalflexion der Hand: Handklonus, Druck der Patella nach

Tab. 3.2: Wichtige Muskeldehnungs- und Fremdreflexe und ihre spinalen Reflexzentren

Reflexe	Segmente
Muskeldehnungsreflexe	
Bizepsreflex	C_5–C_6
Radiusperiostreflex	C_5–C_6
Trizepsreflex	C_6–C_8
Quadrizepsreflex	L_2–L_4
Triceps-surae-Reflex	S_1–S_2
Fremdreflex	
Bauchhautreflex	Th_6–Th_{12}

distal: Patellar- oder Quadrizepsklonus, Dorsalflexion des Fußes: Fußklonus) ausgelöst werden. Lageänderungen des betroffenen Extremitätenabschnitts unterbrechen im allgemeinen den Klonus.

Pathologischer Reflex

Der eigentliche pathologische Reflex, der sog. **Babinski-Reflex**, ist neben der Lähmung und der Hypertonie ein Symptom der eigentlichen Pyramidenbahnschädigung. Seine Auslösbarkeit (positiver Reflex) ist jenseits des Säuglingsalters, nach erfolgter Markreifung der Pyramidenbahn, stets als pathologisch zu werten. Der positive Babinski-Reflex einschließlich seiner Modifikationen besteht in einer *langsamen* (tonischen) und *isolierten Dorsalflexion der großen Zehe* mit/ohne fächerförmigem Spreizen der übrigen Zehen bei langsamem Bestreichen der lateralen Fußsohle. Allerdings läßt er sich nur bei etwa der Hälfte bis Zweidrittel der Betroffenen mit einer Pyramidenbahnläsion auslösen.

Spinale Automatismen Bei schweren spastischen Paresen der unteren Extremitäten spinaler Genese, also bei einer Schädigung der Pyramidenbahn im Rückenmark, können sog. **spinale Automatismen** (Beuge-Streckreflexsynergien) auftreten. Sie zeigen eine verstärkte Eigentätigkeit der spinalen Motorik bzw. ihres Schaltzellenapparats an, der steuernde pyramidale und extrapyramidale Einflüsse fehlen. Durch *Berührung* (Auflage, Kneifen oder Stechen der Haut des Fußes oder bei brüsker passiver Plantarflexion der Zehen) erfolgt eine *unwillkürliche tonische Hüft- und Kniebeugung mit Dorsalflexion des Fußes* (Verkürzungs- bzw. Beugesynergie), der bei unvollständiger Pyramidenbahnunterbrechung eine reflektorische Streckbewegung des Beines (Strecksynergie) folgt.

Die *Entstehung der spastischen Symptome* oder der Spastizität beim Menschen ist noch nicht geklärt. Sie stellt offenbar eine geschwindigkeitsabhängige Zunahme tonischer Dehnungsreflexe mit gesteigerten phasischen Muskeldehnungsreflexen dar. Spastik ist klinisch heterogen: pyramidal und extrapyramidal.

Pathologische Mitbewegungen

In schweren Fällen treten in der gelähmten Muskelgruppe **pathologische Mitbewegungen** oder Synkinesien auf; man unterscheidet reflektorisch und willkürlich ausgelöste. Reflektorische Mitbewegungen in Form von Beugesynergien können beim Husten und Gähnen beobachtet werden und finden sich als erste Bewegungsmuster einer zunächst kompletten Lähmung. Bei den durch aktive Willkürbewegungen der gesunden Seite in Gang gesetzten spiegelbildlichen oder homologen Mitbewegungen nimmt die gelähmte Extremität teilweise an Bewegungen der gesunden Seite teil.

Verteilungsmuster

Die Anordnung oder das Verteilungsmuster der gelähmten Muskulatur wird von dem Grundmuster Monoparese bzw. -paralyse und auch von dem Erkrankungsort in den verschiedenen Höhen des Gehirns und Rückenmarks bestimmt (Abb. 3.13).

Stets ist die Lähmung distal am stärksten ausgeprägt. Wie bei den peripheren und myogenen Lähmungen noch dargelegt wird, weist das motorische Ausfallsmuster in begrenztem Umfang auf den Ort der Störungen hin. Eine Unterbrechung des Pyramidenbahnsystems oberhalb seiner Kreuzung in der Medulla oblongata ruft eine *kontralaterale* Lähmung hervor, unterhalb eine *homolaterale*. Hemiparesen sind vorwiegend auf eine Hemisphärenläsion und nur selten auf eine Unterbrechung der Pyramidenbahn im Hirnstamm oder zervikaler

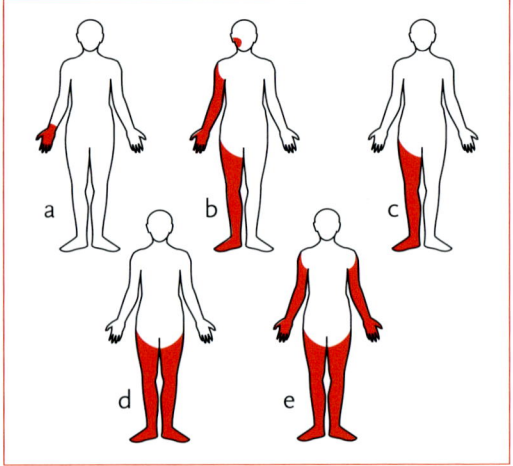

Abb. 3.13: Wesentliche Verteilungsmuster von spastischen Lähmungen: a) kortikale Parese der Hand, b) Hemiparese mit zentraler Fazialisparese, c) Monoparese des Beines, d) Paraparese, e) Tetraparese

Rückenmarkabschnitte zurückzuführen. Mehr symmetrische *Para-* und *Tetraparesen* sind Folge einer Rückenmarkschädigung, nur relativ selten wird man Tetra- oder auch Paraparesen bei Erkrankungen des Großhirns und Hirnstamms antreffen können. Bei Tetraparesen sind meist die unteren Extremitäten stärker in Mitleidenschaft gezogen. Eine *Monoparese* kann bei einer Läsion in jedem Abschnitt der Pyramidenbahn und des motorischen Kortex entstehen.

Ein *rindennaher Herd* wird zu einer kontralateralen (schlaffen) Monoparese distaler Prägung, z. B. der Hand oder des Fußes, führen. Ist die Pyramidenbahn des subkortikalen Marklagers oder im Bereich der *inneren Kapsel* betroffen, so können infolge der engen räumlichen Beziehungen alle Neuriten der Pyramidenbahn geschädigt werden. Es entwickelt sich dann auf der gegenüberliegenden Körperseite eine Halbseitenlähmung oder Hemiplegie, also ein Befall von Arm und Bein, zu der oft durch die in Mitleidenschaft gezogene kortikonukleäre Bahn („Hirnnervenpyramidenbahn") eine zentrale Fazialisparese (Hängen des Mundwinkels) oder bei sehr ausgedehnten Prozessen durch Beeinträchtigung der sensiblen Bahnen eine Hemihypästhesie hinzutritt. Die

Extremitäten zeigen die typische Haltung des Wernicke-Mann-Lähmungstyps.

Bei Läsionen des *Hirnstamms* treten beinbetonte Tetraparesen oder aber gekreuzte Ausfälle, wie z. B. herdseitige (homolaterale) Hirnnervenausfälle und kontralaterale spastische Hemiparese ohne zentrale Fazialislähmung auf. Herde im *oberen Halsmark* können selten homolaterale Hemiparesen, vor allem aber Tetraparesen hervorrufen. Brustmarkschädigungen bewirken meist Paraparesen der unteren Extremitäten.

Rückbildung

Die **Rückbildung** zentraler Lähmungen schreitet von proximal nach distal voran, zunächst reflektorisch, dann auch willkürlich. Entwickelt sich die Rückbildung aus der Phase einer schlaffen zentralen Lähmung infolge eines Schockzustands (Diaschisis, s. o.), kehren erst Spastik und später Bewegungen zurück. Oft kommen zunächst am Bein Willkürbewegungen in Gang. Kommt nach dem Streckmuster ein Beugemuster am Bein zustande, dann gelingen zuerst die Hüft-, dann die Kniebeugung und schließlich eine mäßige Dorsalflexion des Fußes mit Supination. Am Arm ist dagegen eine Fingerbeugung mit Faustschluß nur mit gleichzeitiger Ellenbeugung in Pronation und bei Abduktion des Oberarms möglich.

Da die Rumpfmuskulatur, die Augenmuskulatur, die obere Fazialismuskulatur sowie die Kau-, Zungen- und Schluckmuskulatur und der Sternokleidomastoideus doppelseitig innerviert werden, bleiben diese Muskeln bei Hemiplegie funktionstüchtig.

Komplikationen

Bereits im Frühstadium muß mit der Verhütung von **Sekundärschädigungen** begonnen werden. Hierzu zählen die richtige Lagerung, um *Druckschäden der Haut* (Dekubitus) sowie *Fehlstellungen in den Gelenken* (muskuläre und artikuläre Kontrakturen) zu vermeiden, sowie die Vorbeugung von *Kreislaufstörungen*, speziell in den unteren Extremitäten (Thrombosegefahr). Sowohl bei zentralen als auch bei peripheren Lähmungen droht die Gefahr

eines *Sudeck-Syndroms* (Reflexdystrophie), vorzugsweise im Bereich der Hand. Ein wichtiges und sicheres Frühsymptom hierfür stellt der Kompressionsschmerz der zur Faust geschlossenen Finger durch den Untersucher dar; nähere Angaben finden sich im Lehrgebiet „Chirurgie".

Gelegentlich treten bei schweren spastischen Lähmungen (Hemiplegien, traumatische Querschnittlähmungen) *artikuläre Verkalkungen* im Bereich des Ellenbogen-, Hüft-, aber auch des Kniegelenks auf und beeinträchtigen deren passive Beweglichkeit zunehmend. Hier sind oft umfangreiche Operationen erforderlich.

Therapie der Spastik

Die Physiotherapie ist bei paretischen oder paralytischen Formen die *entscheidende* Behandlungsform.

Das Ziel der **medikamentösen Therapie** ist die *Minderung der spastischen Tonuserhöhung* über eine Herabsetzung der Erregbarkeit spinaler Reflexe durch:

- präsymptomatische Hemmung von I-Fasern: Baclofen, Diazepam
- Hemmung von Interneuronen (zwischen den spinalen Reflexbögen): Tizanidin
- Herabsetzung der Empfindlichkeit peripherer Rezeptoren: Dantrolen, Phenothiazin
- Verminderung der Muskelkontraktion: Dantrolen

Alle diese Medikamente verstärken eher die Lähmung trotz Verminderung des Muskeltonus, so daß die physiotherapeutischen Maßnahmen behindert werden können. Dies gilt vor allem für noch mobile Patienten, wo die Tonuserhöhung als Kompensation erforderlich sein kann. Bei immobilen Gelähmten kann andererseits eine Tonusminderung eine physiotherapeutische Behandlung erleichtern.

Neuerdings hat sich bei schwersten spastischen Lähmungen – insbesondere spinalen Ursprungs – die intrathekale Gabe von Baclofen (über ein Pumpensystem) bewährt, die zu einem Rückgang schmerzhafter und spastischer Symptome führen kann.

Auch das Botulinumtoxin (Toxin von Clostridium botulinum) wird neuerdings zur Behandlung spastischer Erkrankungen versucht. Es relaxiert sowohl die quergestreifte als auch glatte Muskulatur durch Blockierung des Neurotransmitters Azetylcholin. Neben den Therapieeffekten auf Dystonien wurden auch Behandlungen spastischer Extremitätenlähmungen vorgenommen, besonders im Endstadium zur Verbesserung der Pflege.

Schwere spastische Tonussteigerung, etwa im Gefolge eines Defektsyndroms einer frühkindlichen Hirnschädigung oder einer chronischen Rückenmarkaffektion, läßt von Fall zu Fall operative Maßnahmen wie Tenotomien, Wurzeldurchtrennungen, chirurgische Eingriffe an Rückenmarkbahnen in Erwägung ziehen, entweder zur Verbesserung bestimmter Funktionen oder zur Erleichterung der Pflege des Kranken.

Physiotherapie

Physiotherapeutischer Befund

Befragung/Anamnese

Erfaßt werden sollen:
- Anamnese, Beschwerden und die Möglichkeiten der Lebensführung (Ist der Patient auf ständige Betreuung angewiesen?)
- Einstellung zur Behandlung und eventuelle Begleiterscheinungen wie:
  o Aufmerksamkeitsstörungen
  o Störungen der Sprache und des Sprechens (Aphasien, Dysarthrien)
  o Störungen der Wahrnehmung verschiedener Sinnesqualitäten, eventuell visueller, akustischer und somatosensorischer Neglect (Vernachlässigung des eigenen Körpers oder der Umgebung bezüglich einer oder mehrerer Sinnesqualitäten)

Inspektion

Alltagsbewegungen

Die Spontanmotorik und der Gang sind gestört. Entweder findet sich eine schlaffe zentrale Lähmung oder die Bewegungen erfolgen beim Vorliegen einer Spastik in Synergien, d. h., es sind isolierte, willkürliche Bewegungen einzelner Gelenke kaum oder nicht möglich. Alle Gelenke der Extremität werden gleichzeitig in einem Beuge- oder Streckmuster bewegt. Schon die Beobachtung der Alltagsbewegungen läßt Rückschlüsse auf die Kraft der Patienten zu, weil dann oft Muskeln gebraucht werden, die willkürlich nicht aktiviert werden können. Die Einschätzung gestörter Beweglichkeit, Motorik und Statik erfordert eine gute Beobachtungsgabe und den ständigen Vergleich mit physiologischen Bewegungen. Physiologische Bewegungen sind immer **zweckorientiert, zielgerichtet und ökonomisch**. Sie erfordern eine physiologische Haltung, diese wiederum einen ausgeglichenen Tonus und dessen automatische Anpassung an propriozeptive und vestibuläre Reize sowie eine ausreichende **Bewegungsmotivation**.

Haltung

Der Patient hat zum Teil die posturale Kontrolle (Gesamtheit von Stell-, Halte- und Gleichgewichtsreaktionen) verloren. Dazu ist die Fähigkeit zum freien Sitz oder Stand zu überprüfen. Es handelt sich um eine Mono-, Di-, Tetra- oder Hemiplegie. Die Lähmung betrifft meist die gesamte Extremität, zumindest die distalen Abschnitte. Es liegt ein bestimmtes pathologisches Haltungsmuster (Beugesynergien, Strecksynergien oder Adduktorenmuster) vor, woraus Fehlstellungen der Gelenke resultieren. Daraus ergibt sich die Notwendigkeit, nicht nur ein einzelnes Gelenk zu betrachten, sondern die Stellung der Gelenke zueinander einzuschätzen (Alignment).

Abbildung 3.14 zeigt das pathologische Haltungsmuster bei Tetraparese.

Körperform Durch lange bestehende pathologische Haltungsmuster können Luxationen (Schulter, Hüfte), Skoliosen und Knochenveränderungen entstehen. Es treten durch Überdehnung und Nichtgebrauch Inaktivitätsatrophien an den Antagonisten auf. Abbildung 3.15 zeigt Inaktivitätsatrophien und veränderte Gelenkkonturen bei Tetraparese.

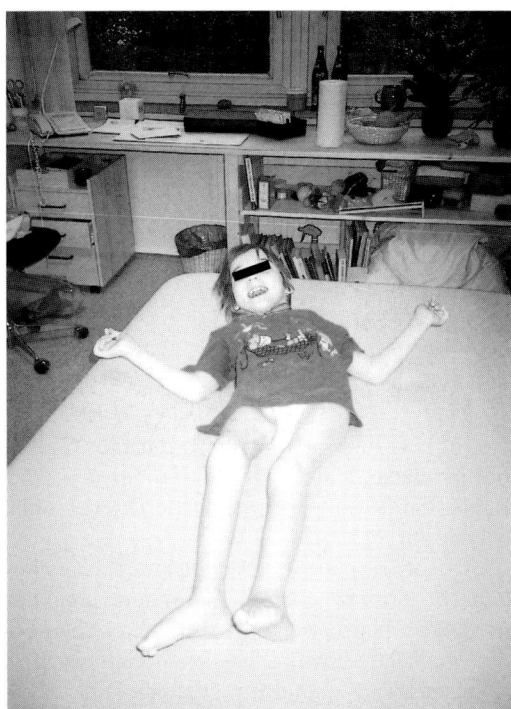

Abb. 3.14: Pathologisches Haltungsmuster bei Tetraparese

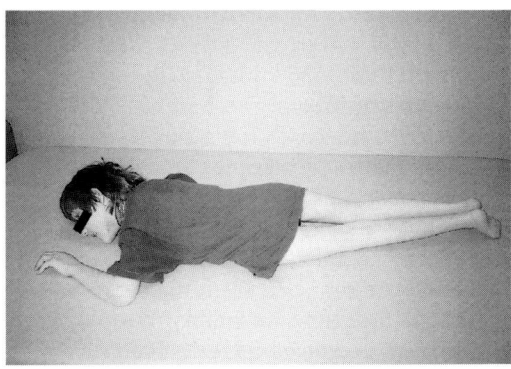

Abb. 3.15: Inaktivitätsatrophien und veränderte Gelenkkonturen bei Tetraparese

Haut Es können Mangeldurchblutung, Zyanose oder Hyperämie vorliegen. Die Gefahr eines Dekubitus ist sehr groß.

Hilfsmittel Zu prüfen ist, welche Hilfsmittel benutzt werden (Rollstuhl, Stock, Orthese, Stützapparat, Bandage).

Aktive und passive Beweglichkeitsprüfung

Aktive Bewegungen

Überprüft werden die **Bewegungsübergänge:** Rückenlage – Seitlage, Seitlage – Seitlage, Seitlage – Sitz, Sitz – Stand. Dabei können Kopfkontrolle und Rumpfkontrolle bzw. posturale Kontrolle eingeschätzt werden, weil jeder Bewegungswechsel Halte-, Stell- und Gleichgewichtsreaktionen erfordert.

Die Überprüfung **selektiver Bewegungen** zeigt das Ausmaß von Bewegungssynergien. Der Patient kann zu einer gezielten Greifbewegung aufgefordert werden. Die meisten Patienten können Schulterabduktoren, Ellenbogen- und Handgelenksextensoren nicht gleichzeitig mit Fingerflexoren kontrahieren, und es kommt nur eine sehr angestrengt wirkende Bewegung in den proximalen Gelenken zustande.

Das **Plazieren** (Placing) einer Extremität gibt Auskunft über Haltereaktionen und die Kraft der Antagonisten. Dabei bringt der Therapeut die Extremität in eine bestimmte Stellung und fordert den Patienten auf, diese Stellung zu halten. Unter physiologischen Bedingungen wird die Extremität beim Loslassen automatisch gehalten.

Beim Überprüfen der **exzentrischen und konzentrischen Muskelarbeit** fordert der Therapeut den Patienten auf, eine plazierte Extremität langsam abzulegen und dann die ursprüngliche Stellung wieder einzunehmen.

Ein **spastischer** Muskel ist nicht genau auf Kraft (**Jandatest**) überprüfbar, weil der Patient den einzelnen Muskel nicht willkürlich steuern kann und gleichzeitig andere Muskeln des spastischen Musters innerviert werden (Synergien). Zusätzlich verändert sich die Spastizität ständig, die Antagonisten werden über reziproke Hemmung hypoton gehalten und dadurch inaktiv. Es handelt sich also eher um ein Verschaltproblem als um ein Kraftproblem. Die Krafteinschätzung erfolgt durch Alltagsbewegungen und Plazierungsreaktionen.

Passive Bewegungen

Die passiven Bewegungen werden vor allem durch die Spastik beeinträchtigt. Je nach Spastikstärke können passive Bewegungen erschwert bis unmöglich werden. **Spastikprüfung**: Geprüft wird der federnde Widerstand, der einer passiven Bewegung (Dehnung) entgegengesetzt wird. Dabei ist zu klären, ob der Therapeut den federnden Widerstand überwinden kann oder ob zusätzliche spastiksenkende Maßnahmen angewendet werden müssen. Es muß beachtet werden, daß die Spastizität mit steigender Bewegungsgeschwindigkeit zunimmt und der federnde Widerstand gegen die Bewegung anfangs am größten ist, um am Ende der Bewegung plötzlich abzunehmen (Taschenmesserphänomen). Spastizität ist kein konstantes, sondern ein veränderliches Phänomen. Durch die zentrale Läsion ist die Möglichkeit der gezielten Hemmung des zweiten motorischen Neurons verlorengegangen. Dadurch wird in Situationen, die schon bei Gesunden den Tonus erhöhen, auch die Spastizität steigen, so z. B. beim Erlernen schwieriger motorischer Funktionen, in ungewohnten Situationen, beim Auftreten von Schmerzen, bei Angst vor Schmerz, bei Angst, das Gleichgewicht zu verlieren, bei Schreck durch laute Geräusche oder unangenehme Stimmen (z. B. herrisches Kommando), bei zu langen, verwirrenden Erklärungen, bei ständigem Therapeutenwechsel, bei Eile und bei erhöhter mechanischer Gegenspannung im Nervensystem. Daher ist es nicht ganz einfach, Spastik objektiv und kurz zu beurteilen. Oft ist eine verbale Einschätzung sinnvoll. Es gibt dafür jedoch verschiedene Spastik-Skalen (vgl. Masur 1995).

Palpationsbefund

Haut und Unterhaut Sehr häufig findet sich eine erniedrigte Temperatur aufgrund geringer Durchblutung, eine gestörte Schweißsekretion sowie eine schlechte Verschieblichkeit der Haut und Unterhaut.

Muskulatur Der Muskeltonus zeigt Dysbalancen, d. h., die Antagonisten werden durch das ständige Übergewicht der spastischen Muskulatur in Überdehnung gehalten, was eine reziproke Hemmung und damit einen niedrigen Tonus der Antagonisten zur Folge hat. Die spastische Muskulatur ist teilweise als harter Strang tastbar, wogegen bei den Antagonisten die geringe Muskelmasse auffällt. Unter Umständen wird schon bei der Palpation die gesteigerte Reflextätigkeit spürbar. Die Sehnenansätze der spastischen Muskulatur können schmerzhaft sein.

Gelenke Die Gelenkkonturen treten nach längerem Bestehen der Lähmung durch Inaktivitätsatrophien deutlich hervor und sind somit leichter tastbar (vgl. Abb. 3.14 u. 3.15).

Reflexe

Der Arzt wird eine **Steigerung der Muskeldehnungsreflexe** feststellen, außerdem tritt der Babinskireflex als pathologischer Fremdreflex wieder auf.

Physiotherapeutisch bedeutsam sind **pathologische Mitbewegungen (assoziierte Reaktionen)** von Gliedmaßen bei Mitinnervation anderer Muskelgruppen. Diese werden meist erst während der Behandlung sichtbar und vor allem durch anstrengende Tests oder Übungen ausgelöst.

Ebenfalls wesentliche Bedeutung für die Physiotherapie haben das Wiederauftreten (oder Nichtabbauen) von **frühkindlichen Reflexen** sowie das Abbauen oder Nichtentwickeln von **Stellreflexen**. So können z. B. tonische Reflexe wieder auftreten:

- STNR (symmetrisch tonischer Nackenreflex): Flexion des Kopfes bewirkt Beugung der Arme und Extension der Beine (normal bis 10. Monat)
- ASTNR (asymmetrisch tonischer Nackenreflex): Drehung des Kopfes bewirkt gesichtsseitig Extension von Arm und Bein und hinterhauptseitig Flexion von Arm und Bein (normal bis ca. 10. Monat)
- TLR (tonischer Labyrinthreflex, nicht isoliert überprüfbar): Flexion des Kopfes führt zur Flexion des Rumpfes, und Extension des Kopfes führt zur Extension des Rumpfes (normal bis 3. Monat)
- Greifreflex bewirkt ein festes Umklammern eines in die Hand gelegten Gegenstandes (normal bis 3. Monat)
- Moro-Reflex: Erschrecken über akustische Reize führt zu einer schnellen Extensions-

und Flexionsbewegung der Extremitäten (normal bis max. 7. Monat). Wenn tonische Reflexe nicht abgebaut sind, erfolgt auf eine Kopfbewegung entweder ein pathologisches Haltungsmuster oder eine Drehung des ganzen Körpers. Ein Abbau von Stellreaktionen stört die posturale Kontrolle. Stellreaktionen sind Reflexe bzw. Reflexketten auf Mittelhirnebene, die der Aufrechterhaltung bzw. Wiederherstellung einer balancierten Körperstellung, Kopfhaltung sowie einer koordinierten Körperstellung dienen.

Sensibilität

Liegt die Ursache im Gehirn, kann die Wahrnehmung taktiler Empfindungen gestört sein (Agnosie). Es können auch Störungen vorkommen im Hinblick auf die Fähigkeit, einen Gegenstand allein durch Abtasten bezüglich seiner Konsistenz und geometrischen Form (Stereoagnosie) zu erkennen. Mangelnder Lagesinn und mangelnde Einschätzung der Bewegung (gestörte Kinästhesie) in Verbindung mit o.g. Agnosien führen zu taktilkinästhetischen Wahrnehmungsstörungen. Diese bringen für den Patienten häufig einen verwirrenden sensorischen Input und können einen somatosensorischen Neglect auslösen.

Koordination und Gleichgewicht

Die Koordination ist durch die gestörte Willkürbewegung beeinträchtigt. Bei der Überprüfung des Gleichgewichts steht die Frage, ob die Körpermitte gefunden werden kann.

Hirnnerven

Eine eventuelle Fazialisparese wird meist schon mit der Inspektion erfaßt. Zusätzlich ist zu klären, ob andere Hirnnerven betroffen sind und z.B. Schluckstörungen vorliegen.

Behandlungsplan und Behandlungsziele

Behandlungsteam

Der Behandlungsplan bei zentraler Lähmung sollte immer vom Behandlungsteam beraten werden. Angehörige können mit einbezogen werden, um die Aktivitäten des täglichen Lebens (ATL oder ADL = Activities of Daily Living) in gleicher Art und Weise einzuüben.

Befundanalyse

Die Behandlungsziele ergeben sich aus der Analyse des Befundes. Dabei werden die Defizite der Patienten deren Möglichkeiten gegenübergestellt. Das festgestellte Stadium der motorischen Kontrolle und das wichtigste funktionelle Problem der Patienten führen zu den Zielen der Behandlung, die bei jedem Patienten individuell festgelegt werden.

Behandlungsziele

- Verbesserung der Vitalfunktionen und des orofazialen Systems
- Verhinderung eines Neglects
- Tonusregulierung (Spastiksenkung)
- Erhaltung der Mobilität der Gelenke (v. a. auf Skapula, Schulter-, Hand- und Sprunggelenk achten)
- Fazilitation von aktiven Bewegungen
- Kontrollarbeit für Kopf, Rumpf und Gelenke von proximal nach distal
- Schulung selbständiger Transfers
- Schulung des Stehens
- Schulung des funktionellen Gehens
- Schulung der funktionellen Aktivitäten des täglichen Lebens

Behandlungsmaßnahmen

Übersicht

Alle Maßnahmen orientieren sich an der sozialen Situation der Patienten und haben die größtmögliche und nötige Selbständigkeit zum Ziel, um in die gewohnte Umgebung zurückkehren zu können. An dieser Stelle werden nur die Grundregeln der Behandlung genannt. Genauere Angaben sind dem Kapitel Hemiplegie zu entnehmen. Da die Rückgewinnung der motorischen Funktionen sich nach den Stadien der motorischen Kontrolle vollzieht, ist die Mobilität wichtige Voraussetzung. Die Mobilität kann durch die spastische Tonuserhöhung und durch die Unfähigkeit, eine Bewegung zu initiieren, eingeschränkt sein. Berta Bobath charakterisierte die Anforderungen an den Tonus wie folgt:

Merke !

Der Tonus muß einerseits hoch genug sein, um Bewegungen zuzulassen, auch Bewegungen gegen die Schwerkraft, andererseits aber muß er auch niedrig genug sein, um Bewegungen weich und harmonisch und ohne Anstrengung rationell durchführen zu können.

Bei der Behandlung zentraler Lähmungen muß also das richtige Verhältnis von Hemmung und Bahnung gefunden werden. B. Bobath fand als Kriterium dafür die richtige Einstellung des Alignments. Die Gelenke müssen sich in einer physiologischen Stellung befinden; erst dann sinkt der Tonus, und es kann eine therapeutische Übung ausgeführt werden. Sehr häufig haben die Patienten einen Schulterhoch bzw. -tiefstand oder das Becken ist in posteriore Elevation gezogen, d. h., die Gelenke nehmen vom proximalen Hebel eine bestimmte Stellung ein, die eventuell korrigiert werden muß. Dazu bediente sich Bobath proximaler Schlüsselpunkte (Kopf, Nacken, Wirbelsäule, Sternum) und distaler Schlüsselpunkte (Daumen- und Großzehenabduktion), von denen ausgehend durch taktile Reize Inhibition und Fazilitation gesteuert werden.

Verbesserung der Vitalfunktionen und des orofazialen Systems

Bei vielen Patienten mit zentralen Lähmungen sind Atmung und Kreislauf in Mitleidenschaft gezogen. Auch das Kauen und Schlucken kann durch Mitbeteiligung von Hirnnerven erschwert sein.

Atem- und Kreislauffunktion Die Atemfunktion sollte bei bettlägerigen Patienten unterstützt werden. Vor allem die Ausatmung kann durch Druck auf das Sternum und die Rippen angeregt werden. Dabei sind die Grundkenntnisse aus der Atemtherapie anzuwenden; es

wird an dieser Stelle nicht näher darauf eingegangen. Die Kreislauffunktion wird am besten durch Aufrichten in die Vertikale gestärkt (vgl. Schulung des Stehens); hierzu sind Rücksprachen mit dem Arzt nötig.

Mimische Muskulatur, Kauen und Schlucken

Bei Beteiligung des N. fazialis ist wie bei peripherer Fazialislähmung vorzugehen (Fazilitieren des Kauens und des Schluckens siehe S. 112).

Verhinderung des Neglects

Um zu verhindern, daß der Patient eine gelähmte Extremität vernachlässigt, muß ihm diese immer ins Bewußtsein gebracht werden. Da das Gehirn eine gewisse Plastizität (Lernfähigkeit) besitzt und neue Synapsen über Aussprossen von Axonen bilden kann, ist es entscheidend, dem Gehirn einen entsprechenden sensorischen Input anzubieten. Die taktilkinästhetische Wahrnehmung ist gestört, deshalb müssen die Afferenzen verstärkt werden und auch andere Sinnesqualitäten, z. B. optische Reize, genutzt werden. Der Patient sollte die gelähmte Extremität stets sehen, indem der gelähmte Arm beispielsweise immer auf dem Tisch abgelegt wird oder bei Lähmung der unteren Extremität ein Rollstuhl mit Sichtplatte verwendet wird, um auch die Stellung des Fußes kontrollieren zu können (Abb. 3.16).

Von der gelähmten Extremität müssen möglichst viele Informationen über die physiologische Gelenkstellung, über Druck und Berührung zum Gehirn gelangen, nur dann kann ein entsprechender Output erwartet werden. Registriert das Gehirn nur fehlerhafte Gelenkstellungen, wird der Output ein pathologisches Haltungsmuster sein.

Wenn keinerlei Informationen über Druck und Berührung von der gelähmten Extremität im Gehirn ankommen, wird dieser Körperteil dem Patienten nicht bewußt und immer mehr vernachlässigt. Der Patient sollte lernen, mit der nicht gelähmten Extremität die richtige Stellung des gelähmten Körperteils herzustel-

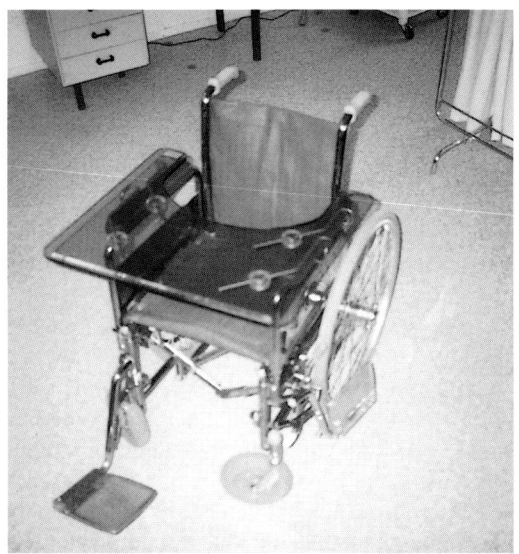

Abb. 3.16: Rollstuhl mit Sichtplatte zur optischen Kontrolle der Fußstellung

len. Dem Neglect beugt man also am besten folgendermaßen vor:
- Zimmereinrichtung, die das Einbeziehen der gelähmten Extremität ermöglicht
- Lagerung gegen das pathologische Haltungsmuster sowie Setzen von Druckreizen gegen das Körpergewicht (vgl. Abb. 9.12 a und b)
- Sichtbarmachen der gelähmten Extremität
- Druckschienen nach M. Johnstone (vgl. Abb. 9.22)
- viele taktilkinästhetische Reize setzen und aktive Bewegungen fazilitieren
- Einbeziehen des Patienten, um die Wahrnehmung zu schulen

Möglichkeiten der Spastiksenkung

Spastikhemmende Ausgangsstellungen (AGST)

Spastikhemmende AGST sind als Lagerung und als AGST während der Übungsbehandlung zu verstehen. Es wird grundsätzlich gegen das spastische Haltungsmuster gelagert, wobei zu beachten ist, daß eine gewaltsam erzwungene antispastische Haltung die Spastik oft unterhält.

Die spastische Synergie unterbricht man am besten möglichst proximal. Bei Tetra- und Hemiplegien steht vor der Spastiksenkung der Extremitäten die Tonussenkung des Rumpfes. Wenn dieser auch keine Spastik aufweist, so ist der Rumpf doch am Krankheitsgeschehen beteiligt, und eine gute Rumpfarbeit erleichtert die Spastiksenkung der Extremitäten. Diese erreicht man durch Gegenrotation von Schultergürtel und Becken als Lagerung oder beim Rollen und beim Schaukeln im angelehnten Sitz.

Die **Seitlage** ist eine günstige AGST für viele Patienten. Sie begünstigt die Flexion des Rumpfes und der großen Gelenke, wie sie für den Sitz nötig sind.

Die **Rückenlage** ist die reflexaktivste Lage und begünstigt die Extension des Rumpfes sowie der großen Gelenke. In dieser Lage können pathologische Reflexe und assoziierte Reaktionen am besten ausgelöst werden. Daher ist diese Lagerung meist ungünstig und sollte nur im Umlagerungsprogramm alternativ benutzt werden.

Die **Bauchlage** ist gut verwenbar bei Beugespastik der unteren Extremität; eine langsame Gewöhnung an die Bauchlage ist erforderlich; Kreislauf- und Atemprobleme müssen berücksichtigt werden.

AGST *gegen die Beugespastik* der oberen Extremität	
Schultergürtel	Protraktion
Skapula	Abduktion (Schlüsselpunkt)
Glenohumeralgelenk	Flexion/Abduktion/Außenrotation
Humeroulnargelenk	Extension
Radioulnargelenke	Supination
Handgelenk	Mittelstellung zwischen Extension und Flexion
Finger	Extension bis leichte Flexion (Insuffizienz)
Daumen	Abduktion (Schlüsselpunkt)

AGST *gegen die Streckspastik* der unteren
Extremität

Becken	Protraktion
Hüftgelenk	Flexion
Knie	Flexion
Fuß	Mittelstellung zwischen Dorsalextension und Plantarflexion

Eine exakte Spitzfußprophylaxe ist meist nicht möglich, weil Druck auf den Vorfuß die Spastik unterhält. Es ist aber darauf zu achten, daß nicht eine schwere Bettdecke den Fuß in Plantarflexion drückt.

AGST *gegen Adduktorenspastizität:* Reitsitz auf der großen Rolle

*Spastiksenkung durch aktive Kontraktion
der Antagonisten*

Spastiksenkung durch aktive Kontraktion der Antagonisten bewirkt eine reziproke Hemmung der spastischen Muskulatur und stellt die günstigste, aber schwierigste Variante der Spastiksenkung dar. Die Patienten sollen selbst herausfinden, wie intensiv eine aktive Bewegung ausgeführt werden darf, um nicht die Spastik zu verstärken. Anfangs werden dies nur sehr kleine Bewegungen sein. Auch der Therapeut muß erst ein Gefühl dafür entwickeln, wann der Patient aktiv arbeitet, ob Arm oder Bein jetzt leicht werden und ob die Bewegung eine ganz willkürliche Bewegung ist.

Spastiksenkung über passive Bewegungen

Die passiven Bewegungen sollten langsam und rhythmisch ausgeführt werden. Dabei ist es nicht entscheidend, ob die passiven Bewegungen achsengerecht oder in Form der PNF-Technik als rhythmische Bewegungseinleitung ausgeführt werden. Besonders günstig ist ein reziprokes Bewegen eventuell auch mit zwei Therapeuten. Ein kurzes Verharren am Ende der Bewegung beugt Kontrakturen vor.
Kurze Dehnreize durch hastige Griffe sind zu vermeiden, weil dadurch leicht Muskeldeh-

nungsreflexe ausgelöst werden. Ist der Widerstand der Muskulatur zu groß, sollte erst durch Kryotherapie oder Wärmetherapie die Muskulatur etwas entspannt werden. Gewaltsames Vorgehen und das Auslösen von Schmerzen erhöhen die Spastik. Häufig führt das gleichzeitige Bewegen des proximalen und distalen Gelenkpartners (widerlagernde Mobilisierung) zu besserem Erfolg.

Spastiksenkung über Elektrotherapie

Geläufig sind die verschiedenen Methoden der Antagonistenkräftigung mit tetanisierenden Impulsfolgen. Die Möglichkeiten liegen vor allem bei den Intensionsübungen nach Förster, Biofeedback, Automovetherapie; Funktionelle Elektrostimulation (FES) wird v. a. bei Paraplegien angewendet. Aber auch die spastische Muskulatur ist neofaradisch erregbar, da der periphere Reflexbogen bei zentralen Lähmungen intakt ist. Methoden mit Schüttelfrequenzen zur Detonisierung von Hufschmidt und Jantsch wurden erprobt und bedürfen einer weiteren Klärung.

Spastiksenkung über Kryotherapie

Für die Tonussenkung eignet sich nur die Langzeiteisbehandlung von ca. 20 Minuten. Bei einer Kurzzeiteisanwendung werden die α-Motoneuronen aktiviert, nach 20 Minuten kommt es zu einer Gegenreaktion, die Impulsfrequenz der α-Motoneuronen und des Gammasystems nimmt ab, und die Muskelspindel wird nicht mehr erregt. Treten Schmerzen auf, sollte diese Therapie nicht angewendet werden.

Spastiksenkung über Wärmeanwendungen

Manche Patienten vertragen Wärmeanwendungen in Form von Packungen besser als Kälte. Das Bewegen im warmen Wasser stellt eine gute Alternative dar, vorausgesetzt, der Patient wurde gut an das Wasser gewöhnt.

*Spastiksenkung durch tiefes Drücken
der Sehne*

Eine Spastiksenkung wird auch durch tiefes Drücken der Sehne oder des Muskelbauches (die Schmerzgrenze ist zu respektieren) erreicht, weil dadurch das Golgi-Sehnenorgan gereizt wird, welches zur autogenen Hemmung (Inhibition) führt.

Spastiksenkung durch passives Positionieren

Eine Spastiksenkung wird weiterhin durch passives Positionieren bei übergroßer Längenausdehnung des Muskels sowie durch passives Verlängern bzw. Dehnen erreicht. Die Ursache hierfür liegt einerseits in der Reizung des Sehnenorgans, andererseits in der reziproken Inhibition der spastischen Muskulatur durch die Kontraktion des Antagonisten.

Spastiksenkung durch Entspannungstherapien

Entspannungstherapien sind meist nur bei leichter Spastizität und entsprechender geistiger Mitarbeit der Patienten möglich.

Erhaltung der Mobilität der Gelenke

Spastiksenkende Maßnahmen und Mobilisierung gehen Hand in Hand. Besondere Aufmerksamkeit sollen Skapula, Glenohumeralgelenk, Hand und Fuß erfahren.

Beispiel Skapulothorakales Gleitlager Die Skapula ist häufig adduziert und in Depression auf dem Thorax nicht oder kaum beweglich. Mit der Technik „rhythmische Bewegungseinleitung" kann die Skapula in den PNF-Pattern bewegt werden. Die Skapula kann auch je nach Stellung in Form des translatorischen Gleitens abduziert und adduziert bzw. in Elevation und Depression bewegt werden.

Beispiel Glenohumeralgelenk Dieses Gelenk ist sehr häufig eingeschränkt und schmerzhaft. Die Ursachen dafür liegen oft im Muskelungleichgewicht und der daraus resultierenden Skapulafehlstellung oder in trophischen Störungen. Weitere Ursachen können eine Traumatisierung durch falsche Handhabung sein, wie beispielsweise Ziehen am Arm, Flektieren oder Abduzieren des innenrotierten Armes oder Liegen auf dem Humeruskopf (vgl. Hemiplegie). Zur Mobilisierung gehört in erster Linie die Tonusregulation vor allem durch Rumpfbewegungen im angelehnten Sitz mit Druck auf das Sternum (Schlüsselpunkt). Es eignet sich auch die widerlagernde Mobilisation nach Klein-Vogelbach, bei der die Bewegung unter Drehpunktverschiebung vom proximalen und distalen Hebel ausgeführt wird (Abb. 3.17 a und 3.17 b).

Beispiel Fußgelenke (vgl. Schulung des Stehens)
Die beste Methode, die untere Extremität mobil zu halten, ist, sie in Funktion zu bringen, d.h.

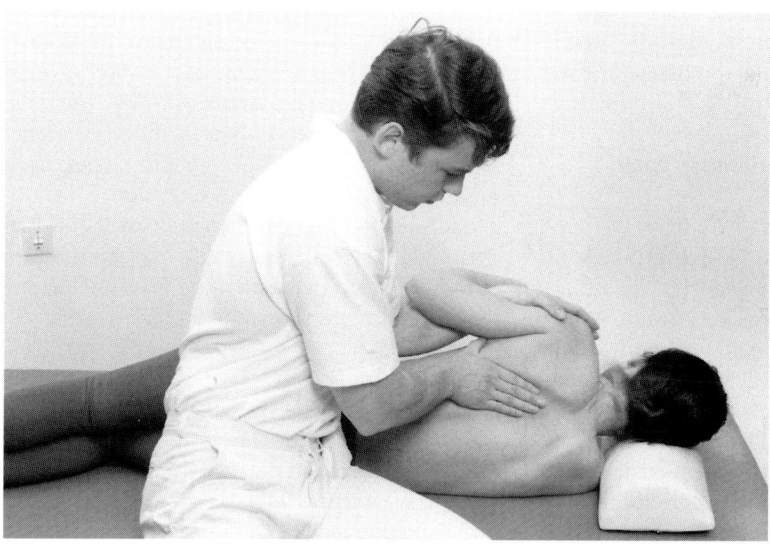

Abb. 3.17 a: Widerlagernde Mobilisation nach Klein-Vogelbach – Adduktion

Abb. 3.17 b: Widerlagernde Mobilisation nach Klein-Vogelbach – Abduktion

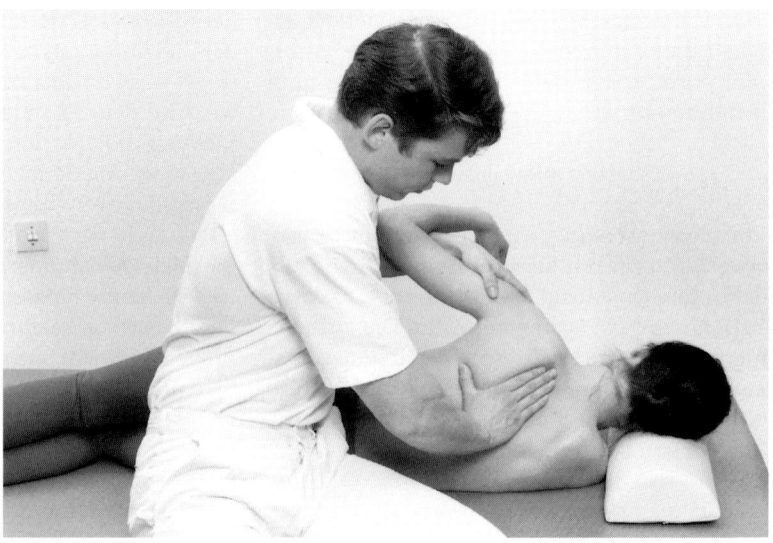

zu stehen und zu gehen. Wenn das Stehen krankheitsbedingt nicht möglich ist, sollte der Fuß so oft wie möglich passiv bewegt werden. Dabei ist darauf zu achten, daß mit dem Griff kein Druck auf den Vorfuß gegeben wird. Eine exakte Spitzfußprophylaxe im Sinne einer Lagerung ist meist nicht möglich, weil der Druck auf den Vorfuß die Spastik unterhält. Eine Kontrakturbehandlung mit Postisometrischer Relaxation (PIR) oder mit den PNF-Techniken Hold relax bzw. Contract relax ist nur bedingt anwendbar. Es ist zu beachten, daß zu große Anstrengung durch Widerstand die Spastik erhöht und assoziierte Reaktionen auslösen kann.

Im folgenden Abschnitt werden die Varianten zur Auslösung einer aktiven Bewegung dargelegt.

Möglichkeiten der Fazilitation einer aktiven Bewegung

Fazilitation heißt Bahnen, Erleichtern bzw. Stimulieren einer aktiven Bewegung.

Die Fazilitation eines Muskels ist untrennbar mit der Inhibition seines Antagonisten verbunden. Das bedeutet bei Aktivierung der Antagonisten immer Spastiksenkung und Bewegung gegen das spastische Haltungsmuster. Um selektive Bewegungen zu erreichen, ist aber auch die willkürliche Innervation der spastischen Muskulatur nötig. Die gestörte zentrale Kontrolle der propriozeptiven Systeme soll über physiotherapeutische Maßnahmen beeinflußt werden.

Es gibt viele Möglichkeiten der Fazilitation, die immer individuell auf den Patienten abgestimmt werden müssen. Diese werden im folgenden kurz dargestellt.

Gleichgewichtsreaktionen

Die Gleichgewichtsschulung ist eine gute Methode, Bewegungen zu bahnen. So erhöht z. B. der sitzende Patient durch Gewichtsverlagerung nach hinten automatisch den Tonus der Bauchmuskulatur und hängt, wenn die Tonuserhöhung nicht ausreicht, vorne ein Gewicht über die Flexion der Arme an. Will man die Dorsalextension des Fußes fazilitieren, eignet sich die Gewichtsverlagerung im Stand nach hinten. Bei Patienten mit zentralen Lähmungen sind es oft nur ganz kleine Gewichtsverlagerungen, um beispielsweise das Alignment einzustellen und eine bessere Position für aktive Bewegungen zu erreichen.

Approximation

Approximation (Druck) ist ein Gelenkstimulus, d. h., Gelenkflächen einer Extremität oder des Rumpfes (Wirbelsäule) werden komprimiert und Gelenkrezeptoren gereizt.

Es kommt u. a. zur Erhöhung der Aktivität von tonischen Muskeln. Außerdem wird die Kokontraktion und damit die aktive Sicherung der Gelenke unterstützt. Man unterscheidet: **kurze (quick) Approximation** mit dem Ziel, Haltungsreflexe oder eine Bewegung zur besseren Stabilisierung auszulösen und **anhaltende (maintaindend) Approximation**, die benutzt wird, um die aktive Sicherung eines oder mehrerer Gelenke im Sinne einer Kokontraktion über längere Zeit beizubehalten.

Approximation ist immer in Verlängerung (Längsachse) einer Extremität auszuführen.

Traktion

Traktion fungiert hier als Gelenk- und Muskelstimulus. Die Gelenkflächen der Extremitätengelenke oder des Rumpfes werden voneinander entfernt und die Muskulatur dabei gedehnt. Damit ist Traktion auch als Zug auf die Muskulatur und nicht immer streng manualtherapeutisch senkrecht zur Behandlungsebene zu verstehen. Traktion lindert Schmerzen und erleichtert die Einleitung einer Bewegung. Das Muskelspindelsystem reagiert über die Ia-Afferenzen auf:

- *Tapping* – Klopfungen
- *Tipping* – leichte Klopfung
- *Sweeping* – Streichen (Fegen)
- *Stretch* mit Längenänderung

und löst über die α-Motoneuronen eine Kontraktion des Muskels aus. **Kurzzeiteis** hat eine ähnliche Wirkung. Diese Methoden werden zur Fazilitierung der Antagonisten benutzt.

Plazieren (Placing)

Eine Extremität wird passiv in eine bestimmte Ausgangsstellung gebracht. Der Patient erhält den Auftrag, diese Stellung zu halten und wird vom Therapeuten kurzzeitig losgelassen. Diese Fazilitation kann auch mit Approximation in Längsrichtung der Extremität und Tappings verbunden werden. Muskelspindel und Gelenkrezeptoren werden abwechselnd bzw. gleichzeitig gereizt.

Therapeutisches Führen

Es werden Exterozeptoren und Proprizeptoren gleichzeitig angeregt; daher eignet sich das therapeutische Führen für Patienten mit großen taktilkinästhetischen Defiziten.

Der Therapeut stützt den Patienten mit dem Körper gut ab und führt die Bewegungen auf der Unterlage. Damit erhält der Patient viele taktilkinästhetische Reize (vgl ADL).

Angepaßter Widerstand

Große Anstrengungen verstärken die Spastizität, deshalb kann Widerstand (wenn überhaupt) nur bedingt auf die Antagonisten angewendet werden.

Verbale Stimuli

Diese sollten unterstützend, aber nicht komplizierend verwendet werden. Alle Bewegungsaufträge sollen eindeutig sein, und es muß genau eingeschätzt werden, ob die Worte den Patienten helfen oder sie irritieren. Zu viele unverständliche Anweisungen verunsichern die Patienten und erhöhen die Spastizität.

Visuelle Stimuli

Bei Vorliegen von Agnosien und Apraxien werden sie ebenfalls unterstützend eingesetzt, um einen Neglect zu verhindern.

Kontrollarbeit für Kopf, Rumpf und Gelenke

Wenn aktive Bewegungen der Extremitäten fazilitiert werden sollen, muß erst die Basis geschaffen werden. Dies wird mit Kopf- und Rumpfkontrolle bzw. Rumpfstabilität erreicht, um dann von proximal nach distal alle Gelenke zu kontrollieren. Dazu werden die geeigneten o. g. Fazilitierungsmaßnahmen ausgewählt. Kopf- und Rumpfkontrolle beginnt in niedriger Ausgangsstellung mit dem Rollen (passiv, assistiv, aktiv). Später erfolgt Kopf- und Rumpfkontrolle im angelehnten Sitz, im freien Sitz bzw. während der Transfers sowie beim Gang und Stand.

Kontrollarbeit soll immer mit zweckorientierten, zielgerichteten und erfolgversprechenden Bewegungen verbunden werden. Dazu eignen sich gut die Tätigkeiten des täglichen Lebens; auf diese Weise kann eine ausreichende Motivation für die Aktivität entstehen.

Schulung selbständiger Transfers

Die Transfers sollen immer soviel Aktivität wie möglich von den Patienten verlangen. Es ist aber darauf zu achten, daß sehr viel Sicherheit vermittelt wird, denn Angst und Unsicherheit erhöhen die Spastizität. Vorübungen sind Gewichtsverlagerungen. Bestehen Wahrnehmungsstörungen, ist das therapeutische Führen eine große Hilfe.

Folgende Transfers sind zu üben:
● RL – SL oder RL – Langsitz
● RL – Sitz am Bettrand
● Sitz am Bettrand – Sitz im Rollstuhl
● Sitz im Rollstuhl – Stuhl
● Sitz im Rollstuhl – Toilette
● Sitz – Stand

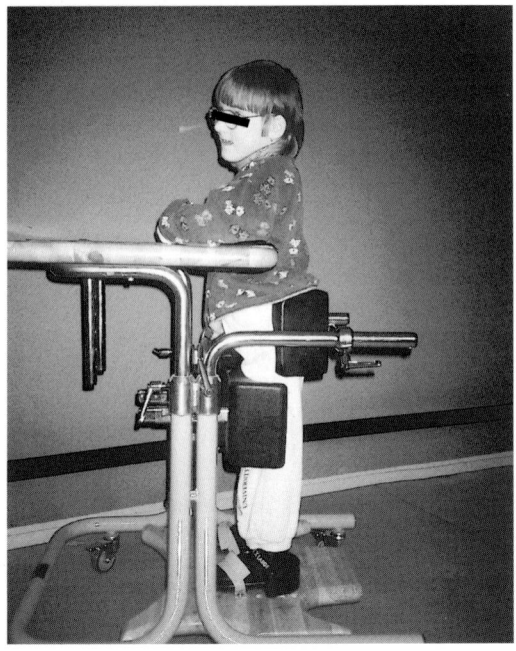

Abb. 3.18: Kind mit Tetraparese im Stehgerät

Innerhalb des PNF-Mattenprogramms läßt sich das Repertoire an Bewegungsübergängen noch erweitern.

Schulung des Stehens

Jeder Patient mit zentraler Parese sollte unabhängig von der Ursache, sobald es der allgemeine Zustand zuläßt, täglich stehen. Auch Patienten mit zusätzlicher Hirnstammschädigung im apallischen Durchgangssyndrom können stehen. In solchen Fällen müssen Hilfsmittel wie hydraulisches Stehbrett, Stehgeräte oder Schienen verwendet werden. Die Abbildung 3.18 zeigt ein nicht gehfähiges Kind im Stehgerät.

Diese therapeutische Stehübung wird stundenweise für den Unterricht verwendet.

Vorteile des Stehens sind:
● Kreislaufanregung
● Kontrakturprophylaxe, Dekubitusprophylaxe
● Osteoporoseprophylaxe
● Mobilisation neuraler Strukturen
● Senkung der Spastizität
● Anregung der vestibulären Funktionen
● Senkung von Angst

● Anregung der Blasenfunktion und der Verdauung
● Verbesserung motorischer Funktionen
● Verbesserung mentaler Funktionen

Das Stehen ohne Hilfsmittel kann schon auf der Liege mit Standbeinübungen vorbereitet werden. Der Patient sollte langsam an das Stehen gewöhnt werden, z.B. über den Bauchstand (Oberkörper wird auf der Liege abgelegt) und den modifizierten Bärenstand (Armstütz auf der Liege). Beim assistiven oder aktiven Transfer Sitz – Stand ist es wichtig, das Gewicht nach ventral zu verlagern. Erst wenn der Kopf über den Füßen steht, kann der Patient aufstehen. Damit wird der Vorgang der Schwerpunktverlagerung beim Aufstehen erlebt. Passives Hochziehen erzeugt unnötige Unsicherheit und Spastikerhöhung.

Schulung des funktionellen Gehens

Der physiologische Gang setzt voraus:
● posturale Kontrolle (Stellreaktionen, Halte- und Gleichgewichtsreaktionen)

- Mobilität und Stabilität der unteren Extremitäten und des Rumpfes
- Gewichtsübernahme auf jedes Bein einzeln übernehmen
- Gegenrotation von Schultergürtel und Becken
- der Kreislauf muß die Belastung zulassen

Eine Schulung des Gehens orientiert sich am physiologischen Gang. Der Gang kann schon beim Üben auf der Behandlungsliege vorbereitet werden, indem die Mobilität und Stabilität hergestellt und die Gangmuster vom Rumpf ausgehend mit den PNF-Mustern eingeübt werden (vgl. Abb. 3.31 und 3.32).

Gangmuster Standbein

Obere Extremität: FLEX/ADD/AR – Schulterblatt – *anteriore Elevation*

Untere Extremität: EX/ABD/IR – Becken – *posteriore Depression*

Gangmuster Spielbein

Obere Extremität: EX/ABD/IR – Schulterblatt – *posteriore Depression*

Untere Extremität: FLEX/ADD/AR – Becken – *anteriore Elevation*

Die Schulterblatt- und Beckenpattern können in o. g. Weise kombiniert werden, um die notwendige Gegenrotation von Schultergürtel und Becken zu üben.

Soll das Gangmuster nur für die untere Extremität geübt werden, eignet sich das Muster EX/ABD/IR und FLEX/ADD/AR bilateral symmetrisch reziprok. Häufig sind jedoch diese Muster für die Patienten zu abstrakt, dann ist es besser, die untere Extremität in Funktion (Belastung) zu bringen.

Schulung der funktionellen Aktivitäten des täglichen Lebens (Activities of Daily Living – ADL)

Sobald der Patient über eine ausreichende Kopf- und Rumpfkontrolle sowie Halte- und Gleichgewichtsreaktionen verfügt, sollte er an Selbständigkeit beim An- und Ausziehen, beim Benutzen der Toilette, bei der Körperpflege und

beim Essen herangeführt werden. Es ist ein Teil der Therapie, die Patienten an diese Tätigkeiten zu gewöhnen, auch wenn anfangs dafür viel Zeit benötigt wird.

Folgendes ist zu beachten:

Bei jeder Tätigkeit muß der Patient eine **sichere Ausgangsstellung** haben. Positiv ist ein Abstützen des Rumpfes am Körper des Therapeuten. Der Patient erhält somit **viele taktil-kinästhetische** Reize, und es wird ihm Sicherheit vermittelt.

Anfangs führt der Therapeut die Hand des Patienten bei allen Tätigkeiten möglichst auf der Unterlage (z. B. Tisch). Es werden **kurze präzise Anweisungen** gegeben: Zu lange und komplizierte Erklärungen verunsichern den Patienten und erhöhen die Spastik.

Die geplante Tätigkeit sollte schon durch **visuelle Reize** klar sein, beispielsweise liegen Kleidungsstücke geordnet auf dem Bett, das Essen oder anderes steht auf dem Tisch.

Es ist darauf zu achten, daß der Patient die gelähmte Extremität stets sieht und dieser immer wieder genügend taktile Reize gegeben werden.

3

Aufgaben

1. Welche Besonderheiten sehen Sie, wenn eine spastische Extremität aktiv bewegt wird?
2. Wie wird die Spastik geprüft?
3. Welche Faktoren erhöhen die Spastik?
4. Was verstehen Sie unter einer Beugesynergie der oberen Extremität?
5. Nennen Sie die spastiksenkenden Maßnahmen.
6. Wann können assoziierte Reaktionen ausgelöst werden?
7. Welche Rezeptoren werden beim Druck auf lange Sehnen gereizt?
8. Erklären Sie die Möglichkeiten der Fazilitierung einer aktiven Bewegung.
9. Definieren Sie Neglect. Wie kann dieser verhindert werden?
10. Welche Bedeutung hat das Stehen bei zentralen Lähmungen?
11. Was verstehen Sie unter dem Alignment?

3.3.2
Periphere oder schlaffe Lähmung

Klinisches Bild

Die **periphere** oder **schlaffe Lähmung** entwickelt sich bei einer Unterbrechung des *peripheren motorischen Neurons* (Motoneuron) zwischen Vorderhornzelle und Endaufzweigungen des Nerven im Muskel, d. h.:
- bei einer Schädigung der motorischen Vorderhornzellen (Schädigung des Zelleibs des Motoneurons)
- der motorischen vorderen Wurzel oder
- des peripheren Nervenstamms (peripherer Nerv)

Für die motorischen Hirnnerven sind die Zellkörper der Neuronen in den jeweiligen Kerngebieten zusammengefaßt.

Merke !

Störungen des Motoneurons einschließlich der von ihm innervierten Muskelfasern, also der motorischen Einheit, führen zu recht einförmigen **Ausfallserscheinungen**: *Muskelschwäche* und *Muskelschwund*. Sie können demnach entstehen durch eine
- Affektion des peripheren motorischen Neurons (periphere oder schlaffe Lähmung)
- Störung an der neuromuskulären Synapse (myasthenische Lähmung)
- Funktionsstörung oder Schädigung der Muskelfasern (metabolische und strukturelle Myopathien).

Merke !

Lokalisierte Muskelatrophien sind im wesentlichen neurogener und myogener Ursache oder aber durch Inaktivität bedingt.

Bei einer myogenen Lähmung tritt zunächst die Muskelatrophie ganz in den Hintergrund. Die periphere neurogene Lähmung nicht akuter Genese weist eine bessere Kraftleistung bei schon nachweisbarer Muskelatrophie (z. B. Polyneuropathie, spinale Muskelatrophien) gegenüber einer akuten Lähmung auf, bei der erst die Kraftentfaltung und später die Muskeltrophik gestört ist.

Pathologie

Zum Verständnis der unterschiedlichen Entwicklung peripherneurogener Symptome und zur Deutung der elektrodiagnostischen Untersuchungsergebnisse bei Affektionen des peripheren motorischen Neurons ist die Kenntnis grundlegender morphologischer Veränderungen am Nerven erforderlich.

Es lassen sich folgende, das periphere motorische Neuron **schädigende Noxen** unterscheiden:
- mechanische bzw. traumatische
- entzündliche, toxische, metabolische, erbliche

Mechanische bzw. traumatische Schädigungen

Sie sind fast immer bei Läsionen einzelner Nerven zu erwarten und weisen verschiedene *Schweregrade* auf (Abb. 3.19).

Neurapraxie   Bei der **Neurapraxie** liegt eine lokale Schädigung der Markscheiden vor, die Kontinuität des Nerven (Axone) bleibt erhalten, keine Denervierung des Muskels. Klinisch:

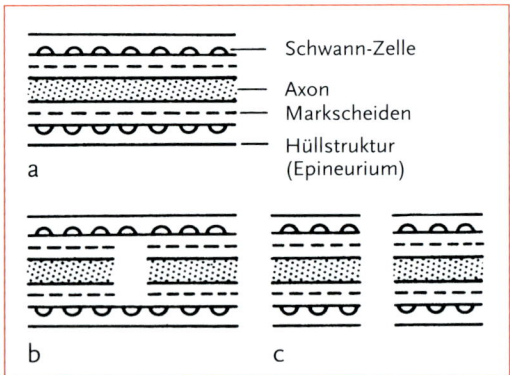

Abb. 3.19: Schweregrad peripherer Nervenverletzungen. a) Neurapraxie (Kontinuität erhalten), b) Axonotmesis (Zerstörung von Axon und Markscheide), c) Neurotmesis (Durchtrennung der gesamten Nervenfaser)

flüchtige Funktionsstörung für Stunden, Tage, Wochen bis zu 3 Monaten in Form motorischer – auch vollständiger – Lähmungen und sensibler Reiz- und Ausfallserscheinungen. Hierzu zählen z. B. flüchtige Druckwirkungen der Nerven im Schlaf und in Narkose. Die NLG können bis zum Leitungsblock gemindert sein (keine Denervierungszeichen und keine neurogen veränderten Potentiale motorischer Einheiten).

Axonotmesis Bei der **Axonotmesis** handelt es sich um eine Unterbrechung des Axons mit nachfolgender Denervierung der Muskelfasern (neurogene Muskelatrophie, Denervierungsatrophie) durch Waller-Degeneration. Da die Schwann-Zellen der Markscheiden intakt bleiben, ist die Kontinuität des Nerven bewahrt und somit eine Regeneration möglich. Am proximalen Ende des geschädigten Axons kommt es zu einem Nachwachsen der Nervenfasern (Regeneration). Klinisch: schwere Nervenausfälle, die zunächst nicht von der Neurotmesis abzugrenzen sind, z. B. durch Quetschungen wie bei fortgeschrittenem Karpaltunnel-Syndrom. Es bestehen schlaffe Lähmungen mit Sensibilitätsausfällen.

Neurotmesis Bei der **Neurotmesis** liegt ein kompletter Untergang von Axonen, Markschei-den (und Schwann-Zellen) und Hüllstrukturen vor, also eine vollständige Kontinuitätsunterbrechung und nachfolgende Waller-Degeneration unterhalb der Läsionsstelle mit Denervierung der Muskelfasern; ungünstige bzw. schlechte Prognose. Klinisch: schwere Nervenausfälle mit Denervierung nach 1–2 Wochen, die zu Beginn nicht von der Axonotmesis zu unterscheiden sind, also totale Lähmungen mit Sensibilitätsausfällen. Da die Kontinuität der Nervenhüllsubstanz und der Hüllstrukturen als „Leitschiene" regenerierender Nervenfaseraussprossungen aus dem proximalen Anteil des erhaltenen Nervenabschnitts fehlt, werden die regenerierenden Fasern ziellos aussprossen (Neurom), z. B. bei Nervendurchtrennung. Neurochirurgische Naht ist die Therapie der Wahl.

Die Beurteilung einer peripheren Nervenläsion (Schwere, Ort der Schädigung) gelingt nur mittels Elektromyographie (EMG) und Nervenleitgeschwindigkeit (NLG); in Tabelle 3.3 sind wesentliche elektrophysiologische Befunde wiedergegeben.

Entzündliche, toxische, metabolische und erbliche Ursachen

Sie führen vor allem zu ausgebreiteten Affektionen der peripheren Neurone und ihrer Hül-

Tab. 3.3: Elektrophysiologische Befunde bei traumatischen Nervenschädigungen

	Potentiale motorischer Einheiten	Aktivitätsmuster	Spontanaktivität	Nervenleitung
Neurapraxie	regelrecht	gelichtet	–	distal der Läsion regelrecht
Axonotmesis u. Neurotmesis				
● nach Verletzung	regelrecht	gelichtet	–	distal der Läsion regelrecht
● nach 10 Tagen	regelrecht	gelichtet	–	gestört
● nach 4 Wochen	regelrecht	gelichtet	Denervierungspotentiale (Fibrillationen, positive scharfe Wellen)	gestört
● nach Monaten	verlängert	gelichtet bis regelrecht	evtl. Fibrillationen, scharfe Wellen	verlangsamt nach Regeneration

len in Form eines polyneuropathischen Syndroms und rufen je nach Ätiologie und Pathogenese einige wenige pathologische Muster hervor:
- die primär axonale Degeneration
- die primär segmentale Demyelinisierung

Die **primär axonale Degeneration** manifestiert sich zunächst am Axon und führt erst sekundär zu einem Markscheidenuntergang. Eine Regeneration findet in unterschiedlichem Umfang statt. Besonderes Kennzeichen der Denervierung ist die neurogene Muskelatrophie. Die Waller-Degeneration folgt einer Unterbrechung des Axons und stellt einen Untergang von Axon und Markscheide des distal von der Kontinuitätsunterbrechung gelegenen Neuritenabschnittes dar. Die Regeneration wird nur durch Aussprossen des proximalen Axonabschnittes bei erhaltenem Zelleib (Perikarion) des Neurons als trophisches Zentrum möglich, wenn Markscheiden durch Schwann-Zellen neugebildet werden (Abb. 3.20).

Bei einer **primär segmentalen Demyelinisierung** (Entmarkung) können die Axone unberührt und damit funktionsfähig bleiben, es gehen Markscheide und Schwann-Zellen zugrunde.

In der klinischen Praxis werden jedoch häufig Mischformen der genannten Grundprozesse anzutreffen sein.

Bei der axonalen Neuropathie stellen sich frühzeitig Veränderungen des motorischen

Potentials und Fibrillationen ein, während die motorische und sensible NLG lange normal bleiben. Im Gegensatz hierzu zeigt ein primärer Markscheidenbefall zunächst eine verzögerte motorische und sensible NLG.

Syndrom

> **Merke !**
>
> Die Kennzeichen einer peripheren oder schlaffen Lähmung sind:
> - Lähmung
> - Herabsetzung des Muskeltonus (Hypotonus)
> - Abschwächung oder Aufhebung der Muskeldehnungsreflexe (Hypo-, Areflexie)
> - neurogene Muskelatrophie
> - gestörte elektrische Erregbarkeit des Muskels (und auch des Nerven)
> - gelegentlich Faszikulationen bei chronischen Denervationen besonders im Vorderhorn- bzw. Kernbereich

Bei Erkrankungen gemischter Nerven treten sensible und auch vegetative Ausfälle hinzu, die aber nicht das motorische Lähmungsbild prägen. Eine Gegenüberstellung wesentlicher Kennzeichen von zentralen und peripheren Lähmungen findet sich in Tabelle 3.4.

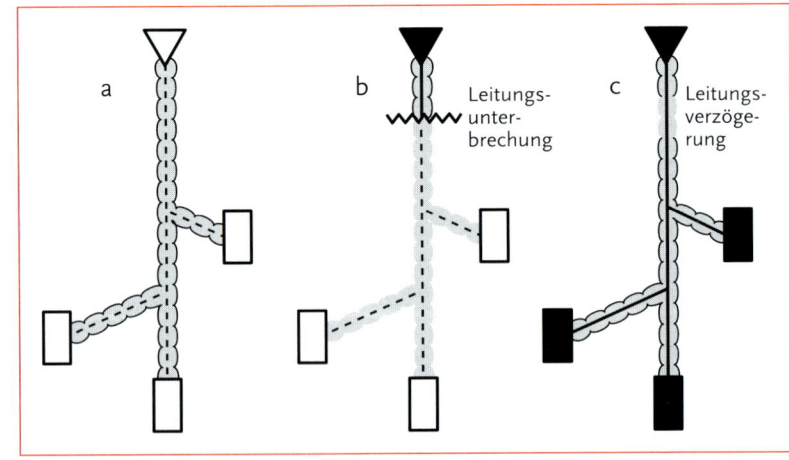

Abb. 3.20: a) Axonale (Vorderhornzelle) und b) Waller-Degeneration (beide mit Muskelfaseratrophie, helle Muskelfasern), c) segmentale Demyelinisation (Entmarkung) mit verlangsamter Nervenleitung, aber intakten Muskelfasern (schwarz)

Tab. 3.4: Führende Kennzeichen zentraler und peripherer Lähmungen

	Zentrale/spastische Lähmung	Periphere/schlaffe Lähmung
Verteilungsmuster	Mono-, Hemi-, Para-, Tetraparese	Versorgungsgebiet einzelner oder vieler (Polyneuropathie-Syndrom) peripherer Nerven, von Plexus, Wurzeln oder Segmenten
Motorik	eher Parese als Paralyse	Parese oder Paralyse
Muskeltonus	Spastik	Hypotonus
Muskelatrophie	evtl. Inaktivitätsatrophie	neurogene Atrophie (bei Denervierung)
Muskeldehnungsreflexe	Hyperreflexie	Hypo- oder Areflexie
Pathologische Reflexe	postiv, evtl. spinale Automatismen	negativ
Elektrische Erregbarkeit	ungestört	partielle oder totale EAR und Anstieg der motorischen Chronaxie bei Denervierung (ungestört bei isolierter Markscheidenläsion oder zunächst bei chronischen Vorderhornaffektionen

3

Lähmungen

Im Gegensatz zu den zentralen Lähmungen braucht bei der peripheren oder schlaffen Lähmung nur *ein Nerv mit den von ihm innervierten Muskeln* betroffen zu sein. Die Verteilung der Lähmung erklärt sich aus dem Innervations- oder Versorgungsgebiet der betroffenen Nerven, Wurzeln oder Rückenmarkssegmente (motorische Vorderhornzellen). Der Befall einer gesamten Extremität ist hier seltener und nur bei einer ausgedehnten Plexusläsion oder einem polyneuropathischen Syndrom zu beobachten. Gegenüber zentralen Lähmungen treten bei Unterbrechung des peripheren motorischen Neurons öfter Paralysen auf.

Bei **akuter Unterbrechung** setzt die Lähmung unmittelbar ein. Herabsetzung oder Aufhebung von grober Kraft und Feinmotorik gehen damit dem Schweregrad der Lähmung parallel. Bei **chronischen**, d.h. sehr langsam fortschreitenden Affektionen der Vorderhornzellen oder peripherer Nerven wird die Leistung der betroffenen Muskelfasern dagegen zunächst kompensiert durch eine Arbeitshypertrophie der noch intakten Muskelfasern und durch Neuaussprossung motorischer Einheiten in denervierte Muskelfasern mit Reinnervation großer Muskelfasergruppen. Es kann dann bereits eine leichte Muskelatrophie sichtbar werden, ohne daß dem Kranken eine eindeutige Krafteinbuße bewußt wird. Die Lähmungen werden oft erst bei einem Untergang von etwa 50 % der Muskulatur bemerkt.

Um die gelähmten Muskeln und damit den/die gestörten Nerven sicher festlegen zu können, muß eine exakte *Untersuchung der Motilität* in Form einer *klinischen Muskelfunktionsprüfung* (z.B. nach Janda) vorgenommen werden; für die Dokumentation sind Vordrucke vorteilhaft.

Muskeltonus

Es kommt zum **Hypotonus**, der aus der Unterbrechung des motorischen Anteils des Reflexbogens erklärbar ist. Dadurch gelangen spinale und supraspinale tonusregulierende Impulse ungenügend zum Muskel.

Muskeldehnungsreflexe

Muskeldehnungsreflexe sind ebenfalls *vermindert* (Hyporeflexie) oder *aufgehoben* (Areflexie), da der efferente Reflexbogen (peripheres motorisches Neuron) unterbrochen ist.

Neurogene Muskelatrophie

Muskelatrophie bedeutet ein Nichternähren des Muskels (trophe = Ernährung). Diese trophischen Impulse stellen vor allem *Bewegungsimpulse* (siehe Sportler, Bodybuilding) dar, die aus dem Zelleib (Perikaryon) der Hirnnerven im Hirnnervenkern oder aus demjenigen der Spinalnerven im Vorderhorn (allgemein Vorderhornzelle genannt) stammen. Sie lösen auch in Ruhe ständig die Kontraktion einzelner Muskelfasern alternierend aus (Ruhetonus).

Die Schwere der peripheren Nervenläsion bestimmt Entwicklung und Ausprägung des pathologischen Prozesses am Nerven. Bleibt die *Kontinuität* erhalten, wird sich eine funktionelle Leitungsunterbrechung bald zurückbilden und keine Muskelatrophie eintreten. Hat dagegen eine *Kontinuitätsunterbrechung* durch Axonschädigung (Leitungsblockierung oder -zerstörung) stattgefunden, dann wird der Nerv schneller oder langsamer zugrunde gehen bzw. denervieren. Die Folge dieser Denervation ist eine **neurogene Muskelatrophie**, die der Denervation und Degeneration des Nerven folgt. Diese neurogene Muskelatrophie wird nach einer akuten Nervenunterbrechung etwa nach *2–3 Wochen klinisch* sichtbar. Bleibt der periphere Nerv vollständig denerviert, so hat sich etwa $1^1/_2$ Jahre nach der Nervenunterbrechung ein weitgehender bindegewebiger Ersatz des Muskelgewebes entwickelt (s. Abb. 3.21), der letztlich zu einer Kontraktur dieses ehemaligen Muskels führt.

In Abbildung 3.21 sind jeweils zwei motorische Einheiten (motorische Nervenfaser bzw. Motoneuron und zugehörige Muskelfasern) dargestellt. Bei neurogenen Erkrankungen werden einige zu einer untergegangenen motorischen Einheit gehörende Muskelfasern zunächst durch aussprossende Kollateralen noch intakter Axone übernommen, wodurch größere motorische Einheiten entstehen. Bei Myopathien sind dagegen regellos Muskelfasern verschiedener motorischer Einheiten betroffen.

Merke !

Bei einer peripheren oder schlaffen Lähmung muß deshalb die betroffene Muskulatur zur Verzögerung der neurogenen Muskelatrophie funktionell beansprucht werden, je nach Schweregrad mittels aktiver Übungsbehandlung (Parese) oder Elektrogymnastik (Paralyse).

Dadurch wird die Entwicklung der neurogenen Atrophie verzögert, und die Axone können nach erfolgter Regeneration Anschluß an genügend kontraktionsbereite Muskelfasern finden. Allerdings sollte die Elektrogymnastik so frühzeitig wie möglich beginnen, also in den ersten Tagen nach dem Eintritt der Paralyse.

Die Untersuchung der *Verteilung* der neurogenen Muskelatrophie muß möglichst genau erfolgen und dokumentiert werden. Der Nachweis umschriebener Atrophien bereitet erfahrungsgemäß weniger Schwierigkeiten als derjenige ausgedehnter oder geringerer Atrophien gesamter Extremitäten oder ihrer Abschnitte, wenn der Seitenvergleich wegen doppelseitigen Befalls versagt. Ehe eine Muskelatrophie sicht-

Abb. 3.21: Verschiedene Formen der Muskelatrophie: a) normal, b) Inaktivitätsatrophie (Bausteine erhalten, jederzeit Auftraining möglich), c) und d) numerische Atrophie (Ausfall von Bausteinen bzw. Muskelfasern), e) vollständiger Ausfall von Muskelfasern, Ersatz durch Binde- und Fettgewebe, etwa nach 1,5 Jahren vollständige Denervierung

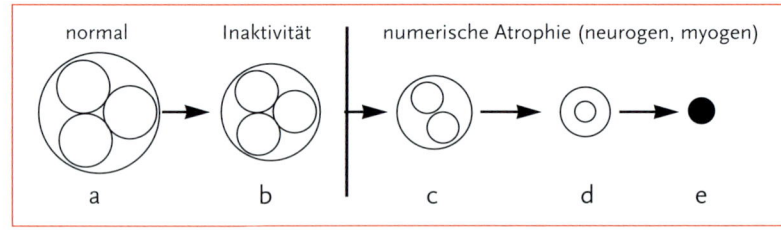

bar wird, kann sie sich in einer Verminderung der Muskelkonsistenz bei *Palpation* zu erkennen geben.

Vergleichende Messungen der Umfänge der Extremitäten werden in einem bestimmten Abstand oberhalb und unterhalb knöcherner Bezugspunkte (Olekranon, innerer Kniegelenkspalt) mit dem Bandmaß vorgenommen; die gewonnenen Zahlenwerte sind selten einer sorgfältigen Inspektion überlegen, jedoch für Verlaufsuntersuchungen wertvoll. Geringe Seitendifferenzen (unter 1,5 cm) sind als isoliertes Symptom diagnostisch nicht sicher verwertbar.

Von einer neurogenen Muskelatrophie sind *weitere Formen von Muskelschwund* abzugrenzen (siehe auch Abb. 3.21):
- myogene Muskelatrophie
- Inaktivitätsatrophie
- Atrophie bei schweren arteriellen Durchblutungsstörungen
- angeborene Muskeldefekte

Myopathien bevorzugen einen symmetrischen Schwund in bestimmten Körperteilen (s. myopathische Verteilungsmuster). Die Inaktivitäts- oder Schonungsatrophie tritt bei Ruhigstellung von Muskelgruppen aus den unterschiedlichsten Ursachen auf, wie z. B. arthrogene, tendogene, myogene, dermatogene Kontrakturen, Ruhefixationen (Gips), zentrale oder spastische Lähmungen. Besonders auffällig schwinden M. deltoideus und M. quadriceps femoris. Dieser Inaktivitätsatrophie ist oft eine gleichmäßige Beteiligung aller Muskelgruppen einer Extremität eigen. Sie ist niemals so hochgradig wie diejenige einer neurogenen oder myogenen Atrophie, die bis zur „Skelettierung" der Extremität führen kann. Auch bei schmerzhaften Erkrankungen von Knochen und Gelenken werden gelenknahe Muskeln atrophisch und evtl. paretisch: sog. Schmerzatrophie und Schmerzparese. Schließlich vermögen ausgeprägte Durchblutungsstörungen umschriebene Muskelatrophien auszulösen. Angeborene Muskeldefekte sind sehr selten, wie z. B. solche des M. pectoralis oder M. trapecius.

Gestörte elektrische Erregbarkeit

Die elektrische Untersuchung der Muskeln und der Nerven, die **Elektrodiagnostik** des neuromuskulären Systems, kann auf zweierlei Art erfolgen. Man bedient sich entweder
- der Erregbarkeit des neuromuskulären Systems durch den elektrischen Strom (klassische Elektrodiagnostik mit (neo-) faradischem und galvanischem Strom sowie die i/t-Kurvendiagnostik bzw. Reizstärke-Reizzeitkurven mit galvanischen Dreieck- und Rechteckimpulsen)
- oder der modernen und viel empfindlicheren Methode der Registrierung der bioelektrischen Aktivität von Muskeln und der Leitgeschwindigkeit von peripheren Nerven (Elektromyographie, Nervenleitgeschwindigkeit bzw. Elektroneurographie, somatosensorisch evozierte Potentiale).

Zu den *Aufgaben* der Elektrodiagnostik zählen Nachweis und Festlegung von Umfang, Schwere und Verlaufsdynamik (Denervation, Reinnervation) einer Schädigung von peripheren Nerven sowie der Muskulatur. Die modernen elektrodiagnostischen Untersuchungsverfahren (EMG, ENG) haben die konventionelle Elektrodiagnostik in den Hintergrund treten lassen (s. Lehrgebiet Hydro- und Elektrotherapie).

Zu den Aufgaben der Elektrodiagnostik zählen:
- Nachweis einer peripheren schlaffen Lähmung und damit auch einer neurogenen Muskelatrophie sowie Abgrenzung derselben gegenüber andersartigen Lähmungen und Muskelatrophien, insbesondere myogenen Lähmungen
- Festlegung der von der peripheren Lähmung betroffenen Muskeln
- Nachweis der Schwere einer peripheren schlaffen Lähmung (Denervierung) und Objektivierung der Verlaufsdynamik (Reinnervation)

Die *Befunde der konventionellen Elektrodiagnostik* sind abhängig von Schwere und Art der pathologischen Veränderungen am Nerven, die aus dem klinischen Befund – mit wenigen Ausnahmen wie etwa bei einer offenen Nervendurchtrennung – zunächst nicht abzulesen sind.

Schädigungen einzelner peripherer Nerven treten in ihrer leichtesten Form als Funktions-

störungen (Neurapraxie) ohne Nervendegeneration und Denervierung auf. Sie lassen sowohl
eine neurogene Muskelatrophie als auch Veränderungen der direkten faradischen und galvanischen Erregbarkeit vermissen. Ursächlich
kommen Druck- bzw. Kompressionsläsionen
und Kontusionen in Frage. Schwere Nervenschädigungen mit Nervenfaserdenervation und
Untergang von Axonen, aber oft erhaltener
Markscheide und intakten Schwann-Zellen
(Axonotmesis) oder in Form einer Kontinuitätsunterbrechung von Axon, Markscheide und
Schwann-Zelle (Neurotmesis) gehen mit
einem unmittelbaren Erlöschen der indirekten
Erregbarkeit des Muskels oberhalb der Nerven-
läsionsstelle und nach einigen Tagen auch unterhalb derselben einher. Da sich distal eine
Waller-Degeneration des Nerven entwickelt,
treten nach 2–3 Wochen bei der direkten Reizung mit faradischem und galvanischem
Strom partielle oder totale EAR und Veränderungen der motorischen Chronaxie auf. Die ersten Zeichen für eine Reinnervation sind nur
elektromyographisch zu erkennen.

Eine mehr oder minder *symmetrische Schädigung mehrerer bzw. vieler peripherer Nerven* (Polyneuropathie-Syndrom) mit Beteiligung des
Axons – also bei axonalen Degenerationen mit
Waller-Degeneration – wird Anlaß zu einer
partiellen oder totalen EAR sowie einer Chro-
naxieerhöhung sein. Allerdings können elektromyographisch derartige Axonschädigungen
schon viel früher nachgewiesen werden, nämlich schon vor Manifestwerden von Paresen
und Atrophien. Nur bei *isoliertem Befall der
Markscheiden* (Demyelinisierung) tritt infolge
der erhaltenen Axone keine Denervierung ein,
so daß weder die faradische und galvanische
Untersuchung noch die Messung der Chronaxie pathologische Abweichungen erwarten lassen, wohl aber die elektromyo- und elektroneu-
rographischen Untersuchungen. Oft werden
jedoch *Mischformen* der Schädigungsmuster zu
erwarten sein, da eine ausgeprägtere Entmarkung sekundär zu Axonschädigung führen
kann und umgekehrt.

Auch *chronische Vorderhorn- oder motorische
Hirnnervenkerndegenerationen*, wie sie motorischen Systematrophien eigen sind, lassen
infolge der sich entwickelnden Arbeitshyper-

trophie und Teilreinnervation durch aussprossende motorische Einheiten in denervierte
Muskelfasern zunächst Entartungsreaktionen
und bemerkenswerte Chronaxieerhöhungen
vermissen. Nimmt diese teilweise Denervation
im Laufe der Erkrankung zu, dann werden sich
wie bei der partiellen Denervation einer peripheren Nervenverletzung zunächst Grenzbe-
funde zum Normalen oder dann partielle EAR
herausbilden.

Für diagnostische Überlegungen ist heute
die konventionelle Elektrodiagnostik entbehr-
lich. Vielmehr haben **Elektromyographie** und
Bestimmung der **Nervenleitgeschwindigkeit**
diese klassischen Verfahren ersetzt. Aus Abbildung 3.22 ist zu erkennen, daß die hier dargestellten zwei motorischen Einheiten Muskelfasern innervieren, die im dargestellten
Territorium regellos verteilt sind. Bei neurogenen Erkrankungen werden die zu einer unter-
gehenden Nervenzelle gehörenden Muskelfasern z.T. durch aussprossende Kollateralen
gesunder Axone mit Entstehung größerer motorischer Einheiten übernommen. Bei Myopathien gehen regellos Muskelfasern zugrunde.
Demzufolge ist das EMG bei Willkürinnervation bei neurogenen Affektionen gelichtet, die
Einzelpotentiale sind polyphasisch; bei myogenen Affektionen dagegen zeigt sich ein dichtes
Interferenzbild mit aber in seinen Amplituden
kleineren Potentialen. Pathologische Spontan-
potentiale (Fibrillationen, Faszikulationen) erscheinen bei Denervation des Nerven (Abb. 3.22).

Faszikulationen

Mitunter werden **Faszikulationen** von Muskel-
faserbündeln als unwillkürliche, nicht sehr
schnelle und regellose Zuckungen durch die
Haut sichtbar. Sie können eine fortschreitende
Denervierung der Motoneurone, insbesondere
der Vorderhornzellen (Zelleib), aber auch von
peripheren motorischen Nerven und Wurzeln
anzeigen, insbesondere bei gleichzeitigem
Nachweis weiterer neurologischer (wie muskelatrophischer) und elektromyographischer Veränderungen. Bei motorischen Systematrophien treten Faszikulationen auch außerhalb
muskelatrophischer Gebiete auf. Da diese Faszikulationen wahrscheinlich im Bereich der

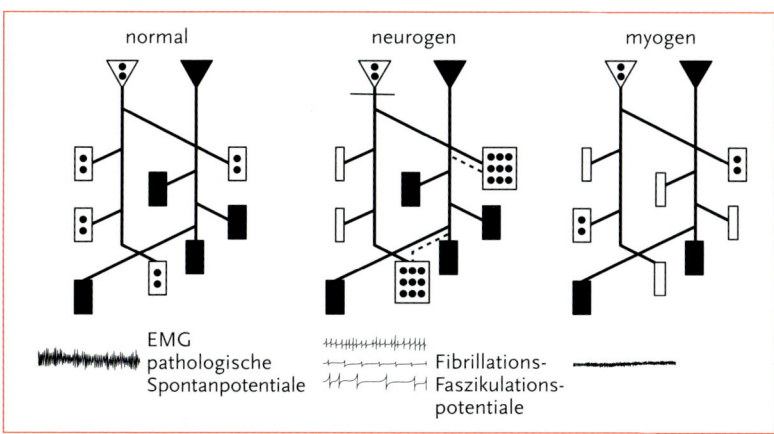

Abb. 3.22: Verhalten der motorischen Einheiten (peripheres motorisches Neuron) und ihrer Muskelfasern: normale Innervation, neurogene, myopathische Affektion (gestrichelte Linie = aussprossende Kollateralen noch intakter Axone)

neuromuskulären Überleitung (motorische Endplatte) entstehen, können sie auch bei vegetativer Übererregbarkeit oder bei toxischen und metabolischen Störungen auftreten.

Verteilungsmuster

Im Gegensatz zu den zentralen läßt sich bei peripheren Lähmungen der Schädigungsort der betroffenen Motoneurone oft genauer bestimmen. Dies setzt allerdings eine subtile Muskelfunktionsprüfung voraus. Einige wichtige Verteilungsmuster sind in Abbildung 3.23 dargestellt.

Peripherer Nerv Bei einer Läsion eines peripheren gemischten Nerven sind die motorischen und sensiblen Ausfälle auf das Versorgungsgebiet dieses Nerven begrenzt. Anhand der gelähmten Muskeln, die vor allem mit der klinischen Muskelfunktionsprüfung festgestellt werden, wird auf den betroffenen Nerven geschlossen. Dabei müssen die langen Verläufe der Spinalnerven an den Extremitäten berücksichtigt werden, die in verschiedenen Höhen einer krankheitsbedingten Leitungsunterbrechung ausgesetzt sein können, so daß jeweils nur die distal der Läsion innervierten Muskeln gelähmt werden (Abb. 3.24).

Vorderhorn-, Vorderwurzel-Syndrom Diesem *segmentalen* und *radikulären* Lähmungstyp liegt eine Schädigung entweder (des Zelleibs) der motorischen Vorderhornzellen (Rückenmarksegment) oder der vorderen motorischen Wur-

zeln (Radix) zugrunde. Die segmentale bzw. radikuläre Innervation der Extremitäten ist aus Abbildung 3.25 und den entsprechenden Übersichten im Lehrgebiet Reaktionslehre zu ersehen. Eine *segmental* lokalisierte Erkrankung ergreift immer praktisch mehrere Segmente, so daß die schlaffen Lähmungen in bestimmten Körperregionen bzw. Extremitätenabschnitten, wie Daumenballen, Hand, Schultergürtel, beid-

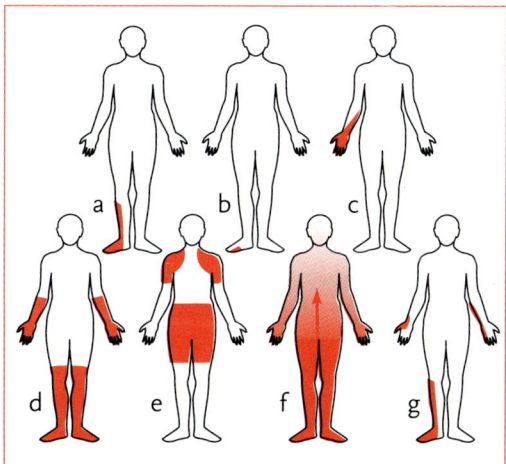

Abb. 3.23: Verteilungsmuster peripherer Lähmungen: a) periphere Nervenlähmung (N. peronaeus), b) radikuläre Lähmung (L5 = M. extensor hallucis longus), c) Plexuslähmung (unterer Armplexus), d) polyneuropathisches Syndrom (klassisch: distaler Typ, Füße), e) polyneuropathisches Syndrom (selten: proximaler Typ, Gliedergürtel), f) Poly(neuro)radikulitis (Füße, auf Rumpf übergreifend) g): Mononeuropathia multiplex (Engpaßsyndrome einzelner Spinalnerven)

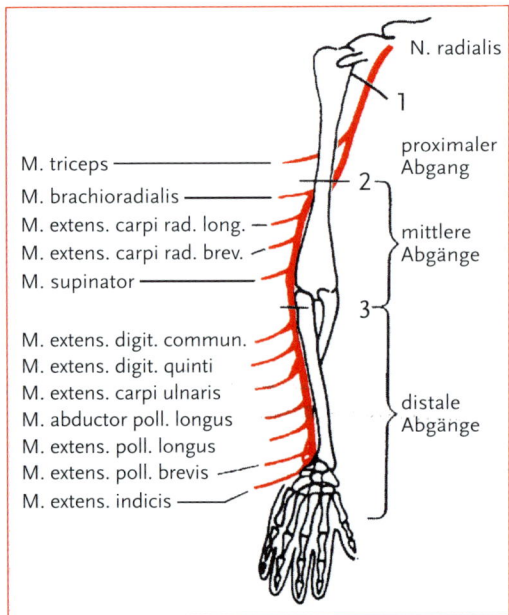

Abb. 3.24: Schematische Darstellung des N. radialis und seiner motorischen Nervenabgänge zu den Muskeln. 1) obere, 2) mittlere, 3) untere Radialislähmung

seitig oder einseitig auftreten. Dabei werden die regional ausgefallenen Muskeln von verschiedenen Nerven, aber gemeinsamen Segmenten und ihrer Wurzeln innerviert. Die nebeneinanderliegenden gelähmten Muskeln, auch nukleäre Myatrophien genannt, stammen aus unterschiedlichen Nerven, die auch noch intakte Muskeln innervieren. *Radikuläre Lähmungen* können ein gleiches Verteilungsmuster aufweisen, können aber auch monoradikulär auftreten. Bei *monoradikulären* Lähmungen werden im Gegensatz zu den polyradikulären mit Ausfall zahlreicher Skelettmuskeln nur Muskeln gelähmt, die aus einer oder überwiegend einer Wurzel innerviert werden (Abb. 3.25). Derartige sog. monoradikulär innervierte Muskeln werden „**Kennmuskeln**" genannt, da sie uns Kenntnis über die geschädigten Wurzeln geben. Ist beispielsweise nur der M. tibialis anterior von einer Lähmung betroffen, dann ist eine Schädigung der motorischen Wurzel L4 wahrscheinlich. Wenn allerdings mit ihm gleichzeitig die Zehenstrecker und die Peronaeusgruppe betroffen sind, muß eine periphere Peronaeuslähmung angenommen werden. Eine meist sym-

metrische Schädigung vieler Wurzeln wird bei einer sog. *Polyradikulitis* bzw. Polyradikuloneuritis beobachtet. Hier befallen besonders die motorischen Lähmungen nach Ergreifen des Oberschenkels die Rumpfmuskeln (Atemlähmung!).

Plexuslähmungen Die motorischen und sensiblen Ausfälle betreffen Teile oder eine gesamte Extremität und beruhen auf einer Beteiligung mehrerer Wurzeln oder Nerven.

Polyneuropathie-Syndrom Ein ausgebreiteter, mehr oder minder symmetrischer Befall vieler peripherer Nerven in bestimmten Körperarealen führt zum polyneuropathischen Verteilungsmuster. Dies beginnt stets an den Füßen und kann auf die Hände übergreifen. Gürteltypen sind hier eine Ausnahme. Hier überschreiten die Lähmungen und Sensibilitätsstörungen das Versorgungsgebiet mehrerer peripherer Nerven. Der Befall von Wurzeln, die als Poly(neuro)radikulitis auch den Rumpf, obere Extremitäten und Hirnnerven mit einbeziehen, kann eventuell ein spinales Querschnittsyndrom vortäuschen.

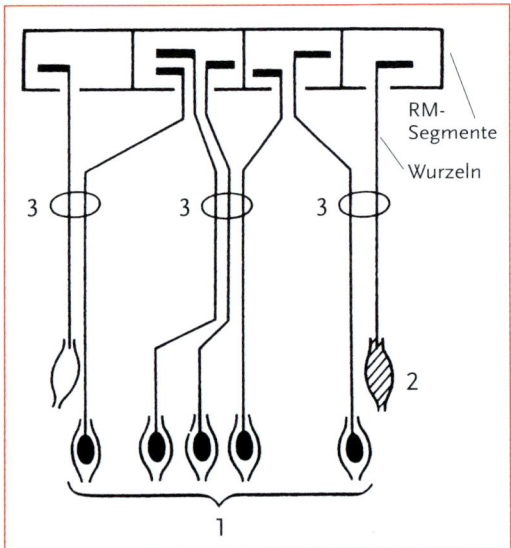

Abb. 3.25: Stark vereinfachtes Schema der segmentalen und radikulären motorischen Innervation: 1) segmentales bzw. radikuläres Verteilungsmuster in einer Körperregion (z. B. spinale Muskelatrophie), 2) monoradikuläre Lähmung (sog. Kennmuskel), 3) periphere Nervenstammlähmung (z. B. Radialis-Lähmung)

Merke !

Da die Poly(neuro)radikulitis stets die Gefahr einer Lähmung der Atemmuskulatur in sich birgt, ist bei einem Aufsteigen der Lähmung von Oberschenkel auf distale Rumpfmuskulatur eine frühzeitige Verlegung auf oder in die Nähe einer neurologischen Intensivtherapiestation erforderlich.

Mononeuropathia multiplex Sie stellt eine Affektion von 2 oder 3 unterschiedlich lokalisierten peripheren Nerven (keine Polyneuropathie) in ihren Engpässen dar. Diese Nerven können zusätzlich durch eine Allgemeinerkrankung wie Diabetes mellitus, rheumatische Erkrankungen u. a. infolge einer latenten Polyneuropathie dekompensieren.

Hirnnervenpolyneuritis Eine Hirnnervenpolyneuritis (in Abbildung 3.23 nicht dargestellt) mit einzelnen oder mehreren Hirnnervenausfällen – meist beidseitig – kann u. U. zur Dysarthrie (Sprechstörung) und Dysphagie (Schluckstörung) führen.

Komplikationen

Im wesentlichen treten hier die gleichen Komplikationen auf, wie sie bereits bei der zentralen Lähmung besprochen worden sind. Bei umfangreichen Lähmungen sind besonders die großen Gelenke (Schulter-, Kniegelenk insbesondere) durch den fehlenden muskulären Halt gefährdet (Kapseldehnung und -kontraktur). Die gelähmten Muskeln sind gegen eine Überdehnung empfindlich und müssen deshalb sachgerecht gelagert werden (besonders bei Deltoideus-, Radialis- und Peronaeuslähmung). Die funktionsfähigen Muskeln müssen dagegen vor einer Kontraktur geschützt werden. Hautbezirke mit Sensibilitätsstörungen bedürfen der sorgfältigen Beachtung: Verhütung trophischer Ulzera.

Physiotherapie

Physiotherapeutischer Befund

Bei der Behandlung der peripheren Lähmung stehen für die Physiotherapie die motorischen Ausfallserscheinungen im Vordergrund, selbstverständlich müssen sensible Störungen und trophische Begleiterscheinungen beachtet werden.

Befragung

● Anamnese (vgl. S. 11)
● Einstellung des Patienten zur Krankheit und zur Therapie
● Schmerzsituationen können auftreten:
   ○ bei partiell geschädigten Nerven oder in der Phase der Regeneration
   ○ in den Gelenken durch fehlenden muskulären Halt; in den gelähmten Muskeln durch Überdehnung
● Störungen der Sprechmotorik z. B. bei Fazialislähmung

Inspektion

● Der Physiotherapeut registriert die Störungen der Spontanmotorik.
● Die Haltung wird in der Regel nur bei ausgedehnten Lähmungen verändert sein, dann Prüfung der Sitz-, Stand- und Gehfähigkeit.
● Körperformveränderungen sind vorwiegend im Lähmungsbereich zu finden als:
   ○ Muskelatrophien oder bei großen Muskeln ein „Auseinanderfließen der Muskulatur"
   ○ deutlich hervortretende Konturen am Knochen und bei ausgedehnten Lähmungen können veränderte Gelenkstellungen entstehen
● Im Bereich der Haut können die Veränderungen unterschiedlich sein:
   ○ Die Haut kann rot, später blaß oder bläulich verfärbt sein, sie kann aber auch trocken und spröde sein (Falten und Abschilferungen).
   ○ In seltenen Fällen kann sie feucht sein durch trophische Störungen (z. B. bei

3

Plexuslähmungen oder bestimmten Muskelerkrankungen).

o Im Unterhaut-Bindegewebsbereich können Schwellungen und Einziehungen sichtbar werden.

o Im Bereich der Hautanhangsgebilde sind Störungen im Haarwuchs und Veränderungen an Finger- und Zehennägeln (Verdickungen und Rillenbildungen) evtl. zu erwarten.

o Narben werden hinsichtlich ihrer Größe und Lokalisation beschrieben.

● Die Benutzung von Hilfsmitteln wird sich vorwiegend auf die untere Extremität konzentrieren, z. B. Stockunterstützung, es gibt aber auch Hilfsmittel für die obere Extremität, z. B. die Radialisschiene.

Aktive und passive Beweglichkeitsprüfung

● Die aktive Bewegung zeigt vorhandene Muskelinnervationen; sie werden durch den Janda-Test beurteilt:

o Anspannung der Muskulatur (Janda-Stufe 1)

o aktive Bewegung (Janda-Stufe 2)

o aktive Bewegung gegen die Schwerkraft (Janda-Stufe 3.); hier beginnt die Kraftentfaltung der Muskulatur

o aktive Bewegung gegen leichten Widerstand (Janda-Stufe 4)

o volle Kraftentfaltung (Janda-Stufe 5)

Neben der Kraft wird auch die Ausdauerleistung gemessen (Wiederholbarkeit einer Bewegung mit gleicher Kraftentfaltung und gleichem Bewegungsweg. Zeichen der Ermüdung sind Nachlassen der Kraft und Muskelzittern).

● Die passive Beweglichkeit wird mit der Neutral-o-Durchgangsmethode überprüft, wobei die passive Form bevorzugt wird.

● Mit den Umfangmessungen können vorhandene Atrophien bestätigt werden (genaue Meßpunkte sind anzugeben).

● Die elektrische Erregbarkeit spielt keine vorrangige Rolle, der Physiotherapeut kann mehrere Befundmöglichkeiten anwenden, z. B. Erregbarkeitsprüfung mit galvanischem und neofaradischem Strom, Intensität-Zeit-Kurve mit Chronaxiewerten

oder den sog. Ja-Nein-Test mit tetanisierenden Strömen im niederfrequenten oder mittelfrequenten Bereich. Mit der Elektromyographie (Durchführung durch den Arzt) sind die Aussagemöglichkeiten wesentlich genauer und objektiver.

● Bei einer länger bestehenden peripheren Lähmung kann die Überprüfung verkürzter Muskeln (Antagonisten) notwendig werden.

Palpation

● Die Spannung der Haut ist herabgesetzt, die Hautfalte läßt sich leicht und locker abheben und ist gut zu verschieben; bei Schädigungen bestimmter Nerven oder bei länger bestehenden Lähmungen kann die Haut kühl bis kalt sein.

● Der Tonus der Muskulatur ist herabgesetzt (Hypotonus).

Reflexe und Kennmuskeln

● Die Reflextätigkeit ist abgeschwächt, sie ist erloschen bei der kompletten Lähmung.

● Durch die Kennmuskeln kann in bestimmten Fällen das Ausmaß einer Schädigung besser erkannt werden, z. B. bei einem Bandscheibenschaden.

Sensibilität

Intensität und Ausdehnung der Sensibilitätsstörungen werden entsprechend der Nervenversorgung aufgezeichnet.

Oberflächensensibilitätsstörungen

Zu überprüfen sind Reiz- und Ausfallserscheinungen in Form von:

● Berührungsempfinden als Hyper-, An- oder Hypästhesie

● Schmerzempfinden als Hyper-, An- oder Hypalgesie

● Temperaturempfinden als Thermhyper-, Therman- oder Thermhypästhesie (vgl. Abb. 3.4 und 3.5)

Reizerscheinungen können als Mißempfindungen oder Schmerz auftreten. Mißempfindungen treten als Kribbeln oder Ameisenlaufen auf.

Für die Physiotherapie muß besonders beachtet werden:

- Temperaturempfinden, z. B. bei Wärmeanwendungen und Elektrotherapie
- Mißempfindungen, z. B. bei Massageanwendungen
- Schmerzen bei Anwendung der gesamten Therapie

Tiefensensibilitätsstörungen

Störungen der **Tiefensensibilität** sind vorwiegend bei ausgedehnten Lähmungen zu finden (Polyneuropathien) als Störungen des:

- Lageempfindens
  - Der Patient ist nicht mehr in der Lage, die vorgegebene Stellung einer Extremität oder die Stellung seines Körpers im Raum bei geschlossenen Augen anzugeben.
- Bewegungsempfindens
  - Der Patient ist nicht mehr in der Lage, bei geschlossenen Augen passive Bewegungsausschläge an Fingern oder Zehen (durch den Behandler) zu beschreiben oder eine passive Bewegung mit der kontralateralen Hand (Fuß) nachzuahmen.

Koordination und Gleichgewicht

Veränderte **Gleichgewichtsreaktionen** sind bei Schädigungen im Bereich der unteren Extremitäten zu erwarten, ebenfalls bei ausgedehnten Lähmungen.

Hirnnervenüberprüfung

Schädigungen motorischer Hirnnerven können zu lebensbedrohlichen Störungen führen, z. B. bei der Bulbärparalyse. Es können betroffen sein: N. trigeminus (Kaumuskeln), N. facialis (Gesichtsmuskeln), N. glossopharyngeus und N. vagus (Gaumensegel), N. hypoglossus (Zungenmuskeln).

Behandlungsplan und Behandlungsziele

Der Schweregrad der Lähmung wird Planung und Therapie immer entsprechend beeinflussen.

Behandlungsteam

Zum **therapeutischen Team** gehören Ärzte, Physiotherapeuten, Ergotherapeuten, das Pflegepersonal und die Kontaktpersonen des Patienten. Bei bleibenden Schäden müssen Orthopäden und Orthopädiemechaniker mit eingeschlossen werden.

Befundanalyse

- Beim vorliegenden Syndrom stehen die motorischen Ausfälle im Vordergrund.
- Die Ursache der Schädigung spielt insofern eine Rolle, als bei unklarer Ursache oder nach erfolgter Nervennaht grundsätzlich Renervationschancen bestehen, wenn auch nicht unbedingt eine vollständige Restutio. Bei Nervendurchtrennungen ohne Regenerationsmöglichkeit werden vorwiegend Kompensationen im Vordergrund stehen.
- Bedeutung haben außerdem die Lokalisation der Schädigung (obere oder untere Extremitätenschädigung) und die Ausdehnung der Lähmung.
- Beachtet werden müssen auch der Beruf des Patienten und seine manuelle Geschicklichkeit.

Ziele

Nahziele
- Vermeidung von Kontrakturen, Überdehnungen und Druckschäden
- Förderung der Durchblutung
- Erhalten der Kontraktionsbereitschaft der Muskulatur, so gut wie möglich
- Fazilitieren und später Kräftigen der innervierten Muskeln

Fernziele
- Steigerung der Muskelkraft
- Wiederherstellen von koordinierten Bewegungsabläufen
- Schulen von Ersatzfunktionen

- Gewöhnen an Umgang mit Hilfsmitteln
- Wiedereingliederung in das soziale Umfeld der Familie und des Berufes

Behandlungsmaßnahmen

Alle Maßnahmen haben das Ziel, eine größtmögliche Selbständigkeit des Patienten zu erhalten oder wieder zu erreichen bzw. dem Patienten wieder Arbeitsfähigkeit zu ermöglichen.

Vorbereitende Maßnahmen

Das sind in der Regel passive Maßnahmen, die jedoch u. U. schon mit aktiven Übungen kombiniert werden können, z. B. Bewegungsübungen im warmen Wasserbad.

Lagerung

- Gelähmte Muskulatur wird in leichter Annäherung von Ursprung und Ansatz gelagert, um Überdehnungen zu vermeiden.
- Bei bestimmten Lähmungen sind diese Lagerungen auch Dauerlagerungen, z. B. Lagerung auf einer Abduktionsschiene bei Schädigung des gesamten Armplexus.
- Bei den Lagerungen sind gute Unterpolsterungen notwendig; sie vermeiden Druckschädigungen, insbesondere an solchen Stellen, an denen zwischen Knochen und Haut ein ausreichendes Weichteilpolster fehlt, sei es natürlicherweise oder durch die Atrophie bedingt, z. B. an Ellenbogen, Ferse, Kreuzbein.
- Bei ausgedehnten Lähmungen, z. B. Querschnittlähmungen, werden Umlagerungen notwendig, aller 2 bis 3 Stunden wird zwischen Rücken-, Seiten- und evtl. Bauchlage gewechselt.

Förderung der Durchblutung

- Warme Wasserbäder sind besonders günstig, weil bei Sensibilitätsstörungen eine Verbrennung ausgeschlossen werden kann.
  - Teilbäder bei Schädigungen einzelner Nerven

- Vollbäder bei ausgedehnten Lähmungen
- Unterwasserdruckmassage möglich, jedoch mit weiter Düse und abgefächertem Strahl
- Wechsel- und Bürstenbäder nur in gesunden Körperabschnitten mit konsensueller Reaktion auf das kranke Gebiet
- Hydroelektrische Bäder sind besonders günstig bei Restlähmungen.
- Passive Bewegungsübungen, rhythmisch und schonend (durchblutungsfördernd)
- Packungen mit Pelose oder Paraffin sind besonders bei bestehenden Kontrakturen anzuwenden, hier die Sensibilitätsstörungen beachten (gesunde Körperteile mit in die Packung einbeziehen).
- Massage nur bedingt anwendbar, wenn, dann nur weiche Maßnahmen, keine hautreizenden Handgriffe

Merke !

Bei auftretenden Schmerzen oder Entzündungszeichen sofort den Arzt informieren (Sudeck-Erkrankung).

Übungsbehandlung

Bei größeren Schädigungen der Extremitäten oder beim polyneuropathischen Syndrom wird die Übungsbehandlung im allgemeinen *von proximal nach distal* aufgebaut. Damit wird einer von proximal nach distal fortschreitenden Nervenregeneration Rechnung getragen.

Die hier hintereinander aufgezählten Übungsmöglichkeiten werden in der Praxis z. T. ineinander übergehen.

Passive Bewegungsübungen

- Sie sollen Gelenkkontrakturen vermeiden, kontrakte Weichteile dehnen und die Bewegungsvorstellung erhalten.
- Sie werden schonend durchgeführt und sollen immer das volle Bewegungsausmaß erreichen. Rasche und heftige Dehnungen sind zu vermeiden.
- Beim komplett gelähmten Muskel wird damit die Elastizität gefördert.

- Die Mitarbeit des Patienten muß angeregt werden durch:
  - Übungsauftrag geben
  - die gesunde Seite mitbewegen lassen
  - Der Patient muß immer eine optische Kontrolle seiner Übungen haben.

Elektrische Übungsbehandlung

Zur Anwendung kommt die **selektive Reizstromtherapie**, die gezielt den gelähmten Muskel anspricht (vgl. H. Edel 1991).
- Therapie mit langen Dreieckstromimpulsen und langen Pausen, jeweils dem Schädigungsgrad angepaßt; je größer die Schädigung um so länger der Impuls und die Pause. Dabei sind zu beachten:
  - bipolare Elektrodenanlage
  - Ermüdungsgrenze (bei schwächer werdenden Innervationen Behandlung abbrechen und längere Pause einlegen)
- Nach Reinnervation der Muskulatur können tetanisierende Impulsfolgen als Schwellstrom angewendet werden.
- Eine andere Möglichkeit ist die Koppelung von Willkürinnervationen mit zusätzlichen elektrischen Impulsen als Intensionsübungen nach Förster.
- Günstig ist nach Reinnervation vor allem auch die Anwendung von Mittelfrequenzströmen, moduliert mit 10 bis 25 Hz zur Verbesserung der Durchblutung und zum Muskeltraining. Wenn auch die Elektrotherapie der peripheren Lähmungen umstritten ist, bleibt sie dennoch eine Möglichkeit, der komplett gelähmten Muskulatur einen adäquaten Reiz zu geben.

Aktive Bewegungsübungen

Nach Muskelanspannungen kann mit hubfreien aktiven Bewegungen begonnen werden. Um den Muskeln die Arbeit zu erleichtern, wird die Schwerkraft abgenommen:
- manuell durch den Therapeuten
- durch entsprechende AGST, bei denen die Bewegungsachse vertikal im Raum eingestellt ist, z. B. am Handgelenk für die Dorsalextension/Volarflexion, Aufstellen der Hand auf die Ulnarkante

Merke !

Es ist immer das volle Bewegungsausmaß zu erreichen.

Widerstandsübungen

Diese sind erst möglich nach der Janda-Stufe 3, wenn der Muskel seine Eigenschwere überwinden kann; das ist der erste **Widerstand**. Weitere Widerstände können sein:
- manueller Widerstand des Therapeuten
- eingeschaltete Haltewiderstände
- wechselnde Widerstände durch den Therapeuten
- Widerstände durch Geräte

Schulen der Ausdauerleistung der Muskulatur

Dies wird erst sinnvoll ab Janda-Stufe 4 und 5:
- Zum Erkennen der Ausdauerleistung wird die Anzahl der Bewegungen bis zur Ermüdungsgrenze notiert. Als Norm für das Übungsprogramm werden ca. $2/3$ der Bewegungen verwendet. Solche Leistungsziele regen den Patienten zur Mitarbeit an.
- Ein geschädigter Muskel ermüdet rasch, deshalb muß die Ermüdungsgrenze immer exakt beachtet werden.

Üben von koordinierten Bewegungsabläufen

Die Übungsbehandlung kann sich nicht nur auf achsengerechte Bewegungen im geschädigten Körperabschnitt beschränken, sondern muß durch kombinierte Bewegungen für die gesamte funktionelle Körpereinheit ergänzt werden. Dazu gehören:
- allgemeine kombinierte Bewegungsübungen
- Verstärkungstechniken; darunter sind PNF-Übungen zu verstehen, bei denen Impulse von den kräftigeren Muskelgruppen auf die schwächeren überfließen (overflow)
- Gebrauchsbewegungen sind ebenfalls koordinierte Bewegungsabläufe und stellen den Übergang zum täglichen Leben her:
  - Gebrauchsbewegungen für die obere Extremität sind Greifbewegungen

3

(wichtig für die Durchführung der Körperhygiene).

o Gebrauchsbewegungen für die untere Extremität sind das Stehen und Gehen (wichtig als Vorbereitung dafür sind Fußübungen).

● Bewegungsübungen im warmen Wasserbad sind kombinierte Bewegungen, weil im Wasser keine exakte Fixation möglich ist.

● Schon in der Phase des hubfreien Übens sind Bewegungsübungen im warmen Wasserbad besonders günstig, weil die Schwere durch das Wasser aufgehoben wird und die gesamte Kraft des Muskels zur Bewegung genutzt werden kann.

● Durch das warme Wasser kommt es zusätzlich zu einer verbesserten Durchblutung (Wassertemperatur etwa 35 Grad).

● Im Wasserbad können aber auch Widerstandsübungen durchgeführt werden. Die Kräftigung wird erreicht durch zunehmende Erhöhung der Bewegungsgeschwindigkeit und durch Vergrößerung der Angriffsflächen (mit Brettern oder Flossen).

Merke !

Bei einer Übungsbehandlung im warmen Wasserbad sind zu beachten:
● das Allgemeinbefinden des Patienten
● die Beaufsichtigung des Patienten
● Auftriebskörper oder Bälle als Geräte
● Möglichkeit einer Gruppentherapie.

Die schwerelose Aufhängung bietet ähnliche Vorteile für:
● Aufhängung und Übungen im Schlingentisch
● Teilaufhängungen mit Seilzügen und Manschetten

Kompensatorische Übungsbehandlung

Aufgabe der **kompensatorischen Übungsbehandlung** ist es, einen bleibenden Defekt so gut wie möglich auszugleichen. Diese Ersatzschulung darf nicht erst dann durchgeführt werden, wenn der Schaden sichtbar wird. Es ist besser, „den Ersatz wieder zu vergessen", als „zu spät nach einem Ersatz zu suchen". Hierzu gehören:

● Synergisten, die von anderen Nerven versorgt werden, müssen auf Kraft geschult werden, um einen gelähmt bleibenden Muskel bestmöglich zu ersetzen.

● Hilfsbewegungen (Trickbewegungen) werden geübt, um unterstützend zu wirken, z. B. schwunghafte Bewegungen des Armes mit Hilfe des Schultergürtels bei einer bleibenden Lähmung des M. deltoideus.

● Gewöhnen des Patienten an Umgang mit und Beherrschung von körpernahen und körperfernen Hilfsmitteln; z. B. selbständiges Anwickeln einer Schiene, exaktes Gehen mit einem Stock oder Benutzung eines Rollstuhls

● Vorbereitung für evtl. notwendige Ersatzoperationen; z. B. für eine Muskelplastik. Dabei werden entsprechende Muskelgruppen besonders auf Kraft geschult, um später andere Funktionen zu übernehmen.

3.3.3
Myasthenische Lähmung

Klinisches Bild

Der Begriff myasthenisch leitet sich von mys = Muskel und asthenia = vorzeitige Ermüdung ab.

Die Störung liegt bei der myasthenischen Lähmung im Bereich der **neuromuskulären Transmission** (motorische Endplatte). Hier ist die neuromuskuläre Reizübertragung von Nerv auf Muskel durch Azetylcholin gestört, weil die Azetylcholinrezeptoren durch Antikörper blockiert sind.

Syndrom

Die myasthenische Lähmung stellt eine vorzeitige Ermüdungslähmung der Skelettmuskulatur dar, die sich zunächst im Laufe des Tages entwickelt und während der Nachtruhe zurückbildet. In fortgeschrittenen Stadien findet keine Erholung während Ruhephasen mehr statt, und es kann schließlich auch zu strukturellen Störungen der Muskelfasern kommen, wie bei einer Myopathie.

Zu etwa 50–70 % manifestiert sich die myasthenische Lähmung im Augenbereich mit ein- oder doppelseitiger Senkung des Oberlids (Ptose) oder/und mit Doppelbildern (Diplopie) infolge Schielstellungen der Augäpfel durch Augenmuskellähmungen (Ophthalmoplegie). Weiterhin kann sich ein Befall der oropharyngealen Muskulatur mit Dysarthrie und Dysphagie (s. später), also mit Sprech- und Schluckstörungen, einstellen. Schließlich können bei der generalisierten Form weitere Skelettmuskeln, wie beispielsweise die des Schultergürtels oder der Arme und die Atemmuskulatur einbezogen sein.

EMG-Test Bei supramaximaler repetitiver Reizung (3–10 Hz) bestimmter peripherer Nerven kommt es bei Myasthenie-Kranken zu einer Amplitudenabnahme (Dekrement) der evozierten Antwortpotentiale um über 20 % im entsprechenden Muskel.

3.3.4
Myogene Lähmung

Klinisches Bild

Im Gegensatz zu den bisher besprochenen Lähmungen ist bei Muskelerkrankungen – Myopathien oder myogenen Affektionen – im allgemeinen mit einem intakten Nervensystem zu rechnen. Es finden sich weder Veränderungen der elektrischen Erregbarkeit noch Sensibilitäts- und Reflexstörungen.

Unter dem Begriff Myopathien werden erscheinungsmäßig und ursächlich sehr unterschiedliche Krankheitsbilder zusammengefaßt, bei denen *funktionelle* (myasthenische oder myotone Reaktionen) oder *morphologische* (strukturelle) Veränderungen – in den Muskelfasern selbst oder im Bindegewebe der Muskeln – sowie *metabolische* (stoffwechselbedingte) Störungen auftreten.

Funktionelle Myopathien

Der **myasthenischen Reaktion** liegt – wie bereits besprochen – eine synaptische Störung an der motorischen Endplatte (neuromuskuläre Transmission) zugrunde, bei der die Übertragung der motorischen elektrischen Impulse auf die Muskelfasern (durch Autoantikörper)

herabgesetzt ist. Bei der **myotonischen Reaktion** ist die biochemische Störung in einer Membranstörung der Muskelfaser selbst zu suchen (sog. erbliche Kanalerkrankungen).

Myotonische Reaktionen bestehen in einem abnormen Anhalten der Muskelkontraktion (Dekontraktionsschwäche) für mehrere Sekunden nach Beendigung einer plötzlichen initialen Bewegung; nach mehreren Bewegungen schwindet die verzögerte Kontraktion (Prüfung mit einem kräftigen Faustschluß, der sich mühsam öffnen läßt). Bei der Perkussionsmyotonie führt das Beklopfen des Daumenballens zu einer kurzen Oppositionsbewegung des Daumens. Kälte kann die Symptomatik verstärken.

Ein Teil der biochemisch ausgelösten, also **metabolischen Myopathien**, zeigt nur belastungsabhängige Muskelkrämpfe und -schmerzen.

Merke !

Kennzeichen funktioneller Myopathien sind neben fehlendem Muskelschwund bei intaktem Nervensystem
- myasthenische Reaktion
- myotonische Reaktion
- Muskelkrampf und/oder -schmerz

Strukturelle Myopathien

Ein Großteil der erblichen oder sporadischen Myopathien zeigt morphologische Veränderungen der Muskelfasern. Diese sogenannten **strukturellen Myopathien** werden auf genbedingte Ursachen bzw. Defekte, aber auch auf Stoffwechselstörungen, hormonale und entzündliche Erkrankungen zurückgeführt. Den entzündlichen Myopathien liegen vor allem entzündliche Veränderungen des Bindegewebes oder der Gefäße des Muskels zugrunde.

Syndrom

Für die Erkennung einer Muskelerkrankung und die Abgrenzung gegenüber anderen systematisierten oder systemischen neurogenen Affektionen (motorische Systematrophien, s. S. 213; hereditäre Polyneuropathien s. S. 182) bedarf es in besonderem Maße einer exakten

3

Erhebung der Familienanamnese mit Aufstellung einer Sippentafel, Erhebung des klinischen und neurologischen Status sowie oft zahlreicher hochspezialisierter Untersuchungsverfahren der Biochemie, Elektromyographie und bioptisch-histologischer Methoden. Dies hängt damit zusammen, daß sich pathogenetisch sehr heterogene myogene Krankheitsprozesse in ihrer klinischen Erscheinung gleichen.

Stets handelt es sich um eine Systemaffektion der Muskulatur mit beidseitigem Befall bestimmter Körperabschnitte.

Merke !

Die **Leitsymptome** des *strukturellen Myopathie-Syndroms*, die einzeln oder kombiniert auftreten können, sind vor allem:
● *Muskelschwäche* bzw. *myogene Lähmung* und/oder
● Muskelatrophie und/oder
● Muskelhypertrophie und -pseudohypertrophie und/oder
● Myalgien und Muskelkrämpfe (Crampi), oft belastungsabhängig

---

Jedes dieser Symptome kann isoliert auftreten, es findet sich aber immer symmetrisch.

Muskelschwäche

Sie stellt das häufigste Leitsymptom einer Myopathie dar; nur wenige myogene Affektionen lassen es zugunsten von Muskelschmerz und -krampf vermissen. Die Muskelschwäche manifestiert sich nur ausnahmsweise umschrieben und einseitig, etwa bei einer Myositis. Meist tritt sie systemisch oder systematisch, d.h. annähernd symmetrisch in bestimmten Körperregionen auf und läßt zunächst eine Muskelatrophie vermissen.

Die Muskelschwäche kann sich äußern:
● langsam progredient, wie bei strukturellen oder degenerativen Myopathien (Muskeldystrophien)
● unter Belastung zunehmend, wie beim

myasthenischen und metabolisch-myopathischen Syndrom
● bereits zu Beginn der Bewegung, wie bei den myotonischen Syndromen
● anfallsartig, wie bei den periodischen Lähmungen

Myogene Lähmungen manifestieren sich vorrangig proximal an den Gliedmaßengürteln – Becken und/oder Schultergürtel – mit/ohne Beteiligung der Gesichts-, Hals- und Schluckmuskulatur. Der Befall der Becken- und Schultergürtelmuskulatur unter Einbezug von Oberschenkel- und Oberarmmuskulatur kommt übrigens viel häufiger bei myopathischen – insbesondere Muskeldystrophien – und myositischen (entzündlichen) als bei neurogenen Erkrankungen vor. Distale Verteilungsmuster mit Bevorzugung von Unterschenkel- und Fuß- sowie Unterarm- und Handmuskeln sprechen dagegen eher für eine *neurogene Affektion*, sind aber auch bei wenigen Myopathien (myotone Dystrophie) anzutreffen.

Eine Schwäche von *Oberschenkel- und Beckenmuskulatur* macht sich besonders im Bereich der Strecker der Hüft- und Kniegelenke bemerkbar, z. B. durch rasches Ermüden beim Treppensteigen und Gehen, Schwierigkeiten beim Aufrichten aus der Hocke und vom Sitzen. Eine *Schultergürtelschwäche* beeinträchtigt das Heben der Arme über den Kopf, z. B. beim Kämmen und beim Wäscheaufhängen. *Distale Muskelschwächen* betreffen frühzeitig die Feinmotorik der Hände und Finger und die Dorsalflexion der Füße (einseitiger Hackenstand); diese Fußheberschwäche gibt Anlaß zum Hängenbleiben des Fußes und zum Stolpern beim Laufen (Steppergang).

Die Untersuchung der Muskelkraft sollte klären, ob ein generalisierter Befall vorliegt oder aber bestimmte Muskelgruppen beiderseits selektiv betroffen sind.

Die *Prüfung der einzelnen Muskeln* folgt dem *Janda-System*. Stets sollten aber *komplexe Leistungen des täglichen Lebens* mit untersucht werden, da sie ein anschaulicheres Bild über das jeweilige Krankheitsstadium vermitteln. Hierzu gehört die Beurteilung von Gang, Fußspitzen- und Hackengang, Aufrichten aus der Hocke, Stuhlsteigen, Erheben der Arme, Faustschluß,

Tab. 3.5: Dokumentationsvorschlag mit Behinderungspunkten zur Festlegung der Einbußen von Muskelkranken (nach Vignos und Archibald)

Behinderungs-punkte	Motorische Leistungsfähigkeit
0	Normale motorische Aktivität
1	Normaler Gang. Behinderung beim Rennen
2	Leichte Anomalie der Körperhaltung oder des Ganges. Treppensteigen ohne Geländerhilfe
3	Treppensteigen nur mit Geländerhilfe. Schwäche im Schultergürtel, z. B. beim Kämmen
4	Gehen ohne Hilfe. Treppensteigen nicht möglich. Erheben von Gegenständen über die Schulterhöhe nicht möglich
5	Gehen ohne Hilfe. Aufrichten vom Sitzen nicht möglich
6	Gehen nur mit Schienen oder Gehhilfen. Erheben der Arme bis zur Horizontalen nicht möglich
7	Gehunfähig. Sitzt aufrecht. Essen und Trinken selbständig
8	Sitzt aufrecht. Beim Essen und Trinken nicht selbständig
9	Sitzen ohne Stütze und Hilfe nicht möglich. Beim Essen und Trinken nicht selbstständig
10	Bettlägerig, voll pflegebedürftig

3

Aufrichten des Oberkörpers aus dem Liegen. Bei stärkerem Befall des Beckengürtels wird das Trendelenburg-Phänomen positiv: Bei Stand auf einem Bein sinkt das Becken infolge Insuffizienz der Glutealmuskulatur zum Schwungbein ab; der Gang wird watschelnd (Duchenne-Hinken). Einen bekannten Dokumentationsvorschlag mit Bewertungsskala zeigt Tabelle 3.5.

Muskelatrophien

Muskelatrophien sind durch einen Untergang von Muskelfasern bedingt und entwickeln sich oft erst spät im Gefolge einer vordergründigen strukturellen myogenen Lähmung. Das trifft besonders für die Muskeldystrophien und Myositiden zu. Es bestehen also oft keine engen Korrelationen zwischen Muskelatrophie und -schwäche: *Deutliche myogene Lähmungen brauchen keine Muskelatrophien aufzuweisen*, und deutliche distale Atrophien bei neurogenen Systemerkrankungen lassen mitunter zunächst eine erstaunlich geringe Krafteinbuße erkennen.

Gelegentlich wird die Muskelatrophie bei Muskeldystrophien im M. deltoideus und M. gastrocnemius durch eine Vermehrung von Fett- und Bindegewebe verdeckt: sogenannte *Pseudohypertrophien*. Auch ein ausgeprägtes subkutanes Fettgewebe im Säuglingsalter oder ödematöse Schwellungen bei entzündlichen Muskelerkrankungen können die Muskelatrophie verbergen.

Muskelhypertrophien

Muskelhypertrophien finden sich generalisiert bei der kongenitalen Myotonie und mitunter lokalisiert bei Muskeldystrophien im M. triceps surae, M. quadriceps femoris, M. deltoideus, M. pectoralis, M. brachioradialis und M. extensor digitorum brevis.

Myalgien

Spontane Myalgien oder **Muskelschmerzen** können bei allen Myopathien auftreten; sie kommen typischerweise bei Myositiden, aber auch belastungsabhängig und besonders bei bestimmten metabolischen myopathischen Affektionen vor. Schmerzhafte Muskelrämpfe sind allerdings auch häufig ein Symptom von Nervenaffektionen.

Muskeltonus

Der **Muskeltonus** ist bei stärkerem Befall der Muskelfasern meist herabgesetzt. Eine generalisierte Hypotonie der Muskulatur stellt u. a. ein frühes Symptom einer neuromuskulären, d. h. einer neurogenen oder myogenen Affektion im Säuglings- und Kindesalter dar (floppy baby und floppy infant), der weitere nichtmyogene Ursachen zugrunde liegen können.

Reflexe

Die **Reflexe** verschwinden erst bei sehr fortgeschrittenem Muskeluntergang.

Kontrakturen

Kontrakturen sind Folge eines stärkeren Muskelfaseruntergangs mit bindegewebiger Umwandlung, wie sie im Endstadium von Muskeldystrophien anzutreffen ist. Bei Untersuchung der Kontrakturen müssen im Bereich der Schultergelenke die Schulterblätter fixiert werden; im Bereich des Beckengürtels muß zunächst die lumbale Lordose durch maximale Beugung des kontralateralen Hüftgelenks beseitigt werden.

Verteilungsmuster

Im Gegensatz zu peripheren Nervenschädigungen hält sich der Befall der Muskeln nicht an das Versorgungsgebiet peripherer Nervenstämme, Wurzeln oder Segmente. Auf die bevorzugte *proximale* Lokalisation mit/ohne Beteiligung der Fazialismuskulatur und gelegentlich der Augen-, Kau-, Schluck- und Halsmuskulatur wurde bereits hingewiesen (Abb. 3.26).

Komplikationen

Muskel- und auch sekundäre *Gelenkkontrakturen* sowie – bei Befall der Rumpfmuskulatur – *Skoliosen* stellen mitunter so ausgeprägte Behinderungen dar, daß die Patienten pflegebedürftig werden. Muskuläre *Atemschwäche* und Komplikationen seitens der Lunge sowie eine *Herzbeteiligung* können sich schicksalhaft auswirken.

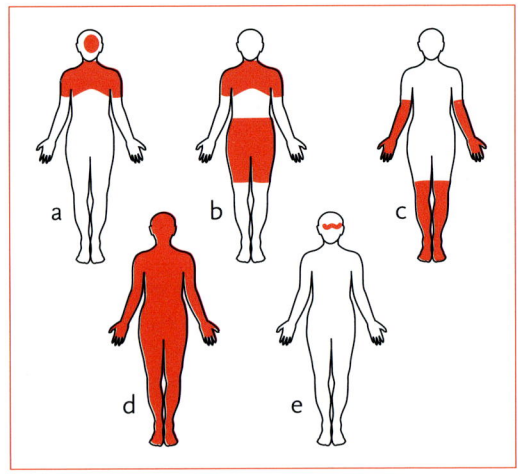

Abb. 3.26: Wesentliche Verteilungsmuster myogener Lähmungen: a) fazio-skapulohumeraler Typ, b) Gliedmaßengürteltyp (Schulter-, Beckengürtel), c) distaler Verteilungstyp (Beginn an Füßen), d) generalisierter Typ (generalisierte Hypotonie mit Schwäche, floppy baby/infant), e) okulärer Typ

Therapie

Im Vordergrund stehen physiotherapeutische Maßnahmen, da eine medikamentöse Therapie praktisch nur bei entzündlichen und symptomatischen Muskelerkrankungen in Betracht kommt.

Muskeldystrophien

Muskeldystrophische Kranke müssen immer wieder angehalten werden, Verrichtungen des täglichen Lebens soweit wie möglich vorzunehmen und *mehrmals täglich die Muskulatur zu bewegen*. Zu warnen ist nur vor einem eigentlichen Krafttraining, *Schwimmen* dagegen anzuraten. Der Physiotherapie kommt außerdem die Aufgabe zu, neben der Aufstellung des Übungsprogramms die Entwicklung von *Kontrakturen zu verhüten* oder zu lindern.

Polymyositis

Entzündliche Muskelaffektionen werden in der akuten Phase, die Wochen und Monate andauern kann, lediglich *vorsichtig passiv durchbewegt*. Da hier oft Rezidive innerhalb von Monaten oder Jahren während eines chronischen Verlaufsstadiums aufflammen können, muß eine aktive Übungstherapie sehr vorsichtig zu einem *späteren Zeitpunkt* begonnen werden.

Myasthenie

Myasthenische Syndrome werden einer *vorsichtigen Übungsbehandlung*, insbesondere einer *frühzeitigen Schulung der Atemmuskulatur*, zugeführt, wenn ihr muskulärer Zustand stabil und belastungsfähig ist.

Myotonie

Dystrophische Prozesse werden einer *aktiven Bewegungsübung* unterzogen; schwere Myotonien können *medikamentös* beeinflußt werden.

3.3.5
Psychogene Lähmungen

Die Möglichkeit einer **psychogenen** oder **erlebnisreaktiven Lähmung** muß dann in Betracht gezogen werden, wenn sich das Erscheinungsbild der Bewegungsstörungen nicht bekannten neurologischen Syndromen zuordnen läßt. Bei der psychogenen Lähmung entspricht die entfaltete grobe Kraft nicht der Erwartung, finden sich keine weiteren neurologischen oder organischen Befunde und widersprechen die Bewegungsabläufe und -haltungen den bekannten Lähmungsbildern. Bei palpatorischer Kontrolle der zu prüfenden Muskelgruppen während eines Bewegungsauftrags können z. B. die Agonisten keine, die eigentlich nicht tätigen Antagonisten dagegen eine Anspannung zeigen. Beim Vorhalteversuch sinken die Extremitäten oft schnell oder stufenweise ab (Mangelinnervation). Diskrepanzen lassen sich oft auch zwischen der isolierten Prüfung und dem Verhalten bei komplexen Bewegungsabläufen, insbesondere auch in für den Patienten unbeobachteten Situationen, erkennen. Die Unterscheidung zwischen organischen und psychogenen Störungen setzt große Erfahrung voraus.

Aufgaben

1. Welche Syndrome motorischer Ausfälle lassen sich unterscheiden?
2. Welche Abschnitte des Nervensystems und der Organe weisen beim Vorliegen einer Lähmung eine Leitungsunterbrechung oder Läsion auf?
3. Erläutern Sie die allgemeinen Kennzeichen der Lähmung.
4. Beschreiben Sie die verschiedenen Lähmungsformen und -typen.
5. Welche klinischen Untersuchungsmethoden dienen der Festlegung der Schwere und der Verteilung einer Lähmung in Abhängigkeit von den unterschiedlichen Lähmungstypen?
6. Erklären Sie die Kennzeichen einer zentralen oder spastischen Lähmung.
7. Was versteht man unter dem Wernicke-Mann-Prädilektionstyp?
8. Legen Sie den Begriff der latenten Parese einschließlich ihrer Untersuchungsmöglichkeiten dar.
9. Beschreiben Sie die Kennzeichen einer spastischen Tonuserhöhung.
10. Was verbirgt sich hinter dem Begriff der sog. spinalen Automatismen?
11. Stellen Sie einige wichtige Verteilungsmuster zentraler Lähmungen zusammen.
12. Welche Besonderheiten zeichnen den physiotherapeutischen Befund einer spastischen Lähmung aus?
13. Erläutern Sie die Kennzeichen einer peripheren schlaffen Lähmung.
14. Erklären Sie die Besonderheiten der neurogenen Muskelatrophien sowie die Möglichkeiten ihrer Abgrenzung gegenüber andersartig bedingten Muskelatrophien.
15. Stellen Sie wesentliche Verteilungsmuster peripherer Lähmungen zusammen und zeigen Sie ihre Besonderheiten auf.
16. Welche Prinzipien sind bei der Physiotherapie der peripheren schlaffen Lähmungen zu beachten?
17. Erläutern Sie Formen und Kennzeichen der myogenen Lähmungen.

3

3.4
Stammganglienaffektionen – Störungen der sogenannten „unwillkürlichen" Motorik

Alle vom Gehirn, von den **Stammganglien** oder vom Hirnstamm absteigenden motorischen Bahnen, die nicht zur Pyramidenbahn gehören, werden zum „extrapyramidalen" oder zum „unwillkürlichen" motorischen System gerechnet. Natürlich sind stets „willkürliche" und „unwillkürliche" Bewegungsteile an komplexen motorischen Abläufen beteiligt. Die anatomisch und neuropysiologisch überholten Begriffe „willkürlich" und „unwillkürlich" sollen aber für die klinisch-neurologische Syndromlehre beibehalten werden.

Anatomisch lassen sich vereinfacht folgende wichtige *extra- oder parapyramidale Abschnitte* unterscheiden: die bereits erwähnten kortikalen (prämotorischen) Ursprungsgebiete extrapyramidaler Bahnen, die Stammganglien (Basalganglien) und die Kerne des Hirnstamms mit absteigenden Bahnen als subkortikale Zwischenstationen und wichtige Funktions- bzw. Regelkreise der Motorik.

Wie das Kleinhirn besitzen auch die Stammganglien keine direkten efferenten Bahnen zum Rückenmark; sie haben nur einen *indirekten Einfluß* auf die Bewegungskontrolle, nämlich gemeinsam mit Kleinhirn über den Thalamus zum primären (vordere Zentralwindung) und prämotorischen Kortex. Erst dann werden extrapyramidale kortikale Efferenzen zum Hirnstamm und Rückenmark möglich (Abb. 3.27)

Anatomie

Wichtige Anteile bzw. Kerngebiete der Stamm- oder Basalganglien (ehemals extrapyramidales System) und ihre Regelkreise sind in Abbildung 3.27 dargestellt. Manche Fragen der Funktion der einzelnen Abschnitte sind z.T. noch offen und demzufolge auch die Entstehungsweise einiger Ausfallssyndrome.

Die Stamm- oder Basalganglien an der Basis der Großhirnhemisphären gelegen, bestehen vor allem aus folgenden subkortikalen **Kerngebieten**:

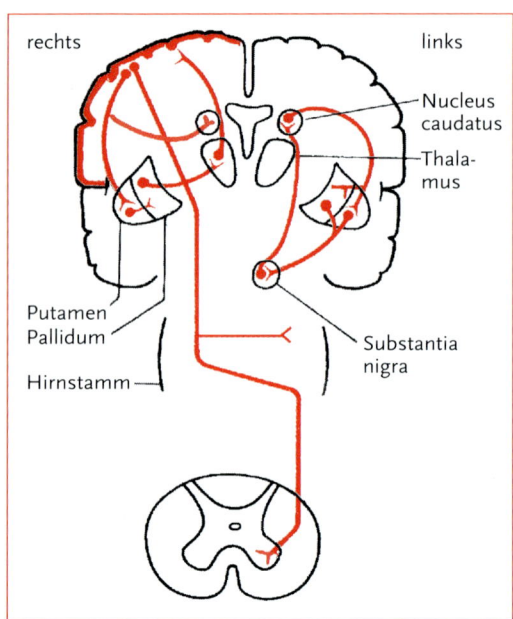

Abb. 3.27: Stammganglienmotorik: links innerer Regelkreis aus Striatum, rechts äußerer Regelkreis aus dem Thalamus: zum motorischen Kortex (prämotorischer Kortex + primär-motorischer Kortex) sowie kortikale Efferenzen zum Hirnstamm und Rückenmark

- Striatum mit Nucleus caudatus und Putamen
- Pallidum
- Nucleus subthalamicus
- Substantia nigra

Das entwicklungsgeschichtlich ältere **Pallidum** übt einen bahnenden und damit aktivierenden, das jüngere **Striatum** einen hemmenden Einfluß auf die Motorik aus.

Die Stammganglien liefern über den Thalamus wichtige Informationen über die Bewegungen an den Kortex, insbesondere zu den frontalen und u.a. auch zu den limbischen Regionen. Damit wird auch Einfluß genommen auf kognitive Prozesse (Vorstellung, Gedächtnis, Lernen, Erinnerung, Verhaltensumstellungen) über das Stirnhirn sowie auf affektive und emotionale Funktionen und Motivationsprozesse über tiefe Strukturen des Schläfenhirns (limbische Strukturen).

Einige der wesentlichen Neurotransmitter in den Stammganglien und ihre Bedeutung für die entsprechenden neurologischen Syndrome sind aufgeklärt und bieten therapeutische Ansätze (Abb. 3.28). **Dopamin** aus der Substantia nigra hemmt einerseits und **Azetylcholin** (ACh) aus dem Striatum stimuliert andererseits die **Gammaaminobuttersäure** (GABA) des Striatums mit ihrem Einfluß auf Pallidum und Thalamus. Durch die Überfunktion von GABA bei der Parkinson-Erkrankung werden Pallidum und Thalamus verstärkt gehemmt. Bei der Chorea Huntington hingegen degenerieren GABA-Neurone, und es überwiegt Dopamin. Die medikamentösen Parkinson-Syndrome beruhen dagegen auf medikamentös (Neuroleptika) aus-

gelöster Blockade der Dopaminrezeptoren (und ahmen eine Substantia-nigra-Degeneration nach); sie führt zu einem Überwiegen von ACh (therapeutische Einwirkung durch Anticholinergika).

Aufgaben

Erkrankungen der Stammganglien führen zu **Bewegungsstörungen**, ein Begriff, der unscharf definiert ist. Letztendlich liegt ihm wohl eine zentralmotorische Störung zugrunde, die nicht auf einer Störung des Pyramidenbahnsystems (Lähmungen) oder neuropsychologi-

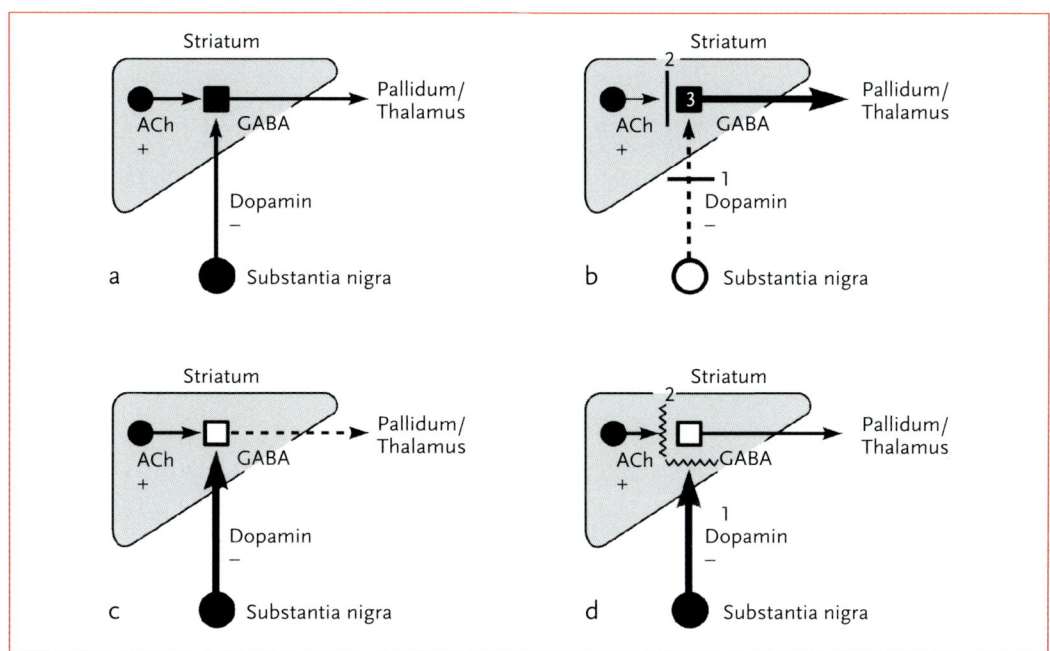

Abb. 3.28: Vereinfachte Neurochemie der Stammganglien:
a): Beim Gesunden hemmt Dopamin aus der Substantia nigra und erregt Azetylcholin (Ach) im Striatum den Neurotransmitter Gammaaminobuttersäure (GABA) für Pallidum und Thalamus.
b): Bei der Parkinson-Erkrankung fehlt genügend Dopamin durch Degeneration der Substantia nigra und damit seine Hemmung auf das Striatum. Durch Überwiegen des ACh erhöht sich der GABA-Spiegel mit einer Überaktivität auf Pallidum und Thalamus. Therapeutische Einflußnahme durch: 1) L-Dopa-Zufuhr, 2) Hemmung von Ach durch Anticholinergika und 3) Dopamin-Agonisten.
c): Bei der Huntington-Chorea degenerieren Zellen des Striatums, die GABA-Produktion ist vermindert, das dopaminerge System überwiegt. Therapeutisch wirken antidopaminerge Substanzen (Neuroleptika wie Haloperidol und Tiaprid).
d): Neuroleptische Blockade der Dopamin-Rezeptoren: 1)und 2) beim arzneimittelbedingten Parkinson-Syndrom. Therapeutisch wirksam sind Anticholinergika.
(weiße Kreise, Quadrate, gestrichelte Linie = degenerierte oder funktionsgestörte Regionen; dicke Linie = Überfunktion)

scher Funktionen (Apraxie, Aphasie) beruht, wenn auch leichte Krafteinbußen möglich sind. Darüber hinaus werden unter diesem Begriff oft auch zerebellare Koordinationsstörungen subsummiert.

Den Stammganglien wird vereinfacht die *Steuerung unwillkürlicher Bewegungen* und demzufolge die Abweichung dieser bei den krankhaften Bewegungsstörungen zugesprochen. Sie grenzen sich damit von den intendierten und intentionalen beabsichtigten Bewegungen, der sogenannten Willkürmotorik, ab.

Weder Stammganglien noch das Kleinhirn besitzen direkte Verbindungen zum Rückenmark. Die Stammganglien sammeln vielmehr zahlreiche Eingänge aus verschiedenen Bereichen der Großhirnrinde. Mit ihren efferenten Verbindungen über den Thalamus erreichen sie die prämotorischen Areale und die vordere Zentralwindung im Stirnhirn (Abb. 3.27).

Vereinfacht kann man deshalb die *Aufgaben* folgendermaßen zusammenfassen:

Motorik
- Übernahme von erlernten Bewegungen des Pyramidenbahnsystems und Entlastung desselben, d.h. Planen und Auslösen eingeleiteter Bewegungen und Organisation ihrer Haltungsanpassungen. Damit haben sie wesentlich Einfluß auf Planung und Ausführung komplexer Bewegungsabläufe.
- Einflußnahme auf Ausdrucksbewegungen infolge enger Verknüpfung zu den psychischen Bereichen. Eine traurige oder freudige Grundstimmung äußert sich z.B. in der Motorik.
- Steuerung der Mitbewegungen, wie z.B. das unwillkürliche Pendeln der Arme beim Gehen
- Unterstützung und Ausführung erlernter Zweckbewegungen und Bewegungsautomatismen (Laufen, Radfahren, Schreiben, Sprechen usw.), die auch unbewußt ablaufen
- Koordinierung von Haltefunktionen für die erforderlichen Körperstellungen

Tonus
- Wie jeder motorische Funktionskreis nehmen auch die Stammganglien Einfluß auf den Muskeltonus.

Komplexe Bewegungsabläufe
- Außerdem wirken die Stammganglien beim Ablauf zusammengesetzter, komplexer Bewegungsabläufe mit. Solche komplexen Bewegungsabläufe sind beispielsweise das Aufstehen aus der liegenden Stellung oder das Sichdrehen um die Körperachse.

Sonstige
- Darüber hinaus sind neben den genannten motorischen Funktionen auch vegetative, kognitive und emotionale betroffen.

Ausfallserscheinungen

Es handelt sich hierbei vor allem klinisch um folgende Störungen:

Motorische Störungen Veränderungen in der Motorik äußern sich als Bewegungsüberschuß oder Hyperkinese (kinesis = Bewegung) oder als Bewegungsverarmung oder Hypo- bzw. Akinesie. Damit sind Veränderungen der normalen Bewegungsabläufe betroffen.

Tonusveränderungen Hierbei können sowohl ein *Hypotonus* der Muskulatur – nämlich z.T. im Gefolge von Hyperkinesen – als auch ein *Hypertonus* auftreten. Diese Tonuserhöhung der Muskulatur äußert sich in:
- *Dystonie*, also einem fehlerhaften Spannungszustand (tonos = Spannung), der phasisch (gleichmäßig langsam oder schnell) oder mehr oder weniger rhythmisch oder abgesetzt bestimmte Muskelgruppen betrifft und zu entsprechenden Anspannungen dieser Muskulatur mit Bewegungseffekt führt
- *Rigor* erscheint im Gefolge einer Hypokinese und ist durch folgende Kennzeichen charakterisiert:
  - gleichmäßige (teigige, wächserne) Tonuserhöhung während einer passiven Bewegung
  - Agonisten und Antagonisten sind gleich betroffen, d.h., während Beugung und Streckung im Ellenbogen- und Kniegelenk finden sich keine Spannungsänderungen.
  - Zahnradphänomen beinhaltet eine intermittierende Tonuserhöhung und -herabsetzung während einer passiven

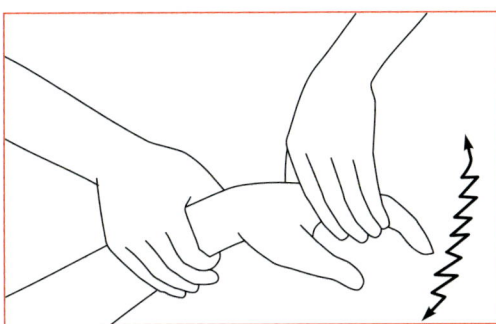

Abb. 3.29: Zahnradphänomen am Handgelenk: intermittierende Tonuserhöhung und -herabsetzung während einer Dorsal- und Volarflexion des Handgelenkes

Bewegung in einem Gelenk (Abb. 3.29). Am ehesten ist es im Handgelenk bei langsamer bis schneller Dorsal-/Volarflexion zu spüren, evtl. erst durch Provokation mittels langsamen Hebens und Senkens des gestreckten kontralateralen Arms. Beim Vorhandensein ist es stets – auch als Frühsymptom – Hinweis auf ein hypokinetisch-rigides oder Parkinson-Syndrom.

Zerfall komplexer Bewegungen Dies äußert sich u.a. darin, daß sich der Kranke nicht mit Schwung um seine Körperachse drehen kann, sondern Fuß für Fuß setzen muß.

Syndrome

Man unterscheidet 2 Gruppen von Krankheitsbildern oder neurologischen Syndromen:
- hyperkinetische
- hypokinetische

3.4.1
Hyperkinetische Syndrome

Klinische Bilder

Chorea

Das choreatische Syndrom oder die **Chorea** (choreia = Reigentanz) ist durch unwillkürliche und mehr oder minder *schnelle Zuckungen* und *Kontraktionen* einzelner Muskeln oder Muskel-

gruppen mit und ohne Bewegungseffekt, die regellos am Körper auftreten, gekennzeichnet. Sie bestehen in Ruhe und werden später in die willkürlichen Bewegungsabläufe einbezogen. Wie jede Hyperkinese, verstärken sie sich unter gemüthaften Belastungen. Zu Beginn ist diese Hyperkinese als Unruhe der distalen Extremitäten anzutreffen. Bei Einbezug der mimischen und Zungenmuskulatur treten grimmassierende Gesichts- und schnalzende Zungenbewegungen sowie Artikulationsstörungen (hyperkinetische Dysarthrie) auf. Die Hyperkinesen erinnern an Stückwerke von Willkür- oder Ausdrucksbewegungen, zumal sie in den frühen Krankheitsstadien von den Patienten in Ziel- oder Verlegenheitsbewegungen eingebunden werden können, wie z.B. das Hochschleudern des Armes in ein Zurückstreichen des Haares. Schließlich wird das Hantieren durch überschießende Bewegungen unmöglich, das Gehen wird durch Bewegungsimpulse in den Gliedmaßen oder durch plötzliche Rumpfverlagerungen unterbrochen und unharmonisch und kann in ein bizarres Tänzeln münden. Der *herabgesetzte Muskeltonus* fördert die Hyperkinesen.

Athetose

Das athetotische Syndrom oder die **Athetose** (athetos = ohne feste Stellung) äußert sich in langsamen bizarren Bewegungen der Extremitäten – vor allem von Fingern und Zehen – mit Stellungen zwischen Flexion und Hyperextension, was zu Streckungen und langsamen Drehbewegungen führt. Da Agonisten und Antagonisten gleichzeitig innerviert werden, erscheinen Beugungen und Streckungen in verschiedenen Phalangen eines Fingers. Die durch eine Tonuserhöhung verursachten Hyperkinesen fließen ineinander über und werden nur durch krampfhafte Muskelanspannungen für einige Sekunden fixiert und damit unterbrochen. Hände und Finger weisen mitunter Stellungsanomalien in Form einer Bajonettstellung mit Überstreckung der Grund- und Mittelgelenke sowie eine Beugung der übrigen Gelenke auf. Gesichts- und Zungenmuskulatur können in Form von ständigem Grimassieren und abnormen Zungenbewe-

gungen, die das Sprechen erschweren, mit einbezogen sein. Gelegentlich finden sich tor-
sionsdystonische Verdrehungen von Kopf und
Rumpf. Deshalb wird die Athetose heute auch
als eine Form der Dystonie angesehen (s. dort).
Im Schlaf und in der Narkose setzen die Bewegungen aus. Zwischen den Hyperkinesen ist
im Intervall der Muskeltonus herabgesetzt,
manchmal vermehrt.

Dystonie

Das dystone Syndrom oder die **Dystonie** (dys =
fehlerhaft, tonos = Spannung) ist nach dem
Parkinson-Syndrom das häufigste Syndrom
innerhalb der Affektionen der Stammganglienmotorik. Die wiederholt auftretenden unwillkürlichen verzerrten Bewegungen oder abnormen Haltungen sind Folge *gleichmäßig
zunehmender* (phasischer) *Tonuserhöhungen*
oder mehr *rhythmischer* oder *klonischer* (schneller, ungeordneter) *Muskelkontraktionen*, die Sekunden, Minuten oder auch länger anhalten.
Mitunter können die tonischen Kontraktionen
für Stunden oder ständig fixiert werden. Sie
werden durch Willkürbewegungen ausgelöst
oder verstärkt und unterliegen insbesondere
psychischen Einflüssen. Bei den rhythmischen
Dystonien bestehen differentialdiagnostische
Schwierigkeiten zum Tremor und Myoklonus.
Aufgrund der möglichen Verteilung der Dystonien unterscheidet man:
- fokale: eine Körperregion, z. B. Augenbereich (Blepharospasmus)
- segmentale: 2 benachbarte Körperregionen
  einbezogen (oromandibuläre Dystonie,
  Tortikollis (tortus = gedreht, collis = Hals)
- generalisierte: mehrere oder viele Körperregionen ergriffen, Torsionsdystonie

Bei Befall der rumpfnahen Muskeln erscheinen träge *Dreh-* und *Schraubbewegungen* (Tor-
sion) von Kopf und Rumpf unter Bevorzugung
von Schulter- und Beckengürtel, die mitunter
zu Steh- und Gehunfähigkeit führen: Torsionsdystonie. Beim Torticollis spasmodicus – dem
dystonen Schiefhals – führen die Dystonien im
Bereich des M. sternocleidomastoideus, der
Nackenmuskulatur und auch des M. trapecius
zu Dreh- (Gegenseite) und Neigebewegungen

(gleiche Seite) des Kopfes, die der Betroffene
durch Gegendruck (z. B. gegen das Kinn oder
den Hinterkopf) abschwächen kann. Auch das
Anlehnen des Kopfes an eine Unterlage führt
zur Entspannung.

Ballismus

Das **ballistische Syndrom** (ballein = werfen) ist
außerordentlich selten und wird durch blitzartig ausfahrende und heftige Schleuderbewe-
gungen der Extremitäten geprägt (Verletzungsgefahr). Häufig liegt gleichzeitig eine Hemiparese vor.

Tremor

Unter **Tremor** (tremor = Zittern) wird eine
rhythmische, regelmäßig alternierende oder
synchrone Kontraktion von reziprok innervierten agonistischen und antagonistischen Muskeln verstanden. Während der *physiologische*
und *vegetative* Tremor mit einer Frequenz von
5–15/s in jede Willkürbewegung eingebettet ist,
tritt der extrapyramidale Tremor nur in Ruhe
als *Ruhetremor* – oder bei bestimmten Haltungen – als *Haltetremor* – auf. Die Frequenz des
extrapyramidalen Tremors ist mit etwa 4–9/s
niedriger.

Der *Ruhetremor*, der vor allem in den distalen
oberen und in den unteren Extremitäten, der
Hals-Nacken-Muskulatur und auch an Lippe
und Unterkiefer lokalisiert ist, nimmt während
einer Bewegung ab oder verschwindet ganz
(z. B. beim Finger-Nase-Versuch) und nimmt
nach Erreichen des Ziels wieder zu (auf Nasenspitze aufgesetzter Finger).

Der *Haltetremor* (auch Aktionstremor genannt) tritt bei bestimmten Körperhaltungen
auf und läßt sich durch Vorstrecken oder Seit-
wärtshalten der Arme sichtbar machen. Er ist
vom zerebellaren Tremor zu unterscheiden.
Als Unterform dieses Haltetremors ist der
sogenannte Flapping- oder „Flügelschlagen"-
Tremor beim Seitwärtsausstrecken der Arme
aufzufassen, der bei kombinierten Leber-Hirn-
Affektionen, wie der Wilson-Erkrankung und
bei hepatogenen Enzephalopathien beobachtet
werden kann. Rhythmusähnliche Bewegungsabläufe wie Myoklonien oder Dystonien kön-

nen einem Tremor ähnlich sein; ein zerebellarer Intentionstremor tritt erst vor dem Ziel in Erscheinung.

Tic

Mit einem **Tic** (französ.: Gesichtsmuskelzucken) umschreibt man eine Gruppe heterogener Bewegungsstörungen von plötzlich einsetzenden, unregelmäßigen, kurzen und stereotypen, einfachen (einfache Tics) oder koordinierten Bewegungen (komplexe Tics). Gerade einfache Tics sind von choreatischen oder myoklonischen Bewegungsstörungen schwer abzutrennen. Einfache Tics äußern sich z. B. in Blinzeln, Gesichtszuckungen oder auch Hüsteln und Räusperkomplexen, in Klopfen, Kratzen usw.

Myoklonus

Myoklonien (mys = Muskel, klonos = heftige Bewegung) entsprechen unwillkürlichen und plötzlichen kurzen Kontraktionen einzelner oder zahlreicher Muskeln ohne und mit Bewegungseffekt. Myoklonien sind jedoch nicht nur auf die Stammganglienmotorik beschränkt, sondern werden auch in anderen Bereichen des Zentralnervensystems ausgelöst.

Akathisie

Diese durch Neuroleptika induzierte Bewegungsstörung ruft innere Unruhe und Ruhelosigkeit (kathizein = sitzen) beim Sitzen, Stehen oder in Form von vielfältigen Bewegungsäußerungen (Reiben, Nesteln usw.) hervor.

Dyskinesien

Hierbei handelt es sich um Bewegungsstörungen (dyskenitos = fehlerhafte Bewegung), die *überwiegend medikamenteninduziert* durch Gabe von Neuroleptika (tardive Dyskinesie) oder von L-Dopa-Präparaten beim M. Parkinson (Dopainduzierte Dyskinesie) auftreten. Hier erscheinen vor allem choreatische und dystone Bewegungen im Gesichts-, aber auch im Rumpf- und Extremitätenbereich. Bezeichnungen wie „Peak-dose" und „Onset and end of dose" be-

ziehen sich auf den Zeitpunkt des Auftretens dieser Hyperkinesen in Beziehung zur Medikamenteneinnahme: Maximalpunkt oder Anfluten und Abfluten der L-Dopa-Dosis. Übrigens beinhaltet der Begriff tardive Bewegungsstörung (tardus = spät oder verzögert einsetzend) ein spezielles Syndrom von Bewegungsstörungen, die nach einem Zeitraum der langen Einnahme von Dopaminrezeptorblockern (Neuroleptika) besonders mit choreatischer Manifestation einsetzen.

Untersuchung

Extrapyramidale Bewegungsstörungen oder Symptome bei Stammganglienaffektionen werden durch *subtile Beobachtung* der gestörten Bewegungsabläufe erfaßt, die stets in ihrer Gesamtheit zu erkennen sind. Ausreichende Beobachtung ist erforderlich, um richtungsweisende Symptome nicht zu übersehen. Bereits im Ruhezustand treten Hyperkinesen oder abnorme Körperhaltungen deutlich hervor. Spontanbewegungen (hantieren, gehen, sprechen, schreiben) oder die sie begleitenden Mit- und Ausdrucksbewegungen können verändert, unharmonisch oder unterbrochen werden. In Abhängigkeit von der Krankheitsursache treten von Fall zu Fall hirnorganische Psychosyndrome und intellektueller Abbau (Demenz) hinzu.

Physiotherapie

Physiotherapeutischer Befund

Die einzelnen hyperkinetischen Erkrankungen zeigen in der Regel überschießende und unkontrollierte Bewegungen; jedoch sind sie in ihrer Art und in ihrem Tempo unterschiedlich.

Befragung

- Anamnese (vgl. S. 11)
- Schmerzen können durch verspannte Muskeln oder durch überdehnte Gelenkstrukturen entstehen; durch entsprechende Fragestellungen (vgl. S. 11) kann das exakt festgestellt werden.

- Die Einstellung des Patienten zur Krankheit und zur Therapie ist zu erforschen. Dabei muß besonders darauf geachtet werden, daß der Therapeut zunächst ein Vertrauensverhältnis zum Patienten aufbaut. Die Bewegungsunruhe wird durch Emotionen wesentlich verstärkt, und die erste Begegnung mit dem Therapeuten ist für den Patienten ein emotionales Erlebnis.
- Das Sprechen kann gestört sein, es kann leise und monoton werden, aber auch „wie beim Bewegungsüberschuß" kurzzeitig abgehackt und überlaut hervortreten.

Inspektion

- Die Spontanmotorik wird durch die Bewegungsunruhe, abhängig von deren Intensität, beeinflußt.
- Die Mimik ist mit inbegriffen; es kann zu ständigem Grimassieren kommen, und eine Aussage über den Gesichtsausdruck ist schwer zu erfassen. Selbst die Zunge ist u. U. in ständiger Bewegung (Schnalzbewegungen).
- Die Gelenke, insbesondere im distalen Bereich, können extreme Stellungen aufweisen.
- Die Haltung des Patienten im Sitzen und im Stehen verändert sich ständig, er muß immer wieder neu sein Gleichgewicht korrigieren. Kopf und Rumpf weisen häufig eine Hyperlordose auf und können damit die Bewegungen der Extremitäten beeinflussen. Einschießende Hyperextensionen in der HWS können die gesamte Statik gefährden.
- Es ist weiterhin festzustellen, ob der Patient noch in der Lage ist, sich selbständig fortzubewegen oder ob Hilfsmittel unterschiedlicher Art benötigt werden und inwieweit Selbständigkeit hinsichtlich Körperpflege und Nahrungsaufnahme besteht.

Aktive und passive Beweglichkeitsprüfung

Aktive Bewegungen Sie werden von der Bewegungsunruhe beeinflußt, diese äußert sich in unregelmäßigen, schnellen oder auch langsamen, nicht mehr zielgerichteten Bewegungen. Dabei sind unterschiedlich proximale oder distale Körperabschnitte besonders betroffen.

Passive Bewegungen Die passive Beweglichkeit ist in der Regel frei. Die Gelenke sind häufig hypermobil und können in extremen Stellungen fixiert sein.

Palpation

- Bei Haut und Unterhaut können, aber müssen nicht unbedingt, veränderte Temperaturen auftreten.
- Der Tonus der Muskulatur ist bei den einzelnen Erkrankungen unterschiedlich. Er schwankt zwischen hyperton, über normoton bis hypoton und kann sich laufend verändern, auch während einer Behandlungszeit.

Reflexe

Stell- und Schutzreflexe können verlorengegangen sein, vor allem Schutzreflexe sind zu überprüfen (unter guter Absicherung des Patienten).

Sensibilität

Sowohl Störungen der Oberflächen- als auch der Tiefensensibilität können auftreten, ihre exakte Erfassung ist von der Mitarbeit des Patienten abhängig.

Koordination und Gleichgewicht

Koordination und Gleichgewicht sind in jedem Fall dieses Syndroms gestört, jedoch abhängig von der Intensität der Bewegungsunruhe.
- Gezielte und koordinierte Bewegungen sind oft nicht mehr möglich.
- Das Gleichgewicht ist in den unterschiedlichen AGST zu überprüfen, z. B. Sitz, Kniestand, Stand und Gang.

Hirnnervenüberprüfung

Bedeutung haben Schädigungen der motorischen Hirnnerven, weil die Bewegungsunruhe z. B. auch die Muskulatur des Gesichts und der Zunge mit erfassen kann.

Behandlungsplan und Behandlungsziele

Merke !

Wegen Verletzungsgefahr durch Bewegungsunruhe ist immer auf Absicherung des Patienten zu achten!

Behandlungsteam

Zum Behandlungsteam gehören Ärzte, Psychologen, Physiotherapeuten, vor allem aber auch das Pflegepersonal und die Kontaktpersonen des Patienten.

Befundanalyse

Die Schwere der Krankheit bestimmt die therapeutischen Schritte; es handelt sich in der Regel um eine progressive Erkrankung.

Die Hauptaufgaben der Physiotherapie sind darin zu sehen, daß überschießende Bewegungen „abgefangen" werden und eine Steuerung der Bewegungen versucht wird.

- Das psychische Einfühlungsvermögen steht im Vordergrund, denn nur in einer bestimmten Vertrauensstellung wird es dem Physiotherapeuten gelingen, die Behandlungsziele zu erreichen.
- Die Lokalisation der Störungen spielt für den Behandlungsaufbau eine wesentliche Rolle, vor allem inwieweit eine Fortbewegung möglich ist.
- In schweren, fortgeschrittenen Krankheitsstadien können nur noch prophylaktische Maßnahmen zur Anwendung kommen.

Ziele

- Beeinflussung des Muskeltonus
- Verbessern der Stütz- und Stellreaktionen
- Gestalten von koordinierten Bewegungsabläufen

- Schulen des Gleichgewichts
- Üben von Gebrauchsbewegungen
- Umgang mit Hilfsmitteln

Behandlungsmaßnahmen

Zu den Maßnahmen, die in der Folge aufgezählt werden, gehören auch die Maßnahmen der Prophylaxe bei bettlägerigen Patienten.

Muskeltonus

Die Beeinflussung des Muskeltonus hängt von der Art seiner Veränderung ab, und Massage wird zur Behandlung eingesetzt. Die Massage kann zusätzlich das Vertrauensverhältnis zum Patienten wesentlich verbessern, und das ist bei diesen Patienten besonders wichtig! Aufgaben der Massage:

- Beim Hypotonus soll neben Dämpfung der Bewegungsunruhe die Durchblutung angeregt werden mit langsamen, ruhigen und gleichmäßigen Streichungen, Knetungen und Walkungen.
- Beim Normotonus gilt das gleiche.
- Beim Hypertonus wird die Durchführung lockerer sein, mit Vibrationen und leichten Schüttelungen, aber dennoch gleichmäßig und beruhigend ausgeführt.

Koordinierte Bewegungsabläufe mit Stützreaktionen

Bei den hyperkinetischen Erkrankungen ist es günstig, die Bewegungsübungen mit Behandlungsmethoden auf neurophysiologischer Grundlage zu entwickeln.

- Behandlung mit dem PNF-Muster, Technik der langsamen Umkehr – Halten, damit soll eine Einwirkung auf die Bewegungsunruhe erreicht werden durch:
  - den manuellen Kontakt
  - den Widerstand, der der Muskelkraft des Patienten anzupassen ist
  - den Dehn-Zugreiz für die Muskeln (stretch)
  - den Druckreiz auf die Gelenke (funktionell sinnvoll für die unteren Extremitäten)
  - die vorgegebene Bewegungsbahn

Beispiel

Üben des symmetrischen Flexionsmusters vom Rumpf, unter Einbeziehung entweder der oberen oder der unteren Extremitäten. Ebenso kann die Behandlung mit dem PNF-Mattenprogramm durchgeführt werden. Die Übungen werden entsprechend dem Zustand des Patienten ausgewählt.

Beispiel

AGST Kniestand, diese Stellung halten und stabilisieren, in dieser Stellung Bewegungs-übungen mit den oberen Extremitäten durchführen und Fortbewegungsübungen zur nächsthöheren AGST aufbauen (über halbseitigen Kniestand zum Stand)

- Behandlung unter Einbeziehung von Gesichtspunkten der Bobath-Methode

Da die Störungen in Haltung und Bewegung auch bei diesen Patienten (ähnlich den Spasti-kern) z.T. in der Enthemmung von tonischen Reflexen zu suchen ist, und es damit zur Un-terdrückung der höher entwickelten Haltungs-reflexe kommt, wird die Behandlung mit ent-wicklungsbedingten Übungen nach Bobath sinnvoll. (Bei hyperkinetischen Erkrankungen werden falsche Bewegungsmuster durch die überschießenden Bewegungen nicht mehr sichtbar.)

Beispiel: Üben von Schutzreflexen im Sit-zen, „schützende Streckung" der Arme nach vorn oder zur Seite, um ein Fallen zu verhin-dern.

- Behandlung mit der Stemmführung nach Brunkow
  - Ein „Abfangen" der überschießenden Bewegungen kann auch mit den Stemmübungen nach Brunkow versucht werden. Das Einstemmen der distalen Extremitätenabschnitte (Hand/Fuß) führt zum Anspannen der Agonisten und Antagonisten und zur Stabilisation der Gelenke.

Beispiel

Bei einer Gangschule stemmt der Patient seine Handwurzeln in die Hände des Therapeuten und schiebt „ihn vor sich her (gegen einen leichten Widerstand).

Gleichgewichtsschulung

Beim Schulen des Gleichgewichts werden alle AGST genutzt, natürlich nur so weit, wie sie im Rahmen der Schädigung möglich sind:

- Dabei ist auch das Üben von Bewegungs-übergängen wichtig, begonnen in den AGST mit großen Unterstützungsflächen wie Rücken-, Seiten- oder Bauchlage und weiterzuentwickeln im Sinn der motori-schen Ontogenese.

Beispiel

Übergang von Rückenlage zur Seitenlage, dabei können innerhalb des Bewegungs-wegs an bestimmten Stellen kontrollierte „Haltstellungen" geübt werden.

- Die AGST Sitz sollte besonders beachtet werden, weil sie für die Existenz des Patienten außerordentlich wichtig ist. Zur besseren Stabilität kann ein Stuhl mit Lehne genutzt werden, oder die Übungen können durch Aufstützen auf einen Tisch erleichtert werden. Übungen für die oberen und unteren Extremitäten sind möglich.
- Jede AGST muß erst stabilisiert sein, ehe die nächsthöhere in das Übungsprogramm aufgenommen wird.
- Beim Stehen und Gehen spielen wieder Widerstände zu Stabilisation eine große Rolle, Widerstände am Beckenkamm und an den Schultern, symmetrisch oder asymmetrisch.

Gebrauchsbewegungen

Aus den koordinierten Bewegungsabläufen sollten die Gebrauchsbewegungen entwickelt, bzw. sie sollten gleich in die Bewegungsabläufe eingebaut werden, um die Selbständigkeit des Patienten so lange wie möglich zu erhalten.

Hilfsmittel

Der Patient sollte lernen, mit seinen Hilfsmit-teln selbst umzugehen, natürlich nur, soweit das möglich ist. Wenn es nicht oder nicht mehr möglich ist, möchten unbedingt seine Kontakt-personen exakt eingewiesen werden.

3.4.2
Hypokinetisches Syndrom

Klinisches Bild

Das **hypokinetisch-hypertone** oder **hypokine-tisch-rigide Syndrom** ist auch als *Parkinson-Syndrom* bekannt und stellt das häufigste extrapyramidale Syndrom dar. Es entsteht durch Zellenuntergang im Nucleus niger mit mangelhafter Dopaminproduktion und damit sekundärem Dopaminmangel im Striatum.

> **Merke !**
>
> Das Parkinson-Syndrom wird durch
> 5 Hauptsymptome gekennzeichnet:
> ● Hypo- oder Akinese
> ● Rigor
> ● Tremor
> ● vegetative Störungen
> ● Bradyphrenie

Sowohl das **Leitsymptom** *Hypokinese* als auch der *Tremor* können das Krankheitsbild initial prägen und *zunächst unabhängig* voneinander auftreten.

Durch Fortfall supraspinaler fördernder Einflüsse auf die α_I-Motoneurone soll das Ingangkommen der Willkürmotorik erschwert werden (Hypokinese). Die Hypokinese wird auf den Mangel einer nervalen Überträgersubstanz, des Dopamins, in der Substantia nigra zum Striatum zurückgeführt. Enthemmungsphänomene durch Überwiegen cholinerger Systeme rufen Rigor und Tremor hervor.

Hypo- und Akinese

Die **Hypo-** oder **Akinese** stellt eine *allgemeine Bewegungsverarmung* und *-verlangsamung* sowohl der Zweck- als auch der Mit- und Ausdrucksbewegungen dar, bei der alle motorischen Abläufe zunehmend langsamer und gebundener, also gleichsam „auf Sparflamme" eingestellt werden. Die Parkinson-Kranken sind dann nur noch mit Mühe in der Lage, eine Bewegung zu beginnen, durchzuführen oder zu beenden. Das äußert sich beim Hantieren, Aufstehen, Drehen auf der Stelle, Gehen usw.

Nicht nur die Zweckbewegungen werden langsamer und sparsamer, sondern die gesamte Motorik wirkt steif, hölzern und langsam, und die *Ausdrucks-* (mimischen) und *Mitbewegungen* (z. B. Mitschwingen der Arme beim Gehen) sind eingeschränkt. Die *Mimik* erscheint maskenartig (Hypomimie), das *Sprechen* leise und monoton, das *Schriftbild* klein und zittrig (Mikrographie). Schließlich verarmen die Bewegungen so stark, daß der Kranke bettlägerig wird, die Gelenke versteifen, Atem- und Schluckstörungen auftreten und er letztlich auch dem Nahrungstrieb nicht mehr nachgehen kann. Die verminderte Mimik und die allgemeine Bewegungsverarmung erwecken den Eindruck einer Teilnahmslosigkeit und Desorientiertheit oder einer Depression, die das normale Innenleben nicht vermuten lassen. Die Hypokinese bewirkt eine *typische Körperhaltung* (Abb. 3.30): der Körper ist nach vorn gebeugt, die Arme sind im Schultergelenk adduziert, im Ellenbogen und in den Finger-

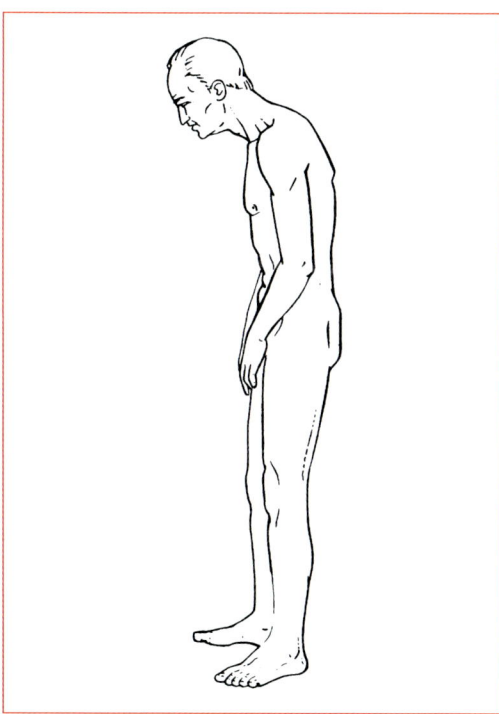

Abb. 3.30: Körperhaltung beim fortgeschrittenen Parkinson-Syndrom

gelenken gebeugt, die Hüft- und Kniegelenke sind leicht gebeugt; der Gang wird kleinschrittig und schlurfend.

In diesem Stadium tritt auch ein sog. *Haltungsverharren* auf: der Patient hat Schwierigkeiten, die eingenommene Haltung oder Bewegung schnell zu ändern. So dauert z. B. das Aufstehen eine gewisse Zeit, ebenso das Innehalten beim Laufen, das erst nach einigen Schritten gelingt. Als „On-off-Phänomen" oder Freezing bezeichnet man plötzlich auftretende Blockierungen der Bewegungsabläufe (z. B. plötzliches Stehenbleiben).

Manche Kranke leiden unter einer Unruhe (Akathisie), die sie hindert, ruhig zu sitzen oder zu stehen; so erheben sich manche Patienten ständig, um einige Schritte umherzugehen.

Rigor

Der **Rigor** stellt neben der Dystonie eine weitere extrapyramidale Tonuserhöhung dar, die vor allem gegenüber der Spastik abgegrenzt werden muß.

Merke !

Kennzeichen des Rigors sind:
- gleichmäßige (wächserne bzw. teigige) Tonuserhöhung in beiden Bewegungsrichtungen
- gleichmäßiger Befall von Agonisten und Antagonisten
- das sog. Zahnradphänomen

Die *gleichmäßige, wächserne* bzw. *teigige Tonuserhöhung* ist vergleichbar mit dem Widerstand, den ein Rührkuchenteig dem Durchziehen eines Löffels entgegensetzt. Sie nimmt mit zunehmender Geschwindigkeit der passiven Bewegungen eher zu.

Durch den *gleichmäßigen Befall von Agonisten und Antagonisten* ist der Tonus in beiden Bewegungsrichtungen gleich hoch.

Das sog. *Zahnradphänomen* tritt auf bei passiven Bewegungen. Dabei kommt es im Ellenbogengelenk, Kniegelenk und besonders aber im *Handgelenk* zu einer intermittierenden ruckartigen Tonuserhöhung und -herabsetzung (vergleichbar mit dem langsamen, in Zeitlupentempo stattfindenden Aufziehen einer Uhr): Während einer passiven Dorsal- und Volarflexion im Handgelenk geben die Muskeln ruckartig nach, so daß der Tonus während eines passiven Bewegungsausschlags abwechselnd niedrig und hoch ist. Gelegentlich muß es provoziert werden, um das Vorliegen eines Rigors zu bestätigen. Diese Provokation erfolgt entweder durch Erhöhung der Geschwindigkeit bei passiven Dorsal-Volar-Flexionen im Handgelenk oder durch gleichzeitige aktive Bewegung der gegenüberliegenden Extremität (z. B. langsames Heben und Senken des vorgehaltenen Armes).

Ein Rigor kann auch die *Nackenmuskulatur* betreffen; beim sog. Kopffalltest sinkt der passiv hochgehaltene Kopf des liegenden Patienten bei plötzlichem Loslassen dann nicht schlaff, sondern langsam auf die Unterlage herab.

Ruhe- und Haltetremor

Der **extrapyramidale Tremor** kann als *Ruhetremor* erscheinen, der bei vier Fünftel der Betroffenen beobachtet werden kann; er kann sowohl Früh- als auch Spätsyndrom sein. Er schlägt in den verschiedenen Körperabschnitten *nicht synchron* (Abgrenzung zum psychogenen Tremor, der in allen befallenen Körperteilen synchron auftritt). Dieser Ruhetremor wird als Kopftremor (Ja-Nein-Tremor), als Tremor der distalen Extremitäten („Pillendrehen" oder „Münzenzählen") beobachtet, kann aber auch auf andere Körperabschnitte übergreifen. Wichtig ist, daß er bei einer *Intentionsbewegung*, d. h. während einer Zielbewegung, wie z. B. beim Finger-Nase-Versuch, *nachläßt* oder völlig verschwindet, um beim Verharren am Ziel wieder einzusetzen.

Der extrapyramidale Tremor kann auch als *Haltetremor* erscheinen, also bei Einnahme einer Haltung (z. B. Armvorhalteversuch).

Es sei daran erinnert, daß der zerebellare Intentionstremor bei Zielbewegungen einsetzt bzw. zunimmt. Vegetativer, hyperthyreotischer und psychogener Tremor weisen im allgemeinen eine höhere Frequenz auf. Hilfreich für die Tremoranalyse kann die elektromyographische Untersuchung sein.

Vegetative Symptome

Sie können sich von Fall zu Fall in Form einer erhöhten Produktion der *Talgdrüsen* („Salbengesicht") und in erhöhter *Schweißabsonderung* oder aber in zentral bedingten *Temperaturanstiegen* oder in *Blutdruckschwankungen* (besonders Abfall im Stehen) äußern. Mitunter stellen sich Ödeme mit Lid- und Knöchelschwellungen ein. Vermehrter Speichelfluß beruht dagegen auf einer Schluckverarmung.

Psychische Veränderungen

Psychisch wirken die Patienten später *verlangsamt* und *verarmt* in ihren Denkabläufen (Bradyphrenie, phrenos = Geist). Die Stimmung kann aufgrund ihres Leidens depressiv sein. Schließlich können sich eine Demenz, ein intellektueller Abbau oder aber ein Frontalhirn-Syndrom einstellen.

Physiotherapie

Da der Morbus Parkinson die häufigste Erkrankung des hypokinetisch-hypertonen Syndroms bzw. des Parkinson-Syndroms darstellt, kann dieses Syndrom gemeinsam besprochen werden.

Physiotherapeutischer Befund

Der Physiotherapeut braucht viel Geduld bei der Kommunikation mit diesen Patienten, und er darf den in der Regel trägen und zähflüssigen Ablauf des Gesprächs nicht als Teilnahmslosigkeit des Patienten auslegen.

Befragung

- Anamnese (vgl. S. 11)
- Schmerzen der unteren Extremitäten stehen oft am Beginn der Erkrankung, noch ehe die eigentliche Symptomatik einsetzt.
- Die Patienten wirken verlangsamt in ihren Denkvorgängen, sie sind aber in der Regel sehr interessiert an ihrer Therapie.
- Gedächtnisstörungen können im fortgeschrittenen Stadium der Erkrankung vorhanden sein, deshalb sind exakte Absprachen mit den Patienten zu treffen.

- Das Sprechen ist monoton und zögernd und kann im Verlauf immer leiser und unverständlicher werden.
- Die Schrift ist klein und zittrig und kann im Verlauf immer unleserlicher werden.
- Zahlreiche Patienten neigen zu Depressionen, ihre Stimmung ist ängstlich und freudlos und kann durch Schlafstörungen beeinträchtigt werden. Auch das Unverstandensein durch die Umwelt wirkt als negativer Einfluß.

Inspektion

- Der Physiotherapeut registriert die Intensität der Verlangsamung von Spontanmotorik und Gestik.
- Mimische Bewegungen können völlig fehlen (dadurch wirkt der Patient so teilnahmslos).
- Die Haltung ist nach vorn gebeugt, und nahezu alle Gelenke befinden sich in Flexionsstellung.
- Der Gang ist kleinschrittig, schlurfend und am Boden haftend, es kommt auch zum sog. „Haltungsverharren" (ein Anhalten oder Verharren vor einer neuen Bewegung). Die physiologische Mitbewegung der Arme ist verringert oder vollständig aufgehoben.
- Durch die Haltung wird die Atmung flach und hat u. U. ein vermindertes Atemvolumen. Bei vielen Patienten ist eine Bauchatmung zu beobachten.
- Im Bereich der Haut können Durchblutungsstörungen festgestellt werden; sie ist meist fahl und blaß.
- Schwellungen können an den Fußgelenken zu sehen sein, ebenso sind Augenlidschwellungen möglich.
- In der Muskulatur findet sich als häufigstes Symptom des Parkinson-Kranken der Tremor. Es ist ein sog. Ruhetremor, der bei muskulärer Entspannung als „Zittern" bis „Wackeln" auftritt und den Patienten funktionell bes. bei der Feinmotorik stark behindert:
  - ○ An der oberen Extremität ist der Tremor eine Bewegung des Geldzählens oder Pillendrehens.
  - ○ Am Kopf die Ja-Nein-Bewegung und

o an der unteren Extremität kann es das Auf- und Abbewegen des Vorfußes sein.

Bei Emotionen kann sich der Tremor verstärken.

Aktive und passive Beweglichkeitsprüfung

● Die aktiven Bewegungen werden im Bewegungsausmaß immer kleiner und spärlicher, und es kann zur völligen Ermüdung kommen; die Ermüdung kann auch durch schnelleres Bewegungstempo provoziert werden.
● Die passiven Bewegungen werden durch vermehrten Muskeltonus und -steifigkeit behindert:
    o Der Widerstand ist wächsern und teigig und wird Rigor genannt.
    o Er behindert die Bewegungen ruckartig als sog. Zahnradphänomen.
    o Dieses Phänomen entsteht durch gleichmäßige Tonuserhöhung der Agonisten und Antagonisten.

Palpation

● Die Haut fühlt sich kühl bis kalt an, kann auch feucht und schweißig sein.
● Die Muskulatur hat einen erhöhten Tonus (Hypertonus).

Vegetative Begleitsymptome

Sie können recht vielseitig sein und werden deshalb in der Gesamtheit dargestellt:
● Vermehrte Sekretion der Talgdrüsen führen zum „Salbengesicht".
● Vermehrte Schweißsekretion kann am ganzen Körper auftreten.
● vermehrter Speichelfluß, dessen Ursache weniger in der vermehrten Speichelproduktion zu suchen ist, sondern eher durch verminderte reflektorische Schluckbewegungen
● vermehrte Tränendrüsensekretion
● manchmal auch Blasen- und Mastdarmstörungen, Blasenstörungen in Form von Miktionsstörungen und Mastdarmstörungen als Obstipationen

Koordination und Gleichgewicht

● Die Koordination kann durch die Verlangsamung der Bewegungen empfindlich gestört werden.
● Das Gleichgewicht ist durch die Propulsion instabil, verstärkt wird die Unsicherheit durch fehlende Schutzreflexe, so daß Ängstlichkeit und Verunsicherung diese Behinderung vergrößern.

Hirnnervenüberprüfung

● Hirnnervenschädigungen treten vorwiegend bei der postenzephalitischen Parkinson-Erkrankung in Form von Augenmuskellähmungen auf.
● Eine seltene Störung ist die Behinderung des Schluckens, wobei die Ursachen in der Verlangsamung der Schluckbewegungen und in dem vermehrten Rigor der Schlundmuskulatur zu suchen sind.

Neben diesem aufgeführten Befund kann in der Praxis auch mit einem Befundbogen in Anlehnung an die Webster-Rating-Scale gearbeitet werden.

Behandlungsplan und Behandlungsziele

Bei der Therapieplanung sollte bedacht werden, daß es sich um eine progrediente Erkrankung handelt, für die realistische Ziele aufgestellt werden sollen.

Behandlungsteam

Zum Behandlungsteam gehören Ärzte, Physiotherapeuten, Ergotherapeuten, das Pflegepersonal und die Kontaktpersonen des Patienten; die Einbeziehung letzterer ist hier besonders wichtig. Sie sollten nicht nur über die im Vordergrund stehenden Bewegungsübungen aufgeklärt werden, sondern darüber hinaus die Notwendigkeit erkennen, daß die Selbständigkeit bestmöglich erhalten werden muß (Körperhygiene, Anziehen, Nahrungsaufnahme), sie brauchen ebenso Hinweise für Verhalten im öffentlichen Straßenverkehr, z. B. optische Kontrolle und Ziele beim Gehen.

Befundanalyse

Die Störungen der Hypokinese sind dominant, sie werden außerdem durch den Rigor verstärkt.

- Wichtig für einen Behandlungserfolg ist eine positive Einstellung des Patienten, die zu Leistungen motiviert.
- Häufige Wiederholungen können gelernte Bewegungsabläufe erhalten.
- Mit Stimuli kann die Behandlung günstig beeinflußt werden:
  - verbaler Stimulus (Stimme und Kommando des Therapeuten haben hier einen hohen Wert und möchten gezielt und variabel genutzt werden.)
- Optische Reize können mit Geräten gesetzt werden.
  - Akustische Reize sind u. a. Tambourin, Musik und Tanz.
- Ermüdungserscheinungen können rasch auftreten und werden beinflußt durch:
  - wechselndes Tempo der Bewegungen
  - Wechsel bei den arbeitenden Muskelgruppen
  - Wechsel der AGST

Ziele

- Bei bettlägerigen Patienten stehen im Vordergrund:
  - Dekubitusprophylaxe (Lagerung)
  - Thromboseprophylaxe (Hochstellen des Bettendes)
  - Pneumonieprophylaxe (Atemgymnastik)
  - Kontrakturverhütung (passive Bewegungen)
- Bei Patienten, die aufstehen können und in der Regel auch ambulant zur Behandlung kommen, stehen im Vordergrund:
  - Beeinflussung des Muskeltonus und Verhinderung von Kontrakturen
  - Anregung der Durchblutung
  - Beeinflussung der Hypokinese steht als Hauptziel
  - Fördern und Verbessern der Atmung
  - Verbessern des Sprechens und des Schreibens

Behandlungsmaßnahmen

Die prophylaktischen Maßnahmen bei bettlägerigen Patienten werden an dieser Stelle vorausgesetzt.

Beeinflussung des Muskeltonus und Verbesserung der Durchblutung

- Massage ist zur Lockerung des Muskeltonus und zur Verbesserung der Durchblutung einzusetzen. Sie sollte jedoch als passive Maßnahme immer im Hintergrund bleiben. Folgende Möglichkeiten können empfohlen werden:
  - Klassische Massage kann mit Vibrationen und leichten Schüttelungen die hypertone und angespannte Muskulatur lockern.
  - Mobilisierende Massage nach Klein-Vogelbach und Funktionsmassage nach Evjenth; das sind Massagehandgriffe verbunden mit passiven Bewegungen.
- Passive Bewegungsübungen beeinflussen den Muskeltonus, verhindern Kontrakturen und regen die Durchblutung an.
  - Sie sollten rhythmisch, weich und immer mit Übungsauftrag durchgeführt werden.
  - Günstig ist ein beidseitiges „Durchbewegen" durch zwei Physiotherapeuten (wenn die Möglichkeit besteht), damit kann der oft teigige Widerstand der Muskulatur gut überwunden werden.
  - Ein Dehnzug am Ende der Bewegungsbahn ist günstig zur Kontrakturverhütung und bedeutet für den Patienten eine „fühlbare Erleichterung".
  - Das passive Bewegen im Atemrhythmus verbessert gleichzeitig die Atmung des Patienten.
- Aktive Bewegungsübungen stehen absolut im Vordergrund wegen ihrer Wirkung auf die Hypokinese, und ihre wesentlichen Aufgaben sind: Schulung des Lagewechsels und der koordinierten Bewegungsabläufe, Übung von Bewegungsansätzen und -übergängen und der motorischen Reaktionsfähigkeit, Gangschulung und Übung der Gebrauchsbewegungen.

3

Schulen des Lagewechsels

Es wird durch Erlernen der Übergänge von einer AGST in eine andere vorgenommen. Begonnen wird in liegender AGST und großen Unterstützungsflächen, z.B. aus der Rückenlage über die Seitlage zur Bauchlage. In der Steigerung sind es AGST mit kleineren Unterstützungsflächen, z.B. aus der Rückenlage über den einseitigen Armstütz zum Sitz an der Bettkante. Der Patient soll dabei lernen, diese Bewegungsübergänge allein durchzuführen, um bei einem „Hinfallen" über die entsprechenden AGST zum „Aufstehen" zu kommen.

Üben koordinierter Bewegungsabläufe

Das wird in allen AGST durchgeführt, und es stehen Rumpf-, Stütz-, Schwung- und Streckbewegungen im Vordergrund.

> **Übung**
>
> - Bei den *Rumpfübungen* können Drehbewegungen als Dehnungsübungen besonders günstig eingesetzt werden, z.B. Patient befindet sich in der Rückenlage mit angestellten und zur Seite abgelegten Beinen und Nackenhalte beider Arme, im Wechsel können die Beine nach rechts und links bewegt werden.
> - Die *Stützübungen* können u.a. in Seitlage, Vierfüßlerstand oder im Sitz geübt werden, z.B. Abstützen vor dem Körper aus der Seitlage. Hierbei möchten auch besonders Abstützreaktionen geschult werden.
> - Im Sitz und Stand werden *schwunghafte Bewegungen* durch Handgeräte wie Keule oder Ball erweitert, dabei ist auf die Standsicherheit des Patienten zu achten.
> - Die *Streckbewegungen* beginnen an der Wirbelsäule, z.B. kann die Aufrichtung des Rumpfes bewußt gemacht werden durch einen senkrecht gehaltenen Stab am Rücken. Mit dem Stab gibt es viele Möglichkeiten für Streck- und Wirbelsäulenbewegungen.

Schulen des Gleichgewichts

Es wird selbstverständlich in allen AGST zu schulen sein:

- Im Sitz kann die Schwerpunktverlagerung des Körpers geübt werden, z.B. soll mit einem Bein eine maximale Flexion in Hüft- und Kniegelenk für eine Weile gehalten werden. Damit können die Schwierigkeiten beim Anziehen von Strümpfen und Schuhen verringert werden.
- Gleichgewichtsverlagerungen und -übungen haben anfangs durch das Benutzen der Sprossenwand eine gute Unterstützungsmöglichkeit, in der Steigerung werden sie dann auf einer Weichbodenmatte oder auf dem Schaukelbrett erschwert.
- Das Spiel mit einem Luftballon im Stand und Gang kann Gleichgewichtsschulung, Raumorientierung und Extremitätenstreckung vereinen.

Üben von Bewegungsansätzen und -übergängen

Dies fällt den Patienten oft besonders schwer, weil sie auch psychisch unter den Start- und Stopschwierigkeiten leiden. Der Einsatz von Stimuli soll den Patienten nicht nur während der Behandlung, sondern auch im täglichen Leben helfen.

Gangschule

Die **Gangschule** ist ein sehr wichtiger Bestandteil der aktiven Behandlung. Dabei sollte die Korrektur den Patienten nie entmutigen. Folgende Gesichtspunkte sollten in der Gangschule enthalten sein:

> **Übung**
>
> - vorgebeugte Körperhaltung vorsichtig korrigieren
> - Schrittlänge durch optische Reize vergrößern
> - Üben des Abhebens der Füße vom Boden durch Übersteigen von Hindernissen
> - physiologisches Mitbewegen der Arme durch zwei Stäbe üben. Therapeut und

Übung Fortsetzung

Patient gehen hintereinander und halten die Stäbe in ihren beiden Händen. Der Therapeut (vorn) gibt Bewegungsimpulse für die physiologischen Armmitbewegungen, später soll der Patient von vorn diese Impulse übernehmen.

- Üben zur Überwindung der Startschwierigkeiten durch Überschreiten eines Hindernisses, z. B. eines Gummirings. Im täglichen Leben kann dieser optische Reiz in den Steinplatten der Gehwege zu suchen sein. Auch beim Aufstehen vom Sitz zum Stand kann durch einen „Schwung beider Arme nach vorn" die Hemmung überwunden werden, unterstützt durch den Blick auf den Therapeuten und dessen „anfeuerndes" Kommando.
- Beim Üben zum Stoppen eines Bewegungsablaufs kommen akustische Signale zum Einsatz, z. B. Klatschen der Hände oder Unterbrechen der Musikbegleitung.
- Üben der Reaktionsfähigkeit durch Werfen und Fangen eines Balles während des Gehens; damit werden zeitgleich zwei motorische Programme geschult.
- Üben der unterschiedlichen Gangarten vorwärts, seitwärts und rückwärts; dabei ist der Patient immer gut abzusichern.

Atembewegungen

Atemgymnastik kann als Ergänzung zum Übungsprogramm angesehen werden, oder es werden die einzelnen Atemübungen immer wieder zwischengeschaltet:

- Atemübungen mit Dehnungen des Brustkorbs, der durch die Haltung zusammengedrückt wird, z. B. mit einem Stab oder Armbewegungen in der Schlaghalte
- Förderung und Vertiefung der Atmung durch intensives und „bewußtes" oder „tönendes" Ausatmen
- Erlernen der einzelnen Atemformen, dabei stehen Flankenatmung und hintere untere Atmung im Vordergrund

Gebrauchsbewegungen

Das Üben der **Gebrauchsbewegungen** darf nicht vergessen werden, damit die Patienten so lange wie möglich selbständig bleiben. Dabei ist vor allen Dingen an Hilfen im Alltag zu denken, z. B. Klettverschlüsse, große Knöpfe, lange Schuhanzieher oder verdickte Griffe an Löffel oder Stiften.

Sprechübungen

Die Verbesserung des **Sprechens** wird in der Regel ein Logopäde übernehmen; dennoch sollte der Physiotherapeut dem Patienten Anregungen geben können.

- Voraussetzung ist immer ein deutliches Sprechen des Therapeuten.
- Die einzelnen Mundstellungen für die Buchstaben, ebenso die Zungenbewegungen sind am besten vor dem Spiegel zu üben.
- Singen kann als Stimulus genutzt werden, ebenso lautes Vorlesen des Patienten, z. B. im Wartezimmer für die anderen Patienten.

Schreibübungen

Zum Verbessern des **Schreibens** können Hinweise in Form von vorgegebenen Linien gegeben werden, um zu verhindern, daß die Schrift am Ende der Zeile immer wieder kleiner und unleserlich wird.

Gruppentherapie

Neben der Einzelbehandlung ist eine **Gruppenbehandlung** für diese Patienten sinnvoll:

- Die Gemeinschaft in der Gruppe beeinflußt evtl. Depressionen und wirkt immer freudebetont.
- Mit Partnerübungen können fehlende Reaktionsfähigkeiten gut geschult werden.
- Rhythmus und Musik kommen in der Gruppe besonders gut zur Geltung und beeinflußen die Bewegungsarmut günstig. Die Patienten erlernen schnell das Tanzen und haben viel Spaß daran.

3

Die optimale Gruppengröße liegt bei 8–10 Patienten:

- Alter und Ausmaß der Schädigung sollten berücksichtigt werden.
- Die Geschlechtsverteilung sollte heterogen sein.
- Zunächst wird natürlich der Physiotherapeut der Gruppenleiter und Vorturner sein, später sollte ein Gruppenmitglied diese Rolle übernehmen mit unauffälliger Unterstützung durch den Therapeuten und viel Lob für gute Leistung.

3.5
Kleinhirnaffektionen

Klinische Bilder

Das **Kleinhirn**, in der hinteren Schädelgrube dorsal des Hirnstamms (Medulla oblongata, Brücke, Mittelhirn) gelegen, befindet sich im Nebenschluß der Motorik und kontrolliert alle motorischen Aktionen. Aufgrund der vielfältigen Verflechtungen mit sensomotorischem Kortex, Stammganglien, Gleichgewichtssystemen und Rückenmark resultieren bei Schädigungen mannigfaltige zerebellare Ausfallsyndrome.

Anatomie

Das Kleinhirn besteht aus einem Mittelteil (Wurm) und 2 Hemisphären, so daß ein- und doppelseitige Ausfälle entstehen können.

Wichtiger als die anatomische Gliederung sind die vielfältigen *Faserverbindungen* des Kleinhirns mit der Peripherie und den anderen Abschnitten des Zentralnervensystems:

- Es empfängt *sensible* bzw. *sensorische* Meldungen von den Propriorezeptoren der Muskeln, Gelenke und Bänder (Tiefensensibilität), Hautrezeptoren und Sinnesorgane (Augen, Ohr, Gleichgewichtsorgan) zur ständigen Information über die Stellung der einzelnen Körperabschnitte im Raum.
- Es erhält eine *Vorausinformation* oder Kopie von allen motorischen Bewegungsmustern aus Rückenmark und motorischem Kortex mit Stammganglienrückkopplung.

- *Efferente* Verbindungen wirken über Thalamus und motorische Rinde einerseits und über Hirnstamm andererseits auf Bewegungsabläufe, Körperstellungen und -haltungen ein; es reguliert offenbar direkt die Ausführung von Bewegungen.

Aufgaben

Das Kleinhirn schaltet sich wie ein Computer in die Bewegungsabläufe ein, befindet sich im Nebenschluß zu motorischen und sensiblen Systemen und gestattet einen der jeweiligen Bewegungssituation durch *Sofortkorrekturen* optimal angepaßten Bewegungsablauf. Wenn auch der Bewegungsentwurf aus der präfrontalen und prämotorischen Großhirnrinde unter propriorezeptiven Rückmeldungen (Tiefensensibilität) stammt, wird vor Ausführung der Bewegung vom Kleinhirn das angepaßte Bewegungsprogramm dem motorischen Kortex übermittelt; aber auch während eines Bewegungsablaufs findet eine ständige zerebellare Kontrolle statt.

Die Aufgabe des Kleinhirns besteht also in der *Koordinierung* kortikaler und extrapyramidaler Motorik unter Einfluß von Augenbewegungen und Gleichgewicht. Es führt eine allgemeine Kontrolle aller motorischen Handlungen (Halte-, Stütz-, Zielmotorik) durch.

> **Merke !**
>
> Unter Koordination versteht man das harmonische Zusammenspiel von Muskelgruppen für eine zielgerichtete und harmonische motorische Leistung.

Zu den *Aufgaben* des Kleinhirns zählen:

- Koordination der Motorik (Halte-, Stütz-, Zielmotorik)
- Mitwirken bei der Gleichgewichtserhaltung des Körpers in Zusammenarbeit mit dem Innenohr
- Mitwirken bei der Tonusregulation der Muskulatur

Ausfallserscheinungen

> **Merke !**
>
> Bei einer Funktionsstörung des Kleinhirns werden ein- oder doppelseitig beobachtet:
> - Koordinationsstörungen
> - Gleichgewichtsstörungen
> - Herabsetzung des Muskeltonus

Im Vordergrund der zerebellaren Ausfälle stehen die Koordinationsstörungen bzw. die **Ataxien** (ataxia = Unordnung).

Koordinationsstörungen

Einfache Ataxien Diese sind nicht nur bei Kleinhirnaffektionen, sondern auch bei Störungen der Tiefensensibilität als sog. sensible Ataxie (s. S. 33) zu beobachten und damit für das Kleinhirn nicht spezifisch:
- unsicherer *Finger-Nase-Versuch* (FNV) und *Knie-Hacken-Versuch* (KHV) mit ausfahrenden, das Ziel nur auf Umwegen oder überhaupt nicht erreichenden, plötzlich abbrechenden und in eine andere Richtung fortgeführten Bewegungen
- Schwanken, Fallneigung und evtl. Stehunfähigkeit beim *Romberg-Stehversuch* sowie
- breitbeiniger, ausfahrender *Gang*, der dem eines Betrunkenen gleicht und bei geschlossenen Augen durch Wegfall der optischen Kontrolle zunimmt

Zerebellare Ataxien Neben den unspezifischen Ataxieformen infolge einer Störung der Tiefensensibilität oder des Kleinhirns treten bei Kleinhirnaffektionen noch weitere spezifische Koordinationsstörungen auf. Hierzu zählen u. a.:
- *Blickrichtungs-Nystagmus*, ein Augenzittern beim Seitwärtsblick beider Augen
- grobes *Kopf- und Rumpfwackeln*, das beim Sitzen oder Stehen durch ein ständiges Hin- und Herschwanken geprägt ist
- *Skandierendes Sprechen* (zerebellare Dysarthrie) äußert sich in einer verwaschenen, abgehackten Sprechweise, oft vergesellschaftet mit einer Luftverschwendung.

- *Dys- oder Adiadochokinese*, die sich in unharmonischen, abgesetzten oder nicht mehr möglichen Wendebewegungen – z. B. Pro- und Supination der Hände – äußert. Gestörte Diadochokinese und Extremitätenzielbewegungen können nur dann auf eine Ataxie bezogen werden, wenn keine Parese vorliegt.
- *Intentionstremor*, ein Zittern oder ein grobes, ungerichtetes Wackeln vor dem Ziel (s. Abb. 3.7)

Gleichgewichtsstörungen

Gleichgewichtsstörungen äußern sich in einer Fallneigung, *Steh-* (Astasie) und *Gehunfähigkeit* (Abasie).

Muskeltonusstörungen

Auf der Seite der Kleinhirnschädigung kann der Muskeltonus herabgesetzt sein: **Hypotonus**.

Durch die ungenügenden afferenten Meldungen aus Muskel- und Gelenkrezeptoren für die Willkürinnervation kann mitunter eine Art Schwäche und Verlangsamung der Motorik empfunden werden.

Psychogene Koordinationsstörungen

Bei atypischem oder bizarrem Ausfall von Koordinationsprüfungen ist an **psychogene Störungen** zu denken. Wegen der relativen Häufigkeit solcher psychogener Mechanismen ist das Ergebnis jeder Koordinationsprüfung kritisch zu bewerten. Ausgesprochen konstantes Vorbeizeigen beim FNV, beispielsweise stets auf die gleiche, aber nicht als Ziel beschriebene Stelle (z. B. Kinn anstelle von Nasenspitze), grobe Unsicherheit oder groteske bzw. demonstrative Fallneigung in Richtung auf Gegenstände oder Untersucher beim Romberg-Stehversuch, bizarre Schwankungen beim Gang mit guter Abfangfähigkeit (Differentialdiagnose: choreatisches Syndrom) lassen an das Vorliegen psychogener Störungen denken. Durch Ablenkungsmanöver können derartige funktionelle Störungen mitunter verschwinden. Der Untersucher darf sich bei Verdacht

auf psychogene Störungen keinesfalls zu vor-
wurfsvollen oder ärgerlichen Äußerungen hin-
reißen lassen.

Physiotherapie

Die Koordination wird von unterschiedlichen
Systemen beeinflußt, ihre Störung kann deshalb mehrere Ursachen haben. Physiotherapeutischer Befund und Maßnahmen sind jedoch immer ähnlich, und deshalb werden sie
für alle Formen der Ataxie (Koordinationsstörungen) zusammengefaßt.

Physiotherapeutischer Befund

Koordination ist eine gezielte, harmonische
und zweckmäßige Bewegung, die von distal
eingeleitet wird und abhängig ist:
- von der Kraftentfaltung der Muskulatur
- vom Intaktsein der „unwillkürlichen"
  Motorik
- vom ungestörten Zusammenspiel der
  einzelnen Muskeln

Befragung

- Anamnese (vgl. S. 11)
- Einstellung des Patienten zur Krankheit
  und zur Therapie
- Störungen des Sprechens in Form von
  skandierendem Sprechen. Das ist ein
  abgehacktes, verwaschenes Sprechen,
  welches durch Koordinationsstörungen im
  Bereich der Sprechmuskulatur entsteht,
  und ein Zeichen der Kleinhirnschädigung
  ist.
- Störungen der Sehleistung können evtl.
  durch einen Nystagmus möglich sein (auch
  wieder ein Hinweis auf eine Kleinhirnschädigung).

Inspektion

- Die Spontanmotorik kann ebenso wie die
  Willkürmotorik durch einschießende,
  unwillkürliche Bewegungen beeinflußt
  werden.
- Die Haltung ist von der Intensität der
  Gleichgewichtsstörung abhängig; Sitz-,

Steh- und Gehfähigkeit werden überprüft
auf:
- ○ Schwanken
- ○ Fallneigung, evtl. auch mit Seitenbestim-
    mung
- ○ Unfähigkeit (Unfähigkeit des Stehens =
    Astasie und Unfähigkeit des Gehens =
    Abasie).
- Es muß festgestellt werden, ob der Patient
  selbständig oder auf fremde Hilfe angewie-
  sen ist, oder ob er Hilfsmittel benutzt wie
  z. B. Stock oder Rollstuhl.

> **Merke !**
>
> Bei den Prüfungen muß immer auf die
> Sicherheit des Patienten geachtet werden!

Aktive und passive Beweglichkeitsprüfung

Aktive Bewegungen
- Die Überprüfung der aktiven Bewegungen
  erfolgt mit gezielten Übungsaufträgen.
  - ○ Diese aktiven Bewegungen können
    ausfahrend und ziellos sein, wobei es
    graduelle Unterscheidungen gibt von
    kleiner Unsicherheit bis zur groben
    Fehlbewegung.
  - ○ Bei aktiven Bewegungen kann auch ein
    Intentionstremor festgestellt werden. Es
    kommt dabei vor dem Ziel der Bewegung
    zu einem Zittern bis zum groben
    Wackeln. Das Auftreten eines Inten-
    tionstremors ist Hinweis auf eine
    Schädigung im Kleinhirnbereich.
  - ○ Ein ebensolcher Hinweis ist der
    zerebellare Tremor (Zittern oder grobes
    Wackeln von Rumpf und Kopf).

Passive Bewegungen
- Die passive Beweglichkeit ist in der Regel
  frei, z. T. besteht Hypermobilität.

Palpation

Beim tastbaren Befund kann ein Normo- bis
Hypotonus festgestellt werden; letzterer kann
wieder als Hinweis auf eine Kleinhirnschädigung gewertet werden.

Sensibilität

Die Tiefensensibilität ist zu überprüfen:
- Prüfung des Lageempfindens und Prüfung des Bewegungsempfindens (vgl. Sensibilitätsstörungen beim Syndrom schlaffe Lähmungen)
- Die Prüfung des Vibrationsempfindens wird durch den Arzt durchgeführt mit einer Stimmgabel und soll feststellen, ob der Patient die Schwingungen der Stimmgabel am Körper nachempfinden kann.

Koordination und Gleichgewicht

Es gibt unterschiedliche Koordinationsprüfungen für die einzelnen Körperabschnitte.

Durchführung der Koordinationsprüfungen:
- Prüfungen stets im Seitenvergleich mit der oberen und der unteren Extremität
- Prüfungen erst mit offenen, dann mit geschlossenen Augen durchführen (jedoch nicht alle Prüfungen werden mit geschlossenen Augen durchgeführt, z. B. Gangprüfungen
- jede Prüfung mehrmals wiederholen
  - Die Aussagefähigkeit ist dann nicht gegeben, wenn eine partielle oder komplette Lähmung vorliegt, wenn der Muskeltonus wesentlich erhöht ist oder wenn Gelenkkontrakturen die Bewegungen einschränken.

Koordinationsprüfungen für die obere Extremität
- Finger-Nasen-Versuch (vgl. S. 99)
- Barany-Vorzeigeversuch: Der Patient soll auf einen Gegenstand zeigen, der in wechselnden Abständen vor seinem Gesicht gehalten wird.
- Rückstoßphänomen (Rebound-Versuch): Ein Arm des Patienten erhält bei der Flexion im Ellenbogengelenk einen intensiven Widerstand durch den Behandler. Dieser Widerstand setzt plötzlich aus. Beim Gesunden erfolgt eine rasche Bremsung der Bewegung, beim Koordinationsgestörten nicht.
- Prüfung zur Fähigkeit der Diadochokinese: Es ist die Fähigkeit, rasch hintereinander antagonistische Bewegungen durchzu-

führen, z. B. Pro- und Supination der Unterarme. Adiadochokinese ist die Unfähigkeit, solche Bewegungen durchzuführen, und Dysdiadochokinese sind unharmonische und abgesetzte Bewegungen dieser Art.

Koordinationsprüfungen für die untere Extremität
- Knie-Hacken-Versuch (vgl. S. 99)
- verlängerter Knie-Hacken-Versuch
  - Die Ferse des einen Beines fährt vom Knie zum Fußrücken des anderen Beines an der Schienbeinkante entlang.

Koordinationsprüfungen für den Rumpf
- Der Patient sitzt am Bettrand, seine Füße hängen frei. Es soll festgestellt werden, ob:
  - ein Schwanken des Rumpfes vorhanden ist
  - eine Falltendenz zu einer bestimmten Seite vorliegt. Die AGST kann erschwert werden durch das Vorstrecken beider Arme.

Koordinationsprüfungen im Stand
- Romberg-Stehversuch
  - Patient steht mit geschlossenen Augen und Füßen und vorgestreckten Armen. Es soll hier beobachtet werden, wo der Schwerpunkt liegt. Bei Patienten mit Ataxie befindet sich der Schwerpunkt weit hinten, und es kommt zur mangelnden Bodenhaftung über den Zehenflexoren, außerdem wird überprüft, ob Schwanken, Fallneigungen oder Stehunfähigkeit besteht.
- Abwandlung zum Tandem-Romberg-Versuch
  - Dabei steht der Patient mit dicht voreinander gestellten Füßen und hat durch die verkleinerte Unterstützungsfläche höhere Anforderungen an das Gleichgewicht.
- Unterberger Tretversuch
  - Patient tritt auf der Stelle, und es wird geprüft: wie hoch hebt er die Beine im Seitenvergleich, ist er in der Lage, an Ort und Stelle zu bleiben, oder weicht er in eine bestimmte Richtung aus (nach vorn, zur Seite oder nach hinten).

Koordinationsprüfungen im Gehen
- Der Gang des koordinationsgestörten Patienten ist breitspurig und stampfend,

3

unsicher und schwankend; diese Merkmale können aber auch nur ganz gering vorhanden sein. Geringe Störungen können mit folgenden Prüfungen festzustellen sein:

○ Gehen auf einer direkten Linie zu einem Zielpunkt; geprüft wird, ob es zu Abweichungen nach rechts oder links kommt.

○ Gehen im Seiltänzerschritt (Sicherheit des Patienten beachten!). Außerdem prüfen, ob der Seiltänzerschritt mit oder auch ohne Unterstützung möglich ist.

○ Ganganalyse unter Beachtung folgender Kriterien: Verbreiterung der Gangspur, zu hohes Anbeugen der Kniegelenke in der Schwungphase, zu hartes Aufsetzen der Fersen (verlagerter Schwerpunkt!), Vorhandensein der physiologischen Mitbewegungen der Arme oder ein zu rasch werdendes Gangtempo, womit der Patient „nur" einen schnellen Halt sucht

○ Prüfung der Gleichgewichtsreaktion. Für einen gezielten Therapieplan müssen Gleichgewichtsreaktionen in den unterschiedlichen AGST geprüft werden. Dabei werden die Anpassungsvorgänge der Haltung und der Bewegung beobachtet, die durch das Verlagern des Körperschwerpunkts entstehen.

Beispiele

– AGST Sitz mit hängenden Beinen: Wird das Körpergewicht nach vorn verlagert, erfolgt als reaktive Bewegung eine Flexion der Kniegelenke.

– AGST Stand: Wird das Körpergewicht nach rückwärts verlagert, kommt es zum Abheben der Vorfüße vom Boden. Bei gestörten Gleichgewichtsreaktionen werden diese automatischen Bewegungen erschwert oder nicht möglich sein.

Behandlungsplan und Behandlungsziele

Behandlungsteam und Befundanalyse

Die Defizite bei Ataxiepatienten sind weit gefächert; daher ist auch hier eine Teamarbeit günstig. Die funktionellen Hauptprobleme der Patienten sind im *unsicheren Gang*, in den *mangelnden Gleichgewichtsreaktionen*, den daraus re-

sultierenden *Orientierungsproblemen* im Raum sowie den *unsicheren Zielbewegungen* zu suchen. Es ist die Frage zu stellen, was notwendig ist, um den Patienten wieder in sein soziales Umfeld einzugliedern.

Ziele

Die Ziele sind immer individuell nach der Befundanalyse zu bestimmen und konkret festzulegen. Orientierend gilt:

● Tonisierung der Muskulatur

● Schulung von Bewegungsübergängen unter Anwendung von Führungswiderstand

● Üben von komplexen zielgerichteten Bewegungen (PNF, Kontaktbewegungen oder freie Bewegungen)

● Anregung der Oberflächen- und Tiefensensibilität

● Schulen von Gleichgewichtsreaktionen durch vestibuläre und propriozeptive Reize

● Sicherung des Stands und des Gangs (Schwerpunktanalyse)

● Eingehen auf Sprechstörungen und Berücksichtigung von Doppelbildern

Behandlungsmaßnahmen bei Ataxie

Grundsätze

● Die Behandlung erfolgt von großer zu kleiner Unterstützungsfläche entsprechend der motorischen Ontogenese.

● Jede Ausgangsstellung (AGST) wird erst stabilisiert, bevor zur nächsten übergegangen wird.

● Fazilitation in Form von Approximation oder Widerständen wird zunächst proximal an Skapula und Becken, erst später distal gesetzt.

● Man beginnt die folgende Behandlung immer mit der zuletzt stabilisierten AGST.

● Die zielgerichteten Bewegungen werden zunächst mit Hilfe von Führungswiderständen erleichtert.

● Später kann zu Kontaktbewegungen, gedachtem Widerstand und schließlich zu freien Zielübungen übergegangen werden.

Maßnahmen zur Tonisierung der Muskulatur und Schulung von Bewegungsübergängen

Zur **Tonisierung** wird mit Widerständen, Approximation und eventuell mit Gewichtsmanschetten gearbeitet. Über die gezielte Anspannung verschiedener Muskelgruppen kann eine Irradiation oder Overflow, d.h. ein Ausbreiten der erregenden Impulse auf schwächere Muskelgruppen, erreicht werden. Dazu eignet sich sehr gut die Stemmführung nach Brunkow; hier erfolgt die Fortleitung der Muskelspannung von den Extremitäten auf den Rumpf. Es kann eine kräftige Ganzkörperspannung aufgebaut werden.

Bewegungsübergänge sollten sich nach der motorischen Ontogenese richten. Daher werden diese hauptsächlich auf der Matte mit dem PNF-Mattenprogramm geübt. Führungswiderstände erleichtern jeden Bewegungsübergang. Die niedrigste Sequenz ist das Rollen, das in vielen Varianten ausgeführt werden kann. Die Widerstände werden bei ungeübteren Patienten proximal gesetzt, später kann das Rollen auch von den Extremitäten oder vom Kopf her eingeleitet werden. Innerhalb dieses Übungsstadiums sind die Seitlage und evtl. die unterarmgestützte Bauchlage zu stabilisieren. Mit rhythmischer Stabilisierung wird von der oberen Extremität in der Seitlage viel Spannung auf den Rumpf gebracht. Alle Bewegungsübergänge bis zum Stand entsprechend der motorische Entwicklung können folgen.

Beispiel von Bewegungssequenzen beim PNF Mattentraining

Bauchlage/Rückenlage → Seitlage
Bauchlage → Unterarmstütz (Sphinxstellung)
Unterarmstütz → Kniestand
Kniestand → Vierfüßlerstand
Vierfüßlerstand → Fersensitz
Fersensitz → Seitsitz
Seitsitz → Kniestand
Kniestand → Halbkniestand
Halbkniestand → Stand

Die einzelnen Ausgangsstellungen (AGST) sind mit Techniken wie rhythmische Stabilisierung und stabilisierende Umkehr zu sichern.

Jeder Bewegungsübergang wird Halte-, Stell- und Gleichgewichtsreaktionen auslösen.

Aus den stabilisierten AGST lassen sich zielgerichtete Bewegungen ausführen, die gleichzeitig tonisierend wirken.

Üben komplexer zielgerichteter Bewegungen

Zur Anwendung kommen PNF-Techniken bzw. Behandlungsverfahren wie:
● Kombinationen der Schulterblatt- und Beckenpattern (Abb. 3.31 und 3.32)

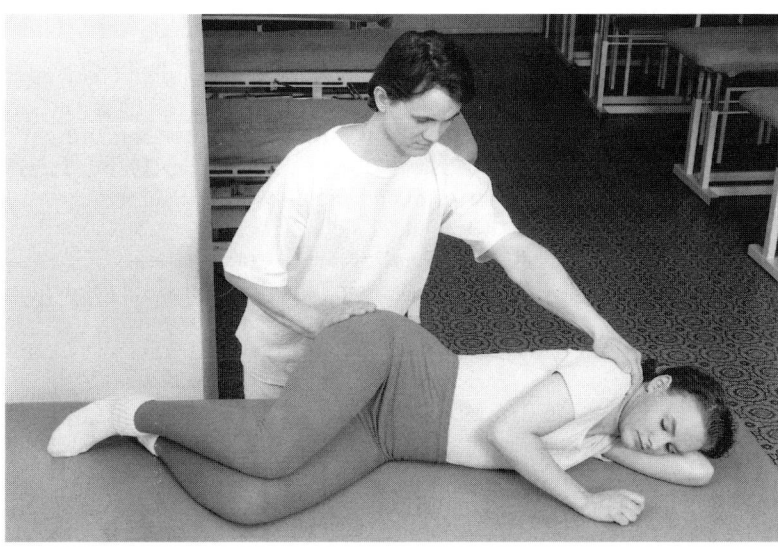

Abb. 3.31: Vorbereitung des Standbeinmusters; Schulterblatt: anteriore Elevation, Becken: posteriore Depression

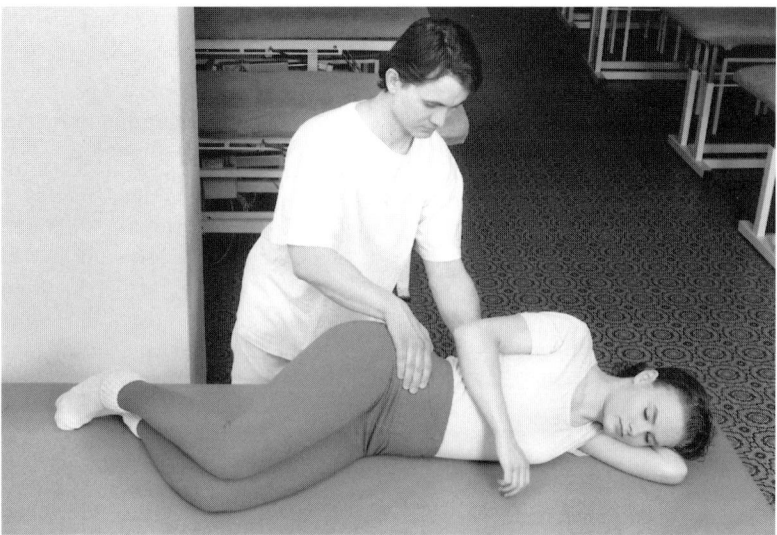

- unilaterale, später bilaterale symmetrische und bilateral symmetrisch reziproke Muster, z. B. FLEX/ADD/AR – EX/ABD/IR (Gang)
- antagonistische Umkehrbewegung wie langsame Umkehr, stabilisierende Umkehr und rhythmische Stabilisation
- Kombinationen dynamischer Muskelarbeit wie combination of isotonics.

Diese Techniken bieten, wie schon erwähnt, die Möglichkeit der *Irradiation* bzw. des *Overflow*. Irradiation oder Overflow ist die Grundlage der Verstärkungstechniken. Mit diesen Techniken werden Muskeln, die willkürlich nicht oder nur wenig innerviert werden können, über kräftige Anspannung anderer Muskelgruppen oder über reaktive Bewegungen durch das Gleichgewicht zur Innervation gebracht. So können über Extensionsmuster der oberen Extremität die kontralateralen Hüftflexoren verstärkt werden oder die Abduktion der oberen Extremität verstärkt die Abduktion der kontralateralen unteren Extremität (vgl. Verstärkungstechniken bei Polyneuropathie).

Hat der Patient diese Techniken erlernt, kann zu Kontaktbewegungen übergegangen werden. Der Therapeut gibt keinen Widerstand mehr, sondern bietet nur noch Kontakt, um die zielgerichtete Bewegung anzuzeigen. Freie Zielübungen gegen einen gedachten Widerstand mit Anfangs- und Endpunkt und kurzem

Verharren am Ziel stellen eine weitere Steigerung dar. Dazu ist es wichtig, die Grundsätze der physiologischen Motorik zu beachten, d. h. diese ist zweckorientiert, zielgerichtet, ökonomisch und benötigt entsprechende Motivation. Die Zielübungen sollen sich also an den Tätigkeiten des täglichen Lebens orientieren, um den Patienten die nötige Motivation zu geben. Diesbezüglich bietet die Ergotherapie viele Möglichkeiten.

*Beeinflussung der Oberflächen-
und Tiefensensibilität*

Oberflächen- und Tiefensensibilität lassen sich über das Verwenden unterschiedlichen Mattenmaterials (weich, fest, noppig, rillig usw.) schon beim Mattentraining auch beim Gang anregen.

Um die Aufmerksamkeit der Patienten genau auf den entsprechenden Körperabschnitt zu lenken, eignet sich besonders die Patientensprache nach Klein-Vogelbach.

Es werden das Erspüren der Auflageflächen, der Druckveränderungen einzelner Körperabschnitte auf der Auflagefläche und das Verlängern oder Verkürzen einer Extremität geübt. Beispiele dazu sind:

Übung

Ortsempfindungen
- Zeigen Sie mit der rechten Hand die linke Schulter! Zeigen Sie mit der rechten Hand, wo der linke Arm beginnt!

Distanzempfindungen und -veränderungen
- Zeigen Sie den Abstand zwischen rechtem und linkem Schultergelenk!
- Stellen Sie die Füße beckenbreit auseinander!
- Bringen Sie den linken Fuß möglichst nahe an die Hüfte!
- Entfernen Sie die Füße möglichst weit voneinander!

Richtungswahrnehmung
- Bewegen Sie Ihr linkes Knie kopfwärts!
- Bewegen Sie Ihre Ferse auf der Unterlage beckenwärts!

Weiterhin läßt sich die Tiefensensibilität gut mit *Nachahmebewegungen* schulen. Der Patient liegt oder sitzt im Tubersitz, schließt die Augen und ahmt alle Bewegungen, die der Therapeut mit einer Extremität passiv ausführt, mit der kontralateralen Extremität nach. Liegt eine Seitenbetonung vor, werden die passiven Bewegungen zunächst mit der schlechteren Extremität ausgeführt.

Rumpfstabilisierung und Schulen von Gleichgewichtsreaktionen

Jeder Bewegungswechsel erfordert Gleichgewichtsreaktionen. Diese automatischen Reaktionen stellen einen Schutz vor dem Fallen dar. Der Sitz ist im täglichen Leben eine wichtige AGST, deshalb ist zunächst Wert auf die *Stabilisierung des Sitzes* zu legen. Es eignet sich die Rumpfarbeit im Sitzen nach PNF.

Gute Rumpfarbeit läßt sich über *Gleichgewichtsreaktionen* erreichen. Abbildung 3.33 zeigt die Aktivierung der lateralen Rumpfwand, der Hüft- und Schulterabduktoren sowie der Bauchmuskulatur. Bei Gewichtsverlagerung nach vorn (Abb. 3.34) werden vor allem die dorsale Rumpfmuskulatur, die ischiocrurale Muskelgruppe und die Schulterextensoren reaktiv gebahnt.

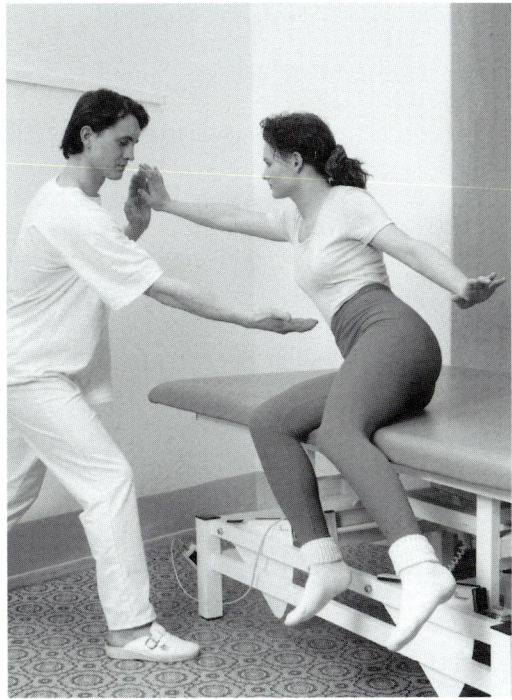

Abb. 3.33: Spinnübung

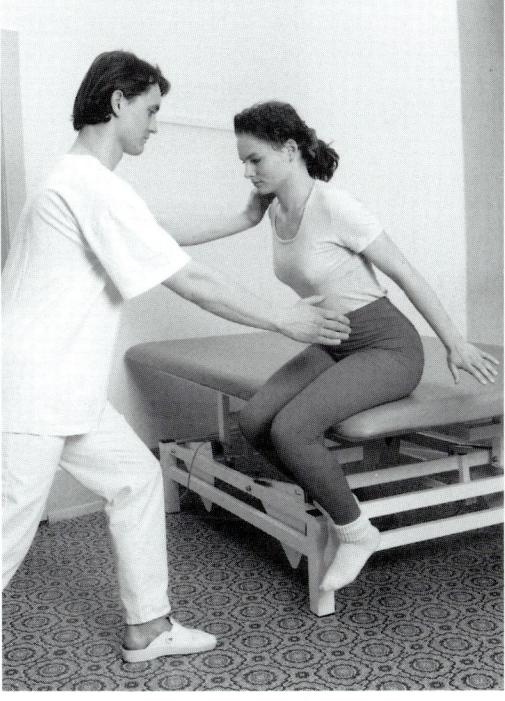

Abb. 3.34: Gewichtsverlagerung nach vorn

Sicherung des Stands und des Gangs

Diese Sequenz stellt höchste Anforderungen an das Gleichgewicht.

Anfangs wird der **Stand**, wenn nötig, an der Liege (Bauchstand und modifizierter Bärenstand), dem Barren oder der Sprossenwand geübt, später wird frei gearbeitet. Das Stehen kann zur Schulung der taktilen Wahrnehmung barfuß auf verschiedenen Unterlagen geübt werden. Es eignen sich weiche Matten, Noppenmatten, Rillenmatten, Sand, Steine und glatter, harter Boden. Dabei ist festzustellen, auf welcher Unterlage der Schwankungsradius am kleinsten ist.

Zum Einüben des **Gangmusters** wurde schon Vorarbeit auf der Liege geleistet. Im Stand wird das Gangmuster zunächst vom Becken fazilitiert. Mit Approximation auf der Standbeinseite am Beckenkamm in Richtung Posteriore Depression (PD) und Bewegungsimpuls auf der Spielbeinseite in Richtung Anteriore Elevation (AE) vom Tuber ischiadicum erfahren die Patienten die Beckenbewegung.

Ist die Bewegungsrichtung geklärt, kann der AE an der Spina iliaca anterior superior (SIAS) und der PD am Tuber ischiadicum ein Widerstand entgegensetzt werden, um zu einer rhythmischen Stabilisierung zu kommen.

Während der Gangbewegung ist Approximation in Richtung PD am Beckenkamm und Führungswiderstand an der SIAS gegen AE zu geben. Am Anfang der Bewegung kann auch ein Stretch mit Vordehnung in Richtung PD gesetzt werden.

Hat der Patient die Beckenbewegung erlernt, erschweren distale Widerstände die Bewegungen, z. B. hält der Patient die Arme in EX/ABD/ IR, und der Therapeut gibt Widerstand an den Handwurzeln. Auch in Flexionsstellung der Arme ist wechselseitiger Widerstand möglich.

Eine Steigerung bieten Übungen auf dem Schaukelbrett. Die Abbildungen 3.35a und b zeigen entsprechende Gewichtsverlagerungen. Diese stellen hohe Anforderungen an die automatische Tonusanpassung. Bei den meisten Ataxiepatienten liegt der Schwerpunkt weit hinten, so daß die Verlagerung nach vorn mit entsprechender Bodenhaftung wichtiger ist. Einen großen Einfluß auf die Bodenhaftung

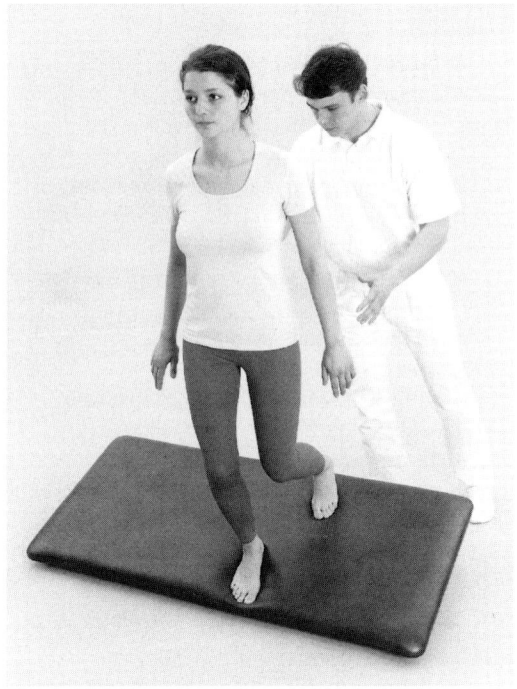

Abb. 3.35 a: Gewichtsverlagerung auf dem Schaukelbrett nach vorn und hinten

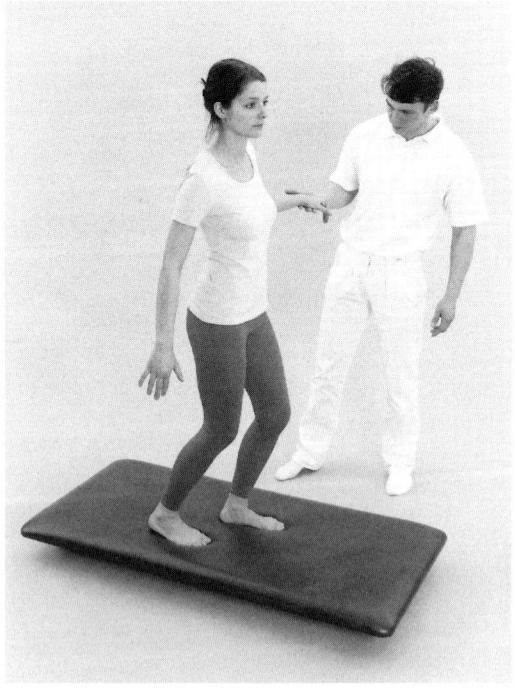

Abb. 3.35 b: Gang auf dem Schaukelbrett

haben die Zehenflexoren, die mit taktilen Reizen oder mit Eis zusätzlich zur Kontraktion angeregt werden können. Geübte, leicht betroffene Patienten können auf dem Therapiekreisel üben oder sich die Therabandübungen nach Brügger aneignen.

Ab einem bestimmten Selbständigkeitsgrad werden Ataktiker auch in Gruppen zusammengefaßt. Die Gruppentherapie folgt ebenfalls dem Grundsatz der Tonisierung, der Stabilisierung und der Koordinierung der Bewegungen. Soziale Aspekte und das freudebetonte Bewegen stehen im Vordergrund.

Eingehen auf Sprechstörungen und Doppelbilder

Auf die Behandlung der Dysarthrien wird im Kapitel 3.7 eingegangen. Doppelbilder kann die Physiotherapie nicht beeinflussen, es muß aber festgestellt werden, ob eine optische Kontrolle der Bewegungen sinnvoll ist oder die Patienten verunsichert.

Aufgaben

1. Nennen Sie die Ziele der Ataxiebehandlung.
2. Welche Grundsätze sind beim Aufbau der Übungsbehandlung zu beachten?
3. Was verstehen Sie unter Irradiation, und wie kann diese ausgelöst werden?
4. Wie können Sie über das Gleichgewicht folgende Muskeln fazilitieren?
   - Bauchmuskulatur
   - ischiocrurale Muskulatur
   - Zehenflexoren
   - Schulterabduktoren
   - Hüftflexoren
5. Was verstehen Sie unter Kontaktbewegungen?
6. Welche PNF-Pattern des Schulterblattes und des Beckens verwenden Sie, um Standbein- und Spielbeinphase vorzubereiten?

3.6
Neurologische Gangstörungen

Das Erkennen von **neurologisch bedingten Gangstörungen** hat auch für die Physiotherapie Bedeutung. Stellt doch eine Einbuße normalen Gehens für den Betroffenen eine vielfältige Beeinträchtigung des sozialen Lebensraums und der Lebensqualität überhaupt dar. Außerdem können Veränderungen des Gangbilds bei sorgfältiger Erfassung oft zugrundeliegende neurologische Syndrome bzw. Krankheitskategorien erkennen lassen; die klinische Untersuchung des Gehens über mindestens 10 m gehört zum diagnostisch wertvollen Bestandteil einer jeden neurologischen Untersuchung.

Beurteilt werden vor allem: Stand, Haltung, Start, Gehen, Schrittlänge, Mitbewegungen sowie Aufstehen; von Fall zu Fall kann die Untersuchung des Gehens noch variiert werden: Fersen- und Hackengang, Hüpfen auf einem Bein, Wendebewegung um 360 Grad, Gang bei Augenschluß ohne/mit Strichgang, Besteigen eines Stuhls sowie Romberg-Stehversuch.

Formen

Spastisch-paretische Gangstörungen

Die *spastische Hemiparese* und ihr Gangbild wurden bereits beschrieben. Als Hilfsmittel – meist auf der gesunden Seite eingesetzt – können eine längenmäßig angepaßte Unterarmstütze oder ein Hirtenstab zur Abstützung der Körperschwerpunktverlagerung nach der gesunden Seite dienen.

Auch bei der *spastischen Paraparese* vermag der Betroffene infolge der Streckspastik nur mangelhaft im Kniegelenk zu beugen und in fortgeschrittenen Stadien die Füße kaum noch vom Boden abzuheben; die Beine müssen gleichsam nach vorn gezogen werden. Die Fortbewegung mittels der steif gestreckten Beine geschieht durch abwechselnde Rumpfneigung und -drehung (sog. hühnerartiger Gang). Bei frühkindlicher Verursachung kann noch eine Adduktorenspastik (sog. Scherengang) hinzutreten. Mitunter sind Hüft- und Kniegelenke gering flektiert bei leichter Plantarflexion in den Füßen. Bei sehr langsam fortschreitender Paraparese überwiegt oft zunächst die Spastik gegenüber der Parese.

Schlaff-paretische Gangstörungen

Im Gefolge einer motorischen oder sensomotorischen **Polyneuropathie** entsteht eine durch den Muskelhypotonus hervorgerufene schlaffe, hypotone Gangstörung mit dem Leitsymptom des *Steppergangs:* da die Füße infolge der Peronaeuslähmung herabhängen, muß beim Gehen vermehrt im Hüftgelenk gebeugt werden. Beim Treppensteigen bleibt der Patient an den Stufen hängen. Dieser Steppergang tritt einseitig auch bei Peronaeuslähmungen auf. In fortgeschrittenen Stadien eines polyneuropathischen Syndroms verhindert eine *Quadrizepslähmung* eine kräftige Kniestreckung und Hüftbeugung. Beim Gehen wird das Kniegelenk zur Verbesserung der Standfestigkeit und zur Vermeidung eines Einsackens des Beines überstreckt (rekurviert) gehalten (Kapsel- und Bänderdehnung im Kniegelenk). Bei gleichzeitiger Beteiligung der Tiefensensibilität kann eine ataktische Komponente hinzutreten (s. dort).

Auch bei einer *Myopathie* wird sich bei distalem Verteilungsmuster ein Steppergang einstellen. Bei einer Beckengürtelform dagegen sackt durch Insuffizienz von Mm. gluteus medius und minimus das Becken bei jedem Schritt auf der Gegenseite ab (positives Trendelenburg-Zeichen: *Watschel-* oder *Enten-Gang*). Zum Ausgleich des Gewichts des Spielbeins wird der Körper zur Seite des Standbeins geneigt (Duchenne-Hinken). In späteren Stadien entwickelt sich eine Schwäche der ventralen und dorsalen Bauchmuskulatur, wodurch eine ausgeprägte Lordose mit Kopf- und Rumpfneigung nach hinten und eine Vorwölbung des Bauches entstehen. Schließlich entwickelt sich durch muskuläre Kontraktion eine Spitzfußstellung; der Patient steht und geht auf den Fußspitzen.

Stammganglienverursachte Gangstörungen

Die häufigste Störung des Gehens ist beim hypokinetisch-rigiden/hypertonen oder **Parkinson-Syndrom** anzutreffen. Der Gang ist kleinschrittig und langsam, oft schlurfend, und durch das Haltungsverharren kann eine initiale Startverzögerung mit anfänglich trippelnden Schritten bestehen. Mitunter sind Stürze möglich. Ein Erstarren oder *Freezing* stellt einen vorübergehenden Zustand dar, wobei der Betroffene keinen Schritt machen kann und am Ort tritt. Unter *Akathisie* (kathizein = sitzen)

versteht man das Nicht-Stillstehen-Können, das am Ort einsetzende Treten eines hypokinetisch Kranken.

Der *hyperkinetische Gang* ist geprägt von unwillkürlich einschießenden Hyperkinesen, die zu brüsken Unterbrechungen des Gehens führen.

Im Gefolge von **Dystonien** auftretende Gangstörungen zeigen bizarre Bilder, die am Anfang oft schwer zu klassifizieren sind. Bei der Torsionsdystonie können eine bewegungsinduzierte Dystonie des Beines mit anhaltender abnormer Fußstellung (Supinations- und Plantarflexionshaltung) und auch eine tonische Streckung der großen Zehe (Babinski-Reflex) beim Gehen auftreten. Später zeigen die unteren Extremitäten abnorme Haltungen, z. B. eine einschießende Beugedystonie im Hüftgelenk beim Gehen.

Im Kindesalter findet sich eine auf L-Dopa ansprechende beinbetonte intermittierende Dystonie. Bizarre anfallsartige Dystonien von Extremitäten und Rumpf im Jugendalter, durch rasche Bewegungen ausgelöst, können vorübergehend zur Gehunfähigkeit führen. Sie lassen sich durch Antikonvulsiva beeinflussen.

Ataktische Gangstörungen

Der **zerebellar-ataktische Gang** ist breitbeinig, schwankend und ausfahrend bei leicht vornübergeneigtem Oberkörper; die Schritte erscheinen unsicher, unterschiedlich lang, und das Heben der Füße geschieht unregelmäßig und unharmonisch („Gang eines Betrunkenen"). Die Fersen werden in Hockstellung nicht vom Boden abgehoben. Zerebellar ataktische Gangstörungen werden bei Lidschluß und im Dunkeln (Fehlen der visuellen Kontrolle) verstärkt, ebenso bei der Erfordernis schneller Haltungsänderungen.

Bei **sensibel-ataktischer Gangstörung** infolge Beeinträchtigung der Tiefensensibilität (Propriorezeptoren) bei sensiblen Polyneuropathien oder Hinterstrangaffektionen stehen wiederum Unsicherheit, Breitbeinigkeit, Kleinschrittigkeit und unterschiedliche Schrittlänge im Vordergrund. Mitunter wirkt der Gang stampfend, weit ausfahrend, und die Fersen schlagen heftig auf dem Boden auf; er unterliegt besonders Einflüssen der visuellen Kontrolle.

Oft ist er mit einer schlaffen Paraparese gekoppelt. Die Kranken berichten nicht selten über ein Gefühl, wie über Moos oder Watte zu gehen.

Die **vestibuläre Gangstörung** mischt sich mit den Erscheinungen der Ataxie und wird von Fallneigungen und Seitabweichungen bestimmt.

Schließlich wird noch eine sog. **frontale Gangapraxie** abgegrenzt; sie wird auch als Abasie-Astasie (basie = schritt, stasis = stehen) bezeichnet. Ursächlich werden doppelseitige Stirnhirnaffektionen bzw. Störungen der striatofrontalen Verbindungen angenommen. Offenbar ist der Gangautomatismus gestört. Es bestehen Schwierigkeiten beim Aufstehen, im Stehen das Gleichgewicht zu halten – das Gehen ist kurzschrittig und breitbeinig und am Boden festklebend – und Angst vor dem Fallen. Hilfestellungen wie Führen an der Hand, haben im Gegensatz zu den zerebellaren und sensiblen Ataxien nur geringen Einfluß. Das Krankheitsbild wird schließlich oft von weiteren Stirnlappensymptomen begleitet.

Der **senile Gang** erfolgt ebenfalls langsamer mit verkürzten Schritten. Das Gehen ist vorsichtig (besonders in unbekannter Umgebung), die Füße werden dann abnorm breit auseinandergehalten, die Beine sind gebeugt, und die Körperhaltung ist gekennzeichnet von Furcht vor einem Gleichgewichtsverlust.

Psychogene Gangstörungen

Keine der beschriebenen organischen Gangstörungen entspricht **psychogenen Gangabweichungen**. Beispielsweise hebt der Patient das Bein nicht vom Boden, sondern zieht es nach oder schiebt es vor sich her, oder aber er taumelt in alle Richtungen und fällt evtl. zu Boden.

3.7 Sprech- und Schluckstörungen

Klinische Bilder

Sprechstörungen

Sprechstörungen oder **Dysarthrien**, neuerdings auch Dysarthrophonien genannt (arthros = Gelenk, arthria = Bezeichnung einer Sprech-

störung, phone = Ton, Laut) beruhen stets auf einer Beeinträchtigung der Sprechmuskulatur bzw. der Sprechmotorik und damit ihrer peripheren oder zentralen motorischen Innervation. Sie müssen grundsätzlich von Sprachstörungen oder Aphasien (phasis = Sprache) abgegrenzt werden.

Normales Sprechen basiert auf einer ungestörten Artikulation der Konsonanten, Phonation oder Tonbildung im Kehlkopf (X. Hirnnerv), der Atmung und Resonanz.

Syndrom

Während die phonetische und respiratorische Seite allein vom HNO-Fachgebiet diagnostiziert wird, beteiligt sich die Neurologie an der Untersuchung und ursächlichen Abklärung der innervationsgestörten Sprechmotorik.

Merke !

Im Vordergrund einer Dysarthrie stehen Störungen der Artikulation und der Sprachmelodie (Stimmgebung und Sprechatmung).

Die Dysarthrie ist durch eine *Artikulationsstörung* geprägt. Durch eine Funktionseinbuße vor allem von Unterkiefer, Lippe und Zunge ist die Konsonantenbildung gestört, besonders frühzeitig diejenige von r, l, s, t/d. Das Sprechen wird *undeutlich, verwaschen* mit mühevoller Lautgebung oder einem falschen Sprechrhythmus.

Im Gegensatz zur Aphasie sind stets alle betroffenen Wörter bzw. Konsonanten konstant gestört, und die artikulatorischen Fehler wiederholen sich stereotyp; die Dysarthrie nimmt mit Konsonantenhäufung und wiederholtem Sprechen zu. Testsätze sind z. B.: „Schleimige Schellfischflosse; dritte reitende Artilleriebrigade; liebe Lilli Lehmann".

Wie aus Abbildung 3.36 ersichtlich, sind an der Sprechmotorik vor allem die Hirnnerven V motorisch, VII, IX, X und XII mit ihren Muskeln beteiligt. Störungen des Sprechens entstehen also bei:
- Affektionen der Motoneuronen der motorischen *Hirnnerven* (periphere Lähmungen) selbst, und zwar

○ im Hirnstamm (nukleär): z. B. Bulbärparalyse
○ in den entsprechenden Hirnnerven: z. B.
   Hirnnervenpolyneuritis
○ an der neuromuskulären Transmission:
   Myasthenie
○ in der Muskulatur: Myopathien
   – Die hier zu beobachtende *bulbäre
     Dysarthrie* äußert sich in verwasche-
     nem, kloßig und schlecht artikuliertem
     Sprechen, das bis zur Anarthrie
     fortschreiten kann.

● Affektionen der 3 motorischen Zentren und
   daraus resultierenden zentralen Bewegungsstörungen, die die Motoneurone
   fehlerhaft steuern:
   ○ **Kleinhirn**: Folge ist eine *zerebellare
      Dysarthrie*, also ein sog. skandierendes
      Sprechen mit abgehacktem, verlangsam-
      tem und verwaschenem Sprechrhythmus,
      der z. T. explosiv mit Luftverschwendung
      erfolgen kann (Koordinationsstörung)
   ○ **Stammganglien**: Hier können sowohl
      eine *hypokinetische Dysarthrie* mit

monotoner, zunehmend leiser werdender
und verwaschener Sprechweise (Parkinson-Erkrankung) vorkommen als auch
eine *hyperkinetische Dysarthrie* mit
irregulärer Unterbrechung der Sprechmotorik einschließlich Artikulationsstörungen und Lautverzerrungen in
Abhängigkeit von choreatischen und
dystonen Symptomen auftreten.
○ **Hirnnervenpyramidenbahn**: Doppelseitige Läsionen derselben haben eine
   spastische oder *pseudobulbäre Dysarthrie*
   zur Folge, die der bulbären (verwaschen,
   kloßig, artikulationsgestört) gleicht und
   gelegentlich eine gewisse „Steifigkeit" des
   Sprechens erkennen läßt. Sie unterscheidet sich von der bulbären Dysarthrie
   durch das Fehlen von Muskelatrophien
   im Bereich der Sprechmuskulatur und
   durch einen gesteigerten Mandibular-/
   Masseter-Reflex (ausgeprägter reflektorischer Kieferschluß bei Schlag auf den auf
   das Kinn aufgelegten Finger bei leicht
   geöffnetem Mund)

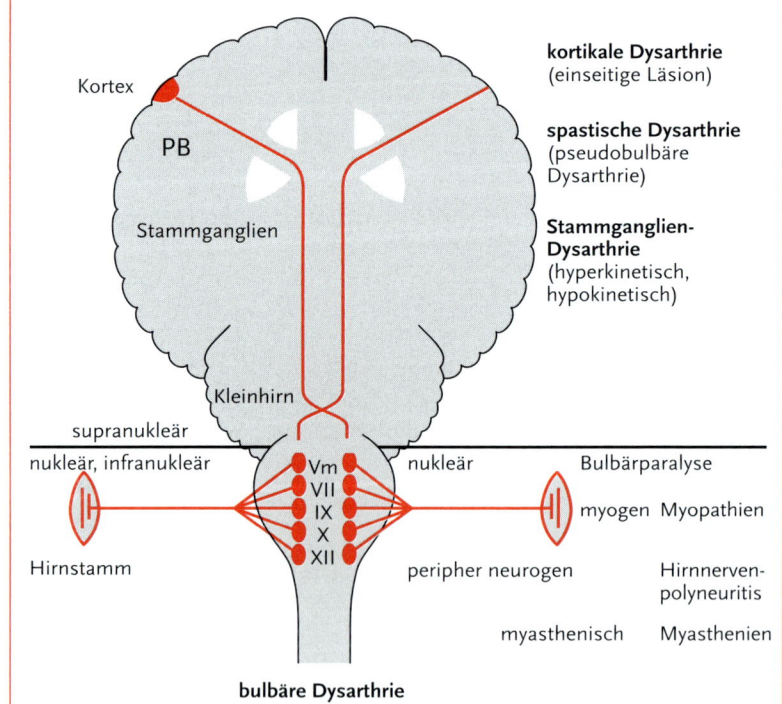

Abb. 3.36: Die Sprechmuskulatur mit ihrer peripher
und zentral motorischen
Innervation einschließlich
der verschiedenen neuro-
logischen Sprechstörun-
gen (PB = Pyramiden-
bahn)

○ **diffuse Hirnläsionen**: Infolge Neurointoxikationen, besonders durch Medikamente, können Dysarthrien mit vor allem bulbärer Symptomatik entstehen.

○ **einseitige frontale Schädigung der dominanten Hemisphere**: Als sog. *kortikale Dysarthrie* kann sie eine aphasische Sprachstörung mit Symptomen einer bulbären Dysarthrie begleiten.

Untersuchung

Die orientierende Beurteilung erfolgt durch Anhören und Beurteilung von Spontansprechen und der obengenannten Testsätze.

Therapie

Die Therapie ist *logopädisch-linguistisch* ausgerichtet und wird von einem Logopäden oder durch das Fachgebiet HNO/Phoniatrie vorgenommen. Mitunter wird auch während einer physiotherapeutischen Einflußnahme Gelegenheit sein, auf eine Dysarthrie einzuwirken, z. B. durch Herabsetzung der Sprechgeschwindigkeit, Einüben von Silbe für Silbe beim Sprechen, Üben schwieriger Laute und Bildung extrem betonter gestörter Konsonanten.

Schluckstörungen

Einer Schluckstörung oder **Dysphagie** (phagein = essen) liegen unterschiedliche Ursachen und Krankheitsbilder der Inneren Medizin, des HNO-Fachgebiets, aber auch der Neurologie zugrunde.

Da am Schluckakt u. a. die gleichen motorischen Hirnnervenbereiche wie bei der Dysarthrie in unterschiedlichem Umfang betroffen sind, sind oft bei neurologischen Erkrankungen Dysphagie und Dysarthrie kombiniert zu beobachten. Da auch einseitige kleine ischämische Läsionen des Hirnstamms mit einer Dysphagie einhergehen können, läßt sich diese nicht nur auf eine Hirnnervenparese zurückführen; es wird hier eine Art Schluckzentrum vermutet. Noch ungeklärter erscheint die Situation bei einseitigen Großhirnläsionen; hier könnten der Dysphagie ein Neglect oder eine orale Apraxie zugrunde liegen (s. dort).

Syndrom

Der Schluckakt erfolgt in 3 Phasen:
● Willkürtransport des Nahrungsbolus (Bissen) vom Mund zum Pharynx, reflektorische (unwillkürliche) und koordinierte Beförderung durch die Pharynxmuskulatur in den oberen Ösophagus durch Auslösung des Schluckreflexes
● Weitertransport durch den Ösophagus in den Magen

Dysphagien können nach dem Ort der Störung *klassifiziert* werden:
● oropharyngeale Dysphagie (1. und 2. Phase)
● ösophageale Dysphagie (3. Phase)

Neurologische Erkrankungen werden eine **oropharyngeale Dysphagie** hervorrufen – entweder intermittierend: Myasthenie, Dystonie und weitere Hyperkinesen und Hypokinesen – oder kontinulierlich: Bulbärparalyse und andere Hirnstammerkrankungen bzw. -schädigungen (z. B. bei Hirndruck oder Hirnstamminfarkt durch Fehlen oder verzögerte Auslösung des Schluckreflexes), Hirnnervenpolyneuritis, oropharyngeale neuromuskuläre Krankheitsbilder (wie myotonische Dystrophie, okulopharyngeale Muskeldystrophie bzw. Muskelatrophie, Polymyositis). Beim Schlucken bereiten hier Flüssigkeiten größere Schwierigkeiten als feste Nahrung. Ursächlich sind hierfür Läsionen der Hirnnerven XII, X, IX und evtl. auch V mot. und VII verantwortlich zu machen. Dysphagie im Gefolge von Demenzen geht auf eine Beeinträchtigung der bewußten Nahrungsaufnahme zurück.

Untersuchung

Wenn es die Situation des Patienten erlaubt, sollte neben einer neurologischen und von Fall zu Fall HNO-ärztlichen Untersuchungen eine radiologische Diagnostik (Ösophagusbreischluck, Hochfrequenzkinematographie, Computertomographie u. a.) stattfinden.

Außerdem muß eine Beobachtung des Schluckaktes selbst erfolgen, die viel Erfahrung verlangt. Die Ergebnisse dieser Untersuchungen sind der Physiotherapeutin mitzuteilen,

3

wenn sie mit ihren Methoden zur Stimulierung des Schluckreflexes, zur Beübung der fazio-oralen Motorik usw. teilnimmt und damit die Logopädin und Ergotherapeutin in ihren Bemühungen ergänzt oder überhaupt in der Akutphase diese beiden Disziplinen ersetzen muß. Ohnehin wird die orofaziale Behandlung zunehmend vom Physiotherapeuten übernommen.

Therapie/Physiotherapie

Die frühzeitige Einbeziehung einer gestörten orofazialen Motorik in die Behandlung ist deshalb so wichtig, weil Gesicht und Stimme enger Bestandteil einer Persönlichkeit sind. In Abhängigkeit vom Untersuchungsbefund wird bei Störungen der oropharyngealen Phasen breiige Nahrung (Kartoffelbrei, Apfelmus) bei Beachtung der Gefahr einer möglichen Aspiration und Verlegung der Luftröhre versucht. Dabei sollte möglichst eine sitzende Haltung eingenommen werden. Um das Kauen und Schlucken anzuregen, wird das Kopfteil 80–90 Grad hochgestellt oder es wird die unterarmgestützte Bauchlage (Sphinxstellung) verwendet, um die Aspirationsgefahr zu verringern. Das Bolusvolumen muß wegen der Aspirationsgefahr kleingehalten werden: $1/3$ Teelöffel/Schluck und eine sofortige Absaugbereitschaft muß gegeben sein.

Voraussetzung für eine erfolgreiche Therapie ist die axiale Haltung des Kopfes; schon eine leichte Rückbeugung des Kopfes kann den Schluckakt erschweren. Die Übungen zur Fazilitation von Mund, Kiefer, Zunge, weichem

Gaumen, Rachen und Kehlkopf können aber parallel zu den Übungen der Kopf- und Rumpfkontrolle vorgenommen werden. Die physiologischste Methode, Kauen und Schlucken zu üben, ist, den Patienten wieder an das selbständige Essen heranzuführen. In schweren Fällen sind die einzelnen Vorgänge getrennt ohne Nahrung zu üben. Die entsprechenden Muskeln werden durch taktile Reize oder Kurzzeiteis zur Kontraktion angeregt.

Die Behandlung im oralen Bereich beinhaltet folgende Schritte:
● *Kopf* in eine korrekte *Sitzhaltung* bringen
● *Stimulierung*: Vordehnung mit Widerstandsübungen, manuelles Streichen, Druckausübungen usw.
● *Aktive Übungsbehandlung*: Widerstandsübungen, rhythmische Bewegungsinitiierung, selbständig durchgeführte Übungen

Übungen von Kopf- und Halsmuskulatur nach PNF dienen zur Unterstützung der Muskulatur des Schluckaktes und zur Stabilisierung einer axialen Kopfhaltung.

Für den eigentlichen Kau- und Schluckvorgang müssen fazilitiert werden:
● *die Kaumuskulatur*, um durch die Kieferbewegungen die Nahrung zu zerkleinern und zu vermischen
● *die supra- und infrahyale Muskulatur*, um das Zungenbein und den Kehlkopf zu bewegen
● *die Zunge*, die die Nahrung bewegt und nach der Zerkleinerung gaumenwärts gegen den Pharynx drückt
● *der weiche Gaumen*, der mit dem Auslösen des Schluckvorgangs nach hinten oben

Tab. 3.6: Kieferbewegungen

Bewegung	fazilitiert werden
Kieferöffnen mit und ohne Widerstand	die suprahyale Muskulatur (M. digastricus, M. mylohyoideus, M. geniohyoideus, M. stylohyoideus)
Zungenbeinbewegungen	die infrahyale Muskulatur (M. sternohyoideus, M. omohyoideus, M. stylohyoideus)
Kieferschließen	Kaumuskulatur (M. masseter, M. temporalis, M. pterygoideus lateralis und medialis)
Kinn vorschieben	M. temporalis und suprahyaler Muskulatur
Seitbewegung (Mahlbewegung)	Gleichseitiger M. temporalis, gegenüberliegender M. pterygoideus lateralis

bewegt wird und somit den Nasen-Rachenraum verschließt
- *die mimische Muskulatur* (M. orbicularis oris), die notwendig ist, um den Mund während dieser Vorgänge geschlossen zu halten

Wenn diese Bewegungen nicht aktiv auszuführen sind, werden sie zunächst passiv durchgeführt. Dazu steht der Therapeut hinter dem Patienten, stützt den Kopf ab und bewegt den Kiefer passiv. Die suprahyale und infrahyale Muskulatur kann mit Eis gereizt werden (Tab. 3.6).

Folgende Handgriffe haben sich für die Untersuchung und Behandlung des Mundes und des Gesichts bewährt:

Griff Mund

Der neben dem Patienten sich befindende Physiotherapeut hält von hinten dessen Kinn zwischen seinem Zeige- und Mittelfinger, der Daumen ist auf die Wange etwa unterhalb des Kiefergelenks aufgelegt, und der Mittelfinger unterhalb des Kinns kann von unten her die Zunge bewegen (Abb. 3.37 a). Mit dem Zeigefinger können Mundöffnungen und -schließungen unterstützt werden. Der Mittelfinger unter dem

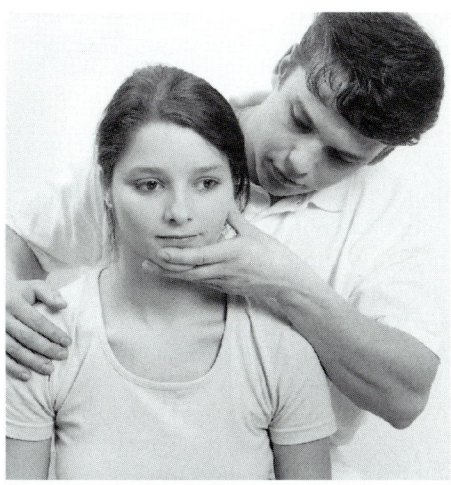

Abb. 3.37 a: Griffhaltung für die Untersuchung und Behandlung des Mundes: Zeigefinger und Mittelfinger unterstützen Öffnen und Schließen des Mundes.

Kinn hilft, sowohl den Kiefer nach oben und unten zu verschieben als auch Bewegungen der Zunge nach vorn und hinten zu fazilitieren. Über den Daumen können Tonusänderungen der Wangenmuskulatur registriert werden. Der Kopf ist hierbei leicht nach vorn geneigt. Dieser Mundgriff eignet sich zur Untersuchung und Behandlung in Seitenlagen des Kopfes auf der Intensivstation, im Sitzen bei noch fehlender Kopfkontrolle und zur Hilfestellung beim Essen, Trinken und Zähneputzen.

Griff Gesicht

Der Therapeut befindet sich jetzt direkt vor dem Patienten, die Gesichter beider befinden sich etwa in gleicher Höhe (keine zu starke Kopfextension). Der Daumen wird an das Kinn-, der Zeigefinger an die Wange gelegt, und der Mittelfinger befindet sich unter und hinter dem Kinn. So können mit dem Daumen der Mund geöffnet, der Tonus des Mundbodens wahrgenommen und Zungenbewegung und Schluckakt fazilitiert werden (Abb. 3.37 b). Bei fehlender Kopfkontrolle muß der Patient in eine halbliegende Position gebracht werden.

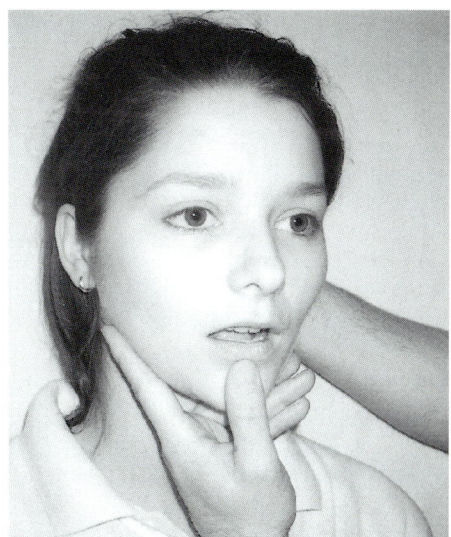

Abb. 3.37 b: Griffhaltung für die Untersuchung und Behandlung des Mundes: Der Mittelfinger unter dem Kinn führt die Zunge.

3

Zur Inspektion der Mundhöhle wird eine ausreichende Beleuchtung erforderlich: Tageslicht, verstellbare Wandlampe oder Stabtaschenlampe, die auf einem Spatel befestigt ist. Das Tragen von Operationshandschuhen aus Gummi ist selbstverständlich.

Weitere Behandlungsmaßnahmen sind:
- *Mobilisation der Halswirbelsäule* als Voraussetzung zur Behandlung von Gesicht und Mund (essen und sprechen)
- *Übungsbehandlung der Gesichtsmuskulatur* durch passive und aktive Bewegung. Mittels des Fingers des Therapeuten müssen die Muskeln mit genügend Druckeinwirkung entweder passiv (bei Bewußtlosen) oder gegen Widerstand bewegt werden. In diesem Zusammenhang ist vor allem der M. orbicularis zu fazilitieren. Dazu kann ein kurzer Eisreiz verwendet werden oder Luft im Mund verschoben werden. Ansonsten ist wie bei Fazialisparese vorzugehen.
- *Innere Mundbehandlung* beginnt schon in Zusammenhang mit der Mundhygiene beim Essen und Trinken, bei Entfernen von Speiseresten usw. Hier bieten sich zahlreiche Gelegenheiten zur oralen Stimulation.

Zungenbewegungen

Mobilität der Zunge heißt, die Zunge in allen Richtungen zu bewegen. Stabilität ist vorhanden, wenn die Bewegungen gegen den Widerstand eines angefeuchteten Zungenspatels gehalten werden können (Saugen an einem Strohhalm). Kontrollierte Mobilität ist vorhanden, wenn die Zungenspitze an verschiedenen Stellen der Zahnreihen gehalten werden und nach hinten eingerollt werden kann. Bringt die Fazilitation der Zunge mit einem Spatel keinen Erfolg, wird die Zunge mit einem Gazestreifen angefaßt, gedehnt und in alle Richtungen bewegt.

Bewegungen des weichen Gaumens

Das **Anheben des weichen Gaumens** kann mit einem angefeuchteten, geeisten Wattestäbchen ausgelöst werden.

Dieser Mechanismus ist wichtig für das Schlucken, weil hier das Gaumensegel nach oben steigt und sich der Kehlkopf nach vorn bewegt. Dabei sollte geübt werden, den eventuell auftretenden Würgreflex zu überatmen, um einen gezielten Schluckvorgang einzuleiten. Bei Stimulation des weichen Gaumens können bestimmte Laute wie ‚äh' gesprochen werden. Anfangs wird dazu nur auf die Zungenspitze, später auf die ganze Zunge mit einem *angefeuchteten Zungenspatel* gedrückt.

Stets muß die Möglichkeit eines *Beißreflexes* in Betracht gezogen werden.

Beißreflex

Der **Beißreflex** gehört zu den neurologischen Instinktbewegungen als angeborene Ausstattung, die im Gefolge der Reifung des Zentralnervensystems beim Säugling in komplexe reflektorische oder in willkürliche Bewegungen eingegliedert werden. Pathologische Mundreflexe werden immer wieder bei schweren zerebralen Schädigungen freigesetzt und lassen sich optisch (Auftauchen eines Gegenstands im Blickfeld des Kranken) auslösen. Aufsperren des Mundes (evtl. mit schnappenden Faßbewegungen des Mundes) oder propriozeptiv: der mit dem Mund gefaßte Gegenstand wird beißend festgehalten; mit jedem Versuch der Entfernung des Gegenstands oder der Öffnung des Unterkiefers verstärkt sich der Kieferschluß (Bulldoggreflex). Es besteht stets schwere Verletzungsgefahr für Patient wie Therapeut oder Schwester bzw. Pfleger.

Der Beißreflex wird zusätzlich durch fehlende Mobilisation und Zuwendung und damit durch Verlust sensorischer Stimuli verstärkt. Die Therapie besteht deshalb zunächst in allgemeiner Mobilisierung von Rumpf und Extremitäten, um Sitzen und Stehen zu erreichen. Dann sollte jeder Auslösemechanismus vermieden werden. Deshalb muß jeder auslösende Reiz genau registriert werden, um ihn zu unterlassen. Aber auch der Patient hat Angst, eine Verletzung auszulösen. Pflegepersonal und Therapeut müssen dem Patienten ruhig gegenübertreten und alles zur Behandlung bzw. zur Versorgung Benötigte im Blickfeld des Patienten ausbreiten und alle brüsken Bewegungen vermeiden. Keinesfalls sollte Zerbrechliches in den Mund eingebracht werden. Zur

Kontaktaufnahme ist der Griff „Mund" geeignet, der auch jede Tonusänderung seitens des Patienten erfassen läßt. Stets sollte der Therapeut einen festen Druck ausüben. Die Behandlung sollte von außen nach innen vorgenommen werden, um die sensiblen Bereiche zu ergründen. Sollte ein Beißreflex die Finger des Therapeuten zwischen den Zähnen arretieren oder einen Gegenstand (Löffel, Zahnbürste etc.) festhalten, darf auf keinen Fall automatisch ein plötzliches Wegziehen stattfinden, denn dieses Fluchtmanöver würde die Situation nur noch prekärer gestalten (Bißverstärkung). Vielmehr muß eine beruhigende Aufforderung zur Mundöffnung erfolgen. Kann dennoch das Eingeklemmte nicht befreit werden, wird der Kopf in Extension gebracht, da der Beißreflex durch Tonuserhöhung der Flexoren gefördert wird. Nur als Ultima ratio bleibt die Öffnung des Mundes mit Gewalt, indem Daumen auf der einen Seite und Zeigefinger auf der andere auf die Wangen in Höhe der Zahnreihe des Unterkiefers gelegt werden und der Unterkiefer nach unten bewegt wird. Im Anschluß an dieses unerfreuliche Manöver ist ein freundlicher und verständnisvoller Zuspruch nötig. Sollten sich noch abgebrochene Teile im Munde des Patienten befinden, ist bei vorgebeugtem Kopf zur Vermeidung des weiteren Nachhintengeratens abzuwarten, bis der Patient weiter öffnen kann.

Die physiotherapeutische Maßnahme im oralen Bereich besteht in der Tonisierung der Wangenmuskulatur, in der passiven Zungentonisierung bzw. -mobilisation (Finger, Spatel) und in aktiven Bewegungsübungen der Zunge.

Orale Nahrungsaufnahme

Wenn eine **orale Nahrungsaufnahme** wieder eingeleitet werden soll, dann kann das Vorhandensein folgender Reflexe und Fähigkeiten wertvolle Hinweise für geeignete Vorbedingungen geben:
- ein positiver Hustenreflex
- ein positiver Würgreflex
- stimmhafte Laute
- aufrechte Sitzhaltung
- Schlucken des Speichels
- aktive Zungenbewegungen

- keine schmerzauslösenden Zahn- oder Zahnfleischläsionen. Nach dem Essen müssen Nahrungsreste aus dem Mund entfernt werden. Eine Absaugvorrichtung muß stets bereitstehen.

3.8 Schwindel

Krankheitsbild

Schwindel ist keine Krankheitseinheit, sondern vielmehr ein Syndrom unterschiedlichster Ursachen und Entstehungsweisen. Damit stellt der Schwindel zugleich eine weitgefächerte Befindensstörung dar, so daß stets genau erfragt werden muß, was der Betroffene unter „Schwindel" versteht.

Anatomie

Die Rezeptoren des vestibulären Systems liegen im Innenohr oder *Labyrinth* (Abb. 3.38).

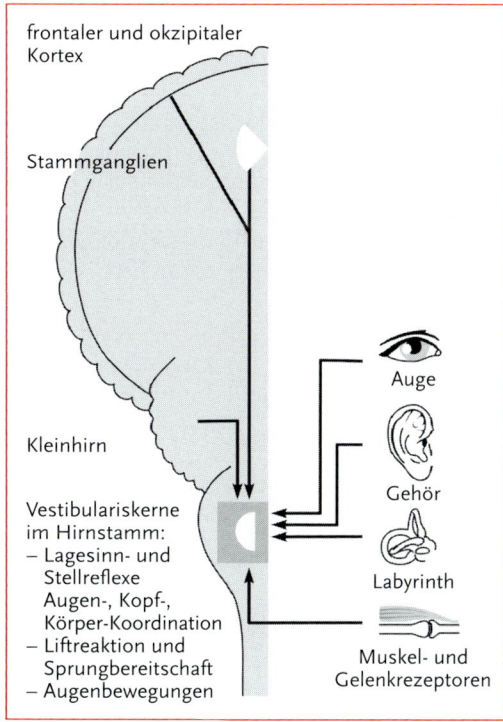

frontaler und okzipitaler Kortex

Stammganglien

Kleinhirn

Vestibulariskerne im Hirnstamm:
– Lagesinn- und Stellreflexe Augen-, Kopf-, Körper-Koordination
– Liftreaktion und Sprungbereitschaft
– Augenbewegungen

Auge

Gehör

Labyrinth

Muskel- und Gelenkrezeptoren

Abb. 3.38: Vestibularapparat und seine Zuflüsse

Zur Erhaltung des Gleichgewichts wirken neben dem vestibulären System (Innenohr, N. vestibularis, Vestibulariskerngebiete im Hirnstamm) visuelles, somatosensorisches sowie zerebellares System einschließlich seiner propriozeptiven Zuflüsse (Tiefensensibilität) mit. Durch hämodynamische, entzündliche, immunpathogene, metabolische, raumfordernde und traumatische Ursachen können Störungen in den Rezeptoren, Bahnsystemen oder Zentren ausgelöst werden.

Syndrom

Schwindel muß nach dem Gesagten ein vieldeutiges, aber keineswegs nur vestibuläres Syndrom sein.

Es sind 2 *Formen* von Schwindel zu unterscheiden:

Richtungsbezogener oder systematischer Schwindel Er hat seine Ursache in einer vestibulären Störung (Labyrinth, N. vestibularis, Hirnstamm) und äußert sich als Dreh-, Lift- oder Schwank- bzw. Seitwärtsschwindel (Fallneigung). Stets tritt in unterschiedlicher Form ein Nystagmus (Augenzittern) auf. Bei Erkrankung des peripheren vestibulären Systems (Labyrinth, N. vestibularis, Vestibulariskerne) sind ausgeprägte vegetative Syndrome begleitend wie Erbrechen, Schweißausbruch und Blutdruckabfall. Der Beginn ist meist akut. Ursächlich kommt neben dem physiologischen Reizschwindel (Bewegungskrankheit, Höhenschwindel) ein pathologischer Läsionsschwindel (Labyrinth, N. vestibularis, Vestibulariskerne) in Frage, der traumatisch, vaskulär, entzündlich, toxisch und tumorbedingt sein kann.

Nicht richtungsbedingter diffuser oder asystematischer Schwindel Er hat seinen Ursprung außerhalb des vestibulären Systems und kann oft vom Patienten schlecht beschrieben werden. Hier werden Befindensstörungen wie Benommenheit oder diffuses Schwindelgefühl im Kopf, Schwarzwerden vor den Augen, Angst, Bewußtseinsstörungen, uncharakteristische Gang- und Standunsicherheit und Torkel- und Taumelgefühle berichtet. Das Schwindelgefühl ist hier geringer, die vegetativen Störungen fehlen oft gänzlich. Ursächlich können sie durch Orthostase-Reaktion (Blutdruckabfall im Stehen), Liquorunterdruck-Syndrom nach Lumbalpunktion, zerebral-vasomotorische Regulationsstörungen (Vertebralis-Basilaris-Insuffizienz) und Hirnarteriosklerose, kardiovaskuläre Erkrankungen sowie posttraumatische Zustände und psychische Erkrankungen ausgelöst sein.

Physiotherapie

Bei den **akuten peripher vestibulären Schwindelformen** (z.B. benigner paroxysmaler Lagerungsschwindel, Neuronitis vestibularis) sollte frühzeitig ein stufenweise aufgebautes Lagetrainingsprogramm beginnen. Beim **benignen paroxysmalen Lagerungsschwindel** erfolgt ein Lagetraining (Abb. 3.39). Hier sollen die raschen seitlichen Kopflagerungen, ausgehend von einer sitzenden Position, mit geschlossenen Augen derart vorgenommen werden, daß der Kopf auf dem gleichzeitigen seitlichen Hinterhaupt zu liegen kommt. Seitenlagerung rechts und links sollte trotz Schwindelattacke etwa 30 Sekunden beibehalten werden und in einer Folge von mindestens fünfmal wiederholt werden und am Tag fünf- bis zehnmal erfolgen. Innerhalb von 3–4 Wochen kommt es meist zur Beschwerdefreiheit.

Die **Neuronitis vestibularis** bedarf zunächst einer Bettruhe, Kopfruhigstellung und medikamentöser Sedierung (Antivertiginosa) für etwa 3–5 Tage. In diesem Zeitraum klingt die Übelkeit ab, und jetzt beginnt als wichtigste Behandlung die Physiotherapie, um die zentrale Gegenregulation (Kompensation) durch inadäquate und fremde Bewegungsreize zu fördern. Diese Trainingsprogramme beinhalten:

- unwillkürliche Augenbewegungen und Fixation zur Verbesserung der beeinträchtigten Blickstabilisation
- aktive Kopfbewegungen zur Neueinstellung des vestibulookularen Reflexes
- Gleichgewichts-, Ziel- und Gehübungen zur Stabilisierung der vestibulo-spinalen Haltungs- und Zielmotorik

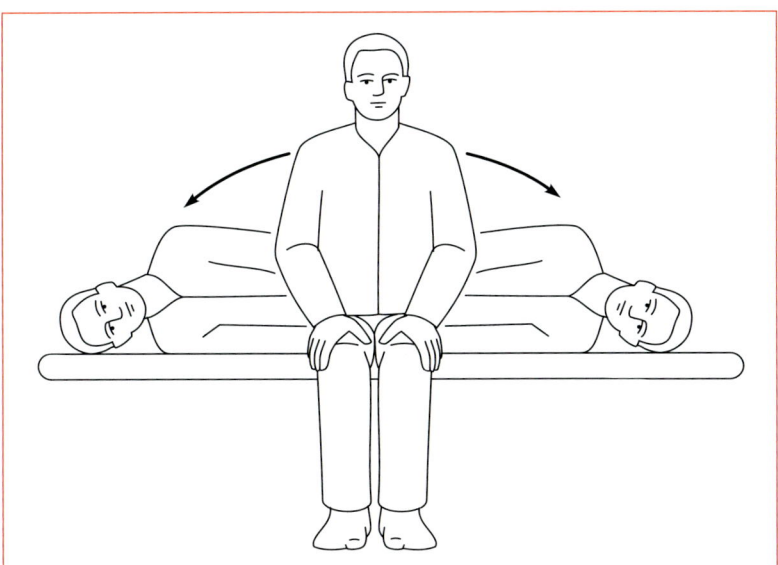

Abb. 3.39: Lagerungstraining (modifiziert nach Brandt et al. 1998)

Diese Maßnahmen beginnen zwischen dem 3. und 5. Tag mit Bettübungen im Liegen und Sitzen in Form von:

- Geradeausfixation und Blicksprüngen mit nachfolgender exzentrischer Blickfixation von stehenden Kontrasten bei 10, 20 und 40 Grad sowohl horizontal als auch vertikal und auch Leseübungen
- gleitenden Augenfolgebewegungen: Fingerfolge mit einer Amplitude von 20–60 Grad/Sekunde
- Kopfbewegungen mit Fixation eines 1 Meter entfernten festen Sehziels
- Balance-Übungen im freien Sitz, Stand und (geführten) Gang bei offenen und geschlossenen Augen

Nach Ablauf von 1 Woche erfolgen dann:

- statische Stabilisationen mittels Vierfüßlerstand, im Kniestand, im Stand (auch mit geschlossenen Augen) und bei Fixation von feststehenden Umweltpunkten, bei Kopfreklination (Augen offen und geschlossen) und im Gang. Nach 2–3 Wochen werden dann Gleichgewichts- und Balanceübungen kontinuierlich gesteigert, bis ein übernormaler Schwierigkeitsgrad erreicht ist.
- Im Liegen erfolgen Rollungen um die gestreckte Körperlängsachse und um die Sagittalachse sowie Übungen auf dem Pezzi-Ball.
- Im Sitzen finden Übungen auf dem Boden, dem Pezzi-Ball und dem Kreisel statt; im Stand erfolgen der Einbeinstand ohne/mit Kopfreklination, Übungen auf dem Schaukelbrett und dem Kreisel sowie Gehen, Laufen, Hüpfen über Hindernisse und Geräte.

Die Behandlungen von Koordinationsstörungen folgen den hierbei üblichen Praktiken.

KAPITEL 4

Erkrankungen der Muskulatur und ihre Physiotherapie

Ursache der **Myopathien** sind systemische Erkrankungen der Muskulatur. Sie betreffen das System Skelettmuskulatur insgesamt und beginnen doppelseitig in bestimmten Körperregionen, oft im Gürtelbereich. Die Verteilungsmuster in Abbildung 3.26 kennzeichnen immer den initialen Befall, also den Beginn der Erkrankung. Myopathien gehen mit *doppelseitigen schlaffen Lähmungen* einher. Dabei können myogene Atrophien vorhanden sein, die Sensibilität ist jedoch nicht gestört. Muskelschwund oder Muskelatrophie können auch fehlen oder erst als späteres Symptom auftreten, da sich der strukturelle Untergang von Muskelfasern zunächst in Maßen hält. Auch kann der Ersatz durch Fett- und Bindegewebe den Muskelschwund verdecken. Echte Muskelhypertrophien, Schmerzen oder Muskelkater treten seltener auf. Sie sind zu beobachten bei Überanstrengungen, dystrophischen und entzündlichen Affektionen, einigen endokrinen sowie metabolischen Myopathien mit sogenannten belastungsabhängigen Schmerzsyndromen. Die Lähmungen verlaufen im allgemeinen chronisch, wenn man von den akut entzündlichen Poly-/Dermatomyositiden absieht. Die elektrische Erregbarkeit ist bei der Untersuchung mit konventionellen elektrischen Funktionsprüfungen im allgemeinen regelrecht. Viele Myopathien sind erblich.

Für die Diagnose der Muskelerkrankungen sind neben der Erhebung der Familienanamnese, der Sippentafel und des internen und neurologischen Status meist hochspezialisierte Untersuchungsverfahren erforderlich, da aus dem Verteilungsmuster der Lähmungen nicht auf die Ursache der vielen möglichen, wenn auch z. T. sehr seltenen Krankheiten geschlossen werden kann. Eingesetzt werden deshalb auch *Elektrodiagnostik* (Elektromyographie, Elektroneurographie), *Muskelbiopsie* einschließlich biochemische Untersuchungen des Muskelstoffwechsels, Untersuchungen der *Muskelenzyme* (z. B. der Kreatinphosphokinase), *Elektrolytuntersuchungen* und von Fall zu Fall weitere *endokrinologische* und *Stoffwechseluntersuchungen* in speziell ausgewiesenen myologischen Zentren. Für prognostische Einschätzungen, Therapiestrategien und die genetische Familienberatung bei Erbleiden ist es wichtig, daß die Diagnose gesichert ist, wenn nicht eine molekulargenetische DNA-Diagnostik bereits das spezifische Krankheitsbild erkennen läßt. Bei der bösartigen Duchenne-Muskeldystrophie und einigen kongenitalen Myopathien ist die Lebenserwartung deutlich verkürzt, insbesondere durch Befall der Atemmuskulatur.

Einteilung der Muskelerkrankungen

Man unterscheidet unterschiedliche systemische Muskelaffektionen. Gelegentlich wird zwischen **Funktionsmyopathien** (Myasthenien, Myotonien, paroxysmalen Lähmungen) mit gestörter Funktion, aber zunächst keinen morphologischen Veränderungen und **Strukturmyopathien** mit morphologischen Strukturänderungen unterschieden.

In der nachfolgenden Übersicht sind einige wesentliche Muskelerkrankungen aufgeführt und die häufigste Gruppe der progressiven Muskeldystrophien näher dargestellt.

Wesentliche Muskelerkrankungen

Muskeldystrophien
- X-chromosomale Muskeldystrophien
  - infantiler maligner Beckengürteltyp (Duchenne)
  - juveniler benigner Beckengürteltyp (Becker-Kiener)

- rezessiv autosomale Muskeldystrophie
  - Gliedergürteltyp
  - kongenitale Muskeldystrophien
- dominant autosomale Muskeldystrophien
  - fazio-skapulohumerale Muskeldystrophien
  - distale Muskeldystrophien

Myotone Syndrome und nervale Übererregbarkeit

- kongenitale Myotonien
- myotonische Dystrophien
- Neuromyotonie
- Stiff-man-Syndrom

Sog. kongenitale Myopathien und Muskelerkrankungen mit speziellen Strukturanomalien

Entzündliche Muskelerkrankungen

- Polymyositis und Dermatomyositis
- Myositis
- Kollagenosen

Myopathien bei speziellen Stoffwechselerkrankungen

- Glykogenosen, Fettspeichermyopathien u. a.

Mitochondriale Myopathien

- Chronisch progrediente externe Ophthalmoplegie

Endokrine Myopathien

Toxische Myopathien

- Alkohol, Medikamente u. a.

Myasthenie und myasthenische Syndrome
Paroxysmale dyskaliämische Lähmungen

4.1
Muskeldystrophische Syndrome

Ursachen

Die klinisch und genetisch unterschiedlichen Formen der Muskeldystrophien beruhen auf einem **bekannten Gendefekt** auf verschiedenen Chromosomen, aber noch **unbekanntem Enzymdefekt** im Muskelstoffwechsel, der zu einem regellosen Untergang von Muskelfasern und zu einer Proliferation von Fett- und Bindegewebe führt. Die sekundäre Retraktion des Bindegewebes kann *Kontrakturen*, die Fettablagerung *Pseudohypertrophien* hervorrufen.

Die häufigsten Muskelerkrankungen gehören der Gruppe der Muskeldystrophien (Dystrophia musulorum progressiva) an. Zwei Drittel aller Muskeldystrophien entfallen auf

den rezessiven X-chromosomalen, also nur Jungen betreffenden, infantilen malignen Beckengürteltyp Duchenne.

Symptome

Die Symptome der **Muskeldystrophien** bestehen in *Paresen*, die über viele Jahre hinweg langsam fortschreiten. Zunächst sind fast immer die stammnahen Muskeln (Schultergürtel und Oberarm, Beckengürtel und Oberschenkel) mehr oder weniger symmetrisch betroffen, ehe das Leiden auf weitere Muskelgruppen übergreift. Der spätere *Schwund der Muskulatur,* als Dystrophie oder myogene Atrophie bezeichnet, beginnt an peripheren Muskelanteilen und steht oft im Gegensatz zu der kräftigen Kontraktion des mittleren Muskelanteils. Der infolge einer Fasernekrose einsetzende Untergang des Muskelgewebes kann zunächst durch die Arbeitshypertrophie der intakten Muskelfasern überdeckt oder durch Zunahme von Fett- und Bindegewebe ausgeglichen werden. Echte lokalisierte *Muskelhypertrophien* finden sich insbesondere bei Muskeldystrophien (Gnomenwaden, M. quadriceps femoris, M. deltoideus, M. pectoralis, M. brachioradialis, M. extensor digitorum brevis), aber auch bei der spinalen Muskelatrophie Kugelberg-Welander. Die feste Konsistenz des Muskels unterscheidet die *echte Hypertrophie* von schlaffen, lipomatös hervorgerufenen *Pseudohypertrophien*, die die gleichen Muskeln betreffen können. *Kontrakturen* (z. B. fibromuskuläre Retraktionen) zeigen sich u. a. an den Waden: Spitzfuß (Abb. 4.1).

Sind bestimmte Muskelgruppen befallen, treten typische Zeichen auf. So kommt es beispielsweise in der *Gesichtsmuskulatur* zu rüsselartiger Vorstülpung der Lippen infolge einer Pseudohypertrophie des M. orbicularis oris, während gleichzeitig die Gesichtsmuskulatur atrophiert (sog. „Tapirmund") und die Gesichtszüge erschlaffen (Facies myopathica).

Ist die *Schultergürtelmuskulatur* gelähmt (Abb. 4.2), so stehen die Schulterblätter flügelartig ab (doppelseitige Scapula alata), besonders beim Vorstrecken und Anstemmen der Arme (Abb. 4.3 und 4.4) oder es kommt zu Hindurchschlüpfen beim Hochheben des Patienten unter den Achseln („lose Schultern").

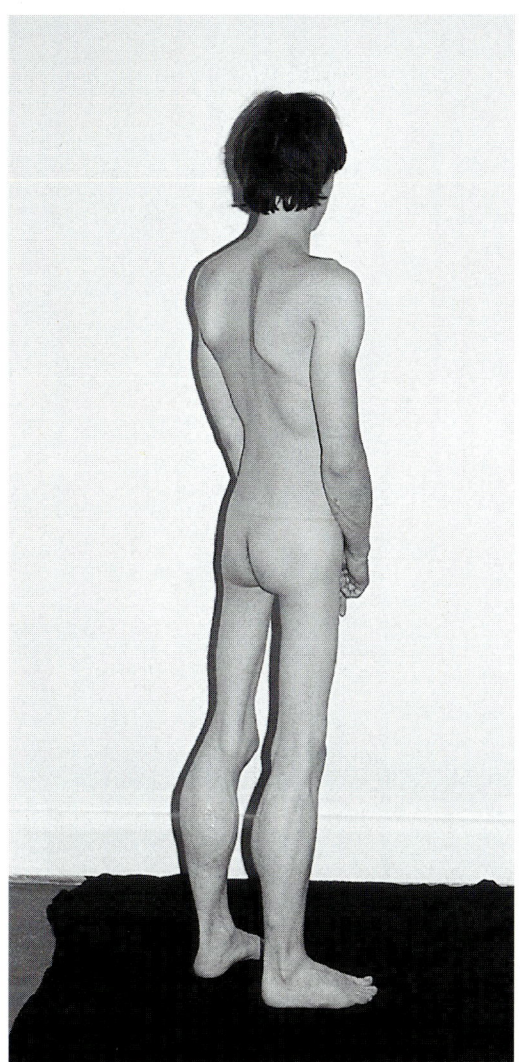

Abb. 4.1: Duchenne-Muskeldystrophie

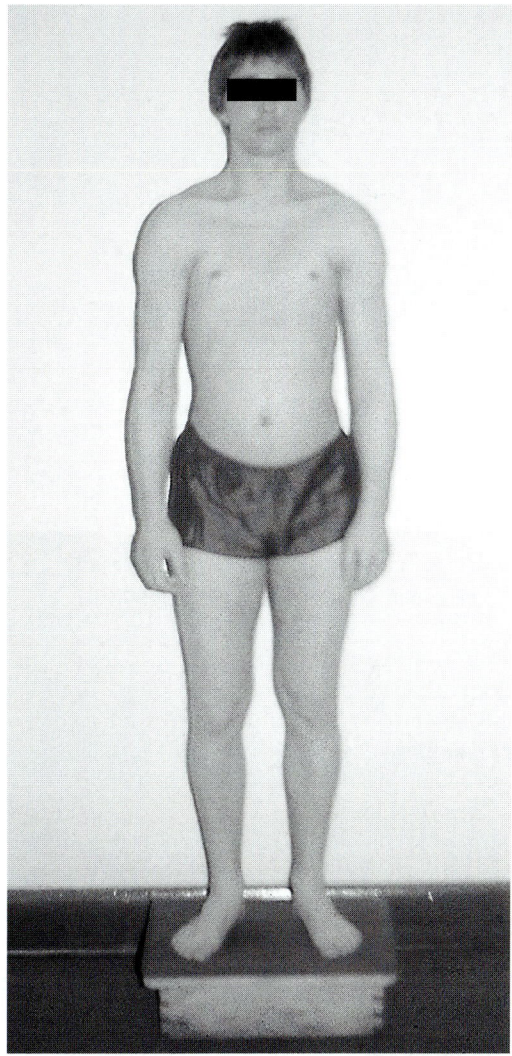

Abb. 4.2: Fazio-skapulohumerale Muskeldystrophie

Eine Scapula alata mit Abstehen des medialen Skapularrandes entwickelt sich bei einer

- Lähmung des M. serratus anterior (N. thoracicus longus). Sie verstärkt sich bei Vorhalten des Armes oder Anstemmen der vorgestreckten Arme gegen eine Wand.
- Lähmung des M. rhomboideus (N. dorsalis scapulae). Zusätzlich ist das Schulterblatt leicht nach außen gedreht.
- Lähmung von Anteilen des M. trapecius (N. accessorius).Vor allem ist das Schulterblatt nach außen abgewichen und derart gedreht,

daß der Angulus inferior nach innen gedreht ist.

- Lähmung der Bauch- und Rückenmuskulatur: führt zur sog. „Wespentaille" mit Hohlkreuz (Abb. 4.5 und 4.6) bei der Beckengürtelform.
- Schwäche der Beckengürtelmuskulatur führt zu watschelndem Gang mit positivem Trendelenburg-Zeichen (Abb. 4.7). Im Rollstuhlstadium entwickeln sich Skoliose und Hüftbeugekontrakturen (Abb. 4.8).
- Lähmung der Kniestreckmuskulatur äußert sich in Abstemmen der Arme an den

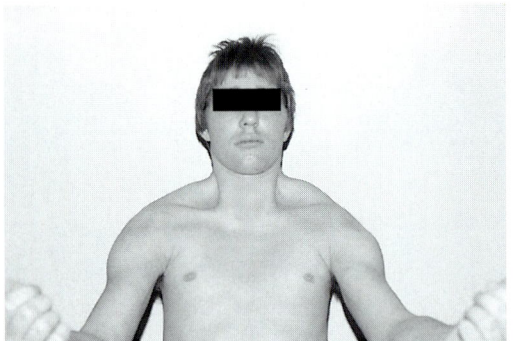

Abb. 4.3: Fazio-skapulohumerale Muskeldystrophie: Dislokation der Schultern beim Anheben der Arme

Beinen beim Aufstehen (Abb. 4.9) aus dem Vierfüßlerstand heraus („An sich selbst hochklettern"; Gower-Zeichen)

Formen der Muskeldystrophien

Aufgrund unterschiedlicher Erbgänge, des Erkrankungbeginns (Manifestionsalter), der Verteilungsmuster der Lähmungen und des Verlaufstempos lassen sich verschiedene Formen der Muskeldystrophien unterscheiden.

Der **Duchenne-Typ** ist der bösartigste. Er tritt nur bei Knaben auf. Da die Erkrankung auf die gesamte Skelettmuskulatur übergreift und mit Kontrakturen einhergeht, meist Beugekontrakturen der großen Gelenke, werden die Betroffenen zunehmend bewegungsunfähig. Bereits 8 bis 12 Jahre nach Krankheitsbeginn, also im Alter von 10 bis 15 Jahren, werden die Kranken gehunfähig. Interkurrente Erkrankungen mit

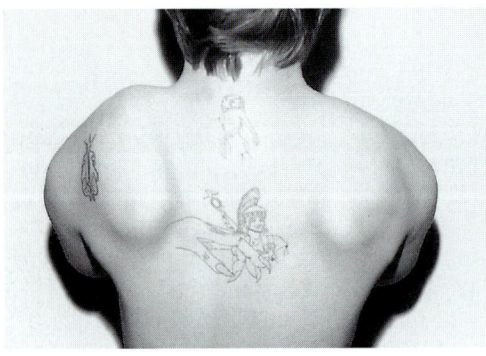

Abb. 4.4: Fazio-skapulohumerale Muskeldystrophie: Scapula alata

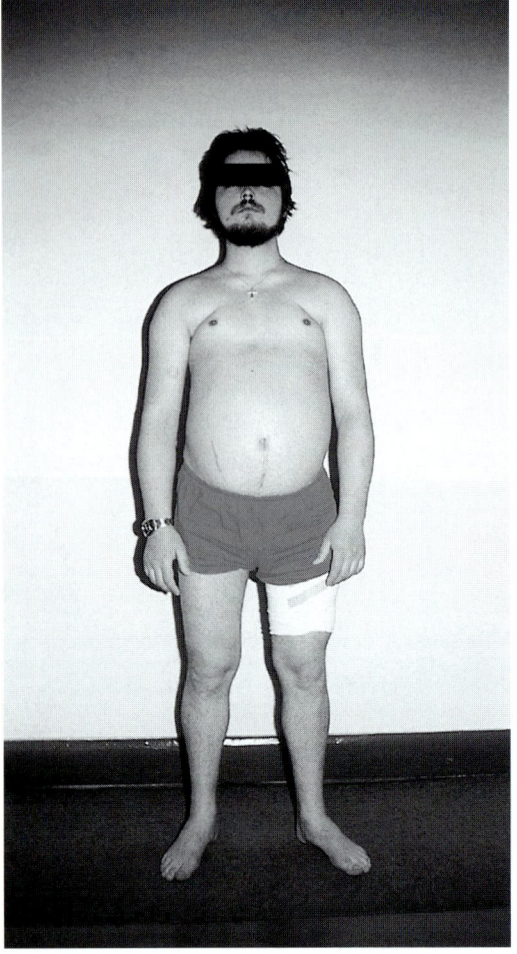

Abb. 4.5: Beckengürtelform der Muskeldystrophie mit Übergreifen auf Schultergelenk

Ateminsuffizienz oder Herzversagen lassen die Patienten das 20. bis 25. Lebensjahr im allgemeinen nicht überleben. Hier fehlt das Membranprotein Dysthrophin.

Die anderen Formen der Muskeldystrophien haben gutartigere Verläufe. Patienten mit **Gliedergürteltypen**, insbesondere Beckengürteltypen, erkranken zwischen dem 1. und 50. Lebensjahr. Die Krankheit schreitet langsam innerhalb von Jahrzehnten voran und greift dabei auf die andere Gürtelmuskulatur über. Beginnt sie in frühem Lebensalter, ist die Lebenserwartung verkürzt. Die **fazio-skapulohumerale Form** setzt etwa zwischen dem 10. und 25. Lebensjahr oder später ein. Zunächst sind

Gesichts- oder Schultergürtelmuskulatur betroffen. Die Lebenserwartung ist kaum verkürzt.

Weitere Myopathien

Weitere Myopathien werden bei endokrinen Störungen, Sarkoidose, bösartigen Geschwülsten, verschiedenen Formen kongenitaler Myopathien (mit histologisch nachweisbaren unterschiedlichen Strukturveränderungen) und speziellen Stoffwechselanomalien beobachtet,

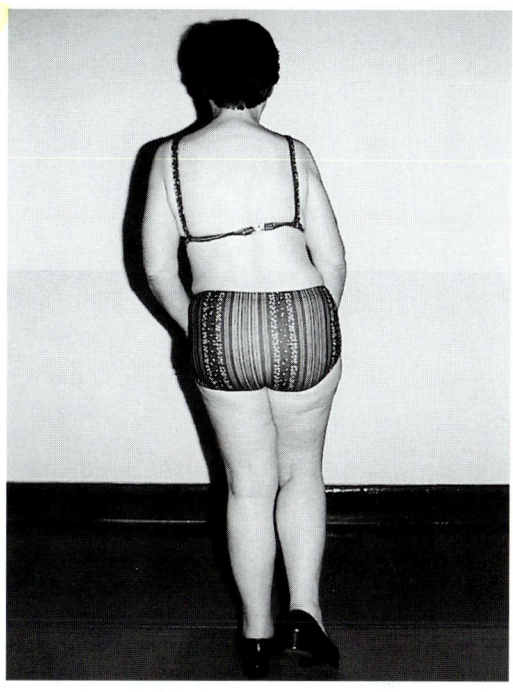

Abb. 4.7: Muskeldystrophie Beckengürtelform: positives Trendelenburg-Zeichen

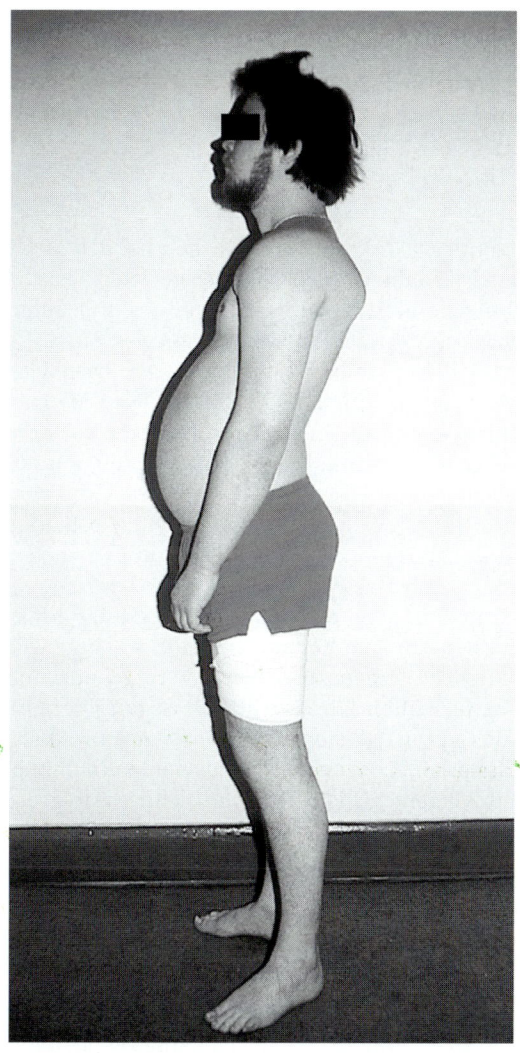

Abb. 4.6: Beckengürtelform der Muskeldystrophie mit Übergreifen auf Schultergelenk

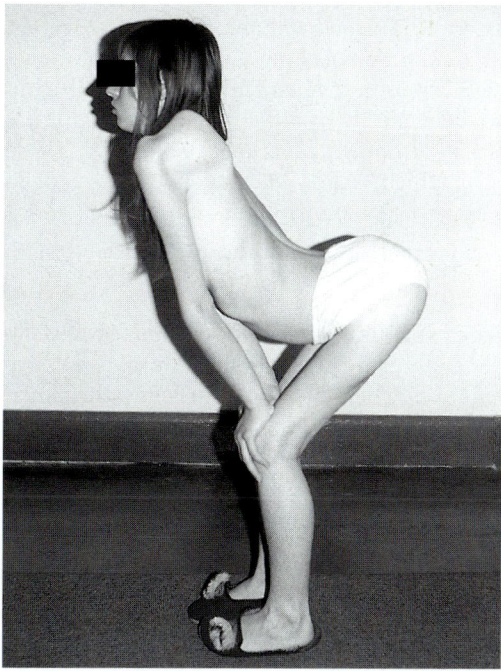

Abb. 4.8: Beckengürtelform der Muskeldystrophie im Rollstuhlstadium: Skoliose und Hüftbeugekontraktur

Abb. 4.9: Duchenne-Muskeldystrophie: Aufrichten aus dem Liegen

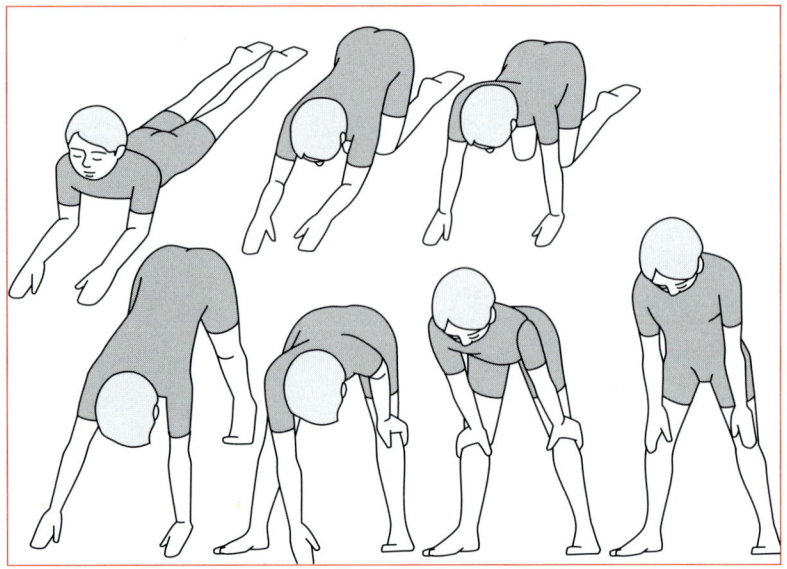

die völlig unterschiedliche Verläufe und Prognosen aufweisen. Der größere Teil der sog. **kongenitalen Myopathien** mit speziellen Strukturanomalien beginnt im Säuglings- und Kleinkindalter unter dem Leitsyndrom der generalisierten Muskelhypotonie und verzögerten statischen Entwicklung (sog. floppy baby, ehemals Myatonia congenita Oppenheim), also unter dem gleichen klinischen Bild wie spinale Muskelatrophien, Zerebralschäden u.a. Diese Myopathien zeigen neben fatalen Ausgängen oft gutartige stationäre Verläufe.

Therapie

Da es sich um einen unbekannten Stoffwechseldefekt handelt, ist eine kausale medikamentöse Therapie der Muskeldysthrophien nicht möglich. Physiotherapeutische Übungen und von Fall zu Fall orthopädische Hilfen (Orthesen) sind unentbehrlich. Für den Einsatz der **physiotherapeutischen Maßnahmen** ist von Belang, daß einige Muskelerkrankungen, wie z.B. die Duchenne-Muskeldystrophie, eine Herzbeteiligung und/oder respiratorische Insuffizienz aufweisen. Die Physiotherapie hat die Aufgabe, die Entwicklung von Kontrakturen zu verhindern oder zu verzögern und die Muskulatur durch dosierte isometrische und isotonische

Übungen zu kräftigen. Während bei den Muskeldystrophien, insbesondere bei den bösartigen, die aktive Übungsbehandlung mit einer gewissen Vorsicht vorgenommen werden muß, trifft dies für stationäre Bilder, wie beispielsweise einem Teil der sog. kongenitalen Myopathien, nicht zu. In Zusammenarbeit mit den Angehörigen müssen die Betroffenen immer wieder veranlaßt werden, die Verrichtungen des täglichen Lebens möglichst selbständig auszuführen und alle Muskelgruppen mehrmals täglich aktiv und passiv zu bewegen.

Stets ist eine **orthopädische Beratung** erforderlich, um das Rollstuhlstadium so lange wie möglich hinauszuschieben. Aufgrund der mangelhaften körperlichen Bewegung besteht die Gefahr, daß sich eine Adipositas entwickelt. Daher sind frühzeitig diätetische Maßnahmen einzuleiten. Leider existiert keine erfolgversprechende medikamentöse Therapie der Muskeldystrophien, so daß neben der Physiotherapie auch weiteren rehabilitativen Maßnahmen eine besondere Beachtung geschenkt werden muß. Spezielle Krippen und Kindergärten, Sonderschulen für Körperbehinderte, frühzeitige Beratung für die Ausbildung und geschützte Einzelarbeitsplätze können je nach Behinderung in Frage kommen. Erleichterungen erfahren die Patienten auch beispielsweise durch verschiedene Hilfen für den Arbeitsweg (Elektrofahrer, Spezialfahrzeuge, umgebaute Pkw), durch spezielle Wohnbedingungen (Beseitigung architektonischer Barrieren), durch Zuweisung geeigneter Ferienplätze und finanzielle Unterstützung.

Bei Erbleiden kommt der **genetischen Familienberatung** besondere Bedeutung zu. Entsprechende Beratungsstellen sind bundesweit eingerichtet worden mit dem Ziel, durch Ehe- und Familienberatung die Betroffenen und ihre Familie über Krankheitsrisiken aufzuklären und ihnen die Entscheidung über einen möglichen Verzicht auf Nachkommen zu erleichtern. Bei der bösartigen Duchenne-Form der Muskeldystrophie hat die genetische Familienberatung auch die Aufgabe, in Zusammenarbeit mit Spezialkliniken die weiblichen Überträger (Konduktorinnen) der Duchenne-Form in den Familien festzustellen, damit diesen Müttern bei einer eventuellen Schwangerschaft rechtzeitig eine pränatale Diagnostik vorgeschlagen werden kann.

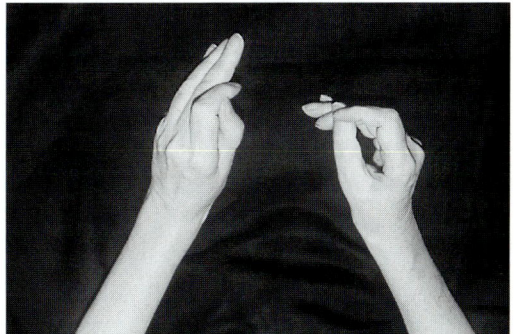

Abb. 4.10: Myotonische Reaktion mit Dekontraktionsschwäche nach Faustschluß

4.2
Myotonische Syndrome

Ursachen

Der myotonischen Reaktion liegt pathogenetisch eine **Dekontraktionsschwäche der Willkürmuskulatur** zugrunde, deren Ursache in Veränderungen der muskulären Natrium- und Chloridkanäle zu suchen ist.

Symptome

Die myotonische Reaktion als sog. *Dekontraktionsschwäche der Skelettmuskulatur* zeigt sich nach Beendigung einer initialen Kontraktion. Die Kontraktion dauert noch für einige Sekunden an. Die verzögerte Erschlaffung zeigt sich nicht nur nach spontanen Erstbewegungen (z. B. verzögertes Fingerstrecken nach Faustschluß, Abb. 4.10). Sie tritt auch bei mechanischer Reizung durch Beklopfen auf (so löst beispielsweise ein Schlag auf den Daumenballen mit dem Reflexhammer eine Daumenopposition aus) sowie bei direkter oder indirekter elektrischer Reizung des Muskels. Nach wiederholten Bewegungen klingt die verzögerte Erschlaffung ab. Besonders betroffen sind die Extremitäten: Die Öffnung der zur Faust geballten Hand ist zunächst erschwert, der schnelle Startvorgang beim Lauf gelingt nur mühsam; die Patienten kommen nur langsam in Gang und klagen über eine generalisierte Steifigkeit.

Während wiederholte Bewegungen im allgemeinen die Myotonie vermindern, kommt es bei einigen Kranken zu einer Verstärkung der myotonischen Reaktion unter Bewegung (paradoxe Myotonie).

Formen

Die **Myotonia congenita** tritt als autosomaldominantes und rezessives Erbleiden oder sporadische Erkrankung auf. Sie besteht schon in der Kindheit und äußert sich in einer *generalisierten Myotonie* und einer *allgemeinen Hypertrophie* der Skelettmuskulatur („Herkulesgestalt").

Bei der **dystrophischen Myotonie** (Curschmann-Steinert) mit autosomal-dominantem Erbgang – neben der progressiven Muskeldystrophie die zweithäufigste erbliche Myopathie – treten neben myotonischen Reaktionen *muskeldystrophische Symptome* auf, die vorwiegend zwischen dem 20. und 25. Lebensjahr einsetzen. Die ersten Anzeichen der Dystrophie treten vorwiegend distal auf, und zwar in Form von Muskelschwächen und -atrophien an Fuß und Unterschenkel (doppelseitige Peronaeusparese). Später sind auch Hand und Unterarme betroffen sowie die *Gesichtsmuskulatur*

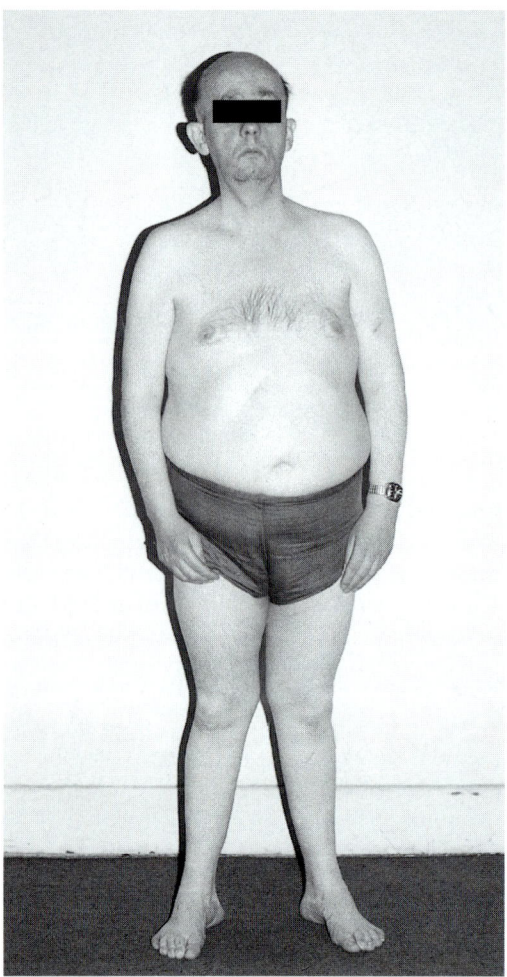

Abb. 4.11: Myotone Dystrophie

(schlaffe Gesichtszüge, Ptose; Facies myopathica), die Kau- (eingefallene Schläfengruben, seitliche Wangenatrophie), Schlund- und Halsmuskulatur. Schließlich kann es zu einer allgemeinen Abmagerung kommen (sog. „Elends-" oder „Jammergestalt"; Abb. 4.11). Hinzu treten weitere klinische Symptome als Ausdruck eines *generalisierten dystrophischen Prozesses*: Katarakt, Hodenatrophien, Regeltempostörungen, Herzbeteiligung, Stirnglatze sowie psychische Störungen (hirnlokales und hirndiffuses Psychosyndrom). Mit einer vorzeitigen Einschränkung der Arbeitsfähigkeit oder Invalidisierung ist zu rechnen.

Therapie

Die myotonische Reaktion bedarf nur einer medikamentösen Therapie, wenn sie behindernd ist (Mexiletin); die Verminderung der Dekontraktionsschwäche ist hiermit ohnehin schwierig. Die muskeldystrophischen Veränderungen machen eine physiotherapeutische Übungsbehandlung zur Kräftigung der noch erhaltenen Muskulatur erforderlich. Die betroffenen Familien sollten eine genetische Familienberatung erhalten.

Neben der myotonen Reaktion sind noch zwei weitere Syndrome mit progredienter Muskelsteifigkeit zu nennen, die auf nervale Übererregbarkeit zurückzuführen sind. Es handelt sich um Neuromyotonie und Stiff-man-Syndrom, beides Krankheitsbilder, die sich medikamentös beeinflussen lassen.

Neuromyotonie

Hier sind Muskelsteife und Rigidität zunächst im Gesicht und in den distalen Extremitätenmuskeln lokalisiert, um später zu generalisieren. Die **Neuromyotonie** kann in jedem Lebensalter mit Spannungsgefühl und Behinderung der Feinmotorik beginnen.

Stiff-man-Syndrom

Das **Stiff-man-Syndrom** wird von einer schmerzhaften Steifigkeit der Hals-, Stamm- und proximalen Extremitätenmuskulatur geprägt, die auch die gesamte Motorik plump und steif erscheinen läßt. Wie auch bei der Neuromyotonie kann die Atmung durch Beteiligung der Atemmuskulatur eingeschränkt sein. Die Erkrankung beginnt im Erwachsenenalter.

4.3 Entzündliche Syndrome

Ursachen

Bei entzündlichen Syndromen handelt es sich um lokalisierte (Myositis) oder generalisierte (Polymyositis bzw. Dermatomyositis bei Beteiligung der Haut) **entzündliche Affektionen der Muskulatur**. Ihre Ätiologie ist recht unterschiedlich und bleibt oft ungeklärt (z. B. Auto-immunerkrankungen, Kollagenosen, Karzinome, erregerbedingt).

Symptome

Akut oder chronisch, langsam fortschreitend oder in Schüben finden sich eine zunächst am Gliedergürtel lokalisierte *Schwäche* mit oder ohne Schmerzen, *Ödeme* des subkutanen Bindegewebes und der Haut sowie evtl. *Hautveränderungen* von fleckiger roter oder livider Verfärbung (Dermatomyositis). Nicht selten wird auch die Nacken-, Hals- und Schluckmuskulatur betroffen. Der Verlauf kann mehrere Jahre dauern. Eine Herzbeteiligung ist möglich.

Therapie

Es erfolgt eine **entzündungshemmende Therapie** (z. B. mit Glukokortikoiden wie Prednison, Immunsuppressiva, i. v. Immunglobuline) über Jahre.

Die **physiotherapeutische Übungsbehandlung** beginnt im subakuten Stadium und wird bei Formen, die von vornherein langsam verlaufen, ebenfalls vorsichtig durchgeführt. Im akuten Stadium stehen sorgfältige Lagerung und passive Bewegungsübungen im Vordergrund physiotherapeutischer Bemühungen. Jede erneute Verschlechterung bedarf einer Änderung der medikamentösen Therapie. Eine sorgfältige und engmaschige ärztliche Überwachung ist erforderlich.

4.4
Myasthenische Syndrome

Ursachen

Infolge einer **Störung der neuromuskulären Übertragung** an der motorischen Endplatte tritt bei längerer Tätigkeit der Skelettmuskulatur eine vorzeitige, aber zunächst reversible Ermüdung ein (myasthenische Reaktion). **Autoimmunreaktionen** gegen die Azetylcholinrezeptoren der Muskelfasern spielen bei der Myasthenia gravis pathogenetisch eine Rolle.

Symptome

Unter Belastung tritt eine zunehmende **krankhafte Ermüdung der quergestreiften Muskeln** ein, die bedrohliche Ausmaße (Atemlähmung!) annehmen kann. Nach einer überlangen Erholungspause oder nach der Nachtruhe verschwinden in den ersten Jahren der Erkrankung bei einem Teil der Betroffenen die Lähmungen, um später auch unter Ruhebedingungen keine überzeugende Rückbildung erkennen zu lassen. Bevorzugt betroffen sind *Augenmuskulatur* (Doppelbilder, Ptose; Abb. 4.12), *Gesichtsmuskulatur* (schlaffe Gesichtszüge; Facies myopathica), *Gaumensegel-, Kau-, Zungen- und Schlundmuskulatur* (Sprech- und Schluckstörungen) und die (proximale) *Extremitäten*- und auch *Rumpfmuskulatur*. Bei tetanisierender elektrischer Reizung mit (neo-)faradischem Strom tritt bei längerem Stromfluß die Ermüdung bis zum neuromuskulären Block (Unerregbarkeit) ein.

Eine **krisenhafte Zunahme** der myasthenischen Lähmung mit Atemnot stellt eine Notfallsituation dar; sie entwickelt sich über Stunden bis Tage. Sie wird durch Begleiterkrankungen, myasthenieverstärkende Medikamente u. a. ausgelöst.

Formen

Die **Myasthenia gravis** setzt vor allem zwischen dem 20. und 40. Lebensjahr ein. Sie betrifft überwiegend Frauen.

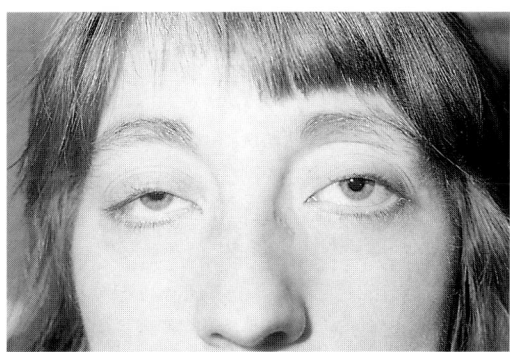

Abb. 4.12: Okuläre Myasthenie (Ptose und Doppelbilder)

Myasthenische Reaktionen werden auch beim Bronchialkarzinom sowie bei sonstigen myogenen und neurogenen Lähmungen beobachtet.

Therapie

Die Behandlung ist spezialisierten Zentren vorbehalten. Die medikamentöse Therapie erfolgt u.a. mit *Cholinesterasehemmern*, um Azetylcholin an der motorischen Endplatte zur Wirkung kommen zu lassen. Sie bedarf wegen vielfältiger Gefahren der Unter- und Überdosierung einer sorgfältigen Überwachung. Wegen autoimmunologischer Beziehungen zum Thymus werden unter bestimmten Voraussetzungen Thymektomien sowie immunsuppressive Maßnahmen (Kortikosteroide, Azathioprin, i.v. Immunglobuline) oder in Krisensituationen Plasmapherese oder selektive Immunadsorption durchgeführt.

Aufgaben

1. Beschreiben Sie die verschiedenen Verteilungstypen der Muskelschwäche und -atrophien bei den einzelnen Muskeldystrophieformen.
2. Welche physiotherapeutischen Forderungen sind an die Behandlung einer Muskeldystrophie zu stellen?
3. Erläutern Sie die myotone Reaktion.

4.5
Physiotherapie der Muskelerkrankungen

Bei den Muskelerkrankungen (Myopathien) können vorwiegend oder ausschließlich die Muskelfaser selbst, die motorische Endplatte oder das Muskelbindegewebe erkrankt sein. Es gibt aber auch Funktionsstörungen der Muskulatur im Rahmen anderer Grunderkrankungen oder auf toxischer Basis. Meist sind dann peripheres und zentrales Nervensystem beteiligt. Viele und sehr unterschiedliche Muskelerkrankungen sind bekannt. Am Beispiel der progressiven Muskeldystrophie sollen im folgenden die wesentlichen Merkmale der Physiotherapie bei Muskelerkrankungen aufgezeigt werden.

4.5.1
Der physiotherapeutische Befund

Physiotherapeutischer Befund
- Im progressiven Verlauf der Erkrankung gibt es unterschiedliche Phasen. Sie reichen von leichter Muskelschwäche über deutlichen Muskelschwund mit möglichen Kontrakturen bis zur völligen Gehunfähigkeit.
- Altersmäßig liegt der Beginn der Erkrankung im Säuglingsalter und schreitet fort bis in das frühe Erwachsenenalter. Die Physiotherapie muß demnach vielschichtig die wesentlichen Probleme erkennen und ihre Programme auf das Alter der Patienten abstimmen.
- Schmerzen treten selten auf. Ursachen für Schmerzen sind vorwiegend Überanstrengungen der Muskulatur (wichtig für den physiotherapeutischen Befund).

Inspektion

- Bei der Alltags- und Spontanmotorik stehen die Störungen im Liegen, Sitzen und Stehen oft im Gegensatz zum Muskelbefund, weil die Atrophien verdeckt werden durch:
  - Einlagerungen von Fettgewebe
  - hypertrophierte Muskelfasern, die bei fester Konsistenz eine echte Hypertrophie, bei weicher Konsistenz nur eine Pseudohypertrophie darstellen
- Körperformveränderungen sind im Bereich bestimmter Muskelgruppen festzustellen, zunächst im proximalen Bereich des Körpers, mehr oder weniger symmetrisch, später kommt es dann zu Atrophien an den distalen Muskelanteilen:
  - Schädigung der Schulterblattmuskulatur mit doppelseitiger Scapula alata
  - Schädigung der Rumpfmuskulatur als Hyperlordose oder Wespentaille
  - Schädigung im Bereich des Gesichts als rüsselartiges Vorstülpen der Lippen (Tapirschnauze)
- Die Hautfarbe kann blaß oder livid verfärbt sein, abhängig von arteriellen oder venösen Durchblutungsstörungen.

Aktive und passive Beweglichkeitsprüfung

Aktive Bewegungen
- Überprüfen der Muskelkraft unter Beachtung spezieller Muskelgruppen:
  - Schwächen beim Aufstehen vom Sitz oder beim Treppensteigen (Schwäche der Quadrizepsmuskulatur)
  - positives Trendelenburg-Zeichen (Schwäche der Mm. glutäi)
  - beim Aufrichten aus der Rumpfbeuge „an sich hochklettern" (Schwäche der Oberschenkelmuskulatur)
  - Die Atemmuskulatur ist immer genau zu überprüfen (rumpfnahe Muskulatur); eine Schädigung kann die Lebenserwartung verkürzen.

Passive Bewegungen
- Mit der Überprüfung der passiven Beweglichkeit werden Kontrakturen festgestellt und die Dehnbarkeit einer verkürzten Muskulatur kontrolliert.

Überprüfung des Gleichgewichts
- Muskelschwächen im Bereich des Beckengürtels und Oberschenkels können zur Standunsicherheit führen; deshalb muß immer auf die Absicherung des Patienten geachtet werden.

Palpation

- Hautturgor ist herabgesetzt
- Muskeltonus ist ebenfalls herabgesetzt (Hypotonus).

4.5.2
Behandlungsplan und Behandlungsziele

Die Progredienz der Erkrankung bedeutet für die Physiotherapie eine Langzeitbehandlung mit all ihren Problemen, wobei immer an das variable Leistungsniveau der Patienten gedacht werden muß.

Funktionelle Schwierigkeiten liegen in:
- der geschwächten Muskulatur
- der unsicheren Stabilität
- den individuellen Problemen der Fortbewegung, wobei unterschiedliche Hilfsmittel die Möglichkeiten der Patienten erweitern können

Behandlungsziele

Das Aufstellen der Ziele entspricht dem jeweiligen Befund.
- Vermeidung von Gelenkkontrakturen
- Verbesserung von Durchblutungsverhältnissen
- vorsichtiges Dehnen der verkürzten Muskeln
- Erhaltung der vorhandenen Kraftentfaltung
- Stabilisation des Gleichgewichts
- Schulung der Atmung
- Übung von Ersatzfunktionen
- Schulung im Umgang mit Hilfsmitteln

4.5.3
Behandlungsmaßnahmen

Grundsätzlich sind bei der Behandlung folgende Gesichtspunkte zu beachten:
- Vermeiden von Anstrengungen
  - nicht zuviel Bewegungsübungen hintereinander und Widerstände gering dosieren
  - keine ermüdenden Tätigkeiten, wie z.B. Tragen schwerer Lasten, Treppensteigen, Wandern usw.
- Vermeiden von langen Dehneinwirkungen auf die Muskulatur
  - insbesondere auf die Streckmuskulatur, z.B. durch zu langes Sitzen mit gebeugten Kniegelenken
  - bei Dauerlagerungen
- Vermeiden von Kälteeinwirkungen
  - Temperaturen im Behandlungsraum beachten
  - nicht zu behandelnde Körperteile abdecken

Vorbereitende Maßnahmen

- Lagerung
  - Die Lagerung richtet sich schwerpunktmäßig nach den Vorzugshaltungen des Patienten und nach Kontrakturgefahren.
  - Den Vorzugslagerungen wird entgegengelagert, z.B. Abduktion und Außenrotation der Beine, Flexion in den Kniegelenken.
  - Die Kontrakturprophylaxe besteht aus täglichen passiven Dehnungen. Dies sind

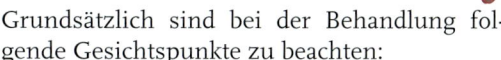

z. B. Dehnungslagerungen bei drohender Beugekontraktur der Kniegelenke durch Lagern in der Bauchlage mit unterlagerten Oberschenkeln und freihängenden Füßen über den Rand der Behandlungsbank und aktive Dehnungen gefährdeter Gelenke, eventuell vorbereitet mit hyperämisierenden Maßnahmen, z. B. am Fußgelenk.

- Durchblutungsverbesserung
  - Maßnahmen, die den unterschiedlichen Störungen angepaßt sind: bei arteriellen Durchblutungsstörungen z. B. Umlagerungen oder Bindegewebsmassage, bei venösen Durchblutungsstörungen z. B. Hochlagern der Extremitäten oder Kompressionsverbände
  - Hautreize setzen mit Tappings oder der Unterhauttechnik aus der Bindegewebsmassage; es sei hier auch an die Klopf-Druck-Massage nach H. Teirich-Leube erinnert.
  - Warme Bäder können gleichzeitig die Bewegungsübungen erleichtern. Ausschlaggebend ist jedoch die Wärme, da Kälte für die Patienten eine negative Empfindung und Steifheit für die Muskulatur hervorrufen.
  - passive Bewegungsübungen, die weich und rhythmisch durchzuführen sind

Übungsbehandlung

Da jede Anstrengung zu vermeiden ist, erscheinen isometrische Übungen für Muskelerkrankungen geeignet. Sie sollten jedoch mit isotonischen Übungen kombiniert werden, da auch die täglichen Bewegungen zum größten Teil aus der Kombination beider Bewegungsformen bestehen.

Hierfür bieten sich mehrere Techniken der Physiotherapie an:

- PNF-Techniken mit großen Bewegungsabläufen und Förderung des neuromuskulären Systems durch Reize der Propriozeptoren
- Stemmführung nach Brunkow, wobei die Stemmreaktionen der distalen Muskeln die Kontraktionen zu den proximalen Stamm-Muskeln leiten

- hubarme und hubfreie Bewegungen, die im Schlingentisch möglich sind. Es kommen trotz größerer Schwächen Bewegungen durch eigene Kraft zustande.
- warme Bäder
- im Kleinkindalter die Förderung der motorischen Entwicklung. Hier kann mit der Bobath-Methode eine zielgerichtete Therapie aufgebaut werden. Die Schulung der Rücken- und Bauchmuskulatur ist zur Aufrichtung notwendig. Hierzu können Übungen aus der Säuglingsgymnastik genutzt werden.
- allgemeine Spannungsübungen als Übungsaufbau mit Beispielen. Die Spannungsübungen sollten ganze Muskelketten bzw. ganze Bewegungsketten umfassen. Sie werden beispielsweise insbesondere für die Streckmuskeln genutzt, nämlich zur Aufrichtung, zur Stabilisation, zur Schulung des Körpergefühls und zur Kompensation ausgefallener Bewegungen. Schwerpunkt liegt bei den Muskelgruppen, die der jeweils bevorzugten Haltung entgegenwirken.
  - in der Seitenlage, wobei Ganzkörperspannungen gut möglich sind
  - im Sitz auf dem Hocker oder im Rollstuhl, wobei Spannungsübungen für Arme und Beine in unterschiedlichen Stellungen durchgeführt werden können
    - mit aufgestützten Händen, wobei die Fingerspitzen nach hinten zeigen
    - mit gestreckt nach vorn gehobenen Armen, wobei die Daumen nach oben zeigen
    - mit Einstemmen der Füße in den Fußboden
  - im Stand, wobei wegen der Balance nie zu starker Widerstand gegeben werden darf. Hier können:
    - beide Arme seitlich gestreckt und außenrotiert in Schulterhöhe angespannt werden, Handflächen zeigen nach vorn
    - Stemmübungen gegen die Wand durchgeführt werden, wobei die Außenrotation zu beachten ist
    - Stand auf Schaukelbrett oder Turnkreisel geübt werden

○ im Gehen, wobei wiederum Ganzkörperspannung angezeigt ist:
– Gehen mit kleinen, steifen Schritten,
vorwärts, seitwärts oder rückwärts
● Gebrauchsbewegungen (besonders wichtig
für den Erhalt der Selbständigkeit)
○ Bewegungen der Körperhygiene und der
Nahrungsaufnahme. Hier muß evtl. an
kleine Unterstützungen gedacht werden,
z. B. Handschienen, die das Handgelenk
stabilisieren oder verdickte Griffe an
Löffel oder Stiften.
○ Beim Gehen muß über den Einsatz von
Gehstock, Armstützen, Rollator oder
geeignetem Rollstuhl nachgedacht
werden. Wichtig ist dabei, daß der Patient
lernt, die Stützen exakt zu nutzen bzw.
sich in den Rollstuhl selbständig hinein-

zusetzen oder aufzustehen. Es darf nicht
vergessen werden, die Angehörigen
anzuleiten.
● Atemtherapie, die mehr oder weniger in
jeden Behandlungsaufbau zu integrieren
ist:
○ Die einzelnen Atemformen sind zu
schulen.
○ Zum Lockern des Sekretes und Fördern
des -abflußes werden u. a. Vibrationen,
Dehnlagerungen oder Massagehandgriffe
(Abheben von Hautfalten am seitlichen
Thorax) verwendet.
○ Bei Kindern sollen die Übungen
spielerisch gestaltet werden, beispielsweise mit Wattepusten, Luftballonauf-
blasen oder Seifenblasen.

4

KAPITEL 5

Erkrankungen peripherer Nerven und ihre Physiotherapie

Die Physiotherapie bei Erkrankungen peripherer Nerven wird in der Regel so durchgeführt, wie sie in Kapitel 3.3.2 dargestellt wurde. Für einzelne Lähmungsbilder werden im folgenden spezielle Hinweise gegeben.

5.1 Hirnnervenaffektionen

5.1.1 Trigeminusneuralgie

Innervation

Der **N. trigeminus** (V. Hirnnerv) innerviert mit seinen drei *sensiblen* Ästen (Abb. 5.1) Haut und darunterliegende Schleimhaut von Augen, Nase und Mundhöhle einschließlich Zunge sowie Zähne und Knochen des Gesichts. *Motorisch* versorgt er die Kaumuskulatur, vor allem Mm. temporalis und masseter.

Ursachen und Formen

Am häufigsten begegnet man der **idiopathischen** oder **chronisch-rezidivierenden Trigemi**nusneuralgie. Ihre Ursache ist unbekannt, und sie setzt meist erst nach dem 45. Lebensjahr ein.

Hiervon werden **symptomatische Trigeminusneuralgien** abgegrenzt, die beispielsweise im Gefolge von Zahnaffektionen, Nebenhöhlenerkrankungen, Schädelbasisfrakturen, Entzündungen (Zoster) und Tumoren entstehen.

Symptome

Die idiopathischen Formen bevorzugen den 2. und/oder 3. Ast des Nerven auf einer Körperseite und äußern sich als *plötzliche Schmerzattacken* im entsprechenden sensiblen Areal, die einige Sekunden bis Minuten andauern und so heftig sein können, daß der Betroffene das Gesicht vor Schmerz verzieht („Tic douloureux"). Die blitzartig einschießenden *stechenden Schmerzen* haben mitunter brennenden Charakter, wenn vegetative Nervengeflechte mitbeteiligt sind. Die Schmerzen können durch Sprechen, Kauen, Berührung von bestimmten Haut- und Schleimhautregionen sowie Zugluft ausgelöst werden.

Merke !

Die Trigeminusneuralgie zählt mit zu den stärksten Schmerzzuständen, die wir kennen.

Therapie

Abgesehen von einer möglichst **ursächlichen** Behandlung bei den symptomatischen Formen muß eine *optimale* **schmerzstillende medikamentöse Behandlung** zur Anfallskupierung und Langzeittherapie eingeleitet werden, denn Schwerstbetroffene können durch die Schmerzen so gequält werden, daß sie als einzigen

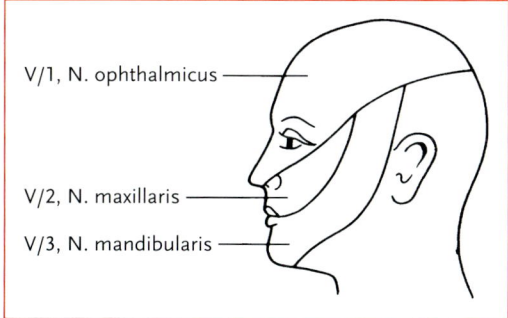

Abb. 5.1: Sensible Versorgung der Gesichtshaut durch den N. trigeminus

V/1, N. ophthalmicus

V/2, N. maxillaris

V/3, N. mandibularis

5

Ausweg die Selbsttötung sehen! Reicht die medikamentöse Langzeittherapie (membranstabilisierende Medikamente wie Carbamazepin) nicht aus, müssen **operative Maßnahmen** erwogen werden.

Anhang

Der *motorische Trigeminusanteil* (V mot) innerviert die Kaumuskulatur, also Mm. masseter und temporalis sowie die Mundöffner Mm. pterygoidei, mylohyoideus und digastricus. Liegt eine *einseitige* Lähmung vor, weicht der Unterkiefer beim Mundöffnen zur gelähmten Seite ab, bei *doppelseitiger* Lähmung wird die Kraft des Kieferschlusses zunehmend geringer, und der Masseterreflex erlöscht (s. v.). Die Muskelatrophie äußert sich in einem Einsinken der Schläfengrube und der Wangenpartie über dem aufsteigenden Unterkiefer. Ursachen sind in Kapitel 3.7 (Sprechstörungen) dargestellt.

Physiotherapie

Die Physiotherapie ist bei dieser Erkrankung eine symptomatische Therapie zur Verbesserung der Durchblutung und damit auch Beeinflussung der Schmerzsituation.

Behandlungsziele

Behandlungsziele der Physiotherapie sind:
- Schmerzlinderung
- Hyperämisierung

Behandlungsmaßnahmen

Die Physiotherapie der Trigeminusneuralgie besteht ausschließlich aus **Wärmeanwendungen**:
Infrarotbestrahlung
- Wegen der Sensibilitätsstörungen sollen Wärmeempfindungen im Seitenvergleich überprüft werden.
- Die Dosierung richtet sich nach dem subjektiven Empfinden und der vorgegebenen Verordnung:
  - ○ *milde Wärme* mit ca. 40–50 cm Strahlerabstand, kurze Behandlungszeit (ca. 3–5 Minuten), kurze Behandlungsintervalle

(täglich) und kurze Behandlungsserien (ca. 5–6 Behandlungen pro Serie)
  - ○ *stärkere Wärme*, mit ca. 20–30 cm Strahlerabstand, längere Behandlungszeit (ca. 10–20 Minuten), längere Behandlungsintervalle (2–3mal wöchentlich) und längere Behandlungsserien
- Die Patienten müssen immer über die gewünschten Wärmeempfindungen aufgeklärt werden.
- Der Therapeut muß immer in Sicht- oder Rufweite bleiben.
Hochfrequenztherapie
- Kurzwellentherapie, eine Oberflächen-Wärmeanwendung, zu der die Spulenfeldmethode zu empfehlen wäre. Dabei müßte jedoch die Größe der Wirbelstromelektrode dem Gesichtsfeld angepaßt sein. Ansonsten kann die Kondensatorfeldmethode eingesetzt werden.
- Mikrowellenbestrahlung, die mit Rundfeldstrahler in einem Abstand von ca. 5–10 cm erfolgt oder direkt aufliegend mit Kontaktstrahler. Bei Mikrowellenbestrahlung im Gesicht müssen die Augen durch eine Schutzbrille geschützt werden, um eventuell Linsenschädigungen zu vermeiden.
Elektrotherapie
- stabile Galvanisation
  - ○ Behandlung mit der Bergonie-Elektrode, die durch ihre Form alle drei Äste des Versorgungsbereichs umfaßt
  - ○ Die Gegenelektrode soll gleich groß gewählt und am besten im Nackenbereich appliziert werden.
  - ○ Polung der Bergonie-Elektrode als Anode, da es bei der stabilen Galvanisation unter der Anode zur Herabsetzung der Erregbarkeit kommt und somit zur Schmerzdämpfung
  - ○ Dosierung: *anfangs niedrig,* (sensibel unterschwellig) mit kurzer Behandlungsdauer und kurzen Behandlungsintervallen als auch -serien wählen. *Später höhere Dosierung,* (sensibel schwellig, mit längerer Behandlungsdauer und längeren Behandlungsintervallen als auch -serien.
- diadynamische Ströme, die als analgetische Stromform genutzt werden können, aber auch als Schmerzpunktbehandlung:

○ dazu wird in der Regel die CP-Stromform gewählt

○ die Kathode als differente Elektrode genutzt

○ jeder Schmerzpunkt ca. 1 Minute behandelt

○ die Anode etwa 1–2 cm neben der Kathode appliziert

○ die Dosierung im Gesicht höchstens sensibel schwellig gewählt

● mittelfrequente Ströme, die besonders zu empfehlen sind, da sie sensibel besser toleriert werden als niederfrequente Ströme, und dies ist im Gesicht außerordentlich wichtig. Mittelfrequente Ströme werden als modulierte Ströme empfohlen mit einer Modulation zwischen 100 und 200 Hz (spezifisch schmerzdämpfende Frequenzen).

● Hochvolttherapie, die noch günstiger für die Schmerztherapie im Gesicht ist, da es hierbei zu keiner sensiblen Belästigung des Patienten kommt

● transkutane elektrische Nervenstimulation (TENS), wobei für den jeweiligen Patienten diejenigen Reizparameter ausgewählt werden können, die besonders schmerzlindernd wirken. Außerdem stehen die batteriegesteuerten Geräte immer zur Heim-und Selbstbehandlung bei Schmerzattacken zur Verfügung.

5.1.2
Fazialislähmung

Innervation

Der **N. facialis** (VII. Hirnnerv) versorgt als vorwiegend motorischer Nerv die Gesichtsmuskulatur. Seine Zelleiber liegen als Kern in der Brücke (Pons). Der obere Anteil des Kerngebiets ist zuständig für Stirn und Augen und erhält motorische Efferenzen (Faserzüge der sog. Hirnnervenpyramidenbahn, Tractus corticobulbaris) aus dem Motorkortex beider Hemisphären (Abb. 5.2). Je nachdem, ob das 2. motorische Neuron (N. facialis) oder 1. (Hirnnervenpyramidenbahn) betroffen ist, unterscheidet man zwischen *peripherer* und *zentraler* Fazialislähmung.

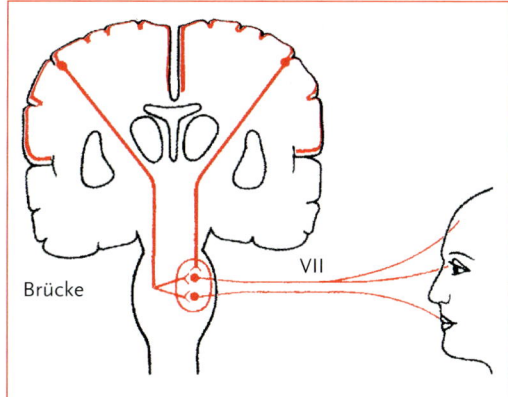

Abb. 5.2: Zentrale Innervation des Fazialiskerngebietes durch die sog. Hirnnervenpyramidenbahn beider Hemisphären

Periphere Fazialislähmung

Symptome

Die **periphere Fazialislähmung** ruft eine *schlaffe periphere Lähmung* der mimischen Muskeln einer Gesichtshälfte hervor. Bei *kompletter* (totaler) *Lähmung* (Paralyse) sind

● Stirnrunzeln
● Augenschluß
● Mundbewegungen

auf einer Gesichtsseite *nicht mehr möglich* (Abb. 5.3). Die Gesichtszüge sind schlaff, die Stirn dabei geglättet. Die *Mimik ist aufgehoben,* die Nasolabialfalte verstrichen, der Mundwinkel hängt herab. Die Lider können nicht geschlossen werden (Lagophthalmus), die Lidspalte ist erweitert. Da der Lidschlußreflex fehlt, wird die Hornhaut mangelhaft befeuchtet, so daß die Gefahr einer Schädigung der Hornhaut besteht. Beim Augenschluß wird die physiologische Mitbewegung des Augapfels nach oben sichtbar (Bell-Phänomen); die Pupille wird jedoch vom Oberlid bedeckt, so daß der Schlaf nicht durch Lichteinfall gestört wird. Da die Läsion das periphere motorische Neuron betrifft, sind Störungen der *elektrischen Erregbarkeit* zu erwarten.

Inkomplette Lähmungen (Parese) gehen mit einer *verminderten Kraftentfaltung* beim Stirnrunzeln, beim Augenschluß, Wangenaufblasen und Mundspreizen einher.

5

Zur **Untersuchung** der Kraftentfaltung der Gesichtsmuskulatur bei Paresen läßt man beide Stirnpartien runzeln („Waschbrett") und prüft durch Herabgleiten mit dem Zeige- und Mittelfinger die Kraftentfaltung auf beiden Seiten. Die Kraft des Lidschlusses erkennt man durch doppelseitiges Hochhalten der Lider, während der Patient versucht, das Lid zu schließen. Bei ungenügendem Lidschluß kann die bestehende Lidspalte in Millimetern vermerkt werden. Im Mundbereich erfolgen Zähnezeigen (Mundspreizen), Mundspitzen und Wangenaufblasen. Die Kraftentfaltung beim Anheben der geschürzten Oberlippe stellt die empfindlichste Untersuchungsmethode dar, auch zur Erkennung des Restsymptoms einer zentralen Fazialislähmung. Zur Tonusprüfung werden die Kuppen der Zeige- und Mittelfinger etwa 1 cm seitlich vom Mundwinkel auf die Wange aufgelegt und rasch in der Körperachse hin- und herbewegt; so daß ein Seitenvergleich möglich wird. Bei Bewußtlosen ist diese Methode mitunter die einzige Möglichkeit zum Nachweis einer Mundastlähmung.

Ursachen und Formen

Periphere Fazialislähmungen entstehen vor allem durch **Affektionen des peripheren Nervenstamms**, aber auch durch solche des Kerngebiets.

Idiopathische periphere Fazialislähmung

Die **idiopathische periphere Fazialislähmung** stellt die häufigste Form der Fazialislähmung dar. Ihre Ursache ist noch ungeklärt; diskutiert werden Abkühlung, virale Entzündung und Ischämie. Es kommt offenbar zu einer Schwellung, einem *Ödem des N. facialis* in seinem knöchernen Kanal an der Schädelbasis. Dadurch werden Nerv und Blutgefäße bedrängt. Das Leiden entwickelt sich über Nacht oder innerhalb einiger Stunden und kann mit *Geräuschüberempfindlichkeit, Geschmacksstörungen* und *Schmerzen in der Ohrregion* einhergehen. Über 85 % der Kranken genesen spontan etwa innerhalb des ersten Jahres, entweder völlig oder mit geringer Defektheilung unter Zurückbleiben leichter Symptome. Bei etwa

zwei Drittel der Erkrankten bildet sich die Lähmung bereits innerhalb der ersten 3 bis 6 Wochen zurück (Spontanremission) und heilt innerhalb von 10 Wochen defektfrei aus. Die übrigen Patienten erlangen innerhalb eines Jahres über eine langwierige Regeneration des Nerven doch noch Funktionen zurück. Die Frage nach der Prognose der Lähmung kann in den ersten Tagen – auch elektromyographisch – nicht beantwortet werden. *Denervationszeichen* im EMG infolge einer Waller-Degeneration lassen sich frühestens nach 10 Tagen registrieren. Prognostische Aussagen können erst nach 3–4 Wochen getroffen werden. Nur gelegentlich (bis maximal bei 15 % der Betroffenen) bleibt die Rückbildung aus.

Symptomatische periphere Fazialislähmung

Die **symptomatische periphere Fazialislähmung** findet sich u.a. bei Zoster, Neuroborreliose, Guillain-Barré-Syndrom, Mittelohrentzündungen, Schädelbasisfrakturen, Hirnhautentzündungen, Tumoren und Gesichtsverletzungen.

Therapie

Die *idiopathische Fazialislähmung* (etwa 70 % der peripheren Fazialislähmungen) wird in den ersten 2 bis 3 Wochen medikamentös (antientzündlich) behandelt. Die Patienten sind arbeitsunfähig. Bei ungenügendem Lidschluß muß die Kornea mit *Tränenersatzmittel* (tagsüber) und Augensalbe (nachts) geschützt werden. Bei einer Paralyse sollte unmittelbar mit *Elektrotherapie* begonnen werden, da offenbar nur ein frühzeitiger Beginn eine spätere neurogene Muskelatrophie eindämmen kann.

Operative Eingriffe wurden früher in der 2. bis 3. Woche als Fazialisdekompression erwogen. Heute werden sie bei der idiopathischen Fazialisparese verworfen, da sie nur innerhalb der ersten 24 Stunden, in denen bereits durch Ödem und Hypoxie eine Nervendegeneration einsetzt, sinnvoll erscheinen. Da in dieser Phase der weitere Krankheitsverlauf nicht festzulegen ist, würde man bei etwa 85 % der Betroffenen einen unnötigen Eingriff vornehmen, da bei ihnen später eine spontane Heilung eintritt. Später sind eventuell auch

Nerventransplantationen (an N. accessorius oder N. hypoglossus) möglich.

Gelegentlich verbleiben **Restsymptome** infolge von *Defektheilungen* in Form von:

● Lähmungen
● Kontrakturen der mimischen Muskulatur mit Verengung der Lidspalte und Hochstand des Mundwinkels auf der betroffen Seite
● pathologische Mitbewegungen (Synkinesien) durch Fehleinsprossung von regenerierenden Nervenfasern in faserfremde Gesichtsmuskeln (bei Mundbewegungen wird z. B. das Auge geschlossen oder umgedreht)
● Tic und Spasmus der Muskulatur, die sich in Zuckungen oder einschießenden Kontraktionen äußern.

Zentrale Fazialislähmung

Von der peripheren Fazialisparese muß die **zentrale Fazialisparese** (sog. Mundastschwäche) infolge einer Unterbrechung des zentralen motorischen Neurons zwischen Motorkortex und Brücke (Tr. corticobulbaris, „Hirnnervenpyramidenbahn") abgegrenzt werden (Abb. 5.3). Dabei hängt nur der der Pyramidenbahnschädigung gegenüberliegende (kontralaterale) Mundwinkel, da Stirn- und Augenregion doppelseitig, also auch homolateral, zentral innerviert werden. Schwere Lähmungen und Muskelatrophien fehlen. Eine physiotherapeutische Behandlung ist wegen *Sprech- und Eßbehinderung* erforderlich.

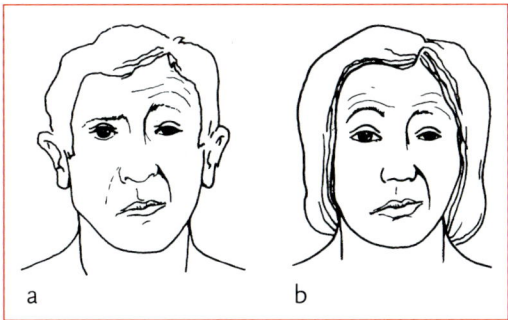

Abb. 5.3: Periphere (a) und zentrale (b) Fazialislähmung

Physiotherapie

Für die Physiotherapie stehen Lähmungsbehandlung und Durchblutungsförderung im Vordergrund.

Behandlungsziele

Behandlungsziele der Physiotherapie sind:
● Förderung der Durchblutung
● Erhaltung der Kontraktionsfähigkeit des Muskelgewebes
● Kräftigung der mimischen Muskulatur

Behandlungsmaßnahmen

Folgende Behandlungsmaßnahmen stehen zur Verfügung:

Förderung der Durchblutung
● Infrarotbestrahlung
● feuchtwarme Kompressen
● Packungen mit Pelose, Moor oder Fango
● Gesichtsmassage mit weichen Handgriffen. Sie soll möglichst im Liegen durchgeführt werden, einleitend als vorbereitende Maßnahme oder am Ende der Behandlung zur Beruhigung und Auflockerung; bei Hypotonie anregende Handgriffe, bei Verkrampfungsneigung steht Lockerung im Vordergrund.
● Elektrotherapie, die jedoch bei Kontrakturneigung oder Schmerzen sofort abgebrochen werden muß. Auch nach Auftreten von aktiven Innervationen sollte darauf verzichtet werden, weil die Kontraktionsneigung sehr groß ist.

Aktive Übungsbehandlung
● Üben der mimischen Funktionen, wobei die Fingerkuppen des Therapeuten in der hubfreien Bewegungsphase die mimischen Bewegungen unterstützen und später leichten Widerstand geben können. Zur Selbstkontrolle und als Anregung zum Selbstüben werden die Übungen vor dem Spiegel durchgeführt.
   ○ M. frontalis – Augenbrauen hochziehen
   ○ M. corrugator supercilii – Längsfalten an Nasenwurzel bilden
   ○ M. orbicularis oculi – Lidschluß
   ○ M. nasalis – Nase krausmachen

5

- ○ M. buccinator – Luft aus dem Mund blasen
- ○ M. orbicularis oris – Mund spitzen
- ○ M. zygomaticus – Mundwinkel nach außen ziehen
- ○ M. levator labii superioris – obere Zahnreihe zeigen
- ○ M. depressor labii inferoris – untere Zahnreihe zeigen
- ○ M. mentalis – Unterlippe über die Oberlippe ziehen
- Sprechübungen: Das Schulen der Mundbewegungen ist besonders wichtig für Trinken, Essen und Sprechen. Für das Sprechen ist ein gut artikuliertes Vorsprechen vor dem Spiegel mit Demonstration der entsprechenden Mundbewegungen notwendig. Außerdem sind besondere Worte zum Üben auszuwählen: konsonantenreiche Worte wie beispielsweise Pfifferling und Pfeifenkopf und vokalreiche Worte wie Manipulation und Isometrie.
- Pfeifübungen sind für den Patienten sehr schwer und gelingen meist erst am Ende der Behandlung.

Spasmus hemifacialis (Hemispasmus facialis)

Symptome

Das klinische Bild wird durch einschießende, tonische und synchrone Verkrampfungen der facialisinnervierten Muskulatur einer Gesichtsseite bestimmt und beginnt oft in der Lidregion (Abgrenzung zum Blepharospasmus). Diese Dyskinesien können nicht willentlich unterdrückt werden.

Ursachen

Ihre Ursache bleibt häufig unbekannt. Gelegentlich können Kompression durch eine Gefäßschlinge (analog zur idiopathischen Trigeminusneuralgie) oder raumfordernde Prozesse nachgewiesen werden.

Therapie

Medikamentös wird vor allem Botulinustoxin in die betroffenen Muskeln verabfolgt. Eine operative Dekompression des N. facialis ist die Ausnahme.

5.1.3 Glossopharyngeuslähmung

Innervation

Der **N. glossopharyngeus** (IX. Hirnnerv) versorgt *sensibel* den weichen Gaumen, Teile des Rachens und der Tonsillennischen und das hintere Zungendrittel sowie *motorisch* den weichen Gaumen (oberer Schlundschnürer). Zum N. vagus bestehen übergreifende Innervationsverhältnisse.

Symptome

Bei einer **einseitigen Lähmung** bestehen *Sensibilitätsausfälle* des weichen Gaumens (und in der oberen Pharynxregion), ein *abgeschwächter oder aufgehobener Würgreflex* (Spatelberührung des Pharynx) mit fehlender Gaumensegelhebung auf der gelähmten Seite sowie *Geschmacksstörungen* am hinteren Zungendrittel. Motorisch wird das Gaumensegel einseitig nicht genügend angehoben („Ah"-sagen): es weicht samt Zäpfchen zur gesunden Seite ab (Abb. 5.4), so daß *Schluckstörungen* entstehen können.

Liegt eine **doppelseitige Lähmung** vor, kommt es durch mangelhaften oder fehlenden Schluß des Nasen-Rachen-Raums (Epipharynx) dazu, daß

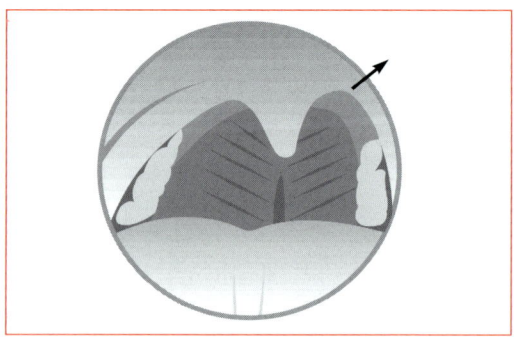

Abb. 5.4: Rechtsseitige Gaumensegellähmung (IX. Hirnnerv)

- beim Pressen zunehmend Luft aus der Nase entweicht
- beim Schlucken Flüssigkeit und evtl. Nahrungsanteile aus der Nase austreten

Wegen der überlappenden Innervationsverhältnisse zum N. vagus sind isolierte Läsionen beider Nerven kaum zu beobachten. Eine *Gaumensegelparese* kann auch bei einer Läsion des N. vagus entstehen.

Therapie

Die Therapie erfolgt wie bei doppelseitiger Lähmung (s. Kap. 3.7).

5.1.4 Vaguslähmung

Innervation

Der **N. vagus** (X. Hirnnerv) beteiligt sich auch an der Innervation des Gaumensegels und der Pharynxmuskulatur (Schlucken). Seine parasympathischen Faserzügen zu den Eingeweiden der Brust- und Bauchregion sind hier nicht zu berücksichtigen. Der N. recurrens vagi innerviert die Stimmbänder.

Symptome

Die sich überschneidende Innervation mit dem IX. Hirnnerven bewirkt eine *einseitige Gaumensegellähmung*: mangelhafte Kontraktion beim „Ah"-sagen, bei sensibler Reizung der Rachenhinterwand oder des Zungengrunds mit dem Spatel. Außerdem kontrahiert sich die gleichseitige Pharynxhinterwand nicht (glattes Muskelrelief; s. Abb. 5.5). Durch die einseitige Stimmbandlähmung bei Ausfall des N. recurrens vagi entsteht eine *Heiserkeit*, durch eine fehlende Abdichtung der Mundhöhle zur Nasenhöhle eine *„nasale" Sprechweise*.

Bei **doppelseitiger Läsion des IX. und X. Hirnnerven** entwickelt sich neben einer Sprechstörung oder Dysarthrie bzw. Dysarthrophonie vor allem eine *Dysphagie* oder Schlucklähmung, bei der schließlich Flüssigkeit bzw. Nahrungsteile aus der Nase austreten. Ein ungenügender Schluß des Nasen-Rachen-Raums

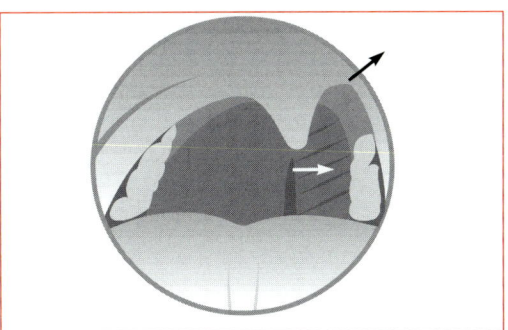

Abb. 5.5: Rechtsseitige Gaumensegel- und Pharynxlähmung (X. Hirnnerv)

läßt beim „Wangenaufblasen" Luft aus der Nase entweichen.

Die Phonation (Stimm- und Lautbildung) kommt vor allem durch den N. vagus zustande. Einseitige Läsionen führen zur *Heiserkeit*, doppelseitige zur *Aphonie*.

Therapie

Die Therapie bei doppelseitiger Lähmung ist in Kapitel 3.7 beschrieben.

5.1.5 Akzessoriuslähmung

Innervation

Der **N. accessorius** (XI. Hirnnerv) versorgt den M. sternocleidomastoideus (Prüfung durch Palpation bei Kopfwendung zur Gegenseite) und unterschiedliche Anteile des M. trapecius, häufiger seine oberen und mittleren Anteile (Prüfung mittels Heben der Schulter gegen Widerstand).

Symptome

Je nach Ort der Schädigung können die beiden Muskeln isoliert oder kombiniert betroffen sein. Bei der Inspektion erkennt man die *Atrophie des M. sternocleidomastoideus* durch Kopfdrehung zur Gegenseite, insbesondere wenn der Muskel angespannt ist. Die *Athropie des M. trapezius* zeigt sich durch eine eckige Hals-Nacken-Linie und eventuell eine leichte Sen-

5

kung der Schulter. Das Schulterblatt ist in Ruhe von der Mittellinie nach seitlich abgerückt sowie Angulus lateralis nach unten und innen gedreht (Schaukelstellung der Skapula). Anheben und Nachhintenziehen der Schulter, ebenso das seitliche Anheben des Arms erfolgen mit verminderter Kraft. Die Patienten klagen über Ruhe- und Bewegungsschmerzen in der gesamten Schulterregion.

Ursachen

Schädigungen des Nerven können z. B. bei *Operationen* auftreten.

Physiotherapie

Die Physiotherapie umfaßt vorwiegend Bewegungsübungen für die Halswirbelsäule und den Schultergürtel.

Physiotherapeutischer Befund

Sichtbarer Befund
- Atrophien
  - am M. sternocleidomastoideus
  - am M. trapezius (unterschiedliche Anteile)
  - am Schulterblatt, wobei der untere Winkel nach unten und außen weicht

Funktioneller Befund
- Funktionell müssen folgende Bewegungen geprüft werden:
  - Neigung des Kopfes zur kranken Seite und Drehung zur kontralateralen Seite
  - Anheben und Nachhintenspannen der Schultern

Behandlungsmaßnahmen

Im Vordergrund der Behandlung stehen **Spannungs-, Bewegungs- und Widerstandsübungen**.

Übung

Übungsbeispiele

- Bauchlage und Spannungsübungen, die das Schulterblatt an die Wirbelsäule heranziehen sollen. Hierbei ist der Handkontakt des Therapeuten sehr wichtig.
- Bewegungsübungen der Halswirbelsäule mit und ohne Widerstände, Spannungsübungen am Schultergürtel und Bewegungsübungen der Arme evtl. mit Handgeräten, z. B. Stab

---

5.1.6
Hypoglossuslähmung

Innervation

Der **N. hypoglossus** innerviert die Zungenmuskulatur.

Symptome

Bei einer Lähmung weicht die herausgestreckte Zunge nach der gelähmten Seite ab. Hält die Lähmung an, entwickelt sich eine Atrophie der betroffenen Zungenhälfte mit Dellenbildung und Runzelung und oft mit Faszikulieren (Abb. 5.6). Bei doppelseitiger Lähmung wird die Zunge zunehmend unbeweglicher; *Schluck- und Sprechstörungen* führen schließlich bis zur Schluck- und Sprechunfähigkeit.

Therapie

Die Therapie entspricht der in Kapitel 3.7 dargestellten Behandlung.

Abb. 5.6: Rechtsseitige Hypoglossuslähmung

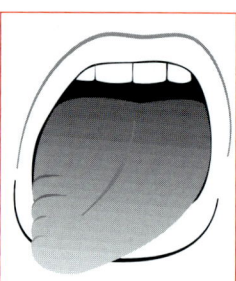

1. Erläutern Sie die Symptome einer peripheren und einer zentralen Fazialislähmung.
2. Stellen Sie einen Behandlungsplan für die Fazialislähmung auf.
3. Beschreiben Sie das klinische Bild einer Akzessoriuslähmung.

5.2 Erkrankungen einzelner Spinalnerven und ihre Physiotherapie

5.2.1 Allgemeine Symptomatik und Therapie

Spinalnerven sind zum überwiegenden Teil „gemischte" periphere Nerven, die *motorische, sensible und vegetative* (Sympathikus-)Fasern enthalten. Bei Schädigungen sind entweder alle Fasern gleichmäßig betroffen oder nur motorische, sensible oder vegetative Fasern in Mitleidenschaft gezogen, so daß Ausfälle isolierter Leitungsfunktionen auftreten können.

Ursachen

Isolierte Schädigungen peripherer Nerven haben unterschiedliche, vor allem aber *mechanische Ursachen* zur Grundlage:

- mechanisch: Druck, Zerrung, Zerreißung (gedeckt), Schnitt, Stich, Schuß (offen). Offene Verletzungen zerstören die entsprechende Barriere zur Außenwelt, die Hüllsubstanz der peripheren Nerven (oder die Hirnrückenmarkshäute des ZNS); daher leisten sie möglichen bakteriellen Infektionen Vorschub
- infektiös-toxisch (selten): Übergriff entzündlicher Gewebsreaktionen der Umgebung, fehlerhafte Injektionen eines toxischen Arzneimittels in Nervennähe

Allgemeinerkrankungen entzündlicher, toxischer, vaskulärer und immunpathologischer Genese greifen kaum isoliert an einem peripheren Nerven an. Sie wirken sich entweder an mehreren einzelnen Nerven mit Engpässen (Mononeuropathie multiplex), am Plexus – insbesondere am Armplexus als entzündliche neuralgische Schulteramyotrophie – oder speziell als Polyneuropathie aus.

Deshalb muß bei Affektion eines Spinalnerven immer eine **mechanische Genese** ausgeschlossen werden. Diese Verletzungsarten können akut im Gefolge eines Traumas den Nerv treffen. Sie können aber auch chronisch über einen längeren Zeitraum auf den Nerven einwirken. So entstehen sie durch *unsachgemäße Lagerung* einer Extremität – diese Läsionen haben übrigens eine gute Prognose – oder *zu festen Gipsverband*, durch *Kallusbildungen* nach Frakturen, durch *Narbenzüge*, durch *chronische Kompression* in anatomischen Engpässen (z. B. Karpaltunnelsyndrom des N. medianus) oder

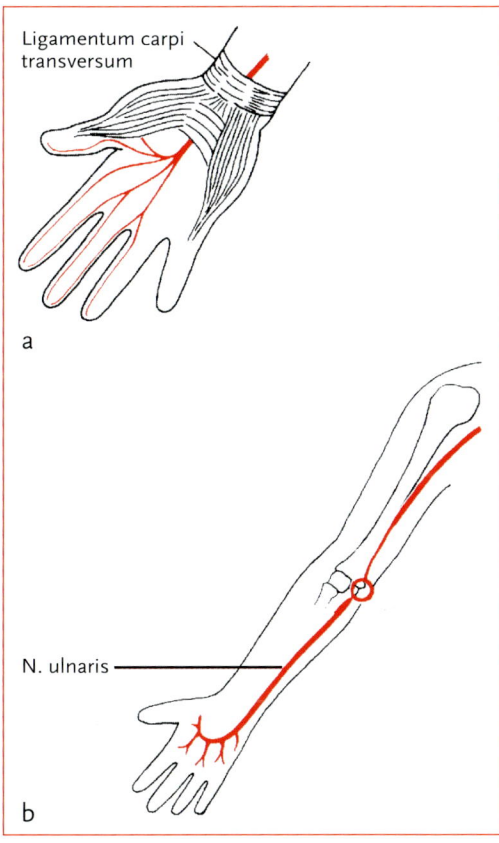

Ligamentum carpi transversum

a

N. ulnaris

b

Abb. 5.7: Mechanische Läsionen peripherer Nerven: a) chronische Druckschädigung des N. medianus im Karpaltunnel, b) chronische Druckschädigung oder Luxation des N. ulnaris im Sulcus N. ulnaris

Tab. 5.1: Anatomische Engpässe einiger wichtiger Spinalnerven

Nerv	Engpaßort
Armplexus	Fossa supraclavicularis und axillaris (thoracic outlet)
N. radialis	Supinatorloge
N. medianus	Pronator-teres-Syndrom Karpaltunnelsyndrom
N. ulnaris	Sulcus-ulnaris-Syndrom Loge de Guyon
N. tibialis	Tarsaltunnel-Syndrom

durch längerdauernde oder immer wiederkehrende *Druck- und Zugwirkung* (z. B. des N. ulnaris am Ellenbogen im Sulcus nervi ulnaris; Abb. 5.7). Mitunter werden diese Kompressionssyndrome durch eine zusätzliche Noxe wie Diabetes mellitus oder chronischen Alkoholismus oder durch eine entzündliche bzw. vaskuläre Genese bei rheumatischen Erkrankungen und Kollagenosen klinisch manifest (Tab. 5.1).

Gelegentlich läßt sich keine Ursache ermitteln, so daß man sich mit dem Begriff *idiopathisch* (idios = eigen, selbst) begnügen muß.

Merke !

Bei Läsionen einzelner peripherer Nerven ist stets nach einer mechanischen Ursache zu fahnden, die mitunter schwer nachzuweisen sein kann.

Symptome

Bei einer Schädigung des peripheren Nerven ist mit motorischen, sensiblen und evtl. vegetativen Störungen zu rechnen.

Motorische Störungen

Motorische Reizerscheinungen können als *Faszikulationen* (s. Kapitel 3.3.2), aber auch als *tonischer schmerzhafter Muskelkrampf* (Krampus) auftreten. **Motorische Ausfallserscheinungen** entsprechen der Symptomatik der peripheren schlaffen Lähmungen (s. Kapitel 3.3.2). Die Feststellung des betroffenen Nerven und die Beurteilung der Verlaufsdynamik setzen eine exakte klinische Muskelfunktionsprüfung voraus.

Sensible Störungen

Sensible Reizerscheinungen äußern sich in *Parästhesien* und in *Spontanschmerzen* (Neuralgie) sowie als *Druck-* und auch *Dehnungsschmerz* großer Nervenstämme. **Sensible Ausfallserscheinungen** treten in den Hautbezirken bzw. Versorgungsgebieten des betroffenen Nerven (s. Abb. 3.1 und 3.2) als *Herabsetzungen oder Aufhebungen der Berührungsempfindung,* der *Schmerz-* und auch der *Temperaturempfindung* auf.

Vegetative Störungen

Das Ausmaß der **vegetativ-trophischen** und **vasomotorischen Störungen** hängt von der Zahl der vegetativen Fasern im betroffenen peripheren Nerven ab. Der N. medianus und der N. tibialis sowie der Arm- und Beinplexus enthalten zahlreiche sympathische Fasern und entwickeln deshalb bei Schädigungen am ehesten entsprechende Symptome.

Vegetative Reizerscheinungen bei partieller Nervenunterbrechung gehen zunächst im akuten Stadium mit *Hautrötung* und *Temperaturerhöhung*, Entwicklung einer *glatten, dünnen Haut, erhöhter Schweißbildung* und evtl. auch *vermehrtem Haut- und Nagelwachstum* einher. Die Nägel weisen uhrglasförmige Eindellungen auf und werden spröde. Die Haut zeigt Horn- und Rißbildungen, wird sehr empfindlich und hat eine schlechte Heilungstendenz bei Verletzungen. Die vegetativen Symptome überschreiten nicht selten das jeweilige Versorgungsgebiet des peripheren Nerven. Die Kausalgie wurde schon besprochen (s. Kapitel 3.1).

Vegetative Ausfallserscheinungen bei vollständiger Nervenunterbrechung oder im chronischen Stadium führen zu *Blässe, Zyanose* und *Herabsetzung der Hauttemperatur* sowie einer *Aufhebung der Schweißsekretion*. Die Haut wird trocken, schuppig und glanzlos, Haar- und Nagelwachstum gehen zurück. Schließlich werden auch *Knochenumwandlungen* wie bei der Sudeck-Dystrophie sichtbar.

Merke !

Bei partiellen Leitungsstörungen sind die motorischen Ausfälle oft umfangreicher als die sensiblen, und es bestehen häufiger Schmerzen sowie Ausfalls- und Reizerscheinungen seitens des Sympathikus.

Die peripher-neurogenen Schädigungen müssen von einer Reihe **nichtneurogen bedingter Symptome** abgegrenzt werden, um Fehleinschätzungen zu vermeiden. *Arthrogene, tendogene* und *myogene Kontrakturen* können Anlaß zu Verwechslungen mit einem Nervenschaden sein. So können eine Spitzfußstellung eine Peronaeuslähmung oder eine Dupuytren-Kontraktur eine Ulnarislähmung vortäuschen. Auch die *Inaktivitätsatrophie* mag in ausgeprägten Fällen ein größeres Ausmaß annehmen, besonders am M. deltoideus und M. quadriceps femoris. Immer sollte man sich vor einer Prüfung der Kraftleistung darüber informieren, ob Schmerzen bestehen; denn eine mangelhafte Innervation der Muskeln infolge Schmerzen, eine *Schmerzschonung*, kann eine Parese imitieren. Auch *Verteilungsstörungen des Fettpolsters* führen zu Einsenkungen der Haut und lassen allzu leicht eine Muskelatrophie annehmen, z. B. nach Injektion von Insulin (Lipodystrophie).

Schließlich müssen noch **Kompartmentsyndrome** differentialdiagnostisch abgegrenzt werden. Sie umfassen alle Krankheitszustände, die durch Druckerhöhung innerhalb eines Kompartments (Muskelloge) eine *ischämische Läsion* von Muskeln und Nerven hervorrufen. Sie entstehen vor allem nach *Verletzungen* mit nachfolgender arterieller Durchblutungsstörung. Am bekanntesten ist das **Tibialis-anterior-Syndrom**, das unter heftigsten Schmerzen mit Schwellung und Rötung an der Vorderseite des Unterschenkels einsetzt und sich zu einer motorischen Schwäche der Extensoren von Fuß und Zehen ausweitet. Die fehlende Muskel- und Nervendurchblutung setzt nach einer Ischämiezeit von 8 bis 12 Stunden irreversible Schäden. Oft hilft nur eine rasche operative Faszienspaltung.

Formen

Die klinische Muskelfunktionsprüfung nach V. J. Janda sowie evtl. die konventionelle Elektrodiagnostik erfassen Umfang und Schweregrad der Ausfallserscheinungen der einzelnen Muskeln und damit der zugehörigen Nerven, z. B. bei der Radialislähmung. Zusätzlich wird in spezialisierten Einrichtungen mit Elektromyographie und Elektroneurographie eine exakte Differenzierung des Ausmaßes und des Ortes der Nervenschädigung möglich. Auf die verschiedenen morphologischen Schädigungsmuster wurde im Abschnitt 3.3.2 hingewiesen.

Therapie

Im Vordergrund der **konservativen Behandlung** steht die *Vermeidung von Sekundärschäden* in den gelähmten Regionen. Ziel **physiotherapeutischer Maßnahmen** ist eine *Verhütung der Kontraktur intakter Muskeln*, eine *Dehnung der gelähmten Muskeln* sowie eine *Vermeidung von Gelenkversteifungen und trophischen Ulzera* in sensibilitätsgestörten Hautbezirken. Hierzu dienen sachgerechte *Lagerungen* mit oder ohne Orthesen (z. B. Oberarm-Abduktionsschiene, Spitzfußzügel) und vor allem (möglichst mehrmals) täglich durchzuführende *passive* und *aktive Bewegungsübungen*. Massage und Bewegungsübungen verhüten nicht nur Kontrakturen, sondern beugen auch einer Thromboseentstehung vor, wobei die unteren Extremitäten besonders gefährdet sind. Die Verhütung oder besser *Verzögerung* der *neurogenen Muskelatrophie* gelingt im paralytischen Lähmungsstadium nur durch Elektrotherapie, die aber sofort nach eingetretener Lähmung beginnen sollte. Der Zeitaufwand für eine solche Therapie, die möglichst täglich, mindestens aber 3mal in der Woche durchgeführt werden muß, ist beträchtlich. Sie sollte so lange vorgenommen werden, wie eine Chance für eine Reinnervation besteht (enge Zusammenarbeit mit dem Neurologen ist u. a. für die EMG-Verlaufsdiagnostik erforderlich). Die Elektrotherapie wird beendet, wenn jegliche Reinnervation ausbleibt oder eine Reinnervation einsetzt. Im letzteren Fall sollten die nun wieder willkürlich zu bewegenden Muskeln aktive Bewegungsimpulse erhal-

5

ten. Zur Erregung denervierter Muskelfasern sind Stromimpulse mit einer Dauer von mehr als 100 ms erforderlich, wobei z. B. Exponentialstrom Anwendung findet.

Hat sich ein **Defektstadium** ausgebildet, können *Verpflanzungen von Muskelansätzen, Gelenkversteifungen* und die Verordnung *orthopädischer Stützapparate*, sogenannte Orthesen, zur Anwendung kommen. *Operative Eingriffe* sind indiziert, wenn der eingetretene Nervendefekt anderweitig nicht reparabel ist. Bei offenen Nervenverletzungen werden selten primäre *Nervennähte* gleichzeitig mit der Wundversorgung durchgeführt, häufiger aber frühe Sekundärnähte 3 bis 6 Wochen nach der Verletzung. Nach gedeckten (geschlossenen) Traumen erfolgen eine *operative Exploration* oder eine späte Sekundärnaht im allgemeinen erst nach 3 (bis 6) Monaten, falls keine Zeichen einer Regeneration bzw. Reinnervation erkennbar sind und eine komplette Denervierung vorliegt. Wegen der fortschreitenden Muskelatrophie ist nach Ablauf von 12 Monaten eine Operation im allgemeinen nicht mehr erfolgversprechend. Gegebenenfalls finden auch *Nerventransplantationen* bei Nervendefekten statt. Bei chronischer Druckschädigung werden operative Freilegungen der Nerven mit Verlagerungen derselben oder Befreiung aus der Kompression (Neurolyse) durchgeführt.

Die Regenerationsgeschwindigkeit eines peripheren Nerven beträgt etwa 1 (bis 2) mm pro Tag, so daß bei Verletzung langer Extremitätennerven der Zeitraum von 1 bis 2 Jahren bis zur Funktionswiederkehr einkalkuliert werden muß.

Physiotherapie

Bei jeder peripheren Nervenschädigung sind Befunderhebung, Behandlungsplan und -ziele sowie Behandlungsmaßnahmen dem Syndrom der peripheren Lähmungen entsprechend variabel einzusetzen (vgl. S. 71–76).

- Bei der Befunderhebung stehen die motorischen Ausfallserscheinungen im Vordergrund, dabei muß jedoch zwischen Muskelschwäche und kompletter Lähmung unterschieden werden.
- Die sensiblen Störungen sind exakt zu lokalisieren und bei den Therapieanwen-

dungen zu beachten. Es ist zu differenzieren zwischen:
  - ○ sensiblen Reizerscheinungen wie Parästhesien, Spontanschmerz (Neuralgie) und Dehnungsschmerz
  - ○ sensiblen Ausfällen wie Herabsetzung oder Aufhebung von Berührungs-, Schmerz- und Temperaturempfinden
- Die vegetativ-trophischen Störungen stehen bei einzelnen Nerven oft gleichberechtigt neben den motorischen Ausfällen, denn eine Störung des Empfindens an den Fingern, speziell am Daumen, kann zur Teilinvalidität führen (besonders betroffen sind N. medianus an der oberen und N. tibialis an der unteren Extremität).

Die Behandlungsmaßnahmen werden dem jeweiligen Krankheitsbild angepaßt, wobei bei einer Schädigung der oberen Extremität die **Feinmotorik** der Hand im Vordergrund steht und bei einer Schädigung der unteren Extremität die **Gangschule**. Die intensive Behandlung im Schädigungsbereich steht an erster Stelle. Es darf jedoch nicht vergessen werden, daß der Schädigungsbereich oft nur ein Teil der gesamten funktionellen Einheit ist, z. B. ist die Hand ein Teil der gesamten funktionellen Einheit des Arms. Der Arm wiederum ist ein Teil des „ganzen Patienten" mit seinen individuellen Besonderheiten. Der Arm als funktionelle Einheit sowie der Patient als Persönlichkeit müssen bei der Behandlung beachtet werden. Diese prinzipiellen Gesichtspunkte sind noch einmal vorangestellt worden und gelten für jedes einzelne Lähmungsgeschehen. In der Folge werden nur noch Besonderheiten der Befunde dargestellt:

- sichtbar die Atrophien und Fehlstellungen
- funktionell die betroffenen Bewegungen
- in der Therapie Übungsbeispiele zum jeweiligen Befund

5.2.2
Phrenikuslähmung (C3–C4)

Innervation Der **N. phrenicus** innerviert das Zwerchfell.

Ursachen Die Phrenikuslähmung ist als fakultatives Begleitsymptom bei *neuralgischer*

Schulteramyotrophie oder im Gefolge einer *traumatischen Läsion des Plexus cervicalis* oder bei hohem zervikalen Querschnitt (doppelseitig) zu beobachten; häufigste Ursache sind wohl *bösartige Tumoren* im Brustraum.

Symptome   Einseitige Ausfälle werden leicht kompensiert. Die diagnostische Sicherung geschieht röntgenologisch, insbesondere bei der Durchleuchtung. Eine Atrophie der Nackenmuskulatur weist auf eine radikuläre Verursachung hin.

Therapie   Eine Therapie ist nicht bekannt.

5.2.3
Dorsalis-scapulae-Lähmung (C3–C5)

Innervation   Der **N. dorsalis scapulae** innerviert M. levator scapulae und Mm. rhomboidei.

Ursachen   Eine isolierte Lähmung ist wegen des geschützten Verlaufs des Nerven kaum zu erwarten; am ehesten wird eine solche im Gefolge von (traumatischen) Armplexusparesen beobachtet (Abb. 5.8).

Symptome   Eventuell ist eine leichte *Fehlstellung des Schulterblatts* erkennbar: geringe Scapula alata, Angulus inferior gering nach außen rotiert und Schulterblatt insgesamt leicht von der Mittellinie nach außen abgewichen (keine

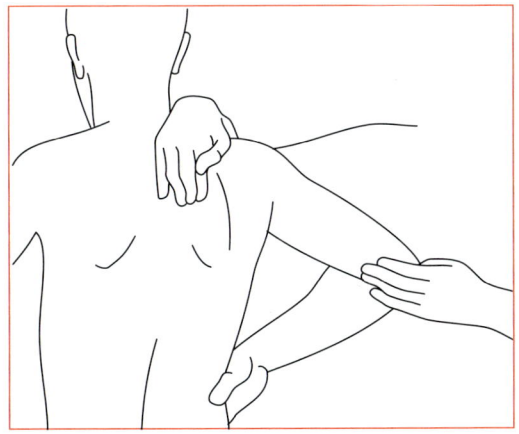

Abb. 5.8: Lähmung des N. dorsalis scapulae. Funktionsprüfung der Mm. rhomboidei

Zunahme beim Armhochhalten wie bei Serratus- und Trapeziuslähmung). Der in die Hüfte gestemmte Arm wird – am stehenden Patienten – aktiv weniger kräftig nach hinten gedrückt.

Therapie   Die Funktion des M. levator scapulae wird vom M. trapecius übernommen. Ein Ersatz der Funktion der ausgefallenen Mm. rhomboidei wird nur in Ausnahmen in Frage kommen; dies kann durch Anschlingen des unteren Skapulawinkels mit Teilen des M. latissimus dorsi erfolgen.

5.2.4
Supraskapularislähmung (C4–C6)

Innervation   Der **N. suprascapularis** innerviert die Mm. supraspinatus und infraspinatus.

Ursachen   Durch *stumpfe Gewalteinwirkungen* oder *Fraktur des Collum scapula* und im Gefolge von *oberen Armplexusparesen* oder *chronischer Kompression in der Incisura scapulae* kann der Nerv lädiert werden.

Symptome   Die *Muskelatrophie*, besonders des M. infraspinatus, ist klinisch gut sichtbar. Der Ausfall des M. supraspinatus äußert sich in einer *Schwäche der Armhebung* innerhalb der ersten 15 Grad der Abduktion im Schultergelenk. Der Ausfall des M. infraspinatus ruft eine deutliche *Schwäche bei der Außenrotation* hervor. Die Betroffenen sind nicht in der Lage, sich am Hinterkopf zu kratzen.

Therapie   Sehr selten müssen eine *Neurolyse* oder eine *Nervennaht* bzw. ein *Nerventransplantat* erwogen werden.

5.2.5
Subskapularislähmung (C5–C6)

Innervation   Der **N. subscapularis** innerviert M. subscapularis und M. teres major.

Ursachen   Eine Lähmung kommt praktisch nur im Gefolge von Armplexusläsionen vor.

Symptome   Eine Atrophie wird nicht sichtbar. Als Innenrotatoren im Schultergelenk verbleiben noch Mm. pectoralis major, latissimus dorsi und deltoideus. Den Betroffenen gelingt es nicht, die untere Rückenpartie zu kratzen oder die Hand über der Lumbalregion in der Luft hin- und herzubewegen. Die Innenrotation des Oberarms ist kraftgemindert.

Therapie　Eine Nervennaht ist nicht möglich.

5.2.6
Thoracicus-longus-Lähmung (C5–C7)

Innervation　Der **N. thoracicus longus** inner-viert den M. serratus anterior.

Ursachen　Neben *Schultertraumen*, wie Stoß, Schlag, Druck (Tragen schwerer Lasten) und Zerrungen sowie *operativen Eingriffen* in der Achselhöhle ist bei akutem Beginn mit reißen-den Schmerzen auch eine *entzündliche Genese* möglich (partielle Form einer neuralgischen Schulteramyotrophie).

Symptome　Anders als bei der Akzessorius-lähmung, ist die Skapula hier der Wirbelsäule genähert. Der innere Schulterblattrand steht flügelförmig vom Thorax ab: *Scapula alata* (Abb. 5.9), besonders deutlich beim Armvorhal-ten oder beim Stützen des Arms nach vorn ge-gen eine Wand. Der Arm kann kaum seitlich über die Horizontale erhoben werden.

Therapie　Ersatzoperationen mit Fixierung der Skapula sind möglich.

Physiotherapie

Der Ausfall des M. serratus anterior ruft eine Veränderung der Schulterblattstellung hervor.

Physiotherapeutischer Befund

Sichtbarer Befund
- Atrophien am Schulterblatt
- Scapula alata

Funktioneller Befund
- Beim Vorhalten beider gestreckter Arme wird auf der geschädigten Seite die Scapula alata deutlich. Bei einer geringeren Schädigung kann sie evtl. durch den Druck

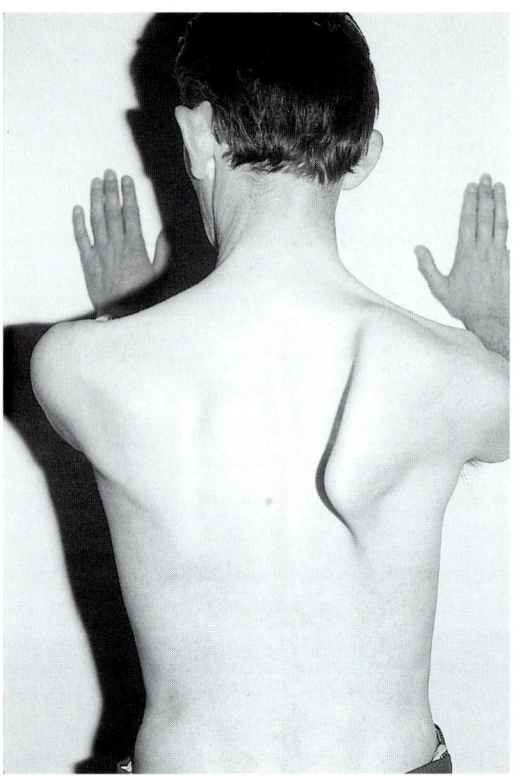

Abb. 5.9: Scapula alata infolge Schädigung des N. thoracicus longus

der Hände gegen eine Wand nachgewiesen werden.
- Das seitliche Hochheben des Armes über 90 Grad ist kaum oder nicht möglich.

Behandlungsmaßnahmen

Zur Schulung des M. serratus anterior werden Spannungs-, Stemm- und Bewegungsübungen gewählt:

Übung

Übungsbeispiele

- in Bauchlage Schulterblatt an den Thorax heranziehen und halten, dabei anfangs Kontaktaufnahme am medialen Schulter-blattrand
- gleiche AGST und den gestreckten Arm dicht über den Boden nach vorn führen oder einen Medizinball nach vorn stoßen

- aus der Bauchlage zum Liegestütz kommen
- Stützübungen auf dem Pezzi-Ball
- im Sitz Bewegungsübungen mit Stab, Keule oder Ball
- modifizierter Bärenstand mit Handstütz auf Liege oder Tisch; Bewegung des Sternums in Richtung Wirbelsäule

5.2.7
Thorakodorsalislähmung (C6–C8)

Innervation   Der **N. thoracodorsalis** innerviert M. latissimus dorsi, evtl. M. teres major.

Ursachen   Kaum isoliert, sondern meist im Gefolge von Armplexuslähmungen betroffen.

Symptome   Als Adduktoren und Innenroller im Schultergelenk senken diese Muskeln auch den erhobenen Arm. Der Oberarm kann nicht aktiv nach unten und hinten gedreht werden, der Schürzengriff („Schürzenbandmuskel") ist nicht möglich.

Therapie   Nicht erforderlich wegen Ersatzfunktion durch M. teres major und M. pectoralis major.

5.2.8
Pektoralislähmung (C5–Th1)

Innervation   Der **N. pectoralis** innerviert M. pectoralis major und M. pectoralis minor.

Ursachen   Nur im Gefolge von Plexuslähmungen betroffen.

Symptome   Vor allem wirkt sich die *Adduktionsschwäche der Arme* aus. Aneinanderpressen der Handflächen vor der Brust bei Betasten der Pectoralisränder läßt *Seitendifferenzen* erkennen.

Therapie   Spezielle Therapien sind nicht angezeigt.

5.2.9
Axillarislähmung (C5–C6)

Innervation   Der **N. axillaris** innerviert M. deltoideus und M. teres minor (Abb. 5.10).

Ursachen   Traumatische Läsionen bei Schulterluxation und -prellungen, Oberarmfrakturen, Druckschädigungen durch Oberarmstützen u. a.

Symptome   Durch die Muskelatrophie geht die Schulterwölbung verloren *(„spitze" Schulter)*, Akromion und Humeruskopf springen stärker hervor (Abb. 5.11). Die Armhebung nach vorn und seitlich ist stark, nach rückwärts leicht behindert, die Außenrotation des Oberarms wird dagegen kaum betroffen. Ältere Lähmungen zeigen eine kompensatorische Schulterhebung (M. trapezius und M. serratus anterior) und evtl. eine Kapselschrumpfung.

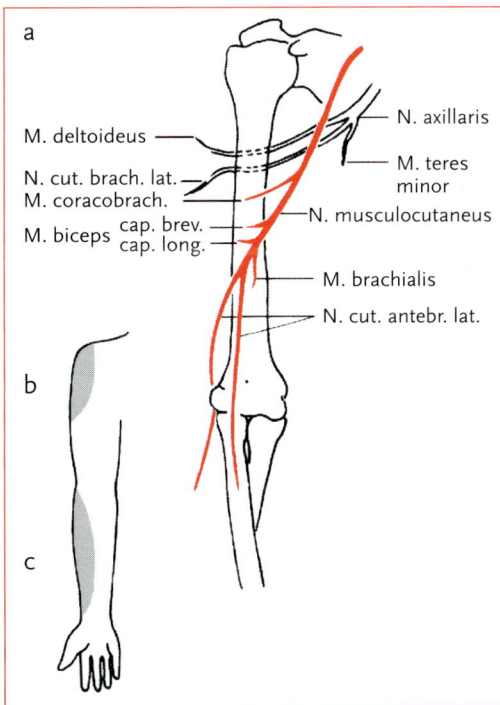

Abb. 5.10: N. axillaris und N. musculocutaneus: a) motorische Innervation, b) N. cutaneus brachii lat. (N. axillaris), c) N. cutaneus antebrachii lat. (N. musculocutaneus)

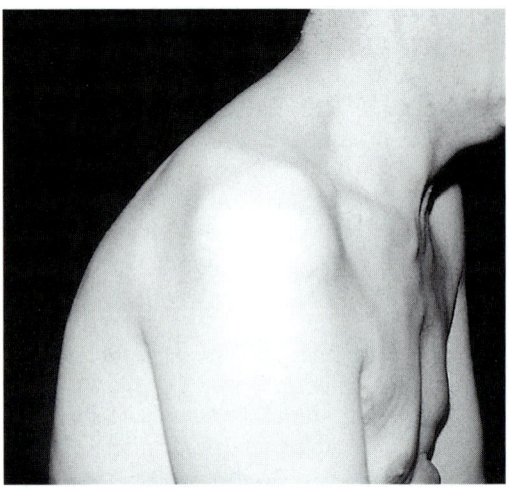

Abb. 5.11: Axillarislähmung links – „spitze" Schulter

Therapie Das Schultergelenk muß unverzüglich durch eine *Abduktionsschiene* vor Überdehnung und Versteifung geschützt werden. Auch in der Nacht muß der Oberarm möglichst abduziert bleiben. Bei ausbleibender Reinnervation sind nach Ablauf von 6 Wochen operative Maßnahmen indiziert.

Physiotherapie

Beim Ausfall des M. deltoideus stehen einige Muskeln zur Kompensation zur Verfügung, z.B. M. supraspinatus für die Abduktionsbewegung. Es bleibt aber die Gefahr der Schädigung des Bandapparates durch Überdehnung.

Physiotherapeutischer Befund

Sichtbarer Befund
- Atrophien am Schultergelenk

Funktioneller Befund
- Armhebung nach vorn und seitlich ist stark eingeschränkt
- Armhebung nach hinten nur leicht behindert

Behandlungsmaßnahmen

Der M. deltoideus schützt die Gelenkstrukturen des Schultergelenks und muß deshalb neben Bewegungsübungen auch in seiner Halte-arbeit trainiert werden. **Spannungs-** und **Bewegungsübungen** werden genutzt.

Übung

Übungsbeispiele

- Spannungsübungen im Sitz mit aufgelegtem Arm. Der Patient spannt nach vorn, oben, hinten und unten gegen mehr oder weniger Widerstand des Therapeuten.
- Bewegungsübungen des Schultergelenks aus unterschiedlichen AGST: die Rückenlage, um hubfrei üben zu können, oder den Sitz, um die Schwerkraft als ersten Widerstand zu nutzen
- Bewegungsübungen mit unterschiedlichen Handgeräten: Ball, Keule oder Hantel
- PNF-Muster FLEX/ABD/AR oder FLEX/ADD/AR
- Verstärkungstechnik: Betonung im Schultergelenk in den genannten Mustern
- Supinationsübungen zur Verstärkung der AR

5.2.10
Muskulokutaneuslähmung (C5–C7)

Innervation Der **N. musculocutaneus** innerviert M. biceps brachii, M. brachialis, M. coracobrachialis.

Ursachen *Traumatische Schädigungen* bei Schulterluxationen.

Symptome Die *Beugung und Supination des Unterarms in Supinationsstellung* im Ellenbogengelenk ist nicht, in Mittelstellung zwischen Pro- und Supination durch den intakten M. brachioradialis („Lastenheber"; N. radialis) eingeschränkt möglich. Hohe Läsionen beteiligen den M. coracobrachialis mit Schwäche der Armelevation. Die *Atrophie* führt zu einer Verschmächtigung dieser Beugemuskeln am Oberarm. Die Muskulokutaneuslähmung tritt selten isoliert auf.

Therapie Bei Kompression des Nerven kann eine Neurolyse indiziert sein.

Physiotherapie

Die Beugung im Ellenbogengelenk ist insofern von Bedeutung, weil mit dieser Bewegung „alles an den Körper herangebracht" werden kann. Die Kompensation durch den M. brachioradialis und M. pronator teres bringt nur geringen Bewegungseffekt.

Physiotherapeutischer Befund

Sichtbarer Befund
- Sichtbar werden die Atrophien an der Beugeseite des Oberarms.

Funktioneller Befund
- Funktionell sind die Beuger im Ellenbogengelenk zu überprüfen:
  - Die Beugung des Unterarms in Supinationsstellung fällt aus.
  - Die Beugung in der Mittelstellung zwischen Pro- und Supination ist gering möglich (M. brachioradialis).

Behandlungsmaßnahmen

Die *Schulung der Beugung im Ellenbogengelenk* sollte vornehmlich in der Supinationsstellung erfolgen, um gezielt auf den M. biceps einzuwirken.

Übung

Übungsbeispiele

- Beugung des Unterarms mit aufgelegtem Arm, um zunächst hubfrei arbeiten zu können
- Beugeübungen mit Geräten wie Ball, Stab oder Keule
- Beugeübungen gegen den Widerstand des Therapeuten oder mit einem Thera-Band, welches unter den Vorfüßen fixiert werden kann (auch als Hausaufgabe geeignet)
- PNF-Übungen auswählen, die mit dem Extensionsmuster beginnen und in das gebeugte Flexionsmuster gehen
- Betonung im Ellenbogengelenk in den Adduktionsmustern

5.2.11
Radialislähmung (C5–Th1)

Innervation Der **N. radialis** innerviert M. triceps brachii, M. anconeus, M. brachioradialis („Lastenbeuger"), Mm. extensor carpi radialis longus und brevis, M. supinator, Mm. extensor digitorum communis und digiti V, M. extensor carpi ulnaris, M. abductor pollicis longus, Mm. extensor pollicis longus und brevis (Abb. 5.12).

Ursachen Obere Lähmungen bei *Achselhöhlenschädigungen* (Druck durch Oberarmstütze, chirurgische Eingriffe), mittlere Läsionen in Höhe des Humerus (Schlafdruck, Humerusfrakturen), untere z. B. bei *Radiusschädigungen* (Fraktur, Luxation).

Symptome Der relativ häufig betroffene N. radialis versorgt alle Extensoren des Armes und den Lastenbeuger (M. brachioradialis). Er kann aufgrund seines langen Verlaufs in unterschiedlichen Höhen geschädigt werden:

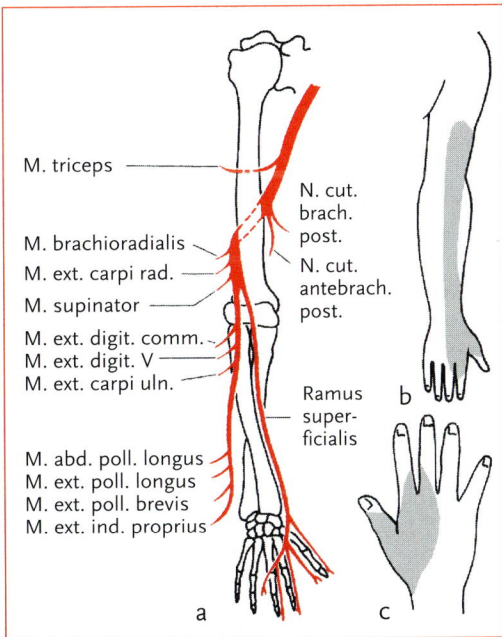

Abb. 5.12: N. radialis: a) motorische Innervation, b) und c) Sensibilitätsausfall proximal des Abgangs des N. cutaneus brachii posterior am Oberarm, üblicherweise Sensibilitätsausfall an der Hand – Supinatorlogen-Syndrom

5

Obere Radialislähmung (Axilla)   Sie tritt kaum isoliert auf, nur im Gefolge von Plexuslähmungen. Beteiligt ist die gesamte, vom Radialis innervierte Muskulatur mit Ausfall der Unterarmstreckung, Behinderung der Unterarmbeuger in Mittelstellung zwischen Pro- und Supination, Pronationsstellung des Unterarms, Supinationseinschränkung (sie ist nur in Kombination mit Unterarmbeugung über M. biceps möglich) sowie Ausfall der Hand- und Fingerstreckung (Grundgelenk) mit Fallhand (Abb. 5.13; die Kraftentfaltung des Faustschlusses ist infolge Näherung von Ursprung und Ansatz der Strecker herabgesetzt). Fingerspreizen sowie Streckung der Finger in Mittel- und Endgelenk sind behindert (fehlende Fixierung des Grundgelenks für Mm. interossei und lumbricales), Abduktion und Extension des Daumens fallen aus.

Mittlere Radialislähmung (distales Oberarmdrittel)   Der M. triceps brachii bleibt ungestört, der M. brachioradialis ist jedoch gelähmt. Es kommt zu Fallhand und fehlender Daumenabduktion. Beim tiefer sitzendem *Supinatorlogen-Syndrom*, infolge einer Kompression des Nerven beim Durchtritt durch den M. supinator, bleiben M. brachioradialis und M. extensor carpi radialis verschont.

Untere Radialislähmung (Unterarm, Ramus profundus)   Es kommt nicht zur Fallhand; Daumenabduktion und Fingerstreckung im Grundgelenk fallen aus. Sensible Störungen entwickeln sich nicht.

Therapie

Um die Überdehnung der Extensoren am Unterarm zu vermeiden, muß eine *Unterarm-Hand-Schiene* angelegt werden. Stets sollte eine operative Exploration der Läsionsstelle erwogen werden, wenn keine Rückbildung innerhalb von 6 Wochen einsetzt oder eine akute Verletzung stattgefunden hat.

Physiotherapie

Die Streckung des Ellenbogengelenks, des Handgelenks und der Finger kann durch andere Muskeln kaum ersetzt werden. Das Fehlen der Handgelenkstreckung ist eine massive Behinderung für alle Greifbewegungen.

Physiotherapeutischer Befund

Sichtbarer Befund
- Atrophien an den Streckseiten des Ober- und Unterarms
- *Fallhand*

Funktioneller Befund
- Es wird zwischen oberer und unterer Radialislähmung unterschieden, wobei die obere die untere einschließt.
- Bei der oberen Radialislähmung ist:
  ○ die Streckung im Ellenbogengelenk ausgefallen
  ○ die Beugung in der Mittelstellung zwischen Pro- und Supination behindert
  ○ die Supination stark behindert.
- Bei der unteren Radialislähmung ist:
  ○ die Dorsalextension im Handgelenk ausgefallen
  ○ die Streckung der Finger ausgefallen
  ○ die Daumenstreckung und -abduktion ausgefallen

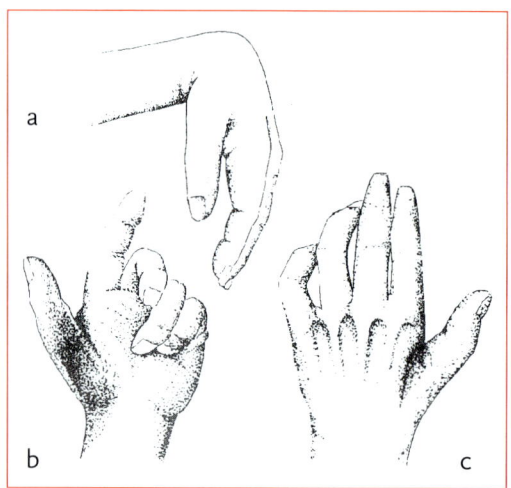

Abb. 5.13: Handstellungen: a) Fallhand (N. radialis), b) Schwurhand (N. medianus), c) Krallenhand (N. ulnaris)

Merke !

Bei der Überprüfung der Fingerbewegungen kommt es zu einer Behinderung der Fingerspreizung durch die fehlende Fixation der Fingerstrecker.

Für sensible Ausfälle vgl. Abb. 5.12.

Behandlungsmaßnahmen

Neben *Spannungs- und Bewegungsübungen* muß hier auch an *Gebrauchsbewegungen* für die Hand gedacht werden.

Übung

Übungsbeispiele

- hubfreie Streckübungen für das Ellenbogengelenk mit aufgelegtem Arm, für die Dorsalextension und Fingerstreckung mit auf der Ulnarkante aufgestellter Hand
- Widerstandsübungen mit Einsatz von Handgeräten
- für die Dorsalextension als Spannungsübung das Rollen eines Tennisballs und als Bewegungsübung das Wegschieben eines Gegenstands
- Wurf- und Fangübungen zur Schulung der Fingerstreckung
- Gebrauchsbewegungen für die Finger: Malen und Schreiben
- Gebrauchsbewegungen für die Daumenabduktion: Öffnen einer Schere

Bei längerem Bestehen des Lähmungszustands wird die Versorgung mit einer Radialisschiene notwendig werden, um das Handgelenk für Gebrauchsbewegungen zu fixieren. Bei bleibender Lähmung können operativ Muskelverpflanzungen vorgenommen werden (z. B. Operation nach Perthes Sudeck, dabei sollen Handgelenksflexoren die ausgefallenen Handgelenksextensoren ersetzen). Dazu müssen die zu verpflanzenden Muskeln praeoperationem gezielt auf Kraft geschult werden.

5.2.12 Medianuslähmung (C5–Th1)

Innervation   Der **N. medianus** innerviert M. pronator teres, M. palmaris longus, M. flexor carpi radialis, M. flexor digitorum superficialis (2.–5. Finger), M. flexor digitorum profundus (2. und 3. Finger), M. flexor pollicis longus, M. pronator quadratus, M. abductor pollicis brevis, M. opponens pollicis, M. flexor pollicis brevis, Mm. lumbricales I und II der Finger 2 und 3 (Abb. 5.14).

Ursachen   *Traumen* (Ober- und Unterarmfrakturen, Schnittverletzungen, z. B. in suizidaler Absicht am Unterarm), *Druckschädigungen* im Karpaltunnel (durch bestimmte berufliche Tätigkeiten, nach Frakturen, am Ende der Schwangerschaft u. a.).

Symptome   Lähmungen des N. medianus sind trotz seiner geschützten Lage nicht selten. Man unterscheidet verschiedene Formen:
Obere Medianuslähmung (Oberarm, Ellenbogen): Komplette Schädigung aller Muskeln mit Abschwächung der Pronation des Unterarms

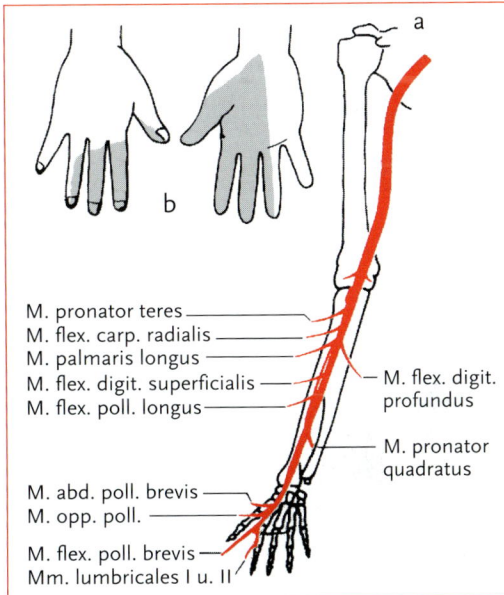

M. pronator teres
M. flex. carp. radialis
M. palmaris longus
M. flex. digit. superficialis
M. flex. poll. longus
— M. flex. digit. profundus
— M. pronator quadratus
M. abd. poll. brevis
M. opp. poll.
M. flex. poll. brevis
Mm. lumbricales I u. II

Abb. 5.14: N. medianus: a) motorische Innervation, b) Sensibilitätsausfall

und der Beugung der Hand, Ausfall der Beugebewegungen der ersten 3 Finger mit deutlicher
Beeinträchtigung der Greifbewegungen der
Finger, Ausfall der Daumenopposition und -ab-
duktion rechtwinklig zur Handfläche und Einschränkung der Daumenbewegung. Die typische *Schwurhandstellung* (s. Abb. 5.13) entsteht
beim Versuch des Faustschlusses (Daumen
und Zeigefinger bleiben gestreckt, der 3. Finger
kann gering, der 4. und 5. Finger geschwächt
gebeugt werden). Der radiale Anteil des Daumenballens wird atrophisch (Affenhand;
Abb. 5.15).

Mittlere Medianuslähmung (proximaler Unterarm): Lähmung aller Handmuskeln mit Störung der Greiffunktion und des M. pronator
teres, jedoch ohne Befall des M. flexor carpi
radialis, M. flexor digitorum superficialis und
profundus, M. flexor pollicis longus und M.
palmaris longus.

Untere Medianuslähmung (distaler Unterarm): Lähmung aller Handmuskeln (M. opponens pollicis, M. abductor pollicis brevis, M.
flexor pollicis brevis, Mm. lumbricales I und II)
bei Intaktbleiben des M. pronator quadratus.

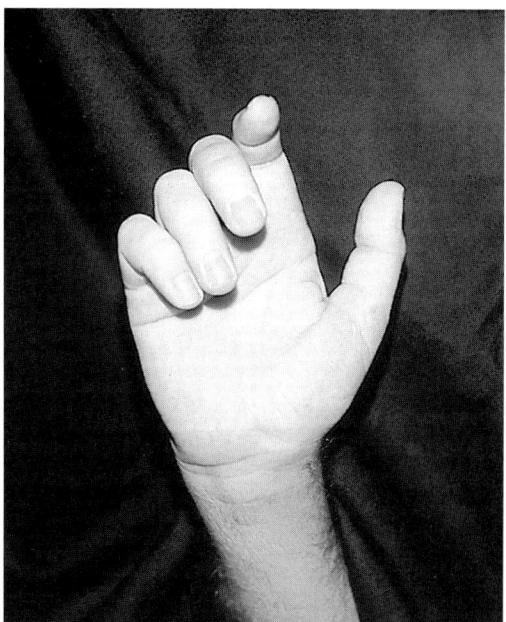

Abb. 5.15: Daumenballen- (Abduktor-Opponens-)
Atrophie bei Medianusläsion („Affenhand")

Karpaltunnelsyndrom (chronische Druckschädigung im Karpaltunnel unter dem Ligamentum
carpi volare): Atrophie und Schwäche der Mm.
abductor pollicis brevis und opponens pollicis,
häufig mit – besonders nächtlichen – aufsteigenden Schmerzen im gesamten Arm („Bra-
chialgia paraesthetica nocturna"), Parästhesien
und Sensibilitätsausfälle im Medianusgebiet.

Oft treten bei Medianusläsionen *vegetativ-trophische Störungen an der Hand* auf: verminderte
Schweißabsonderung, bläulich-kühle Haut,
Zuspitzung der Fingerendglieder, Beeinträchtigung des Nagelwachstums, evtl. Kausalgie.

Therapie Beim Karpaltunnelsyndrom erfolgt
meist rasche Besserung durch *operative Spal-
tung des Ligamentum* mit Dekompression des
Nerven. Konservative Maßnahmen einschließlich *Nachtschiene*, wobei das Handgelenk in
Mittelstellung fixiert und die Finger freigelas-
sen werden, sind im Frühstadium und in der
Schwangerschaft angezeigt. Bei Nervendurchtrennung sollte immer versucht werden, die
Kontinuität durch Nervennaht wiederherzustellen (schon sensibler Ausfall hinterläßt eine
gebrauchsunfähige Hand).

Physiotherapie

Kompensation ist nur für Einzelfunktionen
möglich. Durch eine Medianusschädigung fallen für die Hand der Tragegriff und für die Finger die Spitzgriffe aus. Besonders schwerwiegend wirken sich die vegetativ-trophischen
Störungen aus, die das Tastempfinden der ersten 3 Finger ganz ausschalten können.

Physiotherapeutischer Befund

Sichtbarer Befund
- Atrophie am Daumen im Bereich des M.
  opponens pollicis und des M. abductor
  pollicis steht im Vordergrund.
- *Schwurhand*

Funktioneller Befund
- Es wird wieder zwischen oberer und unterer
  Medianuslähmung unterschieden.
  - Bei der oberen Medianuslähmung ist die
    Pronation des Unterarmes stark
    abgeschwächt.

○ Bei der unteren Medianuslähmung ist:
- – die Volarflexion im Handgelenk abgeschwächt
- – die Beugung des 2. und 3. Fingers in allen Gelenken (Grund-, Mittel- und Endgelenken) ausgefallen
- – die Beugung des 4. und 5. Fingers ist nur in den Mittelgelenken leicht abgeschwächt
- – die Daumenopposition ist ausgefallen
- – die Daumenbewegung und -abduktion ist stark geschwächt

Für sensible Ausfälle vgl. Abb. 5.14.

Häufig kommt es zum Auftreten von vegetativ-trophischen Störungen:
- Die Hand, insbesondere im radialen Anteil, ist kühl bis kalt.
- Die Haut ist livid verfärbt.
- Die Fingerkuppen des 2. und 3. Fingers werden schmal und spitz.
- Die Fingernägel verändern sich und sind im Wachstum gestört.
- Außerdem bestehen oft bohrende Schmerzen.

Behandlungsmaßnahmen

Bei einer Medianusschädigung stehen **Gebrauchsbewegungen** und **Übungen für die Feinmotorik** im Vordergrund. Außerdem sind die vegetativen Störungen zu beachten.

Übung

Übungsbeispiele

- Pronationsbewegungen im Unterarm in unterschiedlichen AGST
- Beugebewegungen der Finger, die aus der Testübung entwickelt werden können: Testbewegung ist das Umfassen eines runden Gegenstands (Flaschenzeichen), Übungen werden mit Ball, Keule oder Stab durchgeführt.
- Oppositionsbewegung des Daumens üben; beim Faustschluß müssen der Daumen auf den anderen Fingern liegen und der Daumennagel sichtbar sein
- Spitzgriffe zwischen Daumen und den anderen Fingern üben

- Beugebewegungen des Daumens mit Greifübungen schulen
- Gebrauchsbewegungen: Halten eines Stiftes oder Schreiben, Aufheben von kleinen Gegenständen, z. B. eines Knopfes
- Üben anderer Gebrauchsbewegungen an einem Übungsbrett: Türklinke herunterdrücken, Fensterwirbel öffnen, Übungen mit Knopfleisten und Reißverschlüssen u. a. m.

Bei intensiven Sensibilitätsstörungen muß die Behandlung durch **Testübungen** ergänzt werden. Dabei verwendet man unterschiedliche Materialien, die hintereinander auf ein langes Brett geklebt und vom Patienten abgetastet werden, z. B. Sandpapier, Seiden-, Woll- oder Samtstoffe. Das Abtasten geschieht zunächst mit beiden Händen und unter Sichtkontrolle.

Bei Schmerzzuständen können **analgetische Ströme** zum Einsatz kommen. Am günstigsten sind Mittelfrequenzströme mit schmerzspezifischen Modulationen (100–200 Hz). Diese können auch bei Schmerzen des Karpaltunnelsyndroms angewendet werden.

5.2.13
Ulnarislähmung (C8–Th1)

Innervation Der N. ulnaris innerviert M. flexor carpi ulnaris, M. flexorum digitorum profundus (4.–5. Finger), M. palmaris brevis, Mm. abductor, opponens und flexor digiti V, Mm. interossei volares et dorsales, Mm. lumbricales III und IV (Finger 4 und 5), M. adductor pollicis, M. flexor pollicis brevis (tiefer Kopf; Abb. 5.16).

Ursachen *Traumatische Schädigungen* wie Frakturen, Luxationen und Arthrosen des Ellenbogengelenks, *Anomalien* im Sulcus ulnaris mit Druckschädigung oder ständiger (Sub-)Luxation des Nerven durch Beuge- und Streckbewegungen. Oft setzen die Symptome als sog. *Spätlähmung* erst Jahre nach dem Trauma ein.

Symptome Die Ulnarislähmung ist die häufigste periphere Nervenlähmung. Bei ihr werden besonders stark Feinbewegungen der Fin-

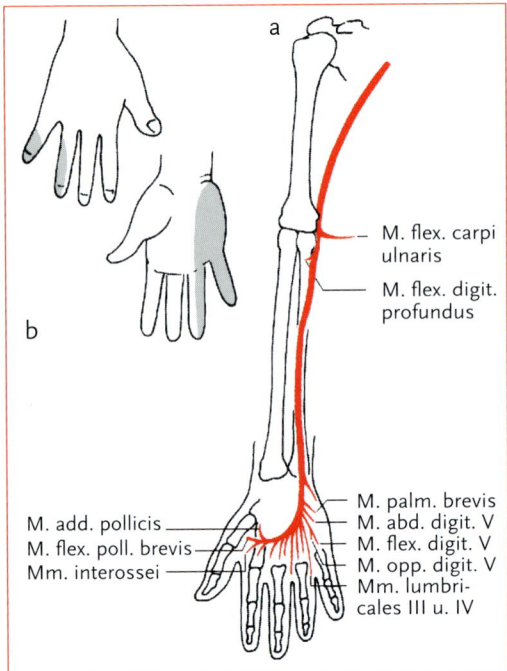

Abb. 5.16: N. ulnaris: a) motorische Innervation,
b) Sensibilitätsausfall – Engpaßsyndrom

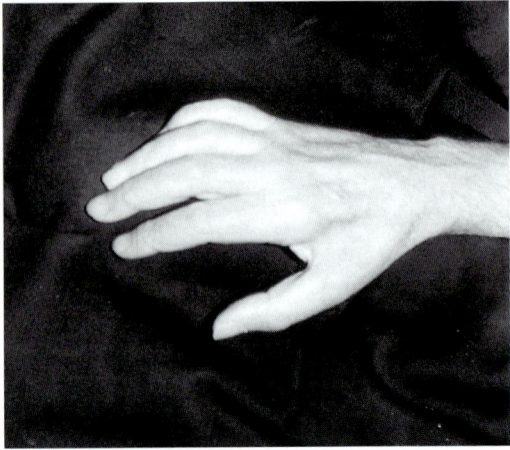

Abb. 5.17: Krallenhand bei Ulnarislähmung und Muskelatrophie dorsal

ger, wie beispielsweise beim Nähen und Schreiben, betroffen. Die Höhe der Schädigung im
Verlauf des Nerven prägt das klinische Bild.

Obere Ulnarislähmung Obere Ulnarislähmung (Oberarm, Ellenbeuge): Es zeigt sich
eine Beteiligung aller Muskeln mit Schwäche
der ulnaren Handbeugung, Beugelähmung im
Endgelenk der Finger 4 und 5 bei Aufhebung
der Streckung im Mittel- und Endgelenk sowie
Schwäche des Abduzierens und Adduzierens
der Finger. Durch Lähmung der Mm. interossei
und der Mm. lumbricales III und IV entsteht
die *Krallenhand* (Abb. 5.17) mit Überstreckung
der Grundphalangen und Beugung der Mittel-
und Endphalangen am 4. und 5., gering am
3. Finger. Auch der Daumen ist im Grundgelenk überstreckt, das Endgelenk leicht gebeugt.
Die Krallenhandstellung wird bei ausbleibender Rückbildung der Lähmung zur Kontraktur-
stellung. Die Muskelatrophie wird schließlich
am Unterarm, in den Zwischenknochenräu-
men (Spatia interossea) der Mittelhandkno-
chen, am ulnaren bzw. medialen Daumenbal-

lenteil einschließlich der Atrophie des M. in-
terosseus dorsalis I am Handrücken sowie am
Kleinfingerballen sichtbar; das Handgewölbe
ist abgeflacht (Abb. 5.18).

Wird der Nerv im Sulcus ulnaris (*Sulcus-ul-
naris-Syndrom*) betroffen, bleiben wegen ihres
oberflächlichen Verlaufs M. flexor carpi ulnaris
und M. flexor digitorum profundus meist unberührt, so daß neben der Atrophie im Spatium
interosseum I und des Kleinfingerballens eine
Hakenstellung des 3. und 4. Fingers auffallen.

Mittlere Ulnarislähmung Mittlere Ulnarisläh-
mung (*distaler Unterarm, Handwurzel* bzw.
Handgelenk oder in der *Loge de Guyon*): Eine
Lähmung zeigt sich nur in den kleinen Hand-

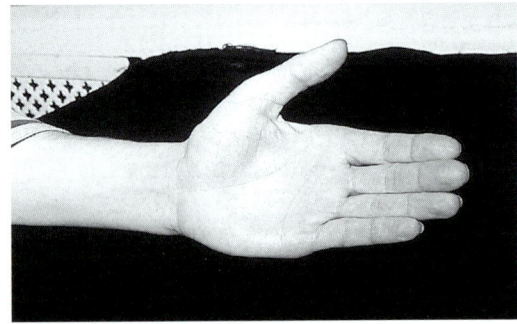

Abb. 5.18: Muskelatrophie volar bei Ulnarislähmung
(ulnarer Daumenballenbereich)

muskeln einschließlich der Hypothenarmuskeln bei intakter Handbeugung. Bei etwas höher gelegener Verletzung oder Druckschädigung im Ulnartunnel im Handgelenk, vor Aufteilung in den R. profundus und R. superficialis, treten *Sensibilitätsstörungen* am Kleinfingerballen, 5. Finger und an der ulnaren Hälfte des Ringfingers auf.

Untere Ulnarislähmung (Kleinfingerballen)

Bei ungestörter Kleinfingerballenmuskulatur sind Mm. interossei, Mm.lumbricales III und IV, M. adductor pollicis und M. flexor pollicis brevis (tiefer Kopf) betroffen, ohne sensible Ausfälle.

Therapie

Bei chronischen Druckschädigungen im Ellenbogenbereich mit motorischen Ausfällen bzw. Muskelatrophien wird eine *Neurolyse* mit Verlagerung des Nervs auf die Vorderseite des Unterarms durchgeführt. Praktisch wird fast immer eine chirurgische Exploration in Betracht gezogen werden müssen.

Physiotherapie

Bei einer Ulnarisschädigung gibt es nur für Einzelfunktionen Kompensationsmöglichkeiten. Beim Versuch des Faustschlusses ist die Kraftentfaltung ganz gering. Die Funktionen der Feinmotorik, wie Schreiben oder Greifen nach kleinen Gegenständen, fallen ganz aus.

Physiotherapeutischer Befund

Sichtbarer Befund
- Atrophien, vor allem im Bereich der Mm. interossei und als Abflachung der ulnaren Handkante
- *Krallenhand*

Funktioneller Befund
- Die Volarflexion im Handgelenk ist abgeschwächt.
- Die Beugung des 4. und 5. Fingers ist im Grund- und Endgelenk ausgefallen, im Mittelgelenk nur schwach möglich.
- Beim Faustschluß imponiert die volle Kraftentfaltung des 2. und 3. Fingers im

Gegensatz zur massiven Kraftlosigkeit des 4. und 5. Fingers.
- Spreizen und Schließen der Finger sind ausgefallen.
- Die Abduktion und Opposition des 5. Fingers fallen aus.
- Die Daumenadduktion und -beugung sind behindert.

Für sensible Ausfälle vgl. Abb. 5.16.

Behandlungsmaßnahmen

Auch hier stehen wieder **Gebrauchsbewegungen** und **Bewegungen der Feinmotorik** im Vordergrund.

> ### Übung
>
> **Übungsbeispiele**
>
> - Üben des Faustschlusses unter besonderer Berücksichtigung des 4. und 5. Fingers
> - Einsatz von Handgeräten für Greifübungen, dazu kleinere Geräte auswählen wie kleiner Ball, Gummiring, Seil
> - Gebrauchsbewegungen des täglichen Lebens, z. B. Ergreifen von unterschiedlichen Gegenständen oder Öffnen und Schließen von Knöpfen
> - Gebrauchsbewegungen am Übungsbrett
> - Üben der Spitzgriffe und daraus die Testbewegung entwickeln: *Testbewegung* ist das Halten eines Papierstreifens zwischen Daumen und Zeigefinger. An der geschädigten Hand wird durch die Beugung des Daumenendgelenks die ausgefallene Daumenadduktion deutlich sichtbar.
> - Kneten mit einer Knetmasse oder Mischen eines Kartenspiels können zur Schulung der Feinmotorik verwendet werden.

5.2.14
Läsionen des Plexus brachialis

Die Wurzeln des Plexus brachialis entstammen den Segmenten C4–Th1 (Abb. 5.19 und 5.20).

N. dorsalis scapulae
N. subclavius
N. suprascapularis
N. musculocutaneus
N. medianus
N. radialis
C5
C6
C7
C8
Th1
I
II
III
1
2
3
N. thoracicus longus
Nn. pectorales
N. subscapularis
N. ulnaris
N. axillaris
N. thoracodorsalis

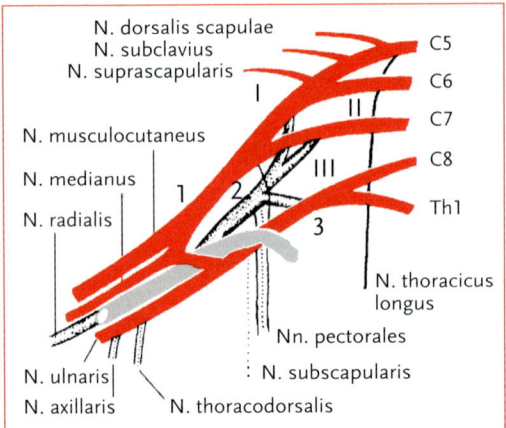

Abb. 5.19: Schematische Darstellung des Plexus brachialis mit radikulärem Ursprung und Lage zur A. axillaris. I–III: oberer, mittlerer, unterer Primärstrang; 1) Fasciculus lateralis, 2) posterior, 3) medialis

Die Höhe der Schädigung kann durch Untersuchung der Nerven ermittelt werden, die der Reihe nach den Plexus verlassen, wenn nicht kombinierte Wurzel- und Nerven- bzw. Plexusausfälle vorliegen. Läsionen der Wurzeln bzw. Primärstränge weisen segmentale, solche der Faszikel periphere Nervenausfallsmuster auf. In Tabelle 5.2 sind die Abgänge der einzelnen dorsalen und anterioren Thorakalnerven sowie weiterer Schultergürtelnerven zusammengefaßt.

Diese Nerven- und Muskelabgänge kann man feststellen, wenn man nacheinander prüft:

- Hebung der Schulter (N. dorsalis scapulae)
- Armhebung über 90° (N. thoracicus longus)
- Außenrotation von Schulter und herabhängendem Arm (N. suprascapularis)

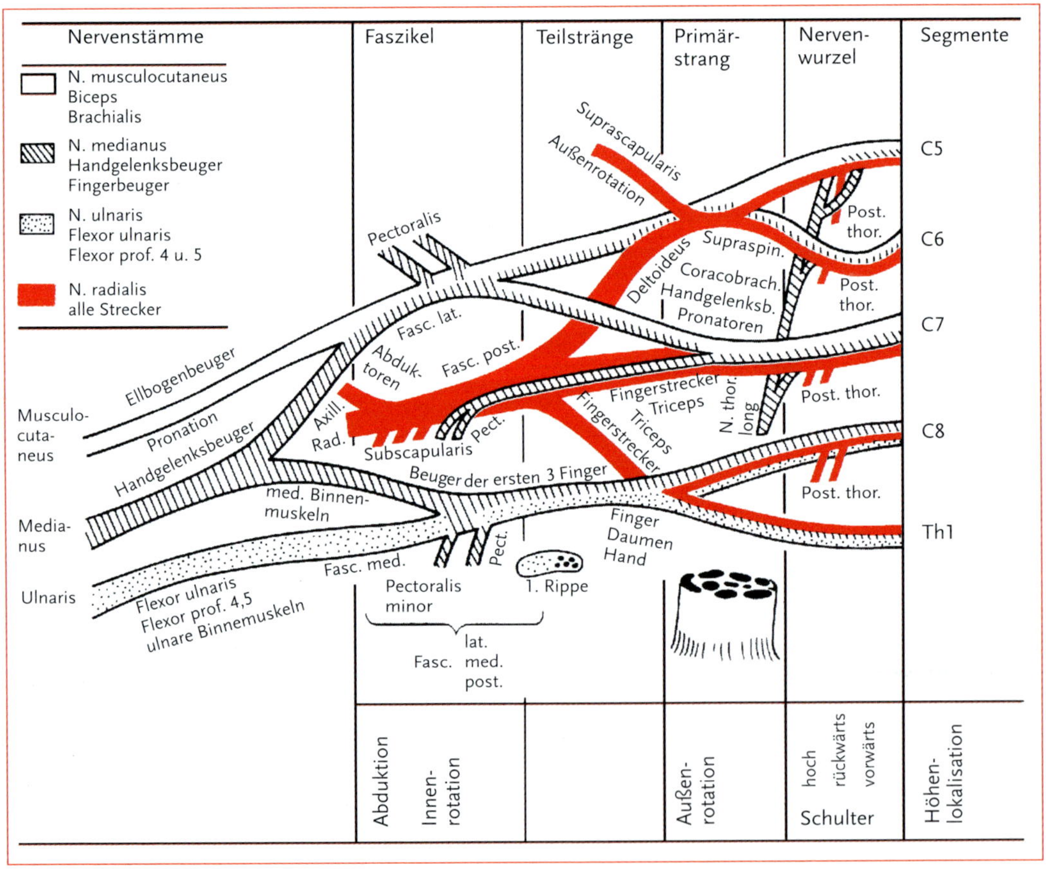

Nervenstämme
Faszikel
Teilstränge
Primärstrang
Nervenwurzel
Segmente
N. musculocutaneus
Biceps
Brachialis
N. medianus
Handgelenksbeuger
Fingerbeuger
N. ulnaris
Flexor ulnaris
Flexor prof. 4 u. 5
N. radialis
alle Strecker
Suprascapularis
Außenrotation
Supraspin.
Deltoideus
Coracobrach.
Handgelenksb.
Pronatoren
Pectoralis
Fasc. lat.
Fasc. post.
Abduktoren
Axill.
Rad.
Pect.
Subscapularis
Fingerstrecker
Triceps
Fingerstrecker
Triceps
N. thor. long
Post. thor.
Post. thor.
Post. thor.
Post. thor.
C5
C6
C7
C8
Th1
Ellbogenbeuger
Pronation
Handgelenksbeuger
Musculocutaneus
Medianus
Ulnaris
Beuger der ersten 3 Finger
med. Binnenmuskeln
Finger
Daumen
Hand
Fasc. med.
Pect.
1. Rippe
Flexor ulnaris
Flexor prof. 4,5
ulnare Binnenmuskeln
Pectoralis minor
Fasc. lat. med. post.
Abduktion
Innenrotation
Außenrotation
hoch
rückwärts
vorwärts
Schulter
Höhenlokalisation

Abb. 5.20: Schematische Darstellung des Plexus brachialis nach topischen und funktionellen Gesichtspunkten (nach Bunnel-Böhler)

Höhe	Abgang	Funktion
Wurzel/Primärstrang	N. dorsalis scapulae M. levator scapulae M. rhomboideus	Hebung von Skapula und Schuler
	N. thoracicus longus M. serratus anterior	Armhebung über 90°
Primärstränge	N. suprascapularis Mm. supra-, infraspinatus	Abduktion, Adduktion, Retroversion und Außenrotation des herabhängenden Armes
	Nn. thoracici anteriores Mm. pectorales	Adduktion, Anteversion und Innenrotation des herabhängenden Armes, Schultersenkung
Hintere Faszikel	Nn. subscapulares M. subscapularis	Adduktion, Retroversion und Innenrotation des herabhängenden Armes
	N. axillaris M. deltoideus	Abduktion des Armes

Tab. 5.2: Austritt der Nerven aus dem Plexus brachialis zur Höhenlokalisation einer Schädigung

5

- Anteversion von Schulter und herabhängendem Arm (Nn. thoracici anteriores)
- Innenrotation von Schulter und herabhängendem Arm (N. subscapularis)
- Abduktion des Arms (N. axillaris).

Innervation Aus dem Plexus brachialis werden nicht nur die bereits dargestellten Muskeln der Armnerven (Nn. axillaris, musculocutaneus, radialis, medianus, ulnaris) innerviert, sondern auch diejenigen des Schultergürtels: M. levator scapulae und M. rhomboideus (N. dorsalis scapulae), M. serratus anterior (N. thoracicus longus), M. latissimus dorsi und M. teres major (N. thoracodorsalis), M. supraspinatus und M. infraspinatus (N. suprascapularis), M. subscapularis (Nn. subscapulares), Mm. pectoralis major und minor (Nn. pectorales).

Ursachen/Formen Lähmungsursachen sind vor allem *Traumen* mit Dehnungs- und Druckmechanismen, wie Zerrungen, Zerreißungen, Quetschungen des Armplexus (Motorradunfälle, Sturz auf Schulter, Tragen schwerer Lasten), *geburtstraumatische Dehnungslähmungen*, *Tumorinfiltrationen*. Bei *Wurzelausriß* infolge überstarker Dehnung tritt keine Rückbildung ein. Auf Druckschädigungen infolge von

Engpaßsyndromen in der Skalenuslücke und zwischen Rippe und Klavikula wird später eingegangen. Die *entzündliche obere Plexus-brachialis-Lähmung*, die sog. neuralgische Schulteramyotrophie, beginnt meist mit einige Tage anhaltenden heftigsten Schmerzen in Schulter und Oberarm, denen dann rasch eine Lähmung vor allem des M. deltoideus, aber auch weiterer Muskeln von Schultergürtel und Oberarm folgt. Nicht selten stellt sich später eine schmerzhafte Schultersteife ein. Die Lähmungen bilden sich häufig gut zurück, allerdings sind physiotherapeutische Behandlungen bis zu einem Jahr und länger erforderlich (Abb. 5.21). Plexusaffektionen können ausnahmsweise auch als pathologische Immunreaktion nach Seruminjektionen (z. B. Tetanus-Antitoxin) als sog. *serogenetische Polyneuritis* ausgelöst werden. Nach 7 bis 14 Tagen tritt dann unter reißenden Schmerzen eine ein- oder doppelseitige obere Plexuslähmung auf; aber auch i.v. Drogenabusus, postinfektiöse Affektionen (z. B. Mononukleose), Kollagenosen u.a. können ursächlich in Betracht kommen. Bevorzugt befallen ist der obere Plexus, der mit heftigsten Schmerzen reagiert und nach Stunden die ersten Lähmungen aufweist. Die Rückbildung der Lähmungen erfolgt innerhalb von 2 Jahren. Eine *radiogene Plexusläsion* kann etwa zwischen 1 bis 10 Jahren

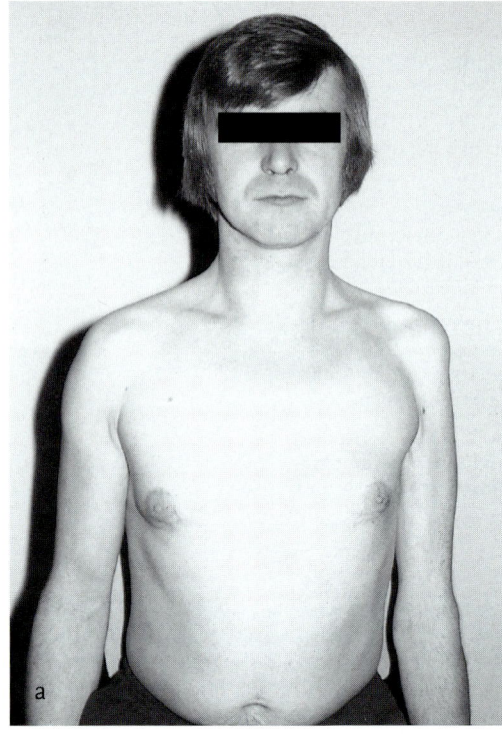

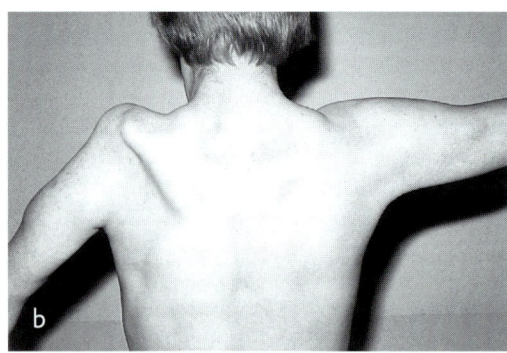

Abb. 5.21: Neuralgische Schulteramyotrophie links („Neuritis" des Plexus brachialis), a und b

nach einer Bestrahlung auftreten und progredient verlaufen.

Symptome   Die Ausfälle ergeben sich aus der Höhe der Schädigung des Armplexus. Man unterscheidet *partielle* und *totale* bzw. *komplette* Lähmungsformen bzw. *paretische* und *paralytische*.

Obere Plexuslähmung   Die **obere Plexuslähmung** (Erb-Lähmung, C5–C6): Hier werden vor allem die Mm. deltoideus, coracobrachialis, brachialis, biceps brachii, supinator und evtl. auch die Mm. supra- und infraspinatus, serratus anterior, rhomboideus, teres minor und gelegentlich M. triceps brachii gelähmt. Bei dieser häufigen Form der Armplexuslähmung sind die Abduktion und Außenrotation im Schultergelenk, die Ellenbogenbeugung und evtl. -streckung betroffen. Der Arm hängt schlaff nach innen rotiert herunter. Oft finden sich nur leichte *sensible Ausfälle* an der Außenseite des Oberarms und an der dorso-radialen Seite des Unterarms (Abb. 5.22).

Untere Plexuslähmung   Untere Plexuslähmung (Klumpke-Lähmung, C8–Th1): Hier sind die von N. medianus und insbesondere N. ulnaris innervierten kleinen Handmuskeln gelähmt, die langen Fingerbeuger und seltener die Handbeuger am Unterarm. Der M. triceps brachii, der M. pectoralis major sowie die langen Strecker von Hand und Fingern können verschont bleiben. Es entwickelt sich eine *Krallenhandstellung*. Der *Sensibilitätsausfall* betrifft die Ulnarseite von Unterarm und Hand (s. Abb. 5.22). Gelegentlich findet sich auf der gleichen Seite ein *Horner-Syndrom* (Miose: enge Pupille; Ptose: leichtes Herabhängen des Oberlids; Enophthalmus: geringes Zurückweichen des Augapfels in die Orbita), wenn die mit den motorischen Wurzeln C8–Th1 austretenden sympathischen Fasern des Ganglion stellatum mitbetroffen sind.

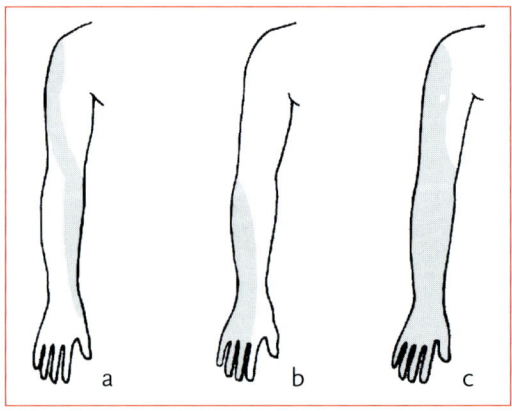

Abb. 5.22: Sensibilitätsausfälle bei Plexus-brachialis-Lähmung: a) obere, b) untere, c) kombinierte

Kombinierte Plexuslähmung Kombinierte Plexuslähmung – gelegentlich als komplette Plexuslähmung bezeichnet: Hier ist der gesamte Arm gelähmt. Nicht selten erscheinen traumatische Armplexuslähmungen zunächst kombiniert. Nach Rückbildung von *Schwellungsvorgängen* bzw. Ödemen an Nerven und umgebendem Gewebe hinterbleiben dann mitunter *Teillähmungen*. Die kombinierte Lähmung (Abb. 5.23) weist außerdem eine *Anästhesie* des gesamten Arms (außer Innenseite des Oberarms) und schwere *vegetativ-trophische Störungen* – einschließlich der Schweißsekretion – zumindest an der Hand auf. Die Hand zeigt eine bläulich-rote Verfärbung und Schwellung, die Nägel verlieren ihren Glanz und werden brüchig.

Zur oberen oder unteren Plexuslähmung können Ausfälle der Wurzel C7, d. h. des Versorgungsgebietes des N. radialis, hinzutreten;

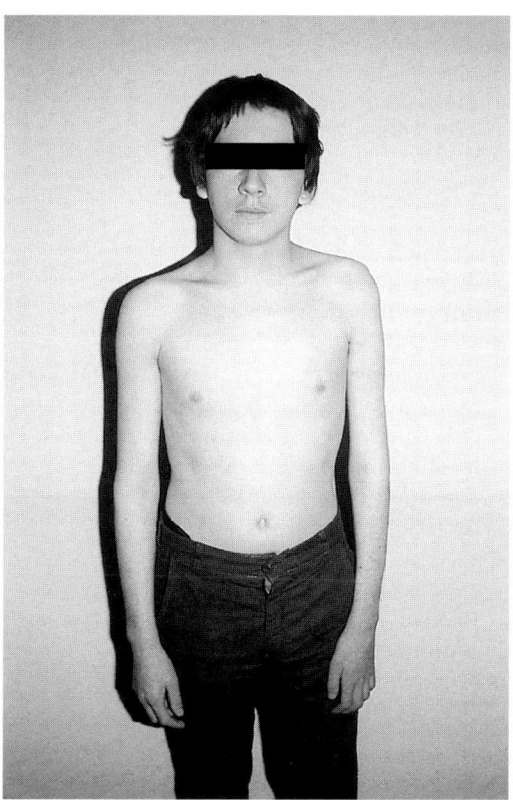

Abb. 5.23: Kombinierte („komplette") Armplexuslähmung links

sie wird mitunter auch als mittlere **Plexuslähmung** bezeichnet.

Je weiter proximal die Plexusläsion entstanden ist, um so mehr werden *Muskeln des Schultergürtels* mitbeteiligt sein. Die Höhe der Läsion kann durch Prüfung der Nerven und ihrer Muskeln entsprechend ihrem Austritt aus dem Plexus festgestellt werden.

Therapie

Unter den *konservativen Behandlungsmaßnahmen* nehmen die Lagerung des Arms in Abduktion und Anteposition, die Reizstromtherapie oder aktive Übungsbehandlung eine zentrale Stellung ein. Sie sind gegebenenfalls bis auf $1^{1}/_{2}$ Jahre auszudehnen, da in diesem Zeitraum u. U. noch eine Rückbildung zu erhoffen ist, wenn nicht von vornherein ein Wurzelausriß jede Besserung ausschließt.

Bei **offenen Nervenschädigungen**, z. B. nach Stich- oder Schnittverletzungen, wird nach erfolgter primärer Wundheilung die operative Revision und frühe Sekundärnaht nach 3 bis 6 Wochen vorgenommen.

Gedeckte Plexuslähmungen werden im allgemeinen zunächst für die Dauer von etwa 2–3 Monaten konservativ behandelt. Sorgfältige klinische und elektrodiagnostische Kontrolluntersuchungen in diesem Zeitraum lassen das Ausmaß der tatsächlichen Nervenschädigung erfassen, da sich reversible Schädigungen (z. B. durch Ödem) von irreversiblen Schädigungen dann abgrenzen lassen. Bleibt eine klinische oder elektromyographische Besserung aus, so wird im allgemeinen frühestens nach 2 bis 3 Monaten die Vornahme einer operativen Revision zur *Neurolyse* (Befreiung der Nerven von umklammerndem Narbengewebe usw.), *Nervennaht* oder *Nerventransplantation*, erwogen. Vor allem kommt sie bei oberer Plexuslähmung in Frage; die Aussicht auf entscheidende Besserung ist allerdings gering.

Posttraumatische Schmerzen können den Patienten stark beeinträchtigen und physiotherapeutische Maßnahmen behindern. Zunächst wird man mit Lagerung, zentral sedierenden Medikamenten und mit feucht-kühlen Umschlägen behandeln. Die Anwendung analgetisch wirkender Ströme kann versucht werden.

5

Eventuell sind neurochirurgische Interventionen zu veranlassen.

Bei nicht rückbildungsfähigen Paralysen werden *Wiederherstellungs-* oder *Ersatzoperationen* in Betracht gezogen (Verpflanzung intakter Muskeln bzw. ihrer Sehnen), speziell bei unteren Plexusparalysen. Bei kombinierter Armplexusparalyse ohne Reinnervationszeichen wird oft eine Amputation notwendig. Dann muß auch frühzeitig mit einer Umschulung des nichthändigen Arms begonnen werden.

Engpaßsyndrome der oberen Thoraxapertur (Thoracic-outlet-Syndrom)

Unter dem klinischen Bild von Parästhesien, Schmerzen und Paresen im Versorgungsgebiet des unteren Armplexus sowie von Durchblutungsstörungen (Ischämien, Raynaud-Phänomen, Fingerarterienverschlüsse) können sich diese **Engpaßsyndrome** bemerkbar machen.

Skalenussyndrom

Beim sog. **Skalenussyndrom** werden kaudale Plexusanteile und die A. subclavia in der hinteren Skalenuslücke (M. scalenus anterior – M. scalenus medius – 1. Rippe) durch sehnige Stränge, Anomalien der Muskelansätze oder eine Halsrippe (Stummelrippe am 8. HWK) komprimiert (Abb. 5.24). Die Schmerzen und Parästhesien werden provoziert oder verstär-

ken sich am herunterhängenden Arm. Eine operative Revision ist bei neurologischen Ausfällen indiziert; sonst kommt eine Übungsbehandlung zur Kräftigung der Schultergürtelmuskulatur in Betracht.

Kostoklavikuläres Syndrom

Die gleiche Symptomatik wird durch das **kostoklavikuläre Syndrom** ausgelöst, bei welchem Plexusanteile, A. und V. axillaris zwischen 1. Rippe und Klavikula durch hängende Schultern oder Zug am Arm nach hinten unten in eine Engpaßsituation geraten.

Physiotherapie

Die Läsionen des Plexus brachialis zeigen unterschiedliche Krankheitsbilder. Es können Teilschäden auftreten, entsprechend der geschädigten Faszikel, z. B. im oberen Plexusbereich mit Ausfall des N. radialis oder im unteren Plexusbereich mit Beteiligung des N. medianus und N. ulnaris. Die schwerste Schädigung ist ein Wurzelausriß, wobei alle Nerven am Arm betroffen sein können.

Physiotherapeutischer Befund

Die Schädigungen können den Plexus brachialis komplett oder inkomplett betreffen.
Sichtbarer Befund
- Sichtbar ist bei einer kombinierten Schädigung der schlaff herabhängende Arm mit relativ schnell einsetzenden Atrophien und Durchblutungsstörungen in Form livider Verfärbung an der Haut, insbesondere in den distalen Abschnitten, dort oft auch Schwellungen.
- Gestörter Haarwuchs und Veränderungen an den Fingernägeln weisen auf schwere vegetativ-trophische Störungen hin.

Funktioneller Befund
- Funktionell werden bei einer kombinierten Schädigung alle Bewegungen des Arms ausfallen, bei inkompletten Schädigungen wird unterschieden zwischen:
  ○ oberer Plexusschädigung (Erbsche Lähmung), wobei betroffen sind:
  – Schulterbewegungen

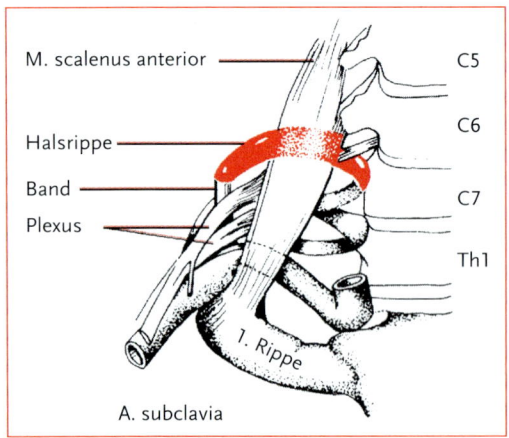

Abb. 5.24: Skalenussyndrom

M. scalenus anterior

C5

C6

Halsrippe

Band

Plexus

C7

Th1

1. Rippe

A. subclavia

- Beugung im Ellenbogengelenk und manchmal auch
- Streckung im Ellenbogengelenk
○ unterer Plexuslähmung (Klumpkesche Lähmung) mit Schädigung der Versorgungsbereiche von N. medianus und N. ulnaris

Behandlungsmaßnahmen

- Lagerung als Dauerlagerung auf einer Abduktionsschiene, um Sekundärschäden zu vermeiden, günstige Lagerungsform ist:
  ○ Schultergelenk: 70 Grad Abduktion, 30 Grad Flexion und Mittelstellung in den Rotationen
  ○ Ellenbogengelenk: 80 Grad Flexion
  ○ Handgelenk: 20 Grad Dorsalextension
  ○ Fingergelenke in leichter Flexion und Daumen in Abduktion (eine Rolle in die Hand legen und fixieren)
- Elektrotherapie als selektive Reizstromtherapie unter Beachtung der Sensibilitätsstörungen (vgl. Abb. 5.22) oder als analgetische Elektrotherapie bei Schmerzsymptomatiken
- Passive Bewegungsübungen können z.T. schon auf der Lagerungsschiene durchgeführt werden.
- aktive Bewegungsübungen mit den bekannten Steigerungsmöglichkeiten und PNF-Muster
- Einsatz von Geräten und Gebrauchsbewegungen
- Umgang mit den notwendigen Hilfsmitteln üben
- Komplikationen einer Plexus-brachialis-Lähmung können sein:
  ○ Morbus Sudeck mit den typischen Zeichen einer Entzündung
  ○ Luxation des Schultergelenks, die durch das Tragen der Abduktionsschiene vermieden werden soll. Nach Reposition einer luxierten Schulter sind beim passiven Bewegen alle Bewegungen hinter der Frontalebene zu vermeiden, außerdem die vollständige Flexion und Außenrotation.
  ○ Osteoporoseentwicklung

5.2.15
Femoralislähmung (L2–L4)

Innervation   Der **N. femoralis** innerviert M. iliopsoas, M. sartorius, M. pectineus, M. quadriceps femoris (Abb. 5.25)

Ursachen   Diese Lähmungen können nach *Überstreckungen* im Hüftgelenk, durch mechanische Einwirkung bei *operativen Eingriffen*, durch *retroperitoneale Hämatome* sowie *idiopathisch* (entzündlich oder diabetogen und alkoholtoxisch) auftreten.

Symptome   Die aktive Beugung und Innenrotation des Beines im Hüftgelenk bzw. die Rumpfbeugung gegen das fixierte Bein sind abgeschwächt, die aktive Streckung im Kniegelenk aufgehoben. Eine Schwäche des Quadrizeps macht sich beim *Treppensteigen* und *Aufstehen aus dem Sitzen* frühzeitig bemerkbar. Das Laufen mit überstrecktem Kniegelenk stellt eine ungünstige Situation dar. Die *Atrophie des Quadrizeps* ist gut sichtbar.

Therapie   Eventuell Feststellung des Kniegelenks durch Hülse oder Orthese.

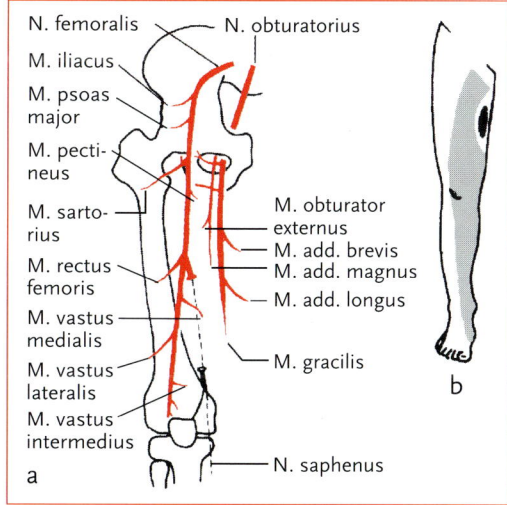

Abb. 5.25: N. femoralis und N. obturatorius: a) motorische Innervation, b) Sensibilitätsausfall

Physiotherapie

Bei der Femoralisschädigung können die Beuger und die Innenrotatoren des Hüftgelenks nur unvollkommen kompensiert werden. Die Streckung im Kniegelenk hat keinen Ersatz. Das ist insofern schwerwiegend, weil der M. quadriceps femoris neben der Streckbewegung im Kniegelenk auch die Aufgaben hat, den Bandapparat zu unterstützen und zur Stabilisation des Kniegelenks in der Belastung und bei der Fortbewegung beizutragen.

Physiotherapeutischer Befund

Sichtbarer Befund
- Sichtbar werden relativ schnell die Atrophien im Bereich des M. quadriceps.

Funktioneller Befund
- Beugung und Innenrotation des Beines im Hüftgelenk sind abgeschwächt.
- Streckung im Kniegelenk ist ausgefallen.

Für sensible Ausfälle vgl. Abb. 5.25.

Behandlungsmaßnahmen

> ### Übung
>
> **Übungsbeispiele für die Hüftbeugung und Innenrotation**
>
> - Seitenlage mit fixiertem Becken; das betroffene Bein ist oben und liegt auf dem Unterarm des Therapeuten, so kann hubfrei im Hüftgelenk gebeugt werden.
> - Gleiche Bewegung ist auch im Schlingentisch möglich.
> - Übungen der entsprechenden PNF-Muster
> - Langsitz, Beine in der Streckung fixiert und den Rumpf anbeugen lassen (Bewegungsumkehr von fixum punctum und fixum mobili)
>
> **Übungsbeispiele für die Kniegelenkstreckung**
>
> - Hier ist zu beachten, daß der M. quadriceps eine dynamische Funktion (Streckung des Unterschenkels) und eine

statische Funktion hat (Sicherung des Kniegelenks im Stand). Deshalb ist die Schulung des M. quadriceps besonders wichtig, und es werden hier mehr Übungsbeispiele aufgezeichnet.

- Spannungsübungen in Rückenlage, evtl. verstärkt durch „Zug-Druck-Reiz" der rumpfnahen Hand am distalen Oberschenkel
- Bewegungsübungen in Rückenlage: angestellte Beine, Streckung des Unterschenkels, aber auch die Beugung, da dabei der M. quadriceps femoris Bremsarbeit zu leisten hat. Beim Anheben des gestreckten Beines arbeiten alle Anteile des Muskels.
- Bei Bewegungsübungen in der Bauchlage wird das Bein aus der vollen Beugung von 90° gegen manuellen Widerstand gestreckt.
- Im Sitz auf einem Hocker kann die Streckung im Kniegelenk durch dorsalflektierten Fuß, mit Gewichten als Widerstände oder mit zusätzlicher Hüftbeugung erschwert werden.
- Im Strecksitz leistet der M. quadriceps femoris Haltearbeit, geübt werden kann das Aufrichten aus der Rückenlage zum Strecksitz und umgekehrt.
- Im Kniestand erfordern Rumpfübungen erhebliche Quadricepsarbeit, vor allem wenn das Körpergewicht weit nach hinten verlagert wird.
- Gleichgewichtsübungen im Stand bedeuten für den M. quadriceps statische Arbeit, insbesondere bei der Gewichtsverlagerung nach hinten. Beim Anheben des gestreckten Beines kontrahiert sich der Muskel in allen vier Anteilen, beim Absenken des gestreckten Beines leistet M. quadriceps femoris wieder Bremsarbeit.
- Beim Üben der Kniebeuge erfolgt eine Bewegungsumkehr.
- In jeder Phase des Gehens arbeitet der M. quadriceps femoris. Beim Spielbein bringt der Muskel mit allen Anteilen den Unterschenkel nach vorn, und beim Standbein verhindert er das Einknicken des Kniegelenks.

Übung Fortsetzung

○ Besonders gut kann der Muskel trainiert werden mit Storchen- und Zehengang sowie Ausfallschritt.
○ Beim Treppensteigen aufwärts muß der Muskel das gesamte Körpergewicht überwinden und das Bein im Kniegelenk strecken, beim Abwärtssteigen leistet er Bremsarbeit und verhindert, daß der Körper nach hinten fällt.
● Selbstverständlich sind vor und während dieses Übungsaufbaus Übungen mit unterschiedlichen PNF-Mustern durchzuführen, wie z. B. FLEX/ADD/AR mit gestrecktem Kniegelenk oder FLEX/ABD/IR mit gestrecktem Kniegelenk oder FLEX/ ABD/IR vom gebeugten zum gestreckten Kniegelenk.

5.2.16
Obturatoriuslähmung (L2–L4)

Innervation   Der **N. obturatorius** innerviert M. obturatorius externus, M. pectineus, M. adductor brevis, M. adductor longus (mit N. femoralis), M. adductor magnus (mit N. ischiadicus) und M. gracilis.

Ursache   *Beckenfrakturen, Tumoren* im Beckenbereich, *Obturatoriushernie* u. a. können seltene Ursachen darstellen.

Symptome   Vor allem ist die Adduktion, geringer die Außen- und Innenrotation, des Oberschenkels herabgesetzt. Beim Gehen wird das Bein während der Schwungphase vermehrt nach außen geführt (zirkumduziert), da die Abduktoren überwiegen.

Therapie   Eventuelle chirurgische Entlastung des Nerven je nach Ursache.

5.2.17
Gluteaus-superior-Lähmung (L4–S1)

Innervation   Der **N. glutaeus superior** innerviert M. glutaeus medius und minimus, M. tensor fasciae latae.

Ursachen   Seltene Ursachen, z. B. Entbindungslähmung oder Spritzenlähmung.

Symptome   Neben einer gestörten Abduktion und Innenrotation des Hüftgelenks wird das *Trendelenburg-Zeichen* positiv: Absinken des Beckens auf der Seite des Schwungbeins. Bei leichter Parese wird durch Hinüberneigen des Oberkörpers zur Standbeinseite ein Absinken des Beckens auf der Schwungbeinseite verhindert (sog. Duchenne-Hinken). Die *Muskelatrophie* ist in Abb. 5.26 zu erkennen.

Therapie   Eventuelle *Ersatzoperationen* (über M. glutaeus maximus oder M. vastus lateralis) zur Verminderung des Hüfthinkens.

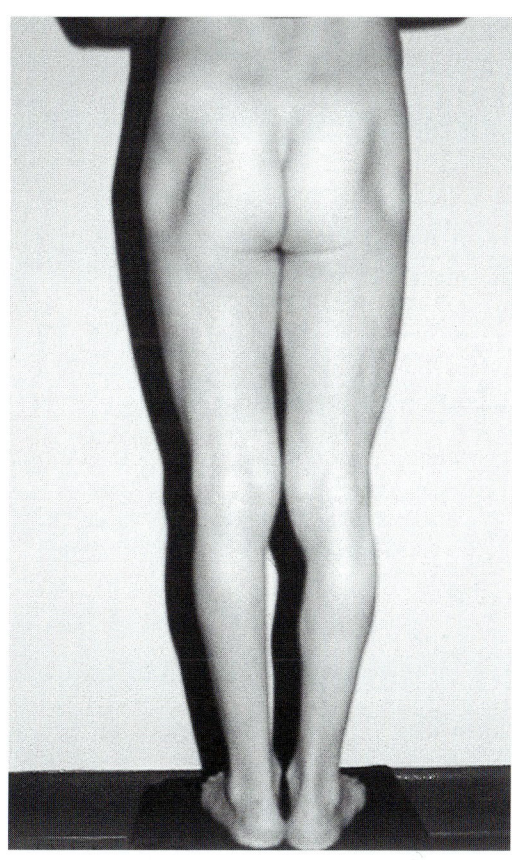

Abb. 5.26: Muskelatrophie bei doppelseitiger Glutaeus-superior-Lähmung

5

Physiotherapie

Die Stabilisation des Hüftgelenks in Extension-Abduktion-Innenrotation ist bei einseitiger Belastung, z.B. in der Standbeinphase, nicht mehr möglich (positives Trendelenburg-Zeichen). Eine Teil-Kompensation für die Arbeit des M. tensor fasciae latae können M. sartorius und M. iliopsoas übernehmen, aber nicht bei der Bewegungskombination: Flexion-Abduktion-Innenrotation.

Physiotherapeutischer Befund

Sichtbarer Befund
- Atrophien im Bereich der kleinen Glutaen, außerdem das positive Trendelenburg-Zeichen

Funktioneller Befund
- Funktionell sind Abduktion und Innenrotation im Hüftgelenk behindert.

Behandlungsmaßnahmen

Übung

Übungsbeispiele

- in Rückenlage Bewegung in die ABD/EXT/IR aus der O-Stellung
- Gleiche Bewegung kann sehr günstig aus der Teilaufhängung im Schlingentisch geübt werden.
- PNF-Muster EXT/ABD/IR
- In der Belastung muß mit optischen (vor dem Spiegel) und mit taktilen Reizen langsam die Gleichgewichtsverlagerung auf das geschwächte Bein geübt werden.

5.2.18 Glutaeus-inferior-Lähmung (L5–S2)

Innervation Der **N. glutaeus inferior** innerviert den M. glutaeus maximus.

Ursachen Siehe N. glutaeus superior

Symptome Das Strecken der Hüfte ist hochgradig behindert. Aufstehen aus dem Sitzen oder Ersteigen einer Treppe ist nicht mehr möglich.

Therapie Eventuell Ersatzoperation wie die Erector-spinae-Plastik oder Nervennaht.

Physiotherapie

Eine exakte Streckbewegung im Hüftgelenk ist wichtig und unentbehrlich für die physiologische Haltung des Körpers in der Belastung. Für diese Streckung ist hauptsächlich der M. glutaeus maximus verantwortlich. Bei seinem Ausfall können als Kompensation die ischiokrurale Muskulatur und der M. glutaeus medius eingesetzt werden.

Physiotherapeutischer Befund

Sichtbarer Befund
- Sichtbar sind relativ bald eine Abflachung des Gesäßes auf der kranken Seite und eine deutlich tiefer stehende Glutaealfalte.

Funktioneller Befund
- Funktionell ist die Streckung bzw. Überstreckung im Hüftgelenk nahezu vollständig ausgefallen.

Behandlungsmaßnahmen

Der M. glutaeus maximus ist wie der M. quadriceps femoris ein sehr wichtiger Muskel für Stand und Gang.

Übung

Übungsbeispiele

- in Rückenlage Spannungsübungen, wobei anfangs taktile Reize einzusetzen sind. Der Patient erhält den Auftrag, beide Gesäßhälften zusammenzudrücken, oder er soll beide Beine oder die Beine einzeln im Wechsel kräftig auf die Unterlage drücken.
- Bewegungsübungen in Rückenlage, wobei beide Beine angestellt werden und das Gesäß abgehoben werden soll. In der Steigerung soll der Patient nur auf einem Bein stehen.
- Bewegungsübungen in Bauchlage
- Abheben der gestreckten Beine in allen Bewegungsformen und Abheben der im Kniegelenk angebeugten Beine. Anheben

Übung Fortsetzung

des Oberkörpers, dabei starke Anspannung des Muskels.

- PNF-Muster ist EXT/ABD/AR
- im Vierfüßlerstand Abheben und
  Strecken der Beine nach hinten, Aufrich-
  ten des Rumpfes aus dem
  Vierfüßlerstand (Bewegungsumkehr)
- im Stand vor allem Übungen auf einem
  Bein oder Aufrichteübungen für den
  Rumpf, z. B. Aufrichten aus der Rumpf-
  beugung (Bewegungsumkehr) oder
  Hochkommen aus der Hocke
- Im Gehen muß darauf geachtet werden,
  daß die volle Streckung der Hüfte beim
  Standbein erreicht wird.
- Beim Rückwärtsgehen muß vor Übungs-
  beginn die Gesäßspannung aufgebaut
  sein.

5.2.19
Peronaeuslähmung (L4–S2)

Innervation Aufteilung des **N. peronaeus
communis** unterhalb des Caput fibulae in N.
peronaeus profundus (M. tibialis anterior, M.
extensor digitorum longus, M. extensor hallucis longus, M. extensor digitorum brevis, M. extensor hallucis brevis) sowie in N. peronaeus

superficialis (Mm. peronaeus longus und brevis;
Abb. 5.27).

Ursachen Sowohl Mitbeteiligung bei *Schädigung des N. ischiadicus* und bei Polyneuropathie
als auch isolierte Ausfälle durch *Druckschäden*,
am Fibulaköpfchen (langes Hocken, Gipsver-
bände, Fibulakopf-Frakturen) und *Überdehnungen* (Weit- und Hochsprung), bei Verletzungen
des fibularen Kollateralbandes am Kniegelenk.

Symptome Bei Schädigung des tiefen Nerven
entsteht eine *Spitzfußstellung*, der Fuß hängt
schlaff herab, die Zehen können nicht dorsal-
flektiert werden. Das Gehen auf der Ferse wird
unmöglich. Beim Gehen muß das Schwungbein verstärkt im Kniegelenk gebeugt werden,
um mit der Fußspitze nicht am Boden hängen
zu bleiben (sog. *Steppergang* oder Hahnentritt;
Abb. 5.28). Ist der oberflächliche Nerv betroffen, dann fällt die Pronation des Fußes bzw.
Hebung des äußeren Fußrandes aus, die laterale Fußkante hängt herab (Lähmungsklump-
fuß). Bei **kompletter Peronaeuslähmung** befindet sich der Fuß in leichter Plantar- und
Supinationsstellung (sog. Lähmungsspitzklump-

5

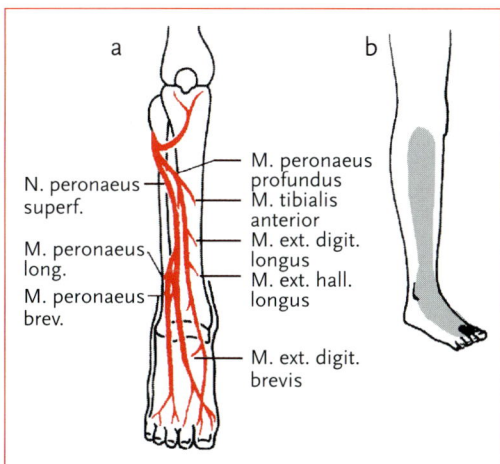

Abb. 5.27: N. peronaeus communis: a) motorische
Innervation, b) Sensibilitätsausfall (schwarz: N. peronaeus prof., grau: N. peronaeus superfic.)

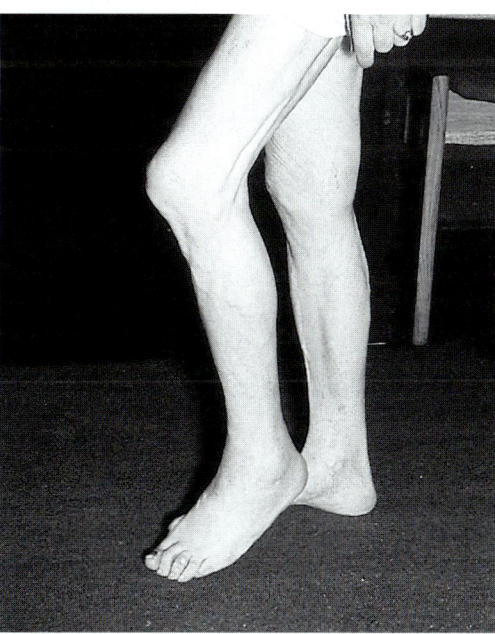

Abb. 5.28: Steppergang bei Peronaeuslähmung

fuß). Nach länger bestehender Lähmung wird die Muskelatrophie prätibial sichtbar, der laterale Rand der Schienbeinkante tritt nun deutlich hervor. Isolierter Hackenstand und Hüpfen auf einem Bein gelingen nicht mehr.

Therapie Zur Vermeidung der Überdehnung der gelähmten Muskeln und zum Ausgleich der Fußheberschwäche sind *Orthesen* (Lagerungsschiene, Lähmungsinnenschuh, Spitzfußzügel u. a.), bei Defektlähmungen eventuell eine *Arthrodese* im Sprunggelenk erforderlich.

Physiotherapie

Eine Kompensation für die Fußheber ist muskulär nicht möglich. Es sollte deshalb frühzeitig für eine orthopädische Unterstützung gesorgt werden, damit der Patient so exakt wie möglich das geschädigte Bein belastet und sekundäre Schäden an Gelenken und der Wirbelsäule vermieden werden.

Physiotherapeutischer Befund

Sichtbarer Befund
- Sichtbar sind das Hervortreten der Schienbeinkante und beim Anheben des Beines die „Spitzfußstellung" am Fuß.
- sog. *„Steppergang"*

Funktioneller Befund
- Funktionell fallen folgende Bewegungen aus:
  - die Dorsalextension des Fußes
  - die Zehenextension
  - die Pronation (Außenrandhebung), wobei diese Bewegung besser als Eversion bezeichnet werden sollte, da es eine Kombinationsbewegung im unteren Sprunggelenk ist: Dorsalextension, Außenrandhebung und Vorfußabduktion

Für sensible Ausfälle vgl. Abb. 5.27.

Behandlungsmaßnahmen

Besondere Beachtung sollte der vollständigen Fußgelenkbewegung zukommen (Spitzfußstellung und damit Verkürzung der Sehne des M. triceps surae). Außerdem wird in den meisten Fällen eine Versorgung mit Schienen notwendig werden (Lagerungsschienen für die Nacht und Funktionsschienen zur Unterstützung der Fußhebung in der Belastung).

Übung

Übungsbeispiele

- in Seiten- und Bauchlage hubfreie Bewegungsmöglichkeiten für Extension des Fußes und der Zehen
- PNF-Muster FLEX/ADD/AR zum gestreckten oder gebeugten Knie
- in Rückenlage manuelle Widerstandsübungen zur Kräftigung im Sitz Fußgymnastik mit Geräten
- intensive Gangschule notwendig, aber nur sinnvoll bei gekräftigter Muskulatur, bei leichter Schwäche mit exakt gewickeltem Fußgelenk und bei noch bestehender Lähmung mit Funktionsschienen

---

5.2.20 Tibialislähmung (L4–S3)

Innervation Wie der N. peronaeus communis geht der **N. tibialis** ebenfalls aus dem N. ischiadicus hervor. Der *motorische Anteil* (Abb. 5.29) versorgt M. triceps surae, M. popliteus, M. tibialis posterior, M. flexor digitorum longus, M. flexor hallucis longus sowie die Fußsohlenmuskulatur (Mm. flexor digitorum brevis, abductor hallucis, flexor hallucis brevis, lumbricales I und Mm. quadratus plantae, abductor digiti minimi, flexor digiti minimi brevis, opponens digiti minimi, adductor hallucis, interossei plantares et dorsales, lumbricales II, III und IV).

Ursachen *Traumen* (Verletzungen im Bereich des Kniegelenks, Tibiafrakturen); dem sog. *Tarsaltunnel-Syndrom* liegt eine Kompressionsschädigung des Nerven hinter dem inneren Malleolus nach Frakturen oder Fußdistorsionen zugrunde. Es geht mit brennenden Schmerzen an Ferse und Fußsohle einher.

Symptome Das führende Symptom ist der *Ausfall der Plantarflexion*. Der Kranke kann nicht auf den Zehenspitzen stehen und gehen

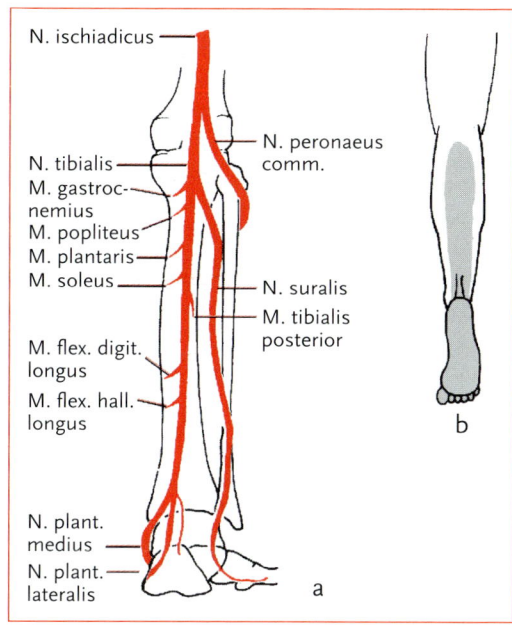

N. ischiadicus

N. peronaeus comm.

N. tibialis
M. gastrocnemius
M. popliteus
M. plantaris
M. soleus

N. suralis
M. tibialis posterior

M. flex. digit. longus
M. flex. hall. longus

b

N. plant. medius
N. plant. lateralis

a

Abb. 5.29: N. tibialis: a) motorische Innervation, b) Sensibilitätsausfall

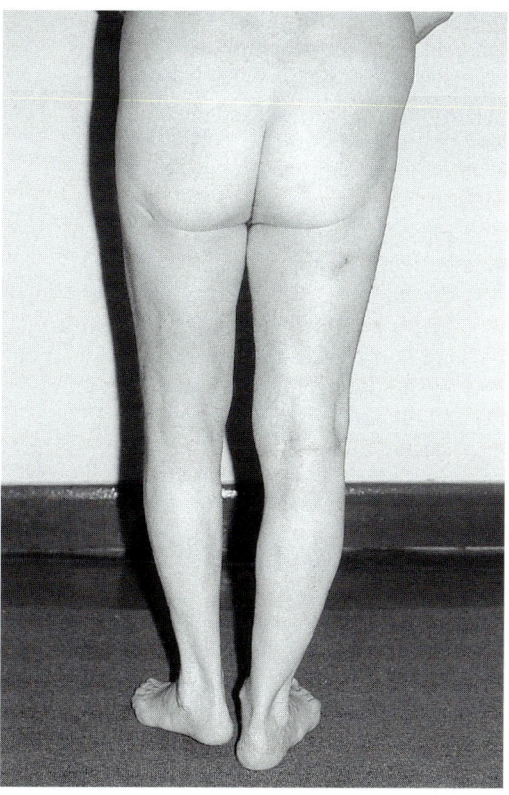

Abb. 5.30: Wadenatrophie bei Ischiadikuslähmung links

und nicht mehr hüpfen. Außerdem sind die Adduktion und Supination des Fußes eingeschränkt; beim Gang kann der Fuß nicht abgerollt werden, obwohl die Ferse zunächst aufsetzt (Bügeleisengang); das Hüpfen ist unmöglich. Die Zehen geraten in eine Krallenstellung. Schließlich werden Wade (Abb. 5.30) und Fußgewölbe atrophisch (neurogener Plattfuß), und letztlich kann sich durch das Überwiegen der Extensoren eine *Hackenfußstellung* entwickeln. Wegen der kräftigen Wadenmuskulatur läßt sich eine leichte Parese nur beim Zehengang im Seitenvergleich oder durch ein isoliertes Abheben der Ferse des Standbeins erkennen (isolierter Zehenstand). Bei einer Läsion distal der Unterschenkelmitte treten nur Atrophien der kleinen Fußmuskeln und evtl. ein Krallenfuß auf.

Therapie Defektheilungen können mit *Arthrodesen* des Sprunggelenks und *orthopädischen Schuhen* versorgt werden. Ansonsten erfolgen *chirurgische Explorationen*.

Physiotherapie

Bei einer Tibialisschädigung sind kaum Kompensationen vorhanden, gering ist eine Plantarflexion mit Pronation durch die Mm. peronaei möglich. Für die kurzen Muskeln des Fußes gibt es keinen muskulären Ersatz. Es sollte deshalb frühzeitig dem Abflachen der Fußgewölbe mit orthopädischen Einlagen begegnet werden, wobei das eine passive Maßnahme bleibt.

Physiotherapeutischer Befund

Sichtbarer Befund
- Sichtbar ist sehr bald die Atrophie der Wadenmuskulatur und der Fußgewölbe.
- Später entwickelt sich das Merkmal der *Hackenfußstellung*.
- Unterschenkel und Fuß sind häufig livid verfärbt, da der N. tibialis viele trophische

Nervenfasern aufweist. Deshalb können auch eine Kühle bis Kälte des Fußes getastet oder auch vermehrtes Schwitzen festgestellt werden.

Funktioneller Befund

- Funktionell fallen folgende Bewegungen aus:
  - ○ Plantarflexion des Fußes
  - ○ Zehenflexion
  - ○ Supination (Innerrandhebung), oder auch hier wieder besser gesagt, die Inversion, eine Kombinationsbewegung von Plantarflexion, Innenrandhebung und Vorfußadduktion
  - ○ Ausfall der kleinen Fußmuskeln, die für die Gewölbe verantwortlich sind

Für sensible Ausfälle vgl. Abb. 5.29.

Behandlungsmaßnahmen

Wegen der trophischen Störungen sind vorbereitende Maßnahmen zur besseren Durchblutung hier besonders wichtig:

- warme Fußbäder
- Packungen mit Pelose oder Moor (gemeinsam mit dem gesunden Bein)
- Elektrotherapie, evtl. auch als Schmerztherapie
- manuelle Handgriffe, um die Beweglichkeit des Mittelfußes zu erhalten, wie z. B. Bewegen der Metatarsalknochen gegeneinander oder formende Handgriffe am Quergewölbe

---

Übung

Übungsbeispiele

- Seiten- und Rückenlage für hubfreie Bewegungen wählen, Kräftigungsübungen gegen manuelle Widerstände
- im Sitz Fußgymnastik mit Einsatz von Geräten, z. B. kleine Kugeln oder Seil mit den Zehen hochheben
- im Stand Gewichtsverlagerungen auf den Vorfuß üben, Zehenstand in Grätsch- und Schrittstellung, später Einbeinstand auf dem kranken Bein üben und Hochkommen zum Zehenstand
- im Gehen eine schiefe Ebene benutzen

---

oder Gehen auf unebenem Gelände sowie Treppensteigen, insbesondere aufwärts
- Schulen des Berührungsempfindens bei sensiblen Störungen in Form von Gehen auf unterschiedlichen Unterlagen, wobei diese zu bestimmen sind, z. B. kalte Fließen, warme Steinplatten, weicher oder derber Teppich, Unterlage mit Noppen usw.

5.2.21
Ischiadikuslähmung (L4–S3)

Innervation Vor der Aufteilung des Stammes des **N. ischiadicus** in N. peronaeus communis und N. tibialis im Oberschenkelbereich (variabel zwischen Gesäß und Kniegelenk) versorgt er zusätzlich die ischiokruralen Muskeln: M. obturatorius internus, Mm. gemelli, M. quadratus femoris sowie M. semitendinosus, M. semimembranosus (langer Kopf), M. biceps femoris, M. adductor magnus (partiell; Abb. 5.31).

Ursachen *Traumen* (Hüftluxation, Becken- und Oberschenkelfrakturen), *Spritzenlähmungen* bei unsachgemäßer intraglutealer Injektion, *Tumoren* des Beckens, Entzündungen u. a.

Symptome Es entwickelt sich eine *Lähmung von Fuß und Unterschenkel* mit entsprechender Muskelatrophie durch Befall von N. peronaeus communis und N. tibialis, da diese zwei Hauptäste schon nach dem Austritt aus dem Foramen infrapiriforme selbständig verlaufen. Im Tibialisbereich stellen sich häufig *vegetativ-trophische Störungen* an Haut (z. B. Hautulzera an Ferse oder Ballen) und Nägeln ein, die oft mit einer Kausalgie verbunden sind (s. Abb. 5.30), da der N. tibialis viele vegetative Fasern führt. Wird der Nerv oberhalb der Teilungsstelle insgesamt betroffen, fallen zunächst je nach Höhenlokalisation der Läsion die Außenrotation des Oberschenkels in der Hüfte und dann die Beugung des Unterschenkels im Kniegelenk aus.

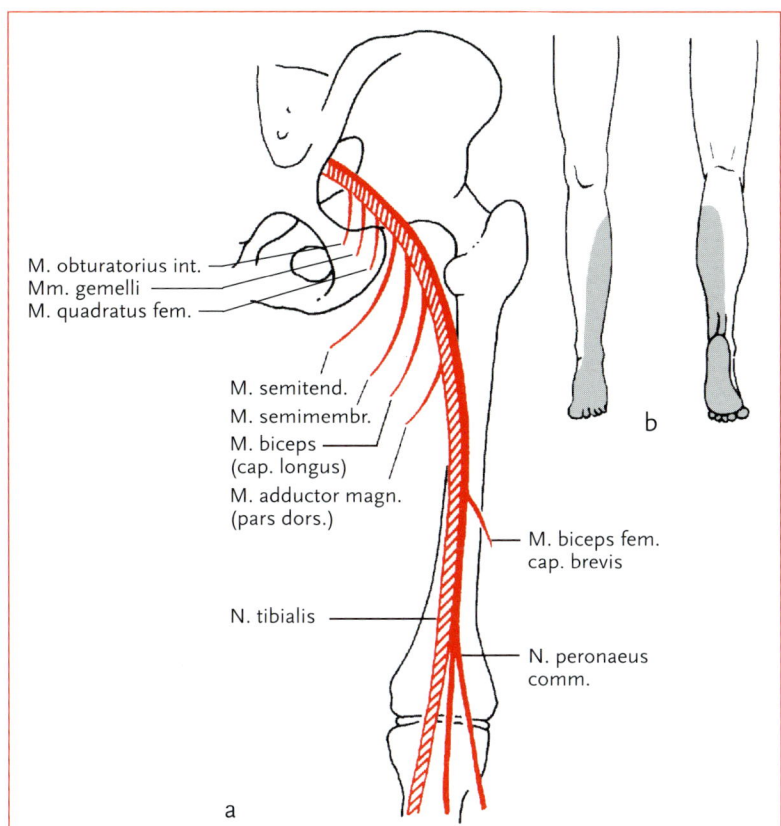

M. obturatorius int.
Mm. gemelli
M. quadratus fem.

M. semitend.
M. semimembr.
M. biceps
(cap. longus)
M. adductor magn.
(pars dors.)

M. biceps fem.
cap. brevis

N. tibialis

N. peronaeus
comm.

a

b

Abb. 5.31: N. ischiadicus:
a) motorische Innervation, b) Sensibilitätsausfall

5

Therapie Defektheilungen müssen orthopädisch (Arthrodesen, orthopädische Schuhe bzw. Orthesen) behandelt werden.

Physiotherapie

Die Schädigungen des N. ischiadicus unterhalb der Teilungsstelle wurden bereits besprochen (N. peronaeus communis und N. tibialis). Oberhalb der Teilungsstelle sind die Außenrotatoren teilweise durch den M. glutaeus maximus zu kompensieren. Die Beuger des Kniegelenks können nur gering durch den M. gastrocnemius ersetzt werden, was jedoch für die Belastungsphase kaum ausreicht; es kommt zu einer Kniegelenküberstreckung.

Physiotherapeutischer Befund

Sichtbarer Befund
● Sichtbar werden im unteren Anteil die

besprochenen sichtbaren und funktionellen Ausfälle des N. peronaeus communis und des N. tibialis.
○ Oberhalb der Teilungsstelle dominieren Atrophien im Bereich der Oberschenkelbeuger.

Funktioneller Befund
● im oberen Anteil:
○ Die Beugung im Kniegelenk fällt aus.
○ Die Außenrotation im Hüftgelenk ist stark behindert.

Für sensible Ausfälle vgl. Abb. 5.31.

Behandlungsmaßnahmen

Für die Behandlung bei Schädigungen oberhalb der Teilungsstelle:

Übungsbeispiele

● Seitenlage, geschädigtes Bein liegt oben auf dem Unterarm des Therapeuten, so daß hubfrei die Beugung im Kniegelenk geübt werden kann

● gleiche Übung im Schlingentisch

● PNF-Muster EXT/ADD/AR zum gebeugten Kniegelenk oder EXT/ABD/IR ebenfalls zum gebeugten Kniegelenk

● Aus der Bauchlage kann die Kniegelenkbeugung gegen Widerstände (Eigenschwere und manuell) geübt werden.

● Rückenlage, beide Beine angestellt, Gesäß abheben und kleine Schritte nach vorn und zurück

● Im Stand und beim Gang muß darauf geachtet werden, daß das Kniegelenk nicht überstreckt wird, indem immer eine geringe Knieflexion eingehalten wird. Die Schwäche der ischiokruralen Muskulatur wird oft durch Mehrarbeit des M. quadriceps kompensiert. Ist der Patient unsicher, sollte ein Stock benutzt werden.

5.2.22
Läsionen des Plexus lumbosacralis (L1–S3)

Innervation Der **Plexus lumbosacralis** setzt sich aus dem Plexus lumbalis (Th12–L4) und Plexus sacralis (L4–S3) zusammen und innerviert die untere Extremität *motorisch, sensibel* und *vegetativ* sowie Blase, Mastdarm und Sexualorgane *parasympathisch* (N. pudendus). Der *Plexus lumbalis* innerviert u.a. sensibel die Haut der Ilioinguinal- und Genitalregion sowie Anteile des medialen Oberschenkels. Motorisch gehen aus ihm vor allem der N. femoralis und der N. obturatorius hervor. Damit werden Hüftbeugung, Oberschenkeladduktion und Kniestreckung möglich. Aus dem *Plexus sacralis* entspringt neben dem N. ischiadicus der N. glutaeus superior und inferior.

Ursachen Die ohnehin seltenen Beinplexuslähmungen sind kaum traumatisch (Beckenfrakturen) verursacht. Häufiger kommen *Druckschädigungen* durch Tumoren, Blutungen bei Blutgerinnungsstörung oder Einmauerung durch infiltratives Karzinomwachstum in Frage; ebenfalls Druckschädigung durch Eintritt des kindlichen Kopfes in das kleine Becken unter der Geburt. Gelegentlich werden auch auf den Plexus lumbosacralis einer Seite beschränkte Polyneuropathien (sog. Schwerpunktpolyneuropathien), eine Neuritis des Plexus (neuralgische Beckenamyotrophie) oder eine diabetische „Femoralisform" mit weiterem Einbezug von lumbalen Plexusanteilen anzutreffen sein. Auch radiogene Formen nach Röntgenbestrahlung des Retroperitonealraums kommen in Betracht.

Symptome Der Plexus lumbosacralis fällt selten insgesamt aus. Eher trifft man auf mehr oder minder ausgeprägte *Teilläsionen* des Plexus lumbalis mit Lähmung der Hüftbeuger, Außenrotation und Adduktion des Oberschenkels sowie der Kniestrecker oder des Plexus sacralis mit motorischen Ausfällen der Hüftstrecker, der Kniebeuger, des gesamten Fußes sowie der Abduktion und Innenrotation im Hüftgelenk. Sind letztere Muskeln mitbeteiligt, fehlt der Halt im Becken auf der Seite des Stützbeins, so daß das Becken bei Prüfung mit dem *Trendelenburg-Zeichen* auf der nichtbelasteten Seite absinkt. Ist die Läsion doppelseitig, entwickelt sich ein *Watschelgang*. Das positive Trendelenburg-Zeichen darf nur dann als lähmungsbedingt angesehen werden, wenn eine Hüftgelenksluxation u. ä. ausgeschlossen worden ist.

Physiotherapeutische Maßnahmen Sie entsprechen den bisher dargelegten Prinzipien der Lähmungsbehandlungen an der unteren Extremität.

5.3
Wurzelaffektionen (Radikulopathien)

Wurzelaffektionen entstehen vor allem, wenn die sensiblen und motorischen Wurzeln der Spinalnerven durch *mechanische* (Kompression) und *entzündliche* Prozesse in Mitleidenschaft gezogen werden. Selten können sich auch einmal *Tumoren* (Neurinome) an den

Wurzeln bilden. Unter den kompressionsbedingten Erkrankungen stehen ursächlich die *degenerativen Erkrankungen der Wirbelsäule* im Vordergrund: im jüngeren und mittleren Lebensalter *akute Bandscheibenvorwölbungen bzw. -vorfälle*, im höheren Lebensalter *reaktive knöcherne Anbauten* (Osteophyten) mit Einengung der Foramina intervertebralia, besonders im zervikalen Bereich. Verletzungen und raumfordernde Prozesse im Wirbelsäulenbereich treten deutlich in den Hintergrund. Jedoch sind auch *entzündliche Affektionen* wie Poly(neuro)radikulitiden von Bedeutung, vor allem solche, die immunpathogen oder durch Borrelien (Zeckenbiß) und durch Zoster-Viren ausgelöst sind.

5.3.1
Entzündliche Radikulopathien

Poly(neuro)radikulitis

Der akute oder chronische entzündliche Befall vieler, insbesondere motorischer Nervenwurzeln (sog. Guillain-Barré-Syndrom) wird bei den Polyneuropathien besprochen.

Borreliose

Im Gefolge eines durch **Zeckenbiß** übertragenen Borrelien kann im Stadium II (bis zu 6 Monaten) eine **akute Neuroborreliose** eintreten. Neben Kopfschmerzen und weiteren *meningitischen Symptomen* (s. dort), gelegentlich *epileptischen Anfällen* und *fokalen neurologischen Ausfällen* zeigt sie sich insbesondere durch schwere, nächtlich betonte *radikuläre Schmerzen*, später dann *Sensibilitätsausfall* und *schlaffe Lähmungen* infolge einer Radikulitis. Auch *Hirnnervenaffektionen* sind möglich (z.B. doppelseitige Fazialisparesen). Die **chronische Neuroborreliose** (Stadium III) setzt nach einem halben bis mehreren Jahren ein. Hier können sich eine *Myelitis* (spastisch-ataktische Gangstörungen), *Hemiparesen, Aphasien, epileptische Anfälle* und *sensible Polyneuropathien* entwickeln. Die Diagnose kann nur durch serologische Untersuchungen (Antikörper) von Serum und Liquor gesichert werden.

Therapie

Es muß eine ausreichende, meist i.v. *antibiotische Behandlung* erfolgen.

Zoster

Ehemals als **Herpes zoster** bezeichnet, stellt die Erkrankung eine Reaktivierung einer latenten Infektion mit dem Varizella-(Windpocken-)Zoster-Virus dar, wobei disponierende Faktoren u.a. Abwehrschwäche durch konsumierende Erkrankungen, immunsuppressive Behandlungen und Fieber sind. Diese *virale Allgemeininfektion* befällt meist mehrere sensible Ganglien im Hirnnerven- oder Spinalbereich. Unter *Fieber* und *Abgeschlagenheit* treten *Schmerzen* und später *Bläschen* in einem oder mehreren Dermatomen, seltener auch *schlaffe Lähmungen* auf. Die Erregerdiagnostik kann serologisch erfolgen. Gelegentlich kann sich eine Myelitis oder Enzephalitis einstellen. Therapeutisch werden frühzeitig Virostatika (Aciclovir) eingesetzt.

Gefürchtet ist die Entwicklung einer **postzosterischen Neuralgie** (ehemals postherpetische Neuralgie). Hier persistieren die Schmerzen – entweder als ständiger brennender Schmerz oder als einschießende stechende Schmerzen – nach Abheilung der Bläschen über 4 bis 6 Wochen. Die späteren narbigen Hautveränderungen mit Pigmentanomalien in den betroffenen Dermatomen weisen auf die betroffenen Segmente hin. Die Therapie ist lokal medikamentös (Capsaicin, Lidocain), mittels Infiltrationsanästhesie oder TENS sowie systemisch mittels Antidepressiva, Antikonvulsiva und Neuroleptika einzuleiten.

5.3.2
Beschleunigungstrauma der
Halswirbelsäule

Auch als **Schleuder-** oder **Hyperflexions-** und **Hyperextensionstrauma** der HWS bezeichnet, versteht man hierunter eine Scherverletzung vor allem der mittleren HWS (C4/5). Durch eine plötzliche Beschleunigung – insbesondere durch Auffahrunfälle – wird der Kopf nach hinten und dann brüsk nach vorn geschleudert. Die schwerste Verletzung ist die Zerreißung einer Bandscheibe, leichtere Verletzungen beruhen auf einer Distorsion der kleinen Wirbelgelenke sowie auf Blutungen in diesem Bereich oder lediglich auf Zerrungen des Bandapparats.

Es entstehen sofort oder nach Stunden bis Tagen *Kopf- und Nackenschmerzen* sowie *Zwangshaltungen des Kopfes* mit verspannter Nackenmuskulatur. Hier bedarf es einer besonders sorgfältigen neurologischen Diagnostik, um seltene schwerwiegende neurologische Schädigungen nicht zu übersehen. Im allgemeinen bilden sich die Beschwerden innerhalb von Tagen bis Wochen zurück, wenn nicht Gefügelockerungen oder Frakturen vorliegen.

Therapeutisch erfolgt im akuten Stadium eine Ruhigstellung mittels Schanzkrawatte für etwa eine Woche; ihr schließen sich physiotherapeutische Maßnahmen an.

5.3.3
Osteochondrose

Ursachen und Formen

Der Aufbau des Bewegungssegments und seiner pathologischen Veränderungen in Form von Osteochondrose, Spondylose und (zervikaler unkovertebraler) Spondylarthrose sowie Bandscheibenprotrusion und -prolaps bzw. -hernie sind im Lehrgebiet Orthopädie dargestellt.

Die **Osteochondrosis intervertebralis** kann bereits zu lokalen Schmerzen und reflektorischen Verspannungen der Muskulatur, sog. *„steifen Genick"* oder *„Hexenschuß"* bzw. *Lumbago* führen.

Bei der *Protrusion* vermag das hintere Längsband dem vordringenden Bandscheibengewebe mit intaktem Anulus fibrosus noch Widerstand entgegenzusetzen, so daß es zurückgleiten kann. Derartige Spontanremissionen und Besserungen nach physiotherapeutischen Maßnahmen und Repositionen mit Beseitigung von radikulären (wurzelbedingten) Reiz- und Ausfallserscheinungen sind also ohne weiteres bei der Protrusio erklärbar, nicht aber beim *Prolaps* bzw. bei der Hernie *möglich*, da hier der Anulus fibrosus einreißt. Letztlich wird dann im Laufe der fortschreitenden Bandscheibendegeneration der Gallertkern durch Bindegewebe er

setzt. Die Beweglichkeit der Wirbelsäule ist merkbar eingeschränkt, die Beschwerden lassen aber zunächst nach.

5.3.4
Zervikale Wurzelreiz- und
Wurzelausfallsyndrome

Von den Bandscheibendegenerationen wird vor allem die untere Halswirbelsäule zwischen C5/C6 und C6/C7 betroffen.

Ursache

Osteophyten am Processus uncinatus engen als **unkovertebrale Spondylose** (Arthrose) das Foramen intervertebrale mit seinen motorischen und sensiblen Wurzeln ein. Nur selten wird eine Wuzelkompression durch laterodorsale Bandscheibenvorwölbungen und -vorfälle eingeleitet. Eine *Einengung des Spinalkanals* (Spinalkanalstenose) mit Schädigung des Rückenmarks – entweder direkt mechanisch (dorsale Osteophyten oder Bandscheibenvorfälle) oder selten indirekt über eine kompressionsbedingte Durchblutungsstörung – kann chronisch einsetzen: **zervikale Myelopathie**.

Symptome

Neben *schmerzhafter Nackensteifigkeit* und *diffusen Schulter-Arm-Schmerzen* (Schulter-Arm-Syndrom) treten selten neurologische Symptome in Form von *radikulären Reiz- und Ausfallserscheinungen* hinzu. Der ziehende, reißende oder schneidende Schmerz wird dann mehr in den betroffenen Segmenten empfunden, oder es wird überhaupt nur über Parästhesien geklagt. Bei stärkerer Wurzelläsion ist die Sensibilität herabgesetzt, und selten entwickeln sich auch Atrophien und Lähmungen radikulärer Genese, insbesondere von C6, C7 oder C8 (Abb. 5.32).

Mit und ohne radikuläre Reiz- und Ausfallssymptome treten bei der *zervikalen Myelopathie* Symptome einer Rückenmarksschädigung hinzu, vor allem *spastische Paraparesen*, aber auch *strumpfförmige Empfindungsstörungen* oder *spinale Ataxien* der unteren Extremitäten und eventuell *Blasenstörungen*.

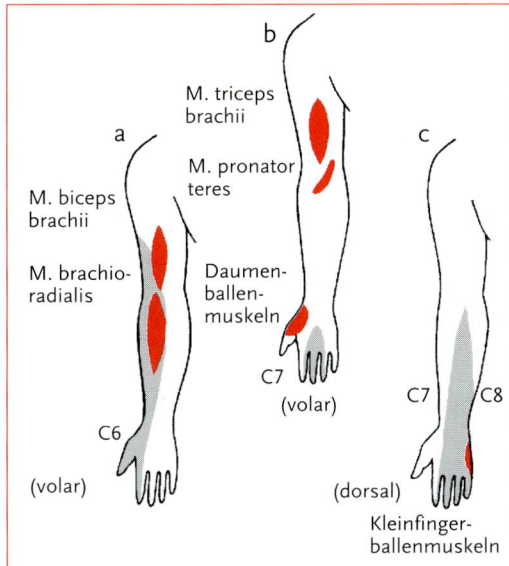

M. triceps brachii

M. pronator teres

M. biceps brachii

M. brachio-radialis

Daumen-ballen-muskeln

b

a

c

C7 (volar)

C6

(volar)

C7   C8

(dorsal)

Kleinfinger-ballenmuskeln

Abb. 5.32: Wesentliche zervikale Wurzelläsionen mit Kennmuskeln und sensiblen Ausfällen (Muskeln rot, Dermatome grau); a) C6, b) C7, c) C8

Therapie

Bei zervikaler Spondylose ohne Rückenmarks-beteiligung und ohne ausgeprägte radikuläre Muskelatrophien sind konservative Maßnah-men wie *medikamentöse Schmerzstillung* und *Physiotherapie* angezeigt.

Häufig wirken mehrmals täglich vorgenom-mene *Hyperlordosierungen* der Halswirbelsäule durch eine kleine Nackenrolle lindernd. Auch *Schwimmen* ist zu empfehlen. Extensionen in der Glisson-Schlinge werden nicht immer tole-riert. Bei Vorliegen ernster neurologischer Aus-fälle müssen *operative Verfahren* (s. Lehrgebiet Orthopädie) erwogen werden. Akute und chro-nische Querschnitt-Syndrome stellen ohnehin eine Operationsindikation dar.

Physiotherapie

Zervikale Wurzelreizsyndrome können unter-schiedliche Ursachen haben, so daß auch die Befunde ähnlich variabel sind. Meist stehen je-doch Schmerzen und Durchblutungsstörun-gen im Vordergrund.

Physiotherapeutischer Befund

Neben der Anamnese möchte hier insbeson-dere die Schmerzsymptomatik beachtet wer-den mit folgenden Fragestellungen:
- Was schmerzt?
  - Meist liegt eine schmerzhafte Nackenstei-figkeit vor, ausstrahlend in die Arme oder nur einen Arm, ebenso können Schulter-Arm-Schmerzen im Vordergrund stehen, die oft nicht klar lokalisiert werden können.
- Wann tritt der Schmerz auf?
  - Es kann ein Dauerschmerz sein, oder der Schmerz ist mit bestimmten Bewegun-gen in Verbindung zu bringen.

Inspektion

Sichtbarer Befund
- Bei Alltagsbewegungen und in der Haltung wird in der Regel eine Steifhaltung der Halswirbelsäule festgestellt. Der Patient bewegt Kopf und Oberkörper „en bloc".
- Die Konstitution des Patienten muß daraufhin überprüft werden, inwieweit eventuell bindegewebige Schwächen vorhanden sind.
- Die Haut kann aufgrund von Durchblu-tungsstörungen blaß sein, denn auch Gefäße können bei einer Irritation mitgeschädigt werden.

Aktive und passive Beweglichkeitsprüfung

Funktioneller Befund
- aktive Bewegungen
  - Die Bewegungen der Halswirbelsäule werden überprüft: Hierzu gehören Seit-neigungen, Seitdrehungen, Beugung und Streckung. Die Schmerzsituation ist dabei wichtig, da der Schmerz die Bewe-gungseinschränkung aufzeigen wird.
  - Falls vorhanden, müssen hier auch neurologische Ausfälle erfaßt werden – von leichter Schwäche bis zur Lähmung.
- passive Bewegungen
  - Sie sollten bei vorhandenen Schmerzen sehr vorsichtig durchgeführt werden.

5

Palpation

Der tastbare Befund deckt Verspannungen der Muskulatur auf. Sie sind aufgrund der Schmerzen vorwiegend im Nacken-Schulterbereich zu finden, reflektorisch jedoch im gesamten Bereich der Rückenmuskulatur und eventuell auch an den oberen Extremitäten.

Sensibilitätsstörungen

Die Sensibilitätsstörungen treten in Form von Parästhesien und Schmerzen bis zu Taubheitsgefühlen auf. Sie sind exakt zu lokalisieren (vgl. Abb. 5.32).

Behandlungsplan und Behandlungsziele

Es muß festgestellt werden, ob es sich um ein akutes oder chronisches Stadium der Erkrankung handelt.

Merke !

Die Schmerzbehandlung steht immer an erster Stelle. Erst nach Abklingen der akuten Schmerzphase wird die weitere Behandlung aufgebaut.

Behandlungsziele

- Beseitigung der Schmerzen
- Verbesserung der Durchblutung und Lösung der Verspannungen
- Einwirkung auf die Raumverhältnisse im Zwischenwirbelbereich
- Wiederherstellung der Beweglichkeit
- Kräftigung der Muskulatur

Behandlungsmaßnahmen

Elektrotherapie
- Schmerzlinderung, Durchblutungsförderung und Auflockerung der Muskulatur sollen damit beeinflußt werden. Variabel können folgende Maßnahmen eingesetzt werden:
  ○ Rotlichtbestrahlungen (Dosierung vgl. S. 134)
  ○ galvanische Durchflutung und hydroelektrische Bäder

  ○ niederfrequente Ströme wie diadynamische Ströme, Ultrareizstrom nach Träbert, TENS usw.
  ○ mittelfrequente Ströme, moduliert mit 100–200 Hz oder auch Interferenzstrom
  ○ kombinierte Ultraschalltherapie (Ultraschall und elektrische Ströme)

Massage
- Mit Massage können Verspannungen im Nacken- und Schulterbereich gelöst und aufgelockert werden. Mit Bindegewebsmassage kann schon frühzeitig im Lumbalbereich begonnen werden, um reflektorisch auf die „noch berührungsempfindliche" Nackenmuskulatur einzuwirken.

Spannungsübungen
- in Form der M-E-Technik (Muskel-Energie-Technik, eine Arbeitstechnik aus der manuellen Therapie)
  ○ Diese Spannungsübungen werden für alle Bewegungen der Halswirbelsäule durchgeführt.
  ○ Ihre Wirkung ist hyperämisierend und entspannend.
  ○ Technik: Isometrische Spannungsübungen in einer Bewegungsrichtung für 15 bis 20 Sekunden durchführen (Widerstand durch die Hand des Therapeuten, der keine Bewegung zuläßt), danach Entspannung (länger als die Anspannung). In dieser Entspannungsphase soll sich reaktiv der Bewegungsweg in der gleichen Bewegungsrichtung vergrößern, ohne daß der Therapeut „nachdrückt oder nachfedert". Diese Technik wird etwa 5mal in jeder möglichen Bewegungsrichtung wiederholt.

Verbesserung der Raumverhältnisse der Foramina intervertebralia
- Eine Einwirkung auf die Raumverhältnisse kann manuell mit der eben beschriebenen Technik durchgeführt werden:
  ○ Der Patient liegt in Rückenlage, die Halswirbelsäule ist in Mittelstellung. Der Patient „zieht seinen Kopf in den Körper hinein" (evtl. Vergleich mit einer Schildkröte), er hält seinen Kopf fest gegen einen leichten Widerstand des Therapeuten am Kinn und Hinterhaupt. Nach 15 bis 20 Sekunden wird die Anspannung

langsam aufgelöst, und in der Entspannungsphase führt der Therapeut eine langsame und vorsichtige Traktion des Kopfes durch.

○ Relativ passiv ist dagegen die Traktion des Kopfes mit der Glissonschlinge. Sie wird auf einer schiefen Ebene oder im Sitzen durchgeführt. Die lokalisierte Einwirkung auf die Halswirbelsäule ist gering.

Aktive Bewegungsübungen

● hubfreie oder hubarme Mobilisation nach S. Klein-Vogelbach (vgl. Behandlungsmaßnahmen beim lumbalen Wurzelreizsyndrom)

● allgemeine Spannungsübungen im Bereich der Halswirbelsäulen-Bewegungen, des Schultergürtels und der oberen Extremitäten, z. B. Schultern hoch- und zurückspannen

● Stemmübungen nach Brunkow, z. B. im Sitz Einstemmen der Handwurzeln in die Unterlage mit leicht gebeugten Ellenbogengelenken und Einstemmen der Fersen in den Fußboden

● allgemeine Bewegungsübungen mit oder ohne Widerstände für die Halswirbelsäule und die oberen Extremitäten

● physiologischer Haltungsaufbau mit Korrektur der „en bloc"-Bewegungen

● Kräftigung der evtl. geschwächten (gelähmten) Muskulatur

Postoperative Behandlung

● Bei neurologischen Ausfällen oder therapieresistenten Schmerzzuständen wird eine Operation nach R. B. Cloward (Verblockung der benachbarten Wirbelkörper) durchgeführt.

● Aufstehen der Patienten ab 1. bis 3. Tag nach der Operation

● Spannungsübungen für alle Bewegungen der Halswirbelsäule, die der Patient selbst lernen muß, um sie öfters am Tag anzuwenden

● Bewegungsübungen wie im konservativen Teil beschrieben

5.3.5
Lumbale Wurzelreiz- und Wurzelausfallssyndrome

Ursachen

Bandscheibenvorfälle sind vor allem zwischen den Wirbeln LWK4/5 oder LWK5/SWK1 nach *dorso-lateral* zu erwarten. Dabei kommt es zur Kompression von einer oder gelegentlich zwei Rückenmarkswurzeln. Selten treten Bandscheibenvorfälle nach *dorso-medial* auf. Dabei zeigt sich eine Kompression von Wurzeln beider Seiten, vor allem aber der Cauda equina mit dem klinischen Bild eines Querschnittsyndroms (Abb. 5.33). Die Bandscheibenschäden treten meist zwischen dem 30. und 50. Lebensjahr klinisch in Erscheinung. Körperliche Belastungen können auslösende Faktoren sein.

Symptome

Die Symptome setzen schlagartig ein oder erreichen zumindest innerhalb von Stunden und Tagen ihren vollen Umfang. Im Vordergrund stehen *lumbale Wirbelsäulenbeschwerden* („Hexenschuß", Lumbago) und *lumbosakrale Nervenschmerzen* als Ischialgie oder „Ischias".

Das **vertebragene lumbale Wurzelreiz-Syndrom** (Ischiadikus-Syndrom) stellt das *Leitsyndrom* dar:

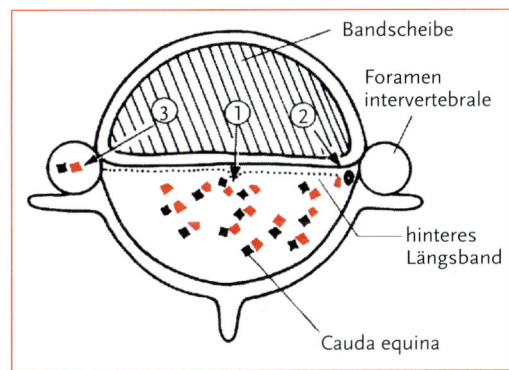

Abb. 5.33: Richtungen lumbo-dorsaler Bandscheibenvorfälle: 1) medianer Vorfall (Hexenschuß oder Kauda-Syndrom), 2) dorsolateraler Vorfall (mit Kontakt zur nächsttieferen Wurzel), 3) weit lateraler Vorfall (mit Kontakt zur zahlenmäßig gleichen Wurzel)

- Ischialgie
- Dehnungsschmerz von Wurzel und N. ischiadicus
- Druckempfindlichkeit des N. ischiadicus bzw. N. tibialis
- Lumbago, eingeschränkte WS-Beweglichkeit, Ischias-Skoliose

Ischialgie Bohrende, reißende, schneidende Schmerzen im Verlauf des **N. ischiadicus** (Gesäß, Rückseite des Beines, Fuß) oder des betroffenen Dermatoms, die durch Husten, Pressen, Niesen und Stauchungen der Wirbelsäule verstärkt werden können.

Dehnungsschmerz von Wurzel und N. ischiadicus Das Lasègue-Zeichen wird positiv (Abb. 5.34). Die Dehnungsempfindlichkeit beruht auf dem Zug an den von der vorgefallenen Bandscheibe komprimierten Wurzeln über den N. ischiadicus beim Beugen des gestreckten Beines im Hüftgelenk: der Schmerz zieht bis in den Fuß.

Druckempfindlichkeit des N. ischiadicus bzw. tibialis Die Nervendruckpunkte, besonders in der Mitte der Wade, werden schmerzhaft.

Lumbago Schmerzhafte Bewegungseinschränkung der Lendenwirbelsäule (Messung u. a. mittels Finger-Boden-Abstand) mit verspannter, druck- und klopfempfindlicher Rückenstreckmuskulatur, deren spontaner Schmerz in Gesäß oder Bein ausstrahlen kann (pseudoradi-

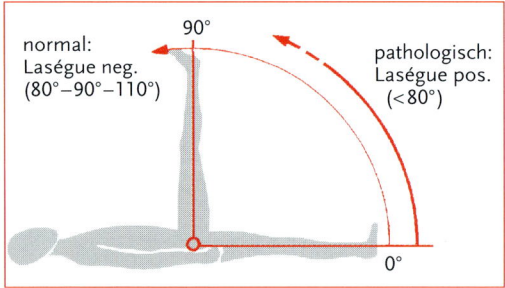

Abb. 5.34: Lasègue-Zeichen zur Prüfung der Dehnungsempfindlichkeit des N. ischiadicus. Besteht eine eingeschränkte Hüftbeugung durch reflektorische Anspannung der Muskulatur mit Schmerzangabe am Oberschenkel bis zum Kniegelenk, so liegt eine verkürzte ischiokrurale Muskelgruppe vor.

kuläre Schmerzen). Oft sind Streckstellung und skoliotische Zwangshaltung zu beobachten. Bewegungen sowie Husten und Niesen werden vermieden. Die zugehörigen Dornfortsätze werden mitunter als klopfempfindlich angegeben.

Zu diesen Reizsymptomen können von Fall zu Fall noch *Wurzelausfallsymptome* (Abb. 5.35) hinzutreten:
- *segmentale Sensibilitätsausfälle:* die streifenförmigen Sensibilitätsstörungen betreffen vor allem die Schmerzempfindung
- *segmentale motorische Ausfälle:* Lähmungen einzelner, vorwiegend monoradikulär innervierter sog. „Kenn-"muskeln (L4: M. tibialis anterior, L5: M. extensor hallucis longus, S1: Mm. peronaeus longus und brevis)

Aus der klinisch ermittelten Wurzelschädigung läßt sich nicht ohne weiteres auf die Höhe der vorgefallenen Bandscheibe schließen. Da dorsolaterale Bandscheibenvorfälle häufiger als sehr laterale (Abb. 5.36) sind, wird eher die nächsttiefer gelegene Wurzel betroffen, die sich im Wirbelkanal in Richtung auf das Foramen intervertebrale zum Austritt seitlich vorbereitet, z. B. Wurzelschädigung S1 durch eine Bandscheibenvorwölbung zwischen LWK5/SWK1. Nur bei sehr weit lateral gelegenem Vorfall der Bandscheibe kann noch die im Zwischenwirbelloch liegende zahlenmäßig zugehörige Wurzel erreicht werden, z. B. Wurzelläsion L4 durch Bandscheibe LWK4/LWK5.

Ein massiver Bandscheibenvorfall kann manchmal auch zum Ausfall von zwei Wurzeln führen. Hier ist eine sehr sorgfältige Abgrenzung gegenüber peripheren Nervenstammläsionen, wie z. B. Peronaeuslähmungen, wichtig, die aber im allgemeinen keine Wirbelsäulensymptome erkennen lassen.

Beim *dorsomedialen Bandscheibenvorfall* in den Wirbelkanal hinein kommt es zur Schädigung mehrerer Wurzeln doppelseitig und vor allem zu einem **Kompressionssyndrom der Cauda equina.** Die Folge sind *asymmetrische periphere schlaffe Lähmungen* der unteren Extremitäten mit *starken Schmerzen, Empfindungsstörungen* und eventuell *Blasenentleerungsstörungen* (Querschnittsyndrom).

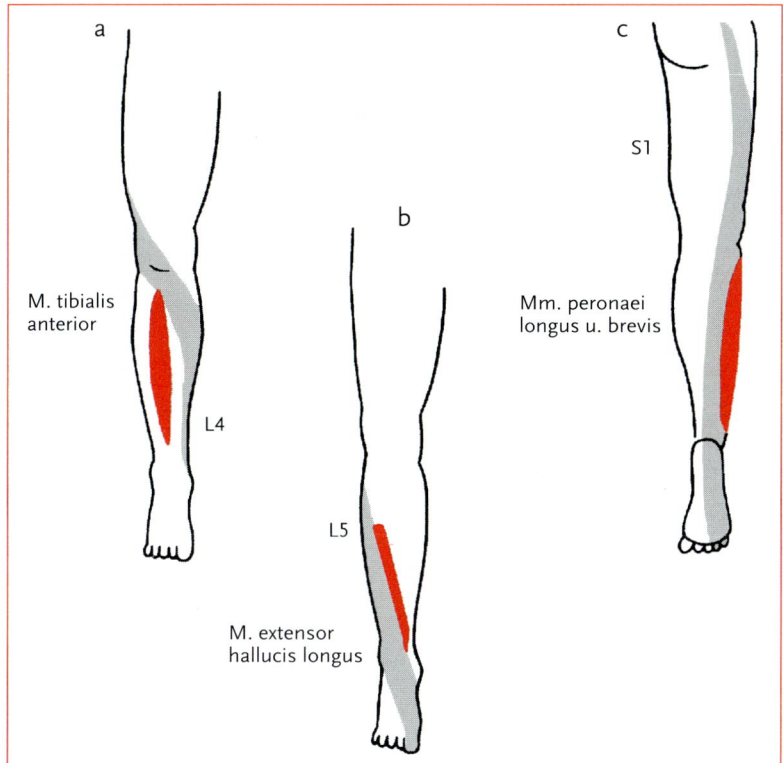

Abb. 5.35: Wichtige lumbale Wurzelschädigungen mit Kennmuskel- und segmentalen Sensibilitätsausfällen (Muskel rot, Dermatom grau)

5

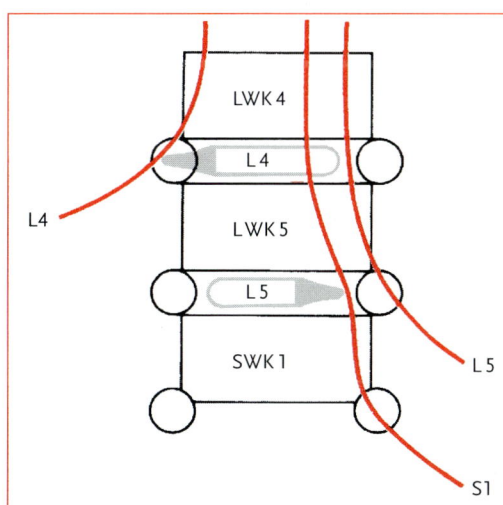

Abb. 5.36: Höhenbeziehungen zwischen Bandscheibenvorfall (grau) und komprimierter Wurzel (rot). Ein sehr weit laterales Vorgleiten der Bandscheibe L4 trifft noch die zahlenmäßig gleiche Wurzel, eine dorsolaterale Vorwölbung der Bandscheibe L5 dagegen die sich zum Abgang aus dem nächsttiefergelegenen Foramen intervertebrale bereitmachende Wurzel S1 (s. auch Abb. 5.33).

Pseudoradikuläre Syndrome

Pseudoradikuläre Syndrome entstehen vor allem durch Veränderungen der kleinen Wirbelgelenke (Arthrosen). Hieraus resultieren *Schmerzsignale* mit nachfolgenden *Muskelverspannungen*. Über den R. dorsalis des Spinalnerven werden Schmerzimpulse in Kreuz, Hüfte und Bein übertragen. Sie folgen den Myotomen und Sklerotomen (Abb. 5.37). Im Gegensatz zum radikulären Kompressionssyndrom sind die stechenden, brennenden und bohrenden Schmerzen schwerer abgrenzbar; sie verstärken sich bei Hyperlordosierung, nach längerer statischer Belastung (langsames Gehen oder Stehen) und lassen im Liegen nach. Die für radikuläre Kompressionssyndrome typischen Husten- und Preßschmerzen fehlen ebenso wie neurologische Ausfälle.

Therapeutisch kommen *physikalische Maßnahmen*, eventuell eine *Facettendenervierung*, in Betracht.

Abb. 5.37: Lumbale Facettensyndrome (a), mit Myotomen (b), mit Sklerotomen (c), (nach Thoden 1987)

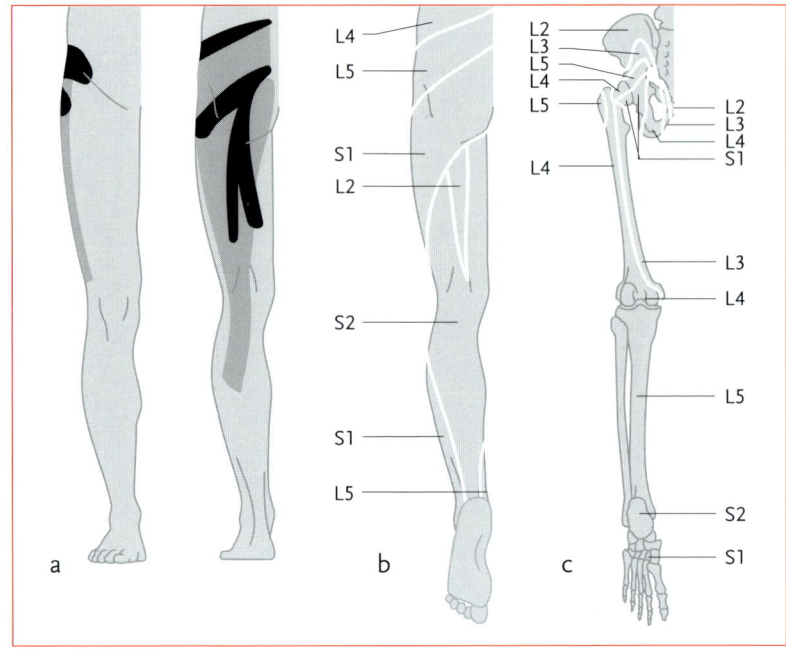

Verlauf

Die Lumbago klingt oft nach wenigen Tagen ab. Nicht selten treten Rezidive auf, die dann ein Ischiassyndrom auslösen können. Mit Abklingen der Schmerzen bilden sich auch die reflektorischen Muskelverspannungen, Bewegungseinschränkungen und Haltungsanomalien zurück. Ein *plötzliches Verschwinden* des Schmerzes bei bestehenbleibenden oder hinzutretenden sensiblen und auch motorischen Ausfallserscheinungen kann allerdings Folge eines *Wurzeltods* und nicht einer Krankheitsrückbildung sein. Halten motorische Lähmungen mehrere Tage oder Wochen an, muß mit bleibenden Ausfällen gerechnet werden.

Therapie

Zunächst erfolgen meist *konservative Maßnahmen* mit Schonung, Schmerzlinderung durch Medikamente, lokaler Wärmeapplikation für die Lendenwirbelsäule, eventuell strikter Bettruhe und Flachlagerung (Brett unter Matratze) oder Stufenlagerung (Stufenbett; Abb. 5.38). Nach Abklingen der akuten Erscheinungen wird mit der Physiotherapie begonnen.

Eine Indikation zur sofortigen *Operation* stellen vor allem Kaudasyndrome (schlaffe Paresen mit Blasenstörungen) bzw. Querschnittsyndrome, Lähmungen funktionell wichtiger Muskeln (z. B. des M. tibialis anterior) sowie wiederkehrende und lang anhaltende und ungenügend beeinflußbare Schmerzrezidive dar.

Physiotherapie

Bei Patienten mit lumbalem Wurzelreizsyndrom wird sehr häufig Physiotherapie verordnet. Die Befunde können wieder recht unterschiedlich sein, und als Behandlung ist oft eine Langzeittherapie notwendig, die mit viel Geduld durchgeführt werden sollte. Wichtig ist, daß der Patient motiviert wird, nach Abschluß der Behandlung selbst seine Bewegungstherapie weiterzuführen, um einen eventuell geschwächten Bandapparat der Wirbelsäule muskulär abzusichern.

Physiotherapeutischer Befund

- In der Anamnese ist der Berufstätigkeit des Patienten Beachtung zu schenken. Schwere Arbeit, insbesondere in Flexionshaltung,

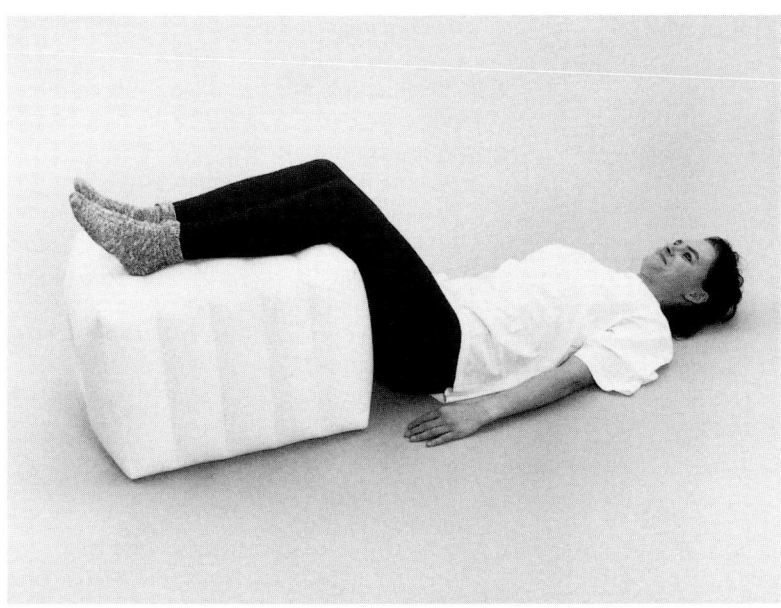

Abb. 5.38: Stufenlagerung: Hüft- und Kniegelenke werden rechtwinklig auf einen gepolsterten Stuhl oder auf einen Kunststoffquader gelagert.

5

belastet die Bandscheibe einseitig und kann eine Irritation der Nervenwurzel hervorrufen. Ebenso kann aber auch sitzende Arbeit mit wenig Bewegung infolge „Bindegewebsschwäche" zur Instabilität der Wirbelsäule führen und damit dem Bandscheibenschaden Vorschub leisten.

- Bei den Fragen zur Schmerzsymptomatik wird in der Regel ein Kreuzschmerz angegeben, der in Teile oder in das gesamte Versorgungsgebiet des N. ischiadicus ausstrahlen kann, aber auch nach ventral in die Leistengegend.
- Der Schmerz kann ein Dauerschmerz sein oder nur nach Belastung oder bestimmten Bewegungen auftreten (Dehnungsschmerz im Verlauf des N. ischiadicus)
- Typisch ist eine Schmerzverstärkung beim Husten, Pressen oder Niesen, das sog. „Blitzen".

Inspektion

Sichtbarer Befund
- Bei den Alltagsbewegungen fällt auf, daß der Patient schlecht stehen und gehen kann. Schonhaltungen, wie z. B. die Entlastung des schmerzenden Beines zwingen ihn zu einem hinkenden Gang.

- Die Haltung wird gekennzeichnet durch eine Steilstellung der Lendenwirbelsäule und oft eine Hyperlordose, dazu unterschiedliche schmerzentlastende Haltungen.
- Die Körperform spielt insofern eine Rolle, als daß eine Bindegewebsschwäche bei der Therapie besonders beachtet werden muß.
- Auch hier kann eine blasse Haut auf sicher vorhandene Durchblutungsstörungen hinweisen.

Aktive und passive Beweglichkeitsprüfung

Funktioneller Befund
- aktive Bewegungen
  - Eine genaue Wirbelsäulenuntersuchung erfolgt in allen Wirbelabschnitten und im Stand, im Sitz, in Rücken- und in Bauchlage.
  - Bei akuten Schmerzen werden alle Untersuchungen äußerst vorsichtig und so schmerzarm wie möglich durchgeführt; u. U. muß manches auf später verschoben werden.
  - Funktionell werden die Bewegungen der Wirbelsäule überprüft. Dazu gehören: seitliches Neigen im Seitenvergleich, Drehen im Seitenvergleich und Rumpf-

vorbeuge, wobei der Finger-Boden-Abstand genau gemessen werden kann.
- passive Bewegungen
  - Dazu werden in der Regel die Rücken- und Seitenlage gewählt. Zunächst wird das gesunde und dann das kranke Bein bewegt, und die Schmerzangaben werden genau registriert (möglicher Dehnungs-schmerz des N. ischiadicus).
- Neurologisch können Schwächen bis Lähmungen im Bereich der unteren Extremitäten auftreten, je nach Höhenlokalisation sind N. peronaeus, N. tibialis oder der gesamte N. ischiadicus betroffen.

Palpation

Tastbar sind Verspannungen in der gesamten Rückenmuskulatur, besonders im Lumbalbereich und häufig Myogelosen am Beckenkamm. Schmerzhaft ist auch der entsprechende Dornfortsatz.

Sensiblitätsstörungen

- L4-Schmerzen und Parästhesien treten im Dermatom auf, das über den lateralen Oberschenkel, über die halbe Patella zum medialen Unterschenkel und Fuß zieht.
- L5-Schmerzen und Parästhesien treten im Dermatom auf, das über den lateralen Unterschenkel zur 1. und 2. Zehe zieht.
- S1-Schmerzen und Parästhesien treten im Dermatom auf, das über das Gesäß, über die gesamte äußere Beinrückseite zum lateralen Fußrand zieht (vgl. Abb. 5.35).
- Zu den Schmerzen und Parästhesien kann auch noch ein Taubheitsgefühl kommen.

Behandlungsplan und Behandlungsziele

Sie entsprechen denen, die beim zervikalen Wurzelreizsyndrom aufgestellt wurden. Zusätzlich müssen hier der *Aufbau der physiologischen Haltung* (Korrektur der Fehl- und Schonhaltungen) und eine *Gangschule* die Behandlung ergänzen. An erster Stelle muß aber auch hier die Behandlung des Schmerzes stehen.

Behandlungsmaßnahmen

- Elektrotherapie (vgl. zervikales Wurzelreizsyndrom)
- warme Bäder
  - Warme Bäder haben einen guten Behandlungseffekt als schmerzlindernde und durchblutungsfördernde Maßnahme mit gleichzeitig auflockernder Wirkung. Zunächst werden sie ohne Bewegungsübungen durchgeführt, später mit Bewegungsübungen, die im Wasser dem Patienten wesentlich weniger Schmerzen bereiten.
  - Hydroelektrische Bäder (Stangerbad) können zur Schmerzlinderung durchgeführt werden.
  - Eine Unterwasserdruckmassage ist möglich, jedoch nur mit großer Düse und abgefächertem Strahl (Schmerzregionen sind auszulassen).
- Massage kann zur Lösung der Verspannungen in der Rückenmuskulatur eingesetzt werden.
- Verbesserung der Raumverhältnisse der Foramina intervertebralia
  - Zur Verminderung der akuten Schmerzsituation werden spezielle Lagerungen durchgeführt.
  - Eine Stufenlagerung (Hocker, gut abgepolstert oder Luftkissen) kann schon im Bett angewendet und mit Wärmetherapie verbunden werden (Abb. 5.38).
  - Auch eine manuelle Traktion aus der aktuellen Ruhehaltung nach F. Kaltenborn mit individueller Dosierung kann erfolgreich angewendet werden.
  - Die Behandlung mit dem Perlschen Gerät kann ebenso wie bei der Stufenlagerung durch die kyphotische Hängelage zur Entlastung der irritierten Nervenwurzel und damit zur Schmerzlinderung führen. Voraussetzung dafür ist die exakte Anwendung.
- Wirkung und Ziel
  - Sinnvoll ist diese Behandlung nur, wenn der Patient in der *kyphotischen Hängelage eine Schmerzlinderung oder -freiheit* hat. Ist der Patient in der Ruhelage (Rückenlage) ohnehin schmerzfrei (Schmerzen nur bei

Belastung), kann das sog. „Blitzen" (vgl. Schmerzbefund) die Behandlung rechtfertigen. Das „Blitzen" muß in der kyphotischen Hängelage verringert oder nicht mehr vorhanden sein.

- Durchführungstechnik
  - Vorbereitende Wärme im Lumbalbereich, z. B. Kurzwellentherapie oder Heizkissen. Der Patient liegt entspannt auf dem Rücken und wird warm eingepackt (Heizkissen kann mit eingepackt werden). Die Beine des Patienten (über den Unterschenkeln fixiert) werden langsam in die Höhe gebracht, je akuter der Zustand, um so langsamer, bis die kyphotische Hängelage erreicht ist (Hüft- und Kniegelenke im rechten Winkel gebeugt). *Die „Kyphose" muß exakt in der Höhe der Schädigung sein.* Die Zeit in der kyphotischen Hängelage sollte von 5 bis 20 Minuten gesteigert werden, auch länger, wenn es der Patient verträgt. Langsam muß der Patient dann wieder herabgelassen werden und danach noch mindestens 15 Minuten in Rückenlage liegenbleiben.

Aktive Bewegungsübungen

- hubfreie und hubarme Mobilisation nach S. Klein-Vogelbach
  - Die genuinen Rückenmuskeln (spino-transversales System, sakrospinales System, transversospinales System, segmentale und tiefe Nackenmuskeln) sind hyperton oder inhibiert und werden daher kaum benutzt. Die Patienten bewegen sich grobmotorisch und haben ein schlechtes Körpergefühl.
  - Die hubfreie Mobilisation fördert das Gefühl für diese Muskeln sowie deren Durchblutung.
  - Ausführung:
    - Hubfrei bedeutet, den Einfluß der Schwerkraft weitgehend aufzuheben. Die Bewegungsachse steht vertikal im Raum, das heißt für die Wirbelsäule:
      - Lateralflexion aus der Rückenlage
      - Flexion/Extension aus der Seitenlage
      - Rotation aus dem Tubersitz oder Stand

- Rumpfstabilisierung
  - Die Rumpfstabilisierung kann schon in der Entlastungsphase als indirekte Behandlung der oberen Extremität aus begonnen werden. Zur Anwendung kommen bilaterale PNF-Muster, sowohl statisch als auch dynamisch. Beachtet werden müssen die Irradiation auf den Rumpf und das kontralaterale Bein.
  - Eine gute AGST zur Rumpfstabilisation ist die Seitenlage. Da der Patient in dieser Behandlungsphase schon aufsteht, ist es wichtig, ihm das Drehen en bloc und das schmerzarme Aufstehen zu zeigen.
- Übungsbeispiele für aktive Bewegungsübungen
  - In den meisten Fällen überwiegt die Hypermobilität der Wirbelsäule, deshalb steht die Stabilisation im Vordergrund.
  - Bewegungsübungen im Wasser sind kombinierte Bewegungen: Übungen mit Zehen und Füßen können beidseitig durchgeführt werden, Knie- und Hüftbewegungen anfangs nur einseitig. Die AGST Bauchlage sollte vermieden werden.
  - Bewegungsübungen auf der Matte in allen AGST der motorischen Ontogenese. Übungsbeispiele:
    - Rückenlage, Beine wechselseitig beugen und strecken
    - Seitenlage, Hüftbeugung und -überstreckung, dabei mehr oder weniger die Wirbelsäule mit einbeziehen
    - Bauchlage (mit Kissen unter dem Bauch, um Lendenlordose zu vermeiden), wechselseitiges Anheben der gestreckten Arme und Beine
    - Vierfüßlerstand, Arm- und Beinübungen; in einer fortgeschrittenen Behandlungsphase sind auch „Kyphosieren der Wirbelsäule" und „die Wirbelsäule wieder gerade stellen" möglich, jedoch nur muskelgeführt und nicht schwingend.
    - Sitz, Aufbau einer aufrechten, physiologischen Haltung mit Beckenaufrichtung und Abbau der Fehlhaltungen
    - Gleichgewichtsübungen und Bewegungsübungen mit Armen und Beinen

5

- Stand und Gang, physiologische Haltung weiter ausbauen und bei der Gangschule Schmerz- und Schonhaltungen abbauen
- Gruppentherapie kann neben der Einzelbehandlung für diese Patienten empfohlen werden.

○ Ein Hausprogramm ist sehr wichtig, weil die Patienten kontinuierlich weiterüben sollten, um den geschwächten Bandapparat ihrer Wirbelsäule zu unterstützen. Ein Hausprogramm auf Band gesprochen hat wesentliche Vorteile: Die Wirkung der menschlichen Stimme (gewohnte Stimme des Therapeuten), richtiges Tempo der Übungsfolgen sowie die Einflußnahme auf individuelle Fehler des Patienten.

Postoperative Behandlung

● Bei einer Bandscheibenoperation im Lumbalbereich wird eine Laminektomie durchgeführt, wobei die defekte Bandscheibe ausgeräumt wird.

● In den ersten Tagen nach der Operation werden Atemgymnastik und Stoffwechselübungen durchgeführt.

● Der Zeitpunkt des ersten Aufstehens wird vom jeweiligen Operateur bestimmt.

● Der weitere Behandlungsverlauf entspricht den konservativen Maßnahmen, wobei zu beachten ist, daß eine Mobilisation der Lendenwirbelsäule erst nach Rücksprache mit dem Operateur durchgeführt werden sollte.

Aufgaben

1. Erläutern Sie die Symptome, die bei Affektion einzelner Spinalnerven auftreten.
2. Welche Ursachen kommen für umschriebene Schädigungen peripherer Nerven in Frage, und welche morphologischen Befunde liegen ihnen zugrunde?
3. Beschreiben Sie die allgemeinen Behandlungsprinzipien bei Läsionen einzelner Spinalnerven.
4. Stellen Sie die Ausfallserscheinungen und die Besonderheiten der physiotherapeutischen Maßnahmen bei einer Lähmung des N. axillaris, N. radialis, N. medianus und N. ulnaris zusammen.
5. Welche Funktionseinbußen sind bei den Formen einer Plexus-brachlis-Lähmung nachzuweisen?
6. Beschreiben Sie die klinischen Bilder einer Femoralis-, Peronaeus-, Tibialis- und Ischiadikuslähmung, und erarbeiten Sie die Ziele der physiotherapeutischen Behandlung für diese Lähmungsbilder.
7. Erklären Sie Ursachen und Leitsymptome der lumbalen Wurzelreizsyndrome, und erläutern Sie die Symptome möglicher Wurzelausfallsyndrome einschließlich der Prinzipien der Lokalisation der geschädigten Wurzeln.
8. Welche Ziele steckt sich die physiotherapeutische Behandlung von lumbalen Bandscheibenschäden?

5.4
Polyneuropathien

5.4.1
Klinisches Bild

Einer **Erkrankung mehrerer Nerven** beider Körperhälften liegt stets ein generalisiertes oder systemisches Krankheitsgeschehen zugrunde, das das gesamte periphere Nervensystem als Organ befällt und im allgemeinen auf einer *Allgemeinerkrankung* des Organismus beruht. Die *neurologischen Ausfallserscheinungen* des peripheren und eventuell auch des vegetativen Nervensystems sind deshalb mehr oder weniger *bilateral* und vor allem mit *distaler,* seltener proximaler Betonung anzutreffen. Die Symptome setzen deshalb im allgemeinen an den Füßen ein.

Ursachen

Die Einteilung der **Polyneuropathien** befriedigt bislang nicht, zumal Ätiologie und Pathogenese bei manchen Formen noch unbekannt sind. Histologisch unterscheidet man primär neuronale bzw. axonale Faseruntergänge (Axonopathien) von primär segmentalen Markscheidenveränderungen (demyelinisierende

Form, Myelinopathien; s. u.). Beide Formen lassen sich elektrophysiologisch und histologisch voneinander abgrenzen. Vor allem in fortgeschrittenen Stadien treten Mischformen auf. Die *Axonopathie* beginnt mit ihrer axonalen Degeneration in den distalen Anteilen des Motoneurons („dying back") infolge einer überwiegend toxischen oder metabolischen Genese. Gelegentlich beginnt sie proximal (z. B. Diabetes mellitus). Die *Myelinopathie* geht mit einer segmentalen oder diffusen Schädigung der Myelinscheide einher (z. B. beim akuten und chronischen Guillain-Barré-Syndrom). Des weiteren kann eine *Neuronopathie* abgegrenzt werden, bei der es zu einer primären Schädigung der Zellkörper des peripheren Nerven kommt (z. B. Zoster). Letztlich lassen sich noch eine Angiopathie der Vasa nervorum (z. B. diabetische Mikroangiopathie) sowie infiltrative Prozesse an den peripheren Nerven (z. B. Leukämie) abgrenzen. Bei Erhaltenbleiben der Schwann-Zellen ist im allgemeinen auch eine Regenerationsfähigkeit vorhanden.

Die häufigsten Ursachen sind *chronischer Alkoholismus* und *Diabetes mellitus* (etwa 50 % aller Polyneuropathien).

Unter ätiopathogenetischer Betrachtungsweise lassen sich folgende wesentliche *Affektionen* einführen:

Entzündliche bzw. infektiöse Verursachung Diese *Polyneuritiden* bzw. *Poly(neuro)radikulitiden* sind recht unterschiedlicher Pathogenese. Die akute idiopathische Poly(neuro)radikulitis oder das akute *Guillain-Barré-Syndrom* beruht wahrscheinlich auf einer Autoimmunreaktion gegen peripheres Nervengewebe. Sie verläuft aber auch rezidivierend (rezidivierendes Guillain-Barré-Syndrom) oder chronisch als *chronisch-entzündliche demyelinisierende Polyneuropathie* (CIDP: chronic inflammatory demyelinating polyneuropathy). Des weiteren kommen virale und bakterielle Infekte (z. B. Borreliose, Zoster) und allergische Reaktionen (serogenetisch nach Impfungen) in Betracht.

Vaskuläre Verursachung Hierzu zählen obliterierende (z. B. Arteriosklerose) und entzündliche (z. B. Immunvaskulitis, Kollagenosen, rheumatische Arthritis).

Exotoxische Verursachung Hier sind medikamentöse (z. B. INH, Nitrofurantoin, Vincristin) und weitere toxische Substanzen (z. B. Alkohol, Blei) zu erwähnen.

Endotoxisch-metabolische Verursachung Auch Stoffwechselerkrankungen und Endokrinopathien (z. B. Diabetes mellitus, Hypothyreose), Mangelernährung (z. B. Vitamin $B_{1,6,12}$ intestinale Malabsorption), paraneoplastische Syndrome (z. B. Bronchialkarzinom), Paraproteinämien (z. B. Plasmozytom) sowie infiltrierende Erkrankungen (z. B. Leukämien, M. Hodgkin) können ursächlich in Frage kommen.

Erbliche (hereditäre) Verursachung Erbliche Erkrankungen können ebenfalls mit chronisch-progredienten polyneuropathischen Syndromen einhergehen (z. B. hereditäre motorisch-sensible Neuropathien = HMSN).

Allerdings ist zu beachten, daß ein Teil (etwa 15–20 %) der Polyneuropathien derzeit ätiologisch nicht geklärt werden kann. Dies gilt auch für die *Critical illness-Neuropathie/Myopathie,* die bei Patienten mit Sepsis oder Multi-Organ-Versagen und einer Beatmung von länger als 2 Wochen beobachtet werden kann.

Bislang ist ungeklärt, warum bei einigen Formen mehr die Markscheiden (Demyelinisierung), bei anderen die Axone (axonale Degeneration) betroffen sind oder warum ein distales von einem proximalen Verteilungsmuster abzugrenzen ist.

Merke !

Polyneuropathische Syndrome sind durch eine systemische Erkrankung des peripheren Nervensystems charakterisiert, bei der viele periphere Nerven in unterschiedlicher Verteilung betroffen sind. Sie sind Teilerscheinung einer Allgemeinerkrankung.

Symptome

Polyneuropathische Syndrome zeigen recht unterschiedliche neurologische Ausfälle, die von isolierten sensiblen, motorischen, vegetativen oder Hirnnervenstörungen bis zu kombi-

5

nierten Ausfällen reichen. Es treten folgende Symptome bzw. Syndrome auf:
- sensible Reizerscheinungen
- sensible Ausfallserscheinungen
- motorische Reizerscheinungen
- schlaffe Lähmungen
- vegetative Störungen.

Sensible Reizerscheinungen äußern sich als – oft initiale – *Parästhesien, Neuralgien* und *Kausalgien*, verbunden mit positiven Dehnungs-(Lasègue-Zeichen) und Nervendruckschmerzen (Valleix-Druckpunkte des N. ischiadicus in Wadenmitte). Die entzündlichen Formen beginnen nicht selten mit heftigen Schmerzen im Bereich der Brust- und Lendenwirbelsäule.

Sensible Ausfallserscheinungen bevorzugen die *Oberflächensensibilität*, betreffen aber auch die Tiefensensibilität mit peripherer Ataxie. Ihr Verteilungsmuster ist socken- bzw. strumpfförmig (s. Abb. 3.2) und beginnt an den Füßen.

Motorische Reizerscheinungen äußern sich als Muskelkrämpfe (Crampus) und evtl. als Faszikulationen.

Schlaffe Lähmungen treten im allgemeinen gliedabschnittsweise symmetrisch auf, wobei jedoch die betroffenen Muskeln unterschiedlich stark beteiligt sein können (s.a. Formen).

Vegetative Störungen und trophische Veränderungen an der Haut und ihren Anhangsgebilden lassen durch Beteiligung der vegetativen Begleitfasern der Spinalnerven (besonders N. tibialis und N. medianus) im akuten Stadium eine Hyperhidrose mit kleinen Schweißperlen an den Extremitätenenden, Hyperämie und Rötung erkennen. Im chronischen Stadium entwickeln sich venöse Stase mit Blässe bzw. Zyanose, verminderte Temperatur, abnorme Pigmentierungen sowie dünne und glatte oder trockene und rissige Haut mit Nagelveränderungen. Betroffen werden auch vegetative Nerven für die inneren Organe (z. B. fehlender Schmerz bei Koronarischämie, fehlendes Gefühl für Blasenfüllung u. a.): *autonome Neuropathie.*

Formen

Vom klinischen Erscheinungsbild ausgehend können reine oder verschieden kombinierte Formen auftreten (s. Abb. 3.2 und 3.23, Tab. 5.3), die in ihrem klassischen Verteilungsmuster *distal an den unteren Extremitäten* beginnen und auf die Hände unter Aussparung des Rumpfes übergreifen können:

Formen der Polyneuropathie
- *symmetrisch-sensomotorische*
- *symmetrisch-sensible*
- *symmetrisch-motorische*
- *mit vegetativen bzw. vasomotorisch-trophischen Störungen*

Außerdem sind weitere Formen zu beobachten:
- *Guillain-Barré-Syndrom* – Poly(neuro)radikulitis
  Innerhalb von 1 bis 3 Wochen entwickelt sich das Vollbild vor allem mit Lähmungen unter mitunter heftigen Schmerzen im Bereich der Wirbelsäule. Die Lähmungen greifen von der unteren Extremität auf den Rumpf über und können Atemmuskulatur, obere Extremitäten und evtl. die Hirnnerven mit einbeziehen. Rechtzeitige Verlegung auf die Intensivtherapiestation ist erforderlich, ebenso müssen regelmäßige Spirometer-Kontrollen erfolgen. Stets muß die Bereitschaft zu Intubation und Herzschrittmacherbehandlung (autonome Neuropathie) bestehen und eine Thromboseprophylaxe stattfinden. Die sensiblen Ausfälle sind oft gering. Störungen des autonomen Nervensystems (s. u.) können sich tödlich auswirken, (autonome Neuropathie).
- *Hirnnervenpolyneuritis*
  Oft können in Kombination mit einem akuten Guillain-Barré-Syndrom unterschiedliche Hirnnerven betroffen sein (z. B. doppelseitige periphere Fazialisparesen, Dysarthrophonien, Dysphagien u. a.).
- *chronisches Guillain-Barré-Syndrom* oder *chronisch-entzündliche demyelinisierende Polyneuropathie (CIDP)*
  Hier entwickelt sich über viele Wochen, evtl. Jahre hinweg, eine distal beginnende

Verteilungsmuster (initial) und Ausfalls-Syndrom	Häufige Ursachen
distal untere Extremitäten vorwiegend motorisch	Guillain-Barré-S. Diabetes mellitus HMSN toxisch (Arzneimittel)
distal untere Extremitäten vorwiegend sensibel	Diabetes mellitus Alkohol Vitamin B_{12}-Mangel Malabsorptionssyndrome Lebererkrankungen HSN toxisch (Arzneimittel) Neuroborreliose
autonome Beteiligung	Diabetes mellitus Alkohol Guillain-Barré-S. HSN, HMSN
Hirnnervenbeteiligung	Gullain-Barré-S. Neuroborreliose Virusinfekte
proximal (Schultergürtel)	Plexusneuritis serogenetisch Infektionskrankheiten Diabetes mellitus
proximal (Gliedergürtel)	Diabetes mellitus Guillain-Barré-S. serogenetisch
distal mit starken Schmerzen	Neuroborreliose Diabetes mellitus Panarteriitis nodosa AIDS Vitamin B_{12}-Mangel paraneoplastisch
Mononeuropathie multiplex	rheumatische Arthritis Vaskulitiden Neuroborreliose AIDS Diabetes mellitus

Tab. 5.3: Häufige Ursachen für verschiedene Verteilungsmuster von polyneuropathischen Syndromen

5

Muskelschwäche. Wie bei allen Guillain-Barré-Syndromen findet sich bei 90% der Betroffenen ein deutlich erhöhtes Eiweiß im Liquor.

- *proximaler Verteilungstyp*
  Hier sind Schulter- und/oder Beckengürtel betroffen (selten).
- sog. *Schwerpunktpolyneuropathie*
  Ausgeprägte asymmetrische Ausfälle; evtl. nur klinischer Befall eines Spinalnerven einer Seite (z. B. N. peronaeus) mit klinisch latenten, evtl. nur elektrodiagnostisch zu erfassenden Nervenstörungen beider Seiten. Hier bestehen fließende Übergänge zur neuralgischen Schulteramyotrophie bzw. Plexus-Neuritis.

- *Mononeuropathie/Mononeuritis multiplex,* auch multiple Mononeuropathie genannt
  Hier liegt eine Erkrankung mehrerer, auch nicht benachbarter Nerven zugrunde; meist Engpaß-Syndrome, die durch eine Allgemeinerkrankung dekompensieren. Übergangsformen zur Schwerpunktpolyneuropathie sind möglich.

- *autonome (vegetative) Neuropathie*
  Isoliert oder kombiniert mit Spinalnerven-
  affektionen kann auch das autonome
  Nervensystem, das die Eingeweide
  innerviert, erkranken (z. B. bei Diabetes
  mellitus). Der Parasympathikus ist oft
  früher als der Sympathikus geschädigt. So
  können Frequenzstarre des Herzens,
  orthostatische Kreislaufregulationsstörungen, Blasenentleerungsstörungen, Diarrhö,
  Potenzstörungen, gestörte Glukoseverwer-
  tung u. a. auftreten. Warnende Schmerzen
  seitens erkrankter Eingeweideorgane
  können ausbleiben.
- Beim Auftreten asymmetrischer Manifesta-
  tionstypen ist an vaskulär-entzündliche,
  diabetogene Formen und an Zoster,
  Neuroborreliose sowie neuralgische
  Schulteramyotrophie zu denken.

Verlauf

Die *akuten* Verläufe, wie sie bei der **entzündlichen Polyradikulitis** und selten auch bei akuter
Alkoholpolyneuropathie infolge Mangelernährung beobachtet werden, beginnen uncharakte-
ristisch mit *Abgeschlagenheit, Mißempfindungen*
und *Schmerzen* – oft nach einem viralen Infekt.
Sie weisen innerhalb 1 bis 3 Wochen das Vollbild der *motorischen* und eventuell auch *sensiblen Ausfälle* auf, die distal an den Füßen einsetzen, an den Beinen aufsteigen, den Rumpf
ergreifen und auf die oberen Extremitäten und
Hirnnerven übergreifen können. Bei geringer
Demyelinisierung kann in den folgenden Wochen schon eine weitgehende Rückbildung eintreten. Hat dagegen eine schwere Entmarkung
mit sekundärem Axonuntergang eingesetzt,
muß das langsame Einsprossen der Axone ab-
gewartet werden, das 1 bis 2 Jahre in Anspruch
nehmen kann. Bei sehr schweren Schäden
können *Defektheilungen* verbleiben. Der Befall
von Zwerchfell und Interkostalmuskulatur
kann zu Ateminsuffizienz und zu Atemläh-
mungen führen.

Die *chronischen Formen* verlaufen sehr langsam fortschreitend über Monate und Jahre hinweg, wie man es u. a. beim **Diabetes mellitus**
beobachten kann (Abb. 5.39 und 5.40). Auch
die **hereditären Polyneuropathien** zählen hierzu:

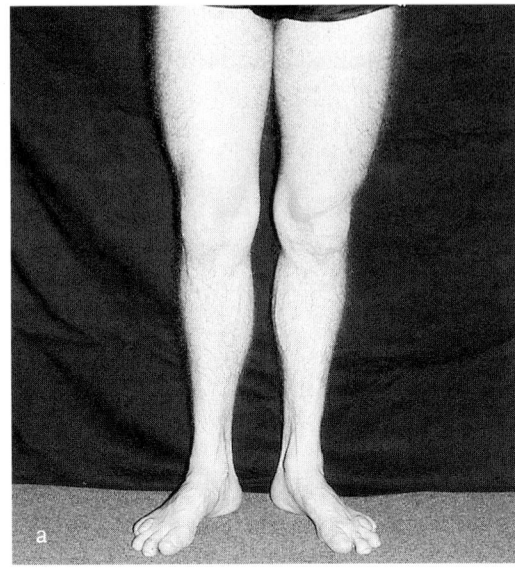

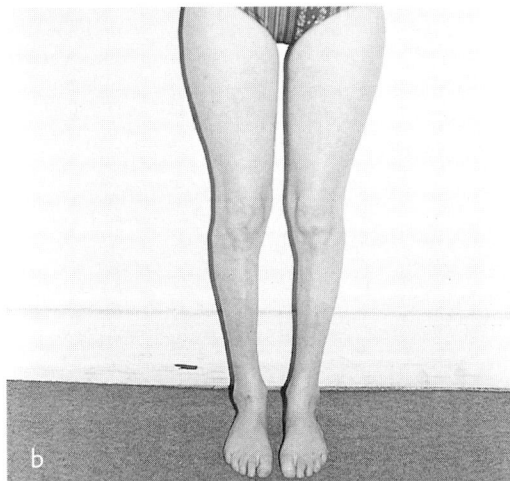

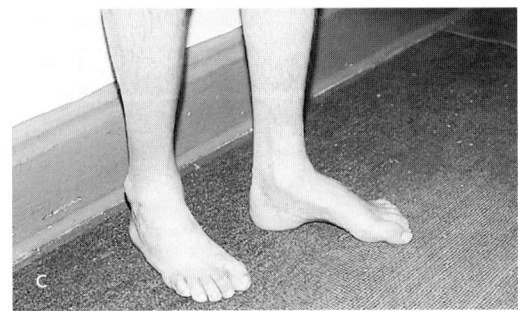

Abb. 5.39: Schlaffe, atrophische Paraparese der unteren
Extremitäten bei Polyneuropathie. a) Flaschenhalsatrophie, b) beginnende Storchenbeine, c) Hohlfüße bei
erblicher Polyneuropathie

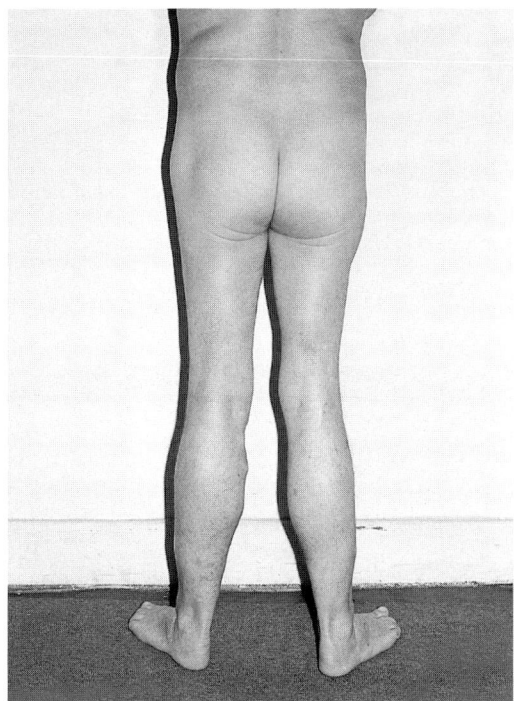

Abb. 5.40: „Femoralis"form der diabetischen Polyneuropathie bzw. diabetischen Amyotrophie

neurale Muskelatrophien oder sog. hereditäre
motorische (HMSN) und sensible (HSN) Neuropathien. Diese erblichen (hereditären) Erkrankungen, die einem dominanten oder rezessiven Erbgang folgen, gehen mit degenerativen
Nervenveränderungen einher. Bei Kinder-
wunsch der Betroffenen ist eventuell eine genetische Familienberatung empfehlenswert,
zumal die einzelnen Erbgänge mit unterschiedlichen Risiken behaftet sind.

Therapie

Neben der *Beeinflussung des Grundleidens*, z.B.
durch antiphlogistisch wirkende Medikamente, optimale Einstellung des Diabetes mellitus, Vitamin B-Gaben und Entzug bei alkoho-
lischer Genese usw., ist bei schweren Paresen
oder Paralysen im akuten Stadium vor allem
die *Lagerung zur Verhütung von Kontrakturen
und* Druckschädigungen wichtig (Tab.5.4).
Physiotherapeutische Maßnahmen dienen der
möglichen Erhaltung der Muskulatur bis zur

Reinnervation. Zur *Bekämpfung von Schmerzen*
sind entsprechende dämpfende Neuroleptika,
Antidepressiva, Antikonvulsiva und Analgetika
einzusetzen. Bei drohender Ateminsuffizienz
im Gefolge eines akuten Guillain-Barré-Syn-
droms erfolgt die Aufnahme in einer Intensivstation sowie eine i.v. Immunglobulin- oder
Plasmapherese-Behandlung. Bei der chronischen Verlaufsform finden Prednison, Immunglobuline und Plasmapherese Anwendung.

Restless-legs-Syndrom

Das **Restless-legs-Syndrom** (unruhige Beine)
besteht in unangenehmen, schwer definierba-
ren *Mißempfindungen der Beine*, besonders in
Ruhe und in der Nacht, die die Patienten veranlassen, ihre Beine zu bewegen. Die Ursache
ist meist eine polyneuropathische.

Burning-feet-Syndrom

Beim **Burning-feet-Syndrom** (brennende Füße)
wird über *brennende Mißempfindungen* und
auch *Hitzegefühl* an den Füßen berichtet, die
sich oft nachts verstärken und durch Kühlen,
Wasser oder Massieren und Umhergehen lindern lassen. Oft ist dieses Syndrom im Gefolge
einer Polyneuropathie festzustellen.

Physiotherapie

Die Physiotherapie bei Polyneuropathien richtet sich nach den Grundätzen der Behandlung
peripherer Lähmungen und peripherer Ataxien. Liegen Schmerzen vor, muß eine geeignete Schmerztherapie eingeleitet werden. Bei
progressiven Verlaufsformen stehen lebenserhaltende Maßnahmen, wie Atemtherapie, im
Vordergrund.

Physiotherapeutischer Befund

Dieser richtet sich ebenfalls nach dem Befund
bei peripherer Lähmung und peripherer Ataxie.
Im Gegensatz zur Lähmung einzelner Nerven
ist die Anzahl der zu testenden Muskeln viel
größer. In der Regel werden deshalb die Bewegungen, nicht die einzelnen Muskeln beurteilt. Die Durchführung von Koordinationstests

5

Tab. 5.4: Lagerungs-
empfehlungen für akute
Polyneuritiden

Verhütung von Überdehnung der gelähmten Muskeln, Druckschäden an Nerven (Dekubitus) und Gelenkkontrakturen

• Regelmäßige Umlagerungen (Druckentlastung der Haut, Veränderungen der Gelenkstellungen)
• Evtl. Wasserbett, Anti-Dekubitus-Matratze
• Unterpolsterungen von aufliegenden Extremitäten (Schulterblatt, Oberarm, Ellenbogen, Kreuzbein, Hüfte, Wadenbeinköpfchen, Ferse) mit Watte, Fellmaterial, Schaumgummi
• Entstehendes Druckgeschwür: lokale Hautrötung ohne sofortige Rückbildung nach Entlastung/Lagewechsel
  Einreibung (fettende Salbe, Spiritus) alternierende Wärme-, Kälte- behandlung (Fön), Druckentlastung
  Sorgfältige Körper- und Hautpflege (Keime)

Bei schweren Lähmungen

Arme: Abduktion im Schultergelenk ca. 50–60°
         leichte Beugung im Ellenbogengelenk
         leichte Dorsalflexion der Hand
         leichte Fingerbeugung
Beine: Mittel-Nullstellung, evtl. geringe Abduktion im Hüftgelenk,
         geringe Beugung des Kniegelenkes (flache weiche Rolle),
         Nullgrad-Stellung der Füße (gepolsterte Nachtschiene oder Bettkiste)

ist bei ausgedehnter Schädigung notwendig. Außerdem ist eine häufige Befundkontrolle wichtig, um fortschreitende Verlaufsformen und die Beteiligung der Atemmuskulatur rechtzeitig zu erkennen. Diese Patienten sind dann auf der Intensivstation zu behandeln.

Behandlungsplan und Ziele

Die allgemeingültigen Ziele richten sich eben- falls nach dem Syndrom der peripheren Läh- mung und der peripheren Ataxie.

Da die Erscheinungsformen der Polyneuro- pathie sehr vielfältig sind, ist ein individuell auf den Befund abgestimmter Behandlungsplan außerordentlich wichtig.

Folgende Fragen sollen bei der Aufstellung des Therapieplans helfen:
• Worin besteht das Hauptproblem des Patienten (Immobilität, Schmerzen, quälende Sensibilitätsstörungen)?
• Welche Muskeln haben Muskelteststufe 3+ und mehr, so daß sie als Verstärker benutzt werden können?
• Welche Muskeln haben Stufe 2 bis 3, so daß sie noch hubfrei arbeiten oder halten können?
• Welche Muskeln haben kaum oder keine Innervation, d.h. Janda 1 bis 0, und über

welche starken Muskeln können diese verstärkt werden?
• Sind Lagerungen zur Verhütung von Kontrakturen, Dehnungsschäden und Dekubitalgeschwüren nötig?
• Hat der Patient Sensibilitätsstörungen?
• Liegt eine periphere Ataxie vor?
• Schränken vegetative Störungen die Belastbarkeit ein?

Behandlungsmaßnahmen

• Maßnahmen zur Verbesserung vegetativer Funktionen
• Maßnahmen zur Verhütung von Kontrak- turen, Dehnschäden und Dekubital- geschwüren
• Maßnahmen zur Durchblutungsförderung
• Maßnahmen zur Erhaltung der Kontrak- tionsfähigkeit und Kräftigung der noch innervierten Muskulatur
• Maßnahmen zum Üben von koordinierten Bewegungsabläufen
• Beeinflussung der Sensibilität und Bekämpfung von Schmerzen
• Maßnahmen zum Schulen von Ersatzfunk- tionen

Maßnahmen zur Verbesserung vegetativer Funktionen und zur Verhinderung von Kontrakturen, Dehnschäden und Dekubitalgeschwüren

Bei Beteiligung der Atemmuskulatur sind *Atemtherapie* und *Kreislauftraining* notwendig. Genauere Ausführungen dazu sind dem Abschnitt über die Intensivstation zu entnehmen.

Sehr häufig auftretende Probleme sind *Fallhand* und *Spitzfuß*. Es ist wichtig, daß *Radialisschienen* ständig getragen werden, um eine Überdehnung der Handstrecker zu verhindern. Spitzfußkontrakturen werden neben der Prophylaxe im Liegen am besten mit regelmäßigem *Stehtraining* verhindert. Liegen ausgedehntere Lähmungen vor, orientiert die Lagerung am Krankheitsbild Querschnittlähmung (vgl. Tab. 6.2).

Maßnahmen zur Durchblutungsförderung

Prinzipiell sind alle durchblutungsfördernden Maßnahmen, die bei peripheren Lähmungen anwendbar sind, auch hier gültig. Wegen der häufig vorliegenden Sensibilitätsstörungen, sind niederfrequente Ströme allerdings zurückhaltender anzuwenden. *Zellenbäder* werden öfter eingesetzt, da wegen der großen Elektroden die Verätzungsgefahr relativ gering ist. Gut geeignet sind bei Polyneuropathien *mittelfrequente Ströme*, die wegen ihrer Apolarität keine elektrolytischen Begleiterscheinungen auslösen. Mit Amplitudenmodulation oder Schwebefrequenz bei Interferenz von 100 Hz wird eine gute Durchblutung und auch eine Schmerzlinderung erreicht.

In manchen Fällen eignen sich Haut- und Unterhauttechniken der *Bindegewebsmassage* sowie Bewegungen im warmen Wasser, um die Durchblutung anzuregen.

Der venöse Rückstrom ist durch Ausfall bzw. Abschwächung der Muskelpumpen beeinträchtigt. Tragen von Antithrombosestrümpfen, Hochstellen des Bettes am Fußende und aktive bzw. passive Bewegungen sind Maßnahmen zur Verhinderung einer Thrombose (vgl. Intensivstation).

Maßnahmen zur Erhaltung der Kontraktionsfähigkeit und Kräftigung der noch innervierten Muskulatur

Da bei Polyneuropathien sehr viele Nerven betroffen sind und oft die Sensibilität gestört ist, wird eine Exponentialstrombehandlung nur in Ausnahmefällen und nur für ausgewählte Muskeln durchgeführt.

Die wichtigste Methode zur Erhaltung der Kontraktionsfähigkeit ist das Anwenden von *Verstärkungstechniken*. Wie schon erwähnt, kann über Anspannung kräftiger Muskelgruppen die Innervation auf schwächere Muskeln überfließen (Irradiation oder Overflow).

Wird ein starker Muskel optimal (vor allem statisch) aktiviert, werden nicht nur die α-Motoneuronen dieses einen Muskels erregt. Statt dessen breitet sich die Erregung im Rückenmark aus und aktiviert somit auch andere Muskeln. Diese Ausbreitung erfolgt innerhalb einer Muskelkette oder von kranial nach kaudal und umgekehrt sowie von rechts nach links. Dabei ist zu beachten, daß die gegenseitige Verstärkung der oberen und unteren Extremitäten immer diagonal über den Rumpf verläuft. Um ein befriedigendes Ergebnis zu erreichen, müssen die kräftigen Muskeln optimal aktiviert und die Kontraktionen mehrere Male wiederholt werden. Das läßt sich vor allem mit den PNF-Verfahren der *Betonungen (Pivoting)* realisieren. Bei diesem Verfahren spannen kräftige Muskeln isometrisch in Richtung der Diagonale an, und am betroffenen Drehpunkt (Schulterblatt, Becken, Schultergelenk, Hüfte, Ellenbogen, Knie, Handgelenk, Fuß oder Fingergelenke) werden wiederholte Kontraktionen ausgeführt.

Neben diesen Irradiationen innerhalb einer PNF-Muskelkette kann von *kranial nach kaudal* und umgekehrt verstärkt werden. Beispiele dafür sind:

- Schulterflexion verstärkt kontralaterale Hüftextension und umgekehrt
- Schulterextension verstärkt kontralaterale Hüftflexion und umgekehrt
- Schulterabduktion verstärkt kontralaterale Hüftabduktion und umgekehrt
- Schulteradduktion verstärkt kontralaterale Hüftadduktion und umgekehrt

5

Da diese Verstärkungen diagonal über den Rumpf laufen, wird dieser immer gleichzeitig aktiviert. Dies kann über Kontraktion der Nackenflexoren noch intensiviert werden. Für Verstärkungen von *rechts nach links* und umgekehrt gilt:

● Flexion im Schultergelenk bzw. Hüftgelenk verstärkt kontralateral die Extension und umgekehrt
● Abduktion im Schultergelenk bzw. Hüftgelenk verstärkt kontralateral ebenfalls die Abduktion
● Adduktion im Schultergelenk bzw. Hüftgelenk verstärkt auch kontralateral die Adduktion.

Auch *ipsilaterale Verstärkungen* sind möglich, es verstärken sich Außenrotation und Supination und Innenrotation mit Pronation gegenseitig.

Eine weitere Möglichkeit der Verstärkungen besteht darin, Gleichgewichtsreaktionen auszulösen. Abbildung 5.41 zeigt die Fazilitierung der Dorsalextensoren der Füße und der Schul-

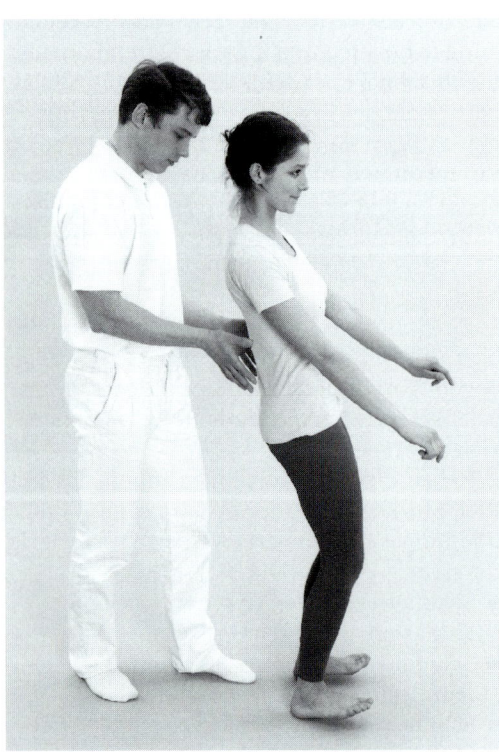

Abb. 5.41: Fazilitierung der Dorsalextensoren des Fußes, der Schulterflexoren und der Rumpfmuskulatur

terflexoren über reaktive Bewegungen durch Verlagerung des Gewichts nach hinten. Gleichzeitig wird eine Kokontraktion der Rumpfmuskulatur ausgelöst. Vergleichen Sie dazu auch die Abbildungen 3.36 a und 3.36 b.

Üben koordinierter Bewegungsabläufe und Schulung von Ersatzfunktionen

Koordinierte Bewegungen werden mit den *Extremitätenpattern*, dem *Mattenprogramm nach PNF* oder der *Stemmführung* nach R. Brunkow geschult (s. Koordinationsschulung bei Ataxie). Tätigkeiten des täglichen Lebens eignen sich ebenfalls zur Koordinationsschulung.

Beeinflussung der Oberflächen- und Tiefensensibilität

Da die Patienten häufig eine periphere Ataxie haben, kommt der zusätzlichen Einbeziehung optischer und akustischer Reize große Bedeutung zu. Taktile und propriozeptive Reize sind exakt und deutlich zu setzen. Die Sensibilität kann über eine exakte Grifftechnik, das Verwenden verschiedener Geräte und Materialien wie Therapieknetmasse, Schaumstoff- oder Igelbälle usw. beeinflußt werden. Die Ergotherapie bietet hier noch weitere Möglichkeiten. Ähnlich wie bei der Behandlung der Ataxie wird den Patienten Lage- und Bewegungsempfinden durch körperbezogene Aufträge vermittelt. Im Verlauf der Reinnervation eignen sich Nachahmebewegungen sehr gut, um das Bewegungsempfinden zu verbessern (s. Beeinflussung der Sensibilität bei Ataxie). Der Schwierigkeitsgrad ist den Fähigkeiten des Patienten anzupassen.

5.5
Neurofibromatose

Bei der **Neurofibromatose** (M. von Recklinghausen) liegt eine erbliche neurokutane Entwicklungsstörung vor, die zu einer diffusen Neurinom- bzw. Neurofibrombildung an Haut (Abb. 5.42), Wurzeln und Hirnnerven sowie zu multiplen Pigmentflecken oder Naevi führt. Intrakranielle und intraspinale Neurinome können sich raumfordernd auswirken.

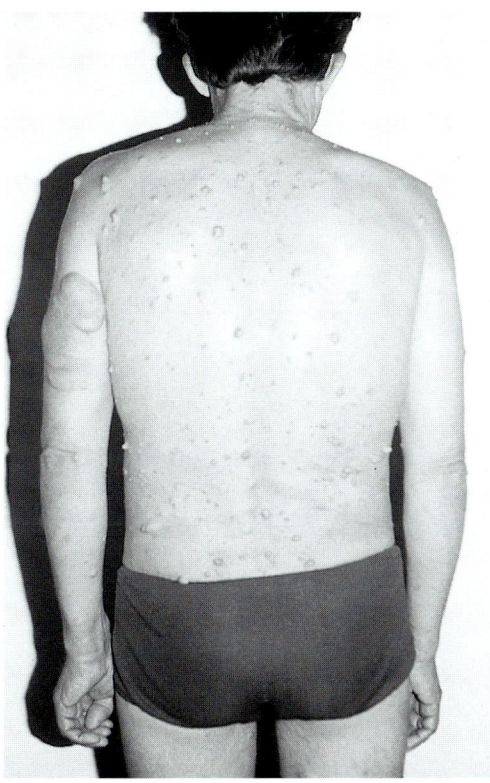

Abb. 5.42: Neurofibromatose

Aufgaben

1. Erläutern Sie die Begriffe Polyneuropathie und Polyneuritis, und stellen Sie einige Ursachen zusammen. Was wissen Sie über die zugrundeliegenden morphologischen Befunde?
2. Welche Symptome, Verteilungsmuster und Verlaufsformen sind für polyneuropathische Syndrome kennzeichnend?
3. Stellen Sie einen physiotherapeutischen Plan für eine akute bzw. subakute und für eine chronische Verlaufsform auf.
4. Nach welchen Grundprinzipien wird eine Polyneuropathie behandelt?
5. Warum werden niederfrequente Ströme bei Polyneuropathie zurückhaltend angewendet?
6. Was ist die Hauptmethode zur Erhaltung der Kontraktionsfähigkeit bei Polyneuropathie?
7. Welche durchblutungsfördernden Maßnahmen sind bei Polyneuropathie anwendbar?
8. Welche Komplikationen müssen vermieden werden?
9. Wann werden Polyneuropathien auf der Intensivstation behandelt?

5

KAPITEL 6

Erkrankungen von Rückenmark und Kauda und ihre Physiotherapie

Das **Rückenmark** (Medulla spinalis, Myelon) beginnt am Foramen occipitale magnum und endet in Höhe des 1. bis 2. Lendenwirbelkörpers (Abb. 6.1). Es wird von *Liquor* umspült, der sich im *Duralsack* befindet. Der Duralsack reicht bis etwa zum 3. Sakralwirbel hinab. Zur Gewinnung des Liquor cerebrospinalis wird eine *Lumbalpunktion* unterhalb des 3. Lendenwirbelkörpers vorgenommen. Nach der Lumbalpunktion (LP) müssen die Patienten für 24 Stunden eine strikte Bettruhe einhalten (keine aktiven Bewegungsübungen). Sollten nach diesem Zeitraum beim Aufrichten Kopfschmerzen und eventuell auch Übelkeit auftreten, ist wegen eines *Liquorunterdrucksymptoms* weitere Flachlagerung einzuhalten.

Die embryonal angelegte **segmentale Gliederung** ist nur noch an den *motorischen Wurzeln* erkennbar, die den Spinalkanal verlassen sowie an den *sensiblen Wurzeln*, die in den Spinalkanal eintreten (Abb. 6.1 und 6.2). Die Spinalwurzeln verlassen den Spinalkanal durch die Zwischenwirbellöcher bzw. **Foramina intervertebralia**. Im Bereich der Halswirbelsäule geschieht dies oberhalb des zahlenmäßig zugehörigen Wirbelkörpers (8 Halssegmente), ab Brustwirbelsäule abwärts hingegen unterhalb des zahlenmäßig zugehörigen Wirbelkörpers. Da die Wirbelsäule wesentlich länger ist als das Rückenmark, müssen die ein- und austretenden Wurzeln im Lumbosakralbereich zunächst im Spinalkanal nach unten ziehen, um ihr zugehöriges Foramen intervertebrale zu erreichen. Diese Fasern bilden die Cauda equina. Die **Cauda equina** besteht deshalb aus motorischen und sensiblen Wurzeln, die zum Plexus lumbosacralis führen, der für die Innervation von Beckengürtel und Bein zuständig ist.

Im Querschnitt des Rückenmarks liegen die **Leitungsbahnen** außen (*weißes Mark*) und die **Kerngebiete** in Form einer Schmetterlingsfigur innen (*graue Substanz*). Innerhalb der aufsteigenden sensiblen und absteigenden motorischen Bahnen verlaufen die Faserzüge für die unteren Extremitäten stets außen, d.h. von der grauen Substanz am weitesten entfernt.

6.1
Rückenmarksyndrome

Aufgrund der übersichtlichen anatomisch-funktionellen Gliederung des Rückenmarks gestaltet sich die *Lokalisation* der spinalen Krankheitsprozesse einfacher als die der zerebralen. Einige wichtige spinale Syndrome werden im folgenden besprochen.

6.1.1
Querschnittsyndrom

Ursachen

Umschriebene traumatische, entzündliche, raumfordernde, vaskuläre u.a. Erkrankungen können Anlaß zu einem **Querschnittsyndrom** oder zu einer **Querschnittlähmung** sein. Dabei sind die Rückenmarksstrukturen entweder *komplett* (total) oder *inkomplett* (partiell) in einer bestimmten Höhe betroffen und die Leitungswege unterbrochen.

Symptome

Dem Querschnittsyndrom liegen sowohl **segmentale** als auch **funikuläre** (Funiculus: Strang, Bahn) neurologische Symptome zugrunde (Abb. 6.2).

6

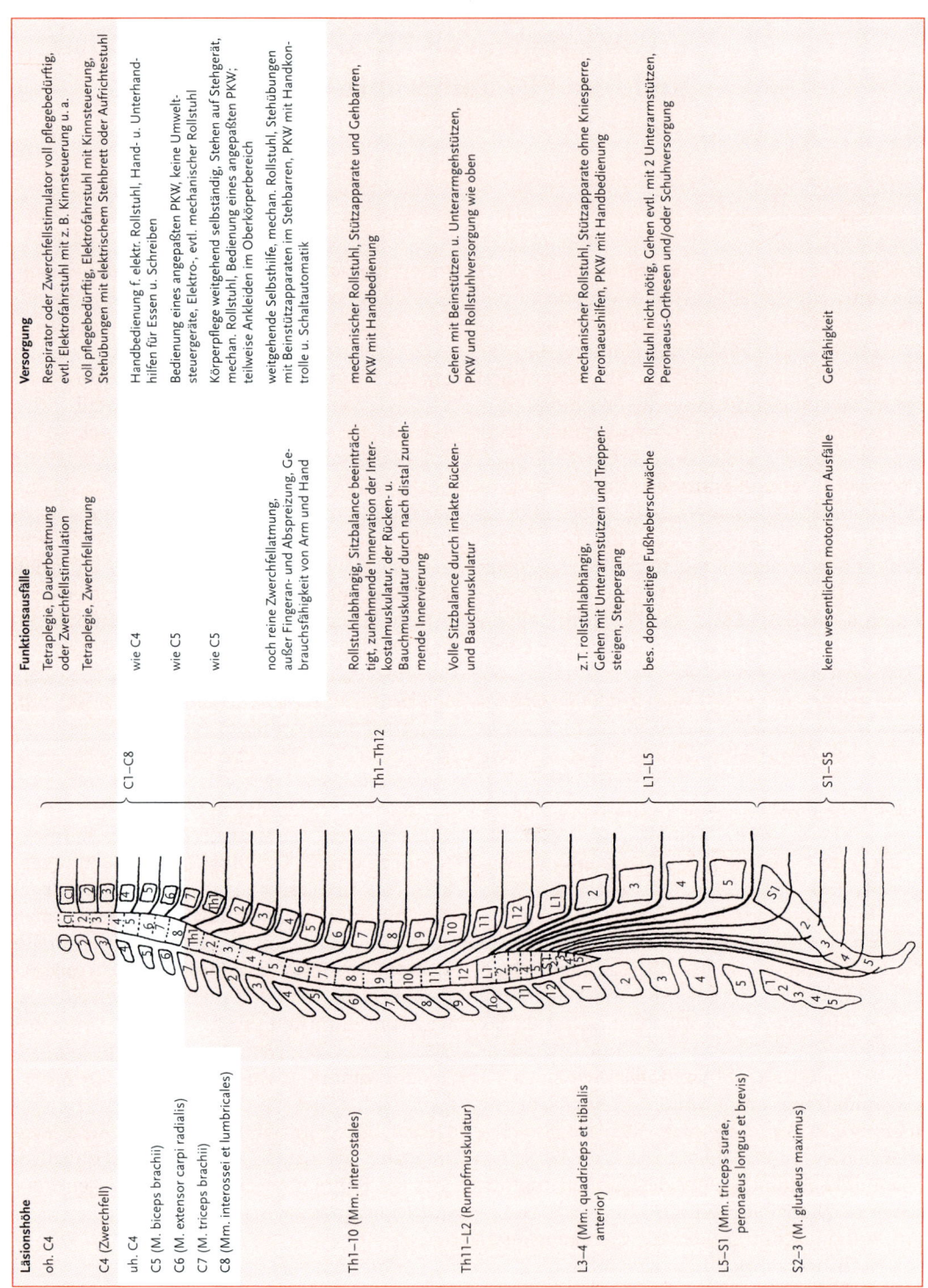

Läsionshöhe	Funktionsausfälle	Versorgung
oh. C4	Tetraplegie, Dauerbeatmung oder Zwerchfellstimulation	Respirator oder Zwerchfellstimulator voll pflegebedürftig, evtl. Elektrofahrstuhl mit z. B. Kinnsteuerung u. a.
C4 (Zwerchfell)	Tetraplegie, Zwerchfellatmung	voll pflegebedürftig, Elektrofahrstuhl mit Kinnsteuerung, Stehübungen mit elektrischem Stehbrett oder Aufrichtestuhl
uh. C4	wie C4	Handbedienung f. elektr. Rollstuhl, Hand- u. Unterhandhilfen für Essen u. Schreiben
C5 (M. biceps brachii)	wie C5	Bedienung eines angepaßten PKW, keine Umweltsteuergeräte, Elektro-, evtl. mechanischer Rollstuhl
C6 (M. extensor carpi radialis)	wie C5	Körperpflege weitgehend selbständig, Stehen auf Stehgerät, mechan. Rollstuhl, evtl. Bedienung eines angepaßten PKW; teilweise Ankleiden im Oberkörperbereich
C7 (M. triceps brachii)		
C8 (Mm. interossei et lumbricales)	noch reine Zwerchfellatmung, außer Fingeran- und Abspreizung, Gebrauchsfähigkeit von Arm und Hand	weitgehende Selbsthilfe, mechan. Rollstuhl, Stehübungen mit Beinstützapparaten im Stehbarren, PKW mit Handkontrolle u. Schaltautomatik
Th1–10 (Mm. intercostales)	Rollstuhlabhängig, Sitzbalance beeinträchtigt, zunehmende Innervation der Interkostalmuskulatur, der Rücken- u. Bauchmuskulatur durch nach distal zunehmende Innervierung	mechanischer Rollstuhl, Stützapparate und Gehbarren, PKW mit Handbedienung
Th11–L2 (Rumpfmuskulatur)	Volle Sitzbalance durch intakte Rücken- und Bauchmuskulatur	Gehen mit Beinstützen u. Unterarmgehstützen, PKW und Rollstuhlversorgung wie oben
L3–4 (Mm. quadriceps et tibialis anterior)	z.T. rollstuhlabhängig, Gehen mit Unterarmstützen und Treppensteigen, Steppergang	mechanischer Rollstuhl, Stützapparate ohne Kniesperre, Peronaeushilfen, PKW mit Handbedienung
L5–S1 (Mm. triceps surae, peronaeus longus et brevis)	bes. doppelseitige Fußheberschwäche	Rollstuhl nicht nötig, Gehen evtl. mit 2 Unterarmstützen, Peronaeus-Orthesen und/oder Schuhversorgung
S2–3 (M. glutaeus maximus)	keine wesentlichen motorischen Ausfälle	Gehfähigkeit

Spinalmarksegmente: C1–C8, Th1–Th12, L1–L5, S1–S5

Abb. 6.1: Beziehungen zwischen Wirbelkörpern, Rückenmarksegmenten einschließlich Wurzeln sowie klinischer Läsionshöhe, Funktionsausfällen und Versorgung bei akuter Querschnittlähmung

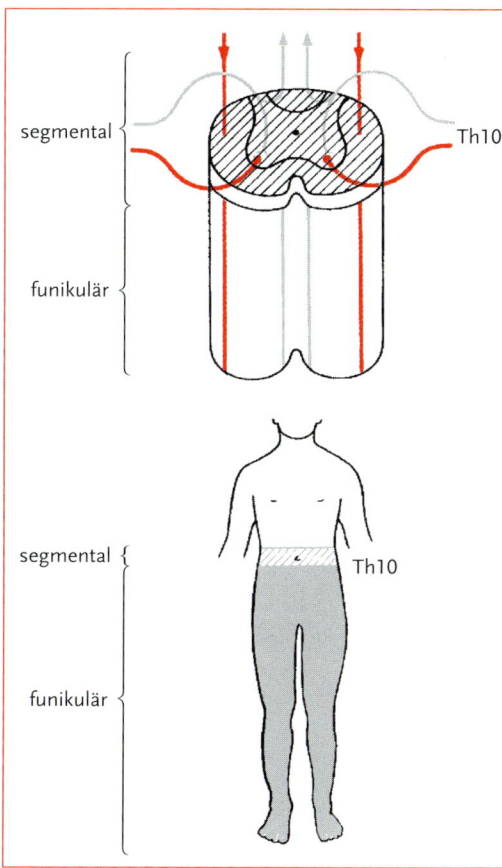

segmental

funikulär

Th10

segmental

Th10

funikulär

Abb. 6.2: Schematische Darstellung der Entstehung eines Sensibilitätsausfalls bei einer Querschnittlähmung (obere Begrenzung segmental, nach distal sich anschließende funikuläre Ausfälle)

Merke !

Kennzeichen einer Querschnittlähmung sind Reiz- und Ausfallserscheinungen in und unterhalb der Schädigungsebene des Rückenmarks.

Dabei können folgende Bereiche betroffen sein:
- Motorik
  - Reizerscheinungen: eventuell in Form von Muskelkrämpfen
  - Ausfälle: zentrale (spastische) und/oder periphere (schlaffe) Lähmungen
- Sensibilität
  - Reizerscheinungen: Parästhesien, Schmerzen (neuralgisch oder reifenartig)
  - Ausfallserscheinungen: Herabsetzung oder Aufhebung aller Sensibilitätsarten
- Vegetativum
  - evtl. Atemfunktionsstörungen
  - Blasen- und Mastdarmstörungen sowie Störungen der Sexualfunktion
  - trophische Störungen der Haut einschließlich der Schweißsekretion
  - Vasomotorenkollaps; evtl. Kreislauf- und Temperaturregulationsstörungen.

Segmentale Ausfälle

Die obere Begrenzung des Querschnittsyndroms wird von **segmentalen Ausfällen** bestimmt und ist häufig ausreichend sicher festzulegen. Typisch ist die segmentale **Einbuße der Sensibilität** für alle Qualitäten, die am Rumpf entsprechend dem Verlauf der Dermatome quer angeordnet ist (Abb. 6.2). In dieser Höhe der Schädigung wird mitunter über **sensible Reizerscheinungen**, Parästhesien, Hyperästhesien, reifenartige Schmerzen berichtet; auch können sog. „Reifenschmerzen" an den Extremitäten auftreten: der Betroffene klagt über ein Gefühl der Umklammerung bzw. Einpressung. In gleicher Höhe kann es auch zu segmentalen **motorischen Ausfällen** in Form von *Lähmungen* mit Muskelatrophien kommen, die praktisch nur an den Extremitäten bedeutsam sind. Gewöhnlich läßt sich aus einer solchen scharf begrenzten sensiblen Querschnittlähmung auf das betroffene Rückenmarkssegment rückschließen; dies gelingt aber bei partieller und insbesondere bei chronisch aufsteigender Querschnittlähmung zunächst nicht.

Die segmentale Läsion zieht darüber hinaus efferente (absteigende) und afferente (aufsteigende) Bahnen mehr oder weniger in Mitleidenschaft. Unterhalb der Läsion und damit unterhalb der segmentalen Begrenzung finden sich deshalb aufgrund der Unterbrechung der Leitungswege folgende doppelseitige **funikuläre Ausfälle** (Abb. 6.3):

Lähmungen

Bei oberen **Halsmarkläsionen** sind spastische Tetraparesen bzw. -paralysen, bei unteren spa-

6

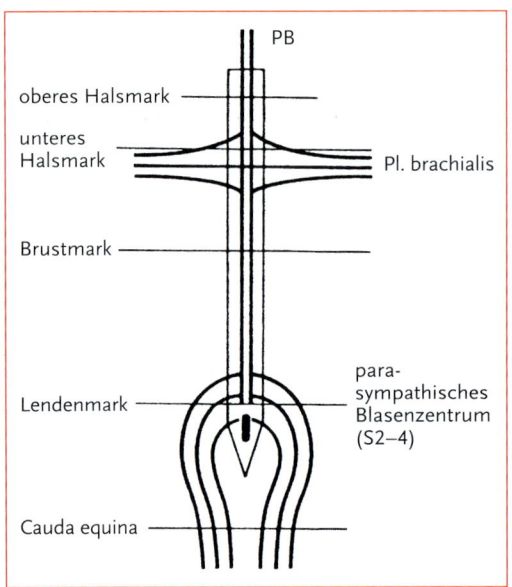

Abb. 6.3: Motorische Ausfälle bei Schädigungen unterschiedlicher Rückenmarkhöhen

stische Paraparesen der unteren Extremitäten und schlaffe periphere (mit evtl. spastischen) Paraparesen der Arme zu erwarten. **Brustmarkläsionen** führen zu spastischen Lähmungen der unteren Extremitäten (und höhere zu Lähmungen der Interkostalmuskulatur), **Lendenmarkschäden** zu schlaffen peripheren Lähmungen (und evtl. spastischen – im Lumbal-

mark endet die Pyramidenbahn) der Beine. **Kaudaläsionen** rufen asymmetrische, schlaffe periphere Lähmungen der unteren Extremitäten hervor (Abb. 6.3). Zur Höhenlokalisation der betroffenen Rückenmarkssegmente erweist sich die Kenntnis der Kennmuskeln als nützlich (s. Abb. 6.1 und Tab. 6.1).

Störungen der **Atemmuskulatur** (Zwerchfell, Interkostalmuskulatur) können bei Halsmark- und oberen Brustmarkläsionen hinzutreten. Akute Schädigungen des oberen Halsmarks zwischen C1 bis 4 werden praktisch wegen der resultierenden akuten Atemlähmung (Zwerchfell und Interkostalmuskulatur) nicht überlebt. Schädigungen der Segmente C4–Th5 führen zu einer Beeinträchtigung lediglich der Interkostalmuskulatur und damit zu einer Schwäche der motorischen Atemfunktion (Zwerchfell intakt).

Sensibilitätsausfälle

Alle Sinnesqualitäten sind herabgesetzt oder aufgehoben. **Sensibilitätsstörungen** schließen sich dem nach oben hin begrenzenden segmentalen Ausfall unmittelbar an. Für die Lokalisation der Ausfälle der *Oberflächensensibilität* im Rückenmark gelten die in Abb. 6.1 und in Tab. 6.1 dargestellten Orientierungen.

Das **Konus-Syndrom** weist keine motorischen Ausfälle auf. Es bestehen eine sog. *Reit-*

Tab. 6.1: Spinale Höhendiagnostik anhand segmentaler motorischer und sensibler Ausfälle

Segmentale motorische Ausfälle ("Kennmuskeln")		Segmentale sensible Ausfälle "Dermatome"	
C_4	Mm. supra- et infraspinatus	C_6	Daumen und Zeigefinger
C_2	Diaphragma	C_7	Mittelfinger
C_5	M. biceps	C_8	Ring- und Kleinfinger
C_6	M. extensor carpi radialis	Th_5	Brustwarzen
C_7	M. triceps, M. flexor carpi ulnaris	Th_{10}	Nabel
	M. flexor pollicis,	L_1	Leistenbeuge
	M. extensor pollicis longus	S_1	äußerer Fußrand
C_8	Mm. interossei et lumbricales		
L_2	M. iliopsoas	S_3–S_5	Perianalbereich
L_3	M. quadriceps		
L_4	M. tibialis anterior		
$S_{1/2}$	M. glutaeus maximus		
L_5	M. extensor hallucis longus		
	M. peronaeus longus		
S_1	M. flexor digitorum longus		
	M. biceps femoris		
S_2	M. triceps surae		

hosenanästhesie (im Bereich des Lederbesatzes: Gesäß und Innenseite Oberschenkel) sowie *Blasenstörungen*.

Vegetative Störungen

Blasen-Mastdarm-Störungen entstehen nicht nur bei Läsionen der spinalen, vor allem parasympathischen Zentren im Sakralmark, sondern auch bei Prozessen oberhalb der spinalen Blasen-Mastdarm-Zentren. Ursache hierfür ist eine Unterbrechung der zentralen Innervation aus Großhirnrinde (Mantelkante) und Stammganglien, deren Bahnen mit den motorischen Bahnen absteigen. Bei akuten Querschnittlähmungen bestehen zunächst immer *Harn-* und *Stuhlverhaltungen*, aus denen sich dann je nach Umfang und Höhe der Schädigung unterschiedliche Blasen- und auch Mastdarmfunktionsstörungen entwickeln. Vereinfacht kann festgestellt werden, daß nach Abklingen des spinalen Schockstadiums mit schlaffer oder Schockblase (Harnretention) eine Störung oberhalb der Blasenzentren (sympathisches Th12–L1, parasympathisches S2–4) zu einer zentralen motorischen Läsion mit Störung der willkürlichen Blasenentleerung, zur *spinalen Reflexblase*, führt: spastischer Blasentonus, Harndrang bei geringer Füllung (fehlend bei komplettem Querschnitt), Miktion häufig und unkontrolliert, oft wenig Restharn. Unterhalb von Th10 (Conus medullaris, Cauda equina) resultiert eine periphere Lähmung und damit eine *denervierte (autonome) Blase:* der Detrusor-Reflex, d.h., die durch Dehnung induzierte Kontraktion des M. detrusor ist unterbrochen, der Blasentonus ist schlaff, der Harndrang fehlt, unwillkürliche Miktion kleiner Mengen, große Blasenkapazität mit Restharn und Überlaufblase. Die Harnverhaltung kann durch kurze, myogene Detrusor-Kontraktionen unterbrochen werden. Sind auch Beckenboden- und Sphincter-externus-Muskeln schlaff gelähmt, gelingt die Blasenentleerung mit Bauchpresse bzw. dem Credé-Handgriff.

Oft kehrt nach einer Querschnittlähmung ein Teil der Blasen- und Mastdarmfunktionen zurück.

Die **Hautdurchblutung** wird durch Unterbrechung des Sympathikus – besonders bei Läsionen oberhalb Th6 – gestört. Im akuten Zustand kann sie durch eine Vasodilatation gesteigert sein, und es kann zu schweren *orthostatischen Hypotonien* kommen (Flachlagerung). Nach Abklingen des spinalen Schocks läßt die orthostatische Kollapsneigung langsam nach. Im weiteren Verlauf können anfallsartige **Blutdruckerhöhungen** infolge einer zentralen Sympathikusentgleisung – z.B. durch Überfüllung von Blase oder Darm und durch weitere Reize aus den gelähmten Körperregionen – auftreten. Die **Thermoregulation** einschließlich der **Schweißdrüsensekretion** fällt beim Querschnitt oberhalb Th3/4 völlig aus (sog. „zentrales" Fieber). Bei länger bestehenden Lähmungen ist die Hautdurchblutung vermindert; Blässe und herabgesetzte Hauttemperatur sind die Folge. **Trophische Störungen** der Haut, ebenfalls Folge der sympathischen Denervierung, werden durch eine Druckischämie bei konstanter Auflage gefördert und führen eventuell innerhalb von Stunden, zumindest von Tagen, zu *Dekubitalgeschwüren*, besonders über Knochenvorsprüngen (Sakrum, Trochanter, Knie, Ferse). Im spinalen Schock ist – unabhängig von der Läsionshöhe – die Interkostalmuskulatur gelähmt, so daß ein deutliches **Absinken der Vitalkapazität** eintritt (Pneumoniegefahr).

Formen und Verlauf

Querschnittsyndrome werden nicht nur von der Höhe der Läsion, sondern auch vom Umfang der Schädigung und von der Verlaufsdynamik bzw. Akuität bestimmt.

Nach einer Läsion des Zentralnervensystems kommt es zu keiner Neubildung von Nervenzellen oder Axonen; eine Aussprossung von Axonen findet nur im peripheren Nervensystem statt (Nervenregeneration). Aufgrund einer gewissen Plastizität des ZNS können **Reorganisationen** stattfinden: z.B. können sich kortikospinale Axone aufspalten, die zu homologen Motoneuronen beider Seiten projizieren.

Bei *kompletten* Querschnittlähmungen zeigen alle efferenten und afferenten Bahnen zunächst einen weitestgehenden Funktionsausfall, bei *partiellen* (inkompletten) Querschnittlähmungen sind dagegen motorische, sensible und vegetative Teilleistungen vorhanden.

6

Akutes Querschnittsyndrom

Setzt die Querschnittlähmung **akut** ein, etwa infolge einer traumatischen Schädigung, liegt zunächst das Bild des **spinalen Schocks** (Diaschisis: Trennung; Ausfall eines Teils des ZNS) mit totalen zentralen – und gegebenenfalls peripheren – Lähmungen (Paralyse) bei schlaffem Tonus, fehlenden Muskeldehnungsreflexen und fehlenden pathologischen Reflexen vor. Innerhalb von Tagen bis Wochen (maximal 6 Monate) bildet sich dann im allgemeinen die *Spastizität* (Spastik und Reflexsteigerung) heraus. Sie ist vor allem bei schweren Formen mit ein- oder doppelseitigen *spinalen Automatismen* (Beuge- und Streckreflexsynergien), insbesondere der unteren Extremitäten, gekoppelt. Auf der betroffenen Segmenthöhe (Vorderhornzellen) entwickeln sich *neurogene Muskelatrophien* im Gefolge schlaffer, peripherer Lähmungen. Sie sind speziell im Gürtelbereich und an den Extremitäten lokalisiert.

Sind die Bauchmuskeln mitbeteiligt, erscheinen hier ruckartige Kontraktionen. Selbst bei totalen Lähmungen tritt spontan durch Druck- oder Berührungsreize der gelähmten Beine oder durch Blasenreize eine *unwillkürliche Beugung* mit nachfolgender langsamer *Streckbewegung* der unteren Extremitäten auf. Diese Streckbewegung fehlt nur bei vollständiger Rückenmarksunterbrechung. Gelegentlich bedarf es zur Rückkehr in diese Ausgangsstellung passiver Unterstützung, wobei die manuelle Streckung langsam erfolgen muß, um die ohnehin gesteigerte *Aktivität der Muskelspindeln* nicht noch mehr anzuregen. In Bauchlage erscheinen diese **spinalen Automatismen** als ein ruckartiges Anheben von Becken und Unterschenkeln. Um die erhöhten afferenten Impulse aus den Muskelspindeln möglichst niedrig zu halten, sind auch eine *sorgfältige Lagerung* mit möglichst geringer Druckeinwirkung (z. B. duch die Bettdecke), *vorsichtige Bewegungen*, *Vermeidung von Druckgeschwüren* und eine *optimale Blasenfürsorge* erforderlich.

Mitunter bilden sich unter Bettruhe **Strecksynergien** aus. Betroffen sind die Strecker von Hüfte, Kniegelenk und den Fuß- und Zehenplantarflektoren (funktionelle Strecker). Da diese durch Aufrichten zum Sitzen oder Stand und Aufsetzen des Fußes provoziert werden können, mögen sie für Gehversuche hilfreich sein. Diese spinalen Automatismen sind um so früher und ausgeprägter vorhanden, je höher die Läsion im Rückenmark sitzt.

Auch die **Blase** ist im spinalen Schockstadium schlaff und areflektorisch mit vollständigem Harnverhalt und eventuell Überlaufinkontinenz. Nach etwa 4 bis 6 Wochen entwickelt sich bei Läsionen oberhalb von Th10 im Gefolge von irreparablen Rückenmarksläsionen die Spastik. Die Reflextätigkeit kehrt zurück, aber es besteht noch eine *Blasenhyporeflexie* mit *Harnretention* (Restharn). Ist dann die Reflextätigkeit wieder vorhanden, kann die vollständige Blasenentleerung (durch Blasentraining, Klopfen) erreicht werden *(Blasenhyperreflexie)*. Bei der *denervierten Blase* infolge einer Schädigung des spinalen Blasenzentrums kann die Harnverhaltung nur durch kurze myogene Detrusorkontraktionen unterbrochen werden, wobei es zu unwillkürlicher Entleerung kleiner Harnmengen („autonome" Blase) kommt. Sind Beckenboden- und Sphincter-externus-Muskeln schlaff gelähmt, gelingt die Entleerung mit Bauchpresse bzw. dem Credé-Handgriff. Bei intaktem M. sphincter externus ist dies nicht möglich; es muß intermittierend katheterisiert werden.

Im Endstadium einer schweren spinalen doppelseitigen Pyramidenbahnläsion können **sekundäre Kontrakturen** von Gelenken, Sehnen und Muskeln eintreten, die meist von diffusen und dumpfen Schmerzen begleitet sind.

Das Ausmaß der **Rückbildung** hängt vom Umfang der Schädigung und des anfänglichen Begleitödems in der Umgebung der Rückenmarkserkrankung ab. Bei einer selten auftretenden vollständigen segmentalen Schädigung bzw. Durchtrennung des Rückenmarks, dem sog. kompletten **Transversalsyndrom**, bleiben auch die zentralen Lähmungen schlaff. Mit einer Rückkehr von Bewegungsresten ist nicht mehr zu rechnen, wenn nach Ablauf eines halben Jahres eine zentrale Paralyse schlaff geblieben ist.

Chronisches Querschnittsyndrom

Entwickelt sich ein Querschnittsyndrom **chronisch** – etwa bei extramedullär gelegenen

Spinaltumoren mit langsam fortschreitender Kompressionswirkung –, *steigt* das Querschnittsyndrom mit Parästhesien, Lähmungen und Sensibilitätsstörungen von den Füßen beginnend langsam aufwärts. Durch die extramedulläre Druckschädigung kommt es zunächst zu Funktionsstörungen der außenliegenden Faseranteile der Bahnen für die unteren Extremitäten.

Höhenlokalisation

Die **Höhe der Rückenmarksläsion** ist ebenfalls von prognostischem Belang. Je höher eine Querschnittlähmung lokalisiert ist, um so größer ist die Gefahr von Komplikationen seitens der Lunge, des Kreislaufs, der Temperaturregelung und der Blase. Schädigungen oberhalb von C5 werden bei akutem Eintritt nicht überlebt (Zwerchfellähmung) (Abb. 6.1).

Therapie

Die Frage nach der **Erholungsfähigkeit** der Rückenmarksverletzung kann zunächst kaum beantwortet werden. Primäre Paralysen, die nach 3 Tagen keinerlei Rückbildung erkennen lassen, bleiben zu etwa 95% vollständig. Die **Prognose** ist um so günstiger, je mehr Motorik und Sensibilität unterhalb der verletzten Segmente erhalten sind und je schneller die Rückbildung erfolgt. Bleibt nach einer Erholungsphase eine weitere Rückbildung aus, kann eine künftige wesentliche Besserung nicht erwartet werden. Ob eine konservative oder operative Behandlung eingeleitet wird, richtet sich nach dem Grundleiden.

Physiotherapie bei Querschnittlähmung

Physiotherapeutischer Befund

Physiotherapeuten sollten in der **Befragung** vor allem die Einstellung zur Behandlung und die psychische Situation erfassen, um ein Vertrauensverhältnis zum Patienten aufbauen zu können.

Wesentliche Informationen zu Ursachen bzw. Unfallhergang und Begleitverletzungen sind dem Krankenblatt zu entnehmen.

Mit der Erhebung des **respiratorischen Status** wird abgeklärt, ob Spontanatmung vorhanden ist und wie diese unterstützt werden muß bzw. ob bei maschineller Beatmung eine physiotherapeutische Zusatzbehandlung notwendig ist (vgl. Intensivstation).

Der **neurologische Status** gibt Auskunft über den Muskelstatus (Motorik, Tonus, Atrophien), den Reflexstatus, und die Sensibilität.

Der *Muskelstatus* bestätigt über die motorischen Fähigkeiten die *Läsionshöhe*. Damit kann das wahrscheinlich zu erreichende funktionelle Niveau beurteilt werden. Die *Muskelfunktionswerte* sind in entsprechende Muskelfunktionstabellen einzutragen, spastische Muskeln werden mit einem „S" gekennzeichnet. Umfangmessungen erfassen das Ausmaß der *Atrophien*. Außerdem ist der *Muskeltonus* festzustellen. Zum Zeitpunkt des spinalen Schocks wird der Tonus immer niedrig sein, später entwickelt sich je nach Schädigungshöhe meist eine Spastik.

Der *Reflexstatus* veändert sich mit der Veränderung des Tonus. Die Muskeldehnungsreflexe sind im betroffenen Gebiet während des spinalen Schockes nicht auszulösen. Eine gesteigerte Reflextätigkeit sowie das Auftreten von spinalen Automatismen und Kloni zeigen das Entstehen einer *Spastik* und das Ende des spinalen Schocks an.

Der *Sensibilitätsstatus* ist ebenfalls wichtig, um das erreichbare funktionelle Niveau einzuschätzen. Eine Bewegung wird wesentlich schneller erlernt, wenn die Sensibilität in diesem Gebiet erhalten ist. Oberflächensensibilitätsstörungen sind nicht immer mit Störungen der Tiefensensibilität verbunden. Es kann z. B. eine tiefe Gelenkbewegung auch ohne oberflächliche Berührung wahrgenommen werden. Bei der Entstehung von *Dekubiti* spielt eine gestörte Sensibilität wegen der eingeschränkten Schmerzempfindung eine entscheidende Rolle.

Der **Gelenkstatus** gibt Aufschluß über die *Mobilität* und die Notwendigkeit einer Mobilisierung. Schulter-, Ellenbogen-, Hand- und Fingerextension sind häufig eingeschränkt.

An der unteren Extremität betrifft die Verkürzung vor allem die ischiokrurale Muskulatur und die Fußflexoren (Spitzfuß). Funktionell ist

6

die Dehnbarkeit der ischiokruralen Muskelgruppe zum Erreichen des Langsitzes sehr wichtig, die Verkürzung der Fingerflexoren wird zur Bildung der *Funktionshand* ausgenutzt.

Alle Funktionsprüfungen sind regelmäßig zu wiederholen. Bei der Erhebung des Gelenkstatus ist zu beachten, daß die Patienten bei konservativ behandelten traumatischen Querschnittlähmungen anfangs immobilisiert sind.

Besonderer Wert ist auf die wiederholte **Beurteilung der Hautbeschaffenheit** im gelähmten Gebiet zu legen. Jede Rötung oder andere Veränderungen der Haut signalisieren *Dekubitusgefahr*.

Behandlungsplan und Behandlungsziele

Behandlungsteam Teamarbeit ist bei der Behandlung querschnittgelähmter Patienten unerläßlich. Zu den bereits genannten Teammitgliedern kommen Psychologen und Sozialarbeiter hinzu. Um die Möglichkeiten der Patienten vollständig ausschöpfen zu können, müssen Behandlungsplan und Maßnahmen vom Behandlerteam ständig neu auf ihre Effizienz überprüft und an die aktuelle Situation des Patienten angepaßt werden.

Bei allen therapeutischen Maßnahmen ist auf die psychische Situation des Patienten einzugehen. Nach M. Buck und D. Beckers sind die Patienten anfangs oft ängstlich und verunsichert, da sie sich nicht vorstellen können, ihr ganzes Leben lang behindert zu sein. Ausdruck der Verzweiflung können *Depressionen, Suizidabsichten* aber auch *Aggressionen* sein. In der Immobilitationsphase sind Unfallbewältigung, Erleben von Abhängigkeit und mangelnde Körperwahrnehmung für die Patienten ein großes Problem. Sobald die Patienten den Rollstuhl benutzen können, zeigt sich sehr häufig ein zwiespältiges Verhalten zu dem eigentlichen Erfolg, weil jetzt das Schicksal besiegelt scheint. Außerdem sind die Patienten dann nicht mehr so beschützt wie in der Bettphase, und sie erleben sehr oft die Folgen ihrer Behinderung. Diese *psychischen Krisen*, die in den einzelnen Behandlungsphasen auftreten, müssen dem Behandlerteam bekannt sein und berücksichtigt werden. Physiotherapeuten sind oft ein wichtiger Ansprechpartner für die Patienten, da während der langen Behandlungszeit ein enges Vertrauensverhältnis hergestellt wird.

Befundanalyse und Behandlungsziele

Die Festlegung konkreter erreichbarer Ziele für den jeweiligen Patienten ergibt sich aus der Läsionshöhe. Die Behandlung ist letztlich auf **Wiedereingliederung** in das familiäre und gesellschaftliche Leben gerichtet, so daß sich alle Maßnahmen diesem Fernziel unterordnen müssen.

Eine gute Arbeitsgrundlage ist die „Funktionelle Beobachtungsliste für Querschnittpatienten", die im Rehabilitationszentrum Hoensbroek in den Niederlanden verwendet wird (M. Buck und D. Beckers 1993).

Nahziele der Behandlung sind:
- Verbesserung der Vitalfunktion (Atmung, Kreislauf)
- Hautpflege, Vermeidung von Dekubitalgeschwüren
- Erhaltung der Mobilität der Gelenke
- Muskelkräftigung (Transfers, Rollstuhlfähigkeit, Funktionshand)
- Blasentraining

Behandlung

Die Behandlung traumatisch bedingter Querschnittlähmungen erfolgt meist in speziell dafür profilierten Kliniken. Daher ist die Erstversorgung von Rückenmarksverletzten in neurologischen Abteilungen eher die Ausnahme. Querschnittlähmungen anderer Ursachen, wie raumfordernder Prozesse, Entzündungen oder vaskulärer Krankheiten, werden eine größere Rolle spielen.

Im akuten Stadium bestimmen Schädigungsursache, Art der Behandlung der Wirbelsäulenläsion und der Zustand der Patienten die physiotherapeutische Arbeit. Die Patienten werden in der Regel mehrmals täglich behandelt. Im Vordergrund stehen Pneumonieprophylaxe, Kreisaufstabilisierung und Kontrakturprophylaxe sowie Vorbeugung von Schmerzen.

Die wichtigsten Maßnahmen sind Atemtherapie, Lagerung, Vermeiden von Dekubitalgeschwüren, Kräftigung der noch innervierten Muskulatur und Schulung von Ersatzfunktionen, Maßnahmen zur Mobilisierung der Gelenke, Übergang zur Rollstuhlphase, Blasentraining und Vorbereitung auf die Entlassung.

Atemtherapie (s. S. 308: Intensivstation)

Lagerung

Die **Lagerung** dient mehreren Zielen. Jede Umlagerung ist gleichzeitig eine *Pneumonie*-und *Thromboseprophylaxe*. Ebenso verhütet eine optimale Lagerung Kontrakturen und Dekubiti. Dazu ist ein festgesetztes Lagerungsregime, in das alle Teammitglieder einbezogen werden, sehr wichtig. Die Lagerung wird *alle 2 Stunden* gewechselt. In Spezialkliniken stehen dazu moderne Betten zur Verfügung, die die *Wechsellagerung* ohne körperliche Belastung für Patient und Therapeuten zulassen. Sind diese nicht vorhanden, muß die Lagerung mit anderen Mitteln erreicht werden. Tabelle 6.2 zeigt eine Übersicht über die Lagerungen bei tetraplegischen Patienten. Bei paraplegischen Patienten sind nur die unteren Extremitäten zu lagern.

Vermeiden von Dekubitalgeschwüren

Dekubiti sind eine der häufigsten Komplikationen bei Querschnittlähmungen. Ihre Entstehung wird begünstigt durch *schlechte Durchblutung* und *unzureichende Ernährung* des Gewebes sowie *gestörte Motorik und Sensibilität*. *Druck* und *Feuchtigkeit* wirken von außen negativ ein.

Besonders gefährdete Stellen sind Knochenvorsprünge, wie Sitzbeinhöcker, os sacrum, Trochanteren, Dornfortsätze, Fersen, Skapula, Ellenbogen und Hinterkopf. Sehr wichtig ist, daß alle Teammitglieder über die Bedeutung der Prophylaxe Bescheid wissen und ihren Anteil dazu beitragen.

Tritt ein Dekubitus auf, so wirft dies einen Querschnittpatienten in seiner Rehabilitation weit zurück. Er muß lange immobilisiert werden, die Spastik steigt aufgrund der Schmerzen, die Rollstuhlfähigkeit wird hinausgezögert, und es können Kontrakturen entstehen.

Außerdem besteht immer die Gefahr eines Rezidivs. Der Dekubitusprophylaxe ordnen sich anfangs alle anderen Therapien unter.

Folgende Maßnahmen tragen zur *Dekubitusprophylaxe* bei:
- Wechsellagerung zwischen Rückenlage, Bauchlage und bei fixierten Frakturen der Seitlage (vgl. Tab. 6.2)
- ständige Hautkontrollen
- Bei Paraplegikern und später aktiven Tetraplegikern kann auch eine Eigenkontrolle der Haut über einen Spiegel geübt werden. Dabei ist von der Tatsache auszugehen, daß schon eine Hautrötung, die nicht wieder verschwindet, ein Alarmzeichen darstellt. Tiefere Gewebeschichten sind dann meist schon geschädigt.
- Alle Unterlagen im Bett bzw. Rollstuhl müssen glatt sein und eine Druckverteilung möglich machen.
- Sobald die Patienten im Rollstuhl sitzen, ist mindestens jede halbe Stunde eine Druckentlastung der Sitzbeinhöcker für ca. 20 sec nötig. Entweder stützt sich der Patient selbst hoch oder Tetraplegiker, die nicht stützen können, werden von den Therapeuten oder einer Pflegeperson entlastet.

Ist ein Dekubitalgeschwür aufgetreten, werden verschiedene *Therapien* empfohlen:
- Erstes Grundprinzip ist eine konsequente Entlastung der entsprechenden Stelle.
- Die Wunde wird gespült und mit einem aseptischen Verband versehen.
- Einige Kliniken empfehlen eine Laserlichtbehandlung.
- Ab einem bestimmten Schweregrad muß eine chirurgische Behandlung durchgeführt werden.
- Nach H. Edel kann eine Gleichstromtherapie im Intensitätsbereich von 0,1 bis 1,0 mA/cm² versucht werden (vgl. H. Edel 1991).

Diese Maßnahmen sind nur in guter Zusammenarbeit mit dem Pflegpersonal zu realisieren.

6

Tab. 6.2: Lagerung bei Querschnittlähmung

	Rückenlage	Bauchlage nur im Spezialbett möglich	Seitlage nur bei operativer Fixation
Kopf/WS	• fixierte Traktion oder Mittelstellung Sandsäcke rechts/links verhindern Rotation • (gebrochener Wirbel in Extension)	wie Rückenlage	• Abstützen des Kopfes in Verlängerung der Wirbelsäule • dorsales Abstützen der BWS/LWS
Schultergürtel und Glenohumeralgelenk	• Wechsellagerung zwischen 30° Abduktion und 90° Abduktion Außenrotation (AR) Innenrotation (IR)	• Flexion 20° • Abduktion 30° Wechsel zwischen Außen- und Innenrotation	• Patient liegt auf der Skapula, nicht auf Humeruskopf • Wechsel zwischen re/li Seitlage • unterer Arm: Außenrotation Abduktion ca. 30° • oberer Arm: auf dem Körper des Patienten in Adduktion, Innenrotation
Ellenbogengelenk	• Extension • Wechsel zwischen Supination kombiniert mit AR und Pronation kombiniert mit IR	• Extension • Wechsel zwischen Supination kombiniert mit AR und Pronation kombiniert mit IR	• unterer Arm: Extension/Supination • oberer Arm: leichte Flexion/Pronation
Hand	• Funktionshandstellung im Wechsel mit und ohne Funktionshandschuh Handgelenk: 30° Dorsalextension Fingergrundgelenke: (MCP) 90° Flexion Fingermittelgelenke: (PIP) 90° Flexion Fingerendgelenke: (DIP) 0° Flexion Daumen: 60° palmare Abduktion	wie Rückenlage	• wie Rückenlage
Hüftgelenke	• Mittelstellung (O-Stellung) zwischen Flexion/Extension und Innen- und Außenrotation • ca. 15° Abduktion	• leicht Extension • Mittelstellung zwischen Innen- und Außenrotation	• untenliegendes Bein: Hüftextension • obenliegendes Bein: Flexion auf einem Kissen gelagert
Knie	• leichte Flexion	• leichte Flexion	leichte Flexion
Füße	Mittelstellung zwischen Dorsalextension und Plantarflexion durch festes Kissen am Bettende, Füße wickeln	Füße über die Matratze hängen lassen, damit keine Plantarflexion entsteht	

Kräftigung der noch innervierten Muskulatur und Schulung von Ersatzfunktionen

Der neurologische Status gibt genaue Auskunft über vollständig oder teilinnervierte Muskeln. Kräftige Muskeln können als Verstärker zur Auslösung einer Irradiation auf schwächere Muskeln benutzt werden. Diese gelingt mit der *PNF-Methode* und der *Stemmführung* nach R. Brunkow. Besonders gut lassen sich diese Techniken bei Paraplegien zur Kräftigung der oberen Extremität anwenden.

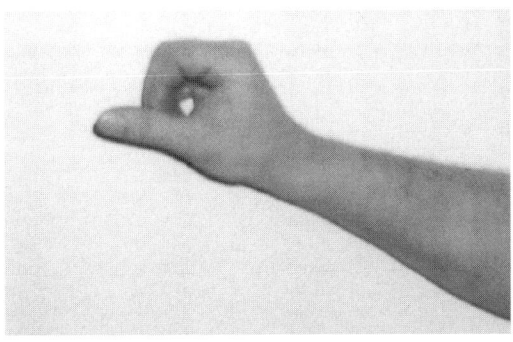

Abb. 6.4: Aktive Funktionshand

Liegt eine *Tetraparese* vor, müssen Ersatzfunktionen bzw. Trickbewegungen eingeübt werden, um zu größerer Unabhängigkeit zu gelangen. Ein häufiges Problem ist die fehlende Tricepsfunktion bei Schädigungen über C7. Bei innervierten Außenrotatoren (M. infraspinatus, M. teres minor, M. deltoideus: C4–6) kann über eine außenrotatorische Schleuderbewegung der Ellenbogen gestreckt und aufgestützt werden. Diese außenrotatorische Bewegung kann über die Supination bei intaktem M. supinator (C5/6) verstärkt werden.

Sehr wichtig ist die Schulung einer **Funktionshand**. Dabei werden eine Handgelenksextension von 30°, eine Flexion in den Fingergrundgelenken (MCP) und den Fingermittelgelenken (PIP) von 90° und in den Endgelenken (DIP) von 0° angestrebt (Abb. 6.4). Der Daumen sollte dem Zeigefinger gegenüberstehen.

Die *„aktive Funktionshand"* ist möglich bei Läsionen unterhalb C5/6. Die Patienten sollen das Handgelenk möglichst oft in Dorsalextension bringen. Es ist darauf zu achten, daß die Finger immer leicht gebeugt sind, gleichgültig ob die Hand gelagert ist oder ob Stützübungen gemacht werden.

Bei Schädigungen über C5/6 sind sowohl die Handgelenksbeuger und die -strecker als auch die Fingermuskulatur ohne Innervation. Es ist dann eine *passive Funktionshand* anzustreben. Wichtig ist, daß das Handgelenk über eine Radialisschiene fixiert wird und die passive Beweglichkeit der Hand- und Fingergelenke sowie Handwurzelknochen gegeneinander erhalten bleibt.

*Maßnahmen zur Mobilisierung
der Gelenke*

Durch Muskeldysbalancen, Spastizität, Schmerzen oder periartikuläre Verkalkung wird die **Mobilität** oft eingeschränkt. Neben der *Lagerung* ist ein *aktives* bzw. *passives Bewegen* der Extremitäten eine wichtige Maßnahme zur Erhaltung der Mobilität. Liegt *Spastizität* vor, sind spastiksenkende Maßnahmen (s. dort) und Antagonistenkräftigung bzw. Schienenbenutzung notwendig. *Periartikuläre Verkalkungen* sind physiotherapeutisch nicht erfolgversprechend zu beeinflussen; meist ist ein chirurgischer Eingriff nötig. Passive Bewegungen sind langsam auszuführen. An der Bewegungsgrenze wird vorsichtig gedehnt, ohne große Schmerzen auszulösen. Die Bewegungen sind etwa 10mal zu wiederholen.

Bevor das Glenohumeralgelenk bewegt wird, ist das Schulterblatt zu mobilisieren; danach wird in alle Richtungen bewegt. Extension und Außenrotation sind für die spätere Stützfunktion besonders wichtig. Die Ellenbogenflexion und -extension wird einmal in Supination und einmal in Pronation, ebenfalls mit etwa 10 Wiederholungen, ausgeführt. Bewegungen der Hand sind besonders wichtig (s. Funktionshand).

Bei Paraplegie wird die untere Extremität nach entsprechender Anleitung zusätzlich vom Patienten selbst mobilisiert. Das Erlernen dieser therapeutischen Maßnahmen ist für die Rehabilitation von großem Nutzen. Für die Mobilität der unteren Extremität ist das tägliche Vertikalisieren auf dem Stehbrett oder Stehbett wichtig. Zu beachten ist, daß die Patienten bei konservativ behandelten Wirbelsäulenverletzungen lange immobilisiert werden müssen. Der Beginn der Mobilitätsmaßnahmen ist dann vom Arzt festzulegen.

Übergang zur Rollstuhlphase

Auch diese Phase wird bestimmt von der Höhe der Läsion. Es ist abzuklären, ob der Patient noch Fixationen in den verschiedenen Wirbelsäulenabschnitten benötigt. Bei nicht innervierter Bauchmuskulatur wird ein Bauchgurt zur Rumpfstabilisierung gegeben.

6

Die Anpassung des **Rollstuhls** ist immer von individuellen Besonderheiten abhängig. Tetraplegiker benötigen einen Rollstuhl mit:
- verstellbarer Rückenlehne
- eventuell Kopfstütze
- Antidekubituskissen und herausnehmbarer Rückenschale
- Noppengreifringen
- Sicherheitsgurt und Arbeitsplatte.

Bei Paraplegie ist der Rollstuhl ohne Kopfstütze, die Rückenlehne ist niedriger. Außerdem benötigt der Paraplegiker keinen Noppengreifring und keine Arbeitplatte.

Sitztiefe, -breite, -höhe und Sitzgefälle müssen individuell angepaßt werden. Die Gewöhnung an den Rollstuhl erfolgt langsam, und es geht ein funktionelles Übungsprogramm voraus bzw. läuft parallel dazu.

Zu diesem Übungsprogramm gehören:
- Drehen von der Rückenlage in die Bauchlage und zurück
- unterarmgestützte Rückenlage
- unterarmgestützte Bauchlage
- Langsitz mit blockiertem Ellenbogen
- rechtes und linkes Bein über das andere legen (Abb. 6.5)

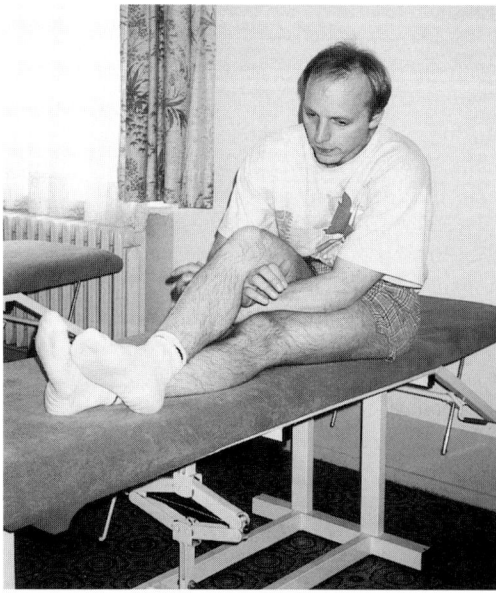

Abb. 6.5: Übereinanderschlagen der Beine zum selbständigen Transfer

- Hochdrücken mit Hilfsmitteln
- Schlingentischübungen
- Transfer von der Liege in den Rollstuhl und umgekehrt (einmal zuerst die Beine, einmal zuerst das Becken)
- im Rollstuhl hochdrücken und im Rollstuhl nach vorn und hinten setzen

Später wird dieses Programm durch Übungen mit Gewichten, Pullies, Hometrainer und Rollstuhltraining erweitert. Die Patienten lernen, mit dem Rollstuhl richtig umzugehen und Hindernisse zu überwinden.

Blasentraining

Inkontinenz birgt stets die Gefahr von Harnwegsinfektionen und Nierenschäden. Außerdem ist dauernde Inkontinenz mit psychischer Belastung und sozialer Isolation verbunden. Es ist daher sehr wichtig, nach einer brauchbaren Lösung zur regelmäßigen Blasenentleerung zu suchen. Physiotherapeutische Aufgabe ist es, die Patienten beim Erlernen einer akzeptablen Blasenentleerung zu unterstützen. Eine Möglichkeit ist die Preßentleerung. Hierbei wird die Blase mit der Faust über der Symphyse ausgedrückt. Es kann auch versucht werden, mit Hilfe von rhythmischem Beklopfen der mittleren Unterbauchregion eine reflektorische Entleerung herbeizuführen. Mit diesen Techniken wird die Blase alle drei Stunden entleert. Der Erfolg ist bei einzelnen Patienten unterschiedlich.

Vorbereitung auf die Entlassung

Nicht immer wird die gesamte Rollstuhlphase, die von einem aktiven Training begleitet wird, in einer Klinik absolviert. Entweder werden die Patienten auf die Weiterbehandlung in einem Rehabilitationszentrum oder auf die **Entlassung nach Hause** vorbereitet. Dementsprechend erfolgt die Planung der Entlassungsphase. Wird der Patient nach Hause entlassen, ist die Einbeziehung von Sozialarbeitern und Psychologen besonders wichtig, um organisatorische und psychische Probleme möglichst gering zu halten. Die Physiotherapie orientiert in dieser Zeit die Behandlung auf ganz konkrete Tätigkeiten des täglichen Lebens.

Aufgaben

1. Was gehört zum neurologischen Status bei Querschnittlähmung?
2. Wonach richtet sich der Behandlungsplan bei Querschnittlähmung?
3. Was verstehen Sie unter aktiver Funktionshand? Wann ist diese möglich?
4. Was sind Trickbewegungen und wann werden diese geübt?
5. Auf welche psychischen Krisen müssen Therapeuten vorbereitet sein?
6. Wie werden Patienten mit Querschnittlähmungen gelagert?

6.1.2
Weitere Rückenmarksyndrome

Hinterstrangsyndrom

Das **Hinterstrangsyndrom** kommt u.a. bei Multipler Sklerose, funikulärer Spinalerkrankung, Tabes dorsalis oder erblichen Systematrophien vor. Als Reizsymptom treten *Parästhesien* und *reifenartige Schmerzen* („Haut zu eng", „Kniegelenk eingepreßt", „Fuß in Folie eingeschweißt") und als Ausfallssyndrome – hauptsächlich an den Beinen – *spinale Ataxien,* (taktile) *Hypästhesie,* gestörte *Vibrationsempfindung* und bei schweren Formen eine *Muskelhypotonie* mit Überstreckbarkeit der Gelenke sowie eine Areflexie auf (Abb. 6.6).

Vorderhornsyndrom

Motorische Systematrophien, wie die spinale progressive Muskelatrophie und die vor Einführung des Impfschutzes gefürchtete virusbedingte Poliomyelitis, befallen isoliert die motorischen Vorderhornzellen, besonders in der zervikalen und lumbalen Region. Ein- oder doppelseitig treten durch den Befall mehrerer benachbarter Segmente in einer umschriebenen Gürtel- oder Extremitätenregion periphere schlaffe Lähmungen mit Muskelatrophien auf. Besonders die chronischen Verlaufsformen degenerativer Ursache weisen zunächst Muskelatrophien ohne Lähmungen auf. Infolge der Arbeitshypertrophie intakter Muskelfasern (klassische elektrische Funktionsprüfung nor-

mal), kommt es zunächst nicht zu Krafteinbußen (Abb. 6.6). Faszikulationen sind häufig.

Pyramidenbahnsyndrom

Neben motorischen Systematrophien, (z. B. der progressiven spastischen Spinalparalyse), kann es bei Multipler Sklerose, spinalen Tumoren, zervikaler Myelopathie, primärer Lateralsklerose u. a. Erkrankungen zu diesem Syndrom kommen. Die *spastischen Paraparesen* entwickeln sich zunächst an den Füßen bzw. unteren Extremitäten. Sie können später auch auf die oberen Extremitäten übergreifen (s. Abb. 6.6) und zeigen spinale Automatismen.

Syndrom der A. spinalis anterior

Dieses vaskuläre Syndrom kann Folge einer *Thrombose* oder einer traumatischen, kompressionsbedingten *spinalen Minderdurchblutung* sein (z. B. Wirbelluxation). In Höhe der segmentalen Läsion entstehen schlaffe Lähmungen (Vorderhornbefall) mit dissoziierten Empfindungsstörungen sowie unterhalb eine spastische Lähmung und eine Blasenstörung (s. Abb. 6.6).

Halbseitensyndrom

Dieses Syndrom ist außerordentlich selten und meist *traumatischer* Genese. Auf der Seite der Läsion bestehen unterhalb eine *spastische Lähmung* und *Störung der Berührungsempfindung* (Ataxie infolge der Lähmung nicht erkennbar), auf der gegenüberliegenden Seite eine *dissoziierte Empfindungsstörung* (s. Abb. 6.6).

Syndrom der grauen Substanz

Blutungen, intramedulläre Tumoren oder eine *Syringomyelie* können die **graue Substanz** um den Zentralkanal herum in unterschiedlichem Ausmaß schädigen. Die in den befallenen Segmenten kreuzende Schmerz-Temperatur-Bahn wird frühzeitig unterbrochen; es entstehen doppelseitige, segmental angeordnete, oft asymmetrische, *dissoziierte Empfindungsstörungen* im erkrankten Bereich (schmerzlose Verbrennungen). Wenn die Vorderhörner mitbe-

6

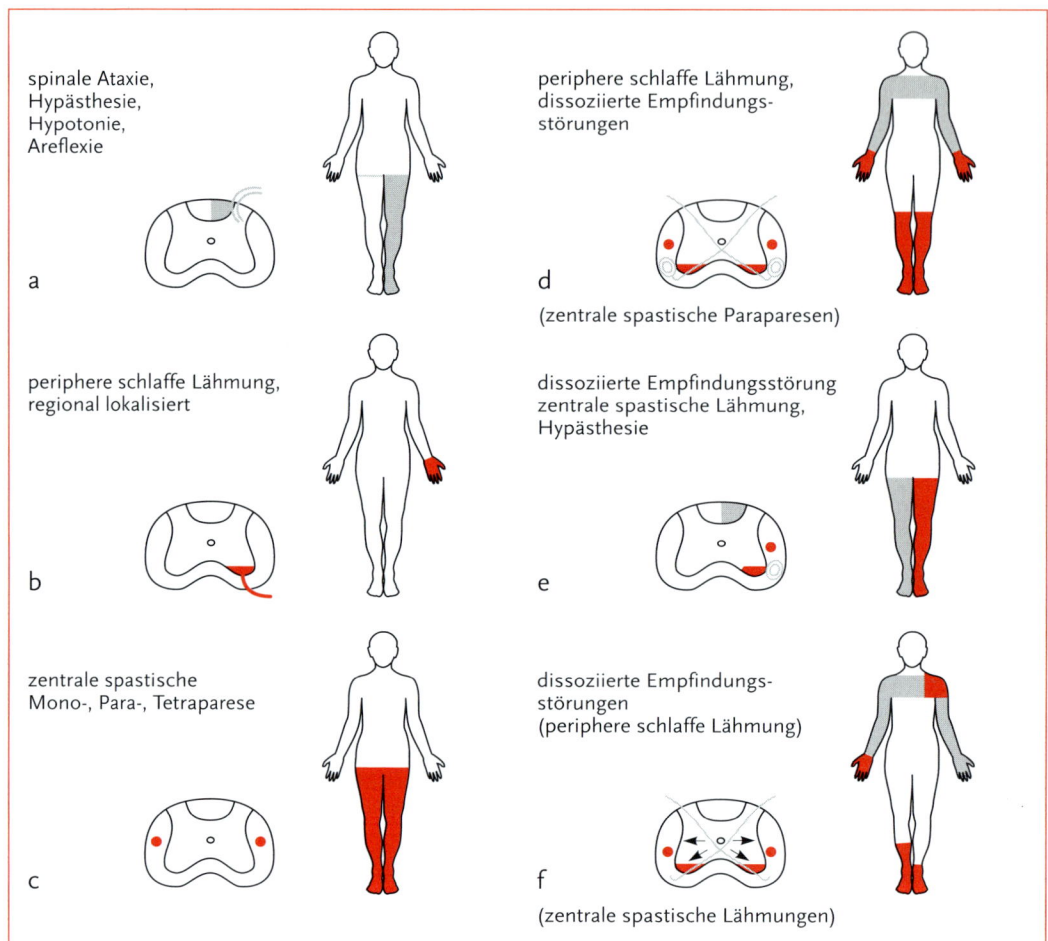

spinale Ataxie,
Hypästhesie,
Hypotonie,
Areflexie

a

periphere schlaffe Lähmung,
regional lokalisiert

b

zentrale spastische
Mono-, Para-, Tetraparese

c

periphere schlaffe Lähmung,
dissoziierte Empfindungs-
störungen

d

(zentrale spastische Paraparesen)

dissoziierte Empfindungsstörung
zentrale spastische Lähmung,
Hypästhesie

e

dissoziierte Empfindungs-
störungen
(periphere schlaffe Lähmung)

f

(zentrale spastische Lähmungen)

Abb. 6.6: Schematische Darstellung weiterer Rückenmarksyndrome: a) Hinterstrangsyndrom, b) Vorderhorn-
syndrom, c) Pyramidenbahnsyndrom, d) Syndrom der A. spinalis anterior, e) Halbseitensyndrom (Brown-Séquard),
f) Syndrom der grauen Substanz bzw. des Zentralkanals

troffen werden, entwickeln sich segmentale *schlaffe Lähmungen* im gleichen Gebiet, bei Mitbeteiligung der Pyramidenbahn entstehen *spastische Lähmungen* an den unteren Extremitäten (s. Abb. 6.6).

6.2
Raumfordernde Prozesse

Zu den raumfordernden Prozessen werden nicht nur die primären und metastatischen Geschwülste (Tumoren) von Rückenmark einschließlich seiner Hüllen und Nervenwurzeln gerechnet, sondern auch als Raumforderung wirkende Gefäßgeschwülste und -mißbildungen, Zystenbildungen der Leptomeningen, epidurale Abszesse, dorsomediane Bandscheibenvorfälle, Wirbeltumoren u. a. Alle diese Krankheitsbilder führen zu einer relativ einförmigen Symptomatik, so daß erst Untersuchungen des Liquors, neuroradiologische Befunde oder eine Operation die Natur des Leidens aufklären.

6.2.1
Tumoren

Ursachen und Formen

Die Entstehung der Geschwülste ist bekanntlich noch nicht aufgeklärt. Sowohl Druck als auch sekundäre Durchblutungsstörungen und Begleitödem rufen die neurologischen Symptome hervor. Ihrem Sitz nach (Abb. 6.7) unterscheidet man folgende Tumoren und sonstige Raumforderungen (z. B. Bandscheibenvorfälle):

- intramedulläre (Gliome, Spongioblastome, Ependymome u. a.)
- intradural-extramedulläre (Meningeome, Neurinome u. a.)
- intra- und extradurale (Neurinome, Meningeome u. a.)
- extradurale (Sarkome, Metastasen u. a.)

Über 50% der Rückenmarktumoren sitzen intradural-extramedullär. Sie stellen abgrenzbare **Meningeome** und **Neurinome** dar und sind im allgemeinen gut operabel. Reine intramedulläre Geschwülste sind selten (etwa 20%) und neurochirurgisch nur beschränkt zu behandeln. Bei gut abgegrenzten intramedullären Geschwülsten kann die operative Entfernung allerdings einen Stillstand der neurologischen Symptomatik herbeiführen. Ependymome und Astrozytome werden nach der Operation bestrahlt.

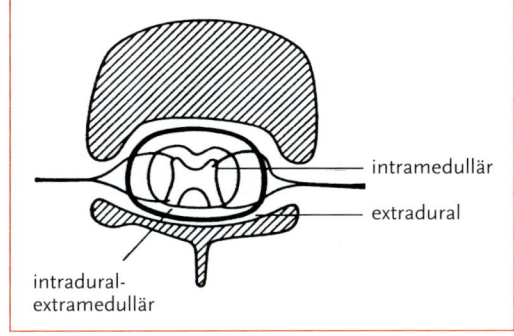

Abb. 6.7: Lokalisation raumfordernder spinaler Prozesse

Symptomatik

In der Vorgeschichte – insbesondere der extramedullär gelegenen Geschwülste – werden nicht selten radikulär ausgelöste Schmerzen angegeben, etwa im Nacken und Hinterkopf, in der Schulter-Arm-Region, im Rücken oder gürtelförmig am Rumpf, in der Lenden- und Hüftregion sowie als doppelseitige Ischialgie in Abhängigkeit von der Lokalisation des raumfordernden Prozesses.

Extramedulläre Geschwülste führen zu ein- und doppelseitigen Ausfällen, meist in Form eines von den Füßen aufsteigenden Querschnittsyndroms, wobei *Lähmungen* oder aber *sensible Reiz-* und *Ausfallserscheinungen* initial überwiegen können. Die seltenen intramedullären Tumoren rufen eher ein zunächst mehr *asymmetrisches* Syndrom der grauen Substanz hervor.

Es überwiegen langsam progrediente Verläufe mit Entwicklung eines Querschnittsyndroms ohne oder mit Blasen-Mastdarm-Störungen.

Therapie

Um kompressionsbedingte irreversible Rückenmarksschäden zu verhüten oder einzuschränken, sind frühzeitige Diagnostik und **neurochirurgische Eingriffe** bei operablen Prozessen notwendig. Der Zugang zum Spinalkanal erfolgt über eine *Laminektomie* (Abtragen von Wirbelbögen und Dornfortsätzen und Eröffnung der Rückenmarkshäute). Bei unerträglichen Schmerzen durch inoperable Malignome können neurochirurgische Schmerzoperationen erforderlich werden. Sorgfältige Pflege und physiotherapeutische Betreuung erfolgen nach den Richtlinien der Querschnittlähmung.

6.2.2
Spinale Leptomeningopathie

Ursachen

Bevorzugt im Bereich von *Brustmark* und *Cauda equina* kann sich nach Wirbelsäulentraumen, nach Laminektomien und nach spinalen Entzündungen eine **Leptomeningo-**

pathie (ehemals Arachnopathie genannt) entwickeln. Hierbei komprimieren *narbige Verwachsungen* und *Zystenbildungen* das Rückenmark meist über viele Segmente hinweg.

Symptome

Die vielgestaltige und langsam einsetzende Symptomatik reicht über *Schmerzen* und *Sensibilitätsausfälle* bis zu spastischen oder schlaffen Lähmungen, besonders der unteren Extremitäten.

Therapie

Es wird versucht, die Verwachsungen **operativ** zu lösen. Die Physiotherapie richtet sich nach den Ausfällen.

6.3
Entzündungen

6.3.1
Myelitis und Abszeß

Ursachen

Die umschriebene Rückenmarkentzündung, die **Myelitis**, ist selten. Sie wird u. a. nach bakteriellen – eventuell mit Einschmelzung der Entzündung zum Abszeß – und viralen Infektionen beobachtet.

Symptome

Akut bis subakut setzen *dumpfe Rückenschmerzen* und *entzündliche Allgemeinzeichen* ein, denen *motorische* und *sensible Ausfälle* (weiße Substanz: Leukomyelitis, graue Substanz: Poliomyelitis, Querschnittmyelitis) sowie *Blasenstörungen* bis zum *Querschnittsyndrom* folgen. Die Heilung kann mit einem neurologischen Defektsyndrom abschließen.

Therapie

Die **antiphlogistische Behandlung** (z. B. Antibiotika) richtet sich nach dem Erreger; Abszesse werden eröffnet. Physiotherapeutisch werden die vorhandenen neurologischen Aus-

fälle entsprechend behandelt. Während der akuten Phase sind **Lagerungen** und **passive Bewegungsübungen** vorrangig.

6.3.2
Poliomyelitis

Die **Poliomyelitis anterior** oder **spinale Kinderlähmung** stellt eine Infektion durch Enteroviren (vor allem Poliomyelitis-Virus) dar, die die graue Substanz des Zentralnervensystems, insbesondere der Vorderhornzellen des Rückenmarks, befallen. Durch die eingeführte *aktive Schutzimpfung* bereits im Säuglingsalter sind Erkrankungsfälle praktisch nicht mehr aufgetreten. Die schlaffen Lähmungen sind durch den segmentalen Befall lokalisiert bzw. unregelmäßig verteilt. Sie treten innerhalb einiger Stunden oder Tage auf und bilden sich bei einem Teil der Kranken nicht zurück, so daß es zu Defektstadien kommt. Bei Kindern können die befallenen Extremitäten in ihrem weiteren Wachstum zurückbleiben; Beteiligungen der Rumpfmuskulatur können Fehlhaltungen der Wirbelsäule zur Folge haben.

6.4
Traumen

Wirbelsäulenverletzungen können mit Schädigungen von Nervenwurzeln und Rückenmark kombiniert sein. Durch Verkehr und moderne Technik haben **Rückenmarkverletzungen** ebenso wie Schädel-Hirn-Traumen in ihrer Häufigkeit zugenommen. Wie bei traumatischen Hirnschädigungen unterscheidet man *gedeckte* und *offene* Rückenmarkverletzungen. Bei letzteren ist die *Dura* eröffnet, so daß die Hülle, die das Zentralnervensystem gegen Infektionen schützt, verlorengegangen ist. Gedeckte Rückenmarktraumen treten insbesondere bei *Stauchungen*, *Beugungen* und *Überstreckungen* – etwa nach Absturz oder Aufprall – sowie nach *Schleuderverletzungen* der Wirbelsäule ohne oder mit Luxationen, bei *Frakturen*, *Luxationsfrakturen* oder *Bandscheibenvorfällen* der Wirbelsäule auf. Bei Wirbelsäulen- und Rückenmarkverletzungen muß also mit *weiteren* Verletzungen, wie solchen von Schädel, Extremitäten, Thorax und Becken, gerechnet werden.

6.4.1
Commotio spinalis

Ursachen

Die Rückenmarkerschütterung beruht offenbar auf einer reversiblen Funktionsstörung mit kolloid-chemischen Veränderungen und Zirkulationsstörungen auf molekularer Ebene ohne morphologisches Substrat.

Symptome

Nach dem Trauma können für Stunden flüchtige *Gefühlsstörungen* an den Extremitäten, *Blasenstörungen* oder *Reflexstörungen* ohne Lähmungen bestehen.

Therapie

Außer einigen Tagen **Bettruhe** sind neurologischerseits keine weiteren Maßnahmen notwendig.

6.4.2
Contusio spinalis

Ursachen und Formen

Dieser auch **Rückenmarkquetschung** bzw. **-prellung** genannten Erkrankung liegt eine stärkere Gewalteinwirkung zugrunde, wobei das Rückenmark direkt mechanisch durch *Prellung* oder durch *Quetschung* und eventuell zusätzlich durch eine *Durchtrennung* (luxierter Wirbel u.a.) oder indirekt über *Durchblutungsstörungen* (Ischämien mit evtl. Erweichung, Blutungen) morphologisch in Mitleidenschaft gezogen wird. Das Begleitödem kann in den ersten Stunden das Ausmaß der Läsion noch erhöhen und damit die neurologischen Ausfälle verstärken. Das morphologische Substrat der Substanzschädigung ist gekennzeichnet durch feine *Gewebsblutungen*, *Ödeme* und *Nekrosen*, die in eine bindegewebige Narbe ausmünden. Die Kontusionsherde können sich eventuell auch verflüssigen und bilden dann *Höhlen* (Zysten), die auch „wachsen", d.h. sich in ihrem Füllungsgrad ändern und durch Kompression des Markes eine Raumforderung bewirken können. Gelegentlich finden traumatische *Blutungen* in die Rückenmarkhäute (epidural, subdural, subarachnoideal) statt. Röhrenförmige Blutungen in der grauen Substanz des Rückenmarks, eine sog. traumatische Hämatomyelie, sind dagegen sehr selten.

Symptome

Art und Umfang der Symptome hängen von Höhe, Längen- und Querschnittausdehnung der Schädigung des Rückenmarks ab. Hohe Halsmarkläsionen haben die ungünstigste Prognose. Nach Abklingen des *spinalen Schockstadiums* reichen die Ausfälle von der *kompletten* und *partiellen Querschnittlähmung* oder dem *Syndrom der grauen Substanz* bis zu leichten sensiblen oder motorischen Ausfällen oder Blasenstörungen. Nicht selten kann eine Diskrepanz zwischen dem Ort der Gewalteinwirkung bzw. der Wirbelschädigung und der neurologisch festlegbaren Läsionshöhe bestehen, ein Umstand, der auf vaskulär bedingte Schädigungen hinweist (s. Abschnitt 6.4.3).

Verlauf

Der Verlauf wird von der Schwere des Schadens bestimmt. Es kann zu Voll-, Teil- und ausbleibenden Remissionen kommen. Sensible Störungen weisen eine bessere Rückbildungstendenz auf als motorische, Bahnausfälle eine günstigere als Vorderhornausfälle. Anteile peripherer Nervensysteme (Wurzeln einschließlich Kauda) sind widerstandsfähiger als das Rückenmark. Die *Rückkehr* der Funktion erfolgt am Rumpf meist von *kranial nach kaudal*, an den Extremitäten von proximal oder distal aus. Symptome, die auf einer reversiblen Schädigung beruhen – wie auf einem Begleitödem – können bereits nach einigen Tagen verschwinden.

Komplikationen

Wie bei jedem Querschnittsyndrom drohen sekundär spinale Raumforderungen (Blutungen, Ödem usw.), Dekubitus, Osteoporose und Spontanfrakturen im Lähmungsbereich, Weichteil- und periartikuläre Verkalkungen (besonders an Ellenbogen-, Schulter-, Knie-

6

und Hüftgelenken) sowie Blasenfunktionsstörungen.

Therapie

Die **Erste Hilfe am Unfallort** ist bereits entscheidend für den weiteren Verlauf. Achsenknickung der Wirbelsäule sowie Gefühls- und Bewegungsstörungen begründen den Verdacht auf eine traumatische Rückenmarkläsion. Wenn eine Wirbelsäulenfraktur oder -luxation zu vermuten ist, muß der Verletzte sehr vorsichtig unter Vermeidung einer Wirbelsäulenbeugung bewegt und deshalb von mindestens 4 Personen wie ein „Stamm" getragen werden. Die Behandlung entspricht den konservativen Prinzipien des Querschnittsyndroms einerseits und den konservativen oder operativen chirurgischen Maßnahmen bei Wirbelsäulenverletzungen andererseits.

Chronische Myelopathie

Die zervikale Myelopathie wurde bereits im Abschnitt Wurzelreiz- und Wurzelausfallsyndrome/Radikulopathien dargestellt.

6.4.3 Wirbelsäulenverletzungen

Ursachen

Mechanische Verletzungen der Wirbelsäule beruhen u.a. auf Sturz, Stoß und Schlag mit *Stauchungen, Beugungen* und *Überstreckungen*. Wie bereits erwähnt, können Frakturen, Luxationen und Luxationsfrakturen sowie Knochensplitter und Bandscheibenvorfälle das Rückenmark oder seine Nervenwurzeln direkt mechanisch oder/und sekundär indirekt über Drosselung der spinalen Durchblutung schädigen. *Quetschungen* des Marks treten wohl erst bei Wirbelverschiebungen auf, die über ein Drittel der Wirbelsäule hinausgehen. Schwerer als solche mechanischen Läsionen scheinen sich Beeinträchtigungen am spinalen Gefäßsystem auszuwirken, beispielsweise durch *Gefäßzerreißungen* und *-drosselungen* (Abb. 6.8). Dadurch werden auch Fernschäden erklärbar, d.h. Querschnittlähmungen, deren klinisch-neurolo-

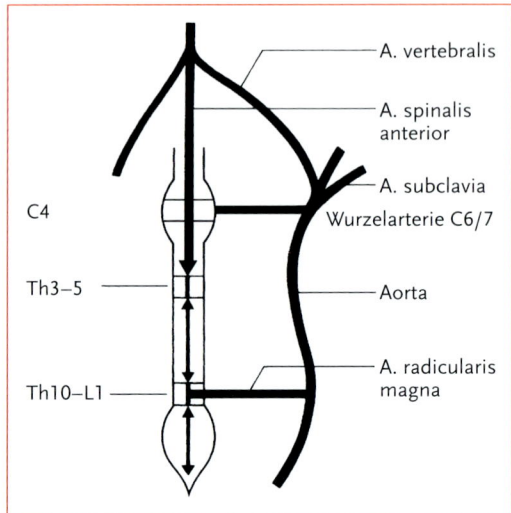

Abb. 6.8: Spinale Blutversorgung aus den Aa. vertebralis mit A. spinalis anterior (und Aa. spin. dors., nicht dargestellt) sowie über die Wurzelarterien aus der Aorta. „Letzte Wiesen" zwischen den Versorgungsgebieten: C4, Th4 und bei Ausfall der A. radicularis magna (Th10–L1)

gisch nachweisbares Niveau nicht dem Ort der Gewalteinwirkung und vertebralen bzw. spinalen Schädigung entspricht. Von diesen Durchblutungsstörungen sind besonders Hals- und Lendenmark sowie Brustmark in Höhe Th10 betroffen.

Eine besondere Verletzungsart stellt das **Beschleunigungstrauma der Halswirbelsäule** dar, das bei Auffahrunfällen, Sturz auf das Gesäß, Schlag gegen die Stirn usw. auftritt. Hierbei wird der Kopf bzw. der Nacken zuerst nach hinten und dann nach vorn geschleudert.

Symptome

Frakturen, Luxationen und Subluxationen können eventuell mit *Rückenmarksymptomen*, insbesondere Querschnittlähmungen, einhergehen. Bei *Beschleunigungstraumen der Halswirbelsäule* setzen oft erst nach Stunden und Tagen hartnäckige Nacken-Hinterkopf- oder Schulter-Arm-Schmerzen, Verspannungen der Hals-, Nackenmuskulatur mit schmerzhafter Bewegungseinschränkung für Wochen bis Monate ein. Selten entwickeln sich neurologische

Syndrome seitens der Rückenmarkwurzeln, des Rückenmarks oder des Hirnstamms (Hirnnervenausfälle). Auch ohne faßbare röntgenologische Wirbelsäulenveränderungen treten mitunter *Parästhesien, Schwindel, Schluckbeschwerden* und *Ohrensausen* auf. Meistens klingen die Beschwerden nach Wochen bis Monaten ab.

Therapie

Die konservative Behandlung der neurologischen Ausfälle entspricht den Behandlungsprinzipien der Querschnittlähmung (chirurgische Maßnahmen s. Lehrgebiet Chirurgie bzw. Orthopädie). Das Beschleunigungstrauma der HWS wird nach der **Ruhigstellung** durch eine Halsorthese mit Massagen, Eis oder Wärme und Muskeldehntechniken im Bereich der verspannten Nackenmuskulatur und später mit aktiven Übungen im schmerzfreien Bewegungsausmaß behandelt.

6.4.4
Offene Verletzungen des Rückenmarks

Zu dieser viel selteneren Verletzungsart führen vor allem Stich- und Schußverletzungen. Infektionen haben eine überwiegend gute Heilungstendenz. Je nach Umfang der Läsion entstehen *partielle* oder *komplette Querschnittlähmungen*. Der Behandlung liegen chirurgische Prinzipien zugrunde.

6.5
Zirkulationsstörungen

Ursachen und Formen

Die **arterielle Versorgung des Rückenmarks** (s. Abb. 6.8) erfolgt über die A. spinalis anterior und die paarige A. spinalis posterior, die im Halsmark aus der A. vertebralis und A. subclavia, vom Brustmark abwärts aus der Aorta (Aa. radiculares) zahlreiche Zuflüsse erhalten.

Die **akute Form** ist meist durch eine *subarachnoidale* oder *intramedulläre Blutung* bei Ruptur einer lokalen Gefäßmißbildung (intramedulläres arteriovenöses Angiom, durch arteriovenöse Fistel, perimedulläre Fistel) bedingt.

Eine akute Ischämie mit nachfolgender Erweichung kann im Gefolge eines *Aortenaneurysmas*, bei entzündlichem (Vaskulitis) oder thrombotischem Verschluß von Wurzelarterien oder nach Operationen mit thorakaler oder abdominaler Aortenabklemmung auftreten. Auch mediane Bandscheibenvorfälle, Luxationen und Frakturen von Wirbelkörpern oder ein starker Blutdruckabfall können auslösend sein. Die *vaskuläre Myelopathie* mit diffusem Gefäßbefall kommt bei älteren Patienten vor.

Symptome

Abhängig vom betroffenen Gefäßbezirk sind *Querschnittlähmungen, Syndrome der A. spinalis anterior*, der *grauen Substanz* oder des *Hinterstrangs* (auch mit spastischen Lähmungen) zu erwarten, die mit Schmerzen und Mißempfindungen an Rumpf und Extremitäten – besonders an den Beinen – einhergehen. Die vaskuläre Myelopathie wird vor allem von *spastischen Paraparesen* der Beine geprägt.

Therapie

Die Behandlung richtet sich nach dem Grundleiden, die physiotherapeutischen Maßnahmen nach dem neurologischen Ausfallsyndrom. Bei Angiomen wird ein **neurochirurgischer Eingriff** versucht.

6.6
Funikuläre Spinalerkrankung

Ursachen

Mangel an Vitamin B$_{12}$ (Intrinsic factor) führt zu einem diffusen, chronisch-progredienten **Entmarkungsprozeß** von Hinterstrang und Pyramidenbahn, bevorzugt in Hals- und Brustmark. Eventuell entstehen auch Polyneuropathien. Ein Mangel an Vitamin B$_{12}$ kommt ernährungsbedingt bei uns praktisch nicht vor, vielmehr liegen internistische Grundleiden zugrunde (*Antikörper gegen Intrinsic-Faktor*, eine Autoimmunkrankheit der Magenschleimhaut mit/ohne perniziöser Anämie; *Magenkarzinom; Gastrektomie; Dünndarmerkrankungen; Malabsorption*).

6

Symptome

Neben den Symptomen des internen Grundleidens entwickeln sich *schleichend funikuläre* (funiculus: Strang, Bahn) *Symptome*, vor allem seitens der Hinterstränge und der Pyramidenbahn. Im allgemeinen überwiegen die Symptome des Hinterstrangs, nur bei einem kleinen Teil der Betroffenen sind initial spastische Paresen der unteren Extremitäten zu sehen. Die neurologischen Ausfälle beginnen praktisch immer an den Beinen. Zu Beginn wird häufig zunächst über Parästhesien an den Füßen, weniger in den Armen, geklagt. Tiefenparästhesien werden als Spannungs- oder Umklammerungsgefühl der Extremitäten und als Gürtelgefühl am Rumpf empfunden. Durch die Hinterstrangentmarkung überwiegen an den unteren Extremitäten *spinale Ataxien*, denen sich später ein *Hypotonus der Muskulatur* und eine gestörte Berührungsempfindung hinzugesellen. Die Pyramidenbeteiligung äußert sich zunächst in einer *Schwäche und schnellen Ermüdbarkeit der Beine* mit pathologischen Reflexen; später treten Reflexsteigerungen und spastische Tonuserhöhungen hinzu, so daß ein *spastisch-paraparetisch ataktisches Gangbild* entsteht.

Das klinische Bild kann aufgrund der multiplen Entmarkungsherde der Bahnen sehr vielgestaltig sein, Leitsymptome bleiben aber (Tab. 6.3):

Tab. 6.3: Leitsymptome der funikulären Spinalerkrankung

Hinterstrang	Pyramidenbahn
spinale Ataxie	spastische Lähmung
Hypotonus	
große motorische Schwäche mit Ataxie (ohne oder mit Spastik)	

Schließlich stellen sich auch *Störungen der Blase und des Mastdarms* ein. Mitunter entwickelt sich eine körperlich begründbare Psychose (paranoid-halluzinatorisch).

Therapie

Das **Vitamin B$_{12}$** muß regelmäßig und lebenslänglich parenteral verabreicht werden, um die gestörte Darmabsorption zu umgehen. Sind die neurologischen Ausfälle nicht zu weit fortgeschritten, können Teilremissionen erwartet werden. Die Physiotherapie richtet sich nach den vordergründigen ataktischen und/oder paretischen Ausfällen.

6.7
Degenerative Systematrophien

Systematrophien des Nervensystems treten nicht nur im Rückenmark, sondern auch im Gehirn und in peripheren Nerven auf (z. B. Parkinson-Erkrankung, Chorea Huntington, erbliche Polyneuropathien). Diese Krankheitsgruppe ist charakterisiert durch:

- eine *primäre Degeneration*, d. h. eine Atrophie oder vorzeitige Alterung bzw. einen Untergang von Ganglienzellen und Neuriten der peripheren Nerven oder zentralen Bahnen in symmetrischer Anordnung
- eine *Beschränkung* des Prozesses auf jeweils nur bestimmte *anatomisch-funktionelle Kern- und/oder Bahnsysteme* (pyramidales, extrapyramidales, peripheres, zerebellares System)
- einen *chronisch-progredienten Verlauf*, der für die verschiedenen Krankheitsbilder jeweils in einem bestimmten Lebensalter einsetzt
- ein häufig *hereditäres* (erbliches), aber auch *sporadisches* Auftreten
- eine fehlende kausale Therapie

Ursachen

Ursachen sind noch unbekannt, z. T. erfolgte eine Genlokalisation.

Formen

Im folgenden werden Systematrophien angeführt, die bevorzugt eine Rückenmarkbeteiligung aufweisen.

Therapie

Eine kausale Behandlung ist nicht möglich. *Physiotherapeutische Maßnahmen* dienen der Schulung noch vorhandener motorischer Funktionen und der Verhütung von Kontrakturen.

6.7.1
Spinale Muskelatrophien

Ursachen

Nach der Duchenne-Muskeldystrophie sind die **spinalen Muskelatrophien** (SMA) als *Vorderhornzell-Atrophien* die häufigsten Systematrophien. Durch die fortschreitende Atrophie der Zelleiber (Perikaryon) der Vorderhörner gehen die zugehörigen Muskelfasern unter. Werden die motorischen Hirnnervenkerne Vmot., VII, IX, X und XII eine Etage höher im Hirnstamm bzw. im Bulbus spinalis (bulbus: Zwiebel) ergriffen, liegt eine *Bulbärparalyse* vor. SMA und Bulbärparalyse können auch nacheinander einsetzen, auf- oder absteigend.

Symptome

Die spinale Muskelatrophie führt zu einer *langsam fortschreitenden peripheren schlaffen Lähmung*, die zunächst aufgrund ihrer segmentalen Verursachung symmetrisch in einer Region (segmentales Verteilungsmuster), gelegentlich sogar einseitig, beginnt. Die Patienten bemerken ihre schon deutlich ausgeprägten Muskelatrophien relativ spät, da die noch intakten peripher-motorischen Neurone infolge des langsamen Degenerationsprozesses über Axonaussprossungen Zeit zur Ausbildung einer *Arbeitshypertrophie* der noch intakten Muskelfasern haben. Zunächst bleiben deshalb sowohl die Kraft als auch die konventionelle elektrische Erregbarkeit erhalten.

> **Merke !**
>
> Bei chronisch-degenerativen Vorderhornprozessen eilen die Muskelatrophien der Krafteinbuße, also der peripheren Lähmung, voraus.

Sowohl die muskelatrophischen Regionen als auch die klinisch noch nicht betroffenen Muskeln lassen häufig *Faszikulationen* erkennen, die nach körperlicher Belastung und durch Kälte verstärkt werden.

Formen

Erkrankungsalter, Verlauf und Verteilungsmuster lassen verschiedene Formen unterscheiden:

Infantile Form *(Werdnig-Hoffmann)* Diese Erkrankungsform ist erblich. Sie beginnt nach der Geburt im Beckengürtel-Oberschenkelbereich mit einem allgemeinen motorischen Entwicklungsrückstand und einer Muskelhypotonie („floppy baby") und greift auf die Rumpf-, Gesichts- und Schluckmuskulatur über (Ateminsuffizienz). Selten wird das 3. und bei der sogenannten Intermediärform das 10. Lebensjahr überlebt. Auf die Differentialdiagnose des hypotonen Babys wie frühkindliche Hirnschäden (hypoton-astatischer Typ), Myopathien, Myasthenien und zerebrale Stoffwechselstörungen kann hier nicht eingegangen werden;

Juvenile Form *(Kugelberg-Welander)* Die juvenile Form der spinalen Muskelatrophie ist erblich. Sie setzt zwischen dem 2. und 18. Lebensjahr ein, beginnt ebenfalls am Beckengürtel und greift langsam auf die Rumpf- und Extremitätenmuskulatur über. Langzeitüberleben ist möglich.

Adulte Formen Diese Form der Erwachsenen-SMA ist klinisch wie genetisch heterogen. Neben erblichen werden auch sporadische Formen unterschieden, die u. a. mit:
- distalen Atrophien in den Handmuskeln (s. Abb. 6.9) und Faszikulationen um das

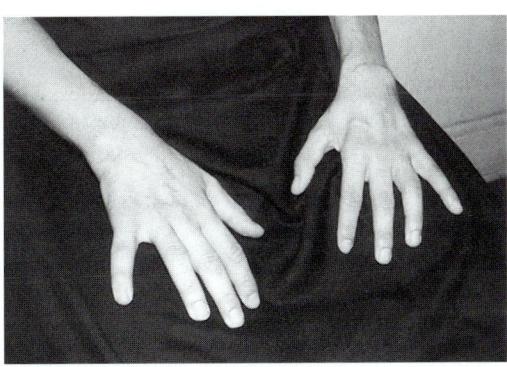

Abb. 6.9: Spinale Muskelatrophie mit Beginn im Handbereich

6

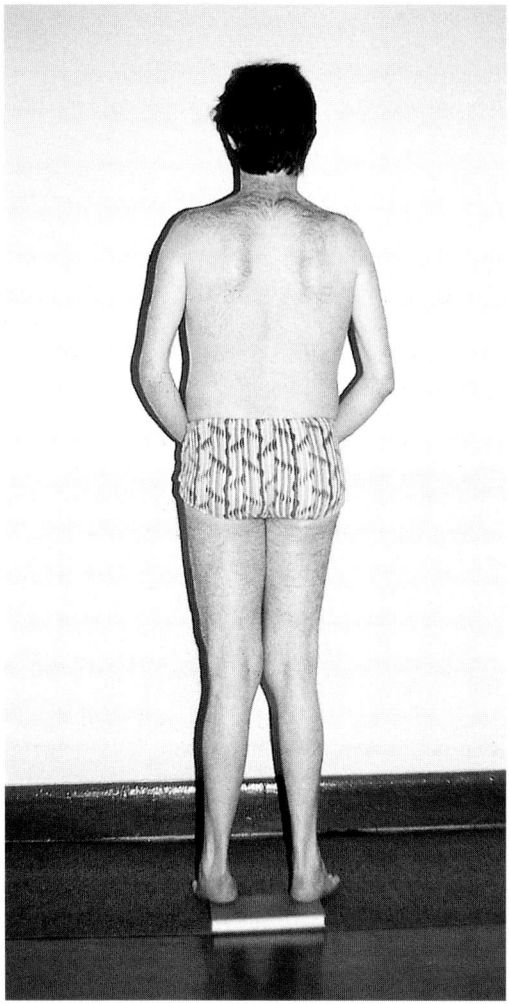

Abb. 6.10: Spinale Muskelatrophie mit Beginn im Schultergürtel

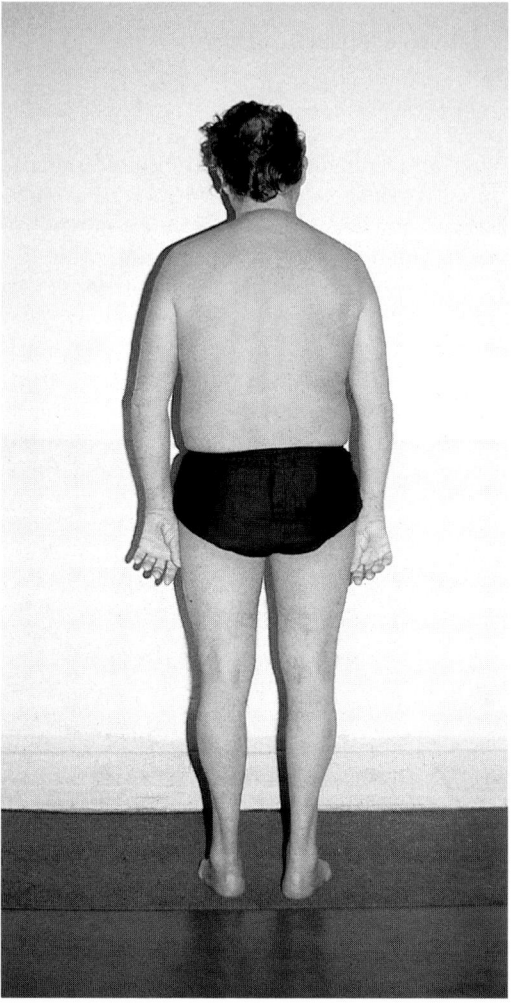

Abb. 6.11: Spinale Muskelatrophie mit Beginn im Unterschenkelbereich („Flaschenhalsatrophie")

30. bis 40. Lebensjahr beginnen und langsam verlaufen (sog. Aran-Duchenne-F.)
● einer skapulo-humeralen Atrophie (Vulpius-Bernhard) jenseits des 45. Lebensjahres einsetzen (Abb. 6.10) und langsam mit Faszikulationen weitere Muskelregionen ergreifen
● einer Unterarmatrophie – oft einseitig – um das 20. Lebensjahr anfangen
● einem Befall der Unterschenkelmuskulatur (Peronaealtyp) einsetzen (Abb. 6.11). Da ein Übergreifen auf Arme und Rumpf kaum erfolgt, ist die Lebenserwartung nicht verkürzt.

● Skapulo-plus-Formen als gutartige Verläufe des Jugend- und Erwachsenenalters beobachtet werden
● einem Beginn im 4. bis 6. Lebensjahrzehnt mit rascher Progredienz bei autosomal-dominantem Erbgang auftreten

Progressive Bulbärparalyse   Eine weitere Form der spinalen Muskelatrophie stellt die im Hirnstammbereich beginnende progressive Bulbärparalyse dar, die auf einer beidseitigen Degeneration motorischer Hirnnervenkerne (Vmot., VII, IX, X und XII) beruht. Sie setzt im 3. bis

5. Lebensjahrzehnt mit Sprechstörungen (Dysarthrophonien) ein. Diese bulbäre Sprechstörung zeigt sich in einer zunehmenden Artikulationserschwerung (r, l, s) mit verwaschener, kloßiger Sprechweise und geht schließlich in eine Anarthrie über. Außerdem werden Kauen und Schlucken immer mehr eingeschränkt (Dysphagie), so daß eine Ernährung schließlich nur über eine PEG-Sonde erfolgen kann. Die atrophische, mit Dellenbildungen behaftete Zunge kann immer weniger bewegt werden; die Gesichtszüge werden ausdruckslos. Häufig kommt es zu zwanghaftem pathologischen Lachen und Weinen, also auch in inadäquaten Situationen. Da die Erkrankung u. a. relativ schnell fortschreitet, wird sie oft im Gefolge einer amyotrophischen Lateralsklerose – primär oder sekundär einsetzend – gesehen.

6.7.2
Amyotrophische Lateralsklerose

Ursachen

Diese wohl häufigste Systemerkrankung überhaupt beruht auf einer **Degeneration von Vorderhornzellen** und von spinalen wie zerebralen Abschnitten der **Pyramidenbahn**. Sie kann von einer *Bulbärparalyse* gefolgt oder eingeleitet werden. Sie tritt vor allem sporadisch, zu 10 % erblich in jüngeren Jahren auf.

Symptome

Schlaffe und spastische Lähmungen setzen oft erst jenseits des 50. Lebensjahrs ein. Nicht selten sind zunächst Atrophien der kleinen Handmuskeln zu beobachten, denen eine spastische Paraparese der unteren Extremitäten folgt. Seltener sind aufsteigende schlaffe oder spastische Lähmungen der Unterschenkel und Füße. Typisch für dieses Krankheitsbild ist die *Auslösbarkeit der Muskeldehnungsreflexe trotz der peripheren schlaffen Lähmungen. Faszikulationen* zeigen sich auch in den noch nicht atrophischen Muskeln. Die durchschnittliche Krankheitsdauer ist gegenüber den reinen nukleären Atrophien kürzer und beträgt oft nur 3 bis 7 Jahre. Häufig findet sich eine Kombination mit einer Bulbärparalyse.

6.7.3
Syndrom der spastischen Spinalparalyse

Ursachen

Bei diesem Syndrom degeneriert die Pyramidenbahn ebenfalls in ihrem Gesamtabschnitt. Die spastischen Lähmungen setzen langsam an den unteren Extremitäten ein. Es müssen vor allem 2 Krankheitsbilder unterschieden werden:

Die erblichen Formen der *familiären spastischen Spinalparalyse*, die im Jugend- und Erwachsenenalter beginnen und die seltene primäre Lateralsklerose, die im 5. Lebensjahrzehnt einsetzt.

Symptome

Es entwickelt sich sehr langsam fortschreitend eine spastische Lähmung der unteren Extremitäten, die sich zunächst als Steifigkeit in den Beinen, besonders bei den ersten Schritten des Gehens bemerkbar macht. Die Kranken stoßen mit den Fußspitzen an, die Schritte werden kürzer. Später stellen sich neben den Spitzfüßen und Beugekontrakturen im Kniegelenk eine Adduktorenspastik und erst nach vielen Jahren eine Beteiligung der Arme ein. Wegen ihrer Seltenheit wird die Diagnose einer spastischen Spinalparalyse stets mit großer Zurückhaltung gestellt werden müssen, da viele andere Nervenerkrankungen, besonders auch im Erwachsenenalter, mit einem Syndrom der spastischen Spinalparalyse einhergehen können.

Therapie

Neben physiotherapeutischen sind auch orthopädische Maßnahmen notwendig.

6.7.4
Spino-zerebellare Atrophien

Ursachen

Es handelt sich hierbei um eine Gruppe verschiedener *erblicher* (dominant und rezessiv) und *sporadischer* Krankheitsbilder mit Degeneration der afferenten Hinterstrang- und Klein-

6

hirnseitenstrangbahnen des Rückenmarks sowie des Kleinhirns selbst ohne/mit Hirnstammbeteiligung.

Symptome

Die *spinale Heredoataxie Friedreich* beginnt im Schul- und Jugendalter und verläuft über viele Jahrzehnte langsam fortschreitend mit Verlust der Gehfähigkeit zwischen dem 20. und 30. Lebensjahr. Anfänglich bestehen Parästhesien in den Füßen und sensible Ataxien; die Muskulatur der Beine wird hypoton. Später wird die Ataxie zerebellar mit Übergriff auf die oberen Extremitäten und Hinzutreten von Nystagmus und skandierendem Sprechen. Mitunter kommt eine zentrale Lähmung mit/ohne Spastik hinzu; dann wird der Gang (spastisch-) paraparetisch-ataktisch. Besonders typisch sind Skelettanomalien: ein Hohlfuß mit Zehenüberstreckung im Grundgelenk und Beugung in den Interphalangealgelenken, eventuell auch eine Kyphoskoliose. Sind in späteren Krankheitsstadien Vorderhornzellen mitbeteiligt, lassen sich neurogene Muskelatrophien und eine Krallenhandstellung beobachten.

Die *zerebellare Heredoataxie Nonne-Marie* beginnt zwischen dem 30. bis 40. Lebensjahr und wird durch zerebellare Ataxien und eine spastische Paraparese (vor allem der Beine) geprägt sowie von Hirnnervenstörungen (Optikusatrophie, Augenmuskellähmung, Hörstörungen und bulbäre Schluckstörungen) begleitet. Häufiger als bei der Friedreich-Form stellt sich ein langsamer Verlust der intellektuellen Leistungen, eine sogenannte Demenz, ein. Die Verlaufdauer schwankt zwischen Jahren und Jahrzehnten.

Therapie

Physiotherapeutische Maßnahmen sind notwendig.

6.8
Entwicklungsstörungen

Die Entwicklungsstörungen des Nervensystems und seiner Hüllen sind sehr mannigfaltig. Man unterscheidet Mißbildungen als stationäre frühembryonale Entwicklungsstörungen von Mißbildungskrankheiten, die prozeßhaft voranschreiten. Von den vielgestaltigen Krankheitszuständen wird nur auf die Formenkreise des Status dysraphicus und der Syringomyelie hingewiesen.

6.8.1
Status dysraphicus

Ursachen

Dem Status dysraphicus (rhaphe: Naht) liegt eine Fehlbildung und damit eine Verschlußstörung des Neuralrohrs und des Achsenskeletts zugrunde (Defektzustand).

Symptome

Bei der *Spina bifida occulta* weist die Wirbelsäule röntgenologisch eine Spaltbildung auf (fehlende Wirbelbögen), meist lumbal, selten zervikal. Sie ist klinisch – abgesehen von einer eventuell vermehrten Behaarung in der Lumbalgegend, Fußanomalien u.a. – meist jedoch symptomlos. Stärkere Spaltbildungen können

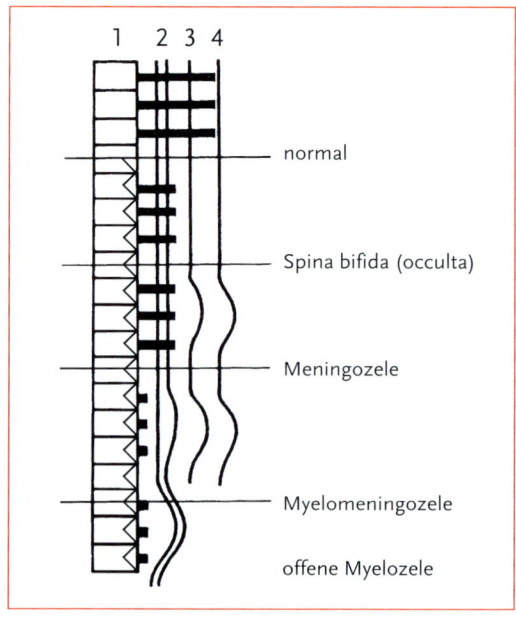

Abb. 6.12: Spina-bifida-Formen: 1) Wirbelkörper und -bögen, 2) Rückenmark, 3) Rückenmarkshäute, 4) Haut

zu unterschiedlichen dorsalen Vorwölbungen – vor allem im lumbosakralen Bereich – des Rückenmarks und seiner Häute führen: *Meningozele* und *Meningomyelozele* mit erhaltener Hautbedeckung sowie Myelozele ohne Hautbedeckung, wobei Rückenmarkshäuten und eventuell Mark freiliegen (Meningitisgefahr durch aufsteigende Infektion; Abb. 6.12). Die Folgen sind schlaffe und spastische Lähmungen, Sensibilitätsstörungen und Blasen-Mastdarm-Störungen.

Weiterhin treten häufig *Skelettanomalien*, wie Kyphoskoliose, Trichterbrust, Überlänge der Arme, dünne Finger und Fußdeformitäten hinzu.

Der Status dysraphicus kann mit verschiedenen chronisch-progredienten Erkrankungen kombiniert sein, vor allem mit einer *Syringomyelie*.

Therapie

Teilweise ist operatives Vorgehen mit Liquordrainage möglich, zur Deckung des Oberflächendefekts und zur Eindämmung des sich entwickelnden Hydrozephalus (Erweiterung der Liquorräume im Schädelinnern). Es kann in Abhängigkeit von der Schwere des Defekts zum Krankheitsstillstand führen.

6.8.2 Syringomyelie

Ursachen

Diese Entwicklungsstörung ruft in einem bestimmten Alter die progrediente neurologische Symptomatik hervor. Im Rückenmarksgrau finden sich Höhlen (Syringos: Flöte, Höhle) sowie stiftförmige Gliosen (Gliawucherungen) über mehrere Segmente, vor allem des Hals- und Brustmarks. Ursächlich vermutet man u. a. einen *mangelhaften Liquorabfluß* aus dem IV. Ventrikel – entweder durch Entwicklungsstörungen oder sekundär durch entzündliche Verlegungen – mit Ausweitung des Zentralkanals.

Symptome

Das klinische Bild wird vom *Syndrom der grauen Substanz* bestimmt und setzt erst im Erwachsenenalter ein. Hautbezirke mit herabgesetzter oder aufgehobener Schmerz-Temperatur-Empfindung haben eine schlechte Heilungstendenz bei Verletzungen. Dies ist auch auf trophische Störungen zurückzuführen, die durch Mitbeteiligung der spinalen sympathischen Seitenhornzellen entstehen. Solche trophischen Veränderungen äußern sich u. a. in teigigen Schwellungen der Hände, trockener und rissiger Haut, Nagelanomalien, arthrotischen Gelenkveränderungen oder in brennenden und bohrenden Dauerschmerzen.

Therapie

Neuerdings werden zur Verbesserung des Liquorabflusses Shunt- bzw. Abflußoperationen wie beim Hydrozephalus zwischen Seitenventrikel und Herz oder aber direkte Drainagen der Höhlen vorgenommen, die zum Stillstand des Krankheitsprozesses führen können. Neben der Schmerzbehandlung werden die neurologischen Ausfälle physiotherapeutisch betreut.

Weitere Fehlbildungen

Weitere *dysraphische Fehlbildungen* sind auch Fehlbildungen des kraniozervikalen Übergangs mit Schädigungen von Hirnstamm und Halsmark sowie Skelettanomalien des kraniozervikalen Übergangs (Arnold-Chiari-Malformation, Klippel-Feil-Syndrom u. a.).

6.9 Strahlenmyelopathie

Die regional und individuell unterschiedliche Strahlenempfindlichkeit des Rückenmarks kann Monate bis Jahre nach der Bestrahlung segmentale Parästhesien und Schmerzen sowie unterschiedliche Rückenmarksyndrome oder ein Kauda-Syndrom mit unterschiedlicher Progredienz in Gang setzen.

6

KAPITEL 7

Stammganglienerkrankungen und ihre Physiotherapie

Anatomie, Funktion und Ausfallssyndrome sowie ihre Physiotherapie wurden bereits im Abschnitt 3.4 abgehandelt. Des weiteren können auch **kognitive Störungen** auftreten. Betroffen sind intellektuelles Erkennen (Wahrnehmen und problemlösendes Denken), Aufmerksamkeit und Gedächtnis, da es vor allem zu Störungen der Frontalhirnfunktion (Unterbrechung kortiko-striato-thalamischer Neuronenschleifen) kommen kann.

7.1 Hyperkinetische Erkrankungen

7.1.1 Chorea

Ursachen/Formen

Die **Chorea Huntington** (Chorea major, Veitstanz) ist eine autosomal-dominante Erbkrankheit und tritt im mittleren Lebensalter auf (zwischen dem 30. und 40. Lebensjahr, große Streubreite von 1. bis 7. Dekade). Neben einer globalen Hirnatrophie ist besonders das Caudatum bei dieser Systematrophie betroffen. Die **Chorea minor** des Kindesalters steht als vermutlich autoimmunologische Erkrankung im Gefolge einer Streptokokkeninfektion, oft im Zusammenhang mit vorausgegangenen Anginen und rheumatischen Infektionen. Für die **Schwangerschaftschorea** wird entweder eine Beziehung zum rheumatischen Formkreis (Rezidiv einer Chorea minor) angenommen oder die hormonelle Umstellung verantwortlich gemacht. **Symptomatische Chorea-Erkrankungen** können u.a. bei Enzephalitiden, im Gefolge von frühkindlichen Hirnschäden oder toxisch auftreten.

Symptome

Chorea Huntington Sie beginnt mit vermehrter *Reizbarkeit, depressiven Verstimmungen* und *Verlegenheitsbewegungen*. Die *Hyperkinesen* (Abb. 7.1 und 7.2) schreiten innerhalb von 15 bis 20 Jahren unter Hinzutreten von dystonen und hypokinetischen Symptomen voran. Im Endstadium sind die Patienten versteift (Rigor, Akinesen, Dystonie), dement und weisen Schluckstörungen auf. Der Nachweis des *Huntington-Gens* erlaubt eine Diagnostik sowohl vor Ausbruch der Erkrankung als auch pränatal in speziellen neurogenetischen Einrichtungen.

Chorea minor Die Chorea minor äußert sich in *erhöhter Reizbarkeit, Zappeligkeit, Konzentrationsschwäche* und *Schriftbildveränderungen*, ehe deutliche Hyperkinesen auftreten, die 5 bis 15 Wochen andauern. Die Prognose ist günstig.

Therapie

Die Behandlung der *Chorea Huntington* erfolgt medikamentös symptomatisch (Depression, Dämpfung der Hyperkinesen). Die *Chorea minor* bedarf einer Penicillin-Therapie, die Schwangerschaftschorea ebenfalls einer Penicillin-Gabe oder hormonaler Substitution.

Physiotherapie

Physiotherapeutischer Befund

Wesentliche Merkmale des physiotherapeutischen Befunds wurden bereits auf S. 88 und 89 beschrieben. Als Besonderheiten bei der Chorea sind zu beachten:
- Choreatische Bewegungsstörungen äußern sich in unwillkürlichen, schnellen Zuckun-

7

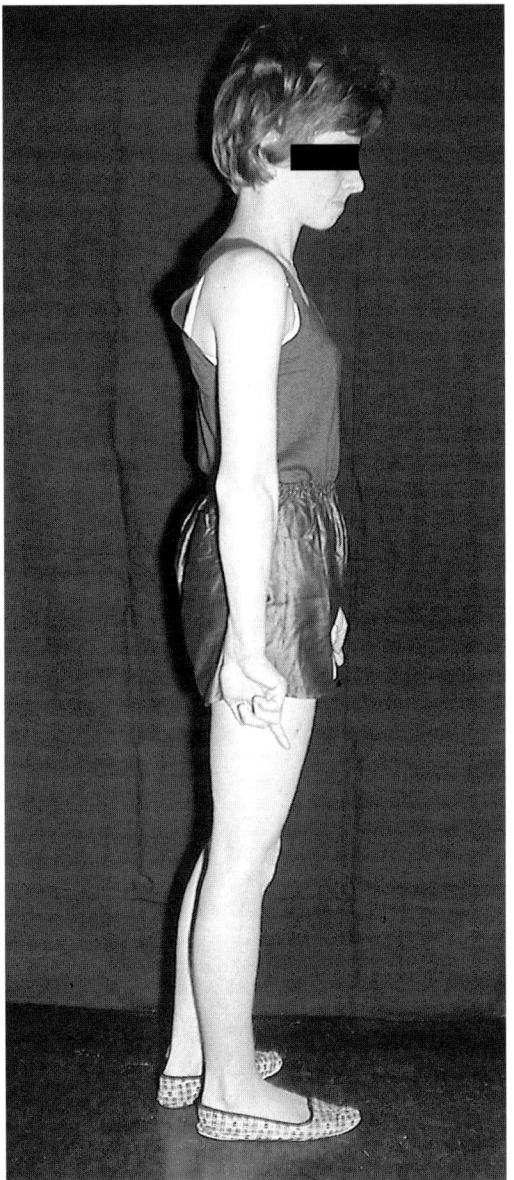

Abb. **7.1:** Choreatische Bewegungsstellung der Hand

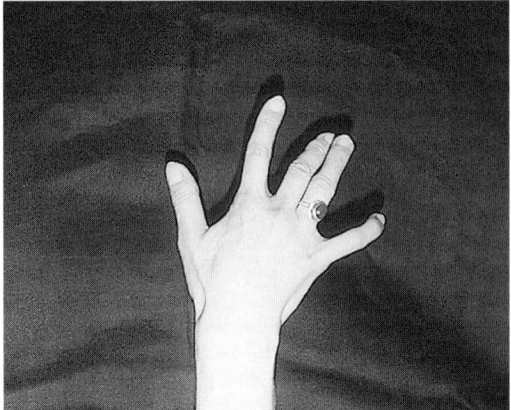

Abb. **7.2:** Choreatische Bewegungsstellung der Hand

bei gemüthafter Erregung, verschwinden aber im Schlaf und bei Narkose.
○ Der Gang ist tänzelnd und bizarr, unsicher und im Tempo wechselnd.
○ Der Muskeltonus ist herabgesetzt.

Behandlungsmaßnahmen

Von den Behandlungsmaßnahmen, die auf S. 90 beschrieben wurden, können die Methoden angewendet werden, die der Physiotherapeut am besten beherrscht und die beim Patienten am besten ansprechen:

● Auf jeden Fall beeinflussen eine beruhigende Massage und das gute Vertrauensverhältnis zwischen Patient und Therapeut die Bewegungstherapie positiv.
● Sie beginnt in AGST mit großen Unterstützungsflächen. Die Extremitätenbewegungen sollten vom Patienten mit voller Konzentration und unter Augenkontrolle durchgeführt werden.
● Das Erarbeiten der Kopfkontrolle ist besonders wichtig, da die Kopfstellung der Patienten die anderen Bewegungen stark beeinflußt und weil die optische Kontrolle dringend gebraucht wird.
● Bewegungsübergänge sollten besonders geschult werden.

gen und Kontraktionen einzelner Muskeln oder ganzen Muskelgruppen. Inbegriffen sind mimische Bewegungen mit ständigem Grimassieren und Schnalzen der Zunge als Ausdruck der Bewegungsunruhe im Gesicht.
○ Diese Bewegungsstörungen verstärken sich bei willkürlichen Bewegungen und

7.1.2
Athetose

Ursachen

Es bestehen fließende Übergänge zum choreatischen, besonders aber zum dystonen Syndrom, so daß heute die **Athetose** auch als eine Form der Dystonie angesehen wird. Die Läsionen finden sich u.a. im Pallidum. Athetosen gehen vornehmlich auf *organische Schädigungen* wie *frühkindliche* und *toxische Hirnschäden* u.a. zurück.

Symptome

Das athetotische Syndrom kommt nicht nur doppel- sondern auch einseitig (Hemiathetose) vor. Die Kinder weisen oft einen *geistigen Entwicklungsrückstand* auf. Nicht selten sind Athetosen mit *choreatischen* und *torsionsdystonen Bewegungsstörungen* sowie mit *spastischen Lähmungen* kombiniert (Abb. 7.3).

Therapie

Medikamentöse Behandlungen sind wenig erfolgreich.

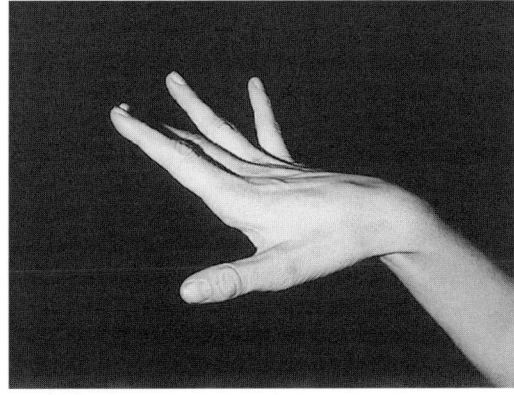

Abb. 7.3: Athetotische Handstellung

7.1.3
Dystonie

Ursachen und Formen

Die **Dystonie** als Störung des Wechsels zwischen initialer Muskelkontraktion und Erschlaffung wird durch einsetzende Willkürbewegungen verstärkt und verschwindet im Schlaf und in Narkose. Neben *hereditären* Formen (Torsionsdystonie) unterscheidet man *idiopathische* und *sekundäre* bzw. *symptomatische* (bei andersartigen Grunderkrankungen sowie medikamenteninduziert – oft mit tardiven Dyskinesien). Ursächlich wird eine Störung in der striato-pallido-thalamischen Schleife vermutet. Als *Verteilungsmuster* beobachtet man:

- *fokale* und *segmentale* (bzw. auf eine oder auf zwei Körperregionen begrenzte): Blepharospasmus, oromandibuläre Dystonie (Meige-Syndrom), Torticollis spasmodicus, Schreibkrampf, Fußdystonien, spasmodische Dysphonie
- *generalisierte:* Torsionsdystonie bzw. generalisierte Dystonie

Die **Spätdyskinesien/tardiven Dyskinesien** stellen persistierende abnorme unwillkürliche Bewegungen nach längerer Behandlung mit Neuroleptika oder L-Dopa dar (choreatische und dystone Hyperkinesen).

Symptome

Beim **Blepharospasmus** erfolgen ein tonisches Zusammenkneifen der Lider, bei der **oromandibulären Dystonie** entsprechende Verkrampfungen des Kiefers, der Zunge und des Mundes. Der **Torticollis spasmodicus** äußert sich in einer tonischen oder klonischen bzw. tremorösen Verkrampfung der Hals- und Nackenmuskulatur mit Verdrehung und Neigung zu einer Seite (Torticollis) oder nach hinten (Retrocollis) bzw. nach vorn (Antecollis). Die distalen **Extremitätendystonien** äußern sich als Schreibkrampf oder als Fußdystonien (Dorsal- oder Plantarflexionen mit/ohne Supination). Die generalisierten Dystonien und **Torsionsdystonien** beginnen am Schulter- oder Beckengürtel mit

7

Drehbewegung von Gürtel und Extremität und generalisieren oft spät.

Therapie

Als Mittel der Wahl kommen bei den fokalen bzw. segmentalen Formen *Botulinustoxin-Injektionen* in die befallenen Muskeln in Frage. Für generalisierte Formen können auch *Anticholinergika, Baclofen, Trihexyphenidyl, L-Dopa* u. a. sowie *stereotaktische Operationen* versucht werden.

Physiotherapie

Physiotherapeutischer Befund

- Sichtbar ist die unwillkürliche Drehung des Kopfes zur Gegenseite und Neigung zur gleichen Seite (M. sternocleidomastoideus), oft verbunden mit einem Anheben der Schulter auf der Neigungsseite (M. trapezius).
- Die abnorme Kopfhaltung besteht am Anfang der Erkrankung nur für kurze Zeit, kann aber später bleibend sein. Sie kann jedoch durch einen Gegendruck am Kinn oder an der Schläfe oder auch durch Anlehnen des Kopfes korrigiert werden.

Behandlungsmaßnahmen

Diese Korrektur durch Anspannung wird in der Physiotherapie genutzt und ausgebaut:
- Zur Lockerung der verspannten Muskulatur und zur Verbesserung der Durchblutung können vorbereitend Nackenmassage und Elektrotherapie angewendet werden.
- Die Anspannungen werden zunächst gegen den Widerstand des Physiotherapeuten erfolgen und später gegen einen gedachten Widerstand.
- Sie beginnen mit einer großen Unterstützungsfläche, wobei Rumpfbewegungen mit in den Bewegungsablauf eingeschaltet werden. Die Kopfkontrolle ist immer wichtig!
Übungsbeispiel:
  ○ **in Rückenlage**, Kopf anheben, die Arme verschränkt über der Brust zusammenhalten und wechselseitig oder beide Beine gleichzeitig anbeugen und strecken

  ○ **in Seitenlage**, anfliegendes Bein und den Rumpf anspannen, Bewegungen mit dem oben liegenden Arm oder Bein gegen einen gedachten Widerstand
  ○ **im Sitz** vor dem Spiegel, Arme seitlich fest aufgestützt, den Rumpf anspannen und Kopfhaltung beachten, dann mit den Armen gestreckt nach vorn oder seitlich gegen einen gedachten Widerstand spannen. Ebenso können mit einem Handgerät, z. B. Stab, Spannungsübungen mit den Armen durchgeführt werden.

7.1.4
Extrapyramidaler Tremor

Ursachen

Im Gefolge der **Parkinson-Erkrankung** können sowohl ein *Ruhetremor* und/oder ein *Halte- und Aktionstremor* auftreten. Ein isolierter Halte- und Aktionstremor wird als *essentieller Tremor* bezeichnet, der besonders an den Extremitäten erscheint und sich unter Alkohol bessert.

Abzugrenzen sind zerebellarer Tremor, dystoner Tremor, orthostatischer Tremor der unteren Extremitäten, der nur im Stehen auftritt und mit Hinstürzen verbunden ist, sowie ein hochfrequenter physiologischer und vegetativer Tremor.

Symptome

Der Ruhetremor hat eine Frequenz von etwa 5 Hz, der Halte- und Aktionstremor von 5 bis 10 Hz. Ersterer tritt beim Parkinson-Syndrom auf. Letzterer kommt als essentieller Tremor auch isoliert vor und zeigt eine nur geringe Progredienz.

Therapie

Ruhe- und Haltetremor sprechen auf unterschiedliche Medikamentengruppen an.

7.2
Hypokinetische Erkrankungen

7.2.1
Parkinson-Syndrom

Klinisches Bild

Ursachen/Formen

Das Parkinson-Syndrom, hyperkinetisch-hypertones oder hyperkinetisch-rigides Syndrom, zählt, wie die Multiple Sklerose, zu den häufigsten Nervenerkrankungen.

Neben der bereits als Systematrophie erwähnten primär degenerativen *Parkinson-Krankheit*, Paralysis agitans oder dem idiopathischen Parkinson-Syndrom infolge Untergangs der Substantia nigra, sind *symptomatische Parkinson-Erkrankungen* bzw. -syndrome abzugrenzen. Zu den symptomatischen Formen zählen das postenzephalitische Parkinson-Syndrom und das medikamentöse Parkinson-Syndrom unter einer Behandlung mit Neuroleptika. Als weitere Ursachen sind CO-Vergiftungen und Kombinationen mit weiteren neurologischen oder neuropsychologischen Defiziten, sog. Parkinson-plus-Syndrome, zu nennen.

Wie bereits erwähnt, beruht dieses Syndrom auf einem Mangel an Dopamin und einem Überfluß an Acetylcholin.

Symptome

80% der Parkinson-Erkrankungen beginnen zwischen dem 40. und 60. Lebensjahr, häufig mit Schmerzen und Verspannungen im Nacken und in den Extremitäten (cave: Verwechslung mit einer rheumatischen Erkrankung), ehe sich das Parkinson-Syndrom mit seinen führenden Symptomen Hypokinese (Minus-Symptom), Rigor und Tremor (Plus-Symptome) entwickelt. Jedes der 3 führenden Symptome kann zunächst isoliert das klinische Bild bestimmen oder auch im weiteren Verlauf vordergründig gestalten. Zu den bereits dargestellten vegetativen Symptomen können sich noch trophisch verursachte Schwellungen wie Augenlidödeme und Bein- und Knöchelschwellungen sowie Kreislauflabilität, Schluck- und

Atemstörungen hinzugesellen. Mitunter treten depressive Verstimmungen, eine Bradyphrenie (Phrenesie: Geistesstörung) oder eine Frontalhirnfunktionsstörung mit Schwierigkeiten bei Problemlösungen u. a. auf. Selten läßt sich der Erbgang sichern, so daß dann von idiopathischen Parkinson-Syndromen gesprochen wird. Bis zum 5. Krankheitsjahr werden ca. drei Viertel der Kranken arbeitsunfähig, und ihre Lebenserwartung ist geringer als die der Durchschnittsbevölkerung.

Die *postenzephalitische Parkinson-Erkrankung* kann halbseitig betont oder auch mit zentralen Lähmungen kombiniert sein und zeigt nicht selten Augenmuskellähmungen und weitere Hirnnervenstörungen, Blinzelkrämpfe und Blickkrämpfe (Abweichen der Bulbi in einer Richtung für längere Zeit).

Therapie

Die medikamentöse Behandlung bessert vor allem Akinese und Rigor, während der Tremor hiermit nach wie vor schwerer zu beeinflussen ist. Es kommen vor allem L-Dopa, Dopaminagonisten und eventuell Anticholinergika zur Anwendung. Die depressiven Verstimmungen sind zu behandeln. Bei der Physiotherapie ist zu beachten, daß keine Überforderung stattfindet, die zur Entleerung der ohnehin verminderten Dopaminspeicher führt. Häufige, aber kurze Behandlungen mit Ruhepausen sind empfehlenswert.

Unter bestimmten Voraussetzungen werden stereotaktische Operationen – besonders beim Tremor – vorgenommen, die die Schaltstellen des motorischen Funktionskreises zwischen Stammganglien, Thalamus und motorischer Großhirnrinde unterbrechen.

L-Dopa läßt innerhalb von 3–7 Jahren einen Wirkungsverlust erkennen. Spezielle Probleme stellt dann zunächst die *End-of-dose-Akinesie* dar, also ein Wirkungsverlust vor Einnahme der nächsten Verabfolgung. Deshalb sind physiotherapeutische Programme entsprechend zu gestalten und mehr auf passive Übungen und Lockerungen umzustellen, um ein Nachlassen der Wirkung nicht zu provozieren. Auch bei einem sog. *Freezing* (plötzliches „Einfrieren") tritt ein vorübergehender Bewegungsver-

7

lust ein, der gelegentlich durch eine heftige, forcierte Bewegung durchbrochen werden kann. Die On-Off-Symptomatik beinhaltet in der on-Phase (Motorik angeschaltet) eine gute Beweglichkeit (bei Überdosierung mit überschießenden choreatischen und dyskinetischen Hyperkinesen), in den off-Phasen dagegen eine hypokinetische Bewegungssituation.

Gleichgewichtsstörungen, Haltungs- und Ganginstabilität stellen eine zusätzliche Sturzgefährdung dar. Eine gezielte Geh- und Bewegungsschulung kann hilfreich sein (z. B. Hinweis auf und Bewußtmachen von Haltungsverlassen und Zerfall komplexer Bewegungsabläufe).

Physiotherapie

Physiotherapeutischer Befund, Behandlungsplan und Therapieziele bei Morbus Parkinson wurden bereits beim hypokinetischen Syndrom beschrieben (s. S. 93).

An dieser Stelle sollen Anregungen für die Einzelbehandlung eines inaktiven Patienten gegeben werden. Der relativ hohe Anteil von **passiven Bewegungen** hat das Ziel der Detonisierung und passiven Mobilisierung, um später die aktiven Bewegungen zu erleichtern.

Übung

Übungen aus der Rückenlage

- Rollen mit Massenflexion und Massenextension, die Extensionsbewegung wird assistiv bis aktiv ausgeführt.
- Gegenrotation Schultergürtel/Becken: Arme in Flexionsmuster (FLEX/ABD/AR); Beine werden angestellt und fallen nach rechts/links.
- Drehdehnlagerung mit Atemübung; es wird in die gedehnte Flanke geatmet, bei der Ausatmung fallen die Beine nach der Gegenseite.
- PNF – rhythmische Bewegungseinleitung für die obere Extremität in den Mustern:
  ○ FLEX/ABD/AR – EX/ADD/IR bilateral symmetrisch und reziprok, anfangs passiv, dann die Flexionsmuster assistiv und aktiv ausführen (reziproke Hemmung der hypertonen Muskulatur)

- Drehen auf die rechte Seite, dazu werden die Arme schräg nach rechts/oben gestreckt, linkes Bein wird angestellt, um sich abzustoßen.

Übungen aus der Seitlage

- Schulterblattpattern werden mit der Technik der rhythmischen Bewegungseinleitung ausgeführt.
- Widerlagernde Mobilisation nach S. Klein-Vogelbach:
  ○ Zangenmaul zu: (Elevation, Protraktion) wird mit Exspiration verbunden.
  ○ Zangenmaul auf: (Depression, Retraktion) wird mit Inspiration verbunden.
  ○ Widerlagernde Mobilisation im Glenohumeralgelenk nach S. Klein-Vogelbach (ABD/ADD, FLEX/EX, AR/IR) ist je nach Befund ebenfalls anwendbar.
- Mobilisierende Massage für ausgewählte Muskeln, z. B. M. pectoralis oder M. levator scapulae nach S. Klein-Vogelbach; Ursprung und Ansatz der Muskulatur werden genähert, der Muskelbauch umfaßt und quer zum Faserverlauf massiert.
- Bei der Funktionsmassage nach J. Cyriax werden Ursprung und Ansatz entfernt und der Muskelbauch längs zum Faserverlauf massiert.
- Beckenpattern werden als PNF-rhythmische Bewegungseinleitung ausgeführt.
- PNF-rhythmische Bewegungseinleitung für die untere Extremität in den Mustern: FLEX/ADD/AR gebrochen – EX/ABD/IR gestreckt werden anfangs passiv, dann die Extensionsmuster assistiv und aktiv ausgeführt (reziproke Hemmung der hypertonen Muskulatur).
- Bewegungsübergang SL – Sitz auf dem Hocker aktiv erarbeiten

Mobilisierung und Reaktionsschule auf dem Hocker:

- Erspüren der Sitzhöcker zur Beckenmobilisation in Flexion und Extension. Dabei liegt der Schwerpunkt einmal hinter den Sitzhöckern (wobei sich das Becken extensorisch in den Hüftgelenken bewegt) und einmal vor den Sitzhöckern

Übung Fortsetzung

(das Becken bewegt sich flexorisch in den Hüftgelenken).

- Mobilisation verschiedener Strukturen mit der Slump-Haltung: Bei maximaler Wirbelsäulenflexion mit Kopfflexion wird jedes Bein 1mal gestreckt mit dorsalflektiertem Fuß abgehoben, kurz gehalten und von einer bewußten Aufrichtung gefolgt.
- Becken- bzw. Wirbelsäulenmobilisation in Rotation: Die Oberschenkelachsen werden abwechselnd parallel nach ventral verschoben. Dabei bewegt sich die rechte/linke Spina iliaca anterior superior (SIAS) abwechselnd nach ventral/medial und das Hüftgelenk transversal abduktorisch bzw. SIAS nach dorsal/lateral und das Hüftgelenk transveral adduktorisch. Die Hüftbewegungen soll der Patient erspüren.
- Diese Becken- bzw. Wirbelsäulenbewegungen können verbunden werden mit einer Gegenrotation des Schultergürtels und Flexion-Extensionsbewegungen im Schultergelenk.
- Lateralflexion zur Gegenseite in der LWS wird erreicht, wenn das Gewicht abwechselnd auf den rechten und linken Sitzhöcker verlagert wird. In die verlängerte Flanke wird eingeatmet.
- Diese Bewegung wird auf die Burstwirbelsäule weitergeleitet, wenn der Arm der belasteten Seite abduziert und über den Kopf gehoben wird.
- Erarbeitung des beidarmigen Vor- und Rückschwungs erfolgt durch Spannung/Entspannung.
- Kopfbewegungen:
  - Die Augen schauen nach rechts/links; dann rotiert sich der Kopf mit dem Blick nach rechts und links.
  - Blick und Kopf heben sich zur Decke, dann senkt sich der Blick, das Kinn nähert sich dem Brustbein, und es wird bewußt ausgeatmet. Der Patient soll den Zusammenhang zwischen Ausatmung und Muskelentspannung erspüren. Ein Kommando wird dabei nicht gegeben.
  - Die Augen schauen nach rechts/links oben, der Kopf folgt dieser Bewegung, dann wandert der Blick zur gegenüberliegenden Hüfte, der Kopf folgt der Augenbewegung, dabei wird ausgeatmet.
- Gewichtsverlagerung nach vorn, um aufstehen zu können. Erst wenn der Kopf über den Füßen steht, ist ein Aufstehen möglich.
- Bewegungsübergang zum Stand mit und ohne Abstützen an einer Behandlungsliege. Dabei schwingen beide oder ein Arm nach vorn.

In weiterer Steigerung können andere Bewegungsübergänge geübt und im Sitz höhere Anforderungen an das Gleichgewicht gestellt werden (Sitz auf Pezzi-Ball oder großer Rolle).

7.3 Morbus Wilson

Ursache und Formen

Die Wilsonsche Erkrankung wird auch als hepatozerebrale Degeneration bezeichnet und stellt eine seltene erbliche Störung des Kupferstoffwechsels mit verminderter Ausscheidung von Kupfer über die Galle in den Darm dar. Ohne lebenslange entkupfernde Therapie verläuft sie tödlich.

Man unterscheidet ein *präklinisches* (asymptomatisches) und ein *klinisches* (symptomatisches) Stadium. Das klinische Stadium setzt etwa zwischen dem 5. und 25. Lebensjahr ein und wird von hepatischen und/oder neurologischen, auch psychiatrischen Symptomen geprägt.

Symptome

Die *hepatischen* Symptome resultieren aus einer Kupferüberschwemmung und -schädigung der Leber – und später des Gehirns – und können chronisch (Leberzirrhose, Hepatitis) oder akut (Leberdekompensation) einsetzen.

Das spätere *neurologische Stadium* – mit/ohne vordergründiger Lebersymptomatik –

7

wird durch Parkinson-, zerebellar-ataktische Symptome einschließlich des Flapping- (Flügelschlagen-)Tremors, Hyperkinesen (Dystonien, Chorea) sowie durch Dysarthrie und Dysphagie bestimmt. Psychisch können u.a. Verhaltensstörungen auftreten.

Therapie

Die Behandlung erfolgt in spezialisierten Einrichtungen (Überwachung des Kupferstoffwechsels) mit entkupfernden Medikamenten. Die Physiotherapie beeinflußt die entsprechenden neurologischen Symptome.

Aufgaben

1. Erläutern Sie Versuche der Physiotherapie beim Torticollis spasticus.
2. Nennen Sie einige Ursachen, die zum Parkinson-Syndrom führen, und stellen Sie die therapeutischen Ziele und ihre Möglichkeiten zusammen.
3. Welche Ziele stehen bei der Einzelbehandlung des Morbus Parkinson im Vordergrund?
4. Welche Bedeutung haben passive Bewegungen bei Morbus Parkinson?
5. Wie sollen die aktiven Bewegungen bei Morbus Parkinson ausgeführt werden?
6. Auf welche vegetative Störung kann die Physiotherapie besonders gut Einfluß nehmen?
7. Welche PNF-Muster bei rhythmischer Bewegungseinleitung soll der Patient nach der passiven Phase assistiv bis aktiv mitmachen?

KAPITEL 8

Erkrankungen von Rückenmark und Gehirn und ihre Physiotherapie

8.1
Entmarkungskrankheiten

Primäre Entmarkung oder **Demyelinisierung** treten bei verschiedenen degenerativen sowie entzündlichen Erkrankungen auf.

Degenerative Entmarkungserkrankungen Zu den **degenerativen Formen** gehören u.a. die sehr seltenen angeborenen **Leukodystrophien**, die auf einem angeborenen Enzymdefekt mit Störung des Fettstoffwechsels (sog. Neurolipidosen) beruhen. Sie treten familiär und bevorzugt im Kleinkind- und Kindesalter auf. Der progrediente Verlauf wird von spastischen Lähmungen, zerebellaren Ataxien, Hyperkinesen, Erblindung, Ertaubung sowie Demenz bestimmt und endet nach mehreren Jahren oft tödlich. Im Endstadium besteht das Bild der Enthirnungsstarre (Mittelhirnsyndrom).

Entzündliche Entmarkungserkrankungen Zu den **entzündlichen Entmarkungserkrankungen**, den **Leukoenzephalomyelitiden**, gehören im Marklager lokalisierte Krankheitsbilder wie die erworbene entzündliche *akute disseminierte Enzephalomyelitis* und die *multiple Sklerose* bzw. *Encephalomyelitis disseminata*.

8.1.1
Akute disseminierte Enzephalomyelitis

Ursachen

Dieses *parainfektiöse* Krankheitsbild tritt einige Tage nach einer **akuten Viruserkrankung** wie Masern, Röteln, Windpocken, Grippe u.a. oder etwa 10 bis 14 Tage nach einer *Schutzimpfung* mit haptogenen Eigenschaften, etwa gegen Pocken, Tollwut und Poliomyelitis, auf. In Gehirn und Rückenmark erscheinen dissemi-

niert, d.h. verstreut, kleine *Entzündungsherde* um Gefäße herum, die später in *Entmarkungsherde* übergehen und ausheilen; Rezidive treten nicht auf.

Symptome

Ähnlich der Encephalomyelitis disseminata entwickelt sich unter Fieber und Kopfschmerzen eine bunte neurologische Symptomatik mit **spastischen Lähmungen und/oder zerebellaren Störungen**; darüber hinaus können **Bewußtseinsstörungen** hinzutreten. Nach einem mehrwöchigen Verlauf bilden sich die Ausfälle entweder vollständig zurück oder es bleibt ein neurologisches **Defektsyndrom**.

Therapie

Nach Abklingen der akuten Phase werden die neurologischen Ausfälle entsprechend physiotherapeutisch betreut; akut werden **Prednisolon** und **Immunsuppressiva** eingesetzt.

8.1.2
Encephalomyelitis disseminata/ Multiple Sklerose

Ursachen

Die **Encephalomyelitis disseminata** (Ed), multiple Sklerose (MS) oder Polysklerose zählt zu den häufigsten Nervenerkrankungen. Ihre Bezeichnung erhielt sie durch im Gehirn und/oder Rückenmark verstreute herdförmige entzündliche Markscheidenläsionen. Diese **Markscheidenläsionen** geben je nach ihrer Lokalisation Anlaß zu recht unterschiedlichen und vielgestaltigen neurologischen Funktionsstörungen und Ausfällen im Gehirn und Rückenmark, da für die Erregungsleitung im

Nervensystem die Intaktheit der Myelinscheide Voraussetzung ist. Die herdförmig zerfallenen Markscheiden werden durch Glia ersetzt, es entsteht eine harte *Narbe*, eine sogenannte Sklerose. Damit ist der Markscheidenzerfallsherd zwar örtlich abgeheilt, jedoch schießen im weiteren Verlauf nach Monaten oder Jahren neue Entzündungsherde auf. Die Herde liegen besonders um die Seitenventrikel, im Sehnerv, Hirnstamm, Kleinhirn, in der Pyramidenbahn und in den Hintersträngen. Je nach Ausmaß des Markscheidenuntergangs findet im Entmarkungsherd eine Schädigung oder ein Zerfall der Axone statt; zunächst kann sich jedoch die Mehrzahl der Axone erholen.

Bei epidemiologischen Untersuchungen erwies sich die Ed als Erkrankung besonders der weißen Rasse: Ihre Häufigkeit nimmt nördlich und südlich des 35. Breitengrads zu. Ihre Ursache ist bis heute nicht bekannt. Man diskutiert eine früh erworbene *Slow virus-Infektion*, die infolge einer besonderen immunologischen Reaktionsweise des Betroffenen zu einer *Autoimmunkrankheit* (AK gegen ZNS) bei genetischer Disposition Anlaß geben könnte.

Symptome

Die Ed manifestiert sich vorwiegend zwischen dem 20. und 40. Lebensjahr. Vor der Pubertät und nach dem 60. Lebensjahr ist mit einem Erkrankungsbeginn praktisch nicht zu rechnen. Frauen werden etwas häufiger als Männer befallen.

Die Entwicklung der neurologischen Symptomatik erfolgt in Abhängigkeit von Lokalisation und Umfang der Entmarkungsherde völlig **regellos**. Relativ typisch sind deshalb **gleichzeitig mehrere neurologische Ausfälle**, die sich nicht auf einen Herd zurückführen lassen (sog. multilokuläre Ausfälle). Als **Frühsymptome** beobachtet man u. a. *Sehnerventzündung* (Optikusneuritis, retrobulbäre Neuritis) mit ein- oder doppelseitigem vorübergehenden Visusverfall, Drehschwindelanfälle, Augenmuskellähmungen mit Doppelbildern, Trigeminusneuralgien und lästige Parästhesien, besonders an den Händen. Als **Spätsymptome** kommt es häufig zu *Nystagmus, Intentionstremor, skandierendem Sprechen* und *chronisch-spastischer Para- und*

Tetraplegie. Auffallend ist in allen Krankheitsphasen eine unterschiedlich ausgeprägte, aber *schnelle geistige Ermüdbarkeit* mit begrenzter Leistungsbreite – eventuell mit Konzentrationsstörungen, Verlangsamung und einem Gefühl des Unwohlseins vergesellschaftet.

Als einige Beispiele von Krankheitsbildern und damit von möglichen *Symptomkombinationen* seien aufgeführt: spastische Paraparese der Beine mit Parästhesien der Hände, spastisch-paretisch ataktischer Gang mit Blasenstörungen, partielle Querschnittsyndrome mit Nystagmus oder Visusstörungen und skandierendem Sprechen (zerebellare Dysarthrophonie).

Für die Physiotherapie ist die Kenntnis folgender *wichtiger Symptome und Syndrome* von Belang:
- Hirnnervenausfälle: periphere Fazialislähmungen, Sehnervenentzündung mit Visusverlust, Augenmuskellähmungen mit Doppelbildern, Schwindelattacken
- Pyramidenbahnsyndrom: Mono-, Para-, Tetraplegien (Hemiplegien stellen eine Ausnahme dar)
- ataktische Syndrome: Hinterstrang-Syndrom, zerebellares Syndrom
- Rückenmark-Syndrome: isolierte Blasenstörungen (imperativer Harndrang, Inkontinenz), partielle Querschnittsyndrome, spinale Ataxien
- Frühsymptome sind Sensibilitäts- (Parästhesien der Hände) und Sehstörungen.

Psychisch sind die Patienten mitunter in ihrer **Stimmung labil** oder weisen eine **Euphorie** mit heiterer Grundstimmung und einer Unberührtheit gegenüber selbst schweren Krankheitssymptomen auf. Diese Euphorie mit fehlendem Krankheitsempfinden und fehlender Kritik gegenüber der eigenen Krankheit tritt gehäuft mit zerebellarer Ataxie auf.

Verlauf

Im Längsschnitt verläuft die Ed sehr unterschiedlich (Abb. 8.1).

Schubförmiger Verlauf Die charakteristische und auch häufigste Verlaufsform stellt die

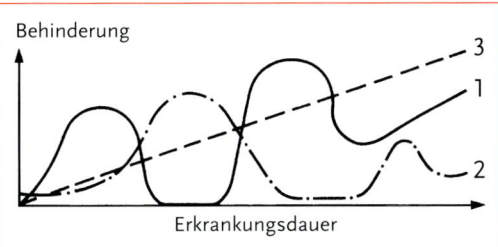

Abb. 8.1: Verlaufsformen der Encephalomyelitis disseminata: 1) Schübe und Remissionen chronisch progredient, 2) benigner Verlauf, 3) primär chronischer Verlauf

schubförmige Verlaufsform dar, die besonders bei Krankheitsbeginn zwischen dem 20. und 40. Lebensjahr auftritt. Innerhalb von Tagen oder Wochen erreichen die Symptome ihren Höhepunkt, bleiben einige Wochen gleichbleibend, um sich dann wieder rückzubilden. Diese Rückbildung (Remission) kann zunächst vollständig sein. Nach weiteren Schüben hinterbleiben von Schub zu Schub immer umfangreichere neurologische Defektsymptome. Das Intervall zwischen zwei Schüben schwankt zwischen Monaten und vielen Jahren. Bei den sogenannten benignen Formen weisen die Patienten dann selbst über viele Jahre hinweg keine neuen Symptome oder nur geringe Behinderungen auf. Schließlich mündet der schubförmige in einen sekundären chronisch-progredienten Verlauf ein.

Chronisch-progredienter Verlauf Bei Erstmanifestation jenseits des 40. Lebensjahrs ist bevorzugt mit von Anfang an **primär chronisch-progredienten Verläufen** zu rechnen. Stillstände und leichte Verschlimmerungen des Krankheitsbilds können sich abwechseln. Dieser chronisch-progrediente Typ verläuft nicht selten als spinale Form unter dem Syndrom der *spastischen Spinalparalyse*. Er bedarf einer besonders verantwortungsvollen Verlaufskontrolle, damit kein anderes Leiden, insbesondere Tumorleiden, übersehen wird.

Akute Verlaufsform Nur ausnahmsweise werden **akute Verlaufsformen** beobachtet, die innerhalb von Wochen oder Monaten nach Krankheitsbeginn infolge bulbärer Ausfälle oder durch eine Lähmung der Atemmuskulatur zum Tod führen.

Da vorwiegend Erwachsene im Alter von 20 bis 40 Jahren erkranken und die mittlere Lebenserwartung etwa 20 bis 25 Jahre beträgt, führt die Ed im allgemeinen zu einer **vorzeitigen Invalidität** bzw. **Erwerbsunfähigkeit**. Nur etwa ein Viertel der Betroffenen erlebt nicht das 15. bis 20. Krankheitsjahr, die Erkrankung kann auch 30 Jahre und länger bestehen. Etwa ein Drittel der Betroffenen sind 10 Jahre nach Beginn der Erkrankung noch wenig behindert. Für eine relativ günstigere Prognose sprechen zunächst schubartige Verläufe mit weitestgehenden Remissionen. Die psychische und physische Labilität bzw. Instabilität und der schwankende Krankheitsverlauf belasten die Betroffenen oft sehr, so daß psychische Hilfestellungen und sozialmedizinische Betreuungsleistungen nach Aufklärung des Patienten über seine Erkrankung erforderlich sind; Selbsthilfegruppen sind hierbei sehr hilfreich. Da über den Verlauf der Erkrankung nichts vorausgesagt werden kann, sollte man die Diagnose vorsichtig interpretieren.

Diagnose

Da die neurologischen Befunde unspezifisch sind, wird die Diagnose Ed zu Beginn der Krankheit mit großer Zurückhaltung und nach Ausschluß weiterer Erkrankungen gestellt. Multilokuläre Ausfälle, einschließlich pathologischer Befunde der evozierten Potentiale, bestimmte entzündliche Liquorbefunde sowie magnetresonanztomographische Befunde können heute die Diagnose zu etwa 95 % erhärten.

Therapie

Da die Ursache unbekannt ist, gibt es noch keine kausale medikamentöse Therapie. **Kortikosteroide** sind im akuten Schub zur Verkürzung desselben wirksam (i.v. Stoßtherapie mit Methylprednisolon). Versuche der Langzeitbeeinflussung werden mit **Immunsuppressiva** bzw. **-modulatoren** vorgenommen (Azathioprin, Cyclophosphamid, Beta-Interferon, Copolymer-1), um die Schubhäufigkeit einzudämmen. Bei starker Spastik ist der Versuch einer

8

Behandlung mit **Myotonolytika** angezeigt. Nimmt die Kraftleistung jedoch unter dieser Behandlung ab, sollte die Dosis reduziert werden. Weiterhin sind übermäßige körperliche Anstrengungen, Infekte und Unterkühlung zu meiden.

Komplikationen

Gefürchtet sind Dekubitus, aufsteigende Harnwegsinfekte und Pneumonien.

Anhang: Neuroimmunologische Erkrankungen

Autoimmunerkrankungen ziehen unterschiedliche Organsysteme in Mitleidenschaft. Zu den **neuroimmunologischen Erkrankungen** mit gesicherter oder möglicher (Auto-)Immunpathogenese werden derzeit gezählt: Myasthenia gravis, myasthenisches Syndrom (Lambert-Eaton), Plexusneuritis, akute Poly(neuro)radikulitis Guillain-Barré, Sonderformen akuter und chronischer Polyneuritiden, Ed, Polymyositis und Dermatomyositis, Immunvaskulitiden und Kollagenosen (z. B. Lupus erythematodes).

Physiotherapie bei multipler Sklerose

Befund

Dieser richtet sich in den Grundsätzen nach den Befunden bei zentraler Lähmung und Ataxie.

Mögliche Komplikationen wie Ateminsuffizienz, Nieren- und Blasenfunktionsstörungen und Osteoporose müssen zusätzlich beachtet werden.

Behandlungsplan und Behandlungsziele

Auch hier ist die Behandlung im **Team** vorteilhaft. Die Ziele richten sich nach den vorherrschenden Symptomen: Bei spastischer Form entsprechen sie den Zielen der zentralen Lähmung; bei ataktischer Form gelten die Prinzipien der Ataxie; bei adynamischer Form steht die dosierte Kräftigung im Vordergrund. Außerdem spielt das vorliegende Stadium, akutes Schub oder Intervallstadium, für die Zielstel-

lung eine Rolle. Da es sich um ein progressives Krankheitsgeschehen handelt, ist es vor allem wichtig, nicht die Defizite des Patienten in den Vordergrund zu stellen, sondern nach den vorhandenen Möglichkeiten zu suchen, das gewohnte Leben fortsetzen können.

Die Ziele im akuten Schub beschränken sich wegen der geringen Belastbarkeit der Patienten auf Kontraktur,- Thrombose-, Dekubitus-, Pneumonieprophylaxe und Vermeidung von Nieren- und Blasenkomplikationen.

Behandlungsmaßnahmen

Maßnahmen im akuten Schub

Im **akuten Schub** haben die Patienten *Bettruhe*, und die Physiotherapie erstreckt sich auf die Erfüllung o. g. Ziele (vgl. auch S. 308, Intensivstation).

Kontrakturverhütung wird erreicht durch achsengerechtes, möglichst endgradiges passives Bewegen oder mit der PNF-Technik: rhythmische Bewegungseinleitung.

Die **Hemmung spastischer Haltungsmuster** durch Lagerung dient ebenfalls diesem Ziel. Bei multipler Sklerose tritt häufiger eine Beugespastik in der unteren Extremität auf. Dann eignen sich die Bauchlage, die rechte/linke Seitlage in Schrittstellung im Wechsel oder die Rückenlage mit Überhang der Beine bis zum Knie.

Stündliche Umlagerungen, Salbeneinreibungen oder Abklatschungen und Inhalationen dienen der **Pneumonie- und Dekubitusprophylaxe**. Die **Thrombosegefahr** läßt sich verringern, indem die Patienten Kompressionsstrümpfe tragen und ihre Verdauung, eventuell durch Colonmassage, reguliert wird. Diese Maßnahmen sind nur in enger Zusammenarbeit mit dem Pfegepersonal zu realisieren.

Steht bei Patienten die Spastik im Vordergrund, kann schon im akuten Stadium mit Entspannungstherapien begonnen werden, wenn es der Zustand des Patienten zuläßt.

*Maßnahmen im Intervall zwischen
den Schüben*

In **schubfreien Intervallen** soll die **größtmögliche Selbständigkeit** wiederhergestellt werden. Zunächst wird der Zustand vor dem Schub als Orientierung für die Zielstellung benutzt. Unter Umständen muß auch eine Verschlechterung akzeptiert werden. Die schnelle Ermüdbarkeit der MS-Patienten ist zu respektieren. Man sollte aber die körperliche Leistungsgrenze herausfinden, um kurz unter dieser arbeiten zu können.

Die Behandlung richtet sich bei **spastischer Form** nach den Grundsätzen der zentralen Lähmungstherapie. Zur **Spastiksenkung** bringt die Langzeiteisbehandlung oft gute Erfolge, muß aber mit den Gefahren von Blasenkomplikationen abgewogen werden.

In der **Bewegungstherapie** kann nach dem Bobathkonzept oder dem Vojtaprinzip verfahren werden; in schweren Fällen ist das therapeutische Führen hilfreich. Viele MS-Patienten reagieren besonders gut auf Hippotherapie, weil sich hierdurch der Tonus normalisiert und neben der Therapie ein Freizeitraum eröffnet wird.

Bei **ataktischen Bewegungsstörungen** ist die Behandlung im Gegensatz zu o.g. tonisierend und richtet sich nach den Grundsätzen der **Ataxiebehandlung**.

Es wird mit Führungswiderständen zur Sicherung von Bewegungsübergängen und koordinierten Bewegungen der Extremitäten (PNF), mit Kontaktbewegungen, Gleichgewichts- und Tiefensenibilitätsschulung gearbeitet (vgl. Ataxiesyndrom).

Patienten mit **adynamischer Form** sind meist wenig belastungsfähig. Es bietet sich die Behandlung im *Schlingentisch* oder im *Bewegungsbad* an. Auch *PNF mit dosiertem Widerstand* ist anwendbar. Da die meisten Patienten keine Dauertherapie erfahren und nach einem Klinikaufenthalt oder einer Behandlungsserie im Alltag allein zurechtkommen müssen, ist es wichtig, den Patienten so viel Körpergefühl zu vermitteln, daß sie allein üben können und wissen, was ihnen gut bekommt. Dazu bietet sich das Erlernen verschiedener **Entspannungstherapien** wie konzentrative Entspan-

nung nach A. Wilda-Kiesel, Entspannungstherapie nach E. Jacobson und andere an. Eine Auswahl wird im Psychiatrieteil des Buches vorgestellt. Von verschiedenen Autoren werden auch positive Wirkungen der Feldenkraisarbeit hervorgehoben. Bei allen Konzepten steht das Erkennen der individuellen Bewegungsabläufe im Vordergrund und soll über sensomotorische Rückkopplung **Körperbewußtsein** und **Umwelterfahrung** schulen. Für MS-Patienten eignen sich Methoden, die große Individualität zulassen und Bewegungen nicht streng vorschreiben. Was den Patienten angeboten wird, hängt vom Klinikprofil und der Ausbildung der Physiotherapeuten ab.

Auch wenn kein bestimmtes Behandlungsverfahren erlernt wurde, sollte nach dem Klinikaufenthalt ein **individuelles Heimprogramm** mitgegeben werden. Dazu empfiehlt sich die Schriftenreihe der Schweizerischen MS-Gesellschaft „Selbsttraining bei MS" von Ursula Künzle.

Es folgt ein Übungsbeispiel auf der Behandlungsbank für einen Patienten mit Streckspastik beider Beine, Spitzfußstellung und ataktischen Bewegungsstörungen der oberen Extremitäten:

Übung

Kopf- und Rumpfkontrolle, Atemübung, Detonisierung der unteren Extremität

- Rollen mit Massenflexion und Massenextension, an der oberen Extremität wird ein leichter Führungswiderstand gegeben, die untere Extremität wird unterstützt.
- Arme liegen in FLEX/ABD/AR, Beine werden angestellt und locker zu beiden Seiten auf ein Kissen fallen gelassen (keine Hyperlordose in der LWS).
- Arme im Flechtgriff nach oben strecken, Arme sollen dem wechselnden seitlichen Widerstand widerstehen, während die Beine weiter nach rechts/links fallen.
- Drehdehnlagerung wird mit Atemübung kombiniert
- Patient preßt die Handflächen in Betstellung zusammen, gleichzeitig wird vom Therapeuten die untere Extremität passiv rhythmisch und möglichst endgradig

8

Übung Fortsetzung

(unter Beachtung der Schmerzgrenze) im PNF-Muster FLEX/ADD/AR gebeugt, bewegt. Anschließend bewegt der Patient die obere Extremität aktiv im PNF-Muster FLEX/ABD/AR und drückt die Arme auf die Unterlage, während der Therapeut die untere Extremität im Muster EX/ABD/IR gestreckt, passiv bewegt. Bei dieser Übung ist durch die aktive Arbeit der oberen Extremität ein geringfügiger Overflow auf untere Extremität zu erwarten.

- Rückenlage: Die um 90° angebeugten Beine des Patienten ruhen auf dem angebeugten Oberschenkel des Therapeuten, der Auftrag lautet, die Beine leicht zu machen und die Knie etwas zum Bauch zu ziehen (Tonisierung der Bauchmuskulatur).

Transfer zum Sitz

- Der Patient rutscht an den Bankrand, beugt die Beine in Knie und Hüfte und läßt die Knie zur Seite fallen, stützt sich mit dem am Rand liegenden Arm ab und rotiert den Oberkörper so weit, daß die gegenüberliegende Hand den Rand fassen kann, um den Oberkörper hochzuziehen.
- Wenn der Schwerpunkt weit genug vorn liegt, schiebt der Patient die Beine von der Liege und richtet sich auf.

Rumpfstabilisierung im Sitz am Bankrand

- Die Bank bzw. Liege wird auf Sitzhöhe heruntergefahren, damit die Füße Kontakt haben.
- Zunächst erfolgt eine Rumpfstabilisierung im Sitz, d. h., der Patient sucht selbst die stabilste Haltung für den Sitz.
- Aus dieser Position heraus werden Gewichtsverlagerungen und Rumpfstabilisierung in den PNF-Diagonalen geübt (vgl. Ataxie).

Kontaktbewegungen im Sitz

- Aus einem stabilen Sitz heraus werden Kontaktbewegungen für die obere Extremität ausgeführt.

- Diese orientieren an Alltagsbewegungen wie: Haare kämmen, Zähne putzen, Wäsche aufhängen, im Topf rühren, Kuchenteig kneten, Mixen, Autofahren usw.

aktiver Transfer von Sitz zu Sitz und zum Stand

- Vorübung ist eine Gewichtsverlagerung nach vorn.
- Anschließend verlagert der Patient das Gewicht weit nach rechts vorn, der rechte Arm stützt an der Liege ab, und der linke Arm berührt fast den Boden neben dem rechten Bein (oder stützt neben dem rechten Arm); dabei wird das Gewicht nur auf den rechten Tuber ischiadicum und das rechte Bein verlagert; der linke Tuber ischiadicum kann somit auf den links vorn stehenden Hocker verschoben werden.
- Dieser Transfer kann nach beiden Seiten geübt werden.
- Beherrscht der Patient die Gewichtsverlagerung nach vorn, kann Stehtraining am Gehbarren oder an der Sprossenwand durchgeführt werden.
- Es ist vor allem auf Hüftextension zu achten.
- Eine Steigerung stellt die wechselseitige Belastung der Beine dar.
- Aktive Spielbeinbewegungen werden über wechselseitiges Aufstellen der Füße auf eine Fußbank erreicht. Die obere Extremität wird gleichzeitig durch die Handfassung am Gehbarren oder der Sprossenwand tonisiert.

Aufgaben

1. Welche Ziele hat die Behandlung im akuten Schub bei Multipler Sklerose?
2. Woran orientieren die Ziele der Behandlung im Intervall?
3. Nennen Sie prophylaktische Maßnahmen der Physiotherapie bei Multipler Sklerose.
4. Welche Formen der Multiplen Sklerose kommen vor?
5. Welche Bedeutung besitzt ein Heimprogramm bei Multipler Sklerose?

8.2
Neurolues

Die **luische** oder **syphilitische Infektion** wird durch ein Schraubenbakterium, *Treponema pallidum*, hervorgerufen. Es dringt durch Haut- und Schleimhautdefekte ein. Es genügen kleinste Epithelläsionen, meist an den Geschlechtsorganen. Das erste Stadium reicht vom Tag der Ansteckung bis zum Ausbruch der Allgemeinerscheinungen: Nach etwa 3 Wochen erscheint der Primäraffekt (Knötchen oder Hautdefekt mit nachfolgender Schwellung der benachbarten Lymphknoten) und in der 7. bis 8. Woche dann mit Allgemeinerscheinungen der generalisierte, stammbetonte Hautausschlag (fleckförmig, knotig, usw.). Mit diesem Exanthem beginnt das 2. Stadium, das sich über 4 bis 5 Jahre mit schmerzhaften und juckenden Haut- und Schleimhautausschlägen und Beteiligung weiterer Organe erstrecken kann. Im 3. Stadium nach unbehandelter Lues, mehrere Jahre nach der Infektion, entstehen erneute Granulome (Gummen) und heilen mit Narben ab.

Nur bei 10 bis 15 % der Luiker wird bei fehlender Behandlung das Zentralnervensystem befallen: **Neurolues.**

Formen

Lues cerebrospinalis kann bereits in den ersten 5 Jahren nach der Infektion auftreten und befällt die Gefäße (vaskuläre Form), die Meningen (luische Spätmeningitis) oder äußert sich in einzelnen oder multiplen Granulationsknoten (Gummen). *Tabes dorsalis* und *progressive Paralyse* stellen Spätformen mit Beteiligung des Nervenparenchyms dar.

Die Diagnose der vielgestaltigen luischen Krankheitsbilder gründet sich auf die serologischen Luesreaktionen in Blut und Liquor.

Therapie

Bei allen Formen ist eine ausreichende, oft wiederholte Penicillinbehandlung mit mehrjährigen serologischen Kontrollen von Blut und Liquor erforderlich. Die neurologischen Ausfälle werden physiotherapeutisch versorgt.

8.2.1
Lues cerebrospinalis

Ursachen und Formen

Es werden 3 Formen der **Lues cerebrospinalis** unterschieden: eine meningitische, eine vaskuläre und eine gummöse Form.

Die **meningitische Form** kann bereits als frühluische Meningitis des 2. Stadiums in den ersten 3 Jahren nach der Infektion auftreten. Im allgemeinen findet man sie als Spätmeningitis des 3. Stadiums etwa 4 bis 10 Jahre nach stattgehabter Infektion. Die **vaskuläre Form** als entzündlicher Gefäßprozeß beginnt im 3. Stadium. Selten gehen von den Meningen Gummen als entzündliche Tumorbildungen aus: **gummöse Form.** Alle diese Formen können ausschließlich zerebral und spinal oder kombiniert zerebrospinal lokalisiert sein.

Symptome

Die meningitische Form ruft Kopfschmerzen und Hirnnervenausfälle hervor. Die vaskuläre Form wird von durchblutungsbedingten zerebralen Allgemein- und Herdsymptomen geprägt, wie sie bei der Arteriosklerose einschließlich ihrer akuten Hirndurchblutungsstörungen auftreten. Die Gummen werden das Bild eines raumfordernden Hirn- oder Rückenmarkprozesses nachahmen.

Wie auch bei den weiteren neurologischen Formen finden sich in unterschiedlicher Häufigkeit Pupillenstörungen, insbesondere in Form einer fehlenden Lichtreaktion auf Lichteinfall.

8.2.2
Tabes dorsalis

Ursache

Bei der **Tabes dorsalis** („Rückenmarkschwindsucht") kommt es zu entzündlich-degenerativem Schwund der Hinterstränge und hinteren Wurzeln mit lumbalem Beginn. Außerdem wird der N. opticus befallen. Sie setzt etwa 3 bis 20 Jahre nach dem ungenügend behandelten Primäreffekt ein.

8

Symptome

Im Vordergrund steht das an den unteren Extremitäten beginnende **Hinterstrangsyndrom** mit spinaler Ataxie und später mit Muskelhypotonie, die in ausgeprägten Fällen zu einer Überstreckbarkeit der Gelenke führt. Typisch sind **sensible Reizerscheinungen** der hinteren Wurzel und Hinterstränge: ziehende gürtelförmige Schmerzen am Rumpf oder Parästhesien an den Füßen sowie Kälteüberempfindlichkeit und heftige, messerstichartige *Schmerzen* in Beinen und Rumpf oder inneren Organen (tabische Krisen).

Bei ausgebliebener Behandlung entwickeln sich schwere und doch schmerzfreie Arthropathien an den großen Gelenken, besonders an den Kniegelenken sowie schmerzlose Geschwüre am Fuß.

8.2.3
Progressive Paralyse

Ursache

Bei der **progressiven Paralyse** besteht eine chronische luische Enzephalitis, vorwiegend des Stirnhirns, mit nachfolgendem Hirnschwund (Hirnatrophie). Sie beginnt etwa 8 bis 25 Jahre nach der Infektion.

Symptome

Langsam zunehmende **Allgemeinbeschwerden** (Kopfschmerzen, neurasthenisches Syndrom), **psychopathologische Syndrome** (Abstumpfung von Affekt und Antrieb, Persönlichkeitsveränderungen, Gedächtnis- und Auffassungsstörungen, Abbau der intellektuellen Leistungen bis zur Demenz, Halluzinationen, Wahnvorstellungen, wie z. B. Größenwahn; s. Psychiatrie) sowie neurologische Ausfälle (artikulatorische Dysarthrie mit Silbenstolpern, Wortentgleisungen und -wiederholungen, evtl. flüchtige zerebrovaskuläre Insulte, epileptische Anfälle) prägen das klinische Bild.

8.3
Aids/HIV-Infektion

Ursachen und Formen

Nach dem Stadium 1 bis 3 (akute Infektion, Latenzphase für Monate bis Jahre, Lymphadenopathiesyndrom) folgt das 4. Stadium der AIDS-Erkrankung:
- Fieber, Gewichtsverlust, Durchfälle
- neurologische Manifestationen
- opportunistische Infektionen
- sekundäre Neoplasien
- Sonderverläufe

Symptome

Als **neurologische Manifestation** können hier akute und chronische HIV-Meningitis/Meningoenzephalitis, HIV-Enzephalopathie (Aids-Dementia-Komplex), HIV-Myelopathie, HIV-Neuropathie (entzündlich-demyelinisierende Polyneuropathie, progressive entzündliche Polyradikulopathie, schmerzhafte distal-symmetrische Polyneuropathie, Mononeuritis multiplex) und HIV-Myopathie auftreten.

Opportunistische Infektionen im Aids-Stadium können u. a. hervorgerufen werden durch Toxoplasmose, Pilze, Bakterien und Viren.

Neoplasmen erscheinen als ZNS-Lymphome oder als metastasierendes Kaposi-Sarkom.

Außerdem können **zerebrovaskuläre Komplikationen** (embolisch, infarktbedingt, arteriitisch) auftreten.

Therapie

Die Behandlung folgt den zugrundeliegenden Begleiterscheinungen.

8.4
Paraneoplastische Syndrome

Ursachen

Schädigungen des zentralen und peripheren Nervensystems bei *malignen Geschwülsten*, speziell Lungen- und Ovarialkarzinomen, werden nicht nur durch Tumorkompression und Einwachsen des Tumors bzw. metastatisch hervorgerufen, sondern können auch paraneoplastisch entstehen. Die den **paraneoplastischen Syndromen** zugrundeliegenden Faktoren – toxische, immunologische, endokrinologische – sind noch ungeklärt. Pathologisch-anatomisch findet man u.a. *Degenerationen, Markscheiden-* und *Axonzerfall.*

Symptome

Leukoenzephalopathien gehen mit neurologischen Herdstörungen (beispielsweise Lähmungen, zerebellaren Ataxien, extrapyramidalen Störungen und epileptischen Anfällen) und Demenz sowie Bewußtseinsstörungen einher. **Myelopathien** reichen von funikulären Ausfällen (Hinterstrang, Pyramidenbahn) und Vorderhornaffektionen bis zu Querschnittsyndromen. Weiterhin können **polyneuropathische,** **myasthenische** (Lambert-Eaton-Syndrom) und **myopathische** bzw. **myositische Syndrome** auftreten. Sie können lange vor dem auslösenden Neoplasma manifest werden.

Therapie

Die Behandlung richtet sich nach den Grundleiden. Für die einzelnen paraneoplastischen Syndrome sind nur symptomatische Maßnahmen möglich.

Die physiotherapeutische Behandlung richtet sich nach den vorherrschenden Symptomen und wird in der Regel, wie bei Multipler Sklerose, die Grundsätze der Therapie zentraler Lähmungen und Ataxien beachten müssen.

Im akuten Stadium wird sich die Physiotherapie auf Pneumonie-, Thrombose-, Kontraktur- und Dekubitusprophylaxe beschränken.

8

KAPITEL 9

Erkrankungen des Gehirns und ihre Physiotherapie

9.1 Einleitung und allgemeine Symptomatologie

Dem Rückenmark schließt sich nach kranial der **Hirnstamm** mit Medulla oblongata, Pons (Brücke) und Mesenzephalon (Mittelhirn), ehemals Bulbus spinalis (bulbus = Zwiebel) genannt, an. Hier entspringen die *Hirnnerven*. Den Hirnstamm durchziehen alle *efferenten* und *afferenten Bahnen*, die höher gelegene zerebrale Abschnitte oder das Kleinhirn erreichen. Im Hirnstamm sind auch *Atem- und Kreislaufzentren* und vor allem auch die Retikularisformation lokalisiert. Die **Formatio reticularis** wirkt durch ihre Einschaltung in afferente und efferente Bahnsysteme bei der Steuerung der Motorik, des Tonus, der Koordination und der vegetativen Funktionen mit und ist auch an der Schlaf-Wach-Regulation beteiligt. Dieses System beeinflußt auch die Bewußtseinslage und damit einen aufmerksamen Wachzustand.

Dorsal des Hirnstamms liegt das **Kleinhirn** (Zerebellum), das koordinative motorische Aufgaben hat. Dem Mittelhirn folgt nach kranial das **Zwischenhirn** (Dienzephalon), bestehend aus Thalamus und Hypothalamus. Der *Thalamus* hat als große Umschaltstelle für afferente sensible sowie motorische Impulse des Stammganglien-Hirnrinden-Funktionskreises, der *Hypothalamus* als Kerngebiet für vegetative Funktionen wichtige Aufgaben zu erfüllen.

Schließlich folgen nach kranial die beiden Hemisphären des **Großhirns** (Zerebrum), die sich aus Hirnrinde und weißer Substanz, aus Seitenventrikeln mit Liquorproduktion und Stammganglienanteilen zusammensetzen.

Die beiden **Hemisphären** werden durch den *Balken* für gemeinsame Leistungen verbunden und in Stirn- (Frontal-), Scheitel- (Parietal-), Hinterhaupts- (Okzipital-) und Schläfen- (Tem-

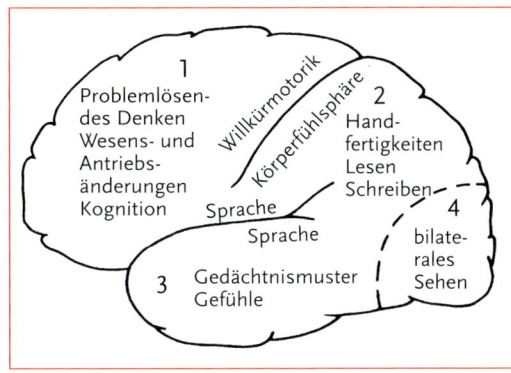

Abb. 9.1: Funktionelle Rindengebiete: 1) frontal, 2) parietal, 3) temporal, 4) okzipital

poral-)Lappen oder Hirn unterteilt. Zwar arbeiten die verschiedenen Rindengebiete des Großhirns in idealer Weise zusammen, jedoch existieren führende Rindenregionen für verschiedene Leistungen (Abb. 9.1). Im Gegensatz zum Rückenmark befindet sich die graue Substanz mit Ganglienzellen, der **Kortex** (Großhirnrinde), außen, also an der Oberfläche der Großhirnhemisphäre. Das innere Markweiß enthält die hellen, markscheidenhaltigen Bahnen- und Assoziationssysteme.

Gehirn und Rückenmark sind von 3 **Häuten** umgeben (Abb. 9.2): *Dura mater, Pia mater* und

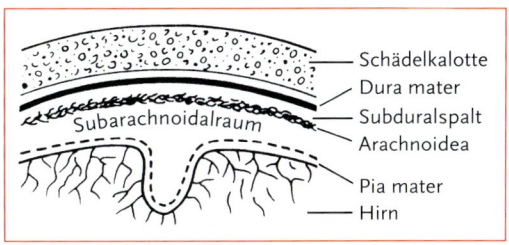

Abb. 9.2: Hirnhäute mit Subduralspalt und Subarachnoidalraum im Frontalschnitt

9

Arachnoidea (die beiden letzteren werden auch als Leptomeninx bezeichnet). Der Subarachnoidealraum wird mit Liquor cerebrospinalis ausgefüllt.

Der **Liquor** wird in den beiden Seitenventrikeln der Großhirnhemisphäre gebildet (Abb. 9.3) und fließt über 3. und 4. Ventrikel in den Subarachnoidealraum von Gehirn und Rückenmark ab, um dort resorbiert zu werden. Bei verschiedenen Krankheitsprozessen, vor allem bei Tumoren mit Ventrikelblockade, Entzündungen und Subarachnoidealblutungen mit Verklebungen des Subarachnoidealraums entstehen *Abflußbehinderungen*, die zu einem Liquorrückstau mit Hirndrucksteigerung und *Hydrozephalus* (Erweiterung der Hirnkammer) führen.

Das Gehirn erhält seine **Blutzufuhr** ventral über die Halsschlagader (A. carotis communis und A. carotis interna) für die Hemisphären und über die Aa. vertebrales und A. basilaris für Hirnstamm, Kleinhirn und Hinterhauptslappen (Abb. 9.4). Die Arterien, die Großhirn (A. carotis interna) sowie Hirnstamm und Kleinhirn (Aa. vertebrales, A. basilaris) versorgen, sind vor ihrem Eintritt in die Hirnsubstanz durch ein Ringgefäßsystem, den Circulus

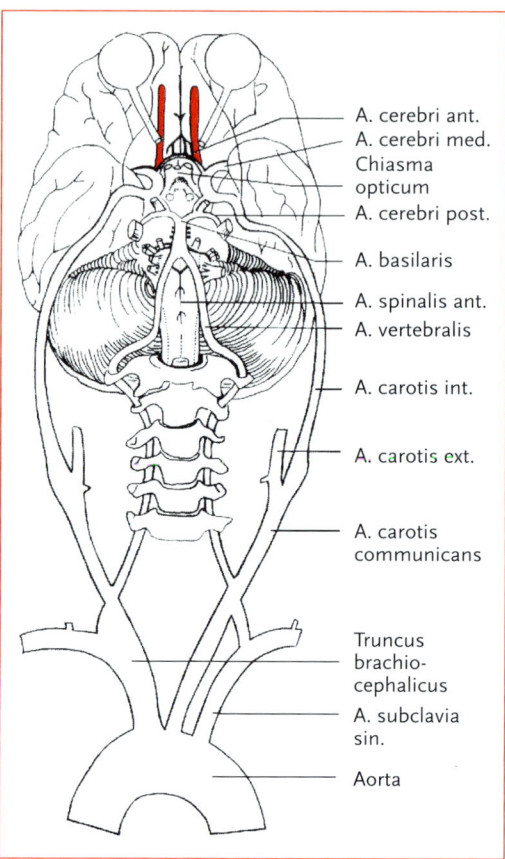

- A. cerebri ant.
- A. cerebri med.
- Chiasma opticum
- A. cerebri post.
- A. basilaris
- A. spinalis ant.
- A. vertebralis
- A. carotis int.
- A. carotis ext.
- A. carotis communicans
- Truncus brachio-cephalicus
- A. subclavia sin.
- Aorta

Abb. 9.4: Gefäßversorgung des Gehirns (basale Ansicht)

arteriosus Willisi, zusätzlich untereinander verbunden.

9.1.1
Subjektive Symptome

Sowohl bei Erkrankungen des Gehirns selbst als auch bei Allgemeinleiden können sich durch Beteiligung von Gefäßnervensystem und Hirnhäuten *Kopfschmerzen*, aber auch *Schwindelgefühl* bzw. *Benommenheit* und *Erbrechen* einstellen oder sich allgemeine oder psychische *Leistungseinbußen* (z. B. Merkschwäche, Ermüdbarkeit, Gereiztheit und Verstimmungen; s. Lehrgebiet Psychiatrie) bemerkbar machen.

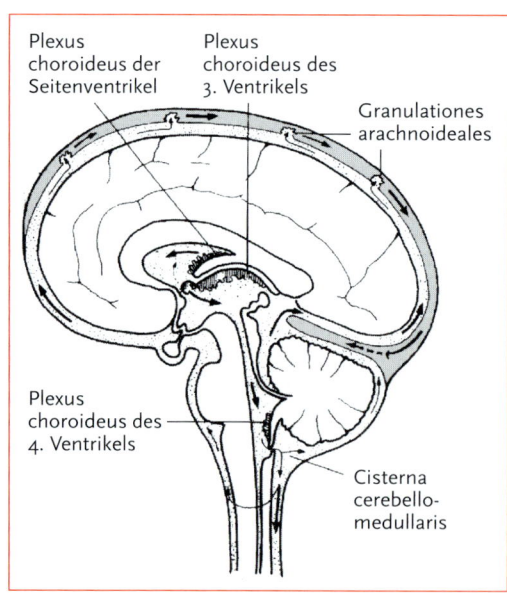

Plexus choroideus der Seitenventrikel

Plexus choroideus des 3. Ventrikels

Granulationes arachnoideales

Plexus choroideus des 4. Ventrikels

Cisterna cerebello-medullaris

Abb. 9.3: Ventrikelsystem mit Liquorzirkulation und -absorption

9.1.2
Zerebrale Syndrome

Symptome

Großhirnerkrankungen können zu lokalisierten oder diffusen zerebralen Syndromen führen:

- hirnlokalen neurologischen Syndromen
- hirndiffusen neurologischen Syndromen
- hirnlokalen psychopathologischen Ausfällen
- hirndiffusen psychopathologischen Syndromen
- neuropsychologischen Syndromen
- epileptischen Anfallssyndromen.

Die Schädigungen bestimmter Hirnlappen verursachen verschiedene neurologische, psychopathologische und neuropsychopathologische Ausfälle.

Ursachen

Umschriebene oder **diffuse Störungen** des Gehirns rufen fokale oder allgemeine neurologische und/oder psychopathologische Syndrome bzw. Reiz- und Ausfallserscheinungen hervor. Sie werden entweder durch eine *primäre Hirnaffektion* (Durchblutungsstörung, Traumen, Tumoren u. a.) hervorgerufen oder *sekundär* durch *extrazerebrale Krankheitsbilder* (Störungen der Sauerstoffversorgung des Gehirns beim Kreislaufschock, Herzversagen, Stoffwechselstörungen, Intoxikationen u. a.), die sich auf das Gehirn auswirken, ausgelöst. Je nach Umfang und Schwere des zugrundeliegenden Prozesses werden entweder der **Funktionsstoffwechsel** (funktionelle und damit reversible Ausfälle) oder der **Strukturstoffwechsel** (strukturelle bzw. organische Schädigungen mit z. T. irreversiblen Ausfällen) in Mitleidenschaft gezogen.

Als Folge können sich in der Peripherie Gelenkkontrakturen, periartikuläre Verkalkungen sowie ein Abbau phasischer Muskulatur (Kraftentfaltung) zugunsten der tonischen Muskulatur entwickeln.

Hirnlokale neurologische Syndrome

Frontalhirn

Motorische Ausfälle

Bei Befall der **vorderen Zentralwindung** und der abgehenden Pyramidenbahn treten *zentrale Lähmungen* ohne/mit Spastik auf.

Weitere motorische Störungen bestehen eventuell in einer *kontralateralen motorischen Bewegungsverarmung* ("Hypokinese") und *motorischen Ausdauerschwäche*. So werden u. a. Aufgaben begonnen, dann aber aufgegeben. Aber auch *ideomotorische, bukkolinguofaziale* (Unfähigkeit zu willkürlichen Lippen- und Zungenbewegungen) und *Gang-Apraxien* finden hier ihren Ursprung (s. auch neuropsychologische Syndrome). Weiterhin können das Imitieren, das Nachahmen von Bewegungen einer Kontaktperson oder das Ergreifen aller erreichbaren Gegenstände und ein Perseverieren beobachtet werden. Bei der Tonusprüfung leistet der Betroffene eventuell einen Widerstand gegen die passiven Bewegungen des Untersuchers oder nimmt sie vorweg.

Reflexveränderungen bzw. Instinktbewegungen

Angeborene motorische Bewegungsmuster des Neugeborenen verschwinden mit der Reifung des Nervensystems. Sie können bei Krankheitsprozessen mit oft diffusem Abbau der Hirnleistungen wieder erscheinen (sog. Primitivschablonen, Instinktbewegungen).

Greifreflex Hand- und Fußgreif- sowie Mundgreifreflexe können wieder auftreten. Beim plötzlichen Strecken der gebeugten Finger kommt es zum Hakeln, plötzliches Strecken des Armes ruft ein Gegenhalten hervor, und Berührungsreize der Handfläche lösen Schließbewegungen der Hand bzw. ein Festhalten aus. Auf optisch dargebotene Gegenstände können ein Nachgreifen der Hand oder eine Öffnung des Mundes oder schnappende Mundbewegungen erfolgen. Das gleiche Phänomen kann bei Berührung der Lippen und der seitlichen Gesichtshaut ausgelöst werden,

9

und schließlich kann der mit dem Mund er-faßte Gegenstand festgehalten werden: „Bull-dogreflex".

Pathologisches Lachen und Weinen Mitunter erscheint ein situationsinadäquates Lachen und/ oder Weinen als Enthemmungsphänomen von angeborenen Ausdrucksbewegungen.

Parietalhirn

Sensible Ausfälle

Bei Läsionen der Körperfühlsphäre bzw. der **hinteren Zentralwindung** entstehen *kontralate-rale Sensibilitätsausfälle*. Bevorzugt betroffen wird hierbei die Tiefensensibilität.

Motorische Ausfälle

Sie zeichnen sich durch Störungen im Sinne einer *parietalen Ataxie* aus: unsichere Hand-funktionen, pseudozerebellares Syndrom mit Störungen der Koordination und Dysmetrie (überschießende Zielbewegungen).

Temporalhirn

Afferente Ausfälle

Sie können die Sehbahn in Form von *homony-men Gesichtsfeldausfällen* oder die Hörbahn mit Hörstörungen betreffen.

Okzipitalhirn

Afferente Ausfälle

Sie treten wiederum in Form von *homonymen Gesichtsfelddefekten*, d.h. von Störungen der kontralateralen Gesichtsfelder, in Erscheinung.

Syndrome der inneren Kapsel

Die zwischen Thalamus und Pallidum gele-gene Region enthält alle efferenten und affe-renten Bahnen des Kortex. Hier sind vor allem *halbseitige* und *kontralaterale zentrale Lähmun-gen* und *Sensibilitätsstörungen* zu beobachten.

Thalamus-Syndrome

Sie führen u.a. zu *Hemianästhesie* mit Schmer-zen und zu choreatischen Erscheinungen.

Hirndiffuse neurologische Syndrome

Syndrom des gesteigerten Hirndrucks

Ursachen und Formen

Da das Gehirn durch die knöcherne Schädel-kapsel fest umhüllt ist, können **raumfordernde intrakranielle Prozesse** (Tumoren, Hämatome, traumatische und toxische Hirnödeme u.a.) zu einem *Anstieg des intrakraniellen Druckes* füh-ren, wobei Blut- und Liquorzirkulation beein-trächtigt werden. Durch eine Störung des zel-lulären Sauerstofftransports entwickelt sich zunächst ein *lokales Hirnödem* im Gebiet des Krankheitsherds, das später generalisieren kann. Der Volumenzuwachs, der sowohl durch den primären Krankheitsprozeß als auch durch ein sekundäres Hirnödem in Gang gesetzt wird, kann dann zu *intrakraniellen Massenver-schiebungen* (Abb. 9.5) und damit zu weiteren neurologischen Ausfällen und zu Bewußt-seinsstörungen und Koma Anlaß geben.

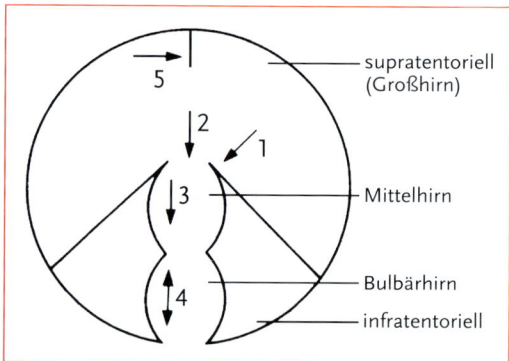

Abb. 9.5: Neurologische Komasymptomatik durch Betei-ligung von Mittel- und Bulbärhirn. Die Pfeile geben die Richtung der Auswirkung von intrakraniellen Massen-verschiebungen durch Ödem, Blutung, Tumor an:
1) Einklemmung des Temporallappens im Tentorium-schlitz, 2) doppelseitige Einklemmung von Temporal-lappen im Tentoriumschlitz, 3) Mittelhirnpressung,
4) Bulbärhirnpressung (↑ primär, ↓ sekundär),
5) Falxherniation

Symptome

Die allgemeine Steigerung des Schädelinnendrucks äußert sich in *Kopfschmerzen, Erbrechen,* eventuell *Singultus* und in *psychischen Veränderungen* mit psychomotorischen Antriebsminderungen (zögerndes und verlangsamtes Sprechen, Nesteln der Hände am Körper usw.) sowie *Bewußtseinsstörungen.* Akute Drucksteigerungen können sich auch durch schmerzbedingte Unruhezustände zu erkennen geben.

Einklemmungen im Tentoriumschlitz gehen mit *Bewußtseinsstörungen,* im Mittelhirnbereich mit *Streckkrämpfen* einher. Treten dagegen lebensbedrohliche Einklemmungen im Foramen occipitale magnum ein, etwa durch Kleinhirntumoren, entwickeln sich *Nackensteife* und *zentrale Atemstörung.*

Meningeales Syndrom

Ursachen und Formen

Reizzustände, d. h. **entzündliche bakterielle und virale Affektionen einschließlich Fremdkörper (Blut) des Meningealraums** finden sich bei Meningitis, bei Subarachnoidealblutung, Einbruch bösartiger Geschwülste und Fremdstoffeinwirkungen, wie Luft oder Kontrastmittel.

Symptome

Neben *Kopfschmerzen* ist das führende Symptom eine *Nackensteifigkeit*: beim Versuch, den Kopf passiv nach vorn zu beugen, entsteht eine schmerzhafte Bewegungseinschränkung. Durch entzündliche Irritation der Rückenmarkswurzeln wird auch das Lasègue-Zeichen positiv. In schweren Fällen wird ein Rückwärtsbeugen des Kopfes deutlich (Opisthotonus): Die Lendenwirbelsäule ist dann gestreckt, der Bauch eingezogen, die Beine sind angewinkelt. Hinzu kommen *Erbrechen* und *psychische Veränderungen* (psychomotorische Unruhe oder Verlangsamung, Bewußtseinsstörungen) sowie – besonders bei Kindern – eine *Überempfindlichkeit der Haut* gegenüber Berührungsreizen.

Enzephalitisches Syndrom

Ursachen und Formen

Vor allem Viren rufen entweder durch direkten *Virusbefall* des Gehirns oder aber para- bzw. postinfektiös als immunologische Reaktion auf das Virus eine **Enzephalitis** hervor. Aber auch *Bakterien* (z. B. Borrelien), *Toxoplasmen* u. a. können Ursache sein.

Symptome

Oft setzen die Symptome akut aus voller Gesundheit mit/ohne Kopfschmerzen ein. Psychische Veränderungen in Form von *Bewußtseinstrübung* (Vigilanzabnahme) oder einer *körperlich begründbaren Psychose* mit Erregungs-, Verwirrtheitszuständen, Verkennung der Umgebung, Desorientierung oder apathischen Zuständen mit Antriebsmangel sind zu beobachten. Hinzutreten können *fokale* und *generalisierte epileptische Anfälle* und *neurologische Herdsymptome,* bei Großhirnbeteiligung u. a. Mono- und Hemiparesen sowie Aphasien, bei Hirnstammbefall u. a. doppelseitige Myoklonien, extrapyramidale und zerebelläre Bewegungsstörungen und Nystagmus.

Hirnlokale psychopathologische Ausfälle

Die mitunter sehr diffizilen Störungen sind z. T. nur mit entsprechenden psychologischen Testbatterien zu erkennen.

Frontalhirn

Beim **Frontalhirnsyndrom** können sowohl *psychische* als auch *neuropsychologische* Störsyndrome – letztere nur mittels psychologischer Testbatterien zu erfassen – beobachtet werden. *Persönlichkeitsveränderungen* zeigen sich u. a. in Antriebs- u. Interessenlosigkeit, Gleichgültigkeit, depressivem Syndrom, verbal- u. handlungsaggressiven Reaktionen, distanzlosem asozialen Verhalten, kindischem Verhalten. Außerdem können eine *Anosognosie* (nosos = Krankheit, gnosia = Erkennen), d. h. ein Nichterkennen einer krankhaften Störung oder eine *Anosodiaphorie,* d. h. eine fehlerhafte optimistische Beurteilung der eigenen Störung und ihre Alltagskonsequenzen beobachtet werden. *Kognitive Ausfälle* betreffen v. a. das problemlösende Denken und Planen.

Parietalhirn

Hier sind keine umschriebenen Syndrome bekannt.

Temporalhirn

Bei ein- und beidseitigen Störungen können gefühlsbetonte (emotionale) Veränderungen beobachtet werden: mürrisch-depressive und hypochondrische Verstimmungen oder aggressive Wutausbrüche sowie sexuelle Abweichungen. Außerdem können Gedächtnisstörungen auftreten.

Okzipitalhirn

Umschriebene psychopathologische Syndrome sind hier nicht bekannt.

Hirndiffuse psychopathologische Syndrome

Diffuse Läsionen des Gehirns können auch reversible oder irreversible **hirnorganische Psychosyndrome** hervorrufen. Diese körperlich begründbaren Psychosyndrome sind unspezifisch und treten bei unterschiedlichsten Hirn- oder Allgemeinerkrankungen auf (z. B. Hirndurchblutungsstörungen, Vergiftungen, Stoffwechselerkrankungen u. a.). Sie sind Gegenstand des psychiatrischen Fachgebiets. Für die Neurologie sind folgende psychopathologische Syndrome von Belang:

- *akute reversible hirnorganische Psychosyndrome*
- einfache Bewußtseinsstörungen (Vigilanz- oder Wachheitsstörungen) – quantitative Bewußtseinsstörungen
- körperlich begründbare (symptomatische, exogene) Psychosen bzw. exogene Reaktionstypen nach Bonhoeffer sowie Durchgangssyndrome – qualitative (produktive) Bewußtseinsstörungen
- *chronisch irreversibles hirnorganisches bzw. diffuses Psychosyndrom*

Leitsymptom für körperlich begründbare psychopathologische Syndrome sind bei akuten Störungen *Bewußtseinsstörungen*, bei chronisch-progredienten Syndromen mnestische (Gedächtnis-)Störungen. Eine Ausnahme stellen lediglich die Durchgangssyndrome – im ehemaligen Sinn – ohne faßbare Bewußtseinsstörungen dar.

Akute reversible hirnorganische Psychosyndrome

Ihr Leitsymptom stellt die **Bewußtseinsstörung** dar. Diese kann von unterschiedlicher Quantität und Qualität sein und äußert sich in zunehmender Herabsetzung des Wachheitsgrads (Vigilanz), Lockerung und Zerfall des inneren Zusammenhangs seelischer Inhalte bzw. des Bewußtseinsinhalts (Bewußtseinstrübung) oder aber einer Einengung des Bewußtseinsfelds auf umschriebene Denkinhalte.

Bewußtseinsstörungen liegen also dann vor, wenn *Störungen der Wachheit* und/oder eine *Abkehr von der Außenwelt*, Desorientierung, Zusammenhangslosigkeit des Denkens und Erlebens und damit stets eine *Erinnerungslosigkeit (Amnesie)* festzustellen sind.

Syndrom der einfachen Wachheitsstörung

Dieses auch als **Vigilanzstörung** oder quantitative Bewußtseinsstörung bezeichnete Syndrom beschreibt Veränderungen der Wachheit (Vigilanz), die die Helligkeit und Klarheit von Wahrnehmung, Vorstellung, Empfindung, Denken und Wollen umfaßt.

Man unterscheidet verschiedene **Schweregrade**:

- *Benommenheit:* Verlangsamung, herabgesetzte Reaktion auf Außenreize, Interessenverlust, evtl. Desorientierung
- *Somnolenz:* Schläfrigkeit, herabgesetzte Aufmerksamkeit, Verlangsamung aller psychischen Leistungen, Desorientierung
- *Sopor:* geistige und körperliche Spontanität sind erloschen; auf stärkere Außenreize erfolgen ungeordnete Antworten und Reaktionen
- *Koma:* Bewußtlosigkeit ohne Reaktion auf Schmerzreize (z. B. Kneifen in vordere

Axillarfalte); die zunehmende Komatiefe läßt sich dann nur noch neurologisch durch Reflexphänomene festlegen (s. Intensivmedizin)

Als Ursache kommen *globale Störungen des zerebralen Kortex* (z. B. Hypoxie durch Herz- oder Atemstillstand), *Hirnstammschädigung* oder *diffuse Hirnerkrankungen* (Intoxikationen, traumatische Hirnschwellung u. a.) in Frage.

Zur Beurteilung der Vigilanz bzw. einer Bewußtseinsstörung dienen u. a. die Beantwortung der Fragen nach der zeitlichen, örtlichen und persönlichen Orientierung, das Erkennen von Zusammenhängen und die Fähigkeit zur Einordnung des Wahrgenommenen sowie die Erinnerung an erlebte Ereignisse.

Störungen des inneren Zusammenhangs des Erlebens mit produktiven Symptomen

Hierbei handelt es sich um **körperlich begründbare Psychosen** wie Delir, Verwirrtheitszustand u. a. (s. Psychiatrie), die auch als qualitative Bewußtseinsstörung, d. h. mit weiteren psychopathologischen Symptomen, klassifiziert werden.

Störungen mit Einengung des Bewußtseins auf bestimmte innere Erlebnisbereiche

Hierzu zählen **Dämmerzustände** mit plötzlich einsetzender und endender *Amnesie* (Erinnerungslosigkeit; s. Psychiatrie).

Neurologische Komastadien

Die verschiedenen **Schweregrade des Komas** selbst lassen sich nicht mehr am einförmigen psychopathologischen Befund der Bewußtlosigkeit feststellen, sondern nur an hinzutretenden neurologischen Symptomen, den sog. neurologischen Komasymptomen, die im wesentlichen von Mittel- und Bulbärhirn bestimmt werden (s. Abb. 9.5). Im Stadium des *Mittelhirnsyndroms* treten durch äußere Reize u. a. Blutdruck- und Pulsanstiege und Streckkrämpfe auf, die wiederum zu einem Anstieg des Hirndrucks mit sekundärer Verminderung der Hirndurchblutung führen. Physiotherapeutische Maßnahmen kommen deshalb zunächst kaum in Betracht.

Wichtig sind hier bestimmte motorische Haltungsänderungen und Reizerscheinungen. Bei Läsionen beider Großhirnhemisphären kann sich eine *Dekortikationsstarre* (Armbeugung, Beinstreckung), bei Mittelhirnläsion eine *Dezerebrationshaltung* (Streckhaltung von Armen und Beinen) entwickeln. Im Vorfeld dieser Enthirnungsstarre zeigen sich Wälz-Beuge-Streck-Bewegungen. In diesem Stadium rufen u. a. Hautberührungen und passive Bewegungen starke vegetative Störungen mit Blutdruckanstieg und Beuge-/Streck-Bewegungen der Extremitäten hervor.

Eine *Dezerebration*, d. h. die funktionelle Trennung von Hirnmantel (Pallidum) und Hirnstamm, wird als **apallisches Syndrom** bezeichnet, das besonders von schweren Schädel-Hirn-Traumen her bekannt ist.

Chronisch-irreversibles organisches oder hirndiffuses Psychosyndrom (HOPS)

Zunächst kommt es zur Beeinträchtigung der *Vorfeldfunktionen der Intelligenz*: Merkfähigkeits- und Neugedächtnis-, Aufmerksamkeits- und Konzentrationsstörungen. Dann stellen sich ein *Abbau der Intelligenz* (Demenz) hinsichtlich Urteils- und Kritikvermögen sowie Weitschweifigkeit, Perseverationen und zeitliche Desorientierungsstörungen ein. Darüber hinaus treten u. a. *Veränderung von Stimmung, Affekt* und *Antrieb* sowie *Wesensänderungen* bzw. *Persönlichkeitsstörungen* („Zuspitzung" der Charaktereigenschaften) hinzu.

Neuropsychologische Syndrome

Ursachen

Akute Hirndurchblutungsstörungen (80%), Schädelverletzungen, Tumoren, Enzephalitiden, aber auch chronische Hirnerkrankungen wie Intoxikationen usw. spielen hier eine wesentliche Rolle. Diese Störungen psychischer Leistungen sind umfassender als beispielsweise Lähmungen und Sensibilitätsstörungen, jedoch umschriebener als psychotische Störungen. **Neuropsychologische Syndrome** sind we-

9

niger exakt hirnlokalisiert als etwa eine spastische Hemiparese; sie nehmen somit eine Mittelstellung zwischen hirnlokalen und hirndiffusen Syndromen ein. Vor allem sind Leistungen betroffen, die in das Fachgebiet der Neuropsychologie fallen und mit psychologischen Untersuchungsmethoden diagnostiziert werden. Es werden also u.a. Störungen von Funktionen des *Gedächtnisses*, der *Sprache*, des *Körperschemas* und des *Erkennens* untersucht. Dazu sind geeignete testpsychologische Verfahren unerläßlich. Infolgedessen soll nur ein kurzer Überblick zum Verständnis gegeben werden.

Funktionelle Asymmetrie der Hemisphären

Jede der beiden Hirnhemisphären weist eine gewisse **Spezialisierung** auf. Diejenige Hemisphäre, die bestimmte Leistungen vorrangig vermittelt, wird als **dominante Hemisphäre** gekennzeichnet (Abb. 9.6).

> **Merke !**
>
> Bei 90% unserer Bevölkerung ist die linke Hemisphäre für die Sprache dominant. Die **Sprachdominanz** der linken Hemisphäre korreliert zu 95% mit einer Rechtshändigkeit.

Bei 10% der Linkshänder sind die Verhältnisse uneinheitlich; die Mehrzahl (65%) ist ebenfalls linksseitig hemisphärisch sprachdominant.

Die *dominante*, im allgemeinen *linke Hemisphäre* vermittelt Sprache, sprachabhängige Funktionen (Lesen, Schreiben), Organisation von Bewegungen zu Handlungsfolgen und dient der Erfassung komplexer Zusammenhänge sowie der Entwicklung von Verhaltensstrategien bei Problemlösungen. Die *nicht dominante, rechte Hemisphäre* ist vor allem für die akustische und visuelle Verarbeitung nichtverbaler Angebote, für die räumliche Orientierung und für räumlich-konstruktive Leistungen zuständig.

Neuropsychologische Ausfälle

Neuropsychologische Ausfälle entstehen vor allem in den Hirnregionen, die von der A. cerebri media versorgt werden (Abb. 9.7). Deshalb spielen auch *Durchblutungsstörungen* dieser Gefäßregion eine zentrale Rolle.

Orientierungsstörungen

Bei **Orientierungsstörungen** bestehen mangelnde Kenntnisse über wichtige Lebensdaten. So müssen zu Beginn der Untersuchung die Angaben des Patienten zu Name bzw. Identität, Zeit und Ort überprüft werden (Name, Vorname, Geburtsdatum und -ort; Jahr, Monat, Tag, Tageszeit und Uhrzeit zum Untersuchungszeitpunkt; Nation/Land, Kreis, Stadt, Ort (einschließlich Krankenhaus).

Gedächtnisstörungen

Das **Gedächtnis** gestattet, Erlebtes zu behalten und zu erinnern. Vor allem die hippocampothalamisch-frontale Regelschleife stellt hierfür eine wesentliche anatomische Region dar (Hippocampus liegt am Boden des Unterhorns der

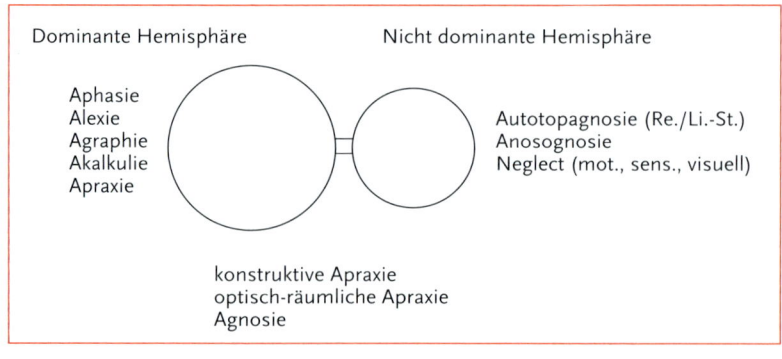

Abb. 9.6: Wesentliche neuropsychologische Ausfälle in Abhängigkeit der lateralen zerebralen Asymmetrie

Dominante Hemisphäre　　　　　Nicht dominante Hemisphäre

Aphasie
Alexie
Agraphie
Akalkulie
Apraxie

Autotopagnosie (Re./Li.-St.)
Anosognosie
Neglect (mot., sens., visuell)

konstruktive Apraxie
optisch-räumliche Apraxie
Agnosie

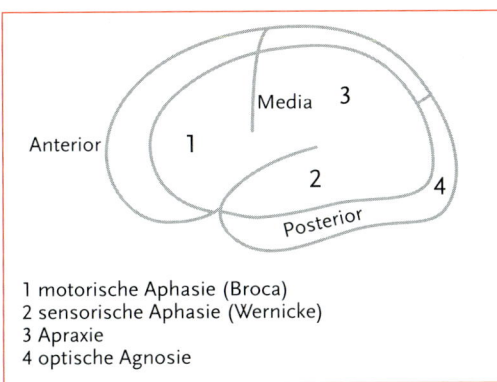

1 motorische Aphasie (Broca)
2 sensorische Aphasie (Wernicke)
3 Apraxie
4 optische Agnosie

Abb. 9.7: Das Stromgebiet der A. cerebri media als wesentliche Hirnregion für neuropsychologische Ausfälle

Seitenventrikel). Man unterscheidet ein *Langzeitgedächtnis* (Lebensgeschichte des Patienten), *retrogrades Gedächtnis* (Ereignisse unmittelbar vor einer akuten Erkrankung, z. B. einer Commotio cerebri), *anterogrades Gedächtnis* (Ereignisse unmittelbar nach einer akuten Erkrankung) sowie ein *Kurzzeitgedächtnis* (z. B. überprüfbar durch Vorgeben von 5- bis 6stelligen Zahlen oder mehreren Wörtern).

Sprache

Man unterscheidet **Störungen des Sprechens** (Dysarthrophonie) und der **Sprache** (Aphasie).

Merke !

Unter Sprache versteht man die Fähigkeit,
● Gedanken in sprachlich richtiger Weise zum Ausdruck zu bringen
● die Sprache anderer zu verstehen
● mit Sprache umzugehen und Sprachen zu erlernen
● zu lesen und zu schreiben

Sprachstörungen oder *aphasische Störungen* treten im wesentlichen in folgenden Formen auf (Tab. 9.1):

Motorische oder Broca-Aphasie Der Patient kann sich selbst sprachlich nicht oder nicht richtig äußern – gestörte expressive Sprachfunktion. Er spricht gar nicht oder nur wenig, mit Sprachanstrengung, oft im Telegrammstil,

sucht nach dem richtigen Wort und empfindet selbst seine sprachlichen Ausdrucksschwierigkeiten.

Sensorische oder Wernicke-Aphasie Der Patient versteht nicht oder nur unvollkommen, was andere ihm sagen – gestörte rezeptive Sprachfunktion. Er vermag auch seine eigene sprachliche Produktion nicht richtig zu kontrollieren, bietet daher viele Fehlleistungen (verbale und literale Paraphasien) und hat oft einen ausgesprochenen Rededrang (Logorrhoe).

Globale Aphasie Der Patient spricht und versteht nur mangelhaft oder gar nicht. Globale oder gemischte Aphasien sind wesentlich häufiger anzutreffen als reine Formen der motorischen und der sensorischen Aphasie.

Amnestische Aphasie Wortfindungsstörungen finden sich bei **amnestischer Aphasie**.

Merke !

Aphasien beruhen immer auf einer Hirnerkrankung – insbesondere einer vaskulären -, welche die dominante Hemisphäre betrifft (bei Rechtshändern die linke Hemisphäre) und sich hauptsächlich im Versorgungsgebiet der A. cerebri media abspielt. Aphasische Störungen sind selten isoliert vorhanden, sondern treten in der Regel zusammen mit anderen zerebralen Störungen, insbesondere Lese- und Schreibstörungen, auf.

Orientierend beobachtet und beurteilt man (im Zuge der Anamneseerhebung und beim zwanglosen Gespräch) die *Spontansprache*, d. h. die sprachlichen Äußerungen des Patienten. Man stellt fest, ob er viel oder wenig redet, ob er grammatikalisch einwandfreie Sätze oder im Telegrammstil spricht, ob er Wortfindungsschwierigkeiten hat, ob er Paraphasien bietet oder ob er perseveriert usw. Auf vorhandene Wortfindungsstörungen, die sich beim Spontansprechen nicht ohne weiteres erkennen lassen, wird man aufmerksam, wenn der Patient gesuchte Wörter nicht findet oder umschreibt. Bei angebotenen Benennungen wird die rich-

9

Tab. 9.1: Leitsymptome wesentlicher Aphasie-formen (a) und konkrete Beispiele (b)
Paraphasie: Auslassen, Umstellen, Ersetzen, Hinzufügen von Lauten oder Wörtern.
Agrammatismus: Fehlen von Funktionswörtern (Telegrammstil)
Paragrammatismus: Abbruch von Sätzen, Verdoppelung von Satzteilen, Satzver-schränkungen

Leitsyptome	Broca-Aphasie	Wernicke-Aphasie	globale Aphasie	amnestische Aphasie
Sprach-verständnis	leicht gestört	stark gestört	stark gestört	leicht gestört
Sprach-produktion	gering, verlangsamt	flüssig, überschießend	gering bis fehlend	oft flüssig
Paraphasien + Satzbau	literale (phone-matische) Paraphasien, Agrammatis-mus und Tele-grammstil	viele verbale, (semantische) und literale Paraphasien, Neologismen, Jargon, Para-grammatis-mus- und Rede-floskeln	viele literale Paraphasien und Neologis-men, Einzel-wörter und Sprachauto-matismen	kaum Paraphasien, Umschreibun-gen von Wort-findungs-störungen
Sprach-melodie und -rhythmus (Prosodie)	stark beeinträchtigt	erhalten	stark gestört	erhalten, evtl. zögernde Sprechweise

a

Symptome aphasischer Störungen	Beispiel: Apfelsine
Literale oder phonematische Paraphasie: Auslassen, Umstellen, Ersetzen, Hinzu-fügen von Lauten	„Affelsine", „Askelsine"
Verbale oder semantische Paraphasie: Wortverwechslungen	„Apfel", „Aster"
Semantischer Neologismus: Wortneubildungen	„Beißfrucht"
Agrammatismus: Telegrammstil	„Heute ... Apfelsine ... kaufen"
Paragrammatismus: Abbruch von Sätzen und Verdopplung von Satzteilen und Satzverschränkungen	„meine ... ich habe heute im Markt, hm ..., dann ich ... Affelsine ..."
Redefloskel: Inhaltsleere Redewendung	„ja, ich glaube schon"
Stereotypien: Wiederkehrende Floskel	„o Gott, o Gott"
Sprachautomatismen: Häufig wiederkehrende Wörter und Neologismen	„ja, ja ... so, so ... gaga"
Wortfindungsstörungen: Umschreibung	„hängt am Baum"

b

tige jedoch erkannt. Zur Untersuchung einer Aphasie dienen neben der Beurteilung der Spontansprache:
● Benennen von gezeigten Gegenständen oder gezeichneten Handlungsabläufen
● Sprachverständnis
● Lesen und Leseverständnis
● Spontanschreiben und Schreiben nach Diktat

Es werden folgende 4 *Aphasie-Typen* unter-schieden:
● **Motorische oder Broca-Aphasie:**
   Expressive Aphasie, Einschränkung bis zum Verlust der Ausdrucksfähigkeit von Sprache, Schrift und Lesen. Spontansprache verlangsamt, Agrammatismus (Telegramm-stil), vorwiegend phonematische (literale) Paraphasien, vermehrte Sprachanstren-gung, Sprachverständnis weitgehend

erhalten, eventuell kortikale Dysarthrophonie (frontaler Anteil der Sprachregion einschließlich Insel im Bereich der A. praerolandica).

- **Sensorische oder Wernicke-Aphasie:** Rezeptive Aphasie, Verlust des Verständnisses für Sprache und Schrift. Flüssige, aber inhaltsarme Spontansprache, Logorrhoe (ungehemmter Sprachfluß), Paragrammatismus, sprachliche Selbstkontrolle fehlt. Literale und semantische (verbale) Paraphasien sowie Neologismen (Wortneubildungen) bis zum Jargon (Jargon-Aphasie). Hinteres Drittel der oberen Schläfenwindung im Bereich der A. temporalis posterior betroffen.
- **Globale Aphasie (motor. und sensor.):** Kaum Sprachproduktion, meist Automatismen, Stereotypien und Floskeln. Grobe literale und verbale Paraphasien, Perseverationen, Echolalie, Neologismen. Sprachverständnis stark gestört. Alexie, Agraphie, häufig Dysarthrophonie (ausgedehnte Läsion fronto-temporo-parietal im Bereich der A. cerebri media).
- **Amnestische Aphasie:** Spontansprache durch Wortfindungsstörungen beeinträchtigt. Sprachverständnis, Schreiben und Lesen leicht gestört. Wenig phonematische und semantische Paraphasien (temporo-parietale Läsionen).

Lese- (Alexien) und Schreibstörungen (Agraphien) Sie können sowohl isoliert als auch in Kombination mit anderen neuropsychologischen Störungen auftreten, besonders aber nach linkshemisphärischen Läsionen. Rechenstörungen (Akalkulien) entstehen vorwiegend bei Störungen der linken Hemisphäre.

Bei rechtshemisphärischen Erkrankungen können eine räumliche Alexie, Agraphie und Dyskalkulie erscheinen, die durch Wahrnehmungsstörungen hervorgerufen werden.

Apraxie

Unter Praxie versteht man die Fähigkeit, erlernte und zweckmäßige Bewegungen auszuführen (praxis: Handlung). Unter **Apraxie** versteht man das Unvermögen, zweckmäßige oder durch bestimmte Vorgaben festgelegte Bewegungen auszuführen; d.h., es liegt eine Störung der sequentiellen Anordnung von erlernten Einzelbewegungen zu Bewegungs- und Handlungsfolgen vor. Hierbei ist zu beachten, daß man sich versichern muß, daß einerseits der Patient die Aufforderung zur Bewegung richtig verstanden hat und andererseits keine Lähmung, Sensibilitätsstörung oder Koordinationsstörung in der betroffenen Region und keine Bewußtseinsstörungen oder Demenz vorliegen.

Ideomotorische Apraxie (Gliedmaßen-Apraxie) Überprüfbar durch verbale und imitatorische Aufforderung – für rechte und linke Extremitäten getrennt – zu Einzelbewegungen und Gesten von Ausdrucksbewegungen (z.B. Winken), Gebrauch von objektbezogenen Bewegungen bzw. erlernten Bewegungs- und Handlungsfolgen (z.B. Zähne putzen, Trinken aus einem Glas u.a.) sowie zu bedeutungslosen Bewegungen (z.B. Hand auf Schulter legen u.a.). Bei dieser Apraxie sind die Bewegungsfolgen nicht nur unvollständig und ungeschickt, sondern vor allem *parapraktisch*, d.h., es entstehen falsche bzw. fehlerhafte Bewegungsanteile innerhalb einer Bewegungsfolge, die zu ihrer Entstellung führen.

Ideatorische Apraxie Hier wird das Ziel von bekannten, logischen Handlungsfolgen, wie Tee kochen, Dose öffnen und ausgießen, Kuvertieren eines Briefes, nicht mehr erreicht, obwohl die Einzelbewegungen intakt sind.

Konstruktive Apraxie und räumliche Orientierungsstörung Konstruktiv-apraktische Patienten können infolge Störung räumlich konstruktiver Leistungen einzelne Teile nicht zu einem räumlichen Gebilde zusammenfügen (z.B. Abzeichnen eines Würfels). Auf der afferenten Seite entsteht ein Syndrom, das sich in einer Störung der optisch-räumlichen Orientierung äußert. Die Patienten finden sich im Raum nicht mehr zurecht, auch wenn ihnen die Umgebung bekannt ist: sie verlaufen sich.

Ankleideapraxie Sie ist häufig kombiniert mit einer konstruktiven, selten mit einer ideomoto-

9

rischen oder ideatorischen Apraxie und äußert sich in Schwierigkeiten, ein Kleidungsstück anzuziehen.

Bukkolinguofaziale Apraxie Sie beschreibt das Unvermögen, eine Bewegung mit den Lippen oder der Zunge auf Befehl durchzuführen: die Unterlippe vorstülpen, mit der Zunge schnalzen, einen Kuß nachahmen.

Wahrnehmungsstörungen

Im Gefolge von Hirnschädigungen können in allen Sinnesmodalitäten **Wahrnehmungsstörungen** auftreten, die nicht auf eine Störung der entsprechenden Bahnen zurückgeführt werden können, sondern neuropsychologisch gedeutet werden müssen.

Visuelle Wahrnehmungsstörungen/ Agnosien

Gnosie (gnosias: Erkennen) ist die Fähigkeit, einen Gegenstand zu erkennen. Unter den unterschiedlichsten **Agnosien** sollen nur folgende erwähnt werden:

Astereognosie Unter **Astereognosie** versteht man die Unfähigkeit, einen Gegenstand durch Betasten zu erkennen, ohne daß eine Sensibilitätsstörung vorliegt; visuell kann er erfaßt werden.

Anosognosie Die sog. **Anosognosie** beinhaltet das Nichterkennen eines krankhaften Zustandes (nosos = Krankheit). Die Betroffenen beachten nicht die Beeinträchtigung einer Funktion oder wollen sie nicht wahrhaben: z. B. Halbseitenlähmung, Blindheit usw. Sie verhalten sich so, als sei die krankhafte Störung nicht vorhanden. Bei Gegenüberstellung werden ausweichende oder begründete Antworten gegeben, beispielsweise sie könnten die gelähmte Halbseite bewegen; sie könnten aufstehen, man habe es nicht gestattet.

Objektagnosie Bei der **Objektagnosie** erkennt der Betroffene einen Gegenstand durch Betasten oder am Klang, jedoch nicht, wenn er ihn sieht.

Neglect

Neglect (neglectus: Vernachlässigung) bedeutet eine halbseitige Vernachlässigung, ohne daß eine Bewußtseinsstörung vorliegt. Es finden sich folgende Formen:

Motorischer Neglect Die Extremitäten einer oft auch gelähmten Körperhälfte werden nur auf spezielle Anforderungen, nicht aber spontan bewegt. Oft werden die linksseitigen Extremitäten bei spontanen Bewegungen nicht gebraucht. Erst wenn die Aufmerksamkeit speziell auf diese Seite gerichtet wird, sind die Betroffenen in der Lage, sie besser zu bewegen (Physiotherapie).

Sensibler Neglect Bei bilateralen Berührungsreizen wird gewöhnlich der linksseitige nicht wahrgenommen, obwohl die Patienten diese Reize bei einseitiger Stimulierung registrieren.

> **Merke !**
>
> Der motorische und sensible Neglect tritt vor allem bei Läsionen der nichtsprachdominanten Hemisphäre auf.

Epileptische Anfälle

Epileptische Anfälle beruhen auf einer anfallsartigen und exzessiven Entladung von mehr oder weniger ausgedehnten Neuronenpopulationen im zentralen Kortex. Örtliche und zeitliche Organisation der Entladung prägen das klinische Bild: psychopathologische, motorische, sensorische und vegetative Phänomene (s. Abschnitt 9.10).

9.2 Hirndurchblutungsstörungen

Wesentliche Faktoren, die sich an der **Regulation der Hirndurchblutung** beteiligen, sind:
- Blutdruck und Herzminutenvolumen
- zerebraler Gefäßwiderstand
- Viskosität und Zusammensetzung des durchströmenden Blutes

Ein allgemeiner *zerebraler Sauerstoffmangel* (Hypoxie, Anoxie) tritt beim Gesunden erst auf, wenn das arterielle O_2-Angebot über 50% vermindert wird. Es entwickeln sich vorübergehende und damit reversible funktionelle Störungen. Wird das zerebrale O_2-Angebot weiter auf unter 20% gesenkt, bilden sich irreversible, strukturelle Hirnschädigungen aus (vaskuläre oder hypoxische Enzephalopathie).

9.2.1
Akute Zirkulationsstörungen

Der Begriff Schlaganfall, Apoplexia cerebri oder „Apoplexie" weist lediglich auf ein plötzliches Aussetzen von Hirnfunktionen hin, ohne ursächliche Beziehungen aufzuzeigen. Akute zerebrovaskuläre Erkrankungen werden besser als **zerebro-vaskulärer Insult** oder zerebraler Gefäßinsult bezeichnet (insultum: Sprung, „Anfall"; Insult: allgemeiner Begriff für akute Hirndurchblutungsstörungen).

Merke !

Der zerebro-vaskuläre Insult ist eine lokalisierte Hirndurchblutungsstörung, die akut oder subakut mit flüchtigen oder irreversiblen zentralnervösen Symptomen auftritt.

Diesen zentralnervösen Symptomen entsprechen *psychische Störungen* – insbesondere quantitative und qualitative Bewußtseinsstörungen – und/oder *neurologische Syndrome*, wie Mono- und Hemiparesen, Halbseitensensibilitätsstörungen, Aphasien, Ataxien, epileptische Anfälle, u.a.

Zerebrale Gefäßinsulte sind häufig. Unter den Todesursachen stehen sie nach den Herzerkrankungen und bösartigen Geschwülsten an dritter Stelle. Jeder 10. Bürger der Bundesrepublik jenseits des 50. Lebensjahrs stirbt am Gefäßinsult. Etwa 160 000 Neuerkrankungen pro Jahr sind zu erwarten.

Die *Sterblichkeit* ist besonders in den ersten 3 Wochen nach einem Insult hoch. In Abhängigkeit vom Alter kann ihre Häufigkeit in diesem Zeitraum bis zu 50% und innerhalb des ersten halben Jahres bis 70% betragen.

Wichtigstes prognostisches Symptom in den ersten 3 Wochen des Insults dürfte die *Bewußt-*

Tab. 9.2: Risikofaktoren der Frühletalität innerhalb der ersten drei Wochen nach einem Insult

Risikosymptom	Risikofaktor
Bewußtseinsstörung	5 (−15)
Schluckstörungen	5
Pupillenstörungen	3
zentrale Atemstörungen	2,9
Hämatokrit > 50 %	2
RR > 240 mm Hg	2
erhöhter Blutzucker	2

seinsstörung sein. Fehlt sie, ist die Prognose als wesentlich günstiger einzuschätzen.

Etwa 30% der Betroffenen zeigen nach Ablauf eines Jahres noch Halbseitenausfälle, etwa 10% sind weiterhin bettlägerig. Etwa 50% der Patienten, die einen Insult überleben, müssen invalidisiert werden (Tab. 9.2, Tab 9.3). Als grober Näherungswert gilt ein 10%iges Reinfarktrisiko pro Jahr nach dem Erstinsult.

Tab. 9.3: Risikofaktoren der Letalität innerhalb des ersten Jahres nach einem Insult

Risikosymptom	Risikofaktor
arterielle Hypertonie	5
Myokardschaden	5
Urininkontinenz innerhalb der 1. Woche	5
Barthel-Index < 25 innerhalb der 1. Woche	4,5
initiale Hyperglykämie	2
Rezidiv-Insult	2
Alter	2

Risikofaktoren für den Schlaganfall sind in Tabelle 9.4 aufgeführt.

Pathophysiologie

Das zerebrale Gefäßsystem kann die Hirndurchblutung in weiten Bereichen konstant erhalten. Dies geschieht über die **Autoregulation der Hirngefäße**:

- Anstieg des Gefäßinnendrucks verengt die kleinen Hirngefäße, Abnahme des Gefäßinnendrucks erweitert sie

9

Tab. 9.4: Risikofaktoren des Schlaganfalls

Risikoursachen	Risikofaktor
orale Kontrazeptiva	9
arterielle Hypertonie (>160/95)	7
TIA	5,2
Herzinsuffizienz Vorhofflimmern	3,5 (–6,9)
akute Alkoholintoxikation	5
Rauchen	2,5 (–4)
Bewegungsmangel	2,5
erhöhte Blutfette Diabetes mellitus	2,4

● pCO_2-Erhöhung erweitert die Hirngefäße, pO_2-Erhöhung verengt sie

Des weiteren haben noch die *Fließeigenschaft des Blutes* (Blutverdünnung steigert, Lipidämie und Polyzythämie senken die Hirndurchblutung) und der *intrakranielle Druck* (Hirnödem senkt Blutmenge) Einfluß.

Ein weitverzweigtes Kollateralsystem unterstützt die Blutversorgung des Gehirns. Eine Unterbrechung der Blutzufuhr wirkt sich katastrophal aus, da das Gehirn fast keine O_2- und Glukosevorräte besitzt: Nach 10 bis 12 Sekunden tritt Bewußtlosigkeit ein, nach 3 bis 5 Minuten entstehen die ersten Nekrosen (örtlicher Gewebstod), und ein Herzstillstand von 9 Minuten ist mit dem Leben nicht vereinbar. Sinkt die Hirndurchblutung in einer Gefäßregion unter 50%, treten neurologische Ausfälle auf: Zunächst kommt es zu reversiblen Störungen des Funktionsstoffwechsels, bei weiterem Absinken unter 20% treten irreversible Störungen des Strukturstoffwechsels auf, nämlich *anämische* oder *ischämische Hirninfarkte,* die sekundär durch Einblutung hämorrhagisch werden können. Im Ischämiebezirk entwickelt sich eine Laktazidose mit Gefäßerweiterung und Vasoparalyse, aber verminderter Substratverwertung (Luxusperfusion). Jede zerebrale Ischämie führt zu einem Ödem in der Umgebung des Infarktgebiets (zytotoxisches Ödem u. a. durch O_2-Mangel).

Ursachen

Ursächlich kommen akute **Hirnmangeldurchblutungen** und **Hirnblutungen** in Betracht.

Akute Hirnmangeldurchblutungen

Akute Hirnmangeldurchblutungen (Ischämien) entstehen infolge von:
● *Strombahnveränderungen an extrakraniellen (Hals-)* und *intrakraniellen Gefäßen.* Bei 90% der Betroffenen ist die Arteriosklerose der extrakraniellen Gefäße verantwortlich, deren lokale Gefäßwandveränderungen zu Stenosen oder thrombotischen Verschlüssen der Arterien führen, die bei mangelhaftem Blutdruck oder gestörter Kollateralversorgung eine Ischämie im poststenotischen Hirnareal einleiten. An zweiter Stelle steht die hypertonische Arteriosklerose mit Bevorzugung der kleineren Gefäße des Marklagers der Hemisphären, der Stammganglien und des Hirnstamms.
● Gelegentlich kommen eine fibromuskuläre Dysplasie der Arterien, Gefäßdissektion (spontan, traumatisch durch Schleuderverletzungen als dissezierendes Wandhämatom mit/ohne Lumeneinengung) und entzündliche Gefäßerkrankungen (Vaskulitis) bei immunpathogenen Mechanismen (primäre Angiitis des ZNS, Kollagenosen u. a.) in Frage.
● *Embolien,* die aus dem Herzen stammen (z. B. infolge Rhythmusstörungen, Klappenfehlern, Edomyokarditis u. a.) oder aus großen Gefäßen mit Ablösen von arteriosklerotischem Material (Plaques) und nachfolgendem Verschluß kleinerer peripherer Gefäße durch Cholesterin- und Plättchen-Fibrin-Embolie
● *Störungen der Hämodynamik* infolge Herzinsuffizienz, Hypertonie und Hypotonie (z. B. Blutdruckabfall in der Nacht, Fieber, Narkose u. a.), bei Gefäßstenosen
● *Gerinnungsstörungen,* die sich u. a. thrombotisch auswirken
● *Hämatologische Erkrankungen* können infolge einer Anämie oder Hämokonzentration (Polyzythämie) Anlaß zu einer Ischämie geben.

- *Kontrazeptiva* (mit Nikotin) bedeuten ein erhöhtes Risiko (s. vorn).

Hirnblutungen

Hirnblutungen entstehen infolge von:
- *arteriovenösen Gefäßmißbildungen* (Angiome) bei Patienten unter 40 Jahren
- *Hypertonie* (hypertensive Massenblutung) bei Betroffenen über 40 Jahren
- *Antikoagulanzien-Therapie*
- *traumatischen Läsionen*.

Merke !

Etwa zwei Drittel der zerebralen Gefäßinsulte müssen auf eine Hirnmangeldurchblutung, der Rest auf Hirnblutungen (etwa ein Fünftel) und weitere seltene Ursachen zurückgeführt werden.

Akute Hirnmangeldurchblutungen

Ursachen

Sie wurden im Abschnitt 9.2.1 besprochen. Innerhalb der ischämischen Insulte unterscheidet man solche bei **Makroangiopathie** und bei **Mikroangiopathie** (Abb. 9.8).

Makroangiopathie Sie tritt vor allem arteriosklerotisch, aber auch embolisch bei entsprechenden Risikofaktoren auf. Sie äußert sich als **Territorialinfarkt** (Verschluß eines intrakraniellen Hirngefäßes), meist embolisch, aber auch thrombotisch bedingt. Seltener treten sie bei bestehender Gefäßstenose – besonders an den extrakraniellen Halsgefäßen – hämodynamisch verursacht auf. **Endstrominfarkte** entstehen hämodynamisch in den Hirnoberflächenarterien, Grenzzoneninfarkte dagegen zwi-

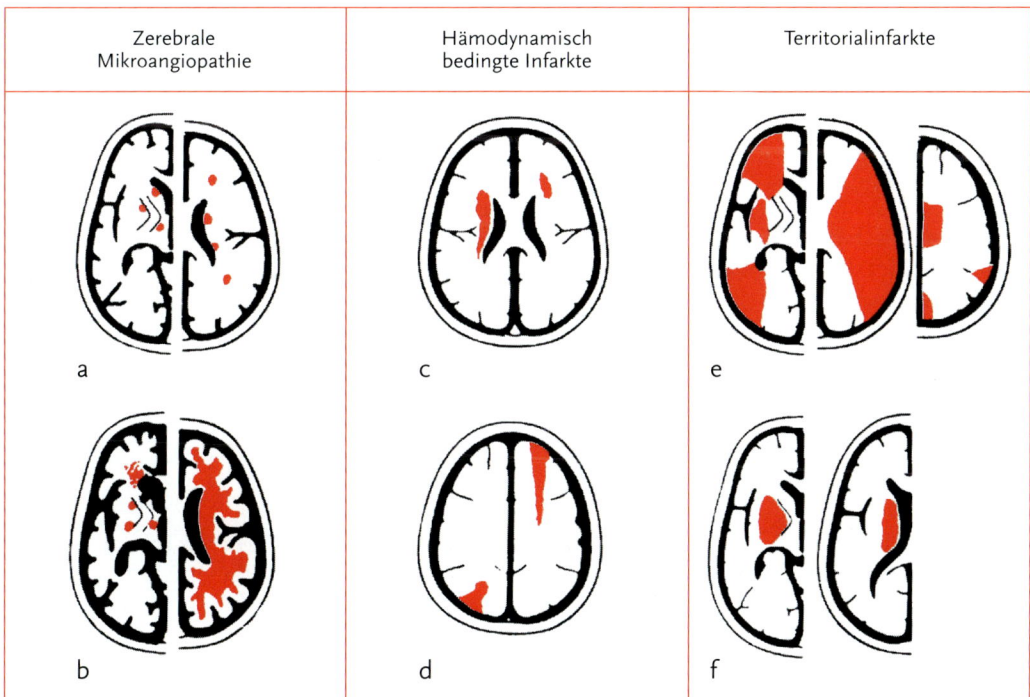

Zerebrale Mikroangiopathie	Hämodynamisch bedingte Infarkte	Territorialinfarkte
a	c	e
b	d	f

Abb. 9.8: Infarkttypen im Computer- und Magnetresonanztomogramm: a) multiple lakunäre Infarkte, b) subkortikale vaskuläre Enzephalopathie (M. Binswanger), c) Endstrominfarkte, d) Grenzzoneninfarkte, e) Territorialinfarkte des vorderen, mittleren und hinteren Mediastromgebietes (links), des gesamten Mediagebietes (Mitte), des Anterior- und Posteriorgebietes (rechts), f) Linsenkerninfarkt (nach Poeck 1994)

9

schen zwei Gefäßterritorien ebenfalls hämodynamisch.

Mikroangiopathie Sie ist ebenfalls arteriosklerotischer oder vaskulitischer Genese. Sie erscheint bei arterieller Hypertonie entweder als **subkortikaler Infarkt** (Lakune: intraparenchymatöser Erweichungsherd bis zu etwa 2 bis 15 mm) – ihre Ursache sind Thrombosen – oder als **subkortikale vaskuläre Enzephalopathie** durch Lipohyalinose und fibrinoide Nekrose der Markarterien. Lakunen rufen bestimmte Symptome wie Dysarthrophonie, Ungeschicklichkeit der Hand, halbseitige Paresen oder Gefühlsstörungen hervor. Die *vaskuläre Enzephalopathie* äußert sich infolge ihrer ischämischen Demyelinisierung des Marklagers u.a. in schubförmig fortschreitenden Persönlichkeitsveränderungen und neuropsychologischen Ausfällen sowie in wiederholten „kleinen Schlaganfällen".

Etwa ein Viertel bis ein Fünftel der Stenosen und Verschlüsse, die zu Insulten Anlaß geben, sitzen an den großen extrakraniellen Halsgefäßen (A. carotis, A. vertebralis), die unter bestimmten Voraussetzungen gefäßchirurgisch behandelt werden können.

Symptome

Die neurologische Symptomatik wird vom Versorgungsgebiet des betroffenen Gefäßes bestimmt (Abb. 9.9).

Stromgebiet der A. carotis interna

Werden Hirnabschnitte des *Stromgebiets der A. carotis interna* bzw. ihrer 3 Hauptäste (der Aa. cerebri media, anterior und posterior), die vor allem das Großhirn versorgen, von einer Ischämie in Mitleidenschaft gezogen (Tab. 9.5), kommt es zu *Mono- oder Hemiparesen, Mono- und Hemihypästhesien, Aphasien* und *Gesichtsfeldstörungen* (sog. Hemianopsien). Schwere Ischämien führen auch zu körperlich begründbaren Psychosen (s. Lehrgebiet Psychiatrie) und *Bewußtseinsstörungen*. Im Anfangsstadium der akut aufgetretenen Hemiparalysen finden sich häufig eine Herabsetzung des Muskeltonus und eine Aufhebung der Muskeleigenreflexe bei eventuell schon vorhandenen pathologischen Reflexen (Schockstadium).

> **Merke !**
>
> Je früher eine Rückbildung der Symptome und die Rückkehr der Spastik einsetzen, um so umfassender werden sie erfolgen.

Kehren Spastik und Muskeldehnungsreflex bei einer zentralen schlaffen Mono- und Hemiparalyse im Gefolge eines Schockstadiums innerhalb von 6 Monaten nicht zurück, besteht keine Hoffnung auf eine Besserung dieser kompletten Lähmung.

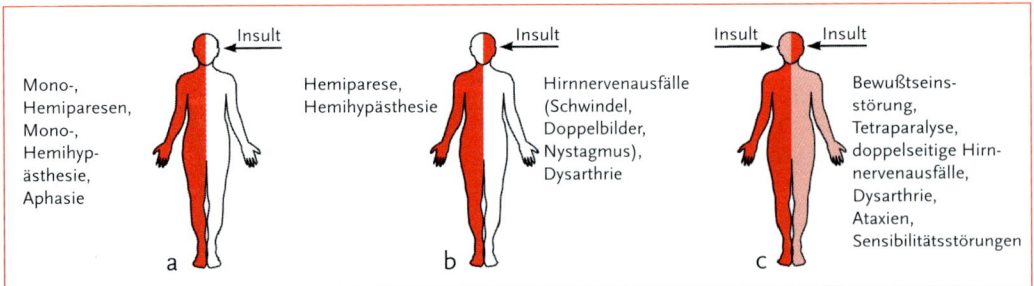

Mono-, Hemiparesen, Mono-, Hemihypästhesie, Aphasie
a

Hemiparese, Hemihypästhesie
b

Hirnnervenausfälle (Schwindel, Doppelbilder, Nystagmus), Dysarthrie

Bewußtseinsstörung, Tetraparalyse, doppelseitige Hirnnervenausfälle, Dysarthrie, Ataxien, Sensibilitätsstörungen
c

Abb. 9.9: Neurologische Ausfallserscheinungen in Abhängigkeit von den betroffenen Versorgungsgebieten des Karotis- (a) und Vertebralis-/Basilaris-Stromgebietes (b, c)

Tab. 9.5: Wichtige neurologische Ausfälle bei Großhirninfarkten in verschiedenen Gefäßterritorien

Gefäßregion	Neurologische Ausfälle
A. choroidea ant.	kontralaterale homonyme Hemianopsie, kontralaterale Hemiparese und Hemihypästhesie, extrapyramidale Störungen (Hypomimie)
A. cerebri ant.	kontralaterale beinbetonte (senso-) motorische Hemiparese, evtl. apraktische Störungen (Balken), Blaseninkontinenz
A. cerebri med.	brachiofazial betonte (senso-) motorische Hemiparese (Wernicke-Mann-Typ), evtl. Aphasie Stammverschluß: oft Bewußtseinsstörung, globale Aphasie (dom. Hemisphäre) Hirnödem mit intrakranieller Drucksteigerung, evtl. Kopf- und Augenbewegungen zur Herdseite im akuten Stadium Astverschluß: kontralaterale brachiofaziale oder nur zentrale faziale Parese und evtl. entsprechende sensible Ausfälle, motorische Aphasie (dom. Hemisphäre)
A. cerebri post.	kontralaterale homonyme Hemianopsie, (plötzliche Erblindung bei doppelseitigem Verschluß am Abgang aus A. basilaris)

Stromgebiet der Aa. vertebrales/A. basilaris

Viel variabler sind neurologische Ausfälle bei Durchblutungsstörungen im *Versorgungsbereich der Aa. vertebrales/A. basilaris*, d.h. von Hirnstamm, Kleinhirn und Okzipitalhirn. Typisch sind schlagartiges Auftreten von Nystagmus und Drehschwindel, Heiserkeit und Schlucklähmungen, Sehstörungen und Doppelbildern u.a. Neben einseitigen Hirnnervenausfällen sind homolateral Ataxien zu erwarten, kontralateral Hemiparesen und Hemihypästhesien sowie bei doppelseitigen Ausfällen neben den genannten Symptomen auch eine bulbäre Dysarthrie, synkopale Anfälle (kreislaufabhängige Anfälle mit Bewußtlosigkeit), eine transitorische globale Amnesie (mnesis: Erinnern) und eventuell schwere Hirnstammbilder mit Koma und Tetraparalyse.

Merke !

Nur etwa 50% der ischämischen Insulte weisen eine initiale Bewußtlosigkeit auf. Nicht jede akute zerebrale Gefäßstörung verläuft also unter dem Bild der Apoplexie, d.h. mit plötzlich einsetzender Bewußtlosigkeit sowie einer Lähmung.

Verlauf

Es werden verschiedene Formen ischämischer Insulte unterschieden (Abb. 9.10).

Intermittierende zerebrale Ischämie Bei der intermittierenden zerebralen Ischämie (transitorische ischämische Attacke: TIA) handelt es sich um plötzlich beginnende neurologische Herdsymptome (z.B. Monoparese eines Armes) ohne Bewußtseinsstörungen, die inner-

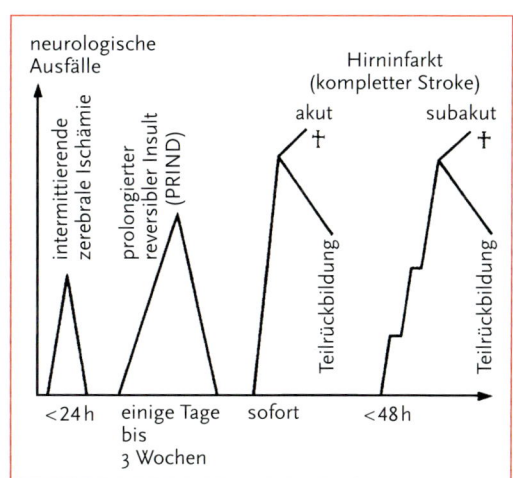

Abb. 9.10: Wesentliche Verlaufsformen ischämischer Insulte

9

halb von 24 Stunden wieder vollständig abgeklungen sind (sog. „Schlägelchen").

Ischämischer Insult mit Hirninfarkt Der **ischämische Insult**, der zur Gewebsstörung und damit zum **Hirninfarkt** (Erweichung oder Enzephalomalazie) führt, setzt akut ein oder kann sich subakut innerhalb von 1 bis 2 Tagen – als progredienter ischämischer Insult (PS: progressive stroke) – herausbilden. Gelegentlich setzt eine langsame, aber vollständige Rückbildung nach Tagen oder Wochen ein (Prind: prolongiertes reversibles ischämisches neurologisches Defizit). Ein Teil der Patienten überlebt den Hirninfarkt nicht; bei anderen stellt sich eine Teilremission ein und hinterläßt ein neurologisches Defektsyndrom, wie etwa eine Hemiparese.

Therapie

Jeder Betroffene mit einem sog. Schlaganfall sollte innerhalb der ersten 6 Stunden einer entsprechend spezialisierten Einrichtung zur Diagnostik und Therapie zugeführt werden. Nur hier können die verschiedenen Formen der akuten Zirkulationsstörungen schnell differenziert und entsprechend konservative, neuroradiologisch-interventionelle oder neurochirurgische Maßnahmen zur zerebralen Schadensbegrenzung unmittelbar eingeleitet werden. Für die *intermittierende zerebrale Ischämie* erübrigen sich physiotherapeutische Maßnahmen. Hier kommt es vielmehr auf eine frühzeitige Erkennung der Grundkrankheit mit internistischer Behandlung an. Auch eine *gefäßchirurgische Maßnahme*, wie z. B. Beseitigung einer ausgeprägten Stenose an den extrakraniellen Halsgefäßen, kann indiziert sein. Die Behandlung der *Hirninfarkte* folgt, je nach Schwerebild, den Prinzipien der *Intensivmedizin* mit dem Ziel der Wiederherstellung oder Aufrechterhaltung einer ausreichenden Hirndurchblutung, um geeignete Voraussetzungen für eine psychosoziale Rehabilitation zu schaffen. Im Vordergrund stehen die Maßnahmen für eine optimale Herzleistung und Blutdruckhöhe, eine freie Atmung sowie eine derzeitige Voll-Heparinisierung. Als Sekundärprophylaxe werden Thrombozytenaggrega-

tionshemmer (z. B. Acetylsalicylsäure) eingesetzt.

Die *Physiotherapie* nimmt einen breiten Raum in der weiteren Behandlung ein. Aphasien bedürfen einer *Sprachtherapie* durch einen Logopäden.

Das soziale Rehabilitationsprogramm hängt wesentlich von der Einstellung und Haltung des Patienten zu seinen Ausfällen sowie von seiner psychischen Leistungsbreite (reaktive Verhaltensstörungen, organisches Psychosyndrom) ab. Hier ist eine enge Zusammenarbeit zwischen Arzt, Schwester, Physiotherapeuten und Ergotherapeuten erforderlich.

Hirnblutungen

Ursachen

Jenseits des 50. Lebensjahrs beruhen *Hirnblutungen* vorwiegend auf **hypertonischen Blutungen**. Eine länger bestehende Hypertonie führt zu Arteriosklerose kleinerer Gefäße, die schließlich rupturieren können. Als Folge entstehen erbs- bis faustgroße (sog. Massen-)Blutungen in die Stammganglien oder in das Großhirnhemisphärenmark, gelegentlich aber auch in den Hirnstamm oder das Kleinhirn. Die Blutung kann resorbiert werden und als Zyste ausheilen; sie kann aber auch in die Seitenventrikel einbrechen und dann oft tödlich enden. Seltenere Ursachen für intrazerebrale Blutungen sind **Gefäßmißbildungen** – auch bei Jugendlichen – (Aneurysma, Angiom), Tumoreinblutungen, medikamentöse Gerinnungshemmung und Leukose. Traumatische Blutungen werden an anderer Stelle erwähnt.

Symptome

Der Insult setzt meist plötzlich mit oft tiefer **Bewußtlosigkeit** (etwa zwei Drittel der Betroffenen), gerötetem Gesicht, schnarchender Atmung und sehr häufig mit einer **Hemiparalyse** ein.

Liegt eine *zentrale Fazialislähmung* vor, entweicht die Luft aus der gelähmten, herabhängenden Mundhälfte. Mitunter weichen beide Augäpfel nach der Seite des Herdes ab, der Kranke „sieht dann seine Blutung an". Die Hemiplegie ist an herabgesetztem Muskeltonus, schnellem Herabsinken nach passivem Anheben und mangelnden unwillkürlichen Mitbewegungen, z. B. nach Schmerzreizen, zu erkennen. Eine zentrale Fazialisparese weist ebenfalls auf die gelähmte Seite hin. Auch ohne Bewußtseinsstörungen sind **epileptische Anfälle** sowie eine **akute Hirndrucksymptomatik** möglich. Bei Einbruch der Blutung in das Ventrikelsystem können **Streckkrämpfe** auftreten. Etwa 20 bis 30 % der Blutungen verlaufen tödlich. Es hinterbleiben oft schwere neurologische **Defektzustände** (Halbseitenlähmung Wernicke-Mann) oder psychische Ausfallssyndrome (organisches Psychosyndrom), die die Rehabilitationsbemühungen erheblich behindern können. Bei kaum 10 % der Kranken wird wieder eine berufliche Eingliederung gelingen.

Therapie

Im Vordergrund der Behandlung der hypertonischen Massenblutungen stehen Maßnahmen der **Intensivmedizin** mit Hirnödembekämpfung, geeignete Pflege und Lagerung (Dekubitus-, Thrombose-, Kontrakturprophylaxe) sowie interne Behandlungen. Wird der Insult überlebt, hellt sich das Bewußtsein langsam über Unruhe- und Verwirrtheitszustände auf, die oft eine entsprechende medikamentöse Ruhigstellung verlangen. Eventuell muß eine operative Entlastung erfolgen.

Passive Bewegungsübungen können frühzeitig begonnen werden. Nach Abklingen der Bewußtseinsstörungen kann schrittweise mit **aktiven Bewegungsübungen** begonnen werden, wenn sich die Rückkehr aktiver motorischer Funktionen ankündigt.

Plastizität und Funktionswiederherstellung

Die **neurologische Rehabilitation** stützt sich neben Einsatz von Orthesen und Erlernen von Kompensationsstrategien besonders auf Physiotherapie, Ergotherapie, Logopädie und die neuropsychologische Rehabilitation. Solche rehabilitativen Maßnahmen sind insbesondere dann erforderlich, wenn sich die zugrundeliegende Schädigung nicht vollständig zurückbildet („restitutio ad integrum"). Zur Beschreibung von Hirnschäden dienen die Darlegung

neurologischer Ausfälle, funktionaler Defizite („disabilities", WHO: z. B. Unfähigkeit zum selbständigen Ankleiden) sowie die individuellen Lebensbedingungen und persönlichen Lebensumstände im Hinblick auf die durch Funktionsdefizite hervorgerufene individuelle Behinderung („handicap", WHO).

Die unterschiedlichen Funktionsverbesserungen nach einer akuten Hirnerkrankung wurden früher mehr oder minder der Ödemrückbildung und einer verbesserten regionalen Durchblutung und Abgrenzung des strukturellen Schadens angelastet. Heute werden weitere Faktoren wie die der **Plastizität** des Nervensystems herangezogen. Plastische Umbauvorgänge basieren auf einer Übernahme der Funktion durch benachbarte Areale, auf dem Erlernen neuer Verhaltensstrategien zur Kompensation und auf einer Rückbildung des Schockstadiums. In den ersten Tagen und Wochen spielen lokale Faktoren wie *„Aufräumprozesse"* eine Rolle, ihnen folgen *Reorganisationsprozesse* wie Aussprossen von Axonkollateralen (sprouting), Demaskieren von inaktiven synaptischen Verbindungen, Aktivieren von bilateralen bzw. ipsilateralen Bahnen und multiplen Repräsentationsarealen sowie Mechanismen der Rezeptorplastizität (Anregung der postsynaptischen Membran über Neurotransmitter, neurotrophe Faktoren). Plastische Umbauvorgänge können sich allerdings auch durch ungünstige Verschaltung negativ auswirken: Es kommt dann beispielsweise zu Spastizität, epileptischen Anfällen u. a.

Fett- und Luftembolie

Ursachen

Fettembolien können nach schweren Traumen mit Knochenbrüchen innerhalb des ersten Tages, Luftembolien bei Operationen oder Verletzungen der Lunge oder auch einmal über das Herz (offenes Foramen ovale) in das Gehirn gelangen.

Symptome

Neben **psychischen Störungen**, wie Unruhe, Verwirrtheitszuständen und weiteren Bewußt-

9

seinsstörungen, treten unterschiedliche **neuro-logische Ausfälle** auf, wie doppelseitige zentrale Lähmungen.

Hirnvenen- und Sinusthrombosen

Ursachen

Als relativ seltene Hirngefäßerkrankungen entstehen sie entweder primär als blande Thrombosen während der Schwangerschaft oder im Wochenbett, bei Allgemeininfektionen, erhöhter Thromboseneigung (Ovulationshemmer) oder fortgeleitet von eitrigen Prozessen, insbesondere aus dem HNO-Bereich (septische Thrombose).

Symptome

Die klinische Symptomatik wird vor allem durch das **Hirndrucksyndrom** einschließlich fokaler oder generalisierter Anfälle geprägt.

Therapie

Antikoagulanzientherapie, Behandlung des Hirnödems sowie eventuell eine antibiotische Abschirmung sind erforderlich. Bei septischen Thrombosen ist eine chirurgische Behandlung zu erwägen.

9.2.2 Chronische Hirndurchblutungsstörungen

Ursachen

Zerebrale Durchblutungsstörungen können auch chronisch eine diffuse zerebrovaskuläre Insuffizienz mit diffusen Zelluntergängen in Gang setzen. Vordergründig ist ursächlich eine Arteriosklerose anzuschuldigen.

Symptome

Zu Beginn sind vor allem psychopathologische Erscheinungen zu erwarten im Sinne eines chronischen hirndiffusen (Merkfähigkeitsstörungen) oder hirnlokalen (Persönlichkeitsänderungen) **hirnorganischen Psychosyndroms**. Schließlich können sich symptomatische Psy-

chosen oder eine Demenz entwickeln (Multi-Infarkt-Demenz). Auch die progrediente vaskuläre Enzephalopathie (M. Binswanger) entwickelt sich unter dem Bild einer fortschreitenden Demenz (s. vorn).

Klagen über Kopfschmerz und Schwindel, Schlaflosigkeit, schnelles Ermüden bei körperlicher und geistiger Belastung und Gedächtnisstörungen sowie leicht neurologische Ausfälle vervollständigen das klinische Bild.

Therapie

Die medikamentöse Behandlung von Herz-Kreislauf und weiteren belangvollen Grundleiden, insbesondere solcher mit einem Risikofaktor für die Arteriosklerose, ist genauso wichtig wie sinnvolle Regelung der Lebensweise und Bewegungstherapie. Auch werden Arzneimittel mit durchblutungs- und stoffwechselfördernden Eigenschaften versucht.

9.2.3 Subarachnoidalblutung und Gefäßmißbildungen

Ursachen

Die **Subarachnoidalblutung** beruht meist auf einer *Aneurysmablutung*, die sich zusätzlich in die Hirnsubstanz ergießen kann oder umgekehrt auf einer aneurysmatischen Hirnblutung mit sekundärem Durchbruch in den Subarachnoidalraum.

Zu den **Gefäßmißbildungen** werden *Aneurysmen* und *Angiome* gerechnet.

Symptome

Die Subarachnoidalblutung setzt mit *plötzlichen heftigen Kopfschmerzen*, einem **meningealen Reizsyndrom** infolge des blutigen Liquors sowie gelegentlich mit psychischen Symptomen vom leichten Durchgangssyndrom bis zur Bewußtlosigkeit ein. Bei gleichzeitig stattgehabter intrazerebraler Blutung entwickeln sich Herdstörungen, wie z. B. Hemiparesen. Die Prognose der Subarachnoidalblutung wird durch die Gefahr der Rezidivblutung getrübt, insbesondere in den ersten Wochen.

Aneurysmen können außer zu einer Subarachnoidalblutung auch zu chronischen Kopfschmerzen und lokalen neurologischen Ausfällen, z. B. Augenmuskellähmungen, führen. Bei *arteriovenösen Angiomen* finden sich epileptische Anfälle.

Therapie

Bei einer *Subarachnoidalblutung* ist neben medikamentböser **Schmerzlinderung** und **Sedierung** eine strenge Bettruhe für 3 bis 4 Wochen einzuhalten. Komplikationen sind Nachblutungen, besonders in den ersten 4 Wochen, mit oft tödlichem Ende. Auch können sich durch Gefäßspasmen Hirninfarkte oder aber arterielle Thrombosen herausbilden, ein Früh- oder Späthydrozephalus, Liquorabfluß- bzw. -resorptionsstörungen.

Aneurysmen werden – wenn sie angiographisch nachweisbar sind – in Abhängigkeit vom neurologischen und psychischen Zustand des Patienten und von ihrem Sitz operiert; das gleiche gilt für *Angiome*.

Die **Physiotherapie** beginnt vorsichtig erst im Spätstadium nach einigen Wochen. Während der akuten und subakuten Phase, in der strenge Flachlagerung eingehalten werden muß, sind alle Anstrengungen, die mit Pressen verbunden sind, zu untersagen. Es kommen deshalb höchstens *vorsichtige passive Bewegungen* und *Streichungen* – u. a. zur Verbesserung der Durchblutung – sowie *Atemübungen ohne pressende Wirkung* zur Anwendung.

Physiotherapie bei Hemiplegie

Physiotherapeutischer Befund

Für den physiotherapeutischen Befund gelten die Prinzipen der Befunderhebung bei zentraler Lähmung. Sehr häufig wird bei Hemiplegie die Befunderhebung nach K. und B. Bobath verwendet.

Befundaufnahme und Behandlungsplan für erwachsene Hemiplegiepatienten nach K. Bobath und B. Bobath

- Name des Patienten
- Alter
- Beruf
- Diagnose
- Datum der Erkrankung
- Datum des Befunds
- Therapeut

1. Allgemeiner Eindruck des Patienten, Einstellung zur Behandlung
2. Allgemeiner Gesundheitszustand (bedeutsam für die Behandlung)
3. Was kann der Patient?
4. Was kann der Patient nicht?
5. Könnte er mit weniger Kompensation auskommen? (Erklären Sie, in welcher Art.)
6. Wie steht der Patient?
7. Wie geht der Patient?
8. Bedarf der Patient eines Stockes, eines Gehapparates?
9. Beschreiben Sie das Potential der geschädigten Seite.
10. Balancereaktionen
    - im Sitzen
    - im Stehen
    - im Gehen
11. Kann er seinen geschädigten Arm bewegen?
12. Kann er seine geschädigte Hand bewegen?
13. Ist die Symmetrie seines Gesichtes erhalten?
14. Hat der Patient Schwierigkeiten beim Essen und Schlucken?
15. Zeigt der Patient assoziierte Reaktionen?
16. Sensibilität:
    - Berührung leicht
    - Berührung mit Druck
    - Propriozeption: Lageeinstellung (mirroring)
    - Liegt Stereoagnosie vor?
17. Tonus
    - obere Extremität
    - untere Extremität
18. Placing
    - obere Extremität
    - untere Extremität
19. Behandlungsplan
    - Beschreiben Sie das wichtigste Behandlungsziel für diesen Patienten.
    - Für welche Funktion soll der Patient nach seinem augenblicklichen Zustand vorbereitet werden?

9

- Was kann der Patient mit nur wenig Hilfe ausführen?
- Was werden Sie mit dem Patienten in der weiteren Behandlung tun?

Behandlungsplan

Teamarbeit

Da die Hemiplegiker viele verschiedene Defizite aufweisen, ist ein Gesamtbehandlungsplan nötig, der alle Personen, die den Kranken betreuen, einbezieht. Für diese Teamarbeit müssen Physiotherapeuten offen sein und diese suchen. Berta Bobath weist auf die Notwendigkeit eines 24-Stundenkonzepts hin, d. h., alle mit dem Patienten umgehende Personen führen die notwendigen Handlungen in gleicher Art und Weise aus. Da das Gehirn eine gewisse Plastizität besitzt, können ausgefallene Funktionen von anderen Zellen übernommen werden, indem sich neue Synapsen bilden. Das Gehirn kennt keine einzelnen Muskeln, sondern Bewegungen. Die Propriozeption meldet über entsprechende Afferenzen ständig Stellung und Bewegung von Gelenken des Rumpfes und der Extremitäten. Dabei unterscheidet das Gehirn nicht zwischen pathologischen oder physiologischen Haltungen und Bewegungen, sondern prägt sich die häufigsten Haltungen und Bewegungen, entsprechend eines Lernprozesses, ein. Daraus ergibt sich, daß eine physiotherapeutische Behandlung von einer Stunde nicht ausreicht, um pathologische Haltungsmuster zu verhindern, wenn diesem Problem in den restlichen 23 Stunden des Tages keine Beachtung geschenkt wird.

Befundanalyse

Es werden die wichtigsten funktionellen Probleme formuliert und den Möglichkeiten des Patienten gegenübergestellt. Damit soll ein Verzetteln in der Behandlung verhindert werden. Aus den Einzelbefunden ist das Stadium der motorischen Kontrolle abzuleiten.

Mobilität   Bei Hemiplegie ist vor allem auf die Mobilität der Skapula, des Akromioklavikular-

gelenks, des Sternoklavikulargelenks und des Glenohumeralgelenks zu achten.

Stabilität   In den meisten Fällen fehlen Rumpfstabilität und Stabilität des betroffenen Armes und Beines.

Kontrollierte Mobilität   Es erheben sich die Fragen: Findet eine Interaktion beider Körperhälften statt, kann der Patient die Mittellinie kreuzen? Sind Kopf- und Rumpfkontrolle, Stellreaktionen, Haltereflexe, Gleichgewichtsreaktion, d. h. posturale Kontrolle vorhanden? Kann der Patient aus einer stabilisierten Ausgangsstellung eine Bewegung durchführen?

Gewandheit und Geschicklichkeit   Sie sind in jedem Fall gestört, da die distalen Gelenke und die Feinmotorik am meisten betroffen sind. Das Wiederherstellen von **Gewandheit** und **Geschicklichkeit** zielt auf die Fähigkeit, die Gelenke selektiv bewegen zu können und die Bewegung von distal einzuleiten. Die Feinmotorik und damit die Geschicklichkeit wiederherzustellen ist auch eine Aufgabe der *Ergotherapie*.

Festlegen der Ziele

Die Ziele entsprechen denjenigen bei zentraler Lähmung, sind aber individuell auf den Patienten abzustimmen.

Physiotherapeutische Behandlung der Hemiplegie

Übersicht:
- auf richtige Zimmergestaltung achten
- Lagerung (prophylaktisch oder therapeutisch) entgegen dem pathologischen Haltungsmuster
- Beeinflussung der Vitalfunktionen und des orofazialen Systems
- Handhabung des noch passiven Patienten
- Rollen zur Kopf- und Rumpfkontrolle
- Erhalten bzw. Wiederherstellen der Gelenkbeweglichkeit (besonders auf Schultergürtel und Glenohumeralgelenk achten)

- Kontrollarbeit der Extremitäten von proximal nach distal
- Kopf- und Rumpfkontrolle im Sitz über Gleichgewichtsreaktionen, aktive Transfers
- Erarbeiten des Standes und Vorbereitung des Ganges (Standbein- und Spielbein-übungen)
- funktionelles Gehen
- Aktivitäten des täglichen Lebens
- Mattenaktivitäten

Zimmergestaltung

Es ist wichtig, daß die Stellung des Bettes im Raum den Patienten anregt, den Kopf und die Schulter zur plegischen Seite zu wenden und die Mittellinie zur plegischen Seite zu kreuzen, um das Negieren dieser Seite zu verhindern. Deshalb sollte der Nachtschrank auf der betroffenen Seite stehen und die Tür von dieser Seite her geöffnet werden.

Um fernzusehen, wendet der Patient ebenfalls den Kopf zu plegischen Seite. Personal und Angehörige treten von der plegischen Seite an das Bett heran (Abb. 9. 11).

Ist dieses realisiert, wird jede Bewegung des Patienten zu einer therapeutischen Übung.

Lagerung

Die Lagerung erfolgt grundsätzlich entgegen dem vorhandenen oder prophylaktisch entgegen dem zu erwartenden spastischen Haltungsmuster. Sie wird alle 2 bis 3 Stunden gewechselt und wirkt prophylaktisch gegen Dekubitus, Pneumonie und Thrombose.

Der **Lagerung auf der plegischen Seite** kommt die größte Bedeutung zu, weil durch den ständigen sensorischen Input durch das Körpergewicht und durch das physiologische Haltungsmuster ein entsprechender Output erwartet wird, der den vollständigen somato-sensorischen Neglect verhindern soll. Außerdem wird die plegische Seite ins Gesichtsfeld gerückt, wodurch der Patient zusätzlich optische Reize erhält. Es gibt verschiedene Möglichkeiten, auf der plegischen Seite zu lagern.

Die **Lagerung in Schrittstellung** (Abb. 9.12 a) ist günstig, wenn das spastische Haltungsmuster noch nicht vorliegt oder nicht ausgeprägt ist. Diese Lagerung hat den Vorteil, daß im Gangmuster gelagert wird; außerdem ist sie sehr stabil. Der Patient liegt auf der Skapula, nicht auf dem Humeruskopf.

Die weiteren Gelenke werden wie folgt gelagert:

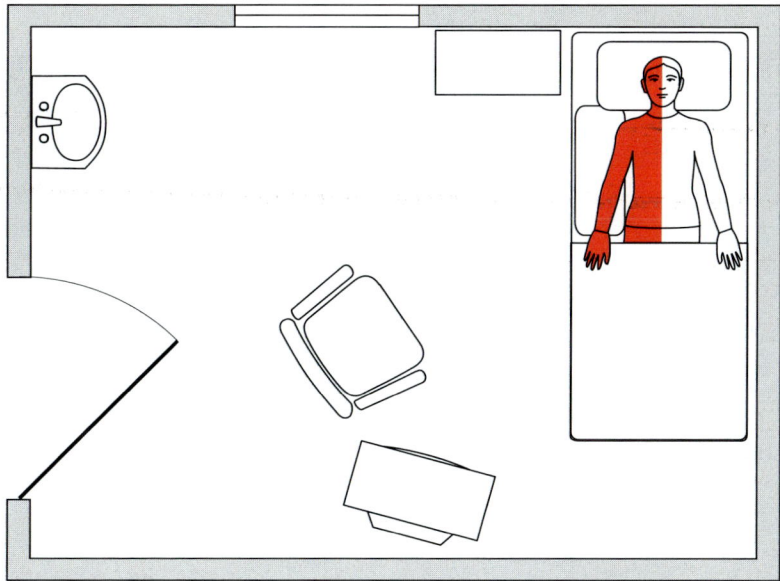

Abb. 9.11: Zimmereinrichtung bei Hemiplegie. Patient wird stets zur Rumpfrotation zur plegischen Seite hin angeregt.

9

Abb. 9.12 a: Lagerung auf der plegischen Seite in Schrittstellung. Durch Schrittstellung zentraler Schwerpunkt, Gegenrotation des Rumpfes bringt Tonussenkung.

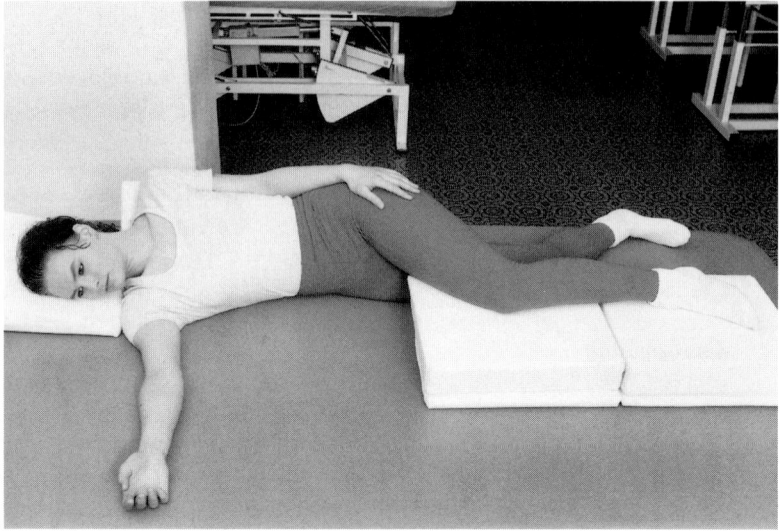

- Glenohumeralgelenk: Flexion möglichst bis 90°/Außenrotation
- Humeroulnargelenk: Extension
- Radioulnargelenke: Supination
- Handgelenk: Nullstellung
- Finger: leichte Flexion
- Daumen: Abduktion
- Hüftgelenk: Extension
- Knie: leichte Flexion
- oberes Sprungelenk: Dorsalextension, aber kein Druck auf den Vorfuß

Bei intensiver *Extensorenspastik* kann abwechselnd mit flektiertem Bein gelagert werden (9.12 b). Bei dieser Lagerung liegt der Schwerpunkt hinten. Der Patient sollte nach dem Drehen sofort am Rücken abgestützt werden.

Lagerung auf der nichtplegischen Seite (als gesund ist diese nicht zu bezeichnen) ist eine Variante. Der Schwerpunkt dieser Lagerung ist nach vorn gerichtet. Daher wird der Rücken nicht stabilisiert, um keinen falschen Input zu setzen. Wegen der eingeschränkten Sicht durch den unterlagerten Arm eignet sich

Abb. 9.12 b: Lagerung auf der plegischen Seite mit flektiertem Bein bei intensiver Streckspastik

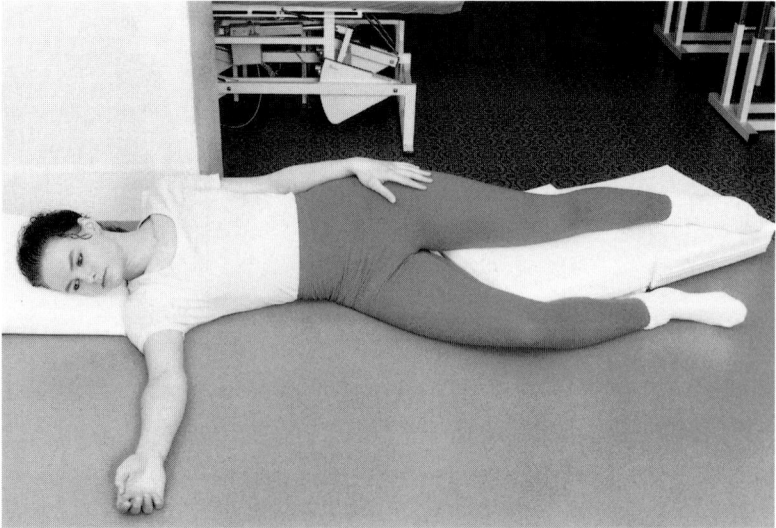

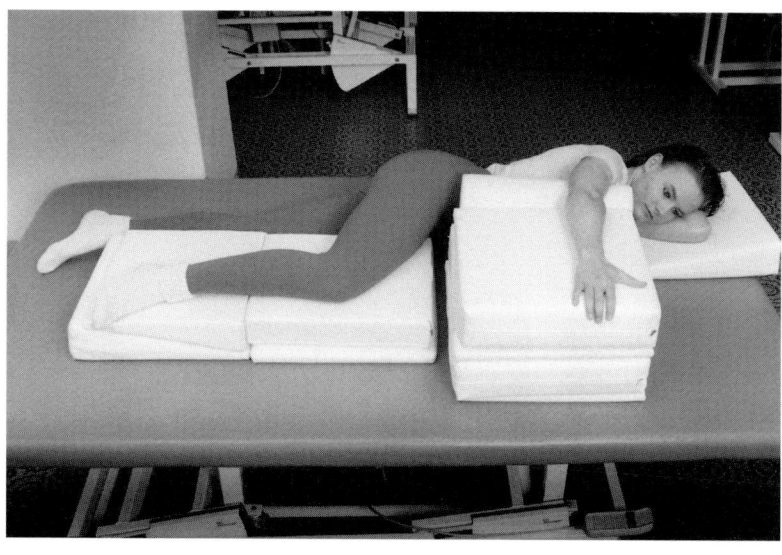

Abb. 9.13: Lagerung auf der nichtplegischen Seite. Der Schwerpunkt ist nach vorn gerichtet, daher keine Unterstützung des Rückens.

diese Lagerung vor allem zum Schlafen (Abb. 9.13).

Lagerung auf dem Rücken ist die reflexaktivste Lagerung und deswegen meist ungünstig. Manche Patienten kennen jedoch nur die Rückenlage (RL) und müssen erst langsam an andere Lagerungen gewöhnt werden. Die RL ist als Umlagerungsvariante im Sinne einer Dekubitusprophylaxe zu verstehen (Abb. 9.14). Beachtet werden müssen die Protraktion von Schultergürtel und Becken und die Lagerung von Arm und Bein gegen das pathologische Haltungsmuster. Um eine ausreichende Schulterabduktion zu erhalten, ist teilweise ein Stuhl mit entsprechenden Kissen als Bettanbau nötig. In diesem Zusammenhang soll der Gebrauch eines Bettgalgens erwähnt werden. Das Aufrichten aus der RL mit dem Bettgalgen erfordert vom Patienten sehr viel Anstrengung, diese wiederum erhöht die Spastizität oder löst assozierte Reaktionen aus. Damit kann die Extensorenspastizität der unteren Extremität verstärkt werden und die zum Aufsetzen nötige Hüftflexion verhindern. Deshalb soll beim Vor-

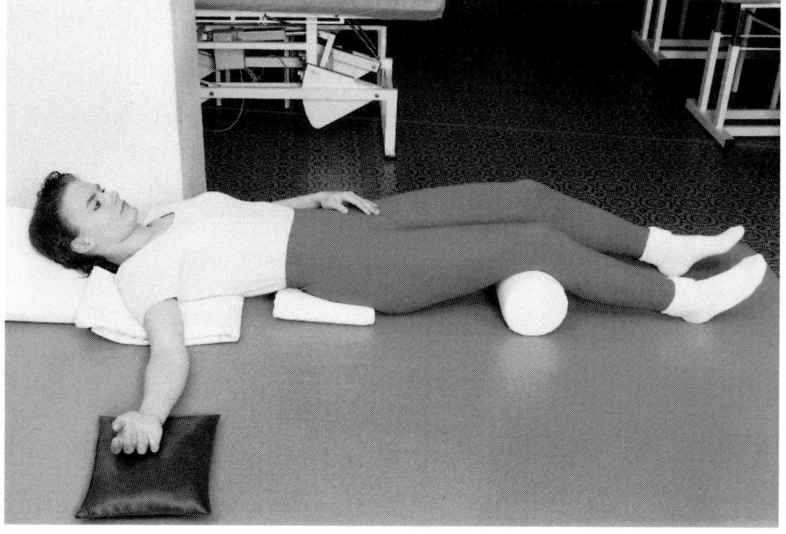

Abb. 9.14: Lagerung auf dem Rücken. Eine exakte Spitzfußprophylaxe entfällt, wenn die Spastik dadurch unterhalten wird.

Abb. 9.15: Patientin an
den Bettrand setzen

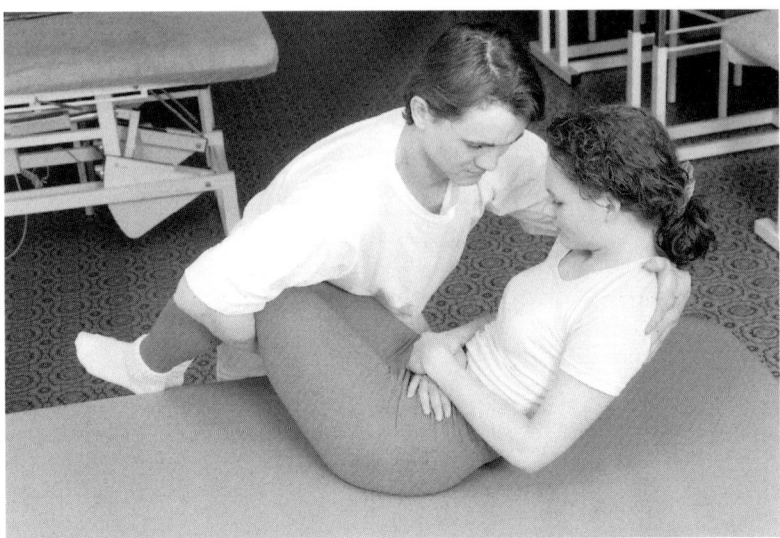

liegen von Spastizität auf einen Bettgalgen verzichtet und dem Patienten das Aufsetzen über
die Seitlage gezeigt werden.

Beeinflussung der Vitalfunktionen
und des orofazialen Systems

Siehe Intensivstation und Schluckstörungen

Handhabung eines noch passiven
Patienten

Bei allen Handhabungen sollte die mögliche
Mitarbeit des Patienten einbezogen werden.
Physiotherapeuten müssen aber ihre Technik
so einrichten, daß auch der völlig passive Patient von ihnen bewältigt werden kann. Aus Si-
cherheitsgründen ist es im Zweifelsfall besser,
eine zweite Person zur Hilfe heranzuziehen. Es
empfiehlt sich, dem Patienten schon frühzeitig
den **Flechtgriff** oder einen Handgelenksgriff zu

Abb. 9.16: Patientin im
Bett versetzen mit Griff
unter Becken und
Schultergürtel

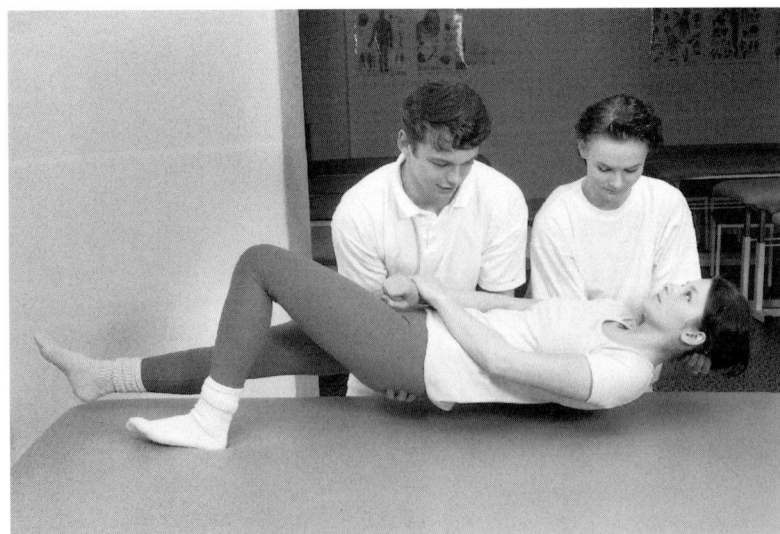

zeigen, damit der plegische Arm bei allen Handhabungen mit dem nicht betroffenen Arm festgehalten werden kann. Abbildung 9.15 zeigt das Aufsetzen an die Bettkante, die Patientin hält den rechten plegischen Arm selbst fest.

Grundsätzlich ist darauf zu achten, daß am plegischen Arm nicht gezogen werden darf, weil die Gefahr besteht, die Schulter zu traumatisieren und somit eine schmerzhafte Schulter zu provozieren. Die Patienten sollen nicht am Schultergürtel im Bett nach oben gezogen werden. Besser ist, wenn sich der Patient mit dem gesunden Bein abstößt und der Therapeut das Becken oder den Schultergürtel unterstützt.

Bei mehr Passivität muß der Patient von zwei Helfern am Becken und am Schultergürtel unterstützt werden (Abb.9.16). Bei allen Bewegungen des Glenohumeralgelenks muß die Skapula mitbewegt bzw. unterstützt werden (vgl. schmerzhafte Schulter).

Die Abbildungen 9.17a und b zeigen eine Variante des Versetzens im Bett. Wichtig ist, daß die Schulter des Therapeuten hinter der Schulter des Patienten liegt.

Mobilisierung der Gelenke

Mit rhythmischen passiven Bewegungen in mäßigem Tempo werden die Spastik gesenkt und die Gelenke mobilisiert. Um Kontrakturen vollständig zu verhüten, ist endgradige Bewegung nötig. Diese ist aber in vielen Fällen zunächst nicht möglich. Die Extremität wird in verschiedenen Dehnstellungen gehalten, bis der Tonus sinkt. Auch die Therapeuten müssen erst ein Gefühl dafür entwickeln, wie sie es verhindern können, Schmerzen zu provozieren, da diese die Spastik weiter erhöhen würden. Das größte Problem stellen bei Hemiplegie *Schultergürtel* und *Glenohumeralgelenk* dar (70% der Hemiplegiker sind betroffen). Daher soll an dieser Stelle auf die Vorbeugung und Behandlung von **Schulterproblemen** eingegangen werden. Häufig auftretende Schulterprobleme sind:
- schmerzhafte Schulter
- Subluxation
- Schulter-Hand-Syndrom

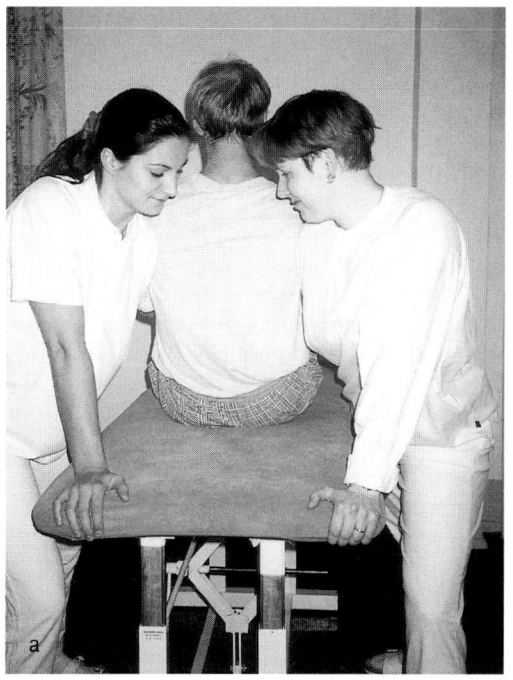

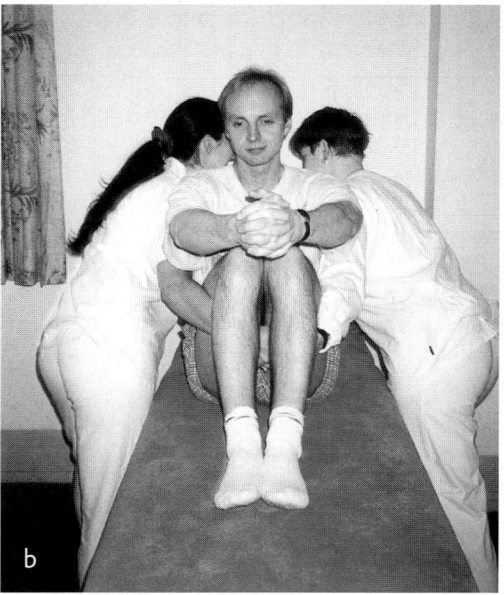

Abb. 9.17a und b: Variante, um den Patienten mit zwei Therapeuten im Bett zu versetzen

Ursachen für eine schmerzhafte Schulter sind ein **gestörter skapulohumeraler Rhythmus** durch Tonusungleichgewicht (d. h., die Skapula bewegt sich nicht im Verhältnis 1:2 mit dem

Humerus) und eine zusätzlich **mangelnde Außenrotaion**. Wird ein innenrotierter Humerus bei fehlerhaft stehender Skapula flektiert oder abduziert, dann stößt das Tuberculum majus je nach Gelenkstellung am Processus coracoideus oder dem acromialen Bänderdach an und traumatisiert die Insertion der Rotatorenmaschette (Supraspinatus, Infraspinatus, Teres minor), die Kapsel, das Lig. coracoacromiale und die mit dem Gelenk kommunizierenden Bursen. Diese Verhältnisse werden noch durch **mangelhaftes Heruntergleiten des Humeruskopfes** in der Pfanne bei Abduktion und Flexion forciert. Sehr häufig werden solche Erscheinungen durch falsche Handhabung provoziert.

Beispiele sind:
- Ziehen am Arm
- Hochheben des Körpers mit Griff unter den Schultern
- passives Flektieren oder Abduzieren des Armes ohne Außenrotation und Skapularotation
- Anziehen des innenrotierten Armes
- Selbsttraumatisierung bei Nichtbeachten der Schmerzgrenze

Die Ursachen für **Subluxation** sind vor allem bei Hypotonus gegeben, weil hier die aktive Sicherung des Gelenks vollständig verloren geht. D. h., das Zusammenspiel von M. serratus anterior, M. supraspinatus, M.deltoideus und M.infraspinatus ist gestört. Damit verliert die Cavitas glenoidalis ihre Ausrichtung nach cranial-ventral. Da die horizontal verlaufenden Muskeln den Humeruskopf nicht mehr in der Pfanne halten können, rutscht dieser nach unten.

Ziele der Therapie sind:
- Wiederherstellen der korrekten Skapulastellung
- Tonusregulierung
- Erhalten einer schmerzfreien Beweglichkeit.

Maßnahmen bei schmerzhafter Schulter und Subluxation:
- Auf richtige Lagerung muß geachtet werden. Bei Lagerung auf der plegischen Seite soll der Patient nicht auf dem Humeruskopf liegen, im Sitz muß der Arm auf dem Tisch oder Rollstuhltisch abgelegt werden.
- Die Skapula ist mobil zu halten.
- Ventrale Skapulapattern können aktiv geübt werden.
- Ein Verlängern bzw. Verkürzen der plegischen Seite bewegt den Rumpf gegen die Skapula.
- Teilbelastungen des Armes sind durch Stützaktionen zu erreichen.
- Bei Hypotonus können Kurzzeiteis und Tappings angewendet werden.
- Widerlagernde Mobilisation nach S. Klein-Vogelbach erhält eine schmerzfreie Beweglichkeit.

Das **Schulter-Hand-Syndrom** (SHS) ist nicht so häufig wie die schmerzhafte Schulter, aber es stört den Rehabilitationsprozeß enorm.

Die Ursachen liegen wahrscheinlich in der gestörten Schulterbeweglichkeit, die später *eine gestörte vegetative Versorgung* nach sich zieht. Für diese vegetativen Fehlleistungen ist eventuell eine entsprechende Disposition verantwortlich. Die ständige Flexionshaltung des Handgelenks und die vegetativen Fehlleistungen führen zu mangelhafter Zirkulation und zu Ödemen. Die Flexionshaltung der Fingergelenke führt zur Verkürzung der Kollateralbänder, und es können bei Nichtbehandlung Narben und irreversible Kontrakturen entstehen. Die beste Vorbeugung sind die schon genannten Maßnahmen bei schmerzhafter Schulter und eine konsequente Vermeidung der Volarflexion des Handgelenks, eventuell auch mit Gipsschiene.

Maßnahmen bei SHS:
- Die Hand sollte stets unter visueller Kontrolle sein (auf dem Tisch, Rollstuhltisch) und bei Ödemen etwas höher gelagert werden. Das Ellenbogengelenk sollte nicht mehr als 50° flektiert werden, weil sonst der Rückstrom behindert wird.
- In schweren Fällen ist es nötig, den Patienten zu vertikalisieren, um den Arm über Herzniveau lagern zu können.
- Lymphdrainage mit anschließendem Kompressionsverband verringert die Ödeme.

- Aktive und passive Bewegungen erhalten die Beweglichkeit und pumpen das Ödem ab, es ist aber unbedingt die Schmerzgrenze zu respektieren.
- Anregen der aktiven Fingerextension kann mit Kurzzeiteis oder taktilen Reizen, z.B. beim Spiel mit einem Luftballon, erreicht werden.
- Eistauchbäder bis zum Ellenbogen erleichtern häufig kurzzeitig die Bewegungen, verbessern aber nicht den venösen Abfluß und den Lymphabstrom. Bei eventuell eintretender Hyperämie wird das Mißverhältnis von arteriellem Zufluß und venösem bzw. lymphatischem Rückstrom noch verstärkt. Es ist also notwendig, sehr genau die individuelle Reaktion zu beobachten.

Drehen bzw. Rollen zur Kopf- und Rumpfkontrolle

Das Drehen erfolgt anfangs assistiv, später aktiv.

Rollen auf die nichtplegische Seite

- Rollen RL-SL durch Massenflexion; Skapula: anteriore Depression (AD); plegischer Arm: EX/ADD/IR; Becken: anteriore Elevation (AE); plegisches Bein: FLEX/ADD/AR gebeugt (Abb. 9.18)
- Rollen RL-SL mit mehr Armflexion; Skapula: anteriore Elevation (AE); plegischer Arm: FLEX/ADD/AR; Becken: anteriore Elevation (AE); plegisches Bein: FLEX/ADD/AR gebeugt
- Rollen mit Flechtgriff: Patient hält den plegischen Arm selbst in FLEX; beide Beine angestellt (aktiv oder assistiv; Abb. 9.19).

Rollen auf die plegische Seite oder Bauchlage

- Rollen über Lifting: Der nichtplegische Arm hält den plegischen Arm in EX/ADD/IR. Das nichtplegische Bein ist angestellt. Der Therapeut steht am Kopfende der Bank, faßt den *nichtplegischen* Arm am Handgelenk und fordert den Patienten auf, sich mit dem Bein abzustoßen und bewegt dabei den nichtplegischen Arm in FLEX/ADD/AR, den plegischen Arm automatisch in FLEX/ABD/AR (Abb. 9.20).
- Rollen über Chopping: Der nichtplegische Arm hält den plegischen Arm in FLEX/ADD/AR. Das nichtplegische Bein ist angestellt. Der Therapeut steht lateral in der Diagonale EX/ABD/IR und faßt

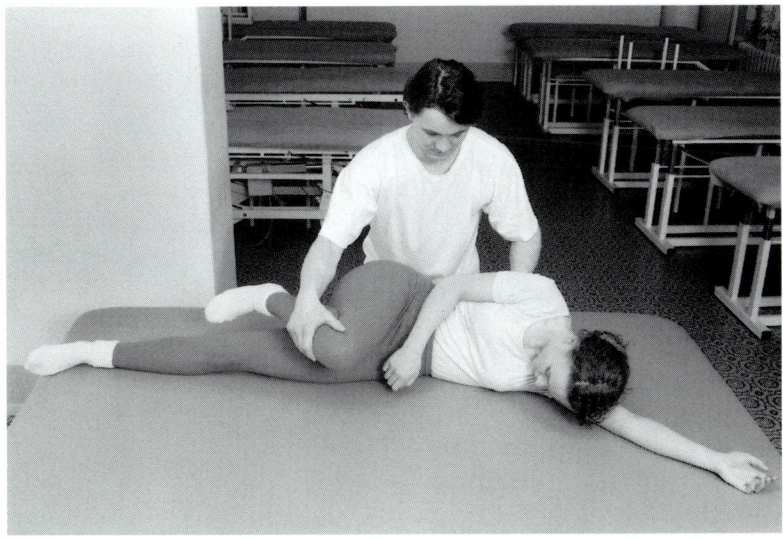

Abb. 9.18: Rollen auf die nichtplegische Seite mit Massenflexion

9

Abb. 9.19: Rollen mit
Flechtgriff

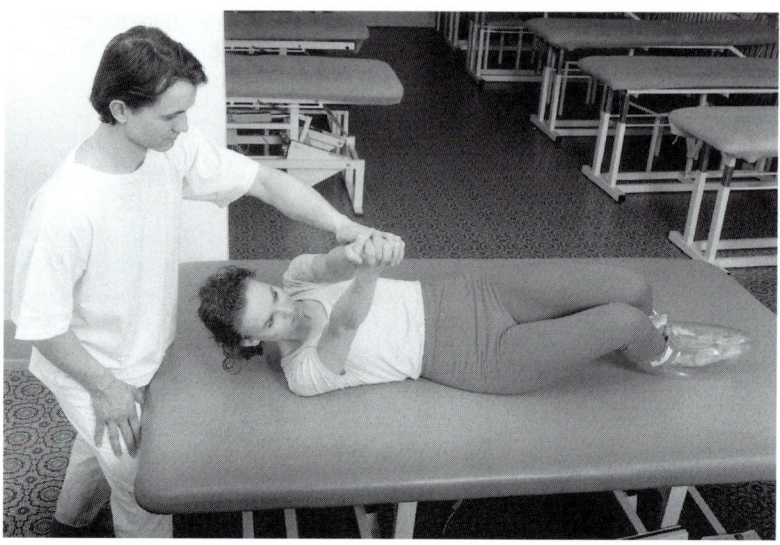

Übung Fortsetzung

den nichtplegischen Arm am Handgelenk
und fordert den Patienten auf, sich mit
dem Bein abzustoßen und bewegt dabei
den nichtplegischen Arm in EX/ABD/IR,
den plegischen automatisch in
EX/ADD/IR (Abb. 9.21).
● Weitere Rollmöglichkeiten aus dem Mattenprogramm nach PNF sind bei steigender Aktivität des Patienten anwendbar.

Kontrollarbeit der Extremitäten

Nach der Mobilisierung der Gelenke, vor allem
des Schultergürtels und des Glenohumeralgelenks und nach der Kontrollarbeit für Kopf und
Rumpf durch Rollen, erfolgt die **Fazilitierung**
von aktiven Bewegungen der Extremitäten entsprechend der motorischen Ontogenese von
proximal nach distal. Arbeitet der Therapeut an
der oberen bzw. unteren Extremität, wird die
entgegengesetzte Extremität in Hemmstel-
lung, d. h. *antispastische Haltung* gebracht. Dies

Abb. 9.20: Rollen auf die
plegische Seite mit Lifting

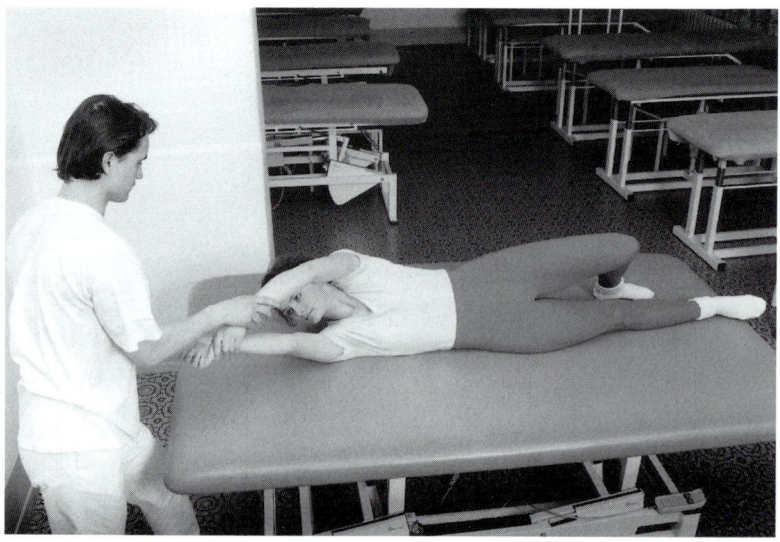

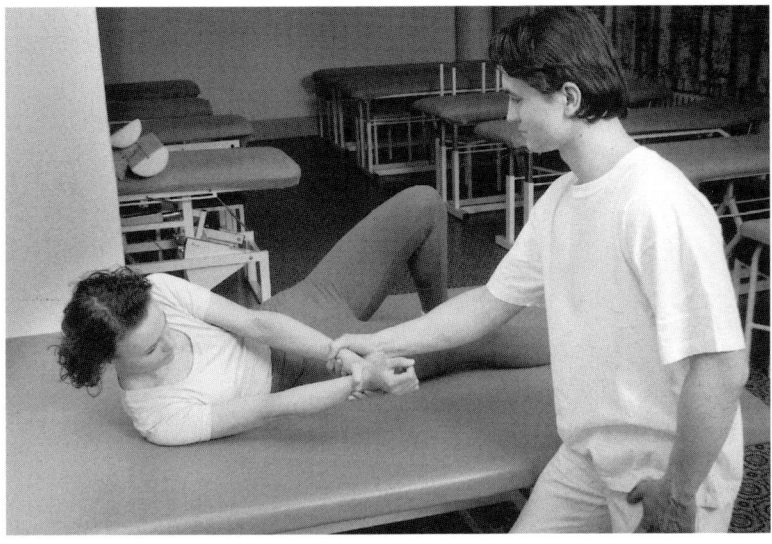

Abb. 9.21: Rollen auf die plegische Seite mit Chopping

ist durch *Lagerung* oder *Druckschienen* nach M. Johnstone zu erreichen. Die Druckschienen bringen noch zusätzliche taktile Reize und machen dem Patienten die Extremität bewußt (Abb. 9.22). Es ist allerdings darauf hinzuweisen, daß die Schienen nicht zur Dauerlagerung geeignet sind, weil vegetative Reaktionen ungünstig beeinflußt werden.

Das erste Ziel zur Kontrollarbeit ist **Stabilisierung**, die durch *Placingreaktionen* und *Stützen* erreicht wird.

Placingreaktionen Der Patient soll lernen, die Extremität in einer bestimmten AGST zu halten (isometrische Muskelarbeit). Der Therapeut fordert den Patienten auf, die Extremität leicht zu machen und läßt diese wiederholt kurzzeitig los. Beim Wiederauffangen kann eine Approximation in Längsrichtung der Extremität zum Gelenk hin gegeben werden. Zusätzlich werden die haltenden Muskeln mit Tappings fazilitiert. Anfangs sind nur sehr kurzzeitige Kontraktionen zu registrieren. Die Anstrengung darf nicht zu verstärkter Spastik führen. Wenn diese aktive Mus-

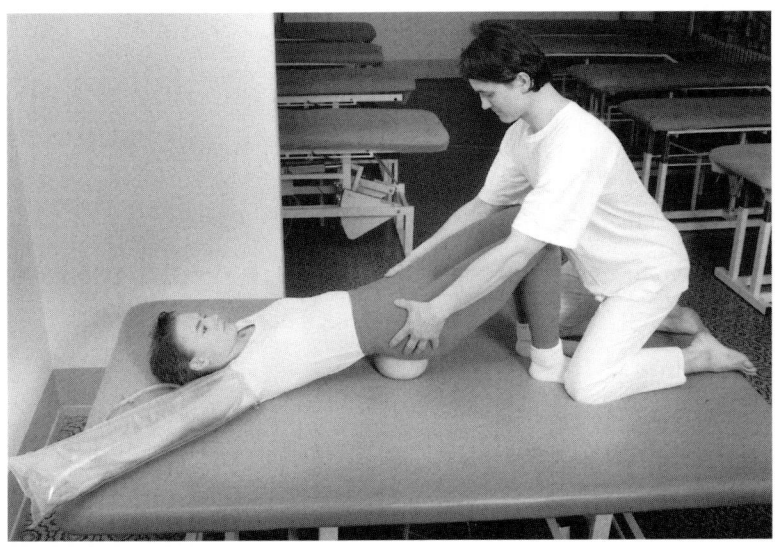

Abb. 9.22: Bridging mit gleichzeitiger Hemmung der oberen Extremität über Druckschiene nach Johnstone

9

Abb. 9.23: Stütz auf den plegischen Arm als Vorbereitung zum selbständigen Transfer

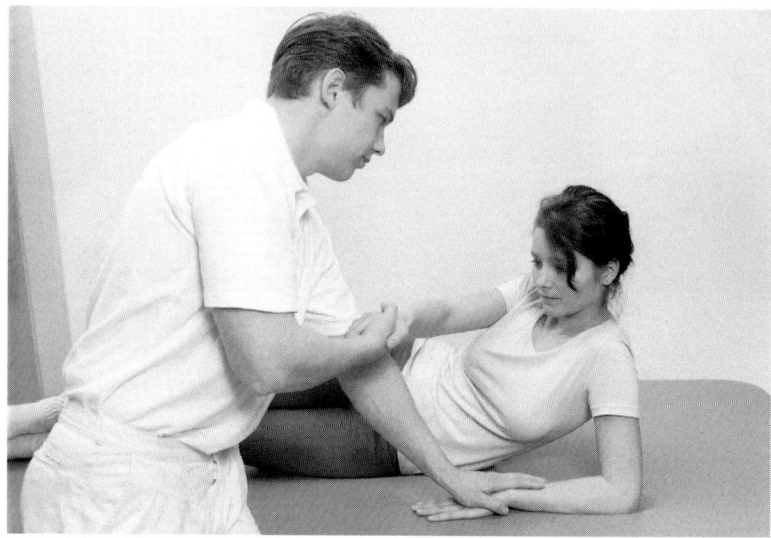

kelarbeit mit gutem Gespür und Kozentration ausgeführt wird, sinkt die Spastik beträchtlich.

Exzentrische Muskelarbeit Bei exzentrischer Muskelarbeit erzeugt der Muskel Spannung, während er von einer äußeren Kraft (z. B. Schwerkraft) verlängert wird. Der Patient lernt zunächst, das Gewicht der Extremität gegen die Schwerkraft langsam abzusenken.

Konzentrische Muskelarbeit Bei konzentrischer Muskelarbeit erzeugt der Muskel Span-

nung und verkürzt sich gleichzeitig. Der Patient lernt, das Gewicht der Extremität zu überwinden und gegen die Schwerkraft anzuheben. Die exzentrische Muskelarbeit ist für den Patienten weniger anstrengend, weil für die Bewältigung einer vorgegebenen Last weniger motorische Einheiten rekrutiert werden müssen. Der Sauerstoffverbrauch ist dadurch ebenfalls niedriger. Aus diesem Grund sollte die Reihenfolge Placingreaktion – exzentrische – konzentrische Muskelarbeit eingehalten werden.

Abb. 9.24: Kontrollarbeit der oberen Extremität: Patientin soll ihren Arm herausschieben (ohne Schiene wird die Übung aktiver)

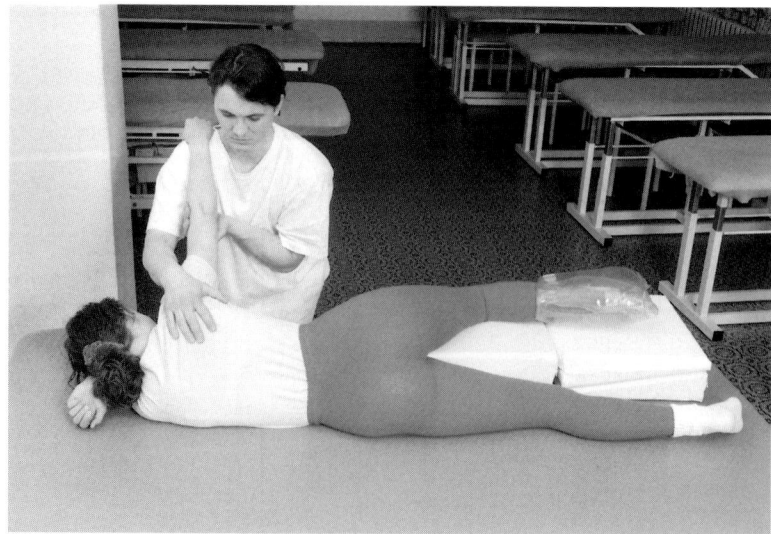

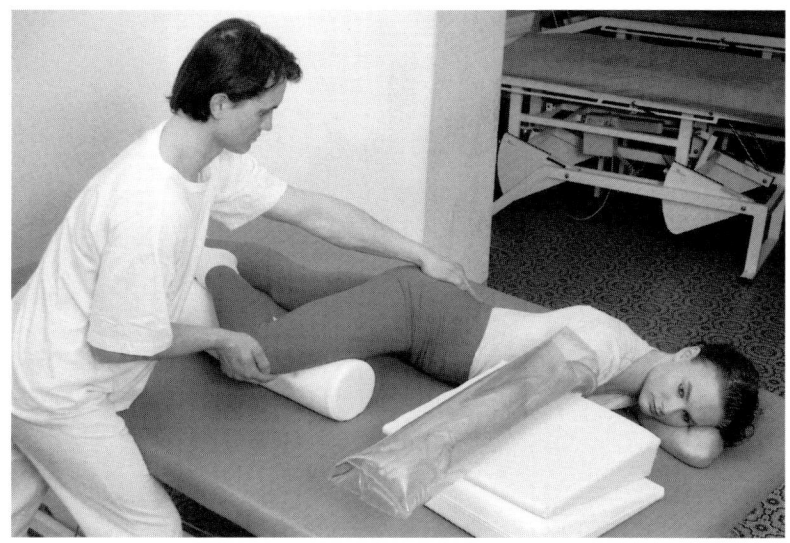

Abb. 9.25: Kontrollarbeit der unteren Extremität: Patientin soll das Bein leicht machen und herausschieben (Johnstone-Schiene hemmt die Armspastik)

Stützen Damit soll die Gewichtsübernahme auf die plegische Seite und die dafür notwendige aktive Sicherung der Gelenke geübt werden (Abb. 9.23). Sind bestimmte Haltereaktionen gesichert, wird eine größere aktive Bewegung angestrebt. Dazu ist konzentrische Muskelarbeit nötig. In Seitlage soll der Patient über Schultergürtel- oder Beckenbewegungen den Arm oder das Bein wegschieben (Abb. 9.24 und 9.25). In Rückenlage wird der Patient aufgefordert, seinen Kopf oder die gegenüberliegende Schulter zu berühren und dort etwas zu veharren. Es ist positiv, solche Aufträge mit praktischen Handhabungen zu verbinden. Oft werden dann Muskelgruppen innerviert, die willkürlich nicht selektiv aktiviert werden können. Anfangs ist es erfolgversprechend, dem Patienten die Extremität zu führen, damit er seinen eigenen Körper wieder spürt.

*Kopf- und Rumpfkontrolle im Sitz –
Auslösen von Gleichgewichtsreaktionen*

Um den Sitz selbständig einnehmen zu können, sind **Transfers** nötig, die im Laufe der Zeit immer mehr Mitarbeit vom Patienten verlangen. Der **Tubergriff** (Abb. 9.26) wird später abgelöst von einem **Skapulagriff**. Eine sehr wichtige Übung ist die abwechselnde Gewichtsverlagerung auf das rechte und linke Tuber ischiadicum. Dadurch entsteht eine Late-

ralflexion der Lendenwirbelsäule nach der nicht belasteten Seite, und die belastete Seite wird verlängert (Abb. 9.27).

Auf diese Weise wird der Thorax gegen das Schulterblatt bewegt. Im Glenohumeralgelenk entsteht auf der verkürzten Seite eine Abduk-

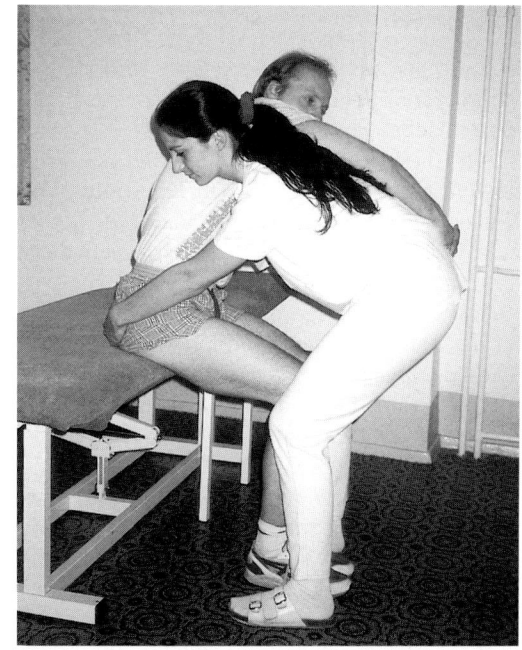

Abb. 9.26: Transfer über rechte plegische Seite (Hocker rechts) mit Tubergriff

9

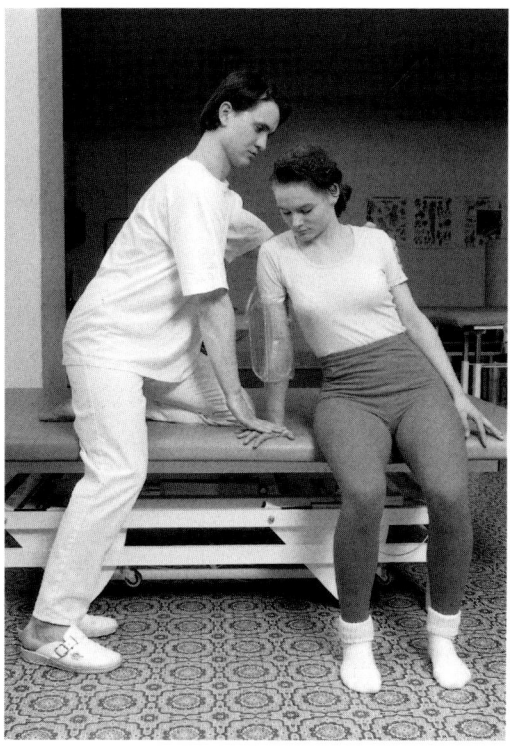

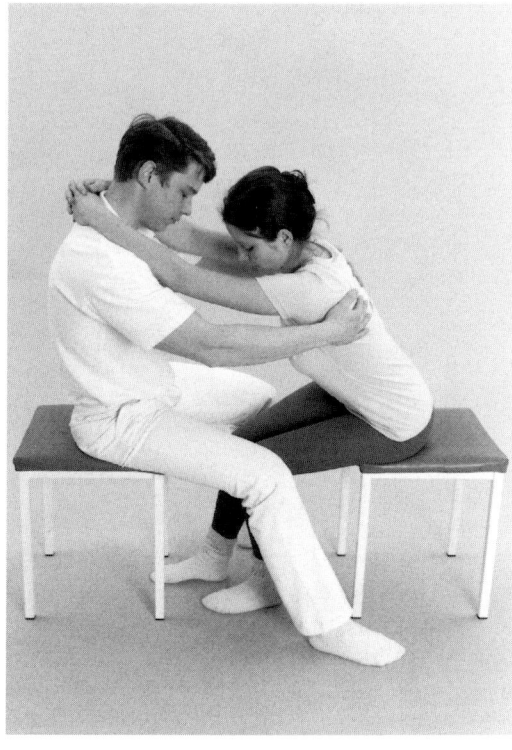

Abb. 9.27: Verlängern der plegischen Seite mit Stütz

Abb. 9.28: Gewichtsverlagerung nach vorn und zur Seite durch Kreisen des Rumpfes

tion auf der nicht belasteten Seite und auf der verlängerten Seite eine Adduktion vom proximalen Hebel.

Aus dieser Ausgangsstellung heraus kann der Humerus (distaler Hebel) im Sinne einer Widerlagerung bewegt und dadurch besser zentriert werden. Gleichzeitig läßt sich diese Übung für Atemübungen verwenden.

Eine gute Übung zur Gewichtsverlagerung ist das **Rumpfkreisen**, wenn sich Patient und Therapeut gegenübersitzen. Der Patient legt die Arme auf die Schultern des Therapeuten, dieser faßt den Patienten an den Schulterblättern. Dann wird das Gewicht so nach vorn und zu beiden Seiten verlagert, daß eine Kreisbewegung entsteht. Schwerpunkt dieser Übung ist die Gewichtsverlagerung nach vorn, weil dies für das spätere Aufstehen wichtig ist (Abb. 9.28). Das Aufstehen über das plegische, leicht zurückgesetzte Bein zeigen die Abbildungen 9.29 a und b.

Erarbeiten des Stands, Vorbereitung des Gangs (Standbein und Spielbeinübungen)

Vorbereitende Übungen auf der Liege sind symmetrisch reziproke Schulterblatt- und Beckenpattern im Standbein- und Spielbeinmuster. Zusätzlich können die Muster EX/ABD/IR gestreckt und FLEX/ADD/AR gebeugt, wenn möglich auch bilateral reziprok, geübt werden. Für manche Patienten sind diese Vorbereitungen allerdings zu abstrakt. In diesem Fall ist es besser, möglichst schnell mit Belastung zu arbeiten.

Sehr wichtig ist, daß dem Patienten bei der Erarbeitung des Standes Sicherheit gegeben wird. Für sehr ängstliche Patienten bietet sich der **Bauchstand** an, d. h., der Patient legt seinen Oberkörper vollständig auf die Liege ab und hat nur eine Teilbelastung auf den Beinen. Mit steigender Sicherheit kann daraus der modifizierte Bärenstand (Unterarme oder Hände stützen

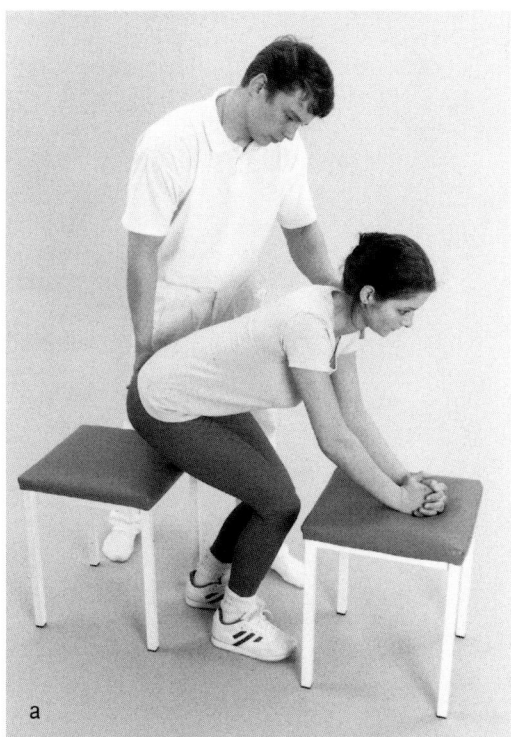

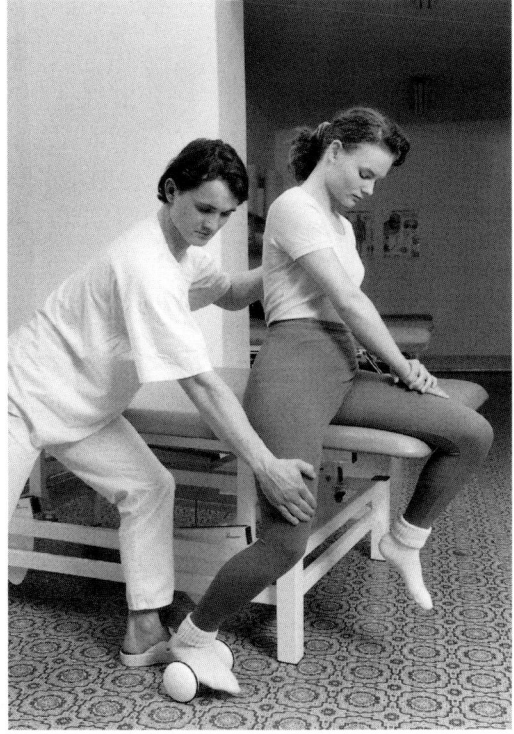

Abb. 9.30: Selektive Knieflexion mit Hüftextension

auf der Liege) entwickelt werden. Dann ist es möglich, gezielt Approximation am Becken in Richtung EX/ABD/IR für das Standbein zu geben und das Spielbein in FLEX/ADD/AR zu fazilitieren. Mit Schritten nach beiden Seiten wird das plegische Bein einmal als Standbein und einmal als Spielbein benutzt. Es kann auch eine Fußbank als Stufe benutzt werden. Eine gute Stand- und Spielbeinübung gleichzeitig ist beim Belasten des im Knie gebeugten plegischen Beines auf einem Hocker gegeben. Der Vorteil liegt in der selektiven Kniebeugung bei belasteter gestreckter Hüfte. Wenn mit dem nichtplegischen Bein kleine Schritte gemacht werden können, wird die plegische Hüfte vollständig belastet. Benötigt der Patient bei dieser Übung eine Stütze, soll diese von der plegischen Seite gegeben werden. Eine weitere Übung zur selektiven Knieflexion zeigt (Abb. 9.30).

Abb. 9.29 a und b: Aufstehen über die plegische Seite mit leicht zurückgesetztem plegischen Bein

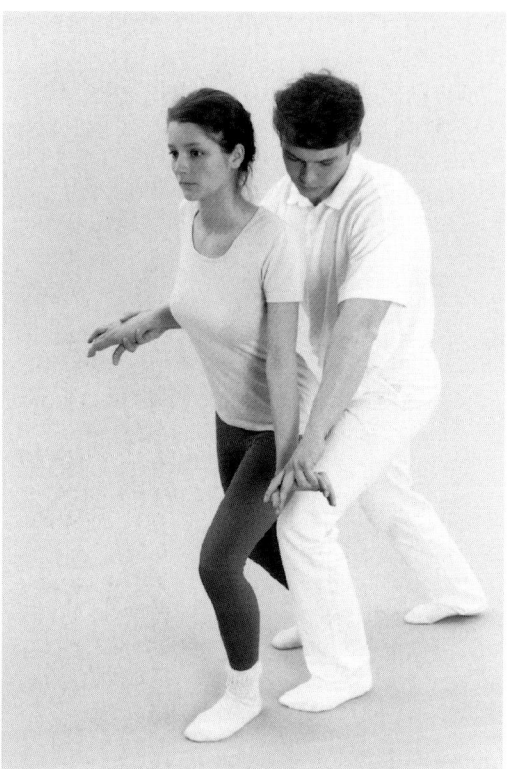

Abb. 9.31: Gewichtsverlagerung im Stand als Ausfallschritt bzw. in Bewegung als Schlittschuhschritt

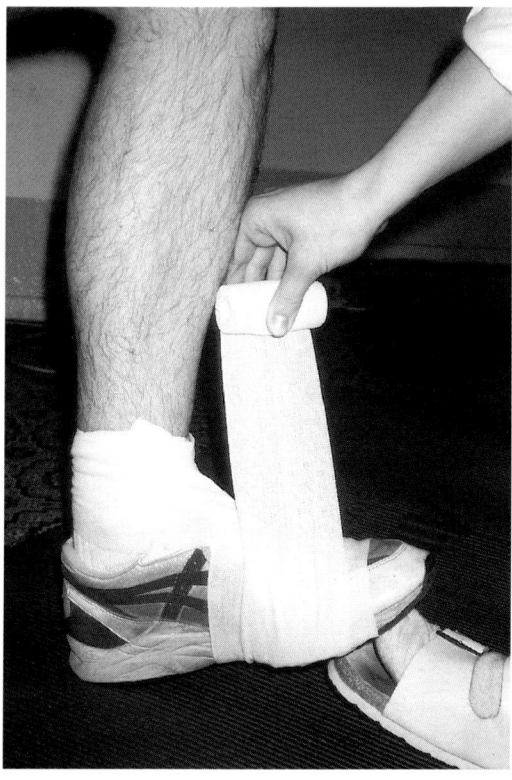

Abb. 9.32: Wickeln des Fußes in Eversion, um die Inversionsstellung beim Gang zu verhindern

Funktionelles Gehen

Um ohne Kompensation gehen zu können, muß der Patient das Gewicht auf jedes Bein verlagern und die Belastung auf das im Knie leicht flektierte Bein übernehmen. Außerdem sollte die Rumpfrotation geübt worden sein.

Zum Erlernen der **freien Gewichtsverlagerung im Stand** ist das Üben eines Ausfallschritts, ähnlich dem Schlittschuhschritt, vorteilhaft. Dabei rutschen während des gesamten Bewegungsablaufs die Füße auf dem Boden, ohne abgehoben zu werden, und die Knie bleiben immer gebeugt. Durch die großen Schritte gibt es viel Zeit, das Gewicht zunächst auf das eine, dann auf das andere Bein zu verlagern (Abb. 9.31).

Das Gehen kann vom Becken, von den Schultern oder von der oberen Extremität ausgehend fazilitiert werden.

Fazilitierung des Gang *Becken* Der Therapeut steht auf der betroffenen Seite und legt den Daumen dorsal, die Finger ventral an beiden Seiten des Beckens an, um so die Hüftextension unterstützen zu können. Dann belastet der Patient das plegische Bein und macht mit dem nicht betroffenen Bein den ersten Schritt. Dabei soll darauf geachtet werden, daß die Ferse zuerst aufgesetzt und die funktionelle Fußachse richtig eingestellt wird. Jetzt wird das Gewicht schräg nach vorn auf das gesunde Bein verlagert. Auf der kranken Seite verhindert der Therapeut die dorsale Elevation des Beckens durch Druck auf den Beckenkamm nach unten vorn und unterstützt die Flexion und Außenrotation der Hüfte. Auch beim Aufsetzen des plegischen Beines wird darauf geachtet, daß die Ferse zuerst aufgesetzt und der Fuß in Eversion gehalten wird. Sollte der Fuß invertiert aufgesetzt werden, empfiehlt sich das Wickeln in Eversionsstellung (Abb. 9.32).

Nach Aufsetzen des Beines wird das Gewicht auf die plegische Seite übernommen, ohne das Knie völlig zu strecken (Verhinderung einer positiven Stützreaktion).

Fazilitierung des Gangs von Schultern und oberer Extremität Die Unterstützung vom Schultergürtel dient vor allem der Einbeziehung des Armschwungs in den Gangablauf. Eine Fazilitation kann auch von extentierten Armen ausgehen. Dabei werden die Hände in Dorsalextension und der Daumen in Abduktion gehalten, um assoziierte Reaktionen zu verhindern.

Ob einem Patienten ein Stock oder eine Unterarmstütze auf der gesunden Seite gegeben wird, sollte immer vom Behandlungsteam entschieden werden. Damit fällt die Entscheidung zur Kompensation, was in der Regel ein unauffälliges Gangbild nicht mehr zuläßt.

Treppensteigen Dabei wird die notwendige Gewichtsverlagerung langsam geübt, und der gesunde Arm hält sich am Geländer fest. Die Reihenfolge der Gewichtsverlagerung beim Aufwärtssteigen ist wie folgt:

> **Übung**
>
> - Zuerst wird das Gewicht auf das betroffene Bein verlagert und das gesunde Bein wird auf die erste Stufe gestellt. Dann verlagert der Patient das Gewicht über den gesunden Fuß.
> - Der Therapeut hilft dem Patienten, das plegische Bein im Knie zu flektieren, um den Fuß auf die nächste Stufe zu stellen.
> - Jetzt muß das Gewicht wieder auf das plegische Bein übernommen werden. Dazu unterstützt der Therapeut die Kniestreckung. Es muß darauf geachtet werden, daß das Knie nicht vollständig gestreckt wird. Während der Kniestreckung stellt der Patient das gesunde Bein wieder auf die nächste Stufe.

Das Abwärtssteigen ist oft etwas schwieriger. Folgende Bewegungen sind auszuführen:

> **Übung**
>
> - Das gesunde Bein wird auf die erste Stufe gesetzt; bei der notwendigen Knieflexion des plegischen Beines hilft der Therapeut.
> - Dann muß das plegische Bein nach unten geführt werden. Dabei soll eine Adduktion mit Hilfe des Therapeuten vermieden werden.
> - Die Gewichtsverlagerung auf das plegische Bein wird vom Therapeuten unterstützt, um ein Überstrecken des Knies zu verhindern. Anschließend wird das Gewicht wieder auf das gesunde Bein übernommen.

Mattenaktivitäten

Mattentraining bietet den Vorteil großer Bewegungsfreiheit, ohne Gefahr zu fallen. Oft ist es allerdings schwierig, den Transfer auf die Matte zu bewältigen. Kann ein Patient stehen, läßt sich der **Übergang über den Halbkniestand** realisieren.

Folgende Schritte sind nötig:

> **Übung**
>
> - das gesunde Bein weit nach vorn stellen
> - Sicherung der Patienten am Sternum und am plegischen Unterarm
> - plegisches Bein in Knie und Hüfte flektieren (Therapeut macht die Bewegung von hinten mit) bis zum Halbkniestand
> - Übergang zum Kniestand
> - gesunder Arm stützt sich am Boden ab
> - Übergang zum Seitsitz

Bei weniger aktiven Patienten kann der **Übergang über einen immer tieferen Sitz** bis zum Seitsitz erfolgen. Die Rückbewegung erfolgt in umgekehrter Richtung: Seitsitz – Kniestand – Halbkniestand. Auf der gesunden Seite stützt sich der Patient auf einem Hocker ab, um so zum Stand oder Sitz hochzukommen. Die Übungen orientieren am PNF-Mattenprogramm (vgl. Ataxie). Die Bewegungsübergänge sollen möglichst aktiv ausgeführt werden. Widerstände sind aber bei Spastik kaum zu set-

9

zen, damit keine assoziierten Bewegungen ausgelöst werden.

*Aktivitäten des täglichen Lebens
(Activities of Daily Living ADL)*

Ziel aller therapeutischen Bemühungen ist es,
größtmögliche Selbständigkeit und Unabhängigkeit der Patienten im täglichen Leben zu
erreichen. Deshalb sind die Tätigkeiten des täglichen Lebens in den Tagesablauf zu integrieren und von allen Therapeuten und Pflege-
kräften in gleicher Weise auszuführen. Bei
wahrnehmungsgestörten Patienten kann das
therapeutische Führen angewendet werden.
Aktivere Patienten werden zu größtmöglicher
Selbständigkeit ermuntert, auch wenn eine
Hilfe die Handlung verkürzen würde.

Es sollen an dieser Stelle nur noch kurze
Hinweise zu den ADL gegeben werden.

Anfangs wird die basalstimulierende Bo-
bath-Wäsche durchgeführt. Die plegische
Hand wird mit Waschhandschuh geführt, um
die nichtplegische Seite zu waschen. Die Richtung erfolgt auf die plegische Seite zu, die Mittellinie wird betont. Später wäscht die nichtplegische Hand die plegische Seite. Ähnliche
Übungen können in die physiotherapeutische
Behandlung als Wahrnehmungsschulung einbezogen werden.

- Es wird immer der plegische Arm zuerst
angezogen, aber zuletzt ausgezogen.
- Zum Anziehen der Strümpfe und Schuhe
muß der Patient die Beine übereinanderschlagen können.
- Zum vollständigen Ankleiden benötigt der
Patient sichere Transfers und Gleichgewichtsreaktionen im Sitz.
- Es wird so früh wie möglich am Tisch
gegessen. Der plegische Arm liegt dabei auf
dem Tisch. Transfers vom Bett zum
Rollstuhl oder Stuhl sind zu üben.
- Die selbständige Benutzung der Toilette ist
ein wichtiger Schritt zur Unabhängigkeit
des Patienten. Entsprechende Transfers und
das Schulen des Gangs sind die Voraussetzung für diese Aktivität.

Diese Tätigkeiten sind in die physiotherapeutische Behandlung zu integrieren.

Aufgaben

1. Begründen Sie die Notwendigkeit einer Teamarbeit bei Hemiplegie.
2. Wie sollte das Zimmer eines Hemiplegi-kers eingerichtet werden?
3. Begründen Sie die Lagerung auf der plegischen Seite und die Nachteile der Lagerung auf dem Rücken.
4. Welche hemiplegiebedingten Schulter-probleme gibt es, und wie werden diese verursacht?
5. Wie kann das Schulter-Hand-Syndrom behandelt werden?
6. Was verstehen Sie unter Platzierungs-reaktion (Placing), und wie fazilitieren Sie diese?
7. Was verstehen Sie unter dem Alignment?
8. Welche Bedeutung hat das Verlängern der plegischen Seite?
9. Erklären Sie das Treppensteigen mit einem Hemiplegiker.

9.3 Schädel-Hirn-Verletzungen

Je nach Gewalteinwirkungen kann es zu *ge-deckten* (Intaktbleiben der Dura) oder *offenen* Schädel-Hirn-Verletzungen kommen. Die Kopf-prellung allein zieht keine Gehirnbeteiligung nach sich. Aus der nachfolgenden Aufzählung ■ und Abbildung 9.33 geht eine Einteilung der Schädel-Hirn-Traumen (SHT) hervor.

- Kopfprellung und Weichteilverletzung des Kopfes
- Schädelfrakturen (Kalotte, Basis)
- geschlossene Schädel-Hirn-Traumen (SHT)
  - ○ SHT 1. Grades   Commotio cerebri
  - ○ SHT 2. Grades   Contusio cerebri
  - ○ SHT 3. Grades   Contusio cerebri
  - ○ Compressio cerebri
    - posttraumatisches Hirnödem
    - posttraumatische intrakranielle Hämatome
    - – epidurales Hämatom
    - – akutes und chronisches subdurales Hämatom
    - – intrazerebrales Hämatom

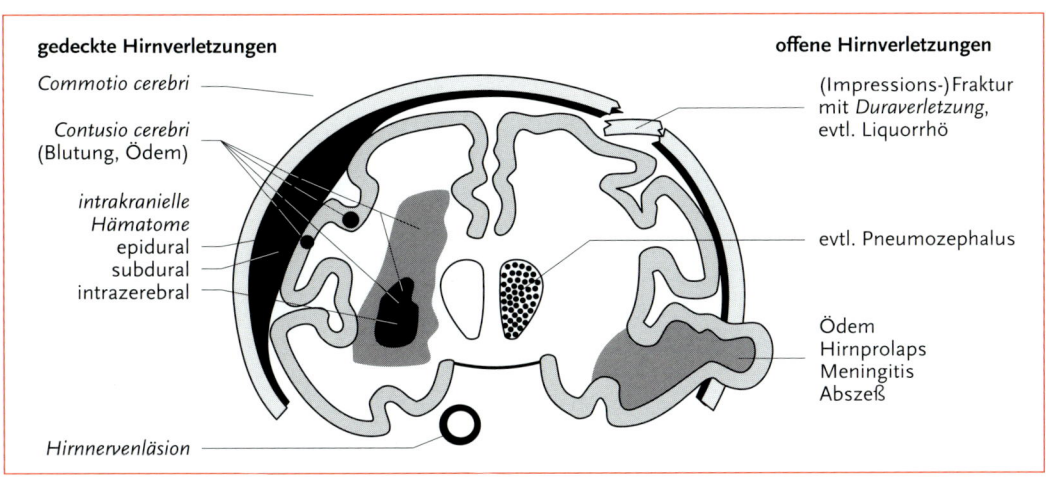

gedeckte Hirnverletzungen

Commotio cerebri

Contusio cerebri
(Blutung, Ödem)

intrakranielle
Hämatome
epidural
subdural
intrazerebral

Hirnnervenläsion

offene Hirnverletzungen

(Impressions-)Fraktur
mit Duraverletzung,
evtl. Liquorrhö

evtl. Pneumozephalus

Ödem
Hirnprolaps
Meningitis
Abszeß

Abb. 9.33: Formen des gedeckten und offenen Schädel-Hirn-Traumas (nach Delank 1994)

- offene Schädel-Hirn-Verletzungen (mit Duraverletzung)
  - Kalotte
  - Schädelbasis (u. U. mit Liquorfistel)
  - Komplikationen
    - posttraumatische Meningitis
    - posttraumatischer Hirnabszeß
    - Pneumozephalus, Pneumatozele
- Komplikationen und Folgezustände
  - posttraumatische Epilepsie
  - posttraumatischer Hydrozephalus
  - wachsende Fraktur im Kindesalter
  - Durchgangs- und akute psychopathologi-
    sche Syndrome
  - irreversible hirnlokale und hirndiffuse
    Psychosyndrome
  - apallisches Syndrom
  - Meningoenzephalitis bei offener
    Verletzung

Primäre Hirnverletzungen durch die unmittelbare mechanische Gewalteinwirkung auf das
Gehirn führen zu funktionellen (reversiblen)
und substantiellen (irreversiblen) Schäden.
Letztere Kontusionsherde stellen besonders im
Rindenbereich umschriebene oder diffuse
Prellungs- bzw. Quetschungsherde mit punkt-
förmigen Einblutungen in Hirnhäute und -sub-
stanz dar, die bei Kommunikation zum Liquorraum Anlaß zu Subarachnoidealblutungen

sind. **Sekundäre Hirnverletzungen** entwickeln
sich mit zeitlicher Verzögerung und beruhen
auf zirkulationsbedingten Schädigungen wie
diapedische Blutungen und Hirnödem sowie
intrakraniellen Blutungen. Dieser *Compressio
cerebri* liegen intrakranielle Hämatome, Kontusionsherde mit Einblutungen, Hirnödem,
selten auch Abszeß und Empyem zugrunde.
Die so entstehende Raumforderung im geschlossenen knöchernen Schädelraum löst
einen intrakraniellen Druckanstieg aus, der
über eine zerebrale Ischämie zu einer bedrohlichen Komplikation der Herniation im Bereich
der Falx cerebri, des Tentoriumschlitzes und
des Foramen magnum (s. Abb. 9.5) führen
kann, also letztlich zu einer Mittel- und Bulbär-
hirndekompression mit tödlichem Ausgang.

Die durch mechanische Traumen hervorgerufene Primärverletzung, nämlich Erschütterung *(Commotio cerebri)* oder Gewebszer-
reißung und Quetschung *(Contusio cerebri),*
hängt von der Art der Gewalteinwirkung ab
(Abb. 9.34). Meist finden **Beschleunigungstraumen** statt, z. B. beim Sturz mit Aufprall des
Kopfes. Es treten Scher- und Zerrungskräfte
auf mit geringfügigen Gewebsveränderungen
(Commotio) oder morphologisch faßbaren Ge-
webszerstörungen (Contusio; s. Abb. 9.34a).
Bei aufschlagenden Gegenständen (Abb. 9.34b)
auf das nicht bewegte Gehirn können Hirnläsionen an und gegenüber der Aufschlagstelle

9

Abb. 9.34: Schematische Darstellung des Einflusses von mechanischer Gewalteinwirkung auf Schädel und Gehirn: a) Sturz auf den Hinterkopf, b) Aufprall eines Gegenstandes mit Kontusionsblutung in der Aufprallregion (coup) und kontralateral (contre coup)

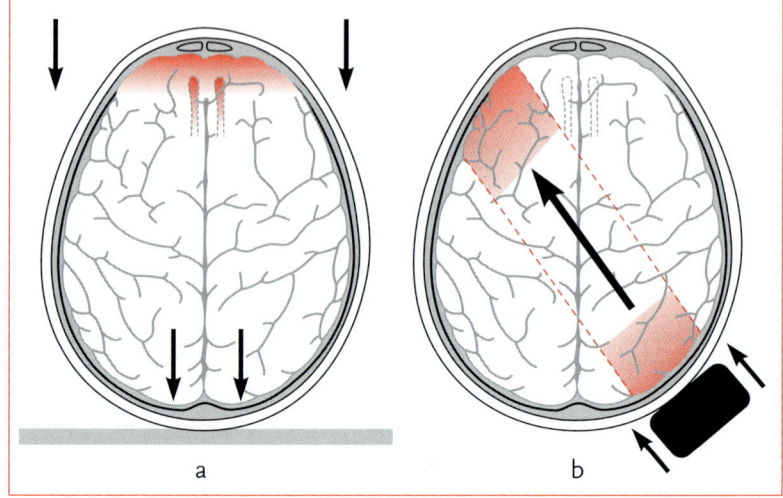

a   b

auftreten. Außerdem können Strukturen von Halswirbelsäule und Halsmark in Mitleidenschaft gezogen werden: Bei Retroflexion mit Beteiligung der extrakraniellen Halsgefäße (Dissektionen, Thrombosen u. a.), bei Retro- und Anteflexion (Beschleunigungstraumen, Auffahrunfälle) Zerrung von Medulla oblongata/oberes Zervikalmark (zervikozephales Syndrom mit Schwindel, Nystagmus, Bewußtseinsstörungen und starken Schmerzen im Bereich der Halsmuskulatur).

9.3.1
Kopfprellung und Schädelfraktur

Ursachen

Leichtere Traumen, wie Stoß oder Schlag, bleiben auf eine Kopfprellung oder auf eine Fraktur von Schädelkalotte oder -basis beschränkt. Eine Mitbeteiligung des Hirns fehlt bei der Kopfprellung stets und kann auch bei der Schädelfraktur ausbleiben. Eine Impressionsfraktur dagegen kann durch Eindringen von Knochenteilen eine umschriebene Hirnläsion zur Folge haben.

Symptome

Kopfprellung Die Kopfprellung äußert sich in plötzlichem *Kopfschmerz,* der einige Stunden anhalten kann. Es fehlt die Bewußtseins-

störung des Kommotionssyndroms, Schwindel und Erbrechen können jedoch vorkommen.

Schädelbruch Der Schädelbruch selbst kann – außer den Zeichen der Kopfprellung – symptomlos ablaufen, aber auch mit Hirnnervenausfällen, Liquorabfluß aus Nase und Ohr, Brillen- oder Monokelhämatom und weiteren neurologischen Symptomen einhergehen.

Therapie

Die Kopfprellung wird nach 1 bis 2 Tagen abgeklungen sein. Schädelfrakturen bedürfen wegen der Möglichkeit unterschiedlicher Komplikationen mitunter der Betreuung durch mehrere Fachdisziplinen.

9.3.2
Gedeckte Hirnverletzungen

Die *klassische Einteilung* des Schädel-Hirn-Traumas erfolgt in
- Commotio cerebri
- Contusio cerebri
- Compressio cerebri

Besonders von neurochirurgischer Seite aus wurde unter Berücksichtigung der Beziehungen zwischen klinischem Erstbefund und Endzustand eine Einteilung in *4 Schweregrade* vorgenommen (Tab. 9.6):

Tab. 9.6: Klinische Gradeinteilung des Schädel-Hirn-Traumas

Schweregrad / Symptome	SHT I leicht Commotio cerebri	SHT II mittelschwer Contusio cerebri	SHT III schwer Contusio cerebri	SHT IV Contusio cerebri
Bewußtlosigkeit	≤ 15 min	≤ 1 h	≤ 24 h	> 24 h
Bewußtseins-störung (Amnesie)	≤ 1 h	≤ 24 h	≤ 1 Woche	> 1 Woche
vegetative Störungen	selten	oft	stets	stets
neurologische Ausfälle	kaum, reversibel	selten, oft reversibel	oft, unterschiedlich reversibel	oft, unterschiedlich reversibel
Hirnödem	–	selten	gewöhnlich	gewöhnlich
subjektive, vegetative und psychische Beschwerden	reversibel innerh. 3–7 Tagen	häufig reversibel, evtl. Dauer-beschwerden	oft Dauer-beschwerden	oft Dauer-beschwerden

SHT I Dauer der Bewußtlosigkeit bis zu einer Viertelstunde, der Bewußtseinsstörungen weniger als eine Stunde. Anhalten der klinischen Symptome – vor allem vegetativer Art wie Schwindel, Erbrechen, Kreislauflabilität – für 3 bis 7 Tage; Wiedererlangen der Arbeitsfähigkeit nach einigen Wochen.

SHT II Dauer der Bewußtlosigkeit bis zu 1 Stunde, der Bewußtseinsstörungen bis zu 24 Stunden. Dauer der vegetativen und eventuell zerebralen neurologischen und/oder psychopathologischen Symptomatik weniger als 3 Wochen. Erreichen einer eher vollen als eingeschränkten Arbeitsfähigkeit.

SHT III Dauer der Bewußtlosigkeit bis zu 1 Tag, der Bewußtseinsstörungen bis zu 1 Woche. Auch nach 3 Wochen noch vegetative und zerebrale Symptome nachweisbar; meist neurologische und/oder psychiatrische Spätbeschwerden und -folgen und Einschränkung der Arbeitsfähigkeit.

SHT IV Dauer der Bewußtlosigkeit über 1 Tag und der Bewußtseinsstörungen über 1 Woche; psychopathologische und neurologische Defektzustände.

Commotio cerebri – SHT I

Ursachen

Durch eine relativ breit angreifende Gewalteinwirkung entsteht eine **Hirnerschütterung**, wahrscheinlich vorwiegend des Rindengebiets, mit reversiblen Funktionsstörungen (reversible Störungen der neuronalen Membranfunktion) und damit ohne Substanzschädigung des Gehirns.

Symptome

Beim **Kommotionssyndrom** (Commotio: Erschütterung) reicht die akut einsetzende Bewußtlosigkeit – eventuell nur eine Bewußtseinstrübung – im allgemeinen von wenigen Sekunden bis etwa 15 Minuten. Für den Beobachter mag sie sogar fehlen, der Patient berichtet aber über eine *amnestische Lücke* (amnesia: Erinnerungslosigkeit). Gelegentlich tritt nur oder im Anschluß an die Bewußtlosigkeit eine kurze Bewußtseinsstörung in Form eines traumatischen Dämmerzustands bis zu 1 Stunde auf. Entweder erscheint dann die Handlungsweise geordnet, läßt aber bei genauer Prüfung eine mangelhafte oder unangebrachte Reaktion bei Kontaktaufnahme oder Handlungsverrichtungen erkennen, oder es entwickelt sich eine sinnlose Geschäftigkeit mit „Aus-dem-Bett-

9

Drängen" und dem Gefühl einer Bedrohung durch die Umwelt. Auch weitere Formen von Bewußtseinstrübungen und Durchgangssyndromen sind möglich. Oft fallen in entscheidenden Situationen eines Gesprächs dann Mangel an Einsicht, starre Einstellung zu bestimmten Problemen oder distanzloses Verhalten auf. Zusätzlich finden sich mnestische (Erinnerungs-), Orientierungs-, auch Antriebs- und affektive Störungen.

Diese Bewußtseinsstörungen gehen stets mit einer unscharf begrenzten Erinnerungslücke oder *anterograden Amnesie* einher. Meist besteht zusätzlich noch eine Erinnerungslücke für einen kurzen Zeitraum vor dem Unfall: *retrograde Amnesie*.

Den *postkommotionellen Beschwerden* liegen zentral-vegetative Regulationsstörungen bzw. Reizerscheinungen zugrunde. Sie äußern sich in Übelkeit, Erbrechen, Schwindel, Kopfschmerzen und Kreislauflabilität mit Blutdruckabfall bei aufrechter Körperlage. Sie klingen nach Tagen, eventuell nach Wochen und spätestens innerhalb eines halben Jahres ab. Dieser Zeitraum hängt nicht nur von der Schwere der Commotio, sondern vom Lebensalter, von vorangegangenen Hirnerkrankungen, von der Einstellung des Patienten zu Trauma und Beschwerden und möglichen versicherungsrechtlichen Konsequenzen ab.

Therapie

Nach einigen Tagen **Bettruhe** kann der Patient in Abhängigkeit von der orthostatischen Kreislaufsituation (Puls-, Blutdruckverhalten im Liegen und Stehen) aufstehen (Frühmobilisation). Im allgemeinen sind die Patienten nach Ablauf von 4 Wochen wieder arbeitsfähig. Nur ausnahmsweise werden gestufte physiotherapeutische und hydrotherapeutische Maßnahmen zum Training der vegetativen Funktionen erforderlich sein. Um ängstliche Befürchtungen seitens des Patienten nicht zu fördern, sollte für die zuversichtliche Einflußnahme eine Abstimmung zwischen Arzt und Physiotherapeuten erfolgen. Mit Dauerschäden ist nicht zu rechnen.

Contusio cerebri – SHT II–IV

Ursachen

Der Hirnkontusion oder „**Hirnquetschung**" liegt eine Substanzschädigung von Hirngewebe (Hirnrinde, in schweren Fällen von Marklager und Hirnstamm) zugrunde.

Symptome

Die Bewußtlosigkeit des Kommotionssyndroms hält zumindest über eine Viertelstunde, mitunter Tage bis Wochen an, kann aber bei sehr lokalisierter bzw. eng umgrenzter Gewalteinwirkung ausgesprochen kurz sein. Die Aufhellung der Bewußtseinsstörung geht langsamer voran und erfolgt über *Bewußtseinstrübung und Durchgangssyndrom* für die Dauer von Stunden, Tagen und Wochen. Aber auch eine *traumatische Psychose* nach Abklingen der initialen Bewußtlosigkeit mit deliranter Verwirrtheit, psychomotorischer Unruhe, Ängstlichkeit und Verkennung der Umgebung kann sich anschließen. Ihr kann ein Korsakow-Syndrom mit örtlichen und zeitlichen Orientierungs-, Gedächtnis- und Merkfähigkeitsstörungen bei klarem Bewußtsein und apathischer oder gereizt-gedrückter Stimmungslage folgen.

Beim SHT II, der leichten Contusio cerebri, bilden sich neurologische Ausfälle meist innerhalb von 4 Wochen zurück. Dagegen können Kopfschmerzen, Schwindel sowie Merk- und Konzentrationsschwäche länger bestehen. Ab SHT III finden sich neben den bereits genannten psychopathologischen Veränderungen stets fokal-neurologische Ausfälle und meist vegetative Entgleisungen (Störungen der Temperaturregulation, des Wasser- und Elektrolythaushalts, Kreislaufstörungen u.a.) sowie zerebrale bzw. epileptische Anfälle fokaler oder generalisierter Natur. Bei Läsionen in der Mittelhirnebene (Einklemmung am Tentoriumsschlitz) zeigen sich Strecksynergien der Extremitäten, die spontan oder auf Schmerzreize hin auftreten. Diese Ausfälle sind beim SHT IV umfangreicher und bleiben länger bestehen.

Dauerfolgen

Besonders bei ausgedehnteren Läsionen hinterläßt ein Teil der Hirnkontusionen Dauerfolgen. Es können *vegetative Störsyndrome* wie Kopfschmerzen, mangelhafte körperliche und psychische Belastbarkeit, Schlafstörungen, Stimmungsschwankungen, Kreislauflabilität (evtl. mit synkopalen Anfällen) sowie Alkoholintoleranz auftreten. Des weiteren kann es zu einer *organischen Wesensänderung* (Reizbarkeit und Abgestumpftheit, Antriebsarmut) und einem hirnlokalen oder hirndiffusen organischen Psychosyndrom (u. a. Konzentrations- und Gedächtnisstörungen, eventuell mit intellektuellen Einbußen, also Demenz) kommen.

Neben neurologischen Herdstörungen, wie Paresen, Ataxien und Aphasien, hinterbleibt gelegentlich auch eine traumatische Epilepsie.

Solche Dauerschäden mit psychischer und/oder neurologischer Symptomatik sind Folge einer *posttraumatischen Enzephalopathie.* Bei Geschädigten mit langdauernder Bewußtlosigkeit wird das Defektsyndrom zusätzlich von den Folgen einer Hirnstammschädiung (doppelseitige Spastik, zerebellare Ataxie und extrapyramidale Syndrome) und einer Hemisphärenläsion (Halbseitenlähmungen und Aphasie) bis zum apallischen Syndrom geprägt (sog. gedeckter traumatischer Hirnschaden).

Als *Spätkomplikationen* muß, unter Umständen noch viele Jahre nach dem Ereignis, eventuell mit einer traumatischen Spätepilepsie, mit Spätmeningitiden infolge Liquorfistel sowie mit einem Hydrozephalus (hydro: Wasser; kephalon, kephalus, zephalus: Kopf) gerechnet werden. Letzterer entsteht u. a. im Anschluß an eine traumatische Subarachnoidealblutung mit Verlegung der Liquorresorptionswege (s. Abb. 9.3). Die Folgen sind spastische Paraparesen der Beine, Blasenstörung, Ataxie und Demenz.

Weitere Folgezustände unspezifischer Genese, wie apallisches Syndrom, akinetischer Mutismus, Locked-in-Syndrom, werden im Abschnitt neurologische Intensivmedizin besprochen. Die Mortalität liegt bei schweren Verletzungen bei 50 %.

Therapie

Bereits am Unfallort muß der Bewußtlose flach in stabile Seitenlage gebracht werden, um die Luftwege freizuhalten und eine Aspiration zu vermeiden. Schockbekämpfung und Dämpfung einer motorischen Unruhe schließen sich an.

In der Klinik ist zunächst eine **Intensivpflege** mit Freihaltung der Atemwege, Stabilisierung der Kreislaufverhältnisse, Hirnödemprophylaxe und bei Unruhe des Patienten mit sedierenden Maßnahmen erforderlich. Die Rehabilitation erfolgt stufenförmig in Abhängigkeit vom Gesundheitszustand.

Akute intrakranielle Drucksteigerung – Compressio cerebri

Ursachen und Formen

Die akute intrakranielle Drucksteigerung ruft ein **Hirndrucksyndrom** (Compressio cerebri; Compressio: Zusammendrücken) hervor, dem verschiedene Krankheitsbilder zugrunde liegen (s. Aufzählung S. 240).

Das **traumatische Hirnödem** kann sich umschrieben in einem Hirnlappen, über einer Hemisphäre oder generalisiert entwickeln. Wie auch beim entzündlichen, raumfordernden und toxischen Hirnödem stellt es eine unspezifische Reaktionsform des Zentralnervensystems mit vermehrter Flüssigkeitsansammlung in und zwischen den Hirnzellen dar.

Das **epidulare Hämatom** entspricht einer arteriellen extraduralen Blutung zwischen Dura und Schädelkalotte nach Fraktur, die ohne operative Maßnahmen nur selten zum Stillstand kommt. Dem **subduralen Hämatom** liegt dagegen eine venöse Sickerblutung zwischen Dura und Leptomeninx bzw. Arachnoidea zugrunde. Das traumatische **intrazerebrale Hämatom** tritt ebenfalls mit einer Hirnkontusion und weiteren Verletzungen auf.

Symptome

Zu dem bereits beschriebenen Hirndrucksyndrom infolge eines *Hirnödems,* das akut unmittelbar nach dem Trauma einsetzen kann, kön-

9

nen zwischen dem 2. und 5. Tag nach der gedeckten Hirnverletzung Halbseitenlähmungen und/oder körperlich begründbare Psychosen und Bewußtseinsstörungen hinzutreten. Bei schwerem Hirnödem drohen die Folgen von Hirnmassenverschiebungen (s. Abb. 9.5).

Das *epidurale Hämatom* entwickelt sich vor allem innerhalb der ersten 24 Stunden nach dem Trauma in der posttraumatischen Bewußtlosigkeit oder nach einer vorübergehenden Rückkehr des Bewußtseins (freies Intervall) von Stunden. Unter Zunahme der Kopfschmerzen setzen Bewußtseinstrübung und eine Hemiparese ein. Auf der Seite des Hämatoms wird die Pupille weit und lichtstarr.

Das chronische *subdurale Hämatom* führt nach Tagen, Wochen oder Monaten zu langsam zunehmenden Kopfschmerzen, Bewußtseinsstörungen oder Antriebsstörungen ohne/mit Halbseitenlähmungen, die aus dem erhöhten Hirndruck resultieren. Das akute subdurale Hämatom geht in der fortbestehenden initialen Bewußtlosigkeit unter.

Auch das *intrazerebrale Hämatom* wird neben Symptomen des gesteigerten Hirndrucks von neurologischen Ausfällen geprägt.

Therapie

Die Behandlung erfolgt auf einer Intensivtherapiestation unter Einschluß neurochirurgischer Behandlungsverfahren.

9.3.3
Offene Hirnverletzungen

Da durchgehende Schädigungen von Weichteilen, Knochen und Dura vorliegen, wird auch immer das Hirn selbst mitbetroffen oder doch zumindest der Gefahr einer intrakraniellen Infektion ausgesetzt sein. Hier muß eine sachgemäße chirurgische bzw. neurochirurgische Versorgung stattfinden.

9.4
Hirntumoren

9.4.1
Klinische Bilder

Ursachen und Formen

Intrakranielle Geschwülste gehen vor allem vom neuroepithelialen Gewebe (Astrozytome, Oligodendrogliome, Glioblastome u.a.) oder von Häuten bzw. meningealem Gewebe (z.B. Meningeome, Sarkome) aus. An der Hypophyse entwickeln sich Hypophysenadenome, an den Nerven- und Hirnnervenscheiden Neurinome. Außerdem können Karzinome der inneren Organe in das Gehirn metastasieren. Anders als bei Geschwülsten anderer Organe spielen für „Bösartigkeit" und „Gutartigkeit" einer Geschwulst im begrenzten intrakraniellen Raum nicht nur der morphologische Aufbau mit gut abgegrenztem oder infiltrativem sowie langsamem oder schnellem Wachstum eine Rolle (Tab. 9.7), sondern auch der mögliche Sitz in stummen sowie gut zugänglichen Hirnregionen oder aber in lebenswichtigen Zentren oder operativ kaum zugänglichen Abschnitten ist von Bedeutung.

Symptome

Die Symptomatik ist vielgestaltig in Abhängigkeit von Tumorsitz und Tumorart. Relativ früh können Kopfschmerzen, generalisierte oder

Tab. 9.7: Stadieneinteilung der Hirntumoren (Auswahl)

Grad	Tumorart
1: benigne (gutartig)	Neurinom, Meningeom, Hämangioblastom, Kraniopharyngeom, Dermoid, Lipom, Chordom u.a.
2: semibenigne	Astrozytom, Oligodendrogliom, Ependymom, Meningeom
3: semimaligne	Oligodendrogliom, Astrozytom, Neuroblastom, Neurinom, Melanom, Lymphome
4: maligne (bösartig)	Glioblastom, Ependymom, Medulloblastom, Pineoblastom, Sarkome, Metastasen von Karzinomen

fokale *Anfälle* und *Wesensänderungen* mit Antriebsverlust als erste Symptome auftreten. Die Lokalisation des Tumors führt langsam zu *Herderscheinungen,* wie Hemiparesen, Aphasien oder auch hirnlokalen Psychosyndromen. Im fortgeschrittenen Tumorstadium – oder frühzeitig, falls der Tumor die Liquorabflußwege blockiert – stellt sich chronisch oder akut das Syndrom der *intrakraniellen Drucksteigerung* ein.

Therapie

Gut abgrenzbare Geschwülste mit zugängiger Lokalisation werden *operiert.* Bei Teilentfernungen bösartiger Tumoren ist die Überlebenszeit trotz Radiotherapie oder Radiochirurgie im allgemeinen gering. Von einer Chemotherapie bei malignen Gliomen III oder IV profitieren nur wenige Betroffene. Es wird auch versucht, ausschließlich zu bestrahlen. Ist eine Operabilität nicht gegeben, muß der Zustand des Patienten mit schmerzstillenden und sedierenden sowie hirndrucksenkenden Medikamenten erleichtert werden. Anfälle bedürfen einer antikonvulsiven Therapie.

9.5
Entzündliche Erkrankungen

Ursachen und Formen

Entzündliche Erkrankungen des intrakraniellen Raumes werden nach dem jeweiligen *Schwerpunkt* der klinischen Erscheinungen unterteilt in:
- *Meningitiden* bei Befall der Hirnhäute
- *Enzephalitiden* bei Erkrankungen der Hirnsubstanz selbst
- *Meningoenzephalitiden* bei Übergriff der Entzündung von Hirnhäuten auf Hirn oder umgekehrt.

Pathologisch-anatomisch ist eine solche klinische Trennung häufig nicht gerechtfertigt, da Häute und Hirn gleichzeitig – allerdings in unterschiedlichem Ausmaß – befallen werden. Ursächlich kommen in Frage: Infektionen durch **Viren** (Herpes, Zoster, Masern u.a.), **Bakterien** (z.B. Meningokokken, Pneumokokken,

Staphylokokken, Streptokokken, Tuberkelbakterien u.a.), *Protozoen* und *Pilze,* primäre *HIV-Infektionen* oder opportunistische Infektionen bei HIV (s. Abschnitt 8.3) sowie Beteiligungen bei den bereits abgehandelten para- und postinfektiösen Meningoenzephalitiden im Gefolge von *Infektionserkrankungen* und *Impfungen* sowie sympathische *nichtbakterielle meningeale Reaktionen* auf einen benachbarten entzündlichen Herd.

Symptome

Die entzündlichen Erkrankungen von Häuten und Hirn bieten ein weitgehend übereinstimmendes klinisches Bild, aus dem nicht auf spezielle Ursachen geschlossen werden kann (s. Abschnitt 9.1.2). Hierzu sind Untersuchungen des Liquors sowie mikrobiologische, serologische und immunologische Untersuchungen erforderlich.

Das neurologische Bild prägen, je nach bevorzugtem Befall des Gehirns und seiner Häute, entweder ein meningeales Reizsyndrom bzw. meningitisches Syndrom (s. Abschnitt 9.1.2) oder aber ein enzephalitisches Syndrom.

Schwere entzündliche Schädigungen bergen die Gefahr von zentralem Kreislauf- und Atemstillstand in sich.

Die **eitrigen Meningitiden** durch bakterielle Infektionen sind stets schwere Krankheitsbilder mit hohem Fieber und trübem oder sogar eitrigem Liquor. Der Verlauf der **tuberkulösen Meningitis** dagegen ist mehr chronisch. Neben Kopfschmerzen und meningealen Reizerscheinungen sind vor allem Hirnnervenausfälle zu erwarten.

Die **nichteitrigen** oder **abakteriellen Meningitiden** verlaufen im allgemeinen weniger dramatisch. Sie stellen keine einheitliche Gruppe dar und werden vor allem durch Viren verursacht. Die Patienten werden meist nicht komatös, und die Erkrankung verläuft eher günstig.

Die parainfektiösen Meningitiden entwickeln sich – wie bereits erwähnt – auch als Enzephalitis bzw. Enzephalomyelitis disseminata im Gefolge von Infektionskrankheiten oder Impfungen.

Die **eitrigen Enzephalitiden** oder Hirnab-

9

szesse entsprechen umschriebenen, abgekapselten Meningoenzephalitiden, die aus der Umgebung fortgeleitet (z. B. Ohr), metastatisch (z. B. Lunge, Herz) oder traumatisch entstehen.

Die **subakute sklerosierende Panenzephalitis** – auf ein persistierendes defektes Masern-Virus oder eine veränderte Expression von Virusproteinen (sog. Prion) zurückgeführt – geht mit einem fortschreitenden intellektuellen Abbau, epileptischen Anfällen, Myoklonien, Hyperkinesen, Ataxien, Visus-Verfall und einer Dezerebrationsrigidität (Extension aller 4 Extremitäten) einher.

Die **progressive multifokale Leukenzephalopathie** wird durch Papovaviren – insbesondere bei gleichzeitig bestehender Immunschwäche – ausgelöst und äußert sich in einer fortschreitenden Demenz mit neurologischen Ausfällen.

Die **Creutzfeldt-Jakob-Krankheit** stellt eine fortschreitende präsenile Demenz mit neurologischen Ausfällen aller motorischen Bereiche dar. Sie beginnt im mittleren Lebensabschnitt und ist zumindest auf Tiere und bei Transplantationen übertragen worden. Ursache ist ein als Prion bezeichnetes niedermolekulares, nukleinsäureloses, proteinhaltiges infektiöses Agens.

Das **(postvirale) Erschöpfungssyndrom** (chronic-fatique-syndrome) ist unbekannter Ätiologie. Im Vordergrund dieses schwer abgrenzbaren Krankheitsbilds stehen u.a. Tagesmüdigkeit und Erschöpfbarkeit über mindestens 6 Monate hinweg, die die tägliche Aktivität um mehr als 50 % reduzieren.

Defektzustände nach entzündlichen Affektionen können in Abhängigkeit von der Schwere der Erkrankung und von den Therapiemöglichkeiten zurückbleiben. Sie äußern sich etwa in Verhaltensstörungen, intellektuellen Defekten, epileptischen Anfällen, neurologischen Ausfällen oder einem Hydrozephalus.

Therapie

Je nach Grundleiden muß eine schnelle und optimale *Kausalbehandlung* eingeleitet werden (Antibiotika, Sulfonamide), eventuell unter intensivtherapeutischen Bedingungen. Bei ansteckenden Erkrankungen sind entsprechende Vorsorgemaßnahmen gegen eine Ausbreitung der Infektion auf Mitpatienten und Pflegekräfte – gemäß den Richtlinien einer Infektionsstation – zu treffen. Zur Einschränkung von Tröpfchen- und Schmierinfektionen, insbesondere durch Stuhl und Urin, sind neben Desinfektion der Ausscheidungen von Fall zu Fall Mundschutz und gesonderter Kittel von Wichtigkeit; dies gilt auch für die Prionenkrankheiten. Im übrigen gelten die Grundsätze der pflegerischen bzw. physiotherapeutischen Maßnahmen bei Bewußtseins- und neurologischen Herdstörungen.

9.6
Stoffwechselstörungen und Nervensystem

Ursachen

Bei zahlreichen **Stoffwechselstörungen** ist eine Mitbeteiligung des Nervensystems und auch der Muskulatur möglich. Diesen metabolischen Nervenkrankheiten liegen
- angeborene Stoffwechseldefekte
- erworbene Stoffwechselstörungen
zugrunde.

Den **angeborenen Stoffwechseldefekten** gehören eine Vielzahl seltener erblicher Krankheitsbilder an, wie beispielsweise erbliche mitochondriale Erkrankungen mit unterschiedlichen Störungen der Energiegewinnung (chronisch-progrediente externe Ophthalmoplegie, M. Leigh u. a.), Lipidspeichererkrankungen wie Gangliosidosen, metachromatische Leukodystrophie, Adrenoleukodystrophie u. a., Porphyrie).

Zu den **erworbenen Stoffwechselstörungen** zählen Avitaminosen (z. B. B_{12}, Fehl- und Mangelernährung, Resorptionsstörungen (Malabsorption) durch Magen-Darm-Erkrankungen, Störungen des Intermediärstoffwechsels, Leber- und Nierenstörungen, Intoxikationen (s. Tab. 9.8).

Symptome

Die vielgestaltigen Krankheitsbilder können von Symptomen seitens des Gehirns (diffuse Enzephalopathie), des Rückenmarks (Myelopathie), der peripheren Nerven (Polyneuropathie) und der Muskulatur (Myopathie) be- und mitbestimmt werden. Kombinationen untereinander sind nicht selten.

Therapie

Behandlungsversuche gründen sich auf kausale symptomatische Maßnahmen.

9.7 Mitbeteiligung des Nervensystems bei internen Erkrankungen

Das Nervensystem nimmt an zahlreichen **internistischen Krankheiten** mehr oder weniger führend, initial oder spät, teil. Betroffen sind in unterschiedlicher Ausprägung Gehirn, Rückenmark und peripheres Nervensystem, aber auch neuromuskuläre Transmission und Muskulatur. Häufige auftretende Mitbeteiligungen wurden schon erwähnt: beispielsweise Polyneuropathien, zerebrovaskuläre und paraneoplastische Affektionen. In Tabelle 9.8 sind einige weitere Mitaffektionen zusammengestellt.

9.8 Frühkindliche Hirnschäden

Für eine Darlegung **frühkindlicher Hirnschäden** wären zahlreiche Fachgebiete zu berücksichtigen. Im folgenden soll auf einige wenige neurologische Gesichtspunkte dieser Krank-

Tab. 9.8: Beteiligung des Nervensystems bei einigen weiteren inneren Erkrankungen (Auswahl)

Erkrankung	Beteiligung des Nervensystems
Endokarditiden	embolische Herdenzephalitis
arterielle Hypertonie	Hochdruckenzephalopathie
Arteriitiden (Periarteriitis nodosa)	vaskuläre Polyneuropathie
respiratorische Insuffizienz	zerebrale Hypoxämie
Lebererkrankungen	Enzephalopathie, Myelopathie
Pankreaserkrankungen	Enzephalopathie
enterogene Mangelsyndrome	Wernicke-Enzephalopathie (Vit. B_1-Mangel), funikuläre Spinalerkrankung (Vit. B_{12}-Mangel)
Nierenerkrankungen	akut: exogene Reaktionstypen, Myoklonien, epileptische Anfälle chronisch: chronisches hirndiffuses Psychosyndrom, epileptische Anfälle, Myoklonien (progressive Dialyse-Enzephalopathie)
Stoffwechselerkrankungen	Hirnfunktionsstörungen bei schwerer Hypo- u. Hyperglykämie
Endokrinopathien	Tetanie bei Hypoparathyreodismus, Hypothyreose mit Muskelschwäche, Hypothyreose mit Tremor, Muskelschwäche und Exophthalmus, Insuffizienz der Nebennierenrinde; Muskelschwäche u. a.
Leukämien	leukämische Infiltrate im ZNS und in peripheren Nerven, intrazerebrale Blutungen
Polycythaemia	Thrombose intrakranieller Gefäße
maligne Lymphome	paraneoplastische Syndrome, multiple Absiedlungen
Blutgerinnungsstörung	zerebrale und spinale Blutungen
Kollagenosen und Vaskulitiden	Polyneuropathie, Myopathien, multilokuläre zerebrale Herderscheinungen (DD. Ed)
exogene Intoxikationen	akute oder chronische hirndiffuse Psychosyndrome, Polyneuropathien

9

heitsgruppe, die insbesondere das Erwachsenenalter betreffen, aufmerksam gemacht werden.
Die Bezeichnung frühkindlicher Hirnschaden
oder Hirnschädigung ist ein Sammelbegriff für
Defektsyndrome nervenärztlicher, augenärzt-
licher, HNO-ärztlicher, orthopädischer und anderer Bereiche.

Ursachen

Die Schädigung kann **pränatal** (intrauterin), **perinatal** (unter der Geburt) und **postnatal** (in den
ersten Lebensjahren) eingetreten sein, wobei
dem **zellulären Sauerstoffmangel** der wichtigste pathogenetische Stellenwert zukommt. Unter den vielen möglichen Ursachen seien angeführt: bestimmte Erkrankungen der Mutter,
wie z.B. Infektionskrankheiten *während der
Schwangerschaft* (Röteln), Zirkulationsstörungen mit Beeinträchtigung der Hirndurchblutung *unter der Geburt* bei zu langer Wehen-
dauer, Frühgeburt oder aber Thrombosen,
Embolien und entzündliche Gehirnerkrankun-
gen *in den ersten Lebensjahren* (bis etwa zum
4. Lebensjahr).

Symptome

Die unterschiedlichen Krankheitsbilder umfassen Defektsyndrome, die auf Entwicklungs-
und Reifungsstörungen des Gehirns zurückzuführen sind. Progrediente Erkrankungen
sind hier nicht einzuordnen. Von der vielgestaltigen Symptomatik soll nur auf einige neuropsychiatrische Syndrome hingewiesen werden (Abb. 9.35), die isoliert oder gemeinsam
vorkommen.

Die *neurologischen Defektsyndrome* bestehen in
● spastischen Lähmungen und/oder
● Hyperkinesen (evtl. Hypokinesen)
● atonisch-astatischem Syndrom (Astasie:
   Stehunfähigkeit).

Diese motorischen Störungen haben auch zur
Bezeichnung zerebrale Kinderlähmung geführt.

Die spastischen Lähmungen treten als Mo-
noplegie, Hemiplegie und vor allem auch als
Paraplegie (Diplegie) der Beine (sog. Little-
Krankheit) auf.

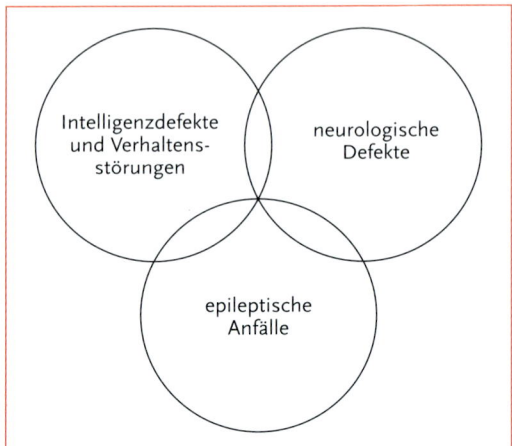

Abb. 9.35: Wesentliche neuropsychiatrische Defektsyndrome nach frühkindlicher Hirnschädigung

Bei der **Hemiplegie** bzw. **Monoplegie** bleiben
die Extremitäten in ihrem Wachstum zurück,
die Finger sind in den Gelenken oft überstreck-
bar und zeigen eine Bajonettstellung (leichte
Beugung im Grundgelenk und Überstreckung
in den Interphalangealgelenken). Die Hemiplegie kann mit Hyperkinesen und Sprechstörungen (Dysarthrie, Stottern) und epileptischen
Anfällen kombiniert sein. Die **spastische Paraplegie** geht mit Spitzfuß sowie mit einwärts ro-
tierten und im Kniegelenk aneinandergepreß-
ten Oberschenkeln ("Scherengang") einher.

Mitunter wird das klinische Bild von **Hyperkinesen** in Form einer *Choreaathetose* oder doppelseitigen *Athetose* bzw. Dystonie bestimmt.
Hinzutreten können spastische Lähmungen,
aber auch Tremor und Rigor sowie Ataxien.

Das **atonisch-astatische Syndrom** mit Hypotonie, Ataxie und motorischer Schwäche ist von
weiteren Krankheitsbildern des Syndroms *"hy-
potones baby"* abzugrenzen. Diese motorischen
Ausfälle können auch in Kombination mit epileptischen Anfällen, Verhaltensstörungen und
Intelligenzdefekten sowie Hör- und Sehstörungen auftreten.

Geringfügige Ausfälle werden unter dem Begriff **minimale frühkindliche Hirnschädigung**
subsummiert und deren Erscheinungsbilder in
der folgenden Übersicht dargestellt.

Minimale frühkindliche Hirnschädigung (Minimal brain damage)

Ursache: oft Risikogeburt
Computertomographie: regelrecht
Symptome:
- leichtes motorisches Ungeschick
- später schulisches Versagen bei steigenden Anforderungen
- Intelligenzquotient nicht merklich erniedrigt
- Kinder motorisch unruhig
- Konzentrationsstörungen
- Motorische Leistungen bleiben hinter ihrem Lebensalter zurück (Einbeinstand, Einbeinhüpfen, Seiltänzergang, Klavierspielbewegungen mit den Fingern).
- Handschrift unregelmäßig und verzittert
- Sprechen oft mangelhaft artikuliert, überhastet oder verlangsamt
- evtl. perzeptive Störungen bei psychologischer Testung
- gelegentlich Legasthenie

Therapie

Die Diagnose sollte so früh wie möglich gestellt werden, um frühzeitig eine umfangreiche körperliche und geistige Förderung einleiten zu können. Auf Untersuchungen im Neugeborenen- und Säuglingsalter kann hier nicht eingegangen werden. Die Vielgestaltigkeit der Symptomatik macht eine Zusammenarbeit vieler Fachdisziplinen und mitunter eine zusätzliche physiotherapeutische Ausbildung erforderlich.

9.9 Hydrozephalus – Liquorzirkulationsstörungen

Ursachen

Als **Hydrocephalus internus** wird eine pathologische Erweiterung des Ventrikelsystems, als **Hydrocephalus externus** eine solche des äußeren Subarachnoidealraums bezeichnet. Diese Erweiterungen können Folge einer *Hirnatrophie* (Trauma, Durchblutungsstörung u.a.) einerseits oder aber einer *Liquorüberproduktion,* einer *Liquorresorptionsstörung* (Verklebungen nach Meningitis oder Subarachnoidealblutung) oder einer *Abflußbehinderung* innerhalb des Ventrikelsystems (Tumor, Entzündung) andererseits sein.

Symptome

Der frühkindliche Hydrozephalus bewirkt durch sein Fortschreiten eine *Größenzunahme des Kopfes* im Säuglingsalter. Bei Kindern und Erwachsenen zeigen sich bei derartiger Überproduktion oder Abflußbehinderungen des Liquors Symptome eines *erhöhten Hirndrucks.* Ein hirnatrophisch verursachter Hydrozephalus hingegen führt nicht zu Hirndruckerscheinungen, kann aber unter bestimmten Umständen ein Hirnabbaugeschehen mit Demenz, spastischer Paraparese und Blasenstörungen in Gang setzen.

Therapie

Verlegungen der Liquorabflußwege machen ein **neurochirurgisches Vorgehen** erforderlich (Tumorentfernung, liquorableitende Maßnahmen, wie z. B. eine ventrikulokardiale Drainageoperation).

9.10 Anfälle

Unter *Anfällen* oder Anfallszuständen versteht man plötzliche (paroxysmale oder episodische), d.h. kurzzeitige (im allgemeinen unter 15 Minuten andauernde) Störungen bestimmter Systeme. Ihnen liegen sehr unterschiedliche Krankheitszustände zugrunde.

Innerhalb der **neurologischen Anfallssyndrome** unterscheidet man
- epileptische (hirnorganische, zerebrale) Anfälle
- Herz-Kreislauf-abhängige Anfälle
- narkoleptische Anfälle
- tetanische Anfälle

9

9.10.1
Epileptische Anfälle

Merke !

Epileptische Anfälle beruhen auf einem pathologischen Entladungsverhalten von Neuronenverbunden in der Rinde oder in subkortikalen Regionen. Sie gehen mit flüchtigen Störungen des Bewußtseins und/oder der Motorik, Sensibilität und des Vegetativums einher.

Man unterscheidet zwischen
- einem einzigen epileptischen Anfall im Laufe des Lebens, einem *Gelegenheitsanfall*
- mehreren einzelnen Anfällen im Verlauf einer akuten Hirnerkrankung: Einzelanfälle oder *epileptische Reaktionen* als vorübergehendes Symptom des Grundleidens
- wiederkehrenden Anfällen mit unterschiedlich langen Intervallen von Tagen, Monaten oder Jahren als sog. *epileptisches Anfallsleiden* oder *Epilepsie* genuiner oder symptomatischer Genese

Da jedes Gehirn im Prinzip krampffähig ist, diese Bereitschaft im Laufe des Lebens zwar abnimmt, bei 10% der Menschen aber eine erhöhte Krampfbereitschaft bestehen bleibt, erleiden etwa 4 bis 5% der Bevölkerung einmal im Laufe des Lebens unter besonderen Umständen, wie Schlafentzug oder übermäßigem Alkoholgenuß, einen epileptischen Anfall. Diese sog. *Gelegenheitsanfälle* sind nicht mit einer Epilepsie, d. h. einem chronischen epileptischen Anfallsleiden, zu verwechseln.

Ursachen und Formen

Alter des Betroffenen, Anfallsform bzw. -muster, tageszeitliche Bindung, hirnelektrischer Befund, Hirnschädigungen u. a. Faktoren werden zur Beschreibung und Einteilung der Epilepsien, deren Häufigkeit in der Bevölkerung etwa 0,5% beträgt, herangezogen. Es werden recht unterschiedliche Einteilungen angewendet. Man unterscheidet derzeit in Anlehnung an die internationale Klassifikation:

Primäre generalisierte Epilepsien Hierbei handelt es sich um **genuine** oder **idiopathische Epilepsien**, denen überwiegend erbliche Faktoren in Form einer genetisch erhöhten zerebralen Krampfbereitschaft ohne faßbare organische oder metabolische Hirnerkrankung zugrunde liegen und bei denen hirnorganische u. a. Schäden nur als zusätzliche Faktoren wirksam werden. Als Anfallsformen begegnet man vor allem *generalisierten tonisch-klonischen Anfällen* (Grand mal, großer epileptischer Anfall), *Absencen* und weiteren Anfallsformen (Impulsiv-Petit mal oder bilateraler massiver epileptischer Myoklonus).

Sekundäre generalisierte Epilepsien Sie gehen auf hirnorganische Schäden, erworben oder angeboren, zurück. Hier finden sich tonisch-klonische Anfälle, aber auch isoliert tonische oder klonische Anfälle sowie myoklonisch-astatische (Sturz-)Anfälle und Anfälle des Säuglings- und Kleinkindalters (Blitz-Nick-Salaam-Anfälle u. a.).

Fokale oder partielle Epilepsien Fokale oder partielle Epilepsien (fokale und psychomotorische Anfälle) beruhen ebenfalls auf Hirnschäden (Trauma, Tumor, Durchblutungsstörung, Entzündung u. a.). Sie treten als fokale oder Herdanfälle (Jackson-Epilepsie) ohne Bewußtseinsstörungen oder als komplex partielle bzw. psychomotorische Anfälle mit Bewußtseinsstörungen auf.

Neben der *genetisch* verankerten individuellen Anfallsbereitschaft (Risikodisposition) spielen bei der Auslösung und Unterhaltung eines epileptischen Anfallsleidens *zerebralorganische Schäden* (Risikofaktor) sowie ein zufällig eintretender *anfallsauslösender Faktor* (Risikosituation), wie Schlafentzug, Alkohol, psychische Spannungszustände u. a. eine Rolle.

Symptome

Für die Erkennung der verschiedenen epileptischen Anfälle ist vor allem das klinische Anfallsmuster wegweisend. Es sollte deshalb immer versucht werden, einen Anfall genau zu beobachten und zu beschreiben. Man unterscheidet fokale (partielle) und generalisierte Anfälle.

Generalisierte Anfälle

Der **große generalisierte Anfall**, sog. **Grand mal**, beginnt mit einer plötzlich einsetzenden *Bewußtlosigkeit* und einem „wie vom Blitz getroffenen" Hinstürzen. Für etwa 30 Sekunden schließt sich ein *generalisierter tonischer Krampf* mit *Opisthotonus* (Rückwärtsbewegung des Kopfes) und *Streckhaltung der Extremitäten* an, der in ein *generalisiertes klonisches Stadium* überleitet. Die klonische Phase, die 2 bis 3 Minuten andauern kann, äußert sich in *rhythmischen Kontraktionen* der gesamten quergestreiften Muskulatur. Da die *Atmung* sistiert, werden die Patienten erst blaß, dann zyanotisch und die Pupillen weit und lichtstarr. Schaum vor dem Mund und eventuell Stuhl- und Urinabgang können das Anfallsbild vervollständigen. Die klonischen Zuckungen klingen schließlich ab, die Atmung setzt ein, und der Kranke wacht entweder auf oder verfällt in Schlaf oder aber weist einen postparoxysmalen Dämmerzustand auf, in dem er desorientiert ist, seine Umgebung eventuell ängstlich verkennt und deshalb aggressiv reagieren kann.

Die **Absencen**, sog. **Petit mal**, treten bevorzugt im Schulalter auf. Sie äußern sich vor allem in einer für einige Sekunden anhaltenden *Einschränkung des Bewußtseins* mit Innehalten in der Tätigkeit oder mit einer Pause im Gespräch, starrem Blick, Änderung der Gesichtsfarbe, Nichtreagieren auf Zuruf und eventuell einigen leichten Lid- und Kopfzuckungen. Nach wenigen Sekunden setzt das Kind seine Handlungen fort. Für den Anfall besteht natürlich eine *Erinnerungslosigkeit* (Amnesie). Weitere Petit mal-Formen weisen neben der Bewußtseinstrübung verschiedene motorische Erscheinungen auf.

Der **bilateral massive epileptische Myoklonus** (Impulsiv-Petit mal) manifestiert sich vorwiegend in der Pubertät mit heftigen, *blitzartigen Zuckungen*, vor allem auch der Extremitäten, so daß der Kranke zu Boden geschleudert werden kann. Oft fehlen sichtbare Bewußtseinsstörungen.

Klonische oder tonische Anfälle sind an halb- oder doppelseitigen Muskelzuckungen oder Tonuserhöhungen (meist mit Streck-, seltener in Beugestellung der Extremitäten) erkennbar. Sie treten in jedem Alter auf.

Myoklonisch-astatischen Anfällen (Lennox-Syndrom) des 3. bis 5. Lebensjahrs ist der plötzliche Tonusverlust der Muskulatur mit Sturz und bilateral synchronen Muskelzuckungen eigen.

Bei den **Blitz-Nick- und Salaam-Anfällen** (Propulsiv-Petit mal, West-Anfälle) des Säuglings- und Kleinkindalters kommt es neben einer plötzlichen Bewußtseinsstörung beispielsweise zu einer Vorwärtsbeugung des Oberkörpers und einem Anziehen der Beine, zu einem Anheben der Arme oder zu einer Beugung von Kopf und Rumpf.

Fokale Anfälle

Einfache fokale Anfälle (Herdanfälle) können in jedem Lebensalter in Form von *motorischen* (Muskelzuckungen) oder *sensiblen Reizerscheinungen* (Parästhesien) ohne *Bewußtseinsstörungen* auftreten. Oft treten tonische oder klonische Zuckungen in einer bestimmten Körperregion auf. Marschieren sie von einer Region zur anderen – beispielsweise vom Fazialisbereich zum Arm –, spricht man von einem *Jackson-Anfall*. Gelegentlich gehen sie in einen generalisierten Anfall über.

Eine recht bunte Anfallssymptomatik bieten die **komplexen fokalen** (partiellen) oder **psychomotorischen Anfälle**, die auch als psychomotorische oder Temporallappenanfälle bezeichnet und von *Bewußtseinsveränderungen* mit *motorischen Automatismen, tonischen Bewegungsabläufen, sinnlosem Handeln und Sprechen* und *vegetativen Symptomen* gestaltet werden. Bei typischem Ablauf lassen sich 3 Stadien unterscheiden:

● Zunächst erscheint eine Aura (Hauch, Vorbote) mit unangenehmen Gefühlen in der Magengegend, Geruchs- und Geschmackswahrnehmungen, eigenartigen Erlebnissen u. a.
● Anschließend vertieft sich die Bewußtseinsstörung für einige Minuten, während derer stereotype Bewegungen, wie Kauen, Schlucken, Schmatzen, Nesteln am eigenen Körper, Schlagen und Klopfen auf der Unterlage oder am Körper u. a. ablaufen und sich vegetative Symptome wie Blässe oder Rötung des Gesichts hinzugesellen.

9

● Anschließend wacht der Patient langsam auf und zeigt noch für einige Minuten einen Dämmerzustand mit Desorientierung und Verkennung der Umwelt.

Status epilepticus

Der **Status epilepticus** stellt eine **Notfallsituation** dar.

> **Merke !**
>
> Beim Status epilepticus im engeren Sinn treten *große generalisierte Anfälle* (Grand mal) *serienweise* hintereinander auf, ohne daß der Betroffene zwischen den einzelnen Anfällen das Bewußtsein wiedererlangt.

Hier muß eine sofortige stationäre Aufnahme zur **Intensivtherapie** des lebensbedrohlichen Zustands erfolgen (sofort Notarzt rufen).

Psychische Veränderungen

Unter den **psychischen Veränderungen** ist zunächst die *epileptische Wesensänderung* zu nennen, die sich in langsamen und umständlichen Denk- und Handlungsabläufen zeigt. Die Patienten haften an einem Thema oder einer Tätigkeit. Sie sind weitschweifig, hypersozial (zur Last übertriebene Hilfsbereitschaft), aufdringlich, geschwätzig und eventuell leicht reizbar mit explosiven Affektausbrüchen. Oft entwickelt sich bei Fortbestehen der Anfälle eine chronische Wesensänderung und schließlich eine *Demenz*. Durch Überdosierung der Antiepileptika können sich die psychopathologischen Veränderungen verstärken. Weiterhin lassen sich Stunden und Tage anhaltende episodische Verstimmungszustände und Durchgangssyndrome reizbarer oder depressiver, amnestischer, aspontaner und paranoid-halluzinatorischer Färbung beobachten. Im Anschluß an generalisierte Anfälle (postparoxysmal) und auch unabhängig davon können sich *Dämmerzustände* mit Bewußtseinstrübung und -einengung, mit Ruhe- und Ratlosigkeit, Desorientierung, Verkennung der Umwelt und Fortdrängen infolge Angst oder Aggressivität für Minuten, Stunden oder Tage einstellen. Auch

psychotische Episoden (produktive epileptische Psychosen) mit schizophren oder depressiv anmutender Symptomatik bei Klarheit des Bewußtseins sind möglich.

Therapie

Je nach Anfallsart muß bei wiederholtem Auftreten von Anfällen, also bei einer Epilepsie, eine sachgemäße **antiepileptische Einstellung** erfolgen, die regelmäßig über viele Jahre, oft lebenslänglich beibehalten werden muß. Auslösende Faktoren, wie Alkohol, Schlafentzug, unregelmäßiger Tag-Nacht-Rhythmus u. a., sind zu meiden. Die Behandlung der symptomatischen Epilepsie wird außerdem darauf abzielen, die Ursache des Anfallsleidens zu bekämpfen. Ein Teil der Kranken wird trotz optimaler medikamentöser Einstellung nicht anfallsfrei. Liegen zerebralorganische Ausfälle vor, erfolgt eine entsprechende Physiotherapie.

Verhalten beim Anfall Ein einzelner großer generalisierter Anfall, der weniger als 5 Minuten dauert (Grand mal), ist nicht lebensgefährlich und bedarf nicht der unmittelbaren Behandlung. Allerdings ist dafür Sorge zu tragen, daß sich der Kranke nicht verletzt (Unterpolsterung des Kopfes, Entfernen aus einer Umgebung mit Verletzungsgefahr). Keinesfalls sollte durch Festhalten versucht werden, den Krampfzustand zu „brechen". Bis zum völligen Aufklaren des Bewußtseins darf der Betroffene nicht allein gelassen werden; dies gilt auch für andere Anfallsformen. Ein generalisierter Anfall mit einer Dauer von 5 Minuten und mehr bedarf einer notärztlichen Konsultation.

9.10.2 Nichtepileptische Anfälle

> **Merke !**
>
> Nichtepileptische Anfälle beruhen auf einer krisenhaften kardiovaskulären oder vegetativen Fehlsteuerung.

Diesen **nichtepileptischen Anfällen** liegen recht unterschiedliche episodische Störungen zugrunde. Zu ihnen gehören vor allem:

- Herz-Kreislauf-abhängige Anfälle (Störung von Kreislauf- oder Herzregulation)
- tetanische Anfälle
- Anfälle bei Narkolepsie.

Herz-Kreislauf-abhängige Anfälle (Synkopen)

Ursachen

Auch **Störungen der Herz-Kreislauf-Reaktionen** können mit kurzzeitigem Bewußtseinsverlust einhergehen und bedürfen deshalb der sorgfältigen Abgrenzung gegenüber epileptischen Anfällen. Der kurze Bewußtseinsverlust bei diesen **kreislaufabhängigen** oder **synkopalen** (Synkope: Zusammenschlagen, plötzliche Erschöpfung) **Anfällen** entsteht durch eine plötzliche Verminderung der Hirndurchblutung infolge verschiedenartiger kardiovaskulärer Störungen funktioneller oder organischer Genese. Vom bulbären Reflexzentrum ziehen efferente parasympathische Fasern (N. vagus) und sympathische Fasern zum Herzen und zu den Blutgefäßen, deren Aktivierung zu entsprechenden Synkopen führen kann.

Kreislaufabhängige Synkopen entstehen durch eine Weitstellung der peripheren Gefäße mit Versacken des Blutes in der Peripherie; sie treten auf als reflektorische Schmerz- und Schreckreaktion, Erschöpfungsreaktionen und als orthostatische Reaktion (Stand) sowohl funktioneller (vegetative Labilität, Erschöpfung, Medikamente) als auch organischer Genese (Schädel-Hirn-Traumen, Arteriosklerose, Allgemeinerkrankungen), mitunter auch durch Pressen und durch Druck auf den Carotissinus der Halsschlagader (Carotis-sinus-Syndrom).

Kardiogene bzw. **kardiale Synkopen** resultieren aus einer verminderten Förderleistung des Herzens und finden sich bei ausgeprägten Herzrhythmusstörungen funktioneller oder organischer Genese (Adams-Stokes-Syndrom).

Symptome

Synkopale Anfälle stellen sich häufiger im Stehen und Sitzen ein, während sich epileptische Anfälle auch aus dem Schlaf heraus entwickeln können. Der kreislaufabhängigen Synkope gehen Zeichen des drohenden Kreislaufkollapses

mit Blässe, Ausbruch von kaltem Schweiß, Flimmern und Schwarzwerden vor den Augen, mit Gesichtsblässe, Blutdruckabfall und Pulsanstieg voraus. Erst dann kann eine Bewußtlosigkeit mit Zusammensinken („Ohnmacht") eintreten. Das plötzliche und brüske Hinstürzen beim epileptischen Anfall wird hier im allgemeinen vermißt. Während der Bewußtlosigkeit liegt der Betroffene einige Sekunden schlaff da. Gelegentlich kann bei länger anhaltender Bewußtlosigkeit nach etwa 30 Sekunden ein tonischer Streckkrampf ohne/mit anschließenden kurzen klonischen Zuckungen für etwa 10 Sekunden erscheinen. Nach dem Erwachen wird oft über Müdigkeitsgefühl, nicht aber über Erschöpfungsgefühl, wie nach einer schweren körperlichen Arbeit, geklagt.

Die **kardiogenen Anfälle** weisen zusätzlich eine vorübergehende extreme Bradykardie oder Asystolie oder aber eine Tachykardie auf.

Therapie

Wurden andersartig zu behandelnde organische Erkrankungen mit kreislaufabhängigen Anfällen ausgeschlossen und wird angenommen, daß eine stärkere vegetative Labilität vorliegt, sind **kreislauftrainierende Maßnahmen** (Bürstenmassage, Wechselbäder, sportliche Betätigung, Vermeiden von Nikotin und Alkohol) und **Regulierung des Lebensrhythmus** vorzunehmen. Kardiogene Synkopen bedürfen der internistischen Behandlung. Nach einem synkopalen Anfall sollte der Betroffene eine Flachlagerung von 20 bis 30 Minuten einhalten.

Tetanische Anfälle

Ursachen

Hypokalzämie (hypokalzämische Tetanie) und **Alkalose** (normokalzämische Tetanie, Hyperventilationstetanie) bewirken über eine Herabsetzung von Ca^{++}-Ionen an den Nervenmembranen eine Steigerung der Erregbarkeit des peripheren Nervensystems. Gelegentlich betrifft die Übererregbarkeit auch das zentrale Nervensystem, so daß sehr selten Bewußtseinsstörungen ohne/mit tonisch-klonischen

9

Krämpfen den peripheren Erscheinungen folgen können. **Hypokalzämische Tetanien** beruhen u.a. auf einer *Unterfunktion der Nebenschilddrüsen* mit erniedrigtem Kalziumspiegel im Blut, **normokalzämische** überwiegend auf einer *allgemeinen vegetativen Labilität*, wobei die Anfälle häufig durch eine *Hyperventilation* ausgelöst werden.

Symptome

Gemeinsames Merkmal tetanischer Störsyndrome ist der **tetanische Anfall**. Er setzt mit Angstgefühl sowie schmerzhaften Mißempfindungen und tonischen Krampfzuständen im Gesicht und an Händen und Füßen ein. Es kommt zu Lidkrampf, gespitztem Mund, gestreckten und adduzierten Fingern (Geburtshelferstellung), eventuell mit Handgelenksbeugung (Pfötchenstellung) und Plantarflexion der Füße (Karpopedalspasmen).

Therapie

Bei **Hyperventilationstetanie** ist eine Aufforderung zum flachen Atmen und zur kräftigen Bewegung oft hilfreich; andernfalls wird eine i.v.-Injektion von Kalzium erfolgreich sein. Eventuell müssen eine sedierende Behandlung und Psychotherapie eingeleitet werden. Die hypokalzämische Therapie erfordert eine internistische Betreuung (z.B. Substitution mit Parathormon).

Narkoleptische Anfälle

Ursachen und Formen

Das **narkoleptische Syndrom** besteht aus episodischen, weniger plötzlichen und elementaren *anfallsartigen Störungen des Schlaf-Wach-Rhythmus* und des *Muskeltonus* sowohl auf funktioneller (idiopathische Formen) als auch auf organischer Grundlage, z.B. nach Enzephalitiden (symptomatische Form). Es bestehen Ein- und Durchschlafstörungen mit Veränderungen der Schlafzyklen: Schlaf- oder narkoleptische Anfälle, partielle Schlafanfälle in Form eines affektiven Tonusverlusts oder vermehrtes Schlafbedürfnis (Hypersomnie).

Symptome

Beim **narkoleptischen Anfall** werden die Kranken von einem unwiderstehlichen *zwanghaften Schlafbedürfnis* übermannt, so daß sie sich hinlegen müssen und sofort einschlafen. Der Schlafzustand, aus dem sie erweckbar sind, dauert üblicherweise Sekunden bis 15 Minuten (gelegentlich bis zu 2 Stunden) an. Zwischenzeitlich leiden sie eventuell unter Leistungsminderung und Müdigkeit.

Der *affektive Tonusverlust* (Kataplexie) wird als **partieller Schlafanfall** aufgefaßt, der sich auf die Muskulatur beschränkt. Meist in Verbindung mit Gemütsbewegungen erschlafft plötzlich für wenige Sekunden oder Minuten die Muskulatur, ohne daß es zu Bewußtseinsstörungen kommt. Dabei sinkt entweder nur der Kopf nach vorn oder die Patienten sinken plötzlich zu Boden.

Hypersomnie zeichnet sich durch ein krankhaft vermehrtes Schlafbedürfnis aus, das ständig vorhanden ist oder zu Stunden bis Tage anhaltenden Schlafzuständen führt.

Therapie

Neben einer medikamentösen Beeinflussung des gestörten Schlaf-Wach-Rhythmus sind körperliche und sportliche Betätigungen empfehlenswert. Bei sitzender oder stereotyper Tätigkeit sind Pausen mit körperlicher Bewegung sinnvoll.

Aufgaben

1. Was versteht man unter einem zerebralen Allgemeinsyndrom, welche psychischen und neurologischen Symptome gestalten das zerebrale Allgemeinsyndrom aus?
2. Erläutern Sie die Symptome des Hirndrucks sowie des meningealen Syndroms.
3. Welche wesentlichen Faktoren sind an der Regulation der Hirndurchblutung beteiligt?
4. Was versteht man unter einem zerebrovaskulären Insult, und welche Ursachen und Formen werden unterschieden?
5. Nennen Sie Ursachen, und beschreiben Sie das klinische Bild sowie die Verlaufs-

Aufgaben Fortsetzung

formen von akuten Hirnmangeldurchblutungen.

6. Worauf sind Hirnblutungen zurückzuführen, und welche Symptome
bestimmen die klinischen Erscheinungen
der Massenblutung?

7. Welche Krankheitsbilder können als Folge
einer gedeckten Hirnverletzung auftreten,
mit welchen Symptomen gehen sie
einher?

8. Beschreiben Sie das Anfallsmuster eines
Grand mal-Anfalls und einer Absence.

9. Worin äußert sich ein Status epilepticus?

9

KAPITEL 10

Degenerative und vaskuläre Demenz

Diese degenerativen und vaskulären Abbauprozesse, deren **Leitsymptom** die **Demenz** (erworbener Schwachsinn, demens: unvernünftig) ist, müssen von der normalen Hirninvolution des höheren Lebensalters unterschieden werden. Solche dementiellen Prozeßerkrankungen haben eine typische Symptomatik und Verlaufsform.

Psychopathologische Veränderungen stehen im Vordergrund. Das **chronische hirnorganische Psychosyndrom** wird durch Merkfähigkeits-, Konzentrations- und Aufmerksamkeitsstörungen eingeleitet und mündet in einen intellektuellen Abbau bzw. in eine Demenz ein. Begleitend stellen sich im Krankheitsverlauf Wesens- und Persönlichkeitsänderungen („Zuspitzung der Persönlichkeit", später Abbau derselben) sowie Orientierungsstörungen ein.

Auch **neurologische Symptome** können während des chronisch fortschreitenden Krankheitsgeschehens hinzutreten: Gangstörungen, hypokinetisch-rigide, spastische Lähmungen, Myoklonien (plötzlich einsetzende, kurz dauernde Muskelkontraktionen mit Bewegungseffekt), neurologisches Frontalhirn-Syndrom, vegetative Störungen (Inkontinenz) u.a.

Als **Ursachen** für Erkrankungen mit dem Leitsymptom einer Demenz kommen vor allem **degenerative** und **vaskuläre** Veränderungen des Gehirns in Frage.

Aus lokalisatorischer Sicht werden folgende **Demenz-Typen** unterschieden:

- kortikale Demenz: Hier bestimmen neuropsychologische Symptome das Krankheitsbild (z.B. Alzheimer, hypoxische Hirnschäden).
- subkortikale Demenz: Im Vordergrund stehen Veränderungen des Antriebs, der Stimmung und der Elementarleistungen wie aktives Denken, psychomotorische Geschwindigkeit (z.B. vaskuläre Enzephalopathie, Normaldruckhydrozephalus, symptomatische Demenzen).
- frontale Demenz: Hier prägen Störungen des Antriebs, des planenden und problemlösenden, abstrakten Denkens und der Persönlichkeit das dementielle Syndrom (z.B. M. Pick, Frontalhirn-Demenz, bifrontale Läsionen).

Im folgenden sollen nur die **eigenständigen Demenzformen** dargelegt werden. Die unterschiedlichen **symptomatischen Formen** wie fokale Hirndurchblutungsstörungen, Normaldruckhydrozephalus, Vaskulitiden, Tumoren, chronische Intoxikationen, Defektzustände nach Schädel-Hirn-Traumen, Enzephalitis, Chorea Huntington u.a. bleiben hier unberücksichtigt.

10.1
Morbus Alzheimer

Ursachen

Der **Morbus Alzheimer**, auch Alzheimersche Erkrankung oder senile Demenz vom Alzheimer-Typ genannt, ist eine degenerative Erkrankung, die vor allem jenseits des 50. Lebensjahres in ihrer Häufigkeit zunimmt. Angehörige von Betroffenen haben ein erhöhtes Risiko.

Pathologisch-anatomisch findet sich eine diffuse Atrophie der Großhirnrinde und des Nucleus basalis Meynert der Stammganglien, die sich histologisch als Schwund des Nervenparenchyms darstellt (Nervenzelldegenerationen mit Synapsenverlust, Ablagerungen von abnormen Proteinen). *Neurobiochemisch* entwickelt sich eine Verarmung cholinerger Transmitter im Kortex durch Degeneration des Meynertschen Kerns.

10

Symptome

Im **Frühstadium** zeigen sich Gedächtnisschwäche, Antriebsverlust und Orientierungsstörungen mit verminderter Kompetenz bei alltäglichen Verrichtungen. **Im weiteren Verlauf** entwickelt sich eine kortikale Demenzform mit vordergründigen Neugedächtnisstörungen und neuropsychologischen Ausfällen (Rechen-, Wortfindungsstörungen, visuell-räumliche Verarbeitungsstörungen) sowie depressiven und Unruhestörungen bei langem Erhalt der äußeren Haltung und Persönlichkeit sowie des gemüthaften Erlebens. Innerhalb von 4–5 Jahren hat sich eine schwere Demenz mit stereotyper Wiederholung von Redensarten oder Worten (Echolalie) bis zum Kauderwelsch und schließlich ein völliger Verlust des Sprachverständnisses eingestellt. Auch auf motorischem Gebiet zeigen sich jetzt automatenartige Iterationen (z.B. stereotype Wischbewegungen, Nesteln usw.). Fakultativ können Gangstörungen, Parkinson- und Pyramidenbahn-Syndrome u.a. hinzutreten.

Therapie

Innerhalb einer Überlebensdauer von etwa 10 Jahren werden medikamentös bestimmte Cholinesterasehemmer versucht. Neben der Erprobung von Medikamenten erfolgen derzeit auch solche auf neuropsychologischer Ebene.

Die Physiotherapie wird durch körperliche Übungen versuchen, die Bettlägerigkeit so lange wie möglich zu verzögern.

10.2
Morbus Pick

Ursachen

Die **Picksche Atrophie** stellt eine weitere degenerative Form einer Demenz vom Frontalhirn-Typ dar und wird auch als umschriebene Großhirnatrophie gekennzeichnet. Der Altersgipfel des Erkrankungsbeginns liegt im 50.–60. Lebensjahr. Ein Teil der Erkrankung ist erblich hervorgerufen. Der Krankheitsverlauf beträgt durchschnittlich 7 Jahre.

Makroskopisch sind die Rinde des Stirn- und Schläfenlappens und auch das Marklager atrophiert. Mikroskopisch zeigen sich u.a. Nervenzellverluste und eine Gliose (Neubildung von Gliafasern).

Symptome

Frühsymptom ist ein allgemeines Nachlassen der Leistungsfähigkeit, so daß Routineverrichtungen nicht mehr gelingen (bei vaskulärer Demenz können gewohnte Tätigkeiten noch lange ausgeführt werden). **Später** entwickelt sich ein Frontalhirnsyndrom mit Veränderungen der Persönlichkeit (Verlust von Takt bzw. angemessenem Verhalten, Vernachlässigung von Hygiene und Familie), triebhaften Enthemmungen oder Antriebsarmut. Schließlich leidet auch das Sprachverständnis, und Sprachverarmungen (Mutismus, Echolalie usw.) treten ein.

Letztlich werden Primitivschablonen und globale Amnesie deutlich. Neurologisch können Parkinson-Symptome, spastische Lähmungen und Blaseninkontinenz hinzutreten.

Führende Symptome sind hier also deutliche Persönlichkeitsveränderungen bei zunächst relativ gut erhaltener Intelligenz und Orientierung.

Therapie

Eine einflußreiche Behandlungsmöglichkeit ist derzeit nicht bekannt, so daß nur eine symptomatische Psychopharmakotherapie zu erwägen ist. Die Physiotherapie bemüht sich um die neurologischen Ausfälle.

10.3
Vaskuläre Demenz

Ursachen

Die **vaskuläre Demenz** beruht vor allem auf einer diffusen Mikroangiopathie der Hirngefäße, der sogenannten **subkortikalen arteriosklerotischen Enzephalopathie** oder Biswangerschen Erkrankung (vaskuläre Demenz vom Binswanger-Typ). Durch eine Hypertonie entwickelt sich eine diffuse Mikroangiopathie, die zu einer ausgedehnten Demyelinisierung des Marklagers führt. Aber auch ausgedehnte Territorialinfarkte können ein solches Krankheitsbild in Gang setzen.

Symptome

Als Begleitsymptome des psychischen Prozesses sind eine *Hypertonie* und oft *neurologische Begleitsymptome* wie Schwindel, Gang- und Gleichgewichtsstörungen und später weitere neurologische Ausfälle nachweisbar (z. B. arteriosklerotische Parkinson-Symptome). Stets lassen sich morphologische Veränderungen der Mikroangiopathie im kranialen Computertomogramm oder Kernspintomogramm nachweisen.

Zwischen dem Ausmaß der morphologischen bzw. bildgebenden Veränderungen und der Schwere des klinischen Befundes bestehen keine Korrelationen. Die Symptome setzen vor allem schleichend und schubförmig ein und werden zunächst von Störungen der Merkfähigkeit, der Aufmerksamkeit und des Konzentrationsvermögens bestimmt. Auch affektive Veränderungen, wie überbetonte Gemütsreaktionen, stellen sich auf mehr oder weniger belastende gefühlsbetonte Anlässe ein. Später entwickeln sich u. a. depressive Versagenszustände und schließlich (nächtliche) Verwirrtheitszustände, Unruhe, Desorientiertheit oder stumpfe Antriebslosigkeit.

Therapie

Im Vordergrund der Bemühungen steht zunächst eine Verbesserung der Hirndurchblutung, u. a. durch Anhebung der Herzleistung und Normalisierung des Blutdrucks. Auch Medikamente mit möglichem direkten Einfluß auf die Hirndurchblutung (Pentoxifyllin) können eingesetzt werden. Die physiotherapeutischen Maßnahmen beziehen sich auf die Hypertonie und folgen denen bei Hirndurchblutungsstörungen.

10

KAPITEL II

Vegetative Störsyndrome

Das **vegetative Nervensystem** beteiligt sich an den ständigen Anpassungsregulationen des Organismus an die Anforderungen seiner Umwelt. Eine zentrale Stellung innerhalb der vegetativen Regulationen nimmt der Hirnstamm mit der Formatio reticularis ein (Abb. II.I), der Erregungen aus verschiedensten Regionen integriert und damit Anpassungen (Adaptionsleistungen) gestattet. Eine **retikuläre Stimulierung** ruft als **Weckreaktion** eine unspezifische Aktivitätssteigerung des Kortex einschließlich einer affektiven Spannungserhöhung, eine Stimulierung der vegetativen Zentren, besonders im Hypothalamus, und eine spinale Aktivierung mit Zunahme des Muskeltonus hervor.

Beim Gesunden wird tagsüber die *Leistungsphase* (ergotrope Phase mit Überwiegen des Sympathikus) und nachts die *Erholungsphase* (trophotrope Phase mit Überwiegen des Parasympathikus) überwiegen. **Vegetative Labilität** oder **vegetative Reaktion** werden durch vorübergehende leichtere Abweichungen von der normalen vegetativen Steuerung gekennzeichnet, die sich indirekt u.a. am Herzschlag, an der peripheren Durchblutung und der Schweißsekretion, an Abweichungen bzw. Fehlfunktionen des Magen-Darm-Traktes und der Blase sowie der Affektivität (Gefühlsempfindungen) zu erkennen geben. Im Rahmen einer vegetativen Labilität können schon bei geringer körperlicher Belastung etwa Schweißausbrüche auftreten. Solche Erscheinungen brauchen durchaus keinen Krankheitswert zu besitzen, sondern können Ausdruck einer *konstitutionellen Variante* sein. Auch affektive bzw. emotionale Spannungen vor Prüfungen sowie Schreck- oder Schmerzzustände rufen derartige vegetative Reaktionen hervor, bei denen der Betroffene durch die kortikale Weckreaktion gleichzeitig in seiner Bewußtseinslage hellwach wird und eventuell durch Aktivierung seines Muskeltonus auch äußerst angespannt und »abwehrbereit« erscheint. Vegetative Reaktionen und – wie später noch zu sehen – erst recht chronifizierte Fehlsteuerungen sind mit affektiven Veränderungen in Form von Unruhe, Ängstlichkeit, Gereiztheit oder Unbehagen verbunden, die zu Krankheitsgefühl und Leistungseinbuße führen können.

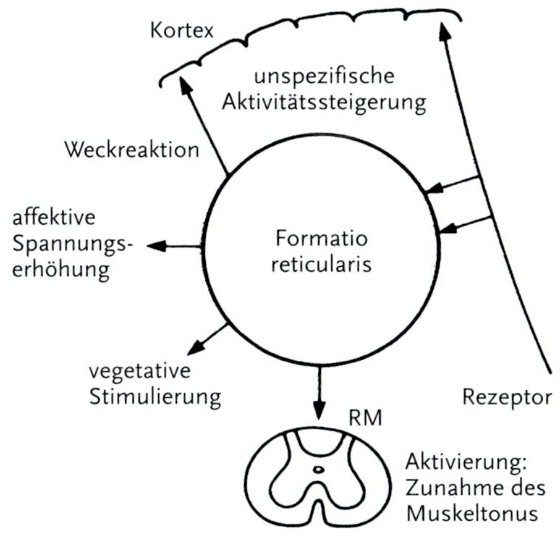

Abb. II.I: Retikuläre Formation des Hirnstammes und vegetative Regulation

> **Merke !**
>
> Die vegetative Labilität entspricht einer Neigung zu Funktionsstörungen des vegetativen Nervensystems, die nicht durch faßbare pathologische Einflüsse bedingt sein muß (Normvariante).

11

Unter den vielfältigen Funktionsstörungen und Krankheiten des vegetativen Nervensystems fallen nur einige in den engeren Zuständigkeitsbereich des Neurologen; einige wichtige werden hier erwähnt.

11.1
Vegetative Allgemeinstörung

Ursachen

Länger anhaltende und schließlich auch sich verselbständigende Fehlsteuerungen der vegetativen Regulation unter dem Einfluß bestimmter Schädigungen leiten zu klinischen Bildern über, die als **vegetativ-affektive Dekompensation, psychovegetatives Syndrom, vegetative Dystonie** u. a. bezeichnet werden. Die Anpassungsfunktion des Hirnstamms kann durch verschiedene Faktoren für längere Zeit überfordert oder strukturell geschädigt werden.

Genetisch-konstitutionelle Programmierung: Bei individuell herabgesetzter Anpassungskapazität des Hirnstamms werden Belastungsreize und Streß-Situationen ungenügend kompensiert. Die daraus resultierenden Störsyndrome werden als **Neurasthenie** – bei Überwiegen vegetativer – und als **Psychasthenie** (Psychopathie) – bei Vorherrschen psychischer Störungen – bezeichnet.

Organische und **toxische Hirnschädigungen** im Gefolge von Entzündungen, Infektionen, Intoxikationen, Durchblutungsstörungen, Allgemeinerkrankungen, Medikamenten-, Nikotin- und Alkoholabusus sind Anlaß für Dekompensation schon bei unterschwelligen Reizen.

Ständige **Reizüberflutungen** optischer, akustischer u. a. Art sowie **affektive Dauerbelastungen** im Familien- und Berufsleben, wie beispielsweise ständiges Schlafdefizit, Lärmeinwirkungen, Überflutung durch Rundfunk und Fernsehen, emotionale Spannungszustände durch unbewältigte Konflikte und überhöhte Leistungsanforderungen, werden auf die Dauer nicht bewältigt.

Pubertät und **Klimakterium** stellen labile Entwicklungs- bzw. Lebensabschnitte dar, die ebenfalls für Dekompensationen in Streß-Situationen anfällig machen.

Neurosen und **Psychosen**, speziell auch Depressionen, vermögen das vegetative Gleichgewicht zu stören.

Oft läßt sich der Stellenwert der konstitutionellen Bereitschaft zu vegetativen Entgleisungen einerseits und den eben genannten Faktoren andererseits im komplexen Krankheitsgeschehen nicht im einzelnen exakt voneinander abgrenzen.

Symptome

Es können zwei Syndrome unterschieden werden: Das *Reizsyndrom* im Sinne einer Irritation (Plus-Symptom) und das *Erschöpfungssyndrom* als Ausdruck eines Defekts (Minus-Symptom).

Das **affektiv-vegetative Reizsyndrom**, auch als (pseudo-)neurasthenisches (Vor-)Stadium bezeichnet, besteht in Schlaflosigkeit, Ruhelosigkeit, innerer Gespanntheit, erregter und inkontinenter Stimmungslage mit inadäquaten Affektausbrüchen, Schweißausbrüchen, Herzklopfen, Beklemmungsgefühl und Angst. Neben Lid- und Fingertremor, feuchten und kühlen Händen und Füßen findet sich eine gereizte, mißgestimmte Stimmungslage. Bereits leichte Streßreize vermögen das affektiv-vegetative Störsyndrom mit charakteristischem Überdauerungseffekt auszulösen.

Beim **affektiv-vegetativen Erschöpfungssyndrom** stehen die Symptome Müdigkeit, Erschöpfung und depressive Verstimmung im Vordergrund. Die Müdigkeit als Ausdruck der veränderten Stimmungslage ist im Gegensatz zur physiologischen Ermüdung nach vollbrachter Leistung bereits am Morgen vorhanden. Neben der Erschöpfung wird über Antriebs-, Konzentrationsstörungen, Interesselosigkeit und mangelnde Entschlußfreudigkeit geklagt, zu denen Benommenheit oder Schmerzen im Kopfbereich und Schwindelgefühl hinzutreten können. Unlust und Antriebsstörungen zeigen keine Tagesschwankungen mit abendlicher Besserung wie bei der endogenen Depression. Apathische Gesichtszüge sowie herabgesetzter Muskeltonus und Gewebsturgor vervollständigen eventuell das klinische Bild.

Als weitere Syndrome einer vegetativen Dekompensation sind noch die sog. vegetative Ataxie und die larvierte Depression anzuführen.

Bei der **vegetativen Ataxie**, die man insbesondere nach organischer Läsion des Hirnstamms traumatischer, entzündlicher u. a. Genese beobachten kann, fehlen zielgerichtete Reaktionen des Vegetativums. Bereits geringe Belastungen, wie Wetterumschlag, Alkoholgenuß, Lärmreize u.a., bringen Kopfschmerzen, Schwindel und von Unlust getönte Verstimmungen mit depressivem Einschlag, Apathie und Antriebsmangel, aber auch Affektinkontinenz und Zornausbrüche mit sich. Sie sind ebenfalls reversibel oder irreversibel. Dauerzustände bedeuten eine ständige Leistungsminderung mit gestörtem Wohlbefinden.

Die **larvierte Depression** zeigt, wie auch andere Depressionsformen, eine vitale, d.h. die vitalen Leibempfindungen betreffende Unlust. Dieses nicht erklärbare Unbehagen wird begleitet von einer Vielzahl körperlicher Beschwerden, die zunächst oft vordergründig sind und den Patienten veranlassen, verschiedene ärztliche Fachdisziplinen aufzusuchen. Derartige Begleitsymptome können allgemeiner Art (Kopfschmerz, Schwindel, Schulter-Arm-Syndrom und Ischiadikussyndrom u.a.) sein oder als Herz- und Atembeschwerden (Herzrhythmusstörungen wie Herzjagen, Atembeklemmung, Herzdruck usw.), Störungen von seiten der Verdauungsorgane (Mundtrockenheit, Engegefühl im Hals, Appetitlosigkeit, Druck in der Magengegend, Obstipation) und Störungen im Bereich der Urogenitalregion (krampfartige Schmerzen, Menstruations- und Libidostörungen) in Erscheinung treten. Diese Beschwerden sowie eventuell auch Suizidtendenzen weisen oft eine abendliche Rückbildung bzw. Besserung auf.

Therapie

Die Behandlung wird nach genauer Klärung der Ursachen sowohl auf Beeinflussung möglicher Grundleiden als auch nach Aufdeckung und Bewältigung aktueller und chronischer Lebensschwierigkeiten auf psychotherapeutische Maßnahmen abzielen müssen. Der oft breit angelegte Behandlungsplan wird vorübergehend durch sedierende Medikamente und physiotherapeutische Maßnahmen ergänzt.

Zur **Physiotherapie** gehören Hydrotherapie, Klimakuren (warmes, sonniges Klima stimuliert, kühles, lichtärmeres dämpft retikulär) und sportliche Betätigung. Sowohl ein geregel-

ter und gleichmäßiger Lebensablauf als auch die Regelmäßigkeit der Bewegungsformen beim Sport sollen helfen, das Gleichgewicht zwischen Vegetativum, Motorik und Psyche wiederzuerlangen.

11.2
Lokalisierte vegetative Störungen

Viele **lokalisierte vegetative Fehlsteuerungen** sind unter dem *Schmerzsyndrom* einzuordnen. Hierzu gehören die früher dargestellten vegetativen Oberflächenschmerzen (Head-Zonen) einschließlich der Kausalgie und des Sudeck-Syndroms. Im folgenden sollen aus der Vielfalt derartiger Krankheitsbilder verschiedene Kopfschmerzformen Erwähnung finden.

11.2.1
Migräne und vasomotorischer Kopfschmerz

Ursachen und Formen

Aus der Häufigkeit von Kopfschmerzen in der Bevölkerung läßt sich ihr besonderer Stellenwert ablesen. Die vielfältige Ätiologie geht aus Abbildung 11.2 hervor. Kopfschmerzen können jahrelange und belästigende Krankheitssym-

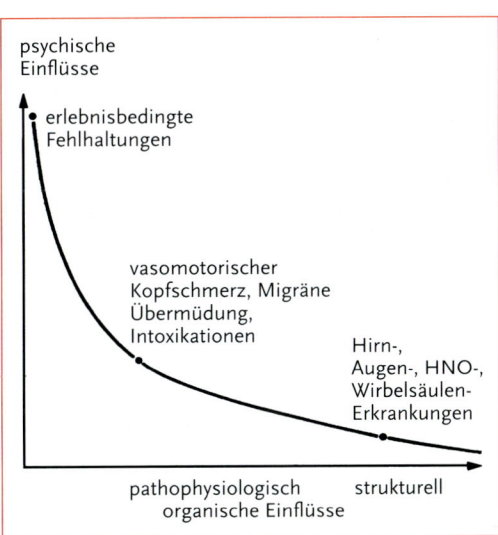

Abb. 11.2: Ursachen für Kopfschmerzen

11

ptome ohne ernsten Hintergrund darstellen, sie können aber auch Leitschiene oder Alarmsymptome einer organischen Erkrankung oder eines bedrohlichen Zustands sein. Besonders bei erstmaligem Erscheinen von Kopfschmerzen von konstantem oder progredientem Charakter ist große Aufmerksamkeit geboten.

Diffuse chronische Kopfschmerzen finden sich u.a. bei vasomotorischem oder Spannungskopfschmerz, langsamem Tumorwachstum, Hypertonie, nach Traumen, Intoxikationen und Arzneimittelabusus, aber auch bei Psychosen (Depression), Neurosen und Fehlhaltungen. **Diffuse akute und subakute Kopfschmerzen** treten auf bei akuter Hirndrucksteigerung, meningealem und enzephalitischem Syndrom, Liquorunterdruckzuständen (z.B. nach Lumbalpunktion), Hirnblutungen und **anfallsartige Kopfschmerzen** bei Migräne, Liquordruckkrisen und Bluthochdruckkrisen.

Etwa drei Viertel bis vier Fünftel aller somatisch begründeten Kopfschmerzen scheinen auf lokalen Gefäßregulationsstörungen zu beruhen, ihre wichtigsten Vertreter sind die Migräne und der vasomotorische Kopfschmerz.

Migräne und **vasomotorischer Kopfschmerz** entwickeln sich auf dem Hintergrund einer *konstitutionellen vegetativen Labilität* der extra- und intrakraniellen *Gefäße im Kopfbereich*. Bei der Migräne wird eine familiäre Belastung deutlich. *Gefäßverengungen* und -*erweiterungen* sind Ursache des Schmerzgeschehens. Zusätzliche Faktoren, wie psychischer *Streß*, Übermüdung und Genußmittelabusus, können fördernd wirken. Frauen sind häufiger betroffen.

Symptome

Der **Migräneanfall** kündigt sich meist bereits morgens mit Abgeschlagenheit und Benommenheit an. Es können als Vorboten *Flimmerskotome* (blitzartige, farbige Lichterscheinungen, Sehstörungen), *Schwindel*, *Parästhesien*, aber später auch u.U. Augenmuskellähmungen, Sensibilitätsstörungen, Lähmungen, Aphasien und Verstimmungen auftreten. In der anschließenden Schmerzphase steigert sich die Heftigkeit des pulsierenden Kopfschmerzes, der meist von Halbseitencharakter (Hemikranie)

ist. Er nimmt dann mehr dumpfen, drückenden Charakter an und dauert Stunden bis eventuell Tage. Der Kopfschmerz ist häufig mit *Erbrechen* sowie *Geräusch-* und *Lichtüberempfindlichkeit* gekoppelt. Seitenwechsel und Doppelseitigkeit der Hemikranie sind möglich.

Der **vasomotorische Kopfschmerz** oder **Spannungskopfschmerz** (Cephalea vasomotorica) tritt nicht anfallsartig auf, sondern hält meist über Stunden oder mehrere Tage an als dumpfer, drückender, aber auch stechender, bohrender Schmerz diffuser, wechselnder oder reifenförmiger Lokalisation.

Therapie

Medikamentös wird bei der Migräne eine akute Anfallsbehandlung von einer prophylaktischen Dauerbehandlung unterschieden. Hier finden verschiedene, auf das Gefäßnervensystem oder auf Zellmembranen stabilisierend wirkende Medikamente Anwendung, die vor allem für eine Langzeitbehandlung geeignet sind und keine reinen Schmerzmittel darstellen, die immer die Gefahr des Analgetika-Abusus mit sich bringen. Auch sollten Ovulationshemmer gemieden oder niedrig dosiert werden. Eine Regelung der Lebensweise, Verminderung psychischer Belastungen und physiotherapeutische Maßnahmen (Bürstenmassage, Massagen – auch des Nackens –, Bindegewebsmassage, Hydrotherapie, Gymnastik) ergänzen die Möglichkeiten.

11.2.2
Vegetativer Gesichtsschmerz

Ursachen

Der **vegetative Gesichtsschmerz**, auch als Cluster-Kopfschmerz, Bing-Horton-Syndrom, Histaminkopfschmerz bekannt geworden, beruht ebenfalls auf einem *Gefäßschmerz*. Es werden vor allem Männer befallen.

Symptome

Es handelt sich um heftige, einseitige Gesichts- und Kopfschmerzanfälle im Stirn-Schläfen-, Augen- und Wangen-Oberkiefer-Bereich. Sie treten bevorzugt nachts auf und halten $1/4$ bis 2 Stunden an. Sie gehen z. T. mit Augentränen, Hitzegefühl, Gesichtsrötung u. a. Symptomen einher.

Therapie

Sie entspricht der der Migräne und des vasomotorischen Kopfschmerzes.

11.2.3
Sudeck-Syndrom – sympathische Reflexdystrophie

Das **Sudeck-Syndrom** entwickelt sich nicht nur nach lokalen Traumen, Frakturen und Entzündungen, sondern entsteht auch im Gefolge peripherer und zentraler Lähmungen sowie aus unterschiedlichen ungeklärten neurogenen Ursachen. Dieses *vasomotorisch-* und *vegetativ-trophische Störsyndrom* stellt keinesfalls eine isolierte Knochenerkrankung dar. Der Beginn ist oft durch starke, teils brennende Schmerzen, bevorzugt an der Hand mit positivem Finger-

kompressionssyndrom (Frühzeichen: Kompression der zur Faust geballten Finger ist schmerzhaft) gekennzeichnet, ehe Weichteilödeme, lokale Temperaturerhöhung und eingeschränkte Fingerbeweglichkeit das klinische Bild deutlich machen.

Therapie

Neben Schonung zur Vermeidung von Schmerzinduktion werden physiotherapeutische Maßnahmen wie vorsichtige *Bewegungsübungen unter Schmerzvermeidung* (z. B. Bewegungen in kaltem Wasser, Eisbehandlung) sowie zentraldämpfende Maßnahmen (Medikamente u. a.) angewandt.

Aufgaben

1. Welche Ursachen und Symptome kennzeichnen eine vegetative Allgemeinstörung?
2. Beschreiben Sie das Krankheitsbild der Migräne.

11

KAPITEL 12

Neurologische Intensivmedizin

Ursachen

Akute Funktionsstörungen des peripheren und zentralen Nervensystems bedürfen oft einer neurologischen Intensivbehandlung, insbesondere, wenn vitale Regulationsmechanismen lebensbedrohlich gefährdet sind oder eine Bewußtseinsstörung vorliegt.

Für eine Betreuung auf einer **neurologischen Intensivstation** kommen u. a. folgende Krankheitsbilder in Betracht (Tab. 12.1):

Symptome

Bewußtseinsstörungen treten in allen Schweregraden auf. Das **neurologische Komastadium** kann mit weiteren neurologischen Ausfällen in Abhängigkeit von der Läsionshöhe einhergehen (s. Abb. 9.5; Abb. 12.1):

- Massen- und Wälzbewegungen bei oberen Mittelhirnläsionen
- generalisierte Beugehaltung von Rumpf und Extremitäten bei multipler Läsion der Großhirnhemisphären
- Beuge-Streckhaltung und generalisierte Streckhaltung u. a. beim Mittelhirnsyndrom. Die Beugestellung der oberen und Streckstellung der unteren Extremitäten wird als *Dekortikationshaltung*, die Streckstellung aller Extremitäten bei erhöhtem Muskeltonus als *Dezerebrationshaltung* bezeichnet.

Aus einem *Mittelhirn-Syndrom* kann nach verschiedenen Übergangsstadien (Abb. 12.2) ein *apallisches Syndrom* (pallium: Mantel) entstehen.

Im *Coma prolongé* sind im Gegensatz zum Mittelhirn-Syndrom die Bulbi nicht mehr fi-

xiert, und es können erstmalig orale Automatismen auftreten. Die *Parasomnie* hingegen ist durch einen eher schlafähnlichen Zustand, Abnahme des Muskeltonus, Auftreten von Massenbewegungen an den oberen Extremitäten und Zunahme der oralen Primitivschablonen gekennzeichnet. Im Stadium des **akinetischen**

Tab. 12.1: Wichtige Krankheitsbilder der neurologischen Intensivstation

Gehirn	• ischämische Insulte • intrakranielle Blutungen • Subarachnoidalblutung • Hirnvenenthrombose • Meningitiden und Enzephalitiden • evtl. Schädel-Hirn-Traumen • Status epilepticus • akute Hirndrucksymptomatik, z. B. bei Hirntumoren • Parkinson-Krise, L-Dopa-Psychose • neuropsychiatrische Erkrankungen: Entzugsdelire, akute lebensbedrohliche Katatonie, malignes Neuroleptikafieber bzw. zentrales anticholinergisches Syndrom
Rückenmark	• akute Querschnittlähmungen (vaskulär, entzündlich, tumorös, evtl. traumatisch) • chronische Halsmarkläsionen • Poliomyelitis acuta anterior • Tetanus
Peripheres Nervensystem	• Poly(neuro)radikulitis (Guillain-Barré-Syndrom) • evtl. weitere schwere akute Polyneuropathien (z. B. nach Intoxikationen)
Neuromuskuläre Transmission	• Myasthenie und Lambert-Eaton-Syndrom • Botulismus • episodische Lähmungen
Muskulatur	• Poly- und Dermatomyositis • Rhabdomyolyse bei unterschiedlichen Muskelerkrankungen

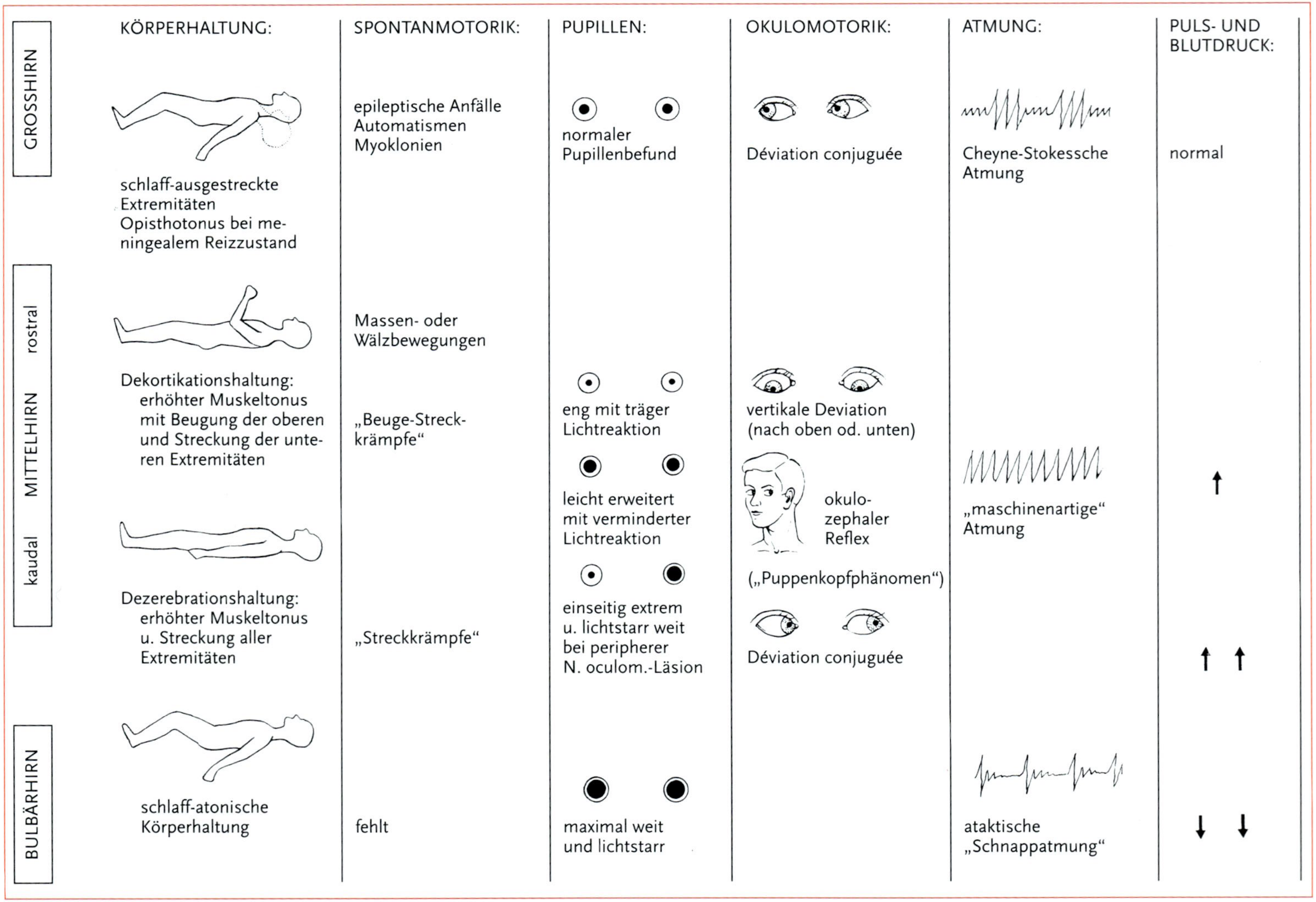

	KÖRPERHALTUNG:	SPONTANMOTORIK:	PUPILLEN:	OKULOMOTORIK:	ATMUNG:	PULS- UND BLUTDRUCK:
GROSSHIRN	schlaff-ausgestreckte Extremitäten Opisthotonus bei meningealem Reizzustand	epileptische Anfälle Automatismen Myoklonien	normaler Pupillenbefund	Déviation conjuguée	Cheyne-Stokessche Atmung	normal
MITTELHIRN rostral	Dekortikationshaltung: erhöhter Muskeltonus mit Beugung der oberen und Streckung der unteren Extremitäten	Massen- oder Wälzbewegungen; „Beuge-Streckkrämpfe"	eng mit träger Lichtreaktion; leicht erweitert mit verminderter Lichtreaktion	vertikale Deviation (nach oben od. unten); okulozephaler Reflex („Puppenkopfphänomen")	„maschinenartige" Atmung	
MITTELHIRN kaudal	Dezerebrationshaltung: erhöhter Muskeltonus u. Streckung aller Extremitäten	„Streckkrämpfe"	einseitig extrem u. lichtstarr weit bei peripherer N. oculom.-Läsion	Déviation conjuguée		
BULBÄRHIRN	schlaff-atonische Körperhaltung	fehlt	maximal weit und lichtstarr		ataktische „Schnappatmung"	

Abb. 12.1: Klinische Symptome des akuten Mittelhirn- und Bulbärhirn-Syndroms (nach Delank 1994)

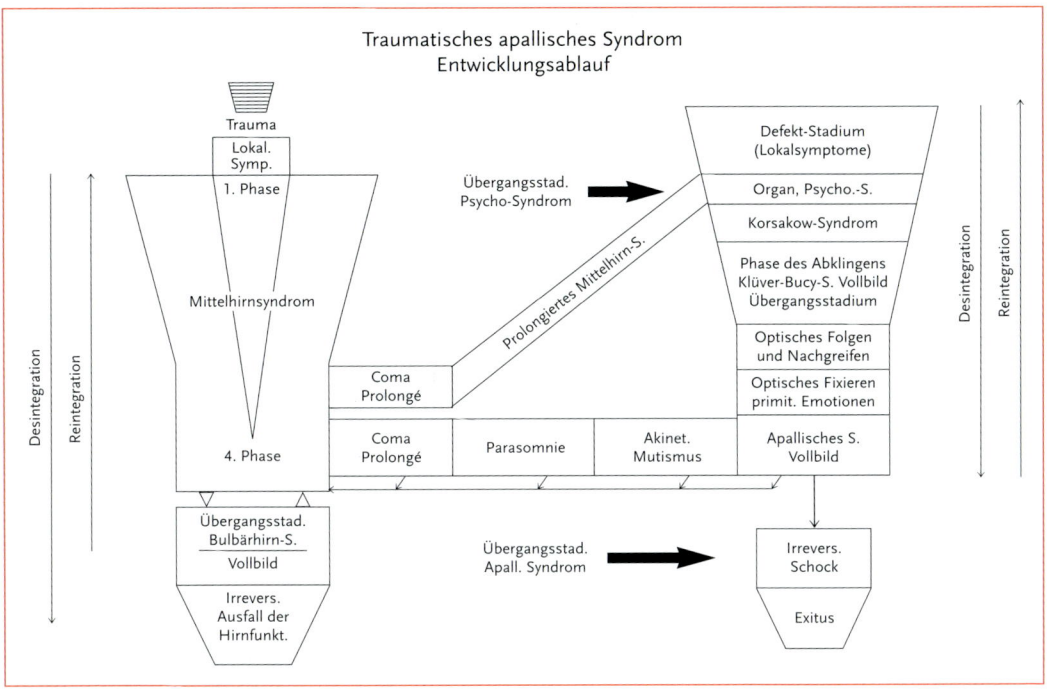

Abb. 12.2: Übergangsstadien vom akuten Mittelhirn- zum apallischen Syndrom (nach Gerstenbrand/Rumpl. In: Neumärker 1983)

Mutismus öffnet der Patient die Augen, die Augäpfel pendeln, der Muskeltonus entwickelt sich im Sinne einer Rigidospastizität, obere und untere Extremitäten sind gebeugt, Abwehr von Schmerzreizen erhalten. Der Sympathikus wird jetzt überaktiv mit extremer Tachykardie. Dieses Übergangsstadium kann auch als selbständiges Syndrom bei bilateraler subkortikaler hemisphärischer Stammganglien- und dienzephaler Läsion auftreten: Schein der Wachheit bei Ausbleiben jeglicher Kommunikation und Spontanmotorik und eventuell Fehlen der Tonus- und Reflexsteigerung sowie der erhöhten Sympathikusaktivität.

Das Vollbild des **apallischen Syndroms** ist dadurch gekennzeichnet, daß der Patient wach ist, aber nicht fixieren kann (Coma vigile) und jede Kommunikation zur Außenwelt fehlt. Schlaf- und Wachphasen wechseln belastungsabhängig in schneller Folge. Schmerzreize lösen Massenbewegungen und Sympathikusreaktionen (Tachykardie, Schwitzen, Hyperpnoe) aus. Neben Beugehaltungen finden sich orale

Schablonen, Haltungs- und Streckreflexe, und der Muskeltonus zeigt eine Rigidospastizität. Dieses Stadium kann Monate bis Jahre bestehen; die Prognose für eine defektfreie Remission nimmt jenseits der 4-Wochengrenze ab.

Das **Locked-in-Syndrom** ist Folge einer schweren Brücken-(Pons-) Schädigung. Die Patienten weisen eine Tetraparalyse und eine Lähmung aller Hirnnerven auf; sie sind bei Bewußtsein, kommunizieren aber nicht. Mitunter bestehen noch Restbewegungen der Augäpfel.

Im Gefolge einer Intensivbehandlung können sich psychische Störungen im Sinne eines **Intensive-care-Syndroms** einstellen.

Intensive-care-Syndrom

Jede Aufnahme auf eine Intensivstation bedeutet eine enorme psychische Belastung, so daß sich in Abhängigkeit vom Individuum, der vitalen Bedrohung und des familiären und sozialen Umfelds unterschiedliche psychische Reak-

12

tionen einstellen können. Die Symptomatik resultiert aus einem graduellen **Verlust der Realitätswahrnehmung** und äußert sich in: Verwirrung, Unruhe, zeitlicher und räumlicher Desorientierung, Halluzinationen und Exzitation einerseits oder in depressiver Verstimmung, Lethargie und Rückzug nach „innen" bis hin zu Coma-vigile-ähnlichen Bildern andererseits. Hierfür auslösend sind u. a. endogene (hypoxische, endokrine, metabolische) und exogene (Umwelt der Intensivstation, Medikamentenwirkung) Faktoren. Die extremen Umweltbedingungen stellen eine besondere situationsspezifische Langzeitbelastung dar, die u. a. aus der Erfahrung der *vitalen Bedrohung, Schlafentzug, sensorischer Überladung* und *Monotonie* sowie *Immobilisation* resultiert.

Critical-illness-Neuropathie-Myopathie

Sie tritt bei etwa 70% der Patienten mit Sepsis oder Multi-Organ-Versagen bei Beatmung länger als 2 Wochen auf. Die Verursachung ist ungeklärt. Die symmetrischen Lähmungen setzen an den unteren Extremitäten, eventuell proximal betont, ein und können die oberen und die Gesichtsmuskulatur mit einbeziehen. Des weiteren entwickeln sich Muskelatrophien bei fehlenden oder geringen sensiblen Ausfällen.

12.2
Physiotherapie auf der Intensivstation

Die Aufgaben auf der Intensivstation sind nur in einer sinnvoll aufeinander abgestimmten Teamarbeit zu realisieren, um die Patienten nicht zu überfordern, mit Reizen zu überfluten oder zu unterfordern.

Physiotherapeutische Bewegungstherapie wird auf der Intensivstation in der Regel zweimal täglich, Lagerungen aller 2 bis 3 Stunden und **atemtherapeutische Maßnahmem** mehrere Male nach Bedarf durchgeführt. Es sind besondere Hygienevorschriften einzuhalten, und es muß immer eine Einweisung durch einen erfahrenen Berufskollegen oder durch einen Arzt erfolgen. Die Tätigkeit auf der Intensivstation erfordert genaue Kenntnis über die Krankheit und deren Verlauf, d. h., jeder

Therapeut sieht vor der Behandlung die Krankenakte ein und führt ein Gespräch mit dem behandelnden Arzt oder dem Pflegepersonal. Ein Schema für physiotherapeutische Arbeit auf der Intensivstation gibt es nicht. Es ist die Aufgabe des Therapeuten, die Therapie dem Allgemein- und Bewußtseinszustand der Patienten anzupassen. Sehr wichtig ist es, einen kurzen, aber detaillierten physiotherapeutischen Bericht im Krankenblatt über die Bewußtseinslage des Patienten sowie die erfolgten Maßnahmen zu notieren.

Ziele der Behandlung

Ziele der Behandlung sind:
- Kontaktaufnahme zu den Patienten, Schulung der Wahrnehmung
- Pneumonieprophylaxe
- Dekubitusprophylaxe
- Kontrakturprophylaxe
- Thromboseprophylaxe
- Kreislaufregulierung
- spezielle Behandlung des Krankheitsbilds (vgl. dort)

Behandlungsmaßnahmen

Grundregeln

Die Patienten werden unabhängig von der Bewußtseinslage mit taktilen und akustischen Reizen begrüßt. Die Patienten sollen ruhig mit der ganzen Handfläche am Körperstamm berührt werden. Damit wird die **taktile Wahrnehmung** gefördert. Punktuelle, hektische und streifende Berührungen unterbleiben, weil alle unklaren Inputs Verwirrungen schaffen, die Spastik erhöhen und die Orientierung beeinträchtigen. Gleichzeitig wird dem Patienten kurz und einfach erklärt, was gemacht wird, auch auf die Gefahr hin, daß es nicht verstanden wird. Anfang und Ende der therapeutischen Bemühungen sollen deutlich werden. Alle komplizierten, langwierigen Erklärungen sind zu unterlassen. Es wird am Bett grundsätzlich **mit** dem Patienten und **nicht über** ihn gesprochen.

Vorbereitungen

- Das Bettgitter ist herunterzuklappen.
- Das Bett wird begradigt. Ausnahmen: Hirndruck- oder Blutungsgefahr, Herz- oder Atemprobleme, Ernährung über Nasensonde; hier bleibt das Kopfteil meist 30° hochgestellt.
- Lagerungsmaterial wird entfernt und Fixierungen gelöst.
- Der Urinschlauch wird unter das Bein gelegt.
- Der Beatmungsschlauch wird auf die Seite gesteckt, auf der zunächst nicht gearbeitet wird.
- Der Patient ist mit einem Laken abzudecken.
- Bei jeder Unsicherheit ist Rücksprache mit dem Arzt, einem erfahrenen Berufskollegen oder anderen Teammitgliedern zu nehmen.

Wahrnehmungsschulung

Um bei komatösen Patienten spezifisch auf das Krankheitsbild eingehen zu können, ist es wichtig, dem Patienten zu helfen, mit der Umwelt wieder in Kontakt zu treten. Möglichkeiten dazu sind mit *der basalen Stimulation nach A. Fröhlich* und dem *therapeutischen Führen nach F. Affolter* gegeben. Ziel dieser therapeutischen Bemühungen ist es, dem Patienten Körperwahrnehmung, Umweltkontakt und Raum-Zeit-Orientierung zu vermitteln. Dazu sollen bei allen prophylaktischen und therapeutischen Maßnahmen möglichst optimale Inputs wie taktil-kinästhetische, auditive, vibratorische, vestibuläre, visuelle sowie Geruchs -und Geschmacksreize angeboten werden.

Basale Stimulation versucht, über *Wahrnehmungsförderung* und *Bewegung* mit den Patienten in Kommunikation zu treten und diesen die Kontaktaufnahme zu ermöglichen.

Taktil-kinästhetische Wahrnehmung Sie wird beim Begrüßen, Umlagern, passiven Bewegen, Waschen und Essen gefördert. Wichtig ist, daß alle Berührungen, wie schon erwähnt, ruhig und flächig vorgenommen werden. Auch Angehörige werden entsprechend informiert.

Auditiv-vibratorische Wahrnehmung Sie kann mit Hilfe des Vibrax-Geräts gefördert werden.

Dazu wird das Gerät am Ende langer Röhrenknochen, auf der Matratze oder an einzelnen Körperteilen aufgesetzt. Aber auch ein leichtes Rütteln am Bett stellt schon einen vibratorischen Reiz dar. Diese Stimulation gehört zu den Urerfahrungen der Menschen, die schon im Mutterleib gemacht wurden und soll die Raumorientierung erleichtern. Auch eine beruhigende, bekannte Stimme (Angehörige, bekannte Therapeuten) verbunden mit vestibulären Reizen durch wiegende Bewegungen kann diese Stimulation fördern.

Vestibuläre Wahrnehmung Die Schulung der vestibulären Wahrnehmung geschieht vor allem durch Bewegen der Körperlängsachse. Dabei wirken horizontale langsame Bewegungen beruhigend, das Aufrichten in die Vertikale dagegen führt zur Aufmerksamkeit, wobei vor allem die visuelle Aufmerksamkeit angeregt wird. Kann sich der Patient mit dem ganzen Körper an den Physiotherapeuten anlehnen, um zu schaukeln, werden Beruhigung, Aufmerksamkeit und Vertrauen erreicht. Rotationen um die Körperlängsachse schulen das Erkennen der Körpermitte. Bei diesen therapeutischen Bemühungen sind auditive Reize, wie schon erwähnt, beruhigend, nicht verwirrend zu setzen. Stimmen sind für die Patienten dann beruhigend, wenn sie bekannt, gedämpft und sparsam sind. Daher sollten die Therapeuten möglichst wenig wechseln.

Wahrnehmung chemischer Reize Bekannte Gerüche können den Patienten v. a. von Angehörigen vermittelt werden. Bekannte Speisen können auch bei schluckunfähigen Patienten in einer Gazehülle an die Lippen oder Zunge gebracht werden (s. Fazilitieren des Schluckens).

Das therapeutische Führen nach F. Affolter (vgl. zentrale Lähmung) vereint die verschiedenen Reizsetzungen durch die Ausführung alltäglicher Verrichtungen. Es kann im Liegen, Sitzen und Stehen ausgeführt werden:
- Der Therapeut sitzt/steht hinter dem Patienten und führt über Körperkontakt die Rumpfbewegungen.
- Eine einfache Aufgabe wird über optische Reize gestellt, z. B. Kamm: kämmen.

12

- Der Therapeut führt die Hand des Patienten auf der Unterlage, um den Kamm zu greifen, zum Kopf zu führen und zu kämmen.

Diese Methode wurde vermehrt bei hirnverletzten Kindern und Erwachsenen mit Erfolg angewendet.

Atemtherapie

Sie dient vor allem der **Pneumonieprophylaxe** und dem **Entwöhnen vom Atemgerät**. Bei der ersten Behandlung erhebt der Therapeut, wenn nötig, einen ausführlichen Atembefund (s. Innere Medizin) bzw. verschafft sich einen Überblick über folgende Fragen:

- Welche Krankheit liegt vor, und welchen Einfluß hat diese auf die Atmung?
- Wird die Atmung maschinell unterstützt (CMV: Kontrollierte Maschinelle Ventilation; SIMV: Synchronisierte Intermittierende Maschinelle Ventilation; CPAP – continuous positive airway pressure: Kontinuierlich Positiver Atemwegs-Druck)?
- Ist aktive Beteiligung an der Atemtherapie möglich oder nicht?
- Atmet der Patient vorwiegend kostodiaphragmal oder kostosternal?
- Ist die Atmung ruhig und regelmäßig oder paradox bzw. hyperventilierend?

Je nach Befund werden passive oder assistive bis aktive Maßnahmen durchgeführt:

Passive Maßnahmen:

- Ein manueller Druck auf das Sternum nach kaudal dorsal oder am lateralen Thoraxrand nach kaudal medial unterstützt die Exspiration.
- Vibrationen und Klopfungen in der Exspiration erleichtern die Sekretlösung.
- Das Vibrax-Gerät kann auch zum segmentorientierten Abvibrieren des Thorax benutzt werden.
- Ausstreichen der Interkostalräume, Bindegewebsstriche am Sternum, Hautabhebegriffe, Hautrollungen erhalten die Mobilität des Thorax und unterstützen die Einatmung.
- Dieser Effekt läßt sich auch mit Eisabreibungen, Abreibungen bzw. Abklatschungen

mit Alkohol, Dehnlagerungen und Umlagerungen erreichen.

Assistive Maßnahmen:

- Bei mehr Aktivität des Patienten können zusätzlich zu o. g. Maßnahmen Richtungsatmen mit Führungswiderstand oder ein Stretch am Thorax die Einatmung vertiefen.
- Dehn- und Umlagerungen können jetzt aktiv unterstützt werden.

Aktive Maßnahmen:

- Tönendes Ausatmen, Atmen mit Lippenbremse und Wegblasen vorgehaltenen Papiers führen zur Vertiefung der Ausatmung.
- Schnüffelnde Einatmung oder bewußtes Wegatmen einer Hautfalte vertiefen die Einatmung und erfordern von den Patienten mehr Aufmerksamkeit.
- Beim Atmen mit Vorstellungsbildern wird von den Patienten volle Konzentration verlangt.
- Der Einsatz von Geräten zur Atemtherapie ist abhängig vom Krankheitsbild.
- Steigende Mobilität, die den Sitz am Bettrand (auch mit beatmeten Patienten möglich) oder das Stehen ermöglicht, ist ebenfalls als wichtiges Element der Pneumonieprophylaxe zu betrachten.

Bewegungstherapie

- Mit Bewegungstherapie wird Kontraktur-, Thrombose-, Pneumonie- und Dekubitusprophylaxe gleichzeitig betrieben.
- Die Behandlung beginnt kopfnah, d. h. am Kopf selbst, im Gesicht oder am Schultergürtel.
- Dadurch fühlt sich der Patient mehr an der Therapie beteiligt.
- Bei frischen Hirnblutungen, Hirndruck und Nackensteifigkeit wird der Kopf anfangs allerdings nicht bewegt. Es sind Absprachen mit dem Arzt nötig.
- Der Therapeut verschafft sich bei der ersten Behandlung einen Überblick über die Beweglichkeit des Kopfes, der mimischen Muskulatur (vgl. Fazialisparese), des Kiefers, der Zunge (vgl. Schluckstörungen) sowie des Schultergürtels und führt die notwendigen Bewegungen aus.

- Wenn der Patient gedreht werden darf, wird das Schulterblatt in Seitlage passiv bzw. assistiv in PNF-Diagonalen oder achsengerecht bewegt. Bei Bewegungseinschränkungen im Glenohumeralgelenk ist widerlagernde Mobilisation nach S. Klein-Vogelbach möglich.
- Die Extremitätengelenke werden von proximal nach distal unter leichtem Zug in PNF-Diagonalen oder achsengerecht bewegt.
- Die Schmerzgrenze ist zu respektieren, es ist dann auf Endgradigkeit zu verzichten.
- Wichtig ist es, über die Berührungsreize Vertrauen und Zuwendung zu vermitteln.
- Liegt ein hoher Muskeltonus durch Spastik vor, wird die Extremität in unterschiedlichen Dehnstellungen gehalten, bis der Tonus sinkt. Stark kontrakturgefährdete Gelenke sind dann noch extra zu mobilisieren.
- Alle Gelenke sind täglich zu bewegen.
- Auch an der unteren Extremität wird proximal begonnen. Das Anbeugen beider Beine bis zum Bauch mit seitlichem Abkippen nach rechts und links mobilisiert gleichzeitig die Rumpfbeweglichkeit und unterstützt Atmung und Verdauung.
- Besonderer Wert ist auf den Fuß zu legen, weil sich hier Kontrakturen sehr schnell einstellen.
- Liegt ein niedriger Muskeltonus vor, ist Spitzfußprophylaxe mit festem Lagerungskissen möglich. Ein hoher Tonus wird über diesen gewöhnlich verstärkt, andere Möglichkeiten müssen gesucht werden. Die beste Variante ist das tägliche Stehen. Auch Patienten im apallischen Durchgangssyndrom sollten, wenn möglich, täglich auf dem hydraulischen Stehbrett stehen. Ist dieses nicht vorhanden, kann auch mit Schienen gearbeitet werden.
- Die Vorteile des täglichen Stehens wurden schon beim Thema zentrale Lähmung beschrieben.
- Die Bewegungstherapie kann schon auf der Intensivstation durch das therapeutische Führen nach F. Affolter unterstützt werden, weil damit bekannte Bewegungsprogramme abgerufen werden.

- Mit steigender Aktivität der Patienten wird auch die Bewegungstherapie forciert. Es kann mit den PNF-Techniken rhythmische Bewegungseinleitung, langsame Umkehr und auch mit rhythmischer Stabilisierung gearbeitet werden. Dabei ist auch der Sitz als Ausgangsstellung zu benutzen.
- Diese Maßnahmen sind gleichzeitig eine Thromboseprophylaxe; unterstützend wirkt das Tragen von Kompressionsstrümpfen. Regelmäßige Wadenumfangsmessungen und Kontrollen der Thrombosedruckpunkte zur schnelleren Erkennung einer Thrombosegefahr (Druck- oder Spontanschmerz, Schwellung, Rötung oder livide Verfärbung) haben sich bewährt.

Lagerung

- Für jeden Patienten soll ein Lagerungsregime notiert werden.
- In der Regel wird alle zwei Stunden umgelagert. Der Wechsel erfolgt zwischen Rückenlage, rechter und linker Seitlage und, wenn es die lebenserhaltende Therapie zuläßt, der Bauchlage. Über die Bauchlage kann eine pathologische Tonuserhöhung der Flexoren, aber auch der Extensoren gesenkt werden. Haben die Patienten bereits eine Verkürzung der Hüftflexoren, müssen sie langsam an die Bauchlage gewöhnt werden, und die Hüfte muß anfangs unterlagert werden.
- Die Lagerungen dienen einerseits der Dekubitusprophylaxe und andererseits der Hemmung pathologischer Haltungsmuster. Außerdem stellen alle Umlagerungen sowohl Pneumonieprophylaxe als auch vestibuläre Stimulation dar.
- Patienten mit Hirnstammschädigung zeigen sehr häufig eine obere oder untere Enthirnungsstarre (vgl. Hirnstammschädigung) und eine extreme motorische Unruhe.

Diese Unruhe ist ein Ausdruck für mangelnde Raumorientierung und stellt eine Suche nach Reizen dar. Mit steigender *Orientierungslosigkeit* steigt auch der *Tonus*. Oft ist es sehr schwer, bei diesen Patienten den Tonus zu senken. Wich-

12

tige Voraussetzung ist eine beruhigende Lagerung mit vielen taktilen Reizen. In den meisten Fällen ist das die Seitlage, die eine Flexion des Rumpfes zuläßt. Manchmal ist es nötig, die Patienten von allen Seiten mit Kissen oder Schaumstoffblöcken zu fixieren, um Ruhe und Geborgenheit herbeizuführen. Keinesfalls dürfen solche Patienten in Rückenlage mit schmalen Bändern angebunden werden. Die Rückenlage fördert die Extension des Rumpfes, schmale Fixierungen steigern den Tonus und die orientierungslose Unruhe noch mehr.

Mobilisierung hirnstammgeschädigter Patienten

Die **Mobilisierung** von Patienten im *apallischen Durchgangssyndrom* ist oft mit der beschriebenen Bewegungstherapie nicht ausreichend durchzuführen. Wenn eine ausgeprägte Enthirnungsstarre vorliegt, ist zunächst, wie oben beschrieben, die beste Lagerung herauszufinden, bei der eine Entspannung registriert werden kann. So früh wie möglich sollten die Patienten in eine sitzende Position gebracht werden (Liegestuhl, Sitz im Stuhl mit Armlehnen).

Nach A. Fröhlich stellt die **Bewegung im Bewegungsbad** eine gute Stimulation dar. Vorbereitungen dazu sind entsprechende Wasser-

erfahrungen beim Waschen. Hände und Füße sollten schon auf Station in eine Waschschüssel gelegt bzw. gestellt werden. Positiv ist, wenn ein Angehöriger oder zumindest ein vertrauter Therapeut den Patienten ins Bewegungsbad begleitet. In jeder Phase dieser therapeutischen Tätigkeit muß dem Patienten Sicherheit vermittelt werden.

Die Behandlung dieser Patienten erfordert von den Therapeuten sehr große Einsatzbereitschaft und ein hohes Maß an Kreativität.

Aufgaben

1. Nennen Sie die Ziele der Behandlung auf der Intensivstation.
2. Was muß ein Physiotherapeut bei der ersten Behandlung auf der Intensivstation beachten?
3. Wie erfolgt die Wahrnehmungsschulung, und welche Rezeptorsysteme werden dabei angeregt?
4. Erklären Sie die Grundzüge des therapeutischen Führens nach Affolter.
5. Wie werden die Patienten auf der Intensivstation gelagert?
6. Wie erfolgt die Bewegungstherapie auf der Intensivstation?

Literaturverzeichnis Neurologie

Affolter, F.: Wahrnehmungsstörungen und Wahrnehmungsförderun

Affolter, F.: Wenn die Organisation des ZNS zerfällt.

Brandt, Th.; Dichgans, J.; Diener, H. Chr. (Hrsg.): Therapie und Verl. neurologischer Erkrankungen. 3. Auflage. Stuttgart, Berlin, Kö Kohlhammer Verlag 1998.

Buck, M.; Beckers, D.: Rehabilitation bei Querschnittlähmung. Stuttga Berlin: Springer Verlag 1993.

Butler, D. S.: Die Mobilisation des Nervensystems. Berlin, Heidelbe Springer Verlag 1995.

Davies, P. M.: Wieder Aufstehen. Berlin, Heidelberg: Springer Ver 1995.

Delank, H.-W.: Neurologie. Stuttgart, Ferdinand Enke Verlag 1994.

Edel, H.: Fibel der Elektrodiagnostik und Elektrotherapie. Berlin, Ver Gesundheit GmbH 1991.

Fries, W.; Liebenstund, I.: Krankengymnastik beim Parkinson-Syndro München, Pflaum Verlag 1992.

Frisch, H.: Programmierte Untersuchung des Bewegungsapparat Berlin, Heidelberg: Springer Verlag 1995.

Fröhlich, A.; Bienstein, Ch.: Basale Stimulation in der Pflege. Bund verband für spastisch Gelähmte und Körperbehinderte.

Gerstenbrand, F.; Rumpl, E.: Das prolongierte Mittelhirnsyndrom. Neumärker, K.-H.: Hirnstammläsionen. Stuttgart, Ferdinand En Verlag 1983.

Janda, V.: Muskelfunktionsdiagnostik. Leuven/Belgien; Ewald Fisch Verlag 1979.

Johnstone, M.: Der Schlaganfall-Patient. Stuttgart, Gustav Fischer Ver 1992.

Kesselring, J.: Multiple Sklerose. Kohlhammer Verlag 1993.

Klein-Vogelbach: Funktionelle Bewegungslehre. Berlin, Heidelbe Springer Verlag 1990.

Kolster, B.; Ebelt-Paprotny, G.: Leitfaden Physiotherapie. Neckarsul Jungjohann Verlagsgesellschaft 1996.

Künzle, U.: Selbsttraining bei MS. Schriftenreihe Schweizerische Mul ple Sklerose Gesellschaft.

Ludin, H.-P.: Das Parkinsonsyndrom. Kohlhammer Verlag.

Masur, H.: Skalen und Scores in der Neurologie. Stuttgart, G. Thier Verlag 1995.

Mumenthaler, M.: Neurologie. Stuttgart, G. Thieme Verlag 1990.

Poeck, K.: Neurologie. 9. Auflage. Berlin, Heidelberg: Springer Verl 1994.

Sullivan, P. E.: PNF – ein Weg zum therapeutischen Üben. Stuttga New York: Gustav Fischer Verlag 1985.

Thoden, U.: Neurogene Schmerzsyndrome. Stuttgart, Hippokrates Ve lag 1987.

Weiterführende Literatur Neurologie

Bartolome, G.; Buchholz, E. W. (Hrsg.): Diagnostik und Therapie neurologisch bedingter Schluckstörungen. Stuttgart, Jena, New York: Gustav
Fischer Verlag 1993.

Davies, P. M.: Hemiplegie. Berlin, Heidelberg: Springer Verlag 1986.

Dietz, V.: Querschnittlähmung. Stuttgart, Berlin, Köln: Verlag W. Kohlhammer 1996.

Freivogel, S.: Motorische Rehabilitation nach Schädelhirntrauma. München, Pflaum Verlag 1997.

Hartje, W.; Poeck, K.: Klinische Neuropsychologie. 3. Auflage. Stuttgart,
New York: G. Thieme Verlag 1997.

Huffmann, G.; Braune, H.-J.; Henn, K.-H. (Hrsg.): Extrapyramidal-mo-
torische Erkrankungen. Reinbek, Einhorn-Presse Verlag 1994.

Jerusalem, F.; Zierz, St.: Muskelerkrankungen. 2. Auflage. Stuttgart,
New York: G. Thieme Verlag 1991.

Masuhr, K. F.; Neumann, M.: Neurologie. 3. Auflage. Stuttgart Hippokrates Verlag 1996.

Mauritz,K.-H.: Rehabilitation nach Schlaganfall. Stuttgart, Berlin, Köln:
Verlag W. Kohlhammer 1994.

Nydahl/Bartoszek: Basale Stimulation. Wiesbaden, Ullstein Mosby Verlag 1997.

Perfetti, C.: Der hemiplegische Patient. Kognitiv-therapeutische Übungen. München, Pflaum Verlag 1997.

Poeck, K.; Hacke, W.: Neurologie. 10. Auflage. Berlin, Heidelberg: Springer Verlag 1998.

Prosiegel, M.: Neuropsychologische Störungen und ihre Rehabilitation.
2. Auflage. München, Pflaum Verlag 1998.

Schmidt, K. L.; Drexel, H.; Jochheim, K.-A. (Hrsg.): Lehrbuch der Physikalischen Medizin und Rehabilitation. Stuttgart, Jena, New York: Gustav Fischer Verlag 1995.

Schwörer, C.: Der apallische Patient. 2. Auflage. Stuttgart, Jena, New
York: Gustav Fischer Verlag 1992.

Weimann, G.: Neuromuskuläre Erkrankungen. München, Pflaum Verlag 1994.

Teil II:
Psychiatrie/
Psychotherapeutische Medizin

KAPITEL I

Einführung in Psychiatrie und Psychotherapie

Die Erkennung und Behandlung psychischer Störungen fällt in den Aufgabenbereich dreier medizinischer Disziplinen, die Tabelle 1.1 wiedergibt.

Tab. 1.1: Medizinische Disziplinen und die dazugehörigen Facharztgebiete

Disziplin	Facharztgebiet
Psychiatrie	Psychiatrie und Psychotherapie
Psychotherapeutische und Psychosomatische Medizin	Psychotherapeutische Medizin
Kinder- und Jugend-psychiatrie	Kinder- und Jugend-psychiatrie und -psychotherapie

Alle drei medizinischen Disziplinen befassen sich mit den Ursachen (*Ätiologie*) und Entstehungsweisen (*Pathogenese*), der Erkennung (*Diagnostik*) und Verhütung (*Prävention*) sowie der Behandlung (*Therapie*) und sozialen Wiedereingliederung (*Rehabilitation*) psychisch erkrankter Menschen.

In der **Psychiatrie** werden hauptsächlich Patienten mit Schizophrenien, schizotypen Störungen, wahnhaften Störungen, affektiven Störungen und organischen psychischen Störungen behandelt.

Die **Psychotherapeutische und Psychosomatische Medizin** befaßt sich hauptsächlich mit neurotischen, Belastungs- und somatoformen Störungen sowie Persönlichkeits- und Verhaltensstörungen.

Die **Kinder- und Jugendpsychiatrie** und **-psy**chotherapie behandelt Patienten mit allen genannten Störungen bis etwa zum 18. Lebensjahr. Darüber hinaus ist sie zuständig für Patienten, die Entwicklungsstörungen aufweisen oder Verhaltens- und emotionale Störungen, die in der Kindheit und Jugend beginnen.

> **Merke !**
>
> Eine psychische Störung liegt vor, wenn klinisch ein Komplex von Symptomen oder Verhaltensauffälligkeiten erkennbar ist, die mit individueller Belastung und Beeinträchtigung von Funktionen verbunden sind.

Zwischen der Kinder- und Jugendpsychiatrie und den beiden anderen Disziplinen ergeben sich Überschneidungen, da es relativ schwierig ist, für Patienten den Beginn des Erwachsenenalters festzulegen. So scheint es in vielen Fällen psychisch erkrankter 16- bis 18jähriger durchaus geraten, sie gemeinsam mit Erwachsenen zu behandeln. In anderen Fällen dürfte auch bei 20jährigen noch der Kinder- und Jugendpsychiater gefragt sein. Auch bei Familienbehandlungen, an denen Kinder und Jugendliche selbstverständlich teilnehmen, ist eine genaue Abgrenzung der Disziplinen nicht möglich, da sie von Vertretern aller drei Fachgebiete durchgeführt werden.

Überschneidungszonen zwischen Psychiatrie und Psychotherapeutischer Medizin bilden Persönlichkeitsstörungen, Suchterkrankungen, Suizidgefährdung und affektive Störungen, die je nach Ausrichtung der jeweiligen Behandlungsstelle in beiden Fachgebieten versorgt werden.

Unter therapeutischen Gesichtspunkten ergeben sich auch Überschneidungen zur Berufsgruppe der Psychologen: So wird die psychotherapeutische Versorgung der Patienten

1

sowohl von ärztlichen wie auch von psychologischen Psychotherapeuten ausgeübt.

Obwohl sich die obengenannten medizinischen Fachgebiete vielfach überschneiden und zahlreiche Behandlungsmethoden miteinander gemein haben, lassen sie sich gut voneinander unterscheiden, denn sie versorgen unterschiedliche Patientengruppen. Diese werden im folgenden kurz vorgestellt und in Kapitel 3 dann im einzelnen beschrieben.

1.1.2
Untergruppen psychischer Störungen und ihre Klassifikation

Untergruppen psychischer Störungen bildete man in Deutschland traditionell nach den jeweils vorherrschenden Ursachen und Bedingungen. Hiernach unterschied man zwischen erlebnisbedingten (bzw. psychogenen) psychischen Störungen und endogenen Psychosen. Letztere lassen sich auf eine körperliche Grunderkrankung zurückführen, wobei man eine vererbte Hirnstoffwechselstörung oder ein sonstiges Geschehen als wesentliche Bedingung oder Ursache der Erkrankung annimmt. Da sich die Unterscheidung zwischen psychogen und endogen jedoch nur auf die vorherrschenden Ursachen oder Bedingungen bezieht, wird sie den tatsächlichen Gegebenheiten nicht gerecht. Denn im klinischen Normalfall sind bei endogenen Störungen erlebnisbedingte bzw. psychogene Mitbedingungen ebenso zu berücksichtigen, wie auch umgekehrt bei psychogenen Störungen angeborene und körperliche Bedingungen für das Krankheitsbild von Bedeutung sein können.

Die heute gültigen klinisch-diagnostischen Leitlinien, die von der Weltgesundheitsorganisation in der **ICD 10** (psychiatrischer Teil der International Classification of Diseases) zusammengefaßt wurden, verzichten deshalb bei ihrer **Klassifikation** auf die Unterscheidung zwischen endogenen und psychogenen Störungen. Dabei wird der Tatsache Rechnung getragen, daß es keine Methoden gibt, um endogene Erkrankungsursachen von psychogenen zu trennen (etwa durch physiologische oder biochemische Messungen). Die Klassifikation nicht körperlich begründbarer psychischer Störungen orientiert sich vielmehr daran, wie ein Außenstehender (Untersucher, Angehöriger) oder der Patient selbst das offene und verdeckte Verhalten des Patienten beschreibt (verdecktes Verhalten = Gefühle und Gedanken). Demzufolge faßt die ICD 10 die Störungen entsprechend ihrer **Hauptthematik oder deskriptiven Ähnlichkeit** in Gruppen zusammen, ohne dabei Aussagen über mögliche Ursachen zu treffen. Körperlich begründbare psychische Störungen faßt die ICD 10 als organische psychische Störungen zusammen. Auch der Begriff psychosomatisch wird in der ICD 10 nicht mehr verwendet, da er – wie auch der Begriff psychogen – in verschiedenen Sprachen und psychiatrischen Schulen eine unterschiedliche Bedeutung hat. Darüber hinaus könnte er dazu verleiten, anzunehmen, psychische Faktoren spielten für andere, nicht als psychosomatisch benannte Erkrankungen, keine Rolle.

> **Merke !**
>
> Die ICD 10 klassifiziert psychische Störungen, für die keine organische Ursache nachgewiesen werden kann, nach ihrem Erscheinungsbild, nicht nach vermuteten Ursachen.

Im einzelnen unterscheiden wir deshalb heute unter anderem folgende Störungsbilder:

Organische, einschließlich symptomatischer psychischer Störungen Dabei handelt es sich um akute und chronische Störungen, die als Folge oder Begleiterscheinung einer körperlichen Grunderkrankung auftreten (z. B. fieberhafter Erkrankungen, hormoneller Störungen, Krebs, Stoffwechselentgleisungen, wie etwa beim Diabetes mellitus, dekompensierter Herzinsuffizienz oder sonstiger Organkrankheiten). Des weiteren zählen hierzu Störungen, die sich einer auf den Körper einwirkenden Schädigung zuordnen lassen (z. B. infolge Schädel-Hirn-Trauma oder der Einwirkung ionisierender Strahlen).

Psychische und Verhaltensstörungen durch psychotrope Substanzen Hierzu zählen Störungen, die auf den Gebrauch einer oder mehrerer psychotroper (die Psyche beeinflussender) Substanzen (Medikamente, Drogen) zurückgeführt werden können.

Schizophrenie, schizotype und wahnhafte Störungen Diese Kategorie umfaßt die unterschiedlichen Formen der Schizophrenie, aber auch Störungen, bei denen schizophrenieähnliche Symptome auftreten. Früher bezeichnete man Störungen aus dieser Gruppe auch als endogene Psychosen aus dem schizophrenen Formenkreis.

Affektive Störungen Bei den affektiven Störungen unterscheidet man unter anderem zwischen der manischen Episode, der bipolaren affektiven Störung und der depressiven Episode. Traditionelle Bezeichnungen für diese Unterformen der diagnostischen Kategorie affektive Störungen sind auch die Begriffe Gemütskrankheit oder endogene Psychose vom depressiven oder manischen Typ. Zu einer weiteren Untergruppe, den anhaltenden affektiven Störungen, gehören Zyklothymia und Dysthymia. Die Zyklothymia wurde früher als affektive oder zyklothyme Persönlichkeitsstörung bezeichnet, die Dysthymia als depressive Neurose oder neurotische Depression.

Neurotische, Belastungs- und somatoforme Störungen Hierzu zählen unter anderem phobische Störungen, sonstige Angststörungen, Zwangsstörungen, Reaktionen auf schwere Belastungen und Anpassungsstörungen sowie somatoforme Störungen. Letztere wurden früher, wie auch die Eßstörungen und die sexuellen Funktionsstörungen, als psychosomatische Erkrankungen klassifiziert.

Verhaltensauffälligkeiten mit körperlichen Störungen und Faktoren Diese diagnostische Kategorie umfaßt unter anderem Eßstörungen, nichtorganische Schlafstörungen und nichtorganische sexuelle Funktionsstörungen.

Persönlichkeits- und Verhaltensstörungen *Spe*zifische Persönlichkeitsstörungen, abnorme Gewohnheiten und Störungen der Impulskontrolle sowie Störungen der Geschlechtsidentität und der Sexualpräferenz werden u. a. zu dieser Kategorie gerechnet. Es handelt sich um langanhaltende Zustandsbilder und tief verwurzelte Verhaltensmuster, die Ausdruck des charakteristischen Lebensstils der Patienten und ihres Verhältnisses zur eigenen Person und zu anderen Menschen sind. Dabei entstehen einige Zustandsbilder in frühem Lebensalter (als Folge konstitutioneller Faktoren und sozialer Erfahrungen), andere werden in späteren Lebensabschnitten erworben.

**1.1.3
Therapeutische Methoden**

Die vielfältigen Formen psychischer Störungen erfordern unterschiedliche therapeutische Zugänge:

Psychotherapie

Psychotherapie wird – ähnlich wie die Physiotherapie oder die klinische Pharmakologie – in praktisch allen klinischen Fachgebieten und keineswegs nur zur Behandlung psychischer Störungen eingesetzt. Innerhalb der Medizin ist die Psychotherapie in dieser Beziehung also eine therapeutische Querschnittdisziplin.

Merke !

Psychotherapie realisiert als Behandlungsprinzip die planvolle psychologische Beeinflussung der Beziehungen, die ein Mensch, der an medizinisch bedeutsamen Störungen leidet, zu sich selbst und zu anderen hat.

Wie bereits angedeutet, befaßt sich Psychotherapie keineswegs nur mit psychischen Störungen. Vielmehr kommt sie auch bei körperlichen Krankheiten zum Einsatz, die sich durch eine Regulierung der Person-Umwelt-Beziehung positiv beeinflussen lassen.

Methoden der Psychotherapie kommen mit vier unterschiedlichen **Zielsetzungen** zum Einsatz:
● zur Beeinflussung gestörter Mensch-Umwelt-Beziehungen, die Ursache einer psychischen Störung sein können (z. B. bei neurotischen und somatoformen Störungen)

1

- zur Unterstützung der individuellen Bewältigung von Krankheiten unterschiedlicher Genese (insbesondere schwerer, chronischer oder intensivtherapiepflichtiger Krankheiten)
- zur Begleittherapie bei organischen Störungen (z. B. bestimmten Schmerzsyndromen)
- zur bewußten Gestaltung der Arzt-Patient-Beziehung in allen Bereichen der Medizin. Hier nehmen sie eine übergreifende medizinpsychologische Funktion ein, indem sie u. a. dabei helfen, die Kooperationsbereitschaft (= Compliance) des Patienten herzustellen, den Informationsaustausch zu verbessern und das Gesundheitsverhalten zu fördern.

Psychopharmakotherapie

Die Psychopharmakotherapie hat sich innerhalb der Pharmakotherapie zu einem Spezialzweig entwickelt. Im Vordergrund steht die Anwendung von Arzneimitteln, die psychische Zustände und Vorgänge beeinflussen, wie beispielsweise Angst, depressive Verstimmung, Wahnbildungen und Halluzinationen.

Somatotherapie

Unter Somatotherapie versteht man den Einsatz physikalischer Einwirkungen (wie beispielsweise Kälte und Licht), aber auch die häufig umstrittene Verwendung des elektrischen Stroms zur Auslösung sogenannter Heilkrämpfe.

Physiotherapie

Die **Physiotherapie** bildet einen Themenschwerpunkt in dieser Darstellung.

Merke !

Zur Behandlung psychischer Störungen stehen Psychotherapie, Psychopharmakotherapie, Somatotherapie und Physiotherapie zur Verfügung.

1.2
Kurze historische Einführung

Psychotherapie

Die Psychotherapie (im Sinne einer Beeinflussung der Psyche zum Zweck der Heilung) ist neben Pharmakologie und Chirurgie zweifellos eine der ältesten therapeutischen Querschnittdisziplinen der Medizin. Medizingeschichtlich lassen sich mehrere Etappen unterscheiden:

Die Anwendung **magisch-suggestiver Heilungsrituale** durch Medizinmänner und -frauen bzw. Schamanen dürfte die älteste Behandlungsform sein, die psychotherapieartige Ansätze integrierte. Urgeschichtliche Funde geben Anlaß zu der Annahme, daß es solche Rituale bereits vor 40000 Jahren in der Altsteinzeit gab. Die angewandten Praktiken dürften besondere persönliche Eigenschaften, intensive Selbsterfahrung und Ausbildung vorausgesetzt haben, denn es liegen Hinweise darauf vor, daß neben magischen Ritualen als „psychotherapeutische" Verfahren, auch psychotrope Substanzen (Drogen) und sogar chirurgische Spezialkenntnisse gezielt eingesetzt wurden.

Bereits die Babylonier vollzogen einen **Spezialisierungsschritt**, indem sie zwischen Seelenarzt – *asipu* – dem Beschwörer, und Arzt – *asu* – unterschieden, wobei letzterer für die Behandlung lokaler, handwerklich angehbarer körperlicher Störungen verantwortlich war. Eine Trennung dieser beiden Aspekte des Arztseins erfolgte in enger Verbindung mit dem fortschreitenden medizinischen Wissen. Beispielhaft vollzog sich dieser Prozeß in der griechischen Antike.

Hier hatte sich ursprünglich aus der Auffassung, Kranke seien Sünder, eine Betrachtungsweise entwickelt, derzufolge Sünder als Kranke galten. So entstanden der über tausendjährige Heilkult, den man in den Tempeln des Heilgottes Asklepios (lat. Äskulap) in Form des heilenden Tempelschlafs zelebrierte, und die psychokarthartischen Orgien des Dionysos-Kultes. Als man den Menschen jedoch zunehmend als Naturerscheinung begriff und er einer **naturwissenschaftlichen Betrachtung** zugänglich wurde, wurden die Heilkulte allmählich von der physiologischen Medizin der *Hippokrates-Schule* abgelöst. Diese umfaßte eine allgemeine Naturlehre (*Physiologia*), die Heilmittelkunde (*Pharmakologia*) und die Behandlungslehre (*Techne therapeutike*).

In der griechischen Antike profitierte zunächst eine kleine Schicht sehr Wohlhabender von der auch „psychotherapeutischen" Behandlung durch besondere Ärzte. Die Methodik dieser Therapien wurde zunehmend außerhalb der engeren medizinischen Wissenschaft im sozialwissenschaftlich-psychologischen Bereich der **Philosophie** entwickelt. Es war selbstverständlich, daß nur der wohlhabende und freie Mensch als besonderer, einzigartiger Fall auch psychotherapeutische Zuwendung erhielt (bei Platon: „pädagogische Medizin"), während der Sklave mit einer Art Veterinärmedizin (bei Platon: „tyrannische Medizin") und der arme Freie mit Radikalkuren nach dem Motto „Vogel friß oder stirb" wieder arbeitsfähig gemacht wurden. Die „schönen Reden des guten Arztes", die Platon in den Gesetzen beschreibt, erforderten eine philosophische Ausbildung und Haltung.

Die von Sokrates als „Hebammenkunst für Männer" geübte **dialektische Methode** des ärztlichen Gesprächs hat sich als psychotherapeutische Technik bis in die Gegenwart erhalten. Die Grundprinzipien dieser „Geburtshilfe", die nichts im Patienten erzeugen, sondern lediglich den Strebungen des Patienten ans Tageslicht verhelfen soll, standen praktisch allen aktuellen Gesprächstherapiemethoden Pate.

In der griechischen Medizin erreichte das ärztliche Expertentum durch die Integration volksheilkundlicher, philosophisch-psychotherapeutischer und physiologischer Erkenntnisse ein hohes Niveau, an das erst wieder in der Neuzeit Anschluß gefunden wurde.

Der Prozeß der Trennung von Seelen- und Körpermedizin vollzog sich im europäischen Mittelalter erneut. Bis etwa ins 12. Jahrhundert hinein richtet sich Heilung an christlicher Gesinnung, an Barmherzigkeit und Liebe aus. Arzt und Seelsorger waren in der Person des Priesters solange vereint, wie der medizinische Fortschritt es gestattete. Das im 12. Jahrhundert ausgeprochene Verbot der Ausübung des ärztlichen Berufs durch die Geistlichkeit folgte der

Erkenntnis, daß medizinisch schlecht ausgebildete Priester den Tod von Kranken herbeiführen und sich so mit einer Todsünde beladen könnten. Fortan praktizierten „Laien" die ärztliche Kunst, bis heute unterstützt von „Schwestern", den Nachfahren der barmherzigen Nonnen.

In der zweiten Hälfte des 19. Jahrhunderts brachte ein gewaltiger Spezialisierungsschub die heutige, nach Fachgebieten gegliederte Medizin hervor. Innerhalb dieser **naturwissenschaftlichen Medizin** hatte die Psychotherapie kaum eine Chance. Trotzdem gab es in der medizinischen Praxis spätestens seit den 50er Jahren des 19. Jahrhunderts immer wieder Versuche, psychotherapeutische Methoden in die Schulmedizin zu integrieren. Zuerst gelang dies mit der **Hypnose**, die am ehesten den Ansprüchen an ein wissenschaftlich-experimentelles Vorgehen genügte. Eingeführt wurde sie 1843 durch den englischen Chirurgen James Braid (1795–1860). Über die Hypnose konnte seinerzeit etwas ins Bewußtsein der Ärzte zurückgeholt werden, was in Vergessenheit geraten war, nämlich die Tatsache, daß körperliche Symptome über interpersonell vermittelte psychische Prozesse ausgelöst und aufgehoben werden können. Damit war eine psychotherapeutische Methode in der modernen naturwissenschaftlichen Medizin aufgetaucht, die eine gewisse Verträglichkeit von Psychotherapie und Schulmedizin signalisierte.

Psychotherapeutische Methoden wurden in jener Zeit in erster Linie in der somatischen Medizin eingesetzt, also nicht in der Psychiatrie, sondern in Chirurgie, Allgemeiner und Innerer Medizin. Es waren Internisten, Chirurgen und später auch Neurologen, die die Hypnose ausgesprochen pragmatisch zur Behandlung von Schmerzzuständen, funktionellen Störungen und Sexualstörungen einsetzten. Damit war gegen Ende des 19. Jahrhunderts die Psychotherapie eine Sache der Allgemeinen und Inneren Medizin.

Die in den 20er Jahren sich weltweit ausbreitende **Psychoanalyse** konnte zwar eine beträchtliche Resonanz im öffentlichen gesellschaftskritischen Diskurs erregen. Sie blieb jedoch über viele Jahre hinweg aus den medizinischen Fakultäten verbannt. Die ebenfalls in diese Zeit fallenden Anfänge der **Verhaltenstherapie** hielten sich in den einzelnen Institutionen der jungen akademischen Psychologie. In der ersten Hälfte des 20. Jahrhunderts entwickelte sich eine eigenständige, durchaus integrative ärztliche Psychotherapie in der Inneren Medizin.

Heute existiert die Psychotherapie innerhalb der Medizin als **therapeutische Querschnittdisziplin** (wie die Physiotherapie!) in allen klinischen Fachgebieten. Darüber hinaus bildet sie ein eigenständiges Lehr-, Forschungs- und Versorgungsgebiet mit dem Facharzt für Psychotherapeutische Medizin.

Psychiatrie

Auch die Psychiatrie mußte einen langen Weg zurücklegen, ehe sie als medizinische Disziplin auf wissenschaftlicher Grundlage Bestandteil der Versorgungspraxis wurde.

Die Psychiatrie ist wie kein anderes Fachgebiet durch den besonderen Aspekt der zwischenmenschlichen Begegnung geprägt. Welche Ängste und Abwehrhandlungen bei der Wahrnehmung eines Gegenübers mit psychischen Auffälligkeiten ausgelöst werden, hängt in außerordentlich starkem Maß von gesellschaftlich-kulturellen Gegebenheiten ab, d.h. von der Frage, welche Möglichkeiten eine Kultur für den Umgang mit nichtangepaßten, psychisch erkrankten Menschen bereithält.

Die gleichen Handlungsweisen, die heute bei uns die Wahrnehmung „psychisch krank" auslösen, führten (und führen z.T. noch heute) nicht nur in mythisch-naturreligiös bestimmten Kulturen und Subkulturen zu Entsetzen (mit der Folge der Vernichtung oder Ausgrenzung der als anders erlebten Menschen) oder Verehrung (mit der Folge der Erhöhung und Anbetung der Personen).

Mit dem Zusammenbruch der mittelalterlichen Gesellschaftsordnung änderte sich die allgemeine Auffassung über psychisch Kranke. Die als „Irre" bezeichneten Kranken, früher in der Gemeinschaft geduldet, mitunter verehrt oder religiös verfolgt, wurden als störend aufgefaßt und im Laufe des 17. Jahrhunderts zusammen mit Kriminellen und Landstreichern in Zucht-, Armen-, Arbeits- und Tollhäuser

unter unwürdigen Bedingungen eingesperrt. Ärzte hielten sich diesen Menschen noch weitgehend fern.

Mit den bürgerlichen Revolutionen des 18. Jahrhunderts wandelte sich diese Einstellung gegenüber Menschen mit psychischen Störungen. Die moralisierende Bewertung wurde durch eine **naturwissenschaftlich-medizinische Auffassung** abgelöst. Der französische Psychiater Philippe Pinel befreite 1793 in Paris die „Irren" von den Ketten, mit denen sie an die Zellenwände angeschmiedet waren.

Die Entwicklung der Psychiatrie in Deutschland wurde im 18. Jahrhundert und am Anfang des 19. Jahrhunderts durch **philosophische und religiöse Auffassungen** geprägt. Daher vollzog sich ihre Eingliederung in die Medizin langsamer als in anderen Ländern. Naturwissenschaftlich eingestellte Psychiater wendeten sich in der ersten Hälfte des 19. Jahrhunderts gegen diese Vorstellungen, die besagten, psychische Krankheit sei Folge von Sünde. In der Folgezeit wurden die ersten Anstalten und Kliniken gegründet, und in der Erforschung und Behandlung von Schizophrenien und affektiven Störungen kam es zu deutlichen Fortschritten.

Die Jahre der nationalsozialistischen Herrschaft unterbrachen die fortschrittliche Entwicklung der Psychiatrie in Deutschland. Im 19. Jahrhundert entwickelte Auffassungen (Erb- bzw. Degenerationstheorien) mißbrauchte man zur Rechtfertigung der Ermordung psychisch Kranker und politisch unerwünschter Personen. Allein in den Jahren 1940/41 wurden 90000 Insassen von Heil- und Pflegeanstalten umgebracht. Außerdem wurden Tausende zur „Verhütung erbkranken Nachwuchses" sterilisiert. Rechte wie linke Diktaturen haben die Psychiatrie bis in die neueste Zeit hinein immer wieder zur Verfolgung politisch Mißliebiger instrumentalisiert.

Es spricht für den zivilisatorischen Fortschritt, daß die Mißbräuche der Psychiatrie in den letzten Jahrzehnten zu weltweiter Anprangerung der entsprechenden politischen Systeme geführt haben. So sind die Zustände in den Krankenhäusern zum Prüfstein der Humanität einer Gesellschaft geworden.

Bedeutende Tendenzen der letzten 30 Jahre

In den vergangenen 30 Jahren hat sich die Auffassung über die Verantwortung der Gesellschaft für psychisch Kranke verändert. In der Folge wurde das psychiatrische Versorgungssystem weltweit reformiert. Bereits Anfang der 70er Jahre setzten linke politische Parteien in Italien per Gesetz die Schließung sämtlicher psychiatrischer Großkrankenhäuser durch, in denen menschenverachtende Zustände geherrscht hatten. Weltweit entstehen seither kleinere und gemeindenähere Versorgungseinrichtungen, die mit teilstationären und ambulanten Einrichtungen gekoppelt werden.

Entwicklung eines „gemeindenahen" Betreuungssystems

Das gemeindenahe Betreuungssystem hat zum Ziel, den Patienten in möglichst ununterbrochenem Bezug zu seiner gewohnten Umwelt zu belassen, anstatt ihn zu asylieren und zu isolieren. Hierzu wurden beispielsweise kleine Psychiatrieabteilungen in Allgemeinkrankenhäusern eingerichtet und eine Betreuungskette aufgebaut. Diese umfaßt stationäre, teilstationäre, tages- oder nachtklinische Betreuungen mit Anschluß an ambulante Dienste und rehabilitative Einrichtungen (Arbeitstherapie, geschützte Werkstätten, Klubs für chronisch Kranke). Ferner gehören ihr Gruppen an, die das Selbsthilfepotential der Betroffenen stimulieren sollen.

Entwicklung der psychopharmakologischen Forschung

Die psychopharmakologische Forschung kann zwar bislang keine „Heilmittel" zur Verfügung stellen, wohl aber Medikamente, beispielsweise Neuroleptika und Antidepressiva. Diese können die Krankheitsverläufe insgesamt so günstig beeinflussen, daß Patienten, die auch psychotherapeutisch und sozialrehabilitativ versorgt werden, die Anforderungen ihres Alltags bewältigen können.

Allmählicher Wandel in der Einstellung der Bevölkerung

Allmählich wandelt sich die Einstellung der Bevölkerung gegenüber psychisch erkrankten Menschen. Sie werden eher ins Arbeitsleben integriert, mit größerem Aufwand und näher am Wohnort behandelt, und die Krankheit wird seltener als lebenslanger Makel betrachtet.

Trotz dieser insgesamt positiven Entwicklung des Fachgebiets Psychiatrie, der inzwischen günstigeren Prognosen für psychische Störungen und der weithin durchgesetzten Gleichstellung psychiatrisch Erkrankter mit Patienten aus anderen medizinischen Fachgebieten, gibt es immer noch Tendenzen, ehemalige psychiatrische Patienten auszugliedern und beispielsweise als Partner in der Arbeitswelt abzuweisen.

Aufgaben

1. Welche medizinischen Fachgebiete beschäftigen sich mit psychischen Störungen?
2. Anhand welcher Untergruppen können psychische Störungen klassifiziert werden?
3. Nennen Sie drei therapeutische Zugänge zur Behandlung psychischer Störungen.
4. Bei welchen Störungsbildern kommt vorzugsweise Psychotherapie zum Einsatz?

1

KAPITEL 2

Der diagnostische Prozeß

2.1
Vorbemerkung

Während organische bzw. Stoffwechselerkrankungen durch Laborbefunde relativ eindeutig objektivierbar sind, lassen sich für psychische Störungen derzeit keine körperlichen Veränderungen als Ursachen nachweisen. Dies gilt sowohl für Schizophrenien und affektive Störungen als auch für neurotische, Persönlichkeits- und Verhaltensstörungen. Anders als in der übrigen Medizin konzentriert sich die psychische Befunderhebung hier auf das **menschliche Verhalten.** Nun ist dieses prinzipiell nicht von den jeweiligen Beziehungen des Menschen zu seiner Umwelt ablösbar, d.h. jegliches menschliche Verhalten ist im Zusammenhang mit der sozialen Situation zu betrachten, in der es auftritt. So leuchtet jedem beispielsweise ein, daß sich ein Mensch in Streß- oder Belastungssituationen eher ungewöhnlich verhält, als in einer Umgebung, in der er sich nicht gefordert fühlt. Psychischen Befunden haftet daher so lange der Eindruck des Subjektiven an, bis es gelingt, die jeweilige Anforderungssituation – z.B. das diagnostische Interview bzw. die Exploration – unter kontrollierten Bedingungen durchzuführen und die Klassifizierung von Beobachtungsdaten zu standardisieren, d.h. sicherzustellen, daß mehrere Diagnostiker eine einzelne Beobachtung ähnlich bewerten und einordnen.

Jeder in diesen Fächern Tätige sollte sich also vergegenwärtigen, daß er ein Bestandteil der Situation ist, in der sich der Patient befindet und somit dessen Verhalten in einem mehr oder weniger bedeutsamen Maße beeinflußt. Somit beobachtet der Diagnostiker nicht zuletzt etwas, zu dem er selbst beigetragen hat.

Merke !

Verhalten ist immer abhängig von den situativen Bedingungen, unter denen es gezeigt wird.

2.2
Untersuchungsgang

Befunderhebung

Mit Hilfe des anamnestischen Gesprächs und der Verhaltensbeobachtung versuchen wir, die *Lebensgeschichte* des Patienten in körperlicher, sozialer und psychischer Hinsicht, die unmittelbare *Krankheitsgeschichte* (Entwicklung der jetzigen Beschwerden) und die aktuellen *Formen und Inhalte seines Seelenlebens* (psychischer Befund) kennenzulernen. Die gründliche *körperliche Untersuchung* (Allgemeinzustand, Konstitution, internistischer und neurologischer Befund) ist von größter Bedeutung, da auch den psychischen Beschwerden und Symptomen sehr häufig körperliche Ursachen zugrunde liegen. Das momentane Bild im Querschnitt (aktuelle körperliche und psychische Befunde und Beschwerden) und der bisherige Krankheitsverlauf werden miteinander in Beziehung gesetzt.

Zur Befunderhebung gehört auch eine Einschätzung der aktuellen **Form der Beziehung zwischen Patient und Behandler**: Wie groß ist die gefühlsmäßige Distanz zwischen beiden? Wer ordnet sich wem unter? Wer ist der Aktivere? (Spricht beispielsweise nur der Therapeut oder nur der Patient?) Diese Beobachtungen lassen u.U. auch Rückschlüsse auf die Behandlungsmotivation des Patienten zu. Es kann in Erfahrung gebracht werden, inwieweit er sich hilfsbedürftig fühlt, das Betreuungsangebot annehmen möchte und zu aktiver Mitarbeit bereit oder fähig ist.

2

Syndromdiagnose

Leitsymptome, die im Vordergrund des Beschwerdebildes stehen, werden zu einem **psychopathologischen Syndrom** zusammengefaßt (so zum Beispiel Traurigkeit, Antriebsverlust, Suizidgedanken und Schlafstörungen zum depressiven Syndrom). Diese Syndromdiagnose ist unter anderem als Orientierungshilfe für die Auswahl der Therapiemaßnahmen wertvoll. So läßt sich ein depressives Syndrom durch antidepressive Medikamente und Psychotherapie behandeln, unabhängig davon, ob es einer affektiven Störung, einer neurotischen Störung oder einer Schizophrenie zuzuordnen ist.

2.3 Untersuchungsmethoden

Das diagnostische Gespräch

Das **Gespräch** mit dem Patienten steht im Vordergrund der Untersuchung. Im Gespräch kann der Untersucher Informationen über alle Aspekte der Erkrankung sammeln. Je nach Art des Gesprächs unterscheidet man zwischen Anamneseerhebung, Exploration und Interview.

Anamnese Die Erhebung der Anamnese (Krankheitsvorgeschichte) erfolgt durch Befragen des Patienten. Eine spezielle Form der Anamnese ist die *biographische Anamnese*. Sie soll dem Untersuchenden ein Verständnis des seelisch bedingten Krankheitsbildes ermöglichen, indem er den bisherigen Lebenslauf des Patienten möglichst umfassend analysiert. Die biographische Anamnese wird erhoben, indem zunächst Einzelheiten der körperlichen Entwicklung und Lebensgeschichte einschließlich besonderer Krisenmomente erfragt werden. Diese bringt man dann mit Krankheiten und Störungen in Zusammenhang, die in zeitlicher Nachbarschaft zu diesen Entwicklungen und Krisen aufgetreten sind. Ein solcher Zusammenhang wird beispielsweise deutlich, wenn der Untersucher feststellt, daß die Magenschmerzen seines Patienten zum ersten Mal auftraten, als dieser nach Abschluß seines Studiums im Rahmen seiner ersten Anstellung eine Abteilung leiten durfte.

Exploration In einer Exploration befragt man den Patienten gezielt nach psychopathologischen Symptomen und besonderen lebensgeschichtlichen Umständen.

Interview Das Interview kann als freies oder standardisiertes Interview geführt werden. Das *freie Interview* stellt eine Gesprächsform dar, in der ein Thema besprochen wird, ohne daß der Arzt gezielt nachfragt. Dies räumt dem Patienten einen größeren Spielraum in der Selbstdarstellung ein. Im freien Interview geht es weniger darum, Daten aus der Krankheits- und Lebensgeschichte zu erheben, als vielmehr darum, sich in die Situation des Patienten und seine subjektiven Konflikte einzufühlen. Beim *standardisierten Interview* werden feststehende Fragen gestellt, beispielsweise zu Erinnerungsdetails, bestimmten Erlebens- und Verhaltensweisen, bestimmten Problemkreisen oder einem Krankheitsbild.

Alle drei Varianten des diagnostischen Gesprächs können auch herangezogen werden, um den **psychopathologischen Befund** zu erheben. Durch Beobachtung und Verhaltensbeschreibung werden psychopathologische Auffälligkeiten registriert, z.B. hinsichtlich Bewußtseinslage, Wahrnehmung, Auffassung, Denkvorgängen, Antrieb oder Gedächtnis. Dabei konzentriert sich der Untersucher nicht nur auf die *Gesprächsinhalte*. Häufig erhält er wichtigere Informationen, indem er *Sprechweise, Gesichtsausdruck, Körperhaltung, Bewegung* und *Auftreten* des Patienten beobachtet. Möchte man die im Gespräch gewonnenen Informationen wissenschaftlich erfassen, so eignet sich hierzu am ehesten das standardisierte Interview. Hier sind Informationen, die von entsprechend trainierten Interviewern gewonnen wurden, miteinander vergleichbar.

Die psycho- und soziodynamische Befunderhebung

> **Merke !**
>
> Als **Psychodynamik** bezeichnet man intrapsychisch ablaufende Prozesse, die mit widersprüchlichen Motiven (unvereinbaren Wünschen und Bedürfnissen) in Zusammenhang stehen. Es handelt sich also um Prozesse, die durch seelische Konflikte und deren Verarbeitung in Gang gesetzt werden.

Psychodynamische Befunderhebung Unter einem **seelischen Konflikt** versteht man den Widerstreit von mindestens zwei Motivationen, die im Individuum miteinander konkurrieren. Seelische Konflikte sind z. B. durch gegensätzliche Strebungen charakterisiert, wie dem gleichzeitigen Bedürfnis nach Autonomie (Unabhängigkeit) und dem Wunsch nach Sicherheit. Der Patient ist sich häufig nur jenes Anteils des Konflikts bewußt, der in Übereinstimmung mit seinen moralischen Normen und seinem Selbstbild steht. Aggressive Regungen, sexuelle Wünsche, Zuwendungs- und Zärtlichkeitsbedürfnisse können verdrängt sein, so daß er sich eines inneren Konflikts gar nicht bewußt ist und das innere Ungleichgewicht lediglich durch das neurotische Symptom (eine Befürchtung, einen Zwang, eine körperlich-funktionelle Störung) ausdrückt. Die Diagnose solcher latenten seelischen Konflikte erfolgt in erster Linie im Gespräch, wobei die Erkennung eines Konflikts bereits eine therapeutische Funktion hat.

Soziodynamische Befunderhebung Der psychodynamische Aspekt ist ergänzungsbedürftig durch die soziodynamische Betrachtungsweise. Soziodynamische Prozesse laufen nach bestimmten Gesetzmäßigkeiten in allen Gruppen ab, somit auch in Patienten- und Therapeutenkollektiven. Sie werden durch Beobachtungsmethoden und sogenannte soziometrische Tests erschlossen.

> **Merke !**
>
> Unter **Soziodynamik** verstehen wir Vorgänge zwischen Menschen, so z. B. die Art und Weise, wie Rangfolgen in Gruppen entstehen oder wie sich aus einer Ansammlung von Menschen eine festgefügte Struktur von Beziehungen bildet, in der jeder Einzelne eine bestimmte Funktion und einen festen Platz erhält.

Die körperliche Untersuchung

Psychopathologische Syndrome können auf **körperlichen Grunderkrankungen** beruhen (z. B. ein delirantes Syndrom auf einer Infektionskrankheit). Außerdem besteht die Möglichkeit, daß psychische und körperliche Erkrankungen nebeneinander auftreten. Dem Allgemeinbefund der internistischen und neurologischen Untersuchung kommt daher große Bedeutung zu.

Psychologische Tests

Psychologische Tests können wertvolle Ergänzungen zum diagnostischen Gespräch und der körperlichen Untersuchung liefern. Eine Diagnose darf sich jedoch nicht ausschließlich auf die Ergebnisse psychologischer Tests stützen. Tabelle 2.1 gibt einen Überblick über unterschiedliche Tests.

Tabelle 2.1 Psychologische Tests

Tests	Zweck
Intelligenztests	Bestimmung des Intelligenzquotienten = IQ
spezielle Leistungstests	z. B. Messung von Auffassungs-, Merk- und Konzentrationsfähigkeit
Persönlichkeitstests	Erfassung von Eigenschaften durch Fragen zur Selbsteinschätzung oder durch projektive Tests, die Einblicke in unbewußte Erlebnisse oder Reaktionsweisen gestatten

2

2.4
Psychische Funktionsbereiche und ihre Störungen

2.4.1
Der psychische Befund

Die **allgemeine Psychopathologie** beschäftigt sich mit dem Erleben, dem Verhalten und den psychischen Funktionen des Menschen. Veränderungen auf diesen Gebieten verursachen charakteristische Symptome, die die allgemeine Psychopathologie beschreibt. In der **speziellen Psychopathologie** werden diese Symptome (und ihre Zusammenfassung zu Syndromen) bestimmten Krankheitsbildern zugeordnet.

Es hat sich bewährt, Informationen, die mit den beschriebenen Untersuchungsmethoden gewonnen wurden, nach einem bestimmten Schema zu ordnen. Der **psychische Befund** berücksichtigt die für die Diagnostik wichtigsten psychischen Funktionen:

- Bewußtseinszustand und Orientierung
- Wahrnehmung
- Gedächtnis
- Intelligenz
- Denken
- Emotionale Prozesse (Affektivität)
- Antrieb, Energiepotential
- Persönlichkeit

Bewußtseinszustand und Orientierung

Man unterscheidet **quantitative Bewußtseinsminderungen** verschiedenen Grades (Benommenheit, Somnolenz, Sopor, Koma) und **qualitative Bewußtseinsverschiebungen** (Delir, Dämmerzustand, Verwirrtheit). Diese Zustandsbilder werden bei den organischen psychischen Störungen näher beschrieben (s. Kapitel 3.5). **Orientierungsstörungen** werden danach unterteilt, ob sich die Desorientierung vorwiegend auf die eigene Person, die Zeit oder den Ort bezieht.

Man muß vor allem darauf achten, auf welche Weise sich der Patient der Umwelt zuwendet. So sind Reaktionen auf Umweltreize, Grad der Aufmerksamkeit, Ansprechbarkeit, Orientierung und Wachheit von besonderer Bedeutung. Fragt man genau nach inneren Erlebnissen, so erhält man Hinweise auf mögliche qualitative Störungen. Es ist wichtig, diese Beurteilung vor jeder Behandlung vorzunehmen. Erst dann läßt sich einschätzen, ob der Patient die Übungsaufgaben versteht und in welchem Umfang er in der Lage ist, einzelne Übungsteile zu realisieren.

Wahrnehmung

Wahrnehmungen sind komplexe psychische Funktionen. Sie setzen sich zusammen aus **Sinnesempfindungen** und der **psychischen Verarbeitung eingehender Informationen** (Reize) im Augenblick ihres Einwirkens.

Die Reize werden in den verschiedenen Sinnesorganen aufgenommen. Reizerkennung und -bewertung erfolgen hingegen in den einzelnen sensorischen und somatosensorischen Feldern der Großhirnrinde, wo sie mit einem bereits vorhandenen Erinnerungsbild verglichen werden (s. Gedächtnis). Die Wahrnehmung wird beeinflußt durch die *Intaktheit und Funktionsfähigkeit der anatomischen Strukturen* (Sinnesorgan, Nervenfasern, Rindenfeld). Aber auch weitere Faktoren wirken sich auf sie aus, vor allem *aktuelle Bedürfnisse* (z. B. Hunger), *Gefühle* (Angst, Sympathie) und *soziale Bedingungen* (z. B. die Untersuchungssituation). Diese Faktoren können bewirken, daß wir Patienten verzerrt wahrnehmen. Deshalb müssen wir unsere eigenen Beobachtungen entsprechend kritisch beurteilen.

Wahrnehmungsstörungen (Intensitätsänderungen, Sinnestäuschungen auf allen Sinnesgebieten) können sowohl bei neurologischen als auch bei psychischen Störungen vorkommen. Klinische Bedeutung haben vor allem *Halluzinationen*: akustische Halluzinationen, bei denen die Patienten nicht vorhandene Stimmen hören und optische Halluzinationen, bei denen sie beispielsweise nicht vorhandene Personen oder Tiere wahrnehmen. Halluzinationen können u. a. bei Schizophrenien, im Delir und Dämmerzustand vorkommen.

Bei der Untersuchung ist zu beachten, daß manche Patienten ihre Wahrnehmungsstörungen nicht spontan berichten, weil sie entweder die Störung nicht als solche erleben oder aber versuchen, sie zu verbergen. Deshalb ist eine genaue Verhaltensbeobachtung unerläßlich (z. B. die Beschäftigung mit halluzinierten Gegenständen im Delir).

Gedächtnis

Merke !

Gedächtnisleistung ist die Fähigkeit, Informationen zu speichern, d. h. mehr oder weniger lange aufzubewahren und sie aus dem Speicher wieder hervorzuholen. Informationen aus vergangenen Ereignissen können so das aktuelle Verhalten beeinflussen.

Man unterscheidet zwischen **Kurzzeit-, Arbeits- und Langzeitgedächtnis**. Die Inhalte des Kurzzeitgedächtnisses zerfallen bereits nach etwa 10 Sekunden, wenn sie nicht ins Arbeits- oder Langzeitgedächtnis übertragen wurden. Dabei kann das Arbeitsgedächtnis einige Minuten überdauern. Es wird häufig mit Bewußtsein gleichgesetzt. Das Langzeitgedächtnis enthält Erinnerungen, die aus dem Arbeitsgedächtnis übertragen wurden. Das heißt also, es enthält nicht nur Informationen, deren Aufnahme zeitlich weit zurückliegt, sondern alle Informationen, die dauerhaft gespeichert werden sollen. Im allgemeinen lassen sich diese Funktionen im Gespräch ausreichend beurteilen. Vermutet man eine Störung, so erfragt man die subjektiv erlebte Vergeßlichkeit, läßt gezeigte Bilder nach einiger Zeit beschreiben und prüft, ob länger zurückliegende Ereignissen erinnert werden können.

Störungen der Gedächtnisleistungen findet man vor allem bei chronischen Hirnabbauprozessen, bei denen zuerst das Kurzzeitgedächtnis leidet sowie nach traumatischen Erlebnissen, wenn ein unangenehmes oder peinliches Ereignis aus der Erinnerung verdrängt wird. Umschriebene Erinnerungslücken (*Amnesien*) treten nach Vergiftungen (z. B. Alkoholrausch) und akuter Hirnschädigung mit Bewußtseinstrübung (z. B. nach einem Verkehrsunfall) auf.

Intelligenz

Merke !

Als Intelligenz bezeichnet man die Fähigkeit, das Denken auf neue Forderungen einzustellen bzw. die allgemeine geistige Anpassungsfähigkeit an neue Aufgaben und Lebensbedingungen.

Orientierend kann man kognitive, sprachliche, motorische und soziale Fähigkeiten unterscheiden. Die wichtigsten Hinweise auf die Intelligenz ergeben sich aus dem Gesprächsverhalten und der Lebensgeschichte (Schulerfolg, Berufsausbildung). Bei Hinweisen auf **Intelligenzminderungen** werden genauere Prüfungen der einzelnen Fähigkeiten (z. B. Allgemeinwissen, Umgang mit Zahlen, Abstraktionsvermögen) oder spezielle Intelligenztests durchgeführt. Entsprechend dem Grad der Intelligenzminderung unterscheidet man zwischen *leichter Intelligenzminderung* (Debilität), *mittelgradiger Intelligenzminderung* (Imbezillität), *schwerer Intelligenzminderung* und *schwerster Intelligenzminderung* (Idiotie). Intelligenzminderungen werden in Zusammenhang mit der angeborenen oder früh erworbenen Intelligenzminderung (**Oligophrenie**) und dem durch Krankheit bedingten Intelligenzabbau (**Demenz**) in Kapitel 3.7.1 behandelt.

Denken

Das Denken wird definiert als eine geistige Tätigkeit, die darauf ausgerichtet ist, Bedeutungen zu erkennen und Beziehungen herzustellen. Denken wird als Leistung des Verstands aufgefaßt. Bei **Denkstörungen** können der formale Ablauf oder auch der Inhalt des Denkens verändert sein. **Formale Denkstörungen** sind gekennzeichnet durch:

- Verlangsamung (Denkhemmung bei Depression)
- Beschleunigung (Ideenflucht bei Manie)
- Störung des Zusammenhangs (sprunghaft-zerfahrenes Denken bei Schizophrenie)
- Störung der Beweglichkeit (Hängenbleiben an einem Gedanken bei degenerativen Erkrankungen des Gehirns)

2

Inhaltliche Denkstörungen sind charakterisiert durch:

- überwertige Ideen (gefühlsbesetzte Ideen beherrschen das Denken bei neurotischen Störungen)
- zwanghaftes Auftreten von Gedanken, an denen die Patienten festhalten, obwohl sie sich ihrer Unsinnigkeit bewußt sind (Zwangsideen bei depressiven Episoden und Zwangsstörungen)
- Auftreten neuartiger, abnormer Inhalte, die nicht mit der Realität übereinstimmen und an denen die Patienten unkorrigierbar festhalten (Wahnideen bei Schizophrenie und affektiven Störungen)

Anfängern bereitet es erhebliche Schwierigkeiten, diese oft merkwürdigen, fremdartigen und uneinfühlbaren Symptome zu erkennen und zu bewerten und sich darüber hinaus den Patienten gegenüber angemessen zu verhalten.

Emotionale Prozesse

Gefühle, Affekte und Stimmungen werden unter dem Begriff **Affektivität** zusammengefaßt.

> **Merke !**
>
> Unter **Stimmung** versteht man die über längere Zeit hinweg fortbestehende Gesamtlage des Gefühlszustands, die Empfindungen, Denken und Handeln beeinflußt.
> Als **Affekt** bezeichnet man kurzdauernde, umschriebene Gefühlsabläufe, d.h. Gefühlswallungen wie Wut, Ärger, Angst, Verzweiflung und Freude.
> **Gefühle** (Emotionen) können kurzdauernd und langandauernd auftreten und sich beispielsweise als Gefühle der Vitalität oder Erschöpfung zeigen oder als Liebe, Freude, Trauer, Zuneigung oder religiöse Verehrung.

Wesentliche psychopathologische Syndrome mit Stimmungsveränderungen sind das depressive und das manische Syndrom. Beim *depressiven Syndrom* ist die Stimmung gedrückt, u.a. lassen sich Antriebsverlust und vegetative Störungen feststellen. Das *manische Syndrom*

zeichnet sich u.a. durch gehobene Stimmung und Antriebssteigerung aus.

Diese Zustände lassen sich erfassen, indem der Untersucher Mimik und Gestik des Patienten genau beobachtet, sich während des Gesprächs in die innere Erlebniswelt des Patienten einfühlt und ihn dazu anregt, über seine Gefühle zu sprechen. Wesentliche Vorbedingungen hierfür sind Zeit, Erfahrung und eine vertrauensvolle Atmosphäre. Wichtig ist es auch herauszufinden, wie der Patient mit seinen Gefühlen umgeht. Was löst die Gefühle aus? Welche Gefühlsreaktionen herrschen vor und welche fehlen? Wie äußert der Patient seine Gefühle, und in welchen Situationen tut er dies? Was empfindet er, und was drückt er aus? Wie schnell klingen die Gefühlsreaktionen ab? Sind die affektiven Reaktionen für den Untersucher einfühlbar, und passen sie zur Situation?

Störungen der Affektivität findet man vor allem bei manischen und depressiven Episoden (Minderung der Affektivität bei Depression, Steigerung bei Manie) sowie bei Schizophrenien, und zwar in Form qualitativer Veränderungen (Ratlosigkeit, unpassende Stimmung, affektive Verflachung, Ambivalenz). Eine zunehmende Vergröberung der affektiven Reaktionen und Kontrollverlust treten bei den chronisch-organischen psychischen Störungen auf (affektive Labilität und Inkontinenz). Bei der Entwicklung neurotischer Störungen spielt die mit dem inneren Konflikt verbundene Angst eine zentrale Rolle.

Antrieb, Energiepotential

> **Merke !**
>
> Als Antrieb bezeichnet man die Energie, die die Bewegung aller seelischen Leistungen hinsichtlich Tempo, Intensität und Ausdauer bewirkt.

Der Antrieb unterhält die allgemeine Aktivität (Lebendigkeit, Schwung, Initiative), Aufmerksamkeit, Denkabläufe und vor allem auch motorische Abläufe (beispielsweise Mimik, Gestik und Sprechen). Antriebslage und besondere Störungen im Antriebsbereich lassen sich beurteilen, indem man die **Psychomotorik** genau beobachtet. Bei der Bewertung von Auffälligkeiten sind immer die Antriebslage vor der Erkrankung, das Lebensalter und die konkrete Anforderungssituation (Unterschied von Eigen- und Fremdantrieb) zu berücksichtigen. Im weiteren Sinne gehört neben dieser mehr energetischen Seite auch die **Motivation** (Bedürfnisse, Wünsche, Interessen, Einstellungen und Werthaltungen) zum Antriebsgeschehen.

Antriebssteigerungen kommen bei Manie, Delir und katatoner Schizophrenie vor. **Antriebsminderungen** beobachtet man vor allem bei Depression, organischen Psychosyndromen und im Endzustand der Schizophrenien oder schizotyper Störungen. **Qualitative Antriebsstörungen** finden sich bei Schizophrenien.

Einige physiotherapeutische Programme haben sich u. a. auf die gezielte Beeinflussung der Antriebslage spezialisiert. Hier ist es besonders wichtig, den Antrieb zu beurteilen, damit die Patienten angemessen belastet, also weder über- noch unterfordert werden.

Persönlichkeit

> **Merke !**
>
> Der Begriff **Persönlichkeit** beinhaltet alle körperlichen und psychischen Eigenschaften, die für den jeweiligen Menschen charakteristisch und beständig sind. Außerdem gehören charakteristische Motivbildungen, Erlebens- und Verhaltensweisen dazu.

Bei der Beurteilung der Persönlichkeit interessiert uns zunächst, welche Eigenschaften oder Wesenszüge für diesen Menschen besonders typisch sind. Aufschluß hierüber geben uns die aktuelle Untersuchung und die Befragung zum bisherigen Lebensweg, zur Ausbildung und Befriedigung der Wertvorstellungen sowie zu Interessen, Einstellungen und Bedürfnissen im familiären, Schul-, Arbeits- und Freizeitbereich.

Bei Patienten mit **Persönlichkeitsstörungen** wird darauf eingegangen, welche Bedeutung die Zuspitzung oder Fehlentwicklung solcher

Einstellungen, Erlebens- und Verhaltensweisen für die soziale Funktionsfähigkeit hat. Liegt eine organische psychische Störung vor, so achtet der Untersucher auf die besonderen Ausgestaltungen der sog. *organischen Wesensänderung*, des Persönlichkeitsabbaus. Bei Erkrankungen aus dem schizophrenen Formenkreis beschreibt er qualitative Veränderungen der Persönlichkeit, die Ich-Störungen.

> **Aufgaben**
>
> 1. Beschreiben Sie mögliche Fehlerquellen bei der Erfassung psychischer Störungen.
> 2. Erläutern Sie die Begriffe psychopathologisches Symptom und Syndrom.
> 3. Welche Formen des diagnostischen Gesprächs sind voneinander abzugrenzen?
> 4. Wie unterscheidet sich ein standardisiertes Interview von einem freien Interview?
> 5. Was versteht man unter Psychodynamik?
> 6. Welche Prozesse werden als „soziodynamisch" eingeordnet?
> 7. Welche psychischen Funktionen versucht man im sog. psychischen Befund zu erfassen?
> 8. Erklären Sie die Verwendung der Begriffe „Stimmung" und „Affekt".
> 9. Nennen Sie einige typische Denkstörungen.

2.4.2
Der physiotherapeutische Befund

Die **allgemeine** und **spezielle physiotherapeutische Befundaufnahme** erfolgt vor Behandlungsbeginn. Dies läßt sich bei Patienten mit psychischen Erkrankungen nicht in der gewohnten Weise durchführen, denn hier geht es weniger darum, einen organischen Befund zu erheben. Vielmehr müssen **Veränderungen im Verhalten** des Patienten vor und während der Bewegungstherapie beobachtet und dokumentiert werden. Die Beobachtung von Verhaltensveränderungen bildet somit den Bestandteil der Befunderhebung.

Therapeutische Ziele und Maßnahmen richten sich am erwünschten Ergebnis aus, so wie

2

bei der Planung physiotherapeutischer Interventionen in anderen medizinischen Fachbereichen. Die Befundaufnahme erfolgt über einen längeren Zeitraum, und zwar immer dann, wenn der Physiotherapeut während einer Einzel- oder Gruppentherapie Kontakt zum Patienten hat. Sie ist im wesentlichen das Ergebnis einer längeren **Beobachtung des Patienten**, die systematisch und unter Berücksichtigung der folgenden Empfehlungen und Hinweise erfolgen sollte:

● Zu Beginn der Therapie ist ein Beobachtungsplan zu erstellen, dem definierte Beobachtungskriterien (s. u.) zugrunde liegen. Er soll die Wahrnehmung und spätere Beschreibung der Beobachtungen ermöglichen.

● Der Beobachter muß wissen, wofür er zuständig ist, was er in Erfahrung bringen will und welche Gesichtspunkte für die weitere Therapie wichtig sind.

● Das beobachtbare Verhalten des Patienten ist immer das Ergebnis verschiedener zusammenwirkender Faktoren, so z. B. der direkten Veränderungen durch die Krankheit, der subjektiven Krankheitsverarbeitung, des Einflusses des Verhaltens nahestehender Personen und nicht zuletzt der Einstellung des Beobachters gegenüber der Erkrankung des Patienten.

● Das Therapeutenverhalten bestimmt ebenfalls einen Teil der Verhaltensweisen des Patienten. Therapeutisches Basisverhalten (s. S. 375) ist eine wichtige Grundlage für eine relativ objektive Beobachtung. Entscheidend ist insbesondere, daß die Beobachtung teilnehmend ausgeführt wird und daß der Therapeut wahrnimmt, welche Gefühle der Patient in ihm hervorruft.

● Der Beobachter hat die Aufgabe, den körperlichen Ausdruck des Patienten (Körperhaltung, Gestik und Mimik) wahrzunehmen, Nähe und Distanzverhalten einzuschätzen, den Umgang des Patienten mit Gegenständen und mit persönlichen Dingen zu beachten und diese Beobachtungen in das Erscheinungsbild der Gesamtpersönlichkeit einzuordnen.

Beobachtungskriterien

Beobachtungskriterien geben dem Physiotherapeuten Anregungen für den von ihm zu erarbeitenden **Beobachtungsplan**. Der Plan richtet seinen Schwerpunkt an jenen Symptomen aus, die bei der jeweils vorliegenden psychischen Störung im Vordergrund stehen.

Beobachtungskriterien sind:
● Bewegungsverhalten
● körperlicher, insbesondere muskulärer Zustand
● Antrieb, Energiepotential
● Kommunikationsverhalten

Merke !

Zum physiotherapeutischen Befund gelangt man hauptsächlich durch Beobachtung des Bewegungsverhaltens, des muskulären Zustands, des Antriebs und des Kommunikationsverhaltens.

Bewegungsverhalten

Bewegungsabläufe lassen sich anhand allgemeiner Merkmale der Bewegungsfunktion differenziert beobachten. Dabei sind dynamische Merkmale der Bewegung Ausdruck der Bewegungskoordination. Sie eignen sich besonders gut für die Beobachtung, da sie einen Vergleich mit ungestörten Bewegungsabläufen ermöglichen.

Merke !

Das Bewegungsverhalten beschreiben wir anhand von Bewegungskoordination, Bewegungsrhythmus, Bewegungsfluß, Bewegungsumfang, -konstanz und -tempo, Krafteinsatz und speziellen koordinativen Fähigkeiten.

Bewegungskoordination

Ordnung und Organisation zielgerichteter motorischer Aktionen erfordern ein reibungsloses Zusammenspiel der Muskulatur. Gleichzeitig deutet eine optimale Bewegungskoordination darauf hin, daß innere Erlebniswelt und äußere Bedingungen harmonieren. Unkoordinierte Bewegungsabläufe hingegen können Störungen im Nerv-Muskel-System, aber auch ein Ungleichgewicht in der psychischen Situation des Menschen anzeigen. Erlebt er sich beispielsweise als ziellos oder hin- und hergerissen, werden seine Bewegungen nicht ausgewogen sein.

Bewegungsrhythmus

Die zeitliche Ordnung und die Art und Weise, wie die Muskelarbeit während einer Bewegung verteilt wird, bilden den Bewegungsrhythmus. Störungen des Bewegungsrhythmus sind daran zu erkennen, daß

- die Bewegungen stockend, abgehackt, unharmonisch verlaufen
- der Wechsel zwischen Spannung und Entspannung gestört ist
- die Anspannung zur Verspannung wird und die Entspannung als Erschlaffung erscheint
- die Körperhaltung starr erscheint, da einzelne Bereiche nicht in den Bewegungsfluß einbezogen werden

Bewegungsfluß

Im Bewegungsfluß spiegelt sich der stetige Ablauf einer fließenden Bewegung wider. Störungen zeigen sich in

- unkoordiniertem und ruckhaftem Krafteinsatz, was besonders bei Beschleunigung oder Verlangsamung der Bewegung deutlich wird
- abgehackten, eckigen oder ausfahrenden Bewegungen, wenn die Bewegungsrichtung geändert wird

Bewegungsumfang, -konstanz, -tempo

Bewegungsumfang, Bewegungskonstanz und Bewegungstempo zeigen sich in der räumlichen Ausdehnung der Bewegung in Abhängigkeit von der gestellten Aufgabe. Sind diese drei Bewegungsmerkmale nicht an die gestellte Aufgabe angepaßt, kann dies darauf hinweisen, daß der Antrieb gesteigert oder gehemmt ist. *Sparsame und enge Bewegungen* können ein Zeichen für vermindertes Selbstwerterleben,

Unsicherheit und Ängste sein. Erstarrung oder *Überbetonung der Bewegung* können Ausdruck psychischer Störungen sein.

Bewegungsstärke (Krafteinsatz)

Entspricht der Krafteinsatz nicht der Bewegungsaufgabe, so kann dies auf psychische Störungen mit manischen oder depressiven Symptomen hinweisen:

- Zu geringer Krafteinsatz läßt den Patienten schlaff und matt erscheinen. Er „hängt in sich", während er sitzt, geht oder steht (Hinweis auf depressive Symptomatik).
- Bei zu intensiven Bewegungen verschleudert der Patient seine Kraft. Die Bewegungen schießen über das Ziel hinaus und sind ungenau.

Spezielle koordinative Fähigkeiten

Spezielle koordinative Fähigkeiten lassen sich anhand folgender Bewegungsmerkmale beobachten:

- Gewandtheit
- Geschicklichkeit
- Gleichgewicht
- Bewegungselastizität

Gewandtheit Gewandtheit zeigt sich in der Fähigkeit, schwierige Bewegungskoordinationen zu bewältigen und sich schnell anzueignen. Eine gut ausgeprägte Gewandtheit ermöglicht es dem Menschen außerdem, sich neuen Situationen schnell und harmonisch mit den notwendigen Bewegungen anzupassen. Störungen in der Gewandtheit lassen sich somit während verschiedener Bewegungskombinationen beobachten. Wird beispielsweise gleichzeitig gelaufen und dabei mit einem Ball gespielt, so zeigt sich eine gestörte Gewandtheit im häufigen Fallenlassen des Balles oder im Stolpern während des Laufes. Auch Hindernisse können nicht fließend überwunden werden, und der Wechsel von einem Tempo zum anderen ist stockend. In der Gruppe kann die Störung der Gewandtheit bedeuten, daß Abstände zu anderen falsch eingeschätzt werden. Zusammenstöße und Rempeleien sind dann vorprogrammiert.

2

Geschicklichkeit Geschicklichkeit zeigt sich in der Feinmotorik. Besonders deutlich drückt sie sich in den Bewegungen der Hände, aber auch der Füße aus. Ist die Geschicklichkeit gestört, so kann man dies im Umgang mit kleineren Geräten beobachten, die, beispielsweise beim Werfen und Fangen, dann oft fallen gelassen werden.

Gleichgewicht Gleichgewicht zu halten wird mit zunehmend kleinerer Unterstützungsfläche immer schwerer. Ständig muß sich unser Körper mit unterschiedlichen Anforderungen auseinandersetzen, die sich durch die Einwirkung der Schwerkraft ergeben. Eine gute Bewegungskombination, zweckgerichteter Krafteinsatz und optimaler Bewegungsrhythmus sind wichtige Voraussetzungen für die Aufrechterhaltung des Gleichgewichts. Patienten mit psychischen Störungen, innerlich aus dem Gleichgewicht geraten, drücken ihren Zustand auch im Bewegungsverhalten aus. Beobachten kann man dies:

● bei Gewichtsverlagerungen, die oft nur verspannt, z. B. mit angewinkelten Armen, gelingen
● beim Gehen, das den Anschein erweckt, als würde der Patient kaum Kontakt mit der Unterlage haben, so daß sein Gang unsicher, wie aus dem Gleichgewicht, erscheint
● bei großen weiträumigen Schwungbewegungen, die den Patienten schwanken lassen

Bewegungselastizität Bewegungselastizität läßt sich aus dem Zusammenwirken aller Bewegungsmerkmale erschließen. Sind die Gelenke frei beweglich und entspricht die eingesetzte Kraft den Anforderungen der jeweiligen Aufgabe, so können elastische Bewegungen ausgeführt werden. Sie lassen sich weich abbremsen und gestatten eine fließende Umkehr der Bewegungsrichtung. Die Bewegungselastizität nimmt mit zunehmendem Alter ab. Aber auch bei psychisch erkrankten Patienten beobachtet man häufig eine Störung im elastischen Bewegungsverlauf. Die Bewegungen erscheinen abgehackt und hart, wenn krankheitsbedingt Starrheit und Rigidität vorhanden sind.

Ein Abfedern ist den Patienten dann nicht möglich. Besonders oft ist dies bei Patienten mit katatonem Bewegungsverhalten zu sehen.

Zustand der Muskulatur

Der Zustand der Muskulatur läßt sich anhand folgender Merkmale beschreiben:
● Kraftleistung
● Entspannungsfähigkeit
● Spannungszustand

Kraftleistung

Kraftleistung ist die Eigenschaft des Nerv-Muskel-Systems, Widerstände durch Muskelspannung zu überwinden. Sie wird bei Patienten mit psychischen Störungen weniger beachtet als in vielen anderen Bereichen der Physiotherapie. Bei psychisch erkrankten Patienten beobachtet man hauptsächlich das Verhalten. In bezug auf die Kraftleistung müssen wir deshalb fragen:
● Verhält sich der Patient kraftlos oder kraftvoll?
● Wirkt der Einsatz seiner Körperkräfte ausgeglichen, der Aufgabe angepaßt?
● Überschätzt der Patient seine Kräfte, überfordert er sich?
● Unterschätzt er seine Kräfte, weil er sich schlapp und matt fühlt?
● Wie gut stimmen körperliches Erscheinungsbild und Verhalten des Patienten, beispielsweise kraftvoll oder schwächlich, überein?

Entspannungsfähigkeit

Entspannungsfähigkeit ist die Fähigkeit des Nerv-Muskel-Systems, sich nach Anspannungen zu lösen, nach körperlicher oder psychischer Belastung zur Ruhe zu kommen und Empfindungen der Gelöstheit und Lockerheit zu ermöglichen. Wir beobachten die Entspannungsfähigkeit des Patienten, indem wir uns ansehen, ob er

● entspannt liegen, sitzen, stehen und gehen kann
● den Schultergürtel gewohnheitsmäßig nach oben zieht

- die Arme fest an den Körper gepreßt hält
- die Arme beim Gehen fast still hält
- häufig die Hände zur Faust geballt hält
- die Stirn ständig in Falten zieht

Spannungszustand

Während der Gymnastik beobachten wir, ob es dem Patienten gelingt, seine Arme fallenzulassen und zu pendeln und ob sein Gang locker oder verkrampft ist.

Diese Kriterien geben gleichzeitig Auskunft über den Spannungszustand des Körpers, da dieser immer dann angespannt bzw. verspannt ist, wenn es nicht mehr gelingt, sich zu entspannen.

Antrieb, Energiepotential

Das Energiepotential des Menschen, die psychische Lebenskraft, unterhält seine allgemeine Aktivität. Diese bestimmt, wie sehr motorische Abläufe, Denkabläufe und Aufmerksamkeit mit Lebendigkeit, Initiative und Schwung ausgestattet sind.

Zur Beurteilung des Energiepotentials werden folgende Kriterien herangezogen:
- Wie ist die Art und Weise der Handlungsausführung? Ist sie schnell, kräftig, schwunghaft, zielgerichtet, oder ist sie langsam, matt, schwunglos, unkonzentriert?
- Wie ist der Grad der Ansprechbarkeit des Patienten? Ist er orientierungsfähig, aufmerksam, konzentriert, und wie reagiert er auf Umweltreize?
- Wie ist das Tempo seiner Informationsverarbeitung, seines Denkens, seiner emotionalen Reaktionen auf Informationen? Wie heftig, gleichgültig oder überschießend reagiert er?

Kommunikationsverhalten

Menschen tauschen Informationen nicht nur über **Worte**, sondern auch über die **Körpersprache** aus. Die Körpersprache drückt sich in *Gestik*, *Mimik* und *Körperhaltungen* aus. Das individuelle Kommunikationsverhalten eines Patienten läßt sich darüber hinaus durch die Art

und Weise beschreiben, in der er **Nähe und Distanz** zu anderen herstellt und mit **Dingen und Gegenständen umgeht**, beispielsweise wie er sich kleidet, welche Haartracht er wählt und mit welchen Dingen er sich umgibt. Aber auch das **Verhalten in Gruppen**, die Kontakt- und Kooperationsfähigkeit, müssen beobachtet werden, um das Kommunikationsverhalten des Patienten einzuschätzen. Vor allem während der Bewegungstherapie in Gruppen haben Physiotherapeuten die Möglichkeit, Informationen für die spezielle physiotherapeutische Befundaufnahme zu sammeln. Dies bedeutet, daß sie darauf achten müssen, wie sich der Patient seiner Umwelt nonverbal mitteilt.

Merke !

Um das Kommunikationsverhalten beschreiben zu können, müssen neben Sprachverhalten auch Mimik, Gestik, Nähe- und Distanzverhalten sowie das Verhalten des Patienten in Gruppen beoachtet werden.

Während gemeinsamer Aktionen in der Gruppe läßt sich zwischen den Patienten eine rege Kommunikation über Körpersprache beobachten. Für Physiotherapeuten ist es dabei schwierig, das Verhalten des Patienten zu beobachten und zu beschreiben und dabei keine Bewertung vorzunehmen. Die diagnostische Bewertung der Beobachtungen ist Aufgabe eines therapeutischen Teams, dem auch die behandelnden Physiotherapeuten angehören sollten.

Da die Störungen der Patienten hier im Erlebens- und Verhaltensbereich liegen, kommt der Beobachtung des Kommunikationsverhaltens eine große Bedeutung zu. Kriterien für die Beobachtung sind:
- Körperliche Ausdrucksbewegungen in Mimik, Gestik und Körperhaltung
  - Nimmt der Patient Blickkontakt auf?
  - Welche Stimmung und welche Gefühle spiegeln sich in seinem Gesicht?
  - Sind seine Bewegungen gestrafft und gespannt oder schlaff?
  - Welche Bedürfnisse und welche Einstellungen spiegeln sich in seiner Körperhaltung?

2

- Ausnutzung von Zeit und Raum:
  - Welches Bewegungstempo wählt der Patient? Wie schnell oder wie langsam geht er z. B. auf ein anderes Gruppenmitglied zu?
  - Welche Nähe oder welchen Abstand wählt er zu anderen Gruppenmitgliedern?
  - Welche Wege geht er? Bleibt er mehr am Rand oder wagt er sich auch durch die Mitte?
  - Welche Orte sucht er sich im Raum?
- Umgang mit Gegenständen und Dingen:
  - Wie geht er mit seinen Gymnastikgeräten um?
  - Wie verhält er sich, wenn diese Geräte die Bedeutung eines Geschenks, eines wertvollen Besitzes haben oder ein persönlicher Gegenstand sind?
  - Wie kleidet er sich, frisiert sich, wie tragen Patientinnen ihr Make-up?

Diese Fragen können bei längerer Beobachtung Aufschluß über **emotionale Befindlichkeit, Sicherheit oder Unsicherheit und Selbstwerterleben** des Patienten geben. Sie helfen einzuschätzen, was er sich zutraut, ob er sich unter- oder überschätzt. Ebenso kann beurteilt werden, auf welche Weise er sich mit anderen auseinandersetzt, wie kooperativ und entscheidungsfähig er ist und wie er mit Mut und Risiko umgeht. Auch lassen sich Rückschlüsse auf sein Verhalten bei der Übernahme von Aufgaben und auf seine Vertrauensfähigkeit ziehen, wenn im Rahmen einer gezielten Therapie entsprechende Aufgaben gestellt werden (s. a. Kommunikative Bewegungstherapie).

Aufgaben

1. Wie unterscheidet sich die Befunderhebung bei Patienten mit körperlichen Erkrankungen von der Befunderhebung bei Patienten mit psychischen Störungen?
2. Warum kann der Befund nicht an einem einzigen Tag aufgenommen werden?
3. Welche Beobachtungen ermöglichen die Beurteilung des Bewegungsverhaltens?
4. Anhand welcher Kriterien läßt sich das Kommunikationsverhalten beurteilen?

KAPITEL 3

Psychische Störungen

3.1 Neurotische, Belastungs- und somatoforme Störungen

Psychische Symptome haben 80 bis 95 Prozent der Gesamtbevölkerung schon einmal am eigenen Leibe erfahren. So leiden beispielsweise die meisten Studenten vor Prüfungen etwa unter Durchfall, Harndrang, Schlafstörungen oder Niedergeschlagenheit. Bei immerhin 15 Prozent der Bevölkerung zwischen 20 und 50 Jahren sind diese Symptome so stark ausgeprägt, daß die Betroffenen psychotherapeutische Hilfe in Anspruch nehmen. In der ambulanten Grundversorgung leiden zwischen 30 und 50 Prozent aller Patienten an psychischen Störungen.

Im folgenden werden zunächst die Belastungsstörungen und danach die von der Entstehung her komplexeren neurotischen und somatoformen Störungen („Neurosen") besprochen.

3.1.1 Reaktionen auf schwere Belastungen und Anpassungsstörungen

Reaktionen auf schwere Belastungen und **Anpassungsstörungen** entstehen, wenn das Ausmaß der *psychischen Belastung* durch äußere Umstände besonders groß ist. Im Unterschied zu den neurotischen Störungen setzen diese Reaktionen *keine Persönlichkeitsdisposition* voraus. Grundsätzlich kann also jeder Mensch bei entsprechend hoher Belastung eine solche Störung entwickeln.

In dieser Gruppe von Störungen unterscheiden wir drei Formen: die akute Belastungsreaktion, die posttraumatische Belastungsstörung und Anpassungsstörungen.

Akute Belastungsreaktion

Die **akute Belastungsreaktion** beschreibt das ICD 10 als eine „vorübergehende Störung von beträchtlichem Schweregrad, die sich bei einem nicht manifest psychisch gestörten Menschen als Reaktion auf eine außergewöhnliche körperliche oder seelische Belastung entwickelt und im allgemeinen innerhalb von Stunden oder Tagen wieder abklingt". Eine solche Belastung kann beispielsweise der Tod eines nahen Angehörigen darstellen.

Belastung und Symptombeginn müssen in *ursächlichem Zusammenhang* stehen und zeitlich unmittelbar aufeinanderfolgen. Die Reaktion beginnt innerhalb weniger Minuten oder sofort danach. Man beobachtet gemischte und rasch wechselnde Reaktionen. Nach anfänglicher „Betäubung" kommt es zu Niedergeschlagenheit, Angst, Ärger, Verzweiflung, Überaktivität oder Rückzug. Die Symptome bilden sich innerhalb weniger Stunden oder Tage zurück.

Posttraumatische Belastungsstörung

Eine **posttraumatische Belastungsstörung** wird durch ein seelisch und/oder körperlich *belastendes Ereignis* (Trauma) oder eine Situation außergewöhnlicher oder katastrophaler *Bedrohung* (z.B. schwere Naturkatastrophen, Unfälle, Kriege, Geiselnahme) hervorgerufen, die außerhalb der üblichen menschlichen Erfahrung (etwa eines Trauerfalls oder eines Ehekonflikts) liegen und bei fast allen Menschen tiefe Verzweiflung hervorrufen würden.

Das gewaltsame Ereignis trifft diesen Menschen so stark und unvorbereitet, daß er sich als ausgeliefert, hilflos und völlig abhängig von äußeren Bedingungen erlebt. Die starken Bedrohungserlebnisse führen zu nachhaltigen **psychischen Regulationsstörungen**, also einem

3

Versagen der *Bewältigungs-* und *Abwehrmechanismen*. Die Symptomatik tritt in der Regel nach einer Latenzzeit von Wochen bis Monaten nach dem Geschehen auf. Es drängen sich Erinnerungen, Halluzinationen oder belastende Träume auf, in denen das traumatische Ereignis fortwährend mit intensivem Leid nacherlebt wird. Die Betroffenen bemühen sich sehr darum, alle Aktivitäten und Situationen, die mit dem Erlittenen in irgendeiner Verbindung stehen, zu vermeiden. Sie fühlen sich wie betäubt und entfremdet, verlieren ihre Interessen, sind unfähig zu genießen (Anhedonie), reagieren gleichgultig gegenüber anderen Menschen und teilnahmslos gegenüber ihrer Umgebung. Das Erregungsniveau ist ständig erhöht. Die Betroffenen sind reizbar, leiden unter Schlaflosigkeit, Schreckhaftigkeit und Konzentrationsstörungen.

Anpassungsstörungen

Anpassungsstörungen sind Zustände, die von subjektivem Leiden und emotionaler Beeinträchtigung gekennzeichnet sind. Sie entstehen, wenn sich der Betroffene an eine *entscheidende Veränderung in seinem Leben* anpassen muß. Dies können ein Umzug in eine fremde Stadt, der Tod eines Angehörigen oder auch eine schwere körperliche Krankheit sein. Die Belastung kann sich also daraus ergeben, daß das soziale Netz einen Riß bekommen hat (z. B. durch einen Trauerfall) oder auch die Zugehörigkeit zu einer sozialen Gruppe oder der eigenen Kultur (z. B. nach Emigration) verlorengegangen ist.

Die Anzeichen für eine Anpassungsstörung sind unterschiedlich und umfassen depressive Stimmung, Angst, Besorgnis und ein Gefühl, unmöglich zurechtkommen, vorausplanen oder weitermachen zu können wie bisher. Außerdem können die Betroffenen nur noch eingeschränkt ihre tägliche Routine bewältigen. Sie können sich so fühlen, als stünden sie kurz davor, dramatisch oder gewaltsam zu reagieren. Hierzu kommt es allerdings selten. In der Ausübung sozialer Funktionen und Leistungen sind sie eingeschränkt. Zu den Anpassungsstörungen zählen auch **Trauerreaktionen**, bei denen die Betroffenen ungewöhnlich lange, ungewöhnlich intensiv oder in ungewöhnlicher Weise auf den Verlust nahestehender Menschen reagieren.

3.1.2
Neurotische Störungen

Neurosen sind Störungen der Erlebnisverarbeitung, also „psychogene" Erkrankungen. In ihrer Entstehung sind unbewußte psychische Prozesse wie *innere Konflikte* und *Abwehrvorgänge* (s. u.) wesentlich. In der überwiegenden Zahl neurotischer Störungen hat sich eine in der Kindheit erworbene Bereitschaft (Disposition; s. u.) entwickelt, Beziehungen zu anderen Menschen nach einem *gleichbleibenden Muster* konflikthaft zu gestalten. Die wesentlichen Probleme bestehen in der mangelnden Fähigkeit, emotionale Nähe oder Distanz zu gestalten, eigene sexuelle, aggressive, Geltungs- und andere Bedürfnisse in Beziehungen zu realisieren bzw. solche Wünsche überhaupt als zu sich gehörig zu akzeptieren. Insofern können Symptome als mißlungene unbewußte *Lösungsversuche* innerer Konflikte und Spannungen betrachtet werden. So kann der Angstanfall beispielsweise für das Unvermögen stehen, aggressive Gefühle und die damit verbundene Möglichkeit eines Beziehungsverlusts wahrzunehmen; körperlicher Schmerz kann die einzige Möglichkeit sein, Wünsche nach Versorgung oder Zärtlichkeit auszudrücken.

Entstehung neurotischer Störungen

Will man die Entstehung einer **neurotischen Störung** bei einem Menschen verstehen, sollte man folgende Gesichtspunkte berücksichtigen:
- **äußere situative Faktoren:** Besteht bei dem Betroffenen ein Ungleichgewicht zwischen Anforderungen, Belastungen, Konflikten und Traumen einerseits sowie Hilfe, Unterstützung und Entlastung andererseits?
- **dispositionelle Faktoren:** Gibt es bei dem Betroffenen erworbene oder ererbte Merkmale, die ihn dazu veranlagen, zum Beispiel bei bestimmten Belastungen mit einer Erkrankung zu reagieren?

- **Regulationsmechanismen der Person:** Inwieweit verfügt der Betroffene über psychische Möglichkeiten, sich mit einem inneren Ungleichgewicht mit Hilfe sogenannter Abwehr- und Bewältigungsmechanismen auseinanderzusetzen?

Dispositionen für die Entstehung neurotischer Störungen

> **Merke !**
>
> **Dispositionen** sind für sich betrachtet keine Störung, sondern lediglich Merkmale einer Person, die sie anfälliger machen, bei Belastungen mit einer neurotischen Störung zu reagieren.

Man unterscheidet:
- **körperliche Dispositionen:** Hierunter versteht man genetisch bedingte oder erworbene Bereitschaften eines Organismus, bevorzugt bestimmte Symptome auszubilden oder innerhalb bestimmter organischer Systeme zu erkranken
- **persönlichkeitsstrukturelle Defizite:** Dabei handelt es sich um meist früh erworbene oder angelegte Besonderheiten der Persönlichkeit eines Menschen, die ihn besonders verletzlich gegenüber alltäglichen Belastungen machen oder in seinen Reaktionsweisen stark einengen
- **unbewußte Konfliktbereitschaften:** Sie zeigen sich als die meist unbewußte Neigung eines Menschen, früh entstandene konflikthafte Beziehungsmuster in aktuellen Belastungsstituationen wieder aufleben zu lassen. Auf diese Weise stellen sich immer wieder gleiche Konfliktlagen ein.

Symptomauslösende Situationen

Von einer **symptomauslösenden Situation** kann gesprochen werden,
- wenn sie in zeitlichem Zusammenhang zum Auftreten einer Störung steht
- wenn die Situation spezifisch ist, d.h. einen Zusammenhang mit den dispositionellen Faktoren in Form eines Schlüssel-Schloß-Verhältnisses bildet

- wenn sie aufgrund ihrer besonderen Merkmale als „psychosoziales Trauma", als „Versuchungs- oder Versagenssituation", als „Schwellensituation" oder als „Lebensereignis" eingestuft werden kann
- wenn sie durch den Verlust stützender Beziehungen charakterisiert ist und dadurch die Bewältigungs- bzw. Abwehrfähigkeiten eines Menschen überfordert

Regulationsmechanismen: Abwehr und Bewältigung

> **Merke !**
>
> Unter **Abwehr** versteht man jenen Teil der intrapsychischen Regulationsprozesse, der bedrohliche und unlustvolle Vorgänge von der Persönlichkeit fernhält, wenn diese die psychische Stabilität gefährden.

Abwehrprozesse setzen ein, wenn der Mensch nicht in der Lage ist, ohne Stabilitätsverlust Vorgänge wahrzunehmen, zu ertragen und zu verarbeiten, die mit Spannung oder Angst verbunden sind. Abwehrprozesse werden durch Angstsignale ausgelöst (u.a. Angst vor Trennung, Scham, Schuld, Verletzung). Sie setzen an unterschiedlichen Stellen psychischer Wahrnehmungs- und Verarbeitungsprozesse ein. So kann
- **die Wahrnehmung eines inneren oder äußeren Vorgangs abgewehrt werden:** Er wird *verdrängt, verleugnet, abgespalten* oder als einer anderen Personen zugehörig wahrgenommen, also *projiziert*
- **ein Vorgang um- bzw. fehlbewertet werden:** So wird z. B. ein emotional belastender Vorgang gedanklich auf vernunftmäßige Gründe rückgeführt, so daß er durch diese *„Rationalisierung"* scheinbar neutralisiert ist
- **eine Handlungsanforderung abgewehrt werden:** So entzieht sich z. B. ein Student einer unlustvollen Leistungsanforderung, indem er auf die Ebene der unmittelbaren Befriedigung seiner Bedürfnisse nach Passivität und Versorgung zurückkehrt. Diese *„Regression"* äußert sich dann beispielsweise darin, daß er seinen Phantasien freien Lauf läßt, statt zu arbeiten.

3

Im folgenden werden die in der klinischen Praxis am häufigsten vorkommenden neurotischen Störungen behandelt. Hierzu zählen Phobien und andere Angststörungen, Zwangsstörungen sowie Konversionsstörungen. Eine weitere Erkrankungsform, die früher als neurotische Störung klasssifiziert wurde, ist die Dysthymia. Sie wurde als depressive Neurose oder neurotische Depression bezeichnet. Aufgrund ihres Erscheinungsbilds zählt sie im ICD 10 zu den affektiven Störungen und wird deshalb im Kapitel 3.3 vorgestellt.

Phobische Störung

Im Gegensatz zur ungerichteten Angst sind **Phobien** (Phobia, gr. Furcht) *gerichtete,* an einen Gegenstand oder eine Situation gebundene *Ängste.*

Man unterscheidet die Agoraphobie („Platzangst"), die soziale Phobie (Angst, von anderen negativ bewertet zu werden) und spezifische Phobien (beispielsweise Krankheitsphobien oder einfache Tierphobien). In der Bevölkerung leiden ständig etwa fünf Prozent der Menschen unter behandlungsbedürftigen Phobien.

Agoraphobie

> **Merke !**
>
> Als **Agoraphobie** wird die Angst in geschlossenen Räumen und Verkehrsmitteln, aber auch auf Straßen und Plätzen (agora, gr. Marktplatz) bezeichnet.

Symptomatik

Die Agoraphobie ist durch folgende Symptome gekennzeichnet:
- Angst, die Kontrolle über den eigenen Körper oder über das eigene Verhalten auf öffentlichen Plätzen oder in Räumen zu verlieren
- Angst, Sicherheit vermittelnde Personen oder Orte zu verlassen, so daß die phobisch besetzte Situation vermieden oder nur noch in Begleitung aufgesucht werden kann

Die Patienten äußern Angst, ohnmächtig zu werden oder tot umzufallen. Sie befürchten, unangenehmes Aufsehen zu erregen oder anderen hilflos ausgeliefert zu sein. Dabei klagen sie u. a. über Herzrasen, Schwindel und Atemnot. Situationen und Orte, die am häufigsten gemieden werden, sind: Schlangestehen, Räume, die nicht jederzeit verlassen werden können und große Plätze und Gegenden, die weit von zuhause entfernt sind. Angstreduzierend wirken sich die Begleitung durch einen vertrauten Menschen, aber auch durch ein Haustier, aus. Auch in der Nähe des eigenen Autos oder einer ärztlichen Praxis fühlen sich die Betroffenen sicherer.

Auslösende Situationen

Agoraphobien werden durch Lebenssituationen ausgelöst, die stark verunsichernden Charakter haben. Dies ist beispielsweise der Fall bei *Partnerkonflikten, körperlichen Krankheiten* oder *beruflicher Ausgrenzung.* Weitere Auslöser sind Situationen, die *aggressive* oder *sexuelle Bedürfnisse* provozieren, wie beispielsweise Menschenansammlungen oder Verführungssituationen.

Dispositionen

Die unbewußten Konflikte bei der Entstehung einer Agoraphobie drehen sich um die Themen *Abhängigkeit* und *Autonomie.* So werden etwa das Bedürfnis nach Selbständigkeit oder Trennungswünsche in der Partnerschaft als bedrohlich erlebt und deshalb abgewehrt. Wird der Wunsch nach mehr Selbständigkeit verdrängt, um die Befriedigung der Sicherheits- und Geborgenheitswünsche nicht zu gefährden, so steigt die innere Spannung ständig an. Bleibt der Betroffene beispielsweise im Schutz der Abhängigkeit und Geborgenheit seiner Partnerbeziehung, wächst der Druck der nach Autonomie drängenden neugierigen, aggressiven und sexuellen Impulse. Dabei wird die Bedrohlichkeit dieser eigenen Impulse dann auf neutrale Situationen *verschoben* (Abwehrmechanismus der Verschiebung). Weder Abhängigkeit noch Autonomie können spannungsfrei gelebt werden.

Therapie

Leichtere Formen der Agoraphobie lassen sich erfolgreich mit **verhaltenstherapeutischen Methoden** behandeln. Schwere, chronifizierte

Fälle bedürfen meist einer **Kombination psy-choanalytisch orientierter und verhaltensthera-peutischer Verfahren**, häufig auch im Rahmen einer stationären Psychotherapie.

Fallbeispiel einer Agoraphobie

Eine 32jährige, z. Z. nicht berufstätige Sekre-tärin ist mit einem zehn Jahre älteren Lehrer verheiratet. Das Ehepaar hat ein sechs- und ein vierjähriges Kind. Seit ihrer Kindheit neigt die Patientin zu phobischen Reaktio-nen (Angst in engen Räumen, Höhenangst). Ein Jahr nach der Eheschließung, kurz vor der Geburt des ersten Kindes, verspürte sie erstmals Angst, auf der Straße umzufallen. Seitdem ist sie nach Möglichkeit nur in Begleitung ausgegangen. Nun spitzt sich die Angst seit einigen Monaten deutlich zu. Sie wagt sich überhaupt nicht mehr allein auf die Straße und geht nicht mehr einkaufen. Eine ältere Verwandte betreut sie zur Zeit. Bereits vor einem Jahr hat sie ihre Stelle aufgegeben, da der Ehemann annahm, sie sei überlastet. Nun wagt sie sich erstmals, ihr Problem dem Arzt vorzustellen.
Problem: Die Patientin ist seit jeher rasch verunsichert. Sie begibt sich nur vorsichtig in Bindungen und fühlt sich in engeren Beziehungen nur unzureichend in der Lage, sich abzugrenzen. Sie berichtet, ihr Ehe-mann sei herzensgut, aber nicht bereit, sich über irgend etwas auseinanderzusetzen. Er setze ihr Einverständnis bei seinen Ent-scheidungen voraus, da er es immer gut meine. Heimlich habe sie schon manches Mal die Fäuste geballt, ihre Familie bemerke jedoch nicht, daß sie nicht mit allem einver-standen sei. Seit sie die Beschwerden in dieser Ausprägung habe, sei sie völlig ab-hängig: „Ich bin völlig hilflos und angewie-sen und hoffe, daß endlich jemand etwas mit mir macht, damit ich keine Angst mehr habe." Nachdem die Vorstellungen der Patientin von der Art möglicher Hilfe-leistungen etwas modifiziert worden sind, erscheint folgendes Behandlungsangebot realisierbar: Die Patientin bekommt ein Übungsprogramm, anhand dessen sie sich täglich ihrer „Straßenangst" aussetzt. Dabei ist vorgesehen, daß die Anforderungen an-steigen. So soll sie am ersten Tag alleine von der Haustür aus zehn Meter in Rich-tung Stadt gehen. Anschließend soll sie in Begleitung bis in die Nähe der Innenstadt gehen. Am zweiten Tag soll sie sich 50 Me-ter allein in Richtung Stadt bewegen und dann in Begleitung eine Kaufhalle aufsu-chen. Am 20. Tag: schließlich soll sie allein in die Stadt gehen, wobei eine Begleitung in der Nähe sein darf. Auf diese Weise sollen die Anforderungen kontinuierlich gesteigert werden. Gleichzeitig sollen etwa zweimal wöchentlich 15- bis 20minütige Gesprächs-kontakte stattfinden, in denen „sonstige Probleme" besprochen werden können.
Therapieverlauf: Die ersten Kontakte sind damit ausgefüllt, der Patientin zu verdeut-lichen, daß sie die Angst dosiert ertragen kann. Es wird ihr versichert, daß es wenig wahrscheinlich ist, daß sie vor Angst stirbt. Bei den ersten kleinen „Erfolgen" berichtet sie spontan, daß sie wieder mehr Zutrauen zu sich selbst fasse und auch mit ihrem Mann über eine zukünftige Arbeitsstelle habe sprechen wollen. Als ihr Mann ihr in seiner netten Art klargemacht habe, wie unsinnig solche Überlegungen seien, er doch genug verdiene und die Kinder lieber ihre Mutter zu Hause hätten, habe sie gleich wieder eingelenkt und sich zurückgezogen. Es sei ihr jedoch danach wieder schlechter gegangen. Etwa drei Wochen später bewäl-tigt sie eine längere Strecke allein und kauft in einem bestimmten Lebensmittelgeschäft wieder ein. Sie berichtet erstmalig, es sei ihr im Gespräch mit ihrem Mann gelungen, ihre Meinung deutlicher auszudrücken und die damit verbundene Spannung und die schlechte Laune ihres Mannes zu ertragen. Sie versteht allmählich, daß ihre Angst, abgesehen davon, daß sie „eben ein ängst-licher Mensch ist", auch etwas mit dem Gefühl der Einengung zu tun hat und mit der Aufweichung ihres Selbstbewußtseins durch eine gutgemeinte Entmündigung. Sie be-ginnt aktiv, sich bewußt in Situationen zu begeben, die sie früher gemieden hat.

3

Soziale Phobien

Symptomatik

Patienten mit sozialer Phobie meiden entweder
die Öffentlichkeit überhaupt oder vermeiden
bestimmte Handlungen im Beisein anderer
Menschen. So ist es für sie schwierig oder unmöglich, in der Öffentlichkeit zu essen, zu arbeiten, zu schreiben, zu reden oder auch nur
bestimmte Themen anzurühren. Sie begründen ihr **Vermeidungsverhalten** mit der Angst
zu erröten (Erythrophobie), der Angst, mit den
Händen zu zittern oder auf andere Weise zu
versagen. Aus Angst, beschämt oder überhaupt
negativ bewertet zu werden, ziehen sie sich zunehmend von anderen zurück.

Auslösende Situationen

Häufig beginnen soziale Phobien an der
Schwelle zum Erwachsenwerden, wenn der
Schritt aus der Ursprungsfamilie in neue
soziale Beziehungen erschwert ist. So kann es
beispielsweise sein, daß der Heranwachsende
bei außerfamiliären Kontaktaufnahmen nicht
genügend unterstützt wird oder die gewohnte
familiäre Situation sich erheblich von der
neuen sozialen Situation unterscheidet. Oft
läßt sich auch bei anderen Familienmitgliedern
eine *Rollenunsicherheit* beobachten (etwa wenn
die Ursprungsfamilie den eigenen sozialen
Auf- oder Abstieg nicht bewältigt hat).

Dispositionen

Bei schweren sozialen Phobien sind nicht selten *persönlichkeitsstrukturelle Defizite* der Betroffenen für ihre allgemeine Schüchternheit und

Ängstlichkeit verantwortlich. Eine erhebliche
Rolle spielt das *Selbstwertgefühl*. Ist es gestört,
reagieren die Betroffenen sehr empfindlich auf
Beschämungen und Kränkungen, während sie
sich gleichzeitig an überzogenen Idealvorstel-
lungen messen.

Therapie

Die Behandlung der sozialen Phobien folgt den
Grundsätzen der Therapie der Agoraophobie.

Sonstige einfache Phobien

Jede Phobie, auch eine **einfache Tierphobie**
(etwa die Furcht vor Schlangen, Spinnen und
sonstigen Tieren, besonders Hunden), kann
Krankheitswert bekommen. Entscheidend ist,
wie sehr die Phobie den Betroffenen daran hindert, am öffentlichen Leben teilzunehmen. Ist
er beispielsweise im Freien tätig, so kann eine
Hundephobie seine Arbeitsfähigkeit erheblich
beeinträchtigen. Eine **Dysmorphophobie** (die
Vorstellung, körperlich mißgestaltet zu sein),
kann zum beherrschenden Lebensthema eines
Menschen werden und ist dann ein quälendes
Krankheitsbild. Die unterschiedlichen **Krankheitsphobien**, von denen die sogenannte Herz-
phobie (Herzangstsyndrom) und die Krebs-
angst (Karzinophobie) die verbreitetsten sind,
können als leichtes oder schwerstes Krankheitsbild in Erscheinung treten, je nachdem,
welche Persönlichkeitsdisposition der Betroffene hat.

Angststörungen

Im Gegensatz zur Phobie ist die Angst hier
nicht an Objekte gebunden, sondern „frei flot-
tierend". Die Angst ist auch nicht vermeidbar,
da sie nicht an bestimmte Situationen gebunden ist, die gemieden werden können und erscheint daher unkontrollierbar.

Unter Angststörungen leiden 1,5 bis 5 Prozent aller Menschen, wobei sie bei etwa 10 Prozent der Patienten in psychotherapeutischen Kliniken anzutreffen sind. In allgemeinmedizinischen Praxen werden Angststörungen bei etwa 10 Prozent der Patienten gesehen und häufig fehldiagnostiziert.

Symptomatik

Im Vordergrund stehen akute anfallsartige (Panikattacke) oder chronische Zustände frei flottierender Angst, meist in Form von Todesangst. Sie werden von unspezifischen körperlichen Erscheinungen begleitet, beispielsweise Herzrasen, Atemnot, Erstickungsgefühle, Schwitzen, Durchfällen u. v. a. m. Häufig ist die Angst mit dem „Gefühl, verrückt zu werden" verbunden.

Auslösende Situationen

Auslösend können alle Situationen wirken, die das intrapsychische Gleichgewicht stören, d. h. die *Bewältigungsmöglichkeiten* des Betroffenen überfordern. Ein einheitlicher Konflikt liegt Angststörungen nicht zugrunde. Häufig findet man eine ähnliche Grundkonstellation wie bei der Agoraphobie, die ohnehin oft mit Panikattacken gekoppelt ist.

Dispositionen

Bei ausgeprägteren perönlichkeitsstrukturellen Defiziten stellt die Angst insbesondere eine Angst vor Nähe bzw. Verschmelzung, d. h. Selbstverlust, dar. Diese Defizite liegen beispielsweise bei der frühgeprägten Unfähigkeit eines Menschen vor, intime Nähe auszuhalten oder eine gefühlsmäßig enge Beziehung dauerhaft aufrechtzuerhalten. Personen, deren Selbständigkeit nur mangelhaft entwickelt ist, verbinden die Angst mit drohendem Liebesverlust, Beschämung oder Kränkung. Ansonsten kann Angst auch mit dem Erleben von Schuld oder Bedrohung durch die eigene aggressiv oder sexuell getönte Triebhaftigkeit verbunden sein.

Angstpatienten bewältigen *Trennungsangst*, indem sie an harmonischen Beziehungen festhalten. Auf die *Angst vor Nähe und Verschmelzung* reagieren sie durch distanzierte Beziehungen und übermäßige Kontrolle des Partners. Der *Angst vor dem Verlust des eigenen Selbst* begegnen die Patienten durch körperliche Anstrengung oder Selbststimulierung (sich selbst spüren). Dies kann bis hin zur Selbstverletzung gehen, als einzige Möglichkeit, sich selbst noch als einheitliche Person wahrzunehmen.

Therapie

Ein erhebliches Problem jeder Therapie ist die Neigung der Patienten, sich selbst zu behandeln. Das häufigste selbst verordnete „Medikament" gegen die Angst ist der *Alkohol*, gefolgt von Drogen. Ein hoher Prozentsatz der Alkoholkrankheiten geht auf den Versuch zurück, durch Alkohol Kontrolle über die Angst zu bekommen. Ebenso bedeutsam ist die Tendenz der Angstpatienten, körperliche Aspekte der Angst in den Mittelpunkt des Erlebens zu stellen. Dies führt zur diagnostisch-therapeutischen Odyssee durch viele Disziplinen der Medizin (Übergang in die Somatisierungsstörung, s. u.).

Eine dauerhafte Heilung der Angststörungen gewährleisten nur **psychotherapeutische Maßnahmen**. Lediglich Panikattacken bedürfen u. U. vorübergehender *medikamentöser Behandlung*.

Zwangsstörungen

Symptomatik

Bei **Zwangssyndromen** unterscheidet man zwischen **Zwangsgedanken** bzw. Grübelzwang und **Zwangshandlungen** bzw. Zwangsritualen.

Zwangsgedanken oder Grübelzwang treten als *wiederkehrende Ideen* oder Vorstellungen auf, die den Betroffenen stereotyp beschäftigen. Beispiele sind der Zwang, ständig Alternativen zu anstehenden Handlungen zu denken, ohne eine davon bevorzugen zu können oder sich aufdrängende Ideen, einem Angehörigen müsse etwas Schlimmes passieren. Der zwanghafte Gedanke, das eigene Kind mit dem Messer verletzen zu müssen und der Zwang, obszöne Gedanken an einem besonders feierlichen Ort zu denken, sind weitere Ausprägungsformen.

Zwangshandlungen oder Zwangsrituale können nicht ohne starke Angst unterlassen werden. Am häufigsten treten *Waschzwang* und *Kontrollzwang* auf. Beim Waschzwang werden zigfache Hände- oder Körperwaschungen am Tag vorgenommen, was u. U. zu hochgradigen Hautschädigungen führt. Beim Kontrollzwang müssen beispielsweise Türen und Schlösser z. T. stundenlang immer wieder überprüft werden.

Auslösende Situationen

Es handelt sich vordergründig um Situationen, die *aggressive Regungen* provozieren, wobei die Person unfähig ist, die eigene Aggressivität generell oder in bestimmten Situationen überhaupt wahrzunehmen, geschweige denn direkt zum Ausdruck zu bringen. Die aggressiven, häufig auch *sexuellen Strebungen* sind in eindrucksvoller Weise unbewußt und vom Erleben wie abgeschnitten.

Dispositionen

Bei schwereren Defiziten in der Persönlichkeitsstruktur (geringe Stabilität des Ich, brüchige Ichgrenzen) dient die Zwangssymptomatik weniger der Abwehr aggressiver und sexueller Impulse. Vielmehr sorgt sie in erster Linie dafür, daß unterschiedliche Anteile der Persönlichkeit zusammengehalten werden. Weicht diese *Kohärenz des Selbst* auf, besteht die Gefahr, daß der Betroffene eine schizophrene oder affektive Störung entwickelt, also psychotisch dekompensiert.

Therapie

Je nach Schweregrad der Störung sind meist Kombinationstherapien mehrerer psychotherapeutischer Verfahren und gegebenenfalls eine längere Behandlungsdauer erforderlich.

Klinischer Fall

Fallbeispiel einer leichten Zwangsstörung

Ein 30jähriger aktiver und gewissenhafter Mann leidet seit zwei Jahren an einem Waschzwang. Mehrere Stunden am Tag ist er inzwischen damit beschäftigt, sich die Hände zu waschen. Zunächst hatte nur die Häufigkeit zugenommen, dann hatte er immer schärfere Waschmittel (Kernseifen, harte Bürsten) und schließlich Desinfektionsmittel benutzt. Wenn er die Zwangshandlungen nicht durchführt, bekommt er wahnsinnige Angst, er könne sich infizieren und sterben. Die Beschwerden sind erstmalig nach einer Versetzung in eine andere Abteilung seiner Dienststelle aufgetreten.

Problem: Im diagnostischen Gespräch schildert er zunächst alle Beziehungen als völlig harmonisch und konfliktfrei. Erst nach mehreren therapeutischen Kontakten ist der Patient bereit, über Situationen am Arbeitsplatz zu berichten, die mit der Neigung des Vorgesetzten zu tun haben, die Mitarbeiter zu demütigen und zu schikanieren. Trotz offensichtlicher Kränkungen meint der Patient, keinerlei Ärger oder Wut zu spüren und ist stolz darauf, im Gegensatz zu anderen Betroffenen stets ruhig und ausgeglichen zu sein. Nur für andere könne er sich manchmal erregen und streiten.

Therapieverlauf: Im Laufe einer mehr als 50stündigen Behandlung beginnt er allmählich, die eigene gefühlsmäßige Verfassung wahrzunehmen und erlebt schließlich immer deutlicher die Beziehung zwischen gelingenden Selbstwahrnehmungen (Wut, Groll, Verstimmung) und dem Nachlassen des Waschzwangs. Als es ihm gelingt, sich direkt gegen eine Demütigung zur Wehr zu setzen, kann er erstmalig den Waschzwang mehrere Tage kontrollieren.

Konversionsstörungen

Merke !

Der gemeinsame Nenner der **Konversionsstörungen** besteht darin, daß die Betroffenen sich selbst als Person oder aber Teile ihres Körpers verändert erleben. Angst und Anspannung führen zu einer Veränderung des *Selbstbildes* oder des *Körperbildes*. Früher wurden sie als hysterische Störungen bezeichnet.

Symptomatik

Man unterscheidet zwischen Bewußtseinsstörungen und eigentlichen Konversionsstörungen.

Bewußtseinsstörungen Bei den Bewußtseins- oder dissoziativen Störungen gehen einzelne Bewußtseinsfunktionen ganz oder teilweise verloren. Dabei besteht ein enger zeitlicher Zusammenhang zu traumatisierenden Ereignissen, unlösbaren oder unerträglichen Konflikten oder gestörten Beziehungen. Die Folge sind *Dämmerzustände*, in denen die Patienten etwa ziellos umherwandern, in einem Ausnahmezustand weite Reisen unternehmen oder *Trancezustände* erleben, in denen sie sich selbst auch verletzen können. Es kann zu *selektiver Amnesie* kommen, d. h., daß einzelne Erinnerungen ausgeblendet sind. Bei einer weiteren Form dieser Störung sind offensichtlich zwei oder mehrere verschiedene Persönlichkeiten in einem Individuum vorhanden. Dabei hat jede einzelne Persönlichkeit eigene Erinnerungen und Verhaltensweisen und weiß in der Regel nicht von der Existenz der anderen (Dr.-Jekyll-und-Mister-Hyde-Syndrom, *multiple Persönlichkeit*).

Eigentliche Konversionsstörungen: Hier nimmt die Person einzelne Körperbereiche und -funktionen verändert wahr. Hieraus resultieren beispielsweise *psychisch bedingte* („psychogene") *Blindheit, Taubheit, Intelligenzstörungen, Lähmungen, Sensibilitätsstörungen, Krampfanfälle* und *Schmerzzustände*.

Auslösende Situationen

Auslösend wirken insbesondere akute *Schreck- oder Spannungssituationen*, selbstverschuldete Unfälle, bei denen andere Menschen verletzt werden, aber auch Situationen, in denen man schwere Kränkungen, Bloßstellungen oder Verluste erfährt.

Dispositionen

Häufig existieren *überhöhte Ansprüche* an die eigene Person: „Entweder du bist vollkommen oder du bist krank." Dabei können die Betroffe-

nen äußeren Anforderungen meist keine eigenen Ziele oder auch nur Widerstand entgegensetzen.

Durch die Symptombildung entheben sich die Betroffenen der Verantwortung für eigenes peinigendes, beschämendes oder ängstigendes Fühlen, Denken und Handeln. Sie blenden entweder das Bewußtsein oder das Gedächtnis oder bestimmte Bestandteile des Körperbildes aus oder nehmen sie verändert wahr. Auf diese Weise können sie teilweise gänzlich andere Rollen „spielen". Die Patienten stellen sich sowohl vor anderen als auch vor sich selbst anders dar, als sie sind.

Bei Patienten mit Konversionsstörungen werden diese Konflikte typischerweise folgendermaßen entschärft:
● Ein bedrohlicher aggressiver Wunsch wird dadurch neutralisiert, daß beispielsweise der zuschlagende Arm gelähmt ist.
● Die Zurückweisung oder Ablehnung durch andere Menschen muß nicht ertragen werden, wenn Taubheit oder Blindheit diese Wahrnehmung verhindern und gleichzeitig hilfsbedürftig machen.
● Negative Gefühle (wie Haß oder Neid) oder die eigene Bosheit müssen nicht als zur eigenen Person gehörig erlebt und gelebt werden, wenn sie in einer anderen Rolle oder einem bewußtseinsfernen Trancezustand realisiert werden können.

Therapie

Psychoanalytisch orientierte Therapieformen verfolgen das Ziel, die abgespaltenen, bedrohlichen Aspekte der eigenen Person wieder zugänglich zu machen und eine Entschärfung der häufig vorhandenen Gewissenskonflikte zu erreichen.

3.1.3
Somatoforme Störungen

Somatoforme Störungen können als körperlich-funktionell-neurotisch angesehen werden. Zum Verständnis psychisch bedingter körperlicher Störungen tragen die Forschungsergebnisse der psychosomatischen Medizin bei, die neben somatoformen Störungen auch Eßstörungen und sexuelle Funktionsstörungen behandelt.

Der Begriff **„psychosomatisch"** drückt die Wechselwirkung zwischen seelischen und körperlichen Ursachen bei Entstehung und Verlauf einer Störung aus. Die Aussage, „diese Störung ist psychosomatisch" bedeutet, daß der Erkrankung eine wesentliche psychische bzw. psychosoziale Teilursache zugrunde liegt.

Merke !

Der Begriff **somatoforme Störungen** wird als Oberbegriff für psychisch bedingte Störungen verwendet, bei denen körperlich-funktionelle Beschwerden im Vordergrund stehen. Praxisrelevante Unterformen der somatoformen Störungen sind die **Somatisierungsstörung** und die **somatoforme Schmerzstörung**.

Allgemeine Symptomatik

Bei allen somatoformen Störungen stellen sich die Patienten wiederholt mit körperlichen Symptomen vor und fordern hartnäckig medizinische Untersuchungen. Hiervon lassen sie sich auch dann nicht abbringen, wenn alle bisherigen Untersuchungsergebnisse negativ waren und ihr Arzt wiederholt versichert, daß die Symptome nicht körperlich begründbar sind.

Eventuell vorhandene körperliche Störungen erklären nicht die Art und das Ausmaß der Symptome oder das Leiden und die innere Beteiligung des Patienten. Gewöhnlich widersetzt sich der Patient zumindest am Anfang allen Versuchen, eine psychische Ursache zu diskutieren.

Folgende Erscheinungen sind den somatoformen Störungen gemeinsam:
- vielfältige Begleitsymptome (z. B. rasche Erschöpfbarkeit, vegetative Störungen, Konzentrationsstörungen)
- oft hohe Anzahl von Beschwerden und Neigung zu Symptomwandel
- oft jahrelanger Verlauf mit schleichendem Beginn und hoher Neigung zur Chronifizierung
- zahlreiche absolvierte (unbefriedigende) diagnostische und therapeutische Maßnah-

men („Doctor shopping", sehr umfangreiche Krankenakte)
- unzufriedene, frustrierte, sich unverstanden fühlende Patienten
- auf das Krankheitsgeschehen fixierte Patienten (Buchführung, bildreiche Beschwerdeschilderung, Verlust anderer Interessen)
- zeitlicher Zusammenhang mit einer belastenden äußeren oder inneren Konfliktsituation

Das Krankheitsbild beschäftigt meist viele Ärzte und in der Medizin Tätige. Anfänglich wird der Arzt im Kontrast zu den „versagt habenden" Vorbehandlern als „der Heiler" idealisiert (*idealisierende Übertragung*). Der Arzt ist im Erleben des Patienten (und oft auch in seinem eigenen!) derjenige, der den Patienten – im Gegensatz zu seinen „unfähigen" Kollegen – heilen kann. Er veranlaßt eine umfangreiche Diagnostik und Therapie, die oft unnötig sind und das Krankheitsverhalten unterstützen. In der Regel führen alle diese Maßnahmen trotz hohen ärztlichen Einsatzes nicht zur Besserung des Beschwerdebildes. Der Arzt fühlt sich ausgenutzt, reagiert aggressiv auf den Patienten und distanziert sich aus der Beziehung, indem er den Patienten zu anderen Ärzten überweist oder ins Krankenhaus einliefern läßt. Der Patient erhält dadurch eine weitere Bestätigung dafür, daß sich andere Menschen nicht ausreichend um ihn kümmern. Er ist enttäuscht, entwertet den „gescheiterten" Arzt und reiht ihn in die lange Liste der „unfähigen Behandler" ein.

Symptomatik bei Somatisierungsstörung

Bei der **Somatisierungsstörung** handelt es sich speziell um folgende Symptomatik:
- vielfältige, wiederholt auftretende und häufig wechselnde körperliche Beschwerden, die seit Jahren bestehen und sich auf alle Körperteile beziehen können, wobei keine ausreichende körperliche Erklärung gefunden werden kann
- hartnäckige Weigerung, die Versicherung der Ärzte anzunehmen, daß es für die Beschwerden keine organische Ursache gibt

und strikte Ablehnung der Annahme einer psychischen Ursache
- gewisse Beeinträchtigung familiärer und sozialer Funktionen durch die Art der Symptome und das daraus resultierende Verhalten (z. B. Rückzug aus sozialen Strukturen)

Die *körperlichen Beschwerden* äußern sich z. B. in Übelkeit, Erbrechen, Diarrhö, Rückenschmerzen, Brustschmerzen, Schluckbeschwerden, Menstruationsbeschwerden und abnormen Hautempfindungen.

Auslösende Ursachen und Dispositionen finden sich im gesamten Spektrum neurotischer Erkrankungen wieder. Oft handelt es sich um Menschen, die ihre emotionalen Bedürfnisse nicht direkt ausdrücken können und auf dem Umweg über die körperliche Störung einen eigenen Stil gefunden haben, ihre Hilfsbedürftigkeit mitzuteilen.

Symptomatik bei somatoformer Schmerzstörung

Die **somatoforme Schmerzstörung** ist charakterisiert durch:
- anhaltenden, schweren und quälenden Schmerz, der durch einen physisch-organischen Prozeß oder durch eine körperliche Störung nicht ausreichend erklärt werden kann
- trotz ärztlicher Beruhigung häufige Arztbesuche („Doctor shopping"), Analgetikamißbrauch, Drängen nach operativen Eingriffen.

Besonders häufig finden sich z. B. körperlich nicht begründbare *Rückenschmerzen*. Bei diesen Patienten finden sich oft ähnliche Entwicklungs- und Konfliktkonstellationen. So erlebten viele Betroffene eine harte, entbehrungsreiche Kindheit und Jugend mit frühzeitiger schwerer Arbeit, wobei sie emotional und materiell unterversorgt waren. Als junge Erwachsene überbetonen sie dann harte Arbeit, Sorge für die Familien und Pflichtausübung. Die Schmerzen entstehen meist in der Lebensmitte, wenn die körperlichen Kräfte nachlassen. Wünsche nach Schonung, Schutz und Passivität flammen auf, können aber, da im Leben nie befriedigt, nur

über den Schmerz erfüllt werden. Diese Patienten kommen seltener zur Psychotherapie. Ihre ärztlichen Kontakte beschränken sich meist auf Organmediziner oder Gutachter in Rentenverfahren.

Klinischer Fall

Fallbeispiel einer somatoformen Störung

Eine 30jährige Dipl.-Ingenieurin, die beruflich mit gesundheitsschädigenden Substanzen umgeht, heiratete vor einem Jahr einen gleichaltrigen Chemiker. Die Ehe ist kinderlos. Seit Monaten klagt sie über wechselnde Beschwerden wie Durchfälle, Blasenbeschwerden, Herzbeschwerden und Kopfschmerzen. Die jeweiligen Untersuchungen gingen ohne wesentliches Resultat aus. Das Ehepaar beantragt, die berufliche Exposition als Grundlage eines Verfahrens zur Anerkennung der Beschwerden als Berufskrankheit zu akzeptieren. Am Arbeitsplatz kommt es zunehmend zu Streitigkeiten. Die Patientin weigert sich, bestimmte Arbeiten auszuführen. Nach sorgfältiger arbeitsmedizinischer Abklärung des Falles wird ihr Antrag zurückgewiesen. Nun treten auch „nichtorganische" Störungen hinzu, wie ängstliche Unruhe und allgemeine Schwäche. *Problem:* Die Vorgeschichte der Patientin bietet Anhaltspunkte für ein wenig Geborgenheit vermittelndes familiäres Milieu in der Kindheit. Die Patientin wurde sehr früh selbständig angesichts mangelnder Möglichkeiten, die Freuden der Kindheit auszukosten. Sie orientierte sich ausschließlich an Leistung und beruflichem Vorwärtskommen, wies gute Erfolge in Studium und Beruf auf. Mit Ende 20 hatte sie ihre ersten Intimkontakte mit ihrem jetzigen Ehemann, der auf rasche Heirat drängte. Das Paar gestaltet daraufhin eine Beziehung, die zunehmend durch mütterlich-versorgende Aktivitäten des Ehemanns charakterisiert ist. Diese engen die Patientin zunehmend ein und legen sie lahm. Andererseits fühlt sie nie erlebte Zuwendung und Sicherheit. Erste Beschwerden beantwortet der Ehemann, indem er seine Bemühungen noch verstärkt. Nachdem die Anerkennung einer berufs-

3

bedingten Erkrankung abgelehnt wurde, äußert die Patientin erstmals eine allgemeine Unzufriedenheit mit ihrer Situation. Der Arzt soll ihr dazu verhelfen, die Arbeitsstelle aus gesundheitlichen Gründen wechseln zu können, da ihr Mann keine andere Möglichkeit der Gesundung sehe. *Therapieverlauf:* Erst nach vielen psychotherapeutischen Gesprächen ist es möglich, die Geschichte ihrer Partnerschaft zu besprechen. Von besonderem Interesse sind hierbei Verhaltensänderungen, die die Patientin nach der Heirat in den Bereichen Selbständigkeit, Entscheidungsfreiheit und Durchsetzungsvermögen aufweist. Es ist jedoch offensichtlich, daß es ihr schwerfällt, eine Veränderung am Charakter dieser Beziehung in Erwägung zu ziehen, da sie hiermit sofort Trennung und Verlassenwerden assoziiert. Die Patientin beginnt in nachfolgenden Gesprächskontakten, das Problem ihrer Partnerschaft zu entfalten. Sie identifiziert allmählich die Muster, mit denen beide Partner verhindern, sich auch einmal aggressiv abzugrenzen, um klarzustellen, daß sie nicht immer einer Meinung sind. Der Abschied von der Phantasie einer ewig harmonischen Herz-und-Seele-Partnerschaft fällt der Patientin sehr schwer, und sie reagiert mehrfach zornig auf diese Art von Behandlung, in der relativ akzeptable körperliche Beschwerden in ganz gewöhnliche Partnerprobleme verwandelt werden. Als der Ehemann nach ersten direkten häuslichen Auseinandersetzungen mit derselben Art von Herzbeschwerden reagiert, die sie vorher hatte, registriert die Patientin dies als Erfolg. Allmählich ist sie bereit, die Tatsache zu akzeptieren, daß ihre Partnerschaft problematisch ist und daß sie aufgrund unerfüllbarer Wünsche leidet. Über körperliche Beschwerden klagt sie nicht mehr.

3.1.4
Eßstörungen

Die bedeutsamsten Eßstörungen sind die **Anorexia nervosa** (die „nervöse" Magersucht),

die **Bulimia nervosa** (die Eß-Brech-Sucht) sowie die **Adipositas** (die Fettsucht), die hier behandelt wird, da sie überwiegend psychosoziale Ursachen hat und in der physiotherapeutischen Praxis eine besonders problematische Störung darstellt.

Anorexia nervosa

Die **Anorexia nervosa** beginnt vorwiegend in der *Pubertät*, kann aber auch noch im frühen Erwachsenenalter auftreten. Zu 95 Prozent sind *Frauen* betroffen.

Diagnostische Kriterien

Die Patienten reduzieren ihr Gewicht absichtlich soweit, bis es das der Körpergröße und dem Alter entsprechende Körpergewicht um 15 Prozent oder mehr unterschreitet. Dies geschieht durch Einschränkung der Nahrungsaufnahme, selbstinduziertes Erbrechen, selbstinduziertes Abführen, körperliche Überaktivität und Medikamente (z. B. Diuretika, Schilddrüsenpräparate und Appetitzügler). Die Patienten können appetitlos sein, Heißhunger verspüren oder gelegentlich große Nahrungsmengen verschlingen.

Hinzu kommt eine starke Angst vor Gewichtszunahme oder Angst vor dem Dickwerden, obgleich Untergewicht besteht. Dem Verhalten liegt also eine „überwertige" (der Realität nicht angepaßte) Idee zugrunde. Zugleich ist die eigene Körperwahrnehmung hinsichtlich Gewicht, Größe oder Form (sog. Body-image-Störung) gestört.

Endokrine Störungen in der Hypothalamus-Hypophysen-Gonaden-Achse äußern sich bei Frauen als Amenorrhö, bei Männern durch Libido- und Potenzverlust. Auch können erhöhte Wachstumshormon- und Kortisolspiegel vorliegen, der periphere Metabolismus von Schilddrüsenhormonen verändert und die Insulinsekretion gestört sein.

Bei fortgeschrittener Erkrankung kommt es zu weiteren körperlichen Symptomen wie Bradykardie, Hypotonie, Bradypnoe, Akrozyanose, Hypothermie, Lanugobehaarung, Obstipation, hirnorganischen und weiteren Organschäden, Haarausfall, brüchigen, trockenen Haaren und Nägeln sowie trockener atropher Haut.

Psychodynamische Hintergründe

Als übergeordnete Problematik läßt sich beobachten, daß die Patienten im Rahmen einer krisenhaft zugespitzten Pubertätsentwicklung mit all ihren Veränderungen **Schwierigkeiten in der Selbstfindung** haben. Dabei geht es beispielsweise um *körperliche Reifungsvorgänge*, um die *Identitätsfindung als Erwachsene(r)*, um *Veränderungen im familiären Bereich*, um die *Wahrnehmung von Triebregungen*, um Erfordernisse in der *beruflichen Identitätsfindung* und um anstehende *Trennungen von der Herkunftsfamilie*. Die Patienten fühlen sich diesen Wandlungen ausgeliefert und stellen fest, daß sie das Bisherige nicht bewahren können. Die Magersucht kann dann als Versuch des Patienten gedeutet werden, die Kontrolle über den eigenen Körper, Entwicklungen und Bedürfnisse zu behalten.

Therapie

Die Behandlung der Anorexia nervosa zielt darauf ab,

- bei schwerem Untergewicht und Lebensbedrohung ein Mindestkörpergewicht durch medizinische Maßnahmen wie Sondenernährung, parenterale Ernährung, Bettruhe und Sedierung sicherzustellen
- die Patienten für eine Therapie zu motivieren, da sie sich in der Regel nicht als krank erleben und keinen Veränderungswunsch verspüren
- Konfliktlösungen mittels aufdeckender Techniken, Verhaltenstherapie und Familientherapie zu erarbeiten

> **Merke !**
>
> Die **Therapeut-Patient-Beziehung** ist bei der Anorexia nervosa in der Regel schwierig. Die Patienten erleben sich gewöhnlich nicht als krank. Vielmehr wird die anorektische Symptomatik als gelungener Versuch betrachtet, Kontrolle über den eigenen Körper und die anstehenden Veränderungen zu behalten.

Die Patienten erleben alle Behandlungsversuche als Bedrohung, da sie Kontrollverlust, Vereinnahmung und Unterwerfung unter fremden Willen befürchten. Deshalb kann es zu massivem *Widerstand* gegen alle therapeutischen Maßnahmen und somit zu Konflikten in der Therapeut-Patient-Kommunikation kommen. Entlastend wirkt, wenn der Therapeut der Patientin vermitteln kann, daß er sie in ihrem Bemühen um Autonomie achtet.

Prognose

Psychotherapie führt in 80 Prozent der Fälle zur Heilung bzw. deutlichen Besserung der Symptomatik. Zugleich liegt die **Mortalitätsrate** in behandelten Gruppen bei bis zu 5 Prozent. Ohne Behandlung versterben bis zu 25 Prozent der Betroffenen; bei den unbehandelten Überlebenden besteht eine große *Neigung zur Chronifizierung*.

Bulimia nervosa

Die **Bulimia nervosa** beginnt häufig in der Adoleszenz oder im frühen Erwachsenenalter und betrifft vornehmlich Frauen. Sie tritt also *später* auf als die Anorexia nervosa. Im Gegensatz zu magersüchtigen Patienten sind Bulimiker meist normal- oder leicht übergewichtig. Die Bulimia nervosa tritt typischerweise in *westlichen Industriegesellschaften* auf, die spezielle Erwartungen an Attraktivität und Leistungsfähigkeit junger Frauen stellen. Inzwischen ist die Bulimie ein verbreitetes Krankheitsbild. In psychotherapeutischen Einrichtungen sind 10 bis 15 Prozent der Patienten Bulimiker.

Symptomatik

Zu den typischen Merkmalen und Symptomen der Bulimie zählen

- wiederholte Episoden von Eßanfällen (rasche Aufnahme einer großen Nahrungsmenge)
- Kontrollverlust über das Eßverhalten während der Eßanfälle
- Anwendung gewichtsreduzierender Maßnahmen, um einer Gewichtszunahme entgegenzusteuern (selbstinduziertes Erbrechen, Laxanzien, Diuretika, Schilddrüsenpräparate, Diät, extreme körperliche Betätigung)

3

- andauernde, übertriebene Beschäftigung mit Figur, Gewicht und Essen sowie krankhafte Furcht vor dem Dickwerden
- sekundäre somatische Symptome, wie z. B. Karies infolge Magensäureeinwirkung auf den Zahnschmelz, Elektrolytverschiebungen
- meist normales Körpergewicht, eventuell leichtes Übergewicht
- soziale Probleme (Verschuldung, sozialer Rückzug)

Nachdem die ersten Symptome aufgetreten sind, warten die Patienten oft jahrelang, bevor sie erstmals therapeutische Hilfe suchen. Sie entwickeln hinsichtlich der Eßstörung oft starke Schuld- und Schamgefühle. Im Gegensatz zu anorektischen Patienten betrachten sie sich als krank und stehen unter *starkem Leidensdruck.*

Intrapsychische Konflikte

Auf die westliche Kultur bezogen ist das Dilemma junger Frauen, gleichzeitig dem *herrschenden Schönheitsideal* und einem *hohen Leistungsanspruch* in Beruf und Freizeit entsprechen zu sollen oder wollen. Die in diesem Konflikt entstehenden Spannungen können nur regressiv (d. h. durch Sichgehenlassen in infantiler Manier) bewältigt werden. Im *regressiven Verhalten* drückt sich der Wunsch nach Hingabe, also danach, beschützt zu werden und vertrauen zu dürfen, aus. Dem Wunsch nach Hingabe stehen jedoch ausgeprägte Hingabeängste gegenüber, beispielsweise vor Kränkung, Verlassenwerden, Selbstaufgabe und Kontrollverlust. Der Eßanfall kann als Versuch verstanden werden, sich das Gefühl zu verschaffen, gut versorgt, nicht allein und nicht verlassen zu sein, ohne sich von anderen abhängig fühlen zu müssen. Die Übersättigung löst Schuld- und Schamgefühle sowie ausgeprägten Selbsthaß aus, weil die Gier im Eßanfall nicht beherrscht werden konnte. Der Brechanfall kann nun als Versuch verstanden werden, den Triebdurchbruch rückgängig zu machen und die Kontrolle über die eigenen Bedürfnisse wiederzuerlangen.

Therapie

Zur Behandlung der Bulimia nervosa ist eine *Kombination aus konfliktorientierten und symptomorientierten Therapien* erforderlich:

- **konfliktorientiert:** aufdeckende tiefenpsychologisch orientierte Verfahren, die auf die Bewußtwerdung zugrundeliegender Konflikte abzielen
- **symptomorientiert:** Die bulimische Symptomatik entwickelt häufig eine Eigendynamik, die parallel zu den aufdeckenden Verfahren verhaltenstherapeutisch (z. B. Eßtagebuch, Training normalen Eßverhaltens) behandelt werden sollte. Kurzfristig können etwa bei schwerer depressiver Symptomatik auch Psychopharmaka eingesetzt werden.

Prognose

Die Prognose ist günstiger als bei der Anorexia nervosa. Bei vorhandener Psychotherapiemotivation kann bei mehr als 80 % der Patienten ein zufriedenstellendes Ergebnis erzielt werden.

Psychogene Adipositas

Bei der **Adipositas** handelt es sich um eine Einlagerung von Fett in verschiedene Körperteile infolge einer gestörten Energiebilanz, d. h., die Energiezufuhr ist größer als der Energieverbrauch. Als Übergewicht wird ein Gewicht bezeichnet, das das Normalgewicht um mehr als 20 % bis 30 % überschreitet.

Symptomatik

Es besteht eine **Hyperphagie**, d. h. eine rauschartige, anfallsartige, fortwährende oder auf bestimmte Situationen (Alleinsein) oder Zeiten (nachts) begrenzte übermäßige Nahrungszufuhr.

Die somatische Symptomatik wird von den Sekundärfolgen bestimmt: z. B. degenerative Wirbelsäulen- und Gelenkerscheinungen, Arteriosklerose mit den entsprechenden Folgeerkrankungen, Überlastung des Stütz- und Bindegewebes (z. B. Plattfuß, Hernien), Diabetes mellitus (verminderte Ansprechbarkeit der Insulinrezeptoren bei Hyperinsulinismus),

Hyperuricämie, Hyperlipoproteinämie. Weiterhin bestehen kosmetische Beeinträchtigungen und eine mechanisch bedingte Unbeholfenheit, die soziale Probleme mit sich bringen können. Häufig finden sich Körperschemastörungen (der eigene Körper wird als abstoßend und ekelerregend erlebt) und verschiedene psychische Symptome (z. B. Depressivität).

Entstehung

Nur etwa 5% aller Adipositaserkrankungen liegen organische Ursachen zugrunde (endokrine oder metabolische Störungen, genetisch verankerte Unterschiede in der Nahrungsverwertung). Bei den verbleibenden 95% der Adipositaspatienten ist eher ein intrapsychischer Konflikt für die Krankheitsentstehung verantwortlich.

Bei Adipositaspatienten handelt es sich mitunter um Menschen, die in ihrer Kindheitsentwicklung schwere körperliche und/oder psychische Traumata (z. B. Gewalt, Ausgrenzung) erlitten haben. Diese Erfahrungen führen häufig zu borderlineartigen Charakterstörungen. In diesem Zusammenhang hat die Adipositas Funktionen in der Beziehungsregulierung (insbesondere im Nähe-Distanz-Bereich) zu erfüllen. So grenzt der Fettmantel nach außen ab, hält andere auf Distanz. Häufig dient die Fettleibigkeit der Adipositaspatienten dazu, sich wenigstens über den vergrößerten Körper zu spüren. In der Literatur wird immer wieder diskutiert, daß Adipositas infolge oraler Verwöhnung bei gleichzeitigem Mangel an echter Zuwendung in der Kindheit entstünde, wodurch eine symbolische Gleichsetzung „Essen = Liebe" hervorgerufen würde. Später komme es in Situationen psychischer Spannung zur Reaktivierung dieser Gleichsetzung. Essen führe dann zu einer kurzfristigen Spannungsreduzierung und könne beispielsweise Liebe und Geborgenheit bedeuten oder für Schmerzen, Verluste und Enttäuschung entschädigen.

Therapie

- Reduktion der Nahrungszufuhr
- Steigerung der körperlichen Aktivität
- Bei Vorliegen stärkerer struktureller Defizite langfristige psychotherapeutische Behandlung (ähnlich der Borderline-Therapie)
- Selbsthilfegruppen

Prognose

Adipöse suchen selten eine kausale, auf die psychosozialen Ursachen gerichtete Therapie auf. Sind sie einer Psychotherapie gegenüber aufgeschlossen, lassen sich langfristige Erfolge erzielen. Systematische Studien über größere Behandlungszahlen fehlen bislang.

Aufgaben

1. Für welche Störungen wird der Begriff „Neurose" verwendet?
2. Charakterisieren Sie eine akute Belastungsreaktion.
3. Was unterscheidet die akute Belastungsreaktion von einer posttraumatischen Belastungsstörung?
4. Erklären Sie die Begriffe „Symptomauslösende Situation" und „Disposition" in ihrem Zusammenspiel bei der Entstehung „psychogener" bzw. neurotischer Störungen.
5. Was ist ein Abwehrmechanismus?
6. Beschreiben Sie die wesentlichen Symptome einer Agoraphobie.
7. Nennen Sie einige verbreitete soziale Phobien.
8. Welche körperlichen Begleiterscheinungen finden Sie bei sogenannten „Panikattacken"?
9. Nennen Sie einige typische Zwangshandlungen.
10. Welche Gemeinsamkeiten findet man bei allen somatoformen Störungen?
11. Nennen Sie die häufigsten Eßstörungen.
12. Nennen Sie die häufigsten Symptome der Anorexia nervosa.
13. Erklären Sie den Begriff der „Body-image-Störung".

3

14. Welche typischen therapeutischen Probleme gibt es in der Therapie der Anorexia nervosa?
15. Welche kulturellen Einflüsse sind an der Entstehung der Bulimie beteiligt?
16. Nennen Sie einige Unterschiede in der Entstehung und im Verlauf von Anorexia nervosa und Bulimia nervosa.

3.2
Persönlichkeits- und Verhaltensstörungen

Merke !

Bei den **Persönlichkeits- und Verhaltens-störungen** handelt es sich um strukturelle, tief verwurzelte, anhaltende Verhaltens-muster, die sich in starren Reaktionen auf unterschiedliche persönliche und soziale Lebenslagen zeigen.

Menschen mit Persönlichkeitsstörungen unterscheiden sich von der Mehrheit ihrer Mitmenschen durch deutliche Abweichungen im *Wahrnehmen, Denken, Fühlen* und in der *Beziehungsgestaltung*. Persönlichkeitsstörungen lassen sich bis in die Kindheit zurückverfolgen. Ihre Klassifikation erfolgt anhand der vorherrschenden Verhaltensweisen. Der früher für Persönlichkeitsstörungen verwendete Begriff der Psychopathie oder psychopathischen Persönlichkeit ist heute vor allem wegen seiner diskriminierenden alltagssprachlichen Bedeutung in den Hintergrund getreten.

Im folgenden werden einzelne Persönlichkeitsstörungen vorgestellt. Die beschreibenden Merkmale entsprechen größtenteils den Kriterien, die im ICD 10 angeführt werden.

3.2.1
Schizoide Persönlichkeitsstörung

Kennzeichen der **schizoiden Persönlichkeits-störung** sind
- wenig oder überhaupt kein Vergnügen an Tätigkeiten
- emotionale Kühle, Distanziertheit oder flache Affektivität

- geringe Fähigkeit, warme, zärtliche Gefühle oder auch Ärger anderen gegenüber zu zeigen
- anscheinende Gleichgültigkeit gegenüber Lob und Kritik
- wenig Interesse an sexuellen Erfahrungen mit einer anderen Person (unter Berücksichtigung des Alters)
- übermäßige Vorliebe für einzelgängerische Beschäftigungen
- übermäßige Inanspruchnahme durch Phantasie und Introspektion
- Mangel an engen Freunden oder vertrauensvollen Beziehungen (meist höchstens eine enge Bezugsperson) und fehlender Wunsch nach solchen Beziehungen
- deutlich mangelnde Sensibilität im Erkennen und Befolgen gesellschaftlicher Regeln

3.2.2
Dissoziale Persönlichkeitsstörung

Merkmale der **dissozialen Persönlichkeitsstörung** sind:
- Unbeteiligtsein gegenüber Gefühlen anderer
- deutliche und andauernde Verantwortungslosigkeit und Mißachtung sozialer Normen, Regeln und Verpflichtungen
- Unvermögen zur Beibehaltung längerfristiger Beziehungen, aber keine Schwierigkeiten, Beziehungen einzugehen
- sehr geringe Frustrationstoleranz und niedrige Schwelle für aggressives, auch gewalttätiges Verhalten
- Unfähigkeit zum Erleben von Schuldbewußtsein oder zum Lernen aus Erfahrung, besonders aus Bestrafung
- Neigung, andere zu beschuldigen oder vordergründige Rationalisierungen für das eigene Verhalten anzubieten, durch welches die Person in einen Konflikt mit der Gesellschaft geraten ist

Anhaltende Reizbarkeit kann ein zusätzliches Merkmal sein. Eine Störung des Sozialverhaltens in der Kindheit und Jugend stützt die Diagnose, muß aber nicht vorgelegen haben. Die Betroffenen werden häufig straffällig. Nur wenige begeben sich in Therapie.

3.2.3
Emotional instabile Persönlichkeitsstörung

Unterformen der **emotional instabilen Persönlichkeitsstörung** sind der *impulsive Typus* und der *Borderline Typus*. Folgende Merkmale lassen sich beobachten:

- Impulsivität oder Unberechenbarkeit des Verhaltens in mindestens zwei Bereichen, die potentiell selbstschädigend sind (etwa Drogen/Alkohol, Ladendiebstahl, Glücksspiel u.ä.)
- intensive, aber instabile menschliche Beziehungen
- unzureichend kontrollierte Affekte (chronische Gereiztheit, Zornausbrüche)
- Zeichen von Identitätsunsicherheit (Fremdheit der eigenen Gefühle, Körperschemastörungen, Unwirklichkeitserleben, Gefühl des Nichtdazugehörens)
- starke Stimmungsschwankungen
- Nichtalleinseinkönnen
- selbstschädigende Handlungen
- chronische Leere und Langeweile

Für die Diagnose einer Borderline-Persönlichkeitsstörung müssen mindestens 5 der 8 Merkmale zutreffen.

3.2.4
Histrionische Persönlichkeitsstörung

Die **histrionische Persönlichkeitstörung** wurde früher als hysterische Persönlichkeitsstörung oder infantile Persönlichkeitsstörung bezeichnet. Ihre Kennzeichen sind:

- Dramatisierung bezüglich der eigenen Person, theatralisches Verhalten, übertriebener Ausdruck von Gefühlen
- Suggestibilität, leichte Beeinflußbarkeit durch andere Personen oder Umstände
- oberflächliche und labile Affektivität
- andauerndes Verlangen nach Aufregung, Anerkennung durch andere und Aktivitäten, bei denen die betreffende Person im Mittelpunkt der Aufmerksamkeit steht
- unangemessen verführerisch in Erscheinung und Verhalten
- übermäßiges Interesse an körperlicher Attraktivität

Egozentrik, Selbstbezogenheit, anhaltendes Verlangen nach Anerkennung, erhöhte Kränkbarkeit und andauernd manipulatives Verhalten zur Befriedigung eigener Bedürfnisse können zusätzliche Merkmale sein. Die echte histrionische Persönlichkeit findet sich selten beim Psychotherapeuten ein.

3.2.5
Anankastische Persönlichkeitsstörung

Für die **anankastische (zwanghafte) Persönlichkeitsstörung** lassen sich folgende Kriterien aufstellen:

- übermäßige Zweifel und Vorsicht
- ständige Beschäftigung mit Details, Regeln, Listen, Ordnung, Organisation und Plänen
- Perfektionismus, der die Fertigstellung von Aufgaben behindert
- übermäßige Gewissenhaftigkeit, Skrupelhaftigkeit und unverhältnismäßige Leistungsbezogenheit unter Vernachlässigung von Vergnügen und zwischenmenschlichen Beziehungen
- übermäßige Pedanterie und Befolgen von Konventionen
- Rigidität und Eigensinn
- unbegründetes Bestehen auf der Unterordnung anderer unter eigene Gewohnheiten oder unbegründetes Zögern, Aufgaben zu delegieren
- Aufdrängen beharrlicher und unerwünschter Gedanken und Impulse (siehe auch Zwangsstörung)

3.2.6
Narzißtische Persönlichkeitsstörung

Der in sein eigenes Spiegelbild vernarrte Jüngling Narziß aus der griechischen Sage gibt der **narzißtischen Persönlichkeitsstörung** ihren Namen. Es handelt sich um eine pathologische Form der *Selbstbezogenheit* und *Selbstliebe*, also einer gestörten Selbstwertregulation. Der hochgradig von der Bestätigung anderer abhängige und extrem kränkbare Mensch wird zum Patienten, wenn er in eine narzißtische Krise gerät und eine narzißtische Depression, Suizidalität oder auch andere psychische oder körperliche Störungen entwickelt. Innerhalb unserer Kul-

3

tur, die das Individuum in den Vordergrund stellt, trifft man allenthalben auf einen gewissen Narzißmus. Als diagnostische Kategorie sollte er deshalb nur im Zusammehang mit klinisch bedeutsamen Störungen verwendet werden.

Aufgaben

1. Wie definieren Sie den Begriff „Persönlichkeitsstörung"?
2. Beschreiben Sie die wesentlichen Kennzeichen einer „Borderline-Persönlichkeitsstörung" und einer „anankastischen Persönlichkeitsstörung".

3.3
Affektive Störungen

Merke !

Affektive Störungen sind Erkrankungen, bei denen eine Störung der Affektivität (insbesondere der Stimmung) im Vordergrund steht. Diese kann sich in zwei entgegengesetzten Richtungen äußern: als Manie und als Depression.

Affektive Störungen verlaufen meist in deutlich abgesetzten Phasen. Dazwischen liegen „gesunde" Intervalle, in denen die Patienten frei von Krankheitszeichen sind. In der Regel hinterlassen die Krankheitsphasen auch bei wiederholtem Auftreten keine bleibenden Störungen (also keine sogenannten Residualzustände). Am häufigsten treten depressive Episoden auf, die nicht von manischen Phasen gefolgt werden. Sie dauern durchschnittlich vier bis sechs Monate. Umgekehrt gibt es, wenn auch selten, manische Episoden, die nicht von einer depressiven Phase gefolgt werden. Im Gegensatz zu diesen **unipolaren** Krankheitsverläufen spricht man von **bipolaren** affektiven Störungen, wenn sowohl manische als auch depressive Episoden vorkommen.

Bipolare und monopolare affektive Störungen treten in einem Verhältnis von 30 zu 70 Prozent auf. In den Kliniken trifft man überdies auf ein ungleiches Geschlechterverhältnis: Unter den Betroffenen finden sich 30 Prozent Männer und 70 Prozent Frauen. Der Erkran-

kungsbeginn liegt bei den bipolaren affektiven Störungen um das 4. Lebensjahrzehnt herum. Bei den monopolaren Formen existieren zwei Gipfel: Ein Teil der Betroffenen erkrankt zwischen dem 20. und 29., ein anderer zwischen dem 50. und 59. Lebensjahr.

3.3.1
Depressive Episode

Die wichtigsten Beschwerden und Symptome, aus denen man die Diagnose einer **depressiven Episode** stellen kann, sind
- depressive Verstimmung
- innere und äußere Hemmung
- leibliche Mißempfindungen
- vegetative Funktionsstörungen

Depressive Verstimmung

Es fällt den Patienten schwer, den Zustand grundloser Traurigkeit oder besser der freud- und **hoffnungslosen Verstimmtheit** in Worte zu fassen. Manche sprechen von Niedergeschlagenheit, von Gedrücktheit und Schwermut, andere von Depressionen, Mutlosigkeit und Verzweiflung. Die Betroffen sind ohne Hoffnung, und ihr Weltbild ist pessimistisch getönt. Oft entspringen dieser Stimmung Selbsttötungsideen und -handlungen. Die Patienten können sich nicht mehr freuen, oft nicht einmal mehr weinen. Durch den erlebten Mangel an Gefühlsregungen gegenüber Verwandten, Bekannten und anderen Menschen rückt die Welt in die Ferne. Man spricht von einer „Unfähigkeit zu trauern", von einem „Gefühl der Gefühllosigkeit".

Nicht selten leiden die Betroffenen unter erheblicher **Angst**. Sie kann ganz diffus sein oder den Charakter konkreter Befürchtungen (Phobien) annehmen. Oft bestimmen häusliche oder berufliche Pflichten und die Tatsache, daß sie ihnen nicht mehr gewachsen sind, die krankhaften Befürchtungen dieser Patienten, oder sie haben Angst, weil sie vermuten, an einer unheilbaren körperlichen Erkrankung (z. B. Krebs) zu leiden.

Häufig tauchen **Schuldgefühle** auf, die sich auf die Vergangenheit beziehen. Mehr oder weniger belanglose Verfehlungen im früheren

Leben werden im Sinne einer großen Schuld verarbeitet, unter der die Betroffenen dann erheblich leiden (Schuld- und Versündigungsideen). Viele Patienten äußern auch die Gewißheit zu verarmen (Verarmungswahn).

Innere und äußere Hemmung

Denken und motorische Abläufe (Bewegungen, Mimik und Sprechweise) der Patienten sind verlangsamt, ihr Wille ist gehemmt.

Infolge der **Denkhemmung** haben sie Mühe, ihre Gedanken auf ein bestimmtes Thema zu richten bzw. das Thema zu wechseln, so daß sie einen Grübelzwang entwickeln können.

Die **Willenshemmung** macht es den Kranken unmöglich, einen Entschluß zu fassen und nach diesem zu handeln. Alltägliche Verrichtungen laufen langsam ab. Schließlich bleiben die Betroffenen morgens im Bett liegen oder sitzen reglos auf dem Stuhl. Mitunter verweigern sie die Nahrung, kauen oder schlucken nicht mehr, liegen völlig erstarrt im Bett (*depressiver Stupor*). Statt der Hemmung können auch ängstliche Unruhe und gequältes Getriebensein das Bild beherrschen (*Agitation*).

Leibliche Mißempfindungen

Zu der depressiven Verstimmung und Hemmung gesellen sich **leibliche Mißempfindungen**. Die Patienten klagen über einen „Kopf wie Blei", Augenflimmern, Sausen und Zischen im Ohr, einen Kloß im Hals, einen Felsblock auf der Brust oder über Störungen, die den ganzen Körper betreffen, wie Mattigkeit, Schweregefühl und innere Unruhe.

Vegetative Funktionsstörungen

Typischerweise berichten die Patienten über Schlafstörungen, Appetitlosigkeit, Gewichtsabnahme, Verstopfung, vermehrtes Schwitzen, Schwindelzustände, Herzjagen und Abnahme der Libido.

Ausprägungsgrade

Das depressive Syndrom kann sich in leichter Verstimmung bis hin zum schweren Stupor

(gehemmte Depression) oder in depressivängstlicher Erregung (nichtgehemmte Depression) äußern. Nicht selten klagt der Kranke vorwiegend über vegetativ-körperliche Beschwerden, hinter denen die depressive Verstimmung zurücktritt (maskierte oder larvierte Depression).

Klinischer Fall

Fallbeispiel einer depressiven Episode

Eine 37jährige Frau wird wegen depressiver Hemmung und Suizidideen stationär aufgenommen. Vor der Erkrankung war sie lebhaft und kontaktfreudig. Sie berichtet, sie sei seit einigen Wochen völlig niedergeschlagen und depressiv und sehe die Zukunft in düsteren Farben. Hoffnungslos habe sie zu Hause untätig herumgesessen und viel geweint, nicht zuletzt wohl wegen der Schmerzen im Kreuz und des unerträglichen Druckgefühls auf der Brust. In der Nacht grüble sie unentwegt, ob sie alles richtig gemacht habe, mit dem Beruf und den Kindern, ob sie eine gute Ehefrau gewesen sei. Am Morgen fühle sie sich wie gelähmt und dabei von Angst gequält. Der beginnende Tag stehe vor ihr „wie ein unüberwindlicher Berg, wie eine schwere Last". Am Tag vor der Klinikaufnahme äußerte sie: „Mein Leben hat keinen Sinn mehr, das beste ist, ich wäre tot, dann seid ihr mich los."

Therapieverlauf: In der Klinik war sie zunächst aufs Schwerste gehemmt, wie versteinert, ohne jede spontane Äußerung. Unter medikamentöser Behandlung erfolgte eine gewisse Auflockerung. Ein tiefgreifender depressiver Affekt und heftige Selbstvorwürfe wurden erkennbar: „Ich bin an allem schuld, an allem. Für mich ist die höchste Strafe nicht ausreichend. Ich habe alles falsch gemacht." 14 Tage nach einer antidepressiven Pharmakotherapie (mit Thymoleptika) hellte die Stimmung auf; auch die Hemmung verschwand zusehends. Sie kann nach ungefähr sechs Wochen praktisch beschwerdefrei entlassen werden.

3

3.3.2
Manische Episode

Vom Erscheinungsbild her ist die **manische Episode** das Gegenstück zur Depression. Ausgeprägte *gehobene Stimmungslage*, grundlose Heiterkeit, kritikloser Optimismus und *psychomotorische Enthemmung* bzw. Erregung bestimmen das Bild.

Gehobene frohmütige Stimmung

Die Patienten erleben alles von der heiteren Seite, wirken humorvoll und witzig, verbreiten eine ansteckende Heiterkeit.

Antriebsvermehrung

Sowohl im psychischen als auch im motorischen Bereich ist der Antrieb gesteigert. Die Kranken zeigen eine hektische Betriebsamkeit, haben große Pläne, leisten dabei aber effektiv sehr wenig. In ihrem Rededrang sind sie nicht zu bremsen, wollen überall mitreden, mischen sich in alles ein. Hindert man sie an ihrer Aktivität, so schlägt ihre heitere Gestimmtheit in Gereiztheit und Aggressivität um. Ihre Denkabläufe sind derart beschleunigt, daß es zur **Ideenflucht** kommt, wobei die Patienten vom Hundertsten ins Tausendste kommen.

Erhöhtes Selbstwertgefühl

Die Patienten überschätzen sich und ihre Fähigkeiten. In einem unkritischen Kraftgefühl erleben sie sich als übergesund, körperlich und psychisch besonders leistungsfähig und geraten in eine maßlos **übersteigerte Selbsteinschätzung**. Hieraus resultieren vielfältige Konflikte. So gehen die Betroffenen beispielsweise geschäftliche Verpflichtungen ein, die sie nicht einhalten können, verschwenden ihr Eigentum bis zum Ruin und geraten u.U. mit dem Strafgesetz in Konflikt. Da sie auch keine Krankheitseinsicht zeigen, ist eine Zwangseinweisung zur stationären Behandlung oft nicht zu umgehen.

Ausprägungsformen

Es gibt verschiedene Spielarten des manischen Syndroms: die heiter-fröhliche Manie, die zornmütig-streitbare, die tobsüchtige und die ideenflüchtige.

Klinischer Fall

Fallbeispiel einer manischen Episode

Eine 34jährige Frau fiel dadurch auf, daß sie sich plötzlich sehr auffällig schminkte und anzog. Sonst ausgeglichen und sparsam, hatte sie in einer Woche mehrere Kleider, Mäntel, Schuhe und Hüte gekauft. Sie schlief nachts nicht mehr und wurde immer unruhiger. Bei der Klinikaufnahme war sie lebhaft, lustig, lachte, sang, scherzte, tänzelte und kokettierte. Sie wisse erst jetzt, wie schön die Welt sei. Die Farben und Töne seien unheimlich bunt und berauschend. Die Blumen auf dem Tisch und ihr Duft seien kaum in Worte zu fassen. Während des Gesprächs sprang sie auf, lief im Zimmer umher, sang einige Schlager und setzte sich dem Untersucher auf den Schoß. Nachdem sie einen Witz erzählt hatte, äußerte sie, daß sie ihre Arbeit aufgeben und sich beim Schlagerstudio bewerben werde, nach kurzer Zeit wäre sie dann weltberühmt.

3.3.3
Dysthymia

Als **Dysthymia** bezeichnet man chronische depressive Verstimmungen, die sich allein anhand qualitativer Merkmale ihrer Symptomatik nicht von einer depressiven Episode abgrenzen lassen. Hinsichtlich Schweregrad und Dauer erfüllen sie jedoch nicht die Kriterien für eine depressive Episode. Die Dysthymia hat viel mit den Konzepten der depressiven Neurose bzw. der neurotischen Depression gemeinsam, die von einer erlebnisbedingten („psychogenen") Verursachung ausgehen.

Symptomatik

Bei allen depressiven Störungen lassen sich Symptome auf folgenden Ebenen finden:

- Beeinträchtigung der Stimmung (depressive Stimmung = gedrückte Stimmung = „Verstimmung") verbunden mit vermindertem Selbstvertrauen, Selbstvorwürfen sowie Suizidideen
- Verminderung des Antriebs (Verlangsamung der Bewegungen, Denkhemmung, Müdigkeit, Apathie)
- Veränderung der Denkinhalte: Freudlosigkeit und Sorgen beherrschen das Denken, Schuld-, Versündigungs- und Verarmungsideen können wahnhaften Charakter annehmen

Andere psychische Störungen, wie Zwänge oder Phobien, können die depressive Verstimmung begleiten. Vegetative Störungen, wie Schlaf-, Verdauungs-, Blutdruckregulationsstörungen, Kopfschmerzen u.v.a., führen zu vielfältigen ärztlichen Maßnahmen.

Auslösende Situationen

Auslösend wirken insbesondere Situationen, in denen die Betroffenen gekränkt wurden (narzißtische Depression) oder in denen sie sich von wichtigen Bezugspersonen trennen müssen bzw. befürchten, aus Gemeinschaften ausgegrenzt zu werden.

Dispositionen

Ein wesentliches gemeinsames Merkmal erlebnisbedingter depressiver Verstimmungen ist der sog. *depressive Grundkonflikt*. Es handelt sich um einen unbewußten Konflikt, der in frühen Entwicklungsphasen der Persönlichkeit entsteht. Menschen, die sich in einer frühen Entwicklungsphase schutzlos und allein gelassen gefühlt haben (beispielsweise durch Trennung von ihrer Bezugsperson), können eine unstillbare Sehnsucht nach einer Sicherheit gebenden, versorgenden, akzeptierenden Person entwickeln. Dies äußert sich im späteren Leben dann als permanentes Gefühl des Verlusts, eines inneren Mangels und eines Bedürfnisses

nach Ergänzung des Selbst durch eine harmonische symbiotische Beziehung. Gleichzeitig schützt sich das Ich vor Gefühlen bedrohlicher Abhängigkeit, die an diesen Wunsch gebunden sind, indem Beziehungen entweder sehr distanziert oder sehr kontrollierend gestaltet werden. Diesen Grundkonflikt können prinzipiell ganz unterschiedliche Persönlichkeiten haben, wobei die Beziehungsthemen Sehnsucht-Enttäuschung bzw. Verlust auf ganz unterschiedliche Weise bewältigt werden können.

Therapie

Im Vordergrund der Therapie einer Dysthymia stehen psychotherapeutische Verfahren. Sie verfolgen entweder die Zielstellung einer Umstrukturierung der Persönlichkeit (analytische Psychotherapie), einer Verbesserung der auslösenden Beziehungsstörung (tiefenpsychologisch fundierte Psychotherapie) oder einer direkten Beeinflussung „depressiver" Denkmuster (kognitive Psychotherapie). Häufig wird eine zusätzliche antidepressive Pharmakotherapie vorübergehend notwendig.

Klinischer Fall

Fallbeispiel 1 einer Dysthymia

Suizidversuch im Rahmen einer nicht verarbeiteten Trennung: Die 20jährige Patientin ist seit einigen Monaten mit einem jungen Mann befreundet, in den sie sich zunehmend verliebt hat. Er wird zum ständigen Hauptinhalt ihres Erlebens. An seiner Seite sieht sie ihre Zukunft. Für den Mann ist diese Beziehung nur eine von vielen flüchtigen Verhältnissen, und er zieht sich zunehmend zurück. Noch bevor er auszieht, ist sie innerlich zu Tode betrübt. In den folgenden Wochen zieht sie sich von allen sozialen Kontakten zurück, vernachlässigt ihre beruflichen und alltäglichen Pflichten, bekommt einen müden und stumpfen Gesichtsausdruck, eine schlaffe Haltung. Bald wird sie ohne Initiative und hat keine Pläne mehr für die Zukunft. Eines Morgens finden ihre Eltern sie unerweckbar schlafend in ihrem Zimmer. Das leere Röhrchen mit der Aufschrift eines Schlafmittels auf

3

Klinischer Fall Fortsetzung

dem Nachttisch verrät, daß sie eine Über-
dosis des Medikaments in suizidaler Absicht eingenommen hat. Nach der intensiv-
medizinischen Betreuung gelingt es dem
hinzugezogenen Psychotherapeuten, das
Einverständnis der Patientin zu einer
10stündigen Kurztherapie zu erreichen,
nach deren Abschluß die Patientin frei von
depressiven Symptomen ist.

Fallbeispiel 2 einer Dysthymia

*Chronifiziertes depressives Syndrom mit
schwerer Arbeitsstörung und anhaltender
Suizidalität:* Es handelt sich um eine
30jährige, in einem akademischen Beruf
arbeitende, verheiratete Frau, die ein Kind
hat. Die Störung trat erstmals auf, als sie
ihre erste berufliche Funktion mit umschriebener eigener Verantwortlichkeit übernommen hatte. Die Patientin hatte seit jeher
(von niemandem geteilte) Zweifel an ihrer
Berufseignung. Sie berichtet, sie habe den
Beruf den Eltern zuliebe ergriffen.
Problem: In den ersten Therapiegesprächen
standen massive Ehekonflikte im Vordergrund. Schon kurz nach der Hochzeit habe
man sich trennen wollen, sei aber wegen
des Kindes zusammengeblieben. Seither
gebe es viele unerfreuliche Szenen und Ereignisse. Der Ehemann habe schon immer
als „Widerpart des Vaters" versucht, ihr den
Beruf auszureden. Einerseits wünsche sie,
sich aus den Abhängigkeiten und Verpflichtungen durch Eltern und Mann zu befreien,
sieht jedoch nur den Ausweg über das Aufgeben der innerhalb dieser Verpflichtungen
zustande gekommenen Positionen als Ehefrau und verantwortliche berufliche Autorität. Sie befürchtet demzufolge sowohl den
Verlust der familiären Unterstützung durch
Abwendung der Eltern, Scheidung etc.
(äußere Konsequenz) als auch die unerträg-
liche Konfrontation mit der Angst, die auftritt, wenn sie daran denkt, tatsächlich für
sich selbst und ihre Entscheidungen verantwortlich zu sein (innere Konsequenz).
Therapieverlauf: Bei dieser Patientin war
eine 120stündige ambulante tiefenpsycholo-

gisch fundierte Psychotherapie erforderlich.
In deren Verlauf gelang es ganz allmählich,
die Patientin dazu zu befähigen, mehr Unabhängigkeit und Selbstverantwortung zu
übernehmen. Zunächst ersetzte sie die Abhängigkeit von Vater und Ehemann durch
die vom Therapeuten, der nun die Verantwortung für sie und ihr Leben übernehmen
sollte. Durch die Übertragung (s. S. 378)
ihrer damit verbundenen zwiespältigen Gefühle auf den Psychotherapeuten konnte
dieser Konflikt direkt in der therapeutischen
Beziehung erkannt und bearbeitet werden.

Aufgaben

1. Erklären Sie den wesentlichen Unterschied zwischen bipolaren und
   monopolaren affektiven Störungen.
2. Nennen Sie die wichtigsten Symptome
   des depressiven Syndroms.
3. Welche Ursachen liegen einer Dysthymia
   zugrunde?

3.4
Schizophrenie, schizotype und wahnhafte Störungen

Wörtlich übersetzt bedeutet der Ausdruck
Schizophrenie soviel wie Bewußtseinsspal-
tung. Damit ist ein wichtiges Symptom angedeutet, denn die Betroffenen erleben sich häufig in ihrer Persönlichkeit, ihrem Ich, ihrem
Fühlen, Wollen und Handeln als gespalten.

Merke !

Als **Schizophrenie** bezeichnet man eine
Gruppe psychischer Störungen, die mit
Persönlichkeitsstörungen, Antriebsstörun-
gen, Wahrnehmungsstörungen und
Denkstörungen einhergehen.

An Schizophrenie erkrankt etwa 1 Prozent der
Bevölkerung. Die eigentliche Ursache der Störung ist immer noch ungeklärt. Es wird davon
ausgegangen, daß eine erblich bedingte *Hirnstoffwechselstörung* eine Rolle spielt. *Psychosoziale Faktoren* (Bedingungen der frühen Kind-

heit, aktuelle und chronische Konflikte) beeinflussen die Entwicklung des Krankheitszustands und sind bei Behandlung und Rehabilitation zu berücksichtigen.

Seit der Einführung *neuroleptischer Arzneimittel* hat sich die Prognose für Schizophreniekranke deutlich verbessert. Etwa zwei Drittel der Behandlungen führen entweder zur vollständigen (25 %) oder zumindest zu einer „sozialen" Heilung (40 %). Von letzterer spricht man, wenn bei ausreichender sozialer Eingliederung keine Behandlungsbedürftigkeit mehr besteht. Bei etwa einem Drittel der Behandelten resultieren meist ausgeprägte *Defektzustände*. Nur wenige Betroffene müssen jedoch dauerhaft in Kliniken untergebracht werden.

Symptomatik

Allgemein lassen sich folgende Symptome bei dieser Gruppe von Störungen beobachten:

- **Persönlichkeitsstörungen:** Ich-Störungen (Fremdheitserleben gegenüber der eigenen Person, die Überzeugung, andere beeinflußten das Denken und Wollen, entziehen oder geben Gedanken ein)
- **affektive Störungen:** unangepaßte, flache Affekte (Patienten lachen zu traurigen Anlässen, sind unfähig zu tiefer Freude oder Trauer)
- **Antriebsstörungen:** Erregungszustände, Stupor, schizophrene Ausdrucksstörungen (bizarre Mimik und Gestik)
- **Wahrnehmungsstörungen:** Stimmenhören (akustische Halluzinationen), Gedankenlautwerden, leibliche Beeinflussungserlebnisse, optische und Geruchshalluzinationen
- **Denkstörungen:** Zerfahrenheit (der Ideenzusammenhang in den Sätzen geht verloren), Wahnideen (z. B. Verfolgungsideen oder die unerschütterliche Überzeugung, ein anderer zu sein)

Um die Diagnose einer Schizophrenie zu rechtfertigen, müssen mehrere der aufgeführten Symptome nachgewiesen werden, ohne daß eine eindeutige körperliche Grundkrankheit gefunden werden kann.

Formen

Herkömmlicherweise unterscheidet man nach der im Vordergrund stehenden Symptomatik und Verlaufsform die folgenden klinischen Bilder:

- hebephrene Schizophrenie
- katatone Schizophrenie
- paranoide Schizophrenie

3.4.1
Hebephrene Schizophrenie

Die **hebephrene Schizophrenie** entsteht zwischen dem 15. und 25. Lebensjahr (*Hebe*, gr. Göttin der Jugend). Allmählich verarmt der *Antrieb* der Patienten und ihre *Affekte* verflachen. Dabei befinden sie sich in einer läppisch-heiteren Grundstimmung. Die bis zu dieser Zeit oft gewissenhaften und intelligenten Jugendlichen versagen plötzlich in der Schule oder im Beruf, ziehen sich von Familie und Freunden zurück, vernachlässigen sich, entwickeln merkwürdig *verschrobene Verhaltensweisen* und neigen zu versponnener Beschäftigung mit religiösen und philosophischen Fragen. Mimik und Gestik passen nicht zur Situation. Stellt man ihnen Fragen, so reden sie am jeweiligen Thema vorbei. Die Prognose dieser hebephrenen Formen ist im ganzen recht ungünstig.

Klinischer Fall

Fallbeispiel einer hebephrenen Schizophrenie

Die 17jährige Patientin war in normalen Familienverhältnissen aufgewachsen und hatte keine besonderen Erkrankungen durchgemacht. Vor der Erkrankung war sie lebhaft, lustig, kontaktfreudig. Während der Lehre kam es zu einem plötzlichen Leistungsknick. Sie konnte sich nicht mehr konzentrieren, starrte oft ins Leere und begann merkwürdige Gedanken zu äußern. Ohne nachvollziehbare Begründung zog sie sich von den Eltern und Freundinnen zurück. Am hellen Tag zog sie die Vorhänge zu, starrte vor sich hin und lächelte absonderlich.
Auf Fragen reagierte sie nicht, fand alles komisch, kicherte und wirkte auf die

3

Angehörigen albern. Oft lachte sie unmotiviert laut und ungehemmt und schnitt Grimassen. Dann wieder zog sie sich in ihr Zimmer zurück, verschloß Türen und Fenster, beschäftigte sich mit der Bibel und beschrieb zahlreiche Zettel und Hefte. Kurz vor der stationären Aufnahme kam es zu einer depressiven Verstimmung und zu einem Selbsttötungsversuch. Auf der Station fiel die Patientin durch Kontaktstörungen auf, ihre Stimmung war leicht gehoben. Insgesamt wirkte sie affektiv matt und unbeteiligt, die Ereignisse auf Station berührten sie kaum.

3.4.2
Katatone Schizophrenie

Die **katatone Schizophrenie** beginnt in der Regel etwa um das 25. Lebensjahr. Im Vordergrund stehen *Störungen der Psychomotorik*. Die Patienten verhalten sich regungslos, erstarren zu einer Statue, und ihr Gesicht verrät einen Zustand innerer Spannung. Obwohl sie wach sind, verweigern sie die Nahrung und reagieren nicht auf Reize. Passiv erzeugte Lageveränderungen (z.B. angehobener Kopf oder abgewinkelter Arm) behalten sie bei. Die Patienten ahmen Sätze und Handlungen anderer wie ein Echo nach. Sie stehen unter dem Eindruck von *Sinnestäuschungen* und *Wahnideen*.

Manchmal kommt es auch zu schweren *psychomotorischen Erregungszuständen*. Diese entwickeln sich meist unter dem Einfluß von Sinnestäuschungen oder aus einer ängstlich-ratlosen Verstimmung heraus. Mimik und Gestik der Patienten sind dann stärker ausgeprägt, ihre Gedankengänge sind sprunghaft bis zerfahren. Auf dem Höhepunkt der Erkrankung kann es zu Bewegungsstürmen mit massivem Krafteinsatz und aggressiven Handlungen gegen die Umwelt und die eigene Person kommen. Bei hochgradigen Erregungszuständen, bei denen die Körpertemperatur ansteigt und vielfältige vegetativ-körperliche Symptome auftreten, besteht Lebensgefahr.

Klinischer Fall

Fallbeispiel einer katatonen Schizophrenie

Der 23jährige Mann war vor der Erkrankung scheu, zurückhaltend und begabt. Er hatte keine besonderen Krankheiten durchgemacht. Vor einem halben Jahr war er wegen eines nervösen Erschöpfungszustands in ambulanter Behandlung gewesen. Er fühlte sich damals erschöpft, deprimiert, niedergeschlagen und mutlos. Der Zustand hatte sich bald wieder gebessert. Einige Tage vor der Klinikaufnahme fanden die Kollegen sein Verhalten merkwürdig. Er habe kaum noch gesprochen, vor sich hingestarrt. Dann sei er ans Fenster gegangen und habe vorsichtig die Gardine zurückgezogen. Am Schreibtisch habe er große Zeichen auf leere Blätter gemalt und sich dabei ängstlich umgesehen. Auf Fragen habe er keine richtigen Antworten gegeben. Er habe dann in der Ecke gestanden, gegen die Wand gesprochen und gestikuliert. Man hörte Worte wie: „Ihr werdet schon sehen, das könnt ihr nicht mit mir machen… jetzt bauen sie die Bestrahlungsmaschine auf." Am Morgen des Aufnahmetags habe er sich hinter seinen Schreibtisch verbarrikadiert, sei zunehmend unruhig geworden und habe brüllend auf die Arbeitskollegen eingeschlagen. Auf der Station wurde er schnell ruhig und lächelte vor sich hin. Einige Tage später wechselte das Bild, er riß sich die Kleider herunter, zerriß das Bettzeug, nahm Bett und Nachtschrank auseinander, lachte und brüllte. Dann wieder lag er mit angehobenem Kopf reglos im Bett und nahm keine Nahrung zu sich.

3.4.3
Paranoide Schizophrenie

Als **paranoide** (wahnbildende) **Schizophrenien** werden Krankheitsbilder bezeichnet, die sich vorzugsweise im vierten Lebensjahrzehnt manifestieren und deren Symptomatik durch *Denk- und Wahrnehmungsstörungen* bestimmt wird. Sie entsprechen am meisten den populären Vorstellungen von Wahnsinn und Verrücktheit.

Unter Wahn versteht man eine krankhaft entstandene Fehlbeurteilung der Realität, an der die Patienten unkorrigierbar festgehalten.

Der schizophrene **Wahn** ist für den Außenstehenden uneinfühlbar und unverstehbar. Häufig entwickelt sich der Wahn aus einer *Wahnstimmung* heraus. Dabei ist das Erleben des Patienten durch den Charakter des Unheimlichen und Bedrohlichen geprägt und seine Beziehung zu sich selbst verändert. Die krankhaften Erlebens- und Verarbeitungsweisen sind manchmal zu einem zusammenhängenden *Wahnsystem* geordnet. Die wichtigsten Formen sind Beeinträchtigungs-, Verfolgungs-, Versündigungs-, Beziehungs-, Größen-, Verarmungs-, Liebes-, religiöser, politischer und hypochondrischer Wahn.

Die **Sinnestäuschungen** (Halluzinationen) betreffen jedes Sinnesgebiet. Häufig sind es *akustische Halluzinationen*, die der Patient als Stimmen oder Gedankenlautwerden in Rede und Gegenrede schildert und wahnhaft verarbeitet. Sehr charakteristisch sind *Körperhalluzinationen*, wie etwa das Erlebnis sexueller Belästigung. Manche Wahnkranken leben mit einer „doppelten Buchführung", d. h., sie leben quasi in zwei Welten, einerseits in der realen Welt (z. B. als Maurer H. Müller) und zur gleichen Zeit in der Wahnwelt (z. B. als Agent einer feindlichen Macht), ohne an diesen Widersprüchen Anstoß zu nehmen.

Klinischer Fall

Fallbeispiel einer paranoiden Schizophrenie

Ein 38jähriger Mann wird von seiner Frau zum Arzt gebracht. Er berichtet, er sei völlig gesund, aber im Betrieb sei ein Kesseltreiben gegen ihn im Gange. Man stecke die Köpfe zusammen und tuschle über ihn. In Akten habe er Unterstreichungen gefunden, die ihm sagen sollten, daß man ihn loswerden wolle. In letzter Zeit habe er auch derartige Gesprächsfetzen in seiner Wohnung, vor allem nachts, zugesprochen bekommen. Es müßten Mikrophone und Lautsprecher eingebaut sein. Manchmal hätten sich auch mehrere Stimmen über ihn unterhalten, ihn lächerlich gemacht. Selbst bei einigen Fernsehsendungen seien derartige Andeutungen eingeblendet gewesen. Vor kurzem sei ihm bei der Arbeit ein Gedankenblock gesetzt worden. Dies sei von einem furchtbaren Angstgefühl begleitet gewesen. Es sei ihm klar, daß man ihn höheren Orts als Agenten verdächtige. Seine Frau sei der Meinung, er bilde sich das alles nur ein. Aber gestern sei ihm auch beim Essen ein merkwürdiger süßlicher Geschmack aufgefallen, er habe die ganze Küche untersucht, aber noch nichts gefunden. Während des Gesprächs stand der Patient immer wieder auf, horchte an der Tür und flüsterte etwas von Beobachtung. Manchmal riß ihm mitten im Gespräch der Faden, und er starrte aufmerksam und bedeutungsvoll vor sich hin. Nach der stationären Aufnahme wurde er erregt und hochgradig zerfahren. Aus Gesprächsbruchstücken konnte man entnehmen, daß er fürchte, vergiftet zu werden. Er klagte, er habe einen „elektrischen Draht im Leib", durch den man ihn lenken würde. Unentwegt sprach er von Agenten, Verfolgung und fremden Mächten.

3.4.4
Restzustände und Defekte

Die vorstehende Aufzählung der Symptome, die für die wichtigsten Unterformen der Schizophrenie besonders kennzeichnend sind, erfaßt bei weitem noch nicht die Vielfalt der Krankheitszustände. Das zeigt sich vor allem in der Symptomatik der schizophrenen Restzustände und Defekte. Hier stehen **Affektstörungen** und **Antriebsstörungen** im Vordergrund. Die Affektäußerungen sind steif, spröde, kühl und unstet. Für schizophrene Endzustände ist eine Affektverödung charakteristisch. Im engen Zusammenhang mit der gestörten Affektivität steht die **Kontaktstörung**. Der Schizophrene zieht sich zurück, isoliert sich, ist hochgradig autistisch. Er kümmert sich nicht um die äußere Realität, wendet sich ihr nicht zu, denn sein krankhaft verändertes Innenleben steht

3

im Mittelpunkt seines Erlebens. Die Antriebsstörungen äußern sich darin, daß Spannkraft und Initiative der Patienten nachlassen und ihr gesamtes Energieniveau sinkt.

1. Durch welche Symptome sind Schizophrenien charakterisiert?
2. Welche klinischen Bilder kann man bei einer Schizophrenie unterscheiden?
3. Nennen Sie eine typische Form der Sinnestäuschung bei der Schizophrenie.

3.5
Organische psychische Störungen

Merke !

Den **organischen psychischen Störungen** liegt definitionsgemäß eine nachweisbare körperliche Krankheit zugrunde, die das Gehirn entweder direkt (z. B. durch einen Hirntumor) oder indirekt (z. B. durch eine hochfieberhafte Infektionskrankheit) betrifft.

Von körperlich begründbaren psychischen Störungen spricht man, wenn die folgenden Kriterien erfüllt sind:
- Vorhandensein der sog. Leitsymptome (Bewußtseinsstörungen bei den akuten Formen)
- eindeutige körperliche Befunde (z. B. Fieber, neurologische Ausfälle)
- eindeutiger zeitlicher Zusammenhang zwischen körperlichen Befunden und Auftreten der psychopathologischen Symptome
- annähernd paralleler Verlauf zwischen körperlichen Beschwerden und psychopathologischen Erscheinungen

Körperlich begründbare psychische Störungen sind bei sehr unterschiedlichen Grundkrankheiten beschrieben worden. Sind sie Folge der Einwirkung psychotroper Substanzen (z. B. Drogen), so werden sie im ICD 10 gesondert im Abschnitt „Psychische und Verhaltensstörungen durch psychotrope Substanzen" klassifiziert. Die folgende Übersicht faßt einige häufig

zugrundeliegende körperliche Ursachen zusammen:
- entzündliche Erkrankungen des Gehirns und seiner Häute
- traumatische Schäden des Gehirns
- Gefäßerkrankungen des Gehirns
- Hirntumoren und andere raumfordernde Prozesse
- Hirnschwundkrankheiten (z. B. Morbus Alzheimer)
- Intoxikationen (Alkohol, Medikamentenmißbrauch, CO-Vergiftung)
- Stoffwechselstörungen, endokrine Störungen und andere innere Erkrankungen (z. B. Anämien, Herz-Kreislauf-Erkrankungen)

Die Krankheitsbilder sind durch Intensität, Einwirkungszeitraum (akut oder chronisch) und Lokalisation (lokal oder diffus) der Hirnschädigung geprägt. Die Art der körperlichen Grunderkrankung ist für das Krankheitsbild weniger bedeutsam. Die Art des Auftretens und Verlaufs körperlich begründbarer psychischer Störungen läßt sich anhand der Polaritäten „akut" – „chronisch" und „reversibel" (= rückbildungsfähig) – „irreversibel" (= nicht rückbildungsfähig)" beschreiben.

3.5.1
Akute Formen

Psychopathologische Zustände, die im Zusammenhang mit *akuten* Hirnschädigungen und Allgemeinerkrankungen auftreten, sind im allgemeinen *rückbildungsfähig*. Ihr klinisches Bild wird wesentlich durch das Leitsymptom **Bewußtseinsstörungen** bestimmt.

Zustände quantitativer Bewußtseinsstörungen

Diese Gruppe umfaßt Zustandsbilder, bei denen eine Beeinträchtigung des Bewußtseins im Sinne der **Bewußtseinstrübung** bildbestimmend ist. Hierher gehören z. B. körperlich begründbare psychische Störungen, die nach Intoxikationen oder schweren Schädelhirntraumen auftreten. Dabei kann die Bewußtseinstrübung von der leichten Benommenheit bis zum Koma reichen.

Benommenheit Die Aufmerksamkeit des Patienten ist herabgesetzt, er ist verlangsamt und schläfrig.

Somnolenz Der Patient schläft leicht ein, ist aber ohne Mühe weckbar. Er ist apathisch und an der Umgebung nicht interessiert.

Sopor In diesem Zustand schwerer Benommenheit und Schläfrigkeit rufen sogar starke Reize nur noch ungezielte Abwehrbewegungen hervor.

Koma Typische Zeichen des Komas sind tiefe Bewußtlosigkeit, aus der der Patient nicht erweckbar ist, Erlöschen der Reflextätigkeit sowie Atem- und Kreislaufregulationsstörungen.

Zustände qualitativer Bewußtseinsstörungen

Zu dieser Gruppe von Bewußtseinsstörungen gehören Zustände einer **Bewußtseinsänderung**. Hierbei ist der Bewußtseinszustand nicht getrübt. Statt dessen beobachtet man eine Unordnung der psychischen Abläufe. Wahrnehmung, Denken und Affektivität sind so beeinträchtigt, daß sich als typische Syndrome Verwirrtheitszustand, Delir, Dämmerzustand und Halluzinose entwickeln.

Verwirrtheitszustand Im Vordergrund stehen Störungen der Orientierung in *Raum* und *Zeit* sowie bezüglich der *eigenen Person*. Die Patienten können den Aufenthaltsort nicht benennen, Jahreszeit und -zahl werden verfehlt. Bereits eine kurze Unterhaltung zeigt die Verwirrung des Denkens.

Delir Der Patient befindet sich in einem Zustand, in dem die *Auffassung* erschwert, die *Orientierung* gestört, das *Denken* unzusammenhängend sind. Darüber hinaus leidet er unter vielfältigen *Sinnestäuschungen*. Er verkennt auch die Situation im ganzen (im Bett liegend spricht er z. B. auf die nicht anwesenden Mitarbeiter seiner Verkaufsstelle ein, sie sollen den roten Stoff in das obere Regal legen und den Karton in den Schuppen bringen). Es sind häufig Situationen häuslicher und beruflicher Bereiche, in denen er sich zu befinden meint. Dabei ist er motorisch unruhig bis zur hochgradigen Erregung. Er ist von außen beeinflußbar, d. h., man kann ihn etwa dazu auffordern, den halluzinierten Karton ein Stück zur Seite zu schieben. Die Stimmung ist oft ängstlich gefärbt. Am häufigsten tritt das Delir bei Alkoholkranken im Rahmen eines Entzugs auf („Entzugsdelir"). In diesen Fällen haben die Patienten besonders häufig optische Halluzinationen; sie sehen beispielsweise „weiße Mäuse" oder „monströse und eklige Tiere" im Krankenzimmer (s. Psychische und Verhaltensstörungen durch psychotrope Substanzen, Kapitel 3.6)

Dämmerzustand Die Patienten machen auf den ersten Blick einen unauffälligen Eindruck. Sie kommen einfachen Aufforderungen nach, und ihre Handlungen sind in sich folgerichtig. Bei genauer Untersuchung wirken die Patienten wie traumverloren. Ihre *Aufmerksamkeit* scheint auf bestimmte innere Erlebnisse *gerichtet*, und das *Bewußtsein* ist deutlich *eingeengt*. Die Handlungsweisen der Betroffenen sind persönlichkeitsfremd und passen nicht zur Gesamtsituation. Auch *Sinnestäuschungen* kommen vor. Es lassen sich ratlos-erregte, ängstlich-depressive und aggressive Formen unterscheiden.

Halluzinose Der Patient ist in einem Zustand ununterbrochen ablaufender optischer, akustischer und haptischer (= den Tastsinn betreffende) *Sinnestäuschungen*. Dabei ist die Bewußtseinshelligkeit nicht wesentlich herabgesetzt und die Orientierung erhalten.

Zwischen den verschiedenen Zustandsbildern sind Übergänge möglich, sie können bei unterschiedlichen Ursachen vorkommen. Halluzinosen findet man vor allem bei chronischem Alkoholismus und nach Einnahme bestimmter rauscherzeugender Drogen. Delir tritt hauptsächlich bei hohem Fieber auf und, auch dem Laien geläufig, als Komplikation beim chronischen Alkoholismus (meist bei Alkoholentzug). Dämmerzustände kommen bei Epilepsie vor. Haben sie einen derartigen akuten psychotischen Zustand überstanden, erinnern sich die Patienten nicht an diese Zeit, d. h., es besteht eine Amnesie. Besteht die

3

Grundkrankheit fort, treten nach einiger Zeit neue Symptome auf, die für das Vorliegen eines chronischen hirnorganischen Psychosyndroms sprechen (s. folgender Abschnitt).

3.5.2
Chronische Formen

Wirken die schädigenden Faktoren weiter ein, so kann es zu einer bleibenden Schädigung des Gehirns kommen, in deren Verlauf es zu einem Abbau der Hirnrinde (diffus oder umschrieben) kommt. In der Folge entwickeln sich dann die verschiedenen Bilder des **chronischen hirnorganischen Psychosyndroms**.

Merke !

Leitsymptome des **chronischen hirnorganischen Psychosyndroms** sind Persönlichkeitsabbau und Intelligenzabbau (Demenz). Diese Zustände sind in den meisten Fällen nicht rückbildungsfähig.

Die Leitsymptome **Persönlichkeitsabbau** und **Demenz** entwickeln sich häufig aus dem Bild einer akuten körperlich begründbaren psychischen Störung (z. B. infolge eines Schädel-Hirn-Traumas) oder erst nach einem längeren zeitlichen Intervall (z. B. als Spätfolge nach einer Hirnentzündung). In anderen Fällen beobachtet man einen von Anfang an schleichenden Verlauf, der zunehmend zum organischen Psychosyndrom führt, so etwa bei zunehmendem Hirnabbau auf der Grundlage einer fortschreitenden Verkalkung der Hirngefäße. Je nach Schwere der zugrundeliegenden Abbauerscheinungen kommt es zu unterschiedlich stark ausgeprägten Veränderungen der Persönlichkeit, zu Gedächtnisstörungen und Intelligenzabbau sowie in leichteren Fällen oder im Anfangsstadium zum pseudoneurasthenischen Syndrom.

Pseudoneurasthenisches Syndrom Es zeigt sich in reizbarer Schwäche und gesteigerter *Erregbarkeit, Affektlabilität*, leichter Ermüdbarkeit sowie Nachlassen der *Konzentration* und *Merkfähigkeit*. Zusätzlich sind vegetative Symptome zu beobachten (Kopfschmerzen, Schlaflosig-keit, Schwindelzustände, allgemeine Erschöpfung).

Organische Wesensveränderung Eine *Wesensänderung* liegt vor, wenn sich Persönlichkeitseigenschaften des Patienten deutlich zuspitzen, differenzierte Persönlichkeitszüge abschwächen, Takt, Anstand und Rücksichtsnahme abnehmen und moralisch-ethische Gefühle und Strebungen verlorengehen. In leichteren Fällen kommt es zum Nachlassen der Aktivität und Initiative. Die Patienten sind den wechselnden Anforderungen der Lebenssituation nicht mehr gewachsen, die Umstellung auf neue Aufgaben gelingt nicht mehr. Wenn die *Antriebsstörungen* zunehmen, entwickelt sich eine Apathie. Die Patienten werden antriebsarm, langsam, umständlich und schwerfällig. Gelegentlich zeigen sie sich auch übermäßig geschäftig, ohne dabei besonders produktiv zu sein. Dies ist als Ausdruck der *Enthemmung* zu bewerten. Dabei sind die Patienten distanzlos, geschwätzig und umständlich, gelegentlich unbeherrscht-reizbar. Neben diesen Antriebsstörungen beherrschen affektive Störungen das Bild. Als Zeichen der *affektiven Störung* beobachtet man zum einen eine weinerliche und rührselige Stimmungslabilität und Affektinkontinenz. Die Patienten können ihre Affekte nicht ausreichend steuern. Die Affekte springen übermäßig rasch an und sind übermäßig stark ausgeprägt (z. B. erhebliches Weinen bei der Frage nach dem Geburtsort). Zum anderen zeigt sich eine Veränderung der Grundstimmung mit depressiv-ängstlichen, mißtrauisch-gereizten oder gehoben-heiteren Färbungen.

Demenz Im Gegensatz zu angeborenen oder in früher Kindheit erworbenen Intelligenzminderungen (Oligophrenie) kommt es hier zu einem Abbau des früher vorhandenen Intelligenzniveaus. Der *Intelligenzabbau* zeigt sich in einem Nachlassen der intellektuellen Fähigkeiten. Hinzu kommen deutliche Störungen der *Gedächtnisfunktion*. Das *Denkvermögen* läßt nach, die Interessen und Themen des Denkens nehmen ab. Auffassungsgabe, Kritikvermögen und *Urteilskraft* lassen nach. Die Gedächtnisstörungen betreffen zunächst das Kurzzeitgedächtnis. Bei zunehmender Störung lebt der

Patient vorwiegend in Erinnerungen an seine Kindheit. Zeitliche und örtliche *Orientierung* sind erheblich gestört.

Diese chronischen Formen organischer psychischer Störungen verlaufen nur in einer kleinen Zahl bis zur Ausbildung einer schweren Demenz. Häufiger findet man pseudoneurasthenische Zustände und organische Persönlichkeitsänderungen, deren Verlauf in Abhängigkeit von körperlichen, psychischen und Milieubedingungen schwanken und sich bessern kann.

Aufgaben

1. Was versteht man unter einer körperlich begründbaren Psychose? Nennen Sie einige Beispiele für akute und chronische Formen.
2. Nennen und beschreiben Sie einige wichtige Formen von Bewußtseinsstörungen.

3.6
Psychische und Verhaltensstörungen durch psychotrope Substanzen

Im folgenden soll ein kurzer Überblick gegeben werden über klinische Gesichtspunkte verschiedener Abhängigkeitsformen, ihrer Entwicklungsbedingungen und

Folgezustände. Daher werden zunächst einige Begriffe definiert, die in diesem Zusammenhang häufig verwendet werden.

Schädlicher Gebrauch Von einem schädlichen Gebrauch (Mißbrauch) psychotroper Substanzen spricht man, wenn ihr Konsum gewohnheitsmäßig, aber noch abstellbar und aus ärztlicher Sicht nicht gerechtfertigt ist. Häufig handelt es sich dabei um Schlaf-, Beruhigungsmittel, Alkohol und andere Mittel mit Suchtpotential. Der schädliche Gebrauch kann die Vorstufe der Sucht sein.

Sucht Sucht ist die durch eigenen Willen nicht mehr steuerbare Abhängigkeit von Mitteln.

Abhängigkeit Seit 1964 benutzt man international zunehmend den Oberbegriff Abhängigkeit mit den beiden Formen der „pychischen

Abhängigkeit" und der „physischen Abhängigkeit". Unter *psychischer Abhängigkeit* versteht man dabei das unbezwingbare seelische Verlangen, die Einnahme eines Mittels fortzusetzen mit dem Bedürfnis, es sich um jeden Preis zu verschaffen. Die *physische Abhängigkeit* äußert sich durch zunehmende Dosiserhöhung, Toleranzsteigerung und Entzugserscheinungen beim Absetzen.

3.6.1
Störungen durch Alkohol

Alkoholkrankheit (Alkoholismus) wird als Oberbegriff für die verschiedenen Formen fortgesetzten Alkoholkonsums einschließlich der internistischen, neurologischen und psychopathologischen Folgeerscheinungen verwendet.

Merke !

Nach der **Definition der Weltgesundheitsorganisation** (WHO) erfaßt dieser Begriff „exzessive Trinker, deren Abhängigkeit einen solchen Grad erreicht hat, daß sie deutlich psychische Störungen oder Konflikte in ihren zwischenmenschlichen Beziehungen sowie in ihren wirtschaftlichen und sozialen Funktionen aufweisen".

Die Entwicklungsbedingungen des Alkoholismus sind unterschiedlich und vielfältig. Im Einzelfall müssen die folgenden Faktorengruppen berücksichtigt werden:
- soziokulturelle Faktoren (Einstellung der Gesellschaft zum Alkohol, Trinksitten, Lebensstil, soziale Stellung, alkoholgefährdete Berufsgruppen)
- psychosoziale Faktoren (familiäre Belastung, berufliche und familiäre Konflikte, strukturelle Persönlichkeitsstörungen)
- körperlich-konstitutionelle Faktoren

Haupttypen der Alkoholabhängigkeit

In den letzten Jahren hat sich die **Typeneinteilung von E. M. Jellinek** durchgesetzt, in der sowohl Entwicklungsbedingungen als auch der Grad der Abhängigkeit berücksichtigt werden.

3

Alpha-Alkoholismus Hierbei handelt es sich um Konflikt- bzw. Erleichterungtrinken ohne Kontrollverlust, jedoch mit gewisser psychischer Abhängigkeit.

Beta-Alkoholismus Übermäßiger, aber nicht unbedingt regelmäßiger Konsum, der durch Trinksitten, Berufs- und Freizeitgewohnheiten beeinflußt ist. Es besteht noch keine Abhängigkeit. Organschäden sind möglich.

Gamma-Alkoholismus Die Betroffenen sind süchtig. Es bestehen psychische Abhängigkeit und Kontrollverlust. Später stellt sich aufgrund des hohen Alkoholkonsums auch physische Abhängigkeit ein.

Delta-Alkoholismus Es besteht ein ständig erhöhter Blutalkoholspiegel bei ausgeprägter physischer Abhängigkeit mit der Unfähigkeit zur Abstinenz. Kontrollverlust liegt nicht vor.

Epsilon-Alkoholismus Dieser äußert sich als episodisches Trinken mit mehrtägigen Exzessen und episodischem Kontrollverlust („Quartalstrinker").

Verlauf und psychopathologische Komplikationen

Allgemein lassen sich in der Entwicklung zum Alkoholismus verschiedene Phasen abgrenzen.

Zunächst wird der Alkohol zur *Spannungsminderung* getrunken (häufig als Selbstmedikation bei Angststörungen und Phobien, insbesondere bei Männern). Dann wird die Dosis gesteigert und die Verträglichkeit nimmt zu (*Toleranzsteigerung*). Es können *Erinnerungslücken* auftreten („Filmriß"). Die Betroffenen denken ständig an Alkohol und entwickeln Schuldgefühle. Immer häufiger benutzen sie „Trinkalibis". In der kritischen Phase kommt es zu *Kontrollverlust* und psychischer Abhängigkeit. Großspurigkeit wechselt mit Katzenjammer, Interessen nehmen ab, berufliche und persönliche Schwierigkeiten mehren sich, und der *Persönlichkeitsabbau* beginnt.

In der chronischen Phase befinden sich die Patienten tagelang im Rauschzustand. Die Alkoholverträglichkeit nimmt schließlich wieder

ab, und es kommt zur *psychischen und physischen Abhängigkeit.* Höhere ethisch-moralische und soziale Gefühle, Einstellungen und Werte treten mehr und mehr in den Hintergrund. Antrieb, Gedächtnis und Intelligenz lassen nach. Der Alkohol und seine Beschaffung werden zum zentralen Thema, während alle persönlichen, familiären und gesellschaftlichen Verpflichtungen vernachlässigt werden. Es entwickeln sich akute (Delir, Halluzinose) und chronische (Persönlichkeitsabbau, Demenz) Zustandsbilder, die in ihren Grundzügen im Abschnitt „Organische psychische Störungen" (s. S. 362) behandelt worden sind.

Aus internistischer Sicht entwickeln sich *organische Schäden* an Leber und Magen sowie Stoffwechselstörungen. Aus neurologischer Sicht können *Krampfanfälle* und Schäden am peripheren Nervensystem (s. Polyneuropathie) auftreten.

3.6.2
Störungen durch Medikamente

Unter den vielfältigen ursächlichen Faktoren stehen zunächst unbewältigte Konflikte im Vordergrund, die persönlichkeits- und situationsbedingt sind. Im Zuge der Selbstbehandlung oder auch falscher ärztlicher Entscheidungen werden Medikamente eingenommen und verschrieben, statt eine konfliktlösende Beratung und Behandlung durchzuführen. Häufig entwickelt sich dann bei Fortbestehen der Konflikte und entsprechenden Persönlichkeitsbesonderheiten eine **Medikamentenabhängigkeit**.

Je nachdem, was der medikamentenabhängige Patient konsumiert, lassen sich 3 Untergruppen von Medikamentenabhängigkeit unterscheiden:
- gleichzeitig Alkohol und Medikamente (vorzugsweise Schlafmittel und Beruhigungsmittel)
- gleichzeitig illegale Drogen (Heroin, Kokain, Cannabis u. a.) und Medikamente (bei Heroinsucht insbesondere Benzodiazepine)
- ausschließlich Medikamente

In der letzten Gruppe finden sich zahlreiche Angstkranke, Schmerzpatienten und depressive Patienten, die das Medikament ursprünglich vom Arzt bekommen haben und in diesem Zusammenhang abhängig geworden sind. Für diese ist die Prognose am günstigsten. Wird die Grundkrankheit sachgerecht behandelt, läßt sich die Medikamenteneinnahme kontrollieren.

3.6.3
Störungen durch andere Drogen

Die heute im Vordergrund stehenden Rauschmittel bzw. illegalen Drogen sind:
● Heroin
● Kokain
● Cannabis (Haschisch, Marihuana)
● synthetische Drogen bzw. Designer- und Partydrogen (Ecstasy, LSD).

Jugendliche und junge Erwachsene, die von illegalen Drogen abhängig sind, tragen ein besonders hohes Risiko für *Selbsttötungen*. Häufig bilden tödliche *Überdosierung* („der goldene Schuß") oder Suizid den Abschluß eines jahrelangen, extrem selbstzerstörerischen Prozesses. Es bestehen vielschichtige Beziehungen zwischen Drogenkonsum und *Delinquenz*. Eine einlinige Kausalität Drogenkonsum – Delinquenz ist nicht regelhaft. Späterer Beschaffungskriminalität geht meist schon Delinquenz im Kindes- und Jugendalter voraus, als Drogen noch keine Rolle spielten.

Aufgaben

1. Nennen Sie einige Symptome, die auf der Grundlage eines chronischen Alkoholismus entstehen können.
2. Was versteht man unter physischer Abhängigkeit?
3. Nennen Sie einige Typen des Alkoholismus.
4. Erklären Sie die Begriffe Toleranzsteigerung und Kontrollverlust.
5. Welche Substanzgruppen werden als „illegale Drogen" eingeordnet?
6. Nennen Sie die wichtigsten Bedingungen der Medikamentenabhängigkeit.

3.7
Psychische Störungen
mit Beginn im Kindes- und Jugendalter

Psychische Störungen, die im Kindes- und Jugendalter beginnen, werden im ICD 10 grundsätzlich in den entsprechenden Abschnitten klassifiziert, die auch auf Erwachsene Anwendung finden. Zusätzlich wurden die Kategorien „Intelligenzminderung", „Entwicklungsstörungen" sowie „Verhaltens- und emotionale Störungen mit Beginn in der Kindheit und Jugend" eingerichtet. Im folgenden sollen die wichtigsten Störungen mit Beginn im Kindes- und Jugendalter zusammenhängend dargestellt werden, so daß das Klassifikationsschema des ICD 10 zum Teil verlassen wird.

3.7.1
Intelligenzminderung

Unterschiedliche Schweregrade der **Intelligenzminderung** (Oligophrenie) lassen sich bestimmen, indem man einen Intelligenztest durchführt oder in sehr schweren Fällen der Intelligenzminderung den Intelligenzquotienten (IQ) schätzt (s. Tabelle 3.1). *Leichte* Intelligenzminderungen kommen immerhin bei drei bis vier Prozent der allgemeinen Bevölkerung vor, *mittelgradige* bis *schwerste* Intelligenzminderungen betreffen weniger als ein Prozent der Bevölkerung.

Im Rahmen **exogener Schädigungen** unterscheidet man pränatale, perinatale und post-

Tab. 3.1: ICD-Klassifikation der Intelligenzminderung

Intelligenz-minderung	IQ	Bezeichnung
Grenzbereich	70–84	Lernbehinderung
leicht (F70)	50–69	Oligophrenie I. Grades (Debilität)
mittelgradig (F71)	35–49	Oligophrenie II. Grades (Imbezillität)
schwer (F72)	20–34	Oligophrenie II. Grades (Imbezillität)
schwerst (F73)	0–19	Oligophrenie III. Grades (Idiotie)

3

natale Schädigungen des kindlichen Gehirns. *Pränatale* Ursachen sind beispielsweise Infektionen der Schwangeren mit Rötelnvirus, Toxoplasmose und Syphilis. Darüber hinaus können Medikamente, Röntgenbestrahlungen und mißlungene Abtreibungen das Gehirn vor der Geburt schädigen. *Perinatal* sind es vorwiegend Sauerstoffmangel und im Geburtsverlauf auftretende Hirnblutungen, die die spätere Intelligenzminderung bedingen. *Postnatal* können Infekte (Enzephalitiden), Ernährungsstörungen und andere frühkindliche Erkrankungen, die die Hirnfunktionen beeinträchtigen, eine Minderung der Intelligenz herbeiführen.

Zu den häufigsten Ursachen der Intelligenzminderung gehören neben exogenen Schädigungen Störungen der Körper- und Geschlechtschromosomen als **endogene Faktoren**. Am meisten verbreitet ist zweifellos das *Down-Syndrom* (Trisomie 21), dessen Auftreten stark vom Alter der Mutter abhängig ist (ab dem 45. Lebensjahr kommt ein Fall auf 30 Geburten). Das klinische Bild ist charakterisiert durch kleinen Schädel, schräge Lidspalten, vergrößerten Augenabstand, flache Nase, ungewöhnlich große Zunge und eine Fehlentwicklung zahlreicher Organe und Gewebe. Die Intelligenzstörung entspricht dem Grad einer Imbezillität. Von den genetisch bedingten Stoffwechselstörungen ruft insbesondere die *Phenylketonurie* relativ häufig eine Intelligenzminderung hervor. Eine sofort nach der Geburt beginnende Diät kann verhindern, daß sich Phenylalanin und Phenylbrenztraubensäure, die den Hirnstoffwechsel beeinträchtigen, im Gehirn ansammeln. Diese Erbkrankheit tritt bei einer von 10 000 Geburten auf.

Merke !

Selbst bei schweren Formen der Intelligenzminderung sind Fördermaßnahmen angezeigt, da sie die Anpassungsfähigkeit des Kindes deutlich verbessern können und teilweise auch eine berufliche Integration gestatten.

3.7.2
Organisches Psychosyndrom nach frühkindlicher Hirnschädigung

Unter diesem Begriff verbergen sich Funktionsstörungen unterschiedlicher Ursachen. Dabei handelt es sich beispielsweise um *vorgeburtliche Erkrankungen*, die Entwicklungsstörungen beim Kind im Mutterleib verursachen (sog. Fetopathien, z. B. bei mütterlichem Diabetes oder Alkoholismus), *Sauerstoffmangel* während der Geburt, *Ernährungsstörungen* oder eine *Hyperbilirubinämie des Neugeboren* („Neugeborenengelbsucht"). Im allgemeinen gilt: je früher die Schädigung, um so erheblicher der Schweregrad der Störung.

Bei **leichtgradiger frühkindlicher Hirnschädigung** bestehen noch diskrete neurologische Symptome, keine Intelligenzminderung und leichte psychopathologische Auffälligkeiten. Im Vordergrund stehen *Hyperaktivität, psychomotorische Unruhe* und sogenannte *Teilleistungsschwächen* wie Lese-, Rechtschreib- oder Rechenschwäche.

Mittelgradige Hirnschädigungen haben leichte *motorische Behinderungen* und eher leichte *Intelligenzminderungen* zur Folge.

Schwere Schädigungen beinhalten meist eine ausgeprägte *neurologische Symptomatik* (Spastik), *epileptische Anfälle* und teilweise auch eine schwere *Intelligenzminderung*.

Therapeutisch bieten organische Psychosyndrome nach frühkindlicher Hirnschädigung ein breites Betätigungsfeld. Alle heilpädagogischen, verhaltenstherapeutischen und psychotherapeutischen Maßnahmen, psychomotorische Übungsbehandlungen, Logopädie, Ergotherapie, Kunst- und Musiktherapie sowie Familienberatung werden erfolgreich eingesetzt.

3.7.3
Hyperaktivität, Sprechstörungen, Teilleistungsschwächen

Hyperkinetisches Syndrom

Das Störungsbild des hyperkinetischen Syndroms ist häufig Bestandteil eines organischen Psychosyndroms nach frühkindlicher Hirnschädigung. In vielen Fällen geht es mit **Teil-**

leistungsschwächen, vor allem in der Sprech- und Sprachentwicklung sowie der Motorik, einher. Die Kinder sind sehr **impulsiv** und **motorisch aktiv**. Sie sind sehr **ablenkbar** und unaufmerksam, besitzen eine *geringe* **Frustrationstoleranz** und neigen zu **Stimmungsschwankungen**. Als Folge resultieren Schulschwierigkeiten, aber auch andere Störungen des Sozialverhaltens. Therapie der Wahl ist eine Kombination von Psychotherapie und Psychostimulanzien.

Störungen des Sprechens und der Sprache

Bei den Sprechstörungen finden wir Stottern, Poltern und Mutismus. Immerhin bei 5 Prozent aller Kinder kommt es zu einem vorübergehenden sogenannten Entwicklungsstottern im 3. bis 5. Lebensjahr. Dieses **Stottern** läßt sich durch Elternberatung, physiotherapeutische Übungen und Psychotherapie gut behandeln. Nur bei wenigen Patienten bleibt die Störung im Jugend- und Erwachsenenalter bestehen. Beim **Poltern** kommt es zu Störungen des Sprechablaufs mit Verschlucken von Lauten, Silben und Wörtern. Dabei ist der Redefluß hastig. Auch hier läßt sich die Symptomatik durch Übungen entscheidend verbessern. Beim **Mutismus** verweigern Kinder, deren Sprache und Sprechfähigkeit vorher vorhanden war, die Sprache. Er tritt vorwiegend im Vorschulalter auf und steht häufig in Zusammenhang mit psychischen Belastungen, Traumen, aber auch kindlichen Psychosen.

Sprachentwicklungsstörung

Etwa drei bis vier Prozent der Kinder im Einschulungsalter weisen Sprachentwicklungsstörungen auf. Besonders verbreitet ist die **Dyslalie**. Hierbei handelt es sich um eine Artikulationsstörung, bei der einzelne Laute und Lautverbindungen fehlgebildet sind, so beispielsweise die S-Störung beim Lispeln.

Teilleistungsschwächen

Bei den Teilleistungsschwächen handelt es sich um umschriebene Leistungsausfälle bei durchschnittlicher und auch überdurchschnittlicher

Intelligenz. Oft sind sie mit einem hyperkinetischen Syndrom kombiniert, das im Rahmen eines leichtgradigen, organischen Psychosyndroms bei frühkindlicher Hirnschädigung besteht. Am häufigsten beobachtet man die **Legasthenie** (Lese-Rechtschreib-Schwäche). Sie tritt bei vier bis sieben Prozent der Grundschulkinder auf. Dabei sind Jungen häufiger betroffen als Mädchen. Die Kinder sind nicht in der Lage, bestimmte Buchstabenkonstellationen zu erfassen, verdrehen Worte oder Wortteile, lassen Silben weg oder fügen sie hinzu. Der Schwerpunkt der Legasthenie kann im Lesen oder im Schreiben liegen. Therapeutisch läßt sich mit zusätzlichem Spezialunterricht und psychotherapeutischen Methoden viel erreichen.

3.7.4 Organische psychische Störungen, Schizophrenien und affektive Störungen

Organische psychische Störungen

Hier besteht kein prinzipieller Unterschied zu den organischen psychischen Störungen im Erwachsenenalter (s. Kapitel 3.5).

Schizophrenie

Nur vier Prozent aller Schizophrenien beginnen vor dem 14. Lebensjahr. Somit sind Schizophrenien im Kindesalter extrem selten. Die Symptomatik zeigt im Schulalter einen schleichenden Beginn. Wahnbildungen und Halluzinationen treten meist erst in der Pubertät auf, vorher kommt es eher zum Nachlassen der schulischen Leistungen, zum Einnässen, Einkoten, diffusen Ängsten und Stimmungslabilität. Die Therapie verläuft ähnlich wie die Behandlung Erwachsener.

Affektive Störungen

Bipolare oder monopolare affektive Störungen sind vor dem zehnten Lebensjahr extrem selten. Aber auch bei Jugendlichen finden sich Depressionen, die allerdings eher als erlebnisbedingte Störungen eingeschätzt werden.

3

3.7.5
Tiefgreifende Entwicklungsstörungen

Frühkindlicher Autismus

Unter den tiefgreifenden Entwicklungsstörungen stellt der **frühkindliche Autismus** die bedeutsamste dar. Es handelt sich um eine schwere Störung der emotionalen und motorischen Entwicklung mit vordergründigen *Kontakt-* und *Wahrnehmungsstörungen*. Hinsichtlich der Ursachen gibt es keine gesicherten Erkenntnisse. Alle betroffenen Kinder zeigen schwere *Sprachentwicklungsstörungen* und leiden unter extremen *Veränderungsängsten*. Die *motorische Koordination* ist gestört und die Intelligenz in vielen Fällen gemindert. Häufig sind die Kinder weder kontakt- noch zuwendungsbereit und entziehen sich jedem Kontaktversuch.

Autistische Psychopathie

Eine Sonderform ist die später entstehende sogenannte **autistische Psychopathie**, die fast nur bei Jungen vorkommt. Die Kinder sind motorisch ungeschickt, ihre Sprache ist durch eigene Wortschöpfungen gekennzeichnet, und es fällt ihnen schwer, Anforderungen ganzheitlich zu erfassen. Sonderinteressen und Spezialkenntnisse können zu den sonst mäßigen Intelligenzleistungen in auffälligem Widerspruch stehen. Anders als beim frühkindlichen Autismus können Psychotherapie und motorisches Training hier eine soziale Einordnung ermöglichen.

3.7.6
Erlebnisbedingte Störungen

Während bestimmte erlebnisbedingte Störungen wie Ängste und Phobien, Zwangs- und Konversionsstörungen denen im Erwachsenenalter entsprechen, gibt es eine Reihe typisch kindlicher Syndrome, die im folgenden kurz angeführt werden.

Anaklitische Depression und psychischer Hospitalismus

Unter dem Begriff der **anaklitischen Depression** werden typische Folgen *psychischer Depri-* *vation* im Säuglings- und frühen Kleinkindalter beschrieben. Sie lassen sich überwiegend in schlecht geführten Heimen und Krankenhäusern beobachten. Mangelnde emotionale Zuwendung beantwortet der Säugling zunächst mit Schreien und Protest, dann mit Kontaktverweigerung und Lethargie. Hält die Vernachlässigung einige Monate lang an, so entwickelt sich das Syndrom des **psychischen Hospitalismus** mit atypischen Bewegungen, Jaktationen (unwillkürlichen schleudernden Bewegungen), starrem Gesichtsausdruck und erhöhter Infektanfälligkeit. Dieses Syndrom ist im fortgeschrittenen Stadium nicht mehr reversibel. Beobachtet wurde dieses Krankheitsbild in Pflegeheimen der Nachkriegszeit, heutzutage findet man es in Not- und Krisengebieten vor.

Enuresis

Das **Einnässen** (Enuresis) tritt bei 10 Prozent aller 4jährigen Kinder auf. Meist steht es im Zusammenhang mit Veränderungen der Familiendynamik, beispielsweise der Trennung von einer Bezugsperson, der Geburt eines Geschwisters oder erzwungener Reinlichkeitserziehung. Man unterscheidet eine *primäre Form* mit nächtlichem Einnässen (Enuresis nocturna), bei der das Kind noch nie „trocken" war, von einer *sekundären Form*, die meist ein Jahr nach bereits bestehender Trockenheit auftritt. Daneben kommt es auch zum Einnässen über Tag (Enuresis diurna). Bei allen Formen der Enuresis sind Verhaltenstherapie, andere Formen der Psychotherapie und Familienberatung angezeigt.

Enkopresis

Das **Einkoten** (Enkopresis) bei Kindern über 4 Jahren ist ein eher seltenes Symptom; es tritt bei 1,5 Prozent der Kinder auf. Seine Ursachen sind ebenfalls in Störungen oder Veränderungen der familiären Beziehungen zu vermuten.

Verhaltensauffälligkeiten im Kindesalter

Unter Verhaltensauffälligkeiten, früher auch „Kinderfehler" oder Fehlverhalten im Kindesalter genannt, werden meist vorübergehende

Störungen wie **Nägelkauen, Daumenlutschen, Haare ausreißen** oder das **Verzehren nichteßbarer Substanzen**, wie beispielsweise Schmutz oder Wandfarbe beschrieben. Bei Kinderfehlern müssen vorwiegend die Eltern beraten werden. In Einzelfällen sind auch eine Psychotherapie der Kinder bzw. familientherapeutische Maßnahmen angezeigt.

3.7.7
Störungen des Sozialverhaltens

Unter die Begriffe **Dissozialität, Verwahrlosung** und **Delinquenz** werden Verhaltensweisen gefaßt, die bei Kindern und Jugendlichen als Reaktionen auf familiäre und persönliche Probleme und Konflikte eingeschätzt werden. Die Kinder und Jugendlichen zeigen destruktives Verhalten mit Aggressionen und Wutausbrüchen, schwänzen die Schule, lügen und stehlen. Häufig sind diese Erscheinungen mit schädlichem Gebrauch von Alkohol und Drogen oder Spielsucht verbunden. Während bei männlichen Jugendlichen Eigentumsdelikte überwiegen, kommt es bei Mädchen häufiger zum Herumtreiben, häufig wechselndem Geschlechtsverkehr und Prostitution. Therapeutisch geht es in erster Linie darum, das Milieu zu beeinflussen, pädagogische Maßnahmen zu treffen und eine Familientherapie durchzuführen.

Aufgaben

1. Wie bezeichnet man die unterschiedlichen Schweregrade der Intelligenzminderung?
2. Nennen Sie die wesentlichen Ursachen der Intelligenzminderung.
3. Welche Hauptsymptome findet man beim organischen Psychosyndrom nach frühkindlicher Hirnschädigung?
4. Welche Formen der Sprachentwicklungsstörung kann man grob unterscheiden?
5. Welche häufige Teilleistungsschwäche führt zu Schulschwierigkeiten, obwohl die Kinder meist normal intelligent sind?
6. Was versteht man unter primärer und was unter sekundärer Enuresis?
7. Nennen Sie einige leichtere Verhaltensstörungen im Kindesalter.
8. Auf welcher Ebene sollten Störungen des Sozialverhaltens im Kindes- und Jugendalter behandelt werden?

3

KAPITEL 4

Soziotherapie – Psychotherapie – Somatotherapie

4.1
Soziotherapie

4.1.1
Funktionen und Ziele der Soziotherapie

Bei psychiatrischen Patienten können störungsbedingte Verhaltensveränderungen in besonderer Weise die Bewältigung ganz gewöhnlicher Alltagsanforderungen erschweren. Dies trifft insbesondere auf Patienten mit Psychosen und schweren Persönlichkeitsstörungen zu. Da es ihnen oft nicht gelingt, geltende *Regeln* zu beachten, geraten sie in eine soziale Sondersituation. Nicht selten nehmen sie eine Außenseiterrolle ein, in der sie nicht mehr die notwendige menschliche Zuwendung (den „sozialen Support") bekommen. Die oft mißachteten Regeln beziehen sich dabei auf
- den Umgang mit Mitpatienten und medizinischem Personal
- den Umgang mit der Stationsordnung
- Verhaltensanforderungen an Patienten bezüglich ihrer Bereitschaft zur Mitarbeit in der Therapie, also der sog. Compliance

Die Regeln können nicht oder nur unter bestimmten Bedingungen und Hilfestellungen eingehalten werden. Dabei wirken zum einen *krankheitsbedingte Behinderungen* erschwerend, wenn der Patient beispielsweise nicht in der Lage ist, bestimmte Grundbedürfnisse der leiblichen (Nahrungsaufnahme, Sexualität u. a.) oder sozialen Sphäre (Tätigsein, Geselligkeit, Informationsaustausch u. v. a.) „normgerecht" innerhalb einer gewohnten Umgebung zu befriedigen. Zum anderen erfordern Stationsaufenthalte aber auch eine *zusätzliche Anpassungsleistung* und erhöhte Selbstkontrolle, da sie mit einschneidenden Beschränkungen verbunden sind (z. B. bezüglich individueller Bedürfnisse

nach Privatsphäre und Selbstverfügbarkeit, freier Wahl der Kommunikationspartner, sexueller Betätigung u. v. a.). Hinzu kommt das generelle Problem medizinischer Institutionen, nicht nur Anpassungen an sachlich begründete Regeln vorauszusetzen, sondern auch an mitunter *obskure Regeln* des Tagesablaufs oder des Umgangs zwischen Helfern und Hilfsbedürftigen. Gewöhnlich sind Ärzte und medizinisches Personal nicht bereit, sich über die Art und Weise, wie mit Bedürfnissen umgegangen wird, zu besprechen und zu einigen. Vielmehr verstärken sie den Anpassungsdruck, wenn Patienten versuchen, einmal aufgestellte Regeln zu unterlaufen. Das jeweilige Problem des Patienten nehmen sie dabei nicht wahr.

Auch nach der akuten Krankheitsphase stehen die Patienten vor der Schwierigkeit, mit real bestehenden Anforderungen umzugehen, so beispielsweise bei der Reintegration in ihr soziales System.

Merke !

Besonders der psychiatrische Patient braucht entlang der gesamten Betreuungskette therapeutische Hilfestellung, um sich mit den Anforderungen seiner sozialen Umwelt auseinanderzusetzen. Diese Hilfestellung wird Soziotherapie genannt.

Soziotherapie fördert somit die gesunden, nicht durch Krankheit der Verfügung entzogenen Anteile der Person. Nach Dörner findet Soziotherapie in dem Maß statt, wie der Patient lernen kann, seine Reaktionen auf Alltagsanforderungen zu erkennen und zu überprüfen.

Hieraus ergibt sich, daß Soziotherapie bei schweren Störungen
- den Rahmen für alle anderen therapeutischen Zugänge liefert (nur wenn ich einen

4

Patienten vor mir habe, der wenigstens eine – soziotherapeutisch erzielte – minimale Bereitschaft zur Mitarbeit aufbringt, kann z. B. eine physiotherapeutische Übung angewendet werden)

- eine Aufgabe aller an der Betreuung Beteiligten ist, also eine kollektive Aufgabe, bei der z. B. Schwestern, Pfleger und Physiotherapeuten, die ständig mit den Patienten umgehen, eine wesentliche Funktion haben
- nur dann realisiert werden kann, wenn Regeln und Normen, also die Anforderungen an den Patienten, klar definiert sind und die Mitglieder des Behandlungsteams in der Bewertung der Regeln übereinstimmen. Außerdem müssen wirksame Strategien dafür existieren, wie der Auseinandersetzungsprozeß mit diesen Anforderungen in einer therapeutisch-konstruktiven Weise geführt wird, d. h. gewaltfrei, unter Berücksichtigung der Motive der Patienten und der Interessen der Mitarbeiter.

4.1.2
Therapeutenverhalten

Um Regeln, Gebote, Verbote, Leistungsanforderungen usw. durchzusetzen, benötigt der therapeutisch Tätige umfangreiches Wissen sowie kommunikative Fähigkeiten und Fertigkeiten. Sonst besteht die Gefahr, daß er in antitherapeutischer, autoritär-diktatorischer Weise mit den Patienten umgeht. Im einzelnen muß er zurückgreifen können auf die Fähigkeiten zur:

- Selbsterkenntnis
- Selbstwahrnehmung
- Organisation und konstruktiven Gestaltung der Kommunikation mit Patienten

Selbsterkenntnis

Selbsterkenntnis setzt u. a. folgende Analysen voraus: Wie gehe ich selbst mit Regeln und Notwendigkeiten um? Halte ich sie ein? Versuche ich, sie zu umgehen? Bin ich selbst gern autoritär, kann aber nicht leiden, wenn mich jemand autoritär behandelt? Wie ist mir zumute, wenn ich bei Regelverstößen ertappt werde? Wie möchte ich, daß mit mir umgegangen

wird, wenn mir eine Leistung abverlangt wird, die meinen momentanen Bedürfnissen zuwiderläuft? Kann ich selbst Ausnahmen von der Regel fordern, kann ich sie gestatten?

Selbstwahrnehmung

Die Fähigkeit zur **Wahrnehmung** muß sich beziehen auf

- eigene Bedürfnisse (nach Geltung, Dominanz, Harmonie, Zuwendung)
- jeweilige Bedürfnisse und Probleme des Patienten (durch Empathie, einfühlendes Verstehen)
- den Konfliktgehalt der jeweiligen Situation (wie groß ist die Diskrepanz zwischen Patientenbedürfnissen und situativen Anforderungen)
- die soziale Konstellation

Darüber hinaus sind folgende Fragen zu klären:
- Wie wird die Mitbestimmung des Patienten durch die jeweilige Regel gefördert oder behindert?
- Erlaubt es die Form der Visite dem Patienten überhaupt, als Partner aufzutreten (mehrere Personen in weißen Kitteln stehen um einen einzelnen)?
- Welche Rollen spielt der Patient (z. B. den Hilfsbedürftigen, Abhängigen oder andere Manipulierenden und gegeneinander Ausspielenden)?
- Welche Rollen nehmen die Behandler ein (z. B. Beschützer, Verwöhner, unnahbarer Herrscher oder Spießgeselle im Kampf gegen die Autorität, z. B. der Oberschwester)?

Die Fähigkeit zur **Organisation** und **konstruktiven Gestaltung der Kommunikation** mit Patienten schließt ein, daß:
- der Stationsablauf so strukturiert ist, daß entsprechende Themen besprochen werden können (Einrichtung von Stationsversammlungen, Gruppenvisiten, gemeinsame Unternehmungen etc.)
- angemessene soziale Anforderungssituationen geschaffen werden, wie Arbeits- und Beschäftigungstherapie, Gruppentraining u. a.

- man auf die Besonderheiten des Patienten partnerschaftlich eingeht, z. B., wenn man ihn zu einer Leistung motiviert, durch Nein-Sagen Grenzen setzt, etwas verbietet oder Verhaltensziele stellt

Prinzipiell sind alle diese Maßnahmen darauf gerichtet, die jeweils größtmögliche Gleichheit zwischen allen an der Therapie Beteiligten und die größtmögliche Selbstkontrolle des Patienten herzustellen. Psychotherapie, Psychopharmakotherapie, Physiotherapie und andere spezielle therapeutische Verfahren können jeweils ihren eigenen Beitrag dazu leisten.

4.1.3
Methoden der Soziotherapie

Als **soziotherapeutische Methoden** können alle speziell für Patienten gestalteten und an diese gerichteten *Angebote zur Zusammenarbeit* und *sozialen Integration* aufgefaßt werden. Sie geben Patienten die Möglichkeit, den sozialen Rahmen der Therapie *mitzugestalten* und *mitzubestimmen*, z. B. im Rahmen von Gruppenvisiten, Stationsversammlungen und Patientenräten. Des weiteren lernen die Patienten, sich im Schutz einer therapeutischen Gruppe mit *konkreten Leistungsanforderungen* auseinanderzusetzen. Dies wird durch **Arbeits-, Beschäftigungs-, Sport** und **Gestaltungstherapie** (z. B. Malen und andere künstlerische oder auch handwerkliche Aktivitäten) erreicht.

4.2
Psychotherapie

4.2.1
Funktionen und Ziele der Psychotherapie

Die Mehrzahl psychischer Störungen wird durch (meist) unbewußte Probleme und Konflikte verursacht, die die Beziehungen zu anderen Menschen stören. Die Symptome der jeweiligen Erkrankung bedingen häufig zusätzliche Beziehungsstörungen, die den Krankheitsverlauf noch komplizierter gestalten. Somit stellt sich die Frage, wie man einem anderen dabei helfen kann, aus diesem Teufelskreis herauszufinden, d. h. sich selbst und

andere besser zu verstehen und befriedigender mit wichtigen Bezugspersonen zu kommunizieren.

Psychotherapeutische Verfahren sind in diesem Sinne Methoden, die es dem Patienten ermöglichen, sein Verhalten innerhalb wichtiger zwischenmenschlicher Beziehungen zu verändern.

Psychotherapeutische Wirkungen kommen zustande, wenn es dem Patienten in einer therapeutischen Beziehung, also einer Beziehung helfenden Charakters, ermöglicht wird

- sich „besser zu fühlen", d. h. das Gefühl zu haben, unterstützt und verstanden zu werden
- die Art seiner Beziehungen zu anderen Menschen realer wahrzunehmen und schließlich
- angemessener zu gestalten

Um Beziehungen angemessener zu gestalten, ist es wichtig, mit eigenen Bedürfnissen bewußter umzugehen, sich weniger von anderen Personen abhängig zu machen und Situationen, in denen man sich zu zweit oder in einer Gruppe befindet, genauer wahrzunehmen. Insbesondere gehört auch die Fähigkeit dazu, zwiespältige Gefühle (Ambivalenz) gegenüber anderen zu erkennen, zu ertragen oder aber zu verändern.

4.2.2
Therapeutenverhalten

Psychotherapeutisches Handeln setzt die im Abschnitt 4.1.2 genannten Fähigkeiten des soziotherapeutischen Umgangs mit Patienten voraus. Darüber hinaus muß der Therapeut *empathisch* vorgehen, also die gefühlsmäßige Situation des Patienten sowie die eigene gefühlsmäßige Antwort wahrnehmen und eine „Beziehungsdiagnose" stellen. Des weiteren ist es seine Aufgabe, die jeweils erforderlichen Gesprächs- oder sonstigen Behandlungstechniken auszuwählen und anzuwenden. Psychotherapeuten erwerben diese Fähigkeiten durch systematische Ausbildung in einer psychotherapeutischen Spezialeinrichtung. Zu den Ausbildungsschwerpunkten zählen dabei Selbsterfahrung, Gesprächstraining und syste-

4

matische Anleitung und Kontrolle in der therapeutischen Praxis durch einen erfahrenen Supervisor.

4.2.3
Psychotherapeutische Verfahren

Die „helfende Beziehung" als Basis therapeutischer Leistungen

Die Situation des Patienten verändert sich bereits, sobald sich der *helfende Charakter* der therapeutischen Beziehung entfaltet. Für die Praxis sollte man aus der Sicht des Patienten zwei Typen einer helfenden Beziehung (Luborsky 1984) unterscheiden:

- Typ 1 richtet sich auf das Erleben des Patienten, Hilfe zu benötigen, sie vom Therapeuten angeboten zu bekommen und sie auch annehmen zu können.
- Typ 2 bezieht sich mehr auf den Eindruck des Patienten, gleichberechtigt mit dem Therapeuten zusammenzuarbeiten

Beide Typen korrelieren mit erfolgreicher Psychotherapie.

Merke !

Eine **helfende Beziehung** kommt zustande, wenn sich der Therapeut um *Verständnis* (Empathie), *Akzeptanz* und *Sympathie* für seinen Patienten bemüht, wenn er tolerant, interessiert, *anteilnehmend* und taktvoll mit ihm umgeht und der Patient dies auch registriert.

Bei Menschen mit schwereren Störungen muß der Therapeut darüber hinaus direkt *unterstützend* (supportiv) eingreifen. So benötigt der ängstlich-mißtrauische Patient über längere Zeit hinweg eine größere *gefühlsmäßige Distanz*, die der Therapeut respektieren und u. U. aufrechterhalten muß, um dem Patienten bedrohliche Nähe und damit verbundene Labilisierungen zu ersparen. Entwickelt der Patient in der Beziehung zu einem „mächtigeren Helfer" Angst vor unerträglichem Kontrollverlust, so muß der Therapeut aktiv darauf einwirken, daß die Gefühle, ausgeliefert zu sein, abgemil-

dert werden. Dies kann er etwa dadurch erreichen, daß er den Patienten ausdrücklich *an Entscheidungen* über therapeutische Maßnahmen *beteiligt*. Ein inaktiver Patient benötigt u. U. über längere Zeit hinweg die Unterstützung des Therapeuten, um sich an der *Gestaltung der Situation* zu beteiligen.

Psychotherapeutische Methoden im engeren Sinne

Einführung

Gegenwärtig werden im deutschen Gesundheitswesen in erster Linie die Verfahren der zwei dominierenden psychotherapeutischen Richtungen – der **Psychoanalyse** und der **Verhaltenstherapie** – angewandt:

- psychoanalytische bzw. tiefenpsychologisch fundierte Therapieverfahren
- verhaltenstherapeutische bzw. kognitiv-behaviorale Verfahren

Die beiden therapeutischen Richtungen basieren auf unterschiedlichen Wirkprinzipien. So geht es der psychoanalytischen Therapie mehr um die Vermittlung von *Einsicht* in unbewußte Prozesse, Persönlichkeitsreifung und Ermöglichung konfliktarmer Beziehungsformen. Die Verhaltenstherapie hingegen betont den Aspekt der *systematischen Verhaltensänderung* anhand von Methoden, die auf Erkenntnissen aus der gesamten experimentellen Psychologie basieren. Jede Richtung wird sowohl in Form der individuellen (*Einzel-*) als auch der *Gruppentherapie* praktiziert. Beide Schulen haben bei erlebnisbedingten Störungen eine Erfolgsrate von etwa 70 Prozent und sind damit anderen medizinischen Behandlungsverfahren, auch bei depressiven Syndromen, überlegen. Insgesamt besteht in der Praxis eine deutliche Tendenz, Methoden verschiedener Schulen zu *kombinieren*. Auch Verfahren, die überindividuelle Strukturen, z. B. Paarbeziehungen (Paartherapie) oder die ganze Familie (Familientherapie), anzielen, gewinnen zunehmend an Bedeutung.

Weitere anerkannte Verfahren sind Selbstentspannungsmethoden wie autogenes Training, konzentrative Entspannung oder die progressive Muskelrelaxation nach Jacobson sowie Hypnose.

Psychoanalytisch orientierte oder tiefenpsychologische Verfahren

Psychoanalytisch orientierte Therapieverfahren sind hinsichtlich ihrer Form und theoretischen Basis uneinheitlich. Dies läßt sich darauf zurückführen, daß sie unterschiedlichen Schulen (Freud, Jung, Adler, Klein u. a.) entspringen und sich an unterschiedliche Störungsformen anpassen.

Als psychoanalytisch orientiert gelten alle Verfahren, die auf folgenden drei Annahmen basieren:
- Probleme und Symptome des Patienten verweisen auf Konflikte zwischen bewußten und unbewußten Persönlichkeitsanteilen
- Diese Konflikte sind in einem entwicklungspsychologisch frühen Abschnitt im Umgang mit wichtigen Bezugspersonen entstanden und werden in gegenwärtigen Beziehungen reinszeniert. Dabei verhindert Angst eine bessere Lösung als die zur Symptomatik führende.
- Jede psychodynamische Therapie enthält als grundlegendes Element das Konzept der hilfreichen Beziehung. Dieses Konzept enthält die Erfahrung des Patienten, daß der Therapeut unterstützend und hilfreich ist sowie das Erleben, aktiv innerhalb einer Kooperationsbeziehung an der Lösung seiner Probleme arbeiten zu können.

Die psychoanalytisch orientierten Verfahren basieren auf drei wesentlichen therapeutischen Techniken:
- supportive (unterstützende) Techniken
- Techniken der Einsichtsförderung (expressive Techniken)
- Techniken der Differenzierung der therapeutischen Beziehung

Supportive Techniken

Supportive Techniken sind therapeutische Vorgehensweisen, die im Patienten das Gefühl erzeugen, daß der Therapeut ihm bei der Lösung seiner Probleme und Beseitigung der Symptome hilft. Dieses wird erreicht durch Ermöglichung einer angstfreien therapeutischen Kommunikation, durch empathisches (einfühlendes) Verstehen des Patienten sowie spezielle Hilfestellung bei der Wahrnehmung eigener Gefühle und soziodynamischer Vorgänge im Zusammenhang mit dem Auftreten von Beschwerden.

Techniken der Einsichtsförderung

Im Gespräch werden die Aussagen des Patienten gedeutet und die in der therapeutischen Situation auftretenden Übertragungsvorgänge bearbeitet. Der Therapeut teilt dem Patienten mit, was er verstanden hat, und es erfolgt eine Klärung. Durch diese Techniken sollen folgende Fähigkeiten des Patienten verbessert werden:
- gegenwärtiges Verhalten im Zusammenhang mit früheren Ereignissen zu klären, pathogene Kindheitskonflikte und ihre Auswirkungen auf das aktuelle Verhalten zu verstehen
- psychischen Inhalten eine andere Bedeutung zu verleihen

So kann sich beispielsweise die Bedeutung einer Phobie zu einer gefühlsmäßig zwiespältigen Partnerschaft und entsprechenden Beziehungskonflikten erweitern, Schüchternheit zu Gefühlen von Wut und Ohnmacht, hinter aggressiven Gefühle können Wünsche nach Selbstbestätigung entdeckt werden.

Differenzierung der therapeutischen Beziehung

Dieser Begriff hebt ab auf die Herstellung und Veränderung der **Übertragungsbeziehung** (Übertragung). In der Übertragung entfaltet sich (auch) das Muster, das den *zentralen* **Beziehungskonflikt** erkennen läßt. Dieses Muster, in dem sich der wesentliche pathogene Konflikt darstellt, wird systematisch in folgenden Schritten verändert:
- Verstehen des Musters: Der Therapeut identifiziert über seine Selbstwahrnehmung (Gegenübertragungsgefühle, s. u.) und Einfühlung in den Patienten (Empathie) die jeweilige Beziehungsform

4

- Es erfolgt eine Verständigung mit dem Patienten über das, was der Therapeut als Beziehungsmuster wahrgenommen hat
- Neubeginn: Nachdem eine Einigung über die Art des zentralen Beziehungskonfliktmusters erreicht worden ist, werden die wechselseitigen Rollenzuweisungen (hier der gute oder böse, mütterliche oder väterliche Therapeut, dort der mit der Beziehung zufriedene oder unzufriedene Patient) immer mehr in Frage gestellt. Gelingt es dem Patienten über diese *Einsichten*, mit Gefühlen ansatzweise anders umzugehen, so ermöglicht ihm dies, sein Beziehungsverhalten sukzessiv zu verändern. Der Therapeut folgt diesem Prozeß unterstützend. Innerhalb dieses Differenzierungsprozesses werden dem Patienten also *Beziehungserfahrungen* ermöglicht, die sowohl positiv *regressiver* Art (sich anvertrauen können, Abhängigkeitsbedürfnisse befriedigen können) wie auch positiv *progressiver* Art (sich abgrenzen können, eigenständig etwas leisten können) sind.

Einige therapietechnische Begriffe

„Widerstand" meint alle Verhaltensweisen eines Patienten, die darauf gerichtet sind, therapeutischen Fortschritt zu verhindern. Aus heutiger Sichtweise wird der Widerstand als Ausdruck der Beziehungsregulierung gewertet. Der Patient versucht, sich Beziehungsangeboten des Therapeuten zu entziehen, die seine Abwehr überfordern. Typische Widerstandsformen sind das *Zuspätkommen*, das *Schweigen*, das *Ausagieren* von Problemen, die eigentlich in der Therapie besprochen werden müssen, außerhalb der therapeutischen Situation und anderes.

Übertragung   Mit dem Begriff der **Übertragung** bezeichnet man die *Projektion* früherer, meist *kindlicher Beziehungserfahrungen* des Patienten auf den Therapeuten. Der Patient konstelliert dann die Beziehung zum Therapeuten in Abhängigkeit von diesen Projektionen. Der Vorgang der Übertragung ist, psychologisch gesehen, lediglich ein spezieller Aspekt des generellen Vorgangs der Verallgemeinerung frühe-

rer Erfahrungen in gegenwärtigen Situationen. Dabei handelt es sich um ein Grundprinzip sozialen Lernens und Erkennens. Insofern ist der Wunsch nach Vertrautheit das Grundmotiv aller Übertragungsvorgänge, die wir ständig und überall vornehmen. Die Übertragung ist gleichsam die *Reinszenierung eines Beziehungsmusters*, das damit im Hier und Jetzt der therapeutischen Situation erfaßt und bearbeitet werden kann. Wesentlich ist, daß der Therapeut erkennt, daß das allgemeine Grundmotiv der Übertragung (die Wiederholung einer frühkindlichen Beziehungserfahrung) eng verbunden ist mit dem Wunsch, eine bessere Beziehungserfahrung an die Stelle der früheren zu setzen. Insofern testet der Patient anhand der Übertragung auch, ob der Therapeut tatsächlich in der Lage ist, ihm eine neue und bessere Beziehungserfahrung zu ermöglichen. Voraussetzungen für den Übertragungsprozeß sind:
- eine therapeutische Beziehung, die zumindest so vertrauensvoll ist, daß Bedürfnisse nach Hilfe und Unterstützung (und damit auch solche Bedürfnisse, die der kindlichen Abhängigkeit geschuldet sind) entstehen können (therapeutische Regression)
- sogenannte Übertragungstrigger (z. B. mütterliche, väterliche oder geschwisterliche Merkmale des Therapeuten, die eine gefühlsmäßige Brücke zu früheren Personen darstellen). Es genügen aber auch situative Merkmale, die an frühere Situationen erinnern. Meist wird unbewußt an die Beziehungsform „Helfer-Hilfesuchender" angeknüpft, die auf der Gefühlsebene Ähnlichkeit mit Eltern-Kind- oder Lehrer-Schüler-Beziehungen aufweisen kann.

Gegenübertragung   Unter **Gegenübertragung** versteht man die Projektion früherer Beziehungsmuster des Therapeuten auf den Patienten. Der gut ausgebildete Therapeut kann es dabei vermeiden, konflikthafte Beziehungswünsche aus der Kindheit auf den Patienten zu übertragen. Statt dessen läßt er sich *komplementär* auf die Übertragungswünsche des Patienten ein. So entwickelt er beispielsweise auf

Übertragungswünsche des Patienten nach Geborgenheit, konstanter Zuwendung und bedingungsloser Akzeptanz hin komplementäre Gefühle mütterlicher oder väterlicher Zuwendung und des Beschützens. Wünsche des Patienten nach Versorgung erzeugen entsprechende Helfergefühle. Wünsche nach Kontrolle und Macht erzeugen beim Therapeuten das Gefühl, sich unterordnen zu müssen. Bei entsprechenden Autoritätsproblemen des Therapeuten führt dies zur Verstärkung autoritärer Einstellungen. Wünsche des Patienten nach männlicher oder weiblicher Bestätigung können im Therapeuten komplementäre Wünsche, d.h. Bedürfnisse, diesen Wünschen zu entsprechen, anregen. Die Übertragungswünsche des Patienten erkennt der Therapeut nicht zuletzt dadurch, daß er eigene Gefühle reflektiert, die ja auch durch die Übertragungswünsche des Patienten ausgelöst werden. Ein gut ausgebildeter Therapeut ist in der Lage, mit derartigen Wünschen verantwortlich umzugehen und die entsprechende therapeutische Abstinenz (s.u.) einzuhalten.

Therapeutische Regression Hierunter wird eine gefühlsmäßige *Rückkehr auf kindliche Entwicklungsstufen* innerhalb der Therapie verstanden, die es dem Patienten ermöglicht, Hilfe anzunehmen. Darüber hinaus ermöglicht die **Regression** eine Übertragung und auch Befriedigung frühkindlicher Wünsche und Bedürfnisse.

Therapeutische Abstinenz bedeutet aus heutiger Sicht, daß der Therapeut sich innerhalb einer Therapie die Befriedigung persönlicher Bedürfnisse versagt. Dies betrifft nicht nur sexuelle Bedürfnisse, sondern auch den nicht-therapeutischen Umgang mit dem Patienten (sich Vorteile über den Patienten zu verschaffen usw.).

Fokaltherapie Die **Fokaltherapie** richtet sich immer auf die Beseitigung eines Symptoms durch die Bearbeitung eines Fokus (s.u.). Zwar ist im Grunde genommen jede psychoanalytisch orientierte Therapie eine Fokaltherapie, als Fokaltherapie im engeren Sinne bezeichnet man jedoch jene, die nicht länger als 80 Stunden dauern (meist zwischen 20 und 50 Stunden).

Beim *„Fokussieren"* werden Fakten zu einem Fokus zusammengeführt, die aus unterschiedlichen Bereichen kommen:
- aus der Anamnese
- aus früheren und jetzigen Beziehungsepisoden
- aus der Analyse der Übertragung und Gegenübertragung im Hier und Jetzt

So stellt man beispielsweise fest, daß die Erfahrung, durch den Vater zurückgesetzt zu werden, auch die Beziehungen zu Vorgesetzten konstelliert und sich in der Arzt-Patient-Beziehung wiederfindet. Dies führt zu einem einheitlichen Thema, eventuell zu einem Flash (Blitz, blitzartige Erkenntnis) bzw. zu einem Aha-Erlebnis („das ist also mein Problem, dem ich meine Symptome verdanke").

Verhaltenstherapie

Einführung

Ursprünglich bezog sich die **Verhaltenstherapie** auf die Ergebnisse der Lernpsychologie. Heute spricht man auch von kognitiv-behavioralen Therapien, die eine Vielzahl von Methoden und Strategien zusammenfassen, die nicht mehr innerhalb einer einheitlichen Theorie erklärt werden können. Wesentlich ist heute das Bemühen, die Ergebnisse unterschiedlicher psychologischer Richtungen einzubeziehen. Während in den Anfängen der Verhaltenstherapie seelische Vorgänge (im Gegensatz zur Psychoanalyse) bewußt unbeachtet blieben, werden inzwischen *motivations-* und *emotionspsychologische, kognitive* und *sozialpsychologische* Konstrukte ebenso verwendet wie einzelne Konzepte psychoanalytischer Verfahren (z.B. das Übertragungskonzept).

Verhaltenstherapeutische Techniken

Die am häufigsten angewendeten **verhaltenstherapeutischen Techniken** sind:
- systematische Desensibilisierung
- Reizüberflutung
- Selbstsicherheitstraining

● Biofeedback-Therapie
● operantes Konditionieren

Systematische Desensibilisierung   Bei der **systematischen Desensibilisierung** handelt es sich um eine verhaltenstherapeutische Technik, die den stufenweisen Abbau von Phobien durch folgendes Vorgehen emöglicht:

● Es wird eine „*Angsthierarchie*" erstellt, wobei angstbesetzte Situationen entsprechend der Angstintensität in eine Reihenfolge gebracht werden.

● In entspanntem Zustand (der mit Hilfe der progressiven Muskelrelaxation oder des autogenen Trainings herbeigeführt wird) stellt sich der Patient einzelne Situationen der Angsthierarchie vor, die der Therapeut vorgibt. Dabei beginnt er mit harmlosen Situationen und schreitet dann zu immer stärker angstbesetzten Situationen vor. Er bleibt solange auf einer Stufe der Angsthierarchie, bis eine deutliche Angstreduktion spürbar ist.

Reizüberflutung   Bei der **Reizüberflutung** handelt es sich um eine verhaltenstherapeutische Technik, die den Patienten im Gegensatz zur systematischen Desensibilisierung dazu bringt, sich sofort der am stärksten angstbesetzten Situation so lange auszusetzen, bis die Angstsymptomatik deutlich abgenommen hat („*Flooding*"). Diese Methode scheint – wenn sie anwendbar ist – erfolgreicher zu sein als die systematische Desensibilisierung und wird zunehmend häufiger genutzt.

Biofeedback   Unter **Biofeedback-Therapie** versteht man eine verhaltenstherapeutische Methode, deren Prinzip die *systematische Rückmeldung* (Feedback) apparativ gemessener Körperfunktionen an den Patienten ist (Herzfrequenz, Blutdruck, EMG-Parameter der Muskelspannung, Hauttemperatur u. a.). Der Patient lernt auf diese Weise, bestimmte körperliche Zustände einzuschätzen und willkürlich zu beeinflussen.

Operantes Konditionieren   Als **operantes Konditionieren** bezeichnet man eine verhaltenstherapeutische Technik, deren Grundprinzip es

ist, Verhalten zu kontrollieren, indem seine *Konsequenzen* beeinflußt werden (Lernen am Erfolg). Dabei führt Belohnung einer Verhaltensweise dazu, daß sie vermehrt auftritt. *Belohnung* erfolgt in Form positiver Verstärkung, indem ein angenehmer Reiz dargeboten wird oder in Form negativer Verstärkung, also indem ein unangenehmer Reiz entfernt wird. *Bestrafung*, also Darbietung eines unangenehmen Reizes oder Verstärkerentzug, d. h. Entfernung eines angenehmen Reizes, führen dazu, daß das Verhalten seltener gezeigt wird.

Verhaltensanalyse   Die **Verhaltensanalyse** ist die Grundlage der verhaltenstherapeutischen Therapieplanung. Sie soll beobachtbare und veränderte Merkmale (Stimuli) identifizieren, die mit dem Problemverhalten in Beziehung stehen. Heute werden auch kognitive und motivationale Variablen in die Problemanalyse miteinbezogen, falls sie irgendwie beeinflußbar erscheinen.

Suggestive Verfahren

Einführung

Suggerere kommt aus dem Lateinischen und bedeutet „einreden". Unter **Suggestion** versteht man die Beeinflussung des Denkens, Fühlens, Wollens oder Handelns eines Menschen unter Umgehung seiner rationalen Persönlichkeitsanteile.

Unter **Suggestibilität** versteht man die affektive Empfänglichkeit für Bewußtseinsinhalte, die ohne Realitätsprüfung oder Nachprüfung „untergeschoben" werden können. Sie ist abhängig z. B. von der Übertragungssituation, Alter, Geschlecht, Persönlichkeitsstruktur und Suggestionsinhalt.

Suggestive Verfahren und Techniken

Die gebräuchlichsten **suggestiven Verfahren** sind:
● Hypnose
● Autogenes Training

Hypnose

Während einer **Hypnose** kommt es zu einem eingeengten Bewußtseinszustand und zu erhöhter Suggestibilität. Es kann eine Regression stattfinden. Dabei kommt es u. U. zur Rückkehr zu früheren Entwicklungsstufen im Bereich des Verhaltens und der Gefühle, kindlicher Abhängigkeit, kindlichem Verhalten bis hin zu physiologisch frühkindlichen Körperzuständen, z. B. dem Wiederauftreten des Babinskireflexes. Neben der frühkindlichen Einstellung zu Passivität und Hingabe kommt auch das Magisch-Archaische zur Wiederbelebung. Der Hypnotiseur erhält eine magische Potenz zugesprochen und der Hypnotisierte neigt dazu, sich mit ihm zu identifizieren. Dadurch können suggerierte Vorstellungen eher angenommen werden. Voraussetzung ist, das es eine positive Gefühlsbeziehung zwischen beiden gibt. Hypnose gegen den Willen des Patienten bzw. Suggestionen, die Handlungen hervorrufen sollen, die sich gegen Wertvorstellungen und Ideale des Hypnotisierten richten, sind nicht möglich.

Hypnotische Zustände werden durch unterschiedliche Techniken eingeleitet. Verbreitet sind **Verbalsuggestionen** („Sie werden zunehmend ruhiger und entspannt") und die **Fixationsmethode** (physiologische Ermüdung der Augen durch Fixation eines Gegenstands). Es folgen Suggestionen der Wärme, Schwere und Entspannung, und zunehmend stellt sich damit ein Zustand der Ruhe und des Wohlbefindens ein. Die Muskulatur ist entspannt, Herz- und Atemfrequenz sind vermindert. Es besteht eine vagotone Ruhelage. Dieser Zustand der Entspannung reicht oft schon aus, um therapeutische Effekte zu erzielen. Bei verschiedenen Erkrankungen kommen spezielle störungsbezogene Suggestionen zum Einsatz.

Autogenes Training

Das **Autogene Training** ist eine *selbstsuggestive Entspannungsübung*. Es entspannt die Muskeln, reguliert vegetative Abläufe und wirkt psychisch entkrampfend.

Im Rahmen der Grundstufe des autogenen Trainings erlernt der Anwender, vegetative Abläufe zu beeinflussen. Hierdurch lassen sich allgemeine Entspannung und Ruhe erreichen. Zunächst nimmt man eine entspannte Körperhaltung ein (Liegen, Droschkenkutscherhaltung, Lehnsessel) und konzentriert sich auf vegetative Abläufe. Zuerst lenkt man die Aufmerksamkeit auf Schwere- und Wärmegefühl in Armen und Beinen, dann auf Herz, Atmung und Verdauungsorgane und schließlich auf eine angenehme Stirnkühle. Im Rahmen der sog. *formelhaften Vorsatzbildung* kann sich der Betreffende über den Mechanismus der *posthypnotischen Suggestion* (d. h. die Suggestion wirkt über die Übung hinweg fort) eine „innere Botschaft" zukommen lassen (z. B. „Angst geht vorüber!"). In der Oberstufe des autogenen Trainings geht es darum, Kontakt zu inneren Bildern aufzunehmen, mit dem Ziel, innere Erlebnisse zu beeinflussen (hier werden enge Bezüge zum Katathymen Bilderleben erkennbar).

Gruppenpsychotherapie

Die **Gruppenpsychotherapie** hat eine Reihe von Vorteilen, die sie zu einem verbreiteten Psychotherapieverfahren machen:

- Die Situation in der Gruppe entspricht der eigentlichen Wirklichkeit des auf soziales Handeln angelegten Menschen mehr als die Situation in der Einzeltherapie. Sie entspricht eher seiner natürlichen Umwelt.
- Als natürliches und notwendiges Medium menschlicher Beziehungen ermöglicht die Gruppe eine Fülle von Orientierungen und Hilfen (beispielsweise die Erfahrung menschlicher Solidarität, gegenseitiger Förderung, aber auch Behinderung der eigenen Potenzen, Schwierigkeiten im Vergleich mit anderen, Lernen von anderen, Nachahmen und Finden der anderen).
- Gruppentherapie eröffnet neue Möglichkeiten der Selbsthilfe, da der einzelne innerhalb einer funktionierenden Gruppe vom Arzt unabhängiger ist und die Möglichkeit besteht, Selbsthilfegruppen zu bilden.
- Dabei ist die Gruppentherapie ökonomischer als andere Verfahren.

4

Gruppendynamik

Der Begriff **Gruppendynamik** kennzeichnet die Eigengesetzlichkeit von Gruppenprozessen in Gruppen überschaubarer Größe (durchschnittlich 6-12 Personen). Diese Eigengesetzlichkeit bzw. Gruppendynamik wird im Begriff des Gruppenprozesses faßbar. Der Gruppenprozeß – eine Art Ontogenese des eigenständigen „Organismus Gruppe" – verläuft in abgrenzbaren Stadien vom Zustand der Unstrukturiertheit über mehrere Etappen zum Zustand hochdifferenzierter Strukturiertheit. Die einzelnen Stadien dieses Gruppenprozesses entsprechen somit einzelnen Entwicklungsetappen. Diese Stadien korrespondieren mit jeweils unterschiedlichen Übertragungsbereitschaften der Gruppenmitglieder.

Gruppenstadien

Es gibt ein Dutzend gruppendynamischer Entwicklungsmodelle, die alle (unter verschiedenen Bezeichnungen und mit mehr oder weniger Unterteilungen) folgende wesentliche **Gruppenstadien** abgrenzen:
● Stadium initialer Strukturlosigkeit bzw. -armut (Aufwärmphase – Warming up)
● Stadium der Abhängigkeit (Dependence) vom Gruppenleiter
● Stadium der Auseinandersetzung (um die Autonomie der Gruppe und in der Gruppe)
● Stadium der Kooperation (Interdependence), die „Arbeitsphase". Man nennt sie auch die „gruppale" Phase, im Gegensatz zu den vorher aufgeführten „prägruppalen" Stadien.

Rangstruktur

Die **Rangstruktur** der Gruppenteilnehmer wird häufig mit folgenden Begriffen verbunden:
● Alpha-Position: Alpha führt die Aktion der Gruppe an und repräsentiert das Anliegen, das die Gruppe aktuell beschäftigt
● Gamma-Position: Gamma partizipiert an der Alpha-Rolle. Es gibt drei Sub-Positionen: 1. der „Assistent" von Alpha, 2. der „Mitläufer", der sich komplementär zu Alpha stellt, 3. der „Wächter" darüber, daß alles so passiert, wie Alpha es will.

● Beta-Position: Der „Schiedsrichter" oder die „Graue Eminenz", der distanziert eine bedingte Pro- und Kontraposition zu Alpha realisiert: „Im Prinzip schon, aber…", „Nein, außer…", „Teils so, teils so…". Es handelt sich um die Rolle des Vermittlers zwischen Alpha und Omega, die in prägruppalen Stadien häufig vom Gruppentherapeuten übernommen wird.
● Omega-Position: Es geht um den Störer der Aktionen von Alpha, der dann häufig die gesamte Gruppe gegen sich hat. In gut funktionierenden Gruppen ist Omega häufig der nächste Alpha. Er kann aber auch leicht zum Sündenbock werden, auf dessen Kosten Spannungen abreagiert werden. Eine gefährliche Variante des schwachen Omega ist der „Abgelehnte", der Gefahr läuft, ausgegrenzt zu werden und alle negativen Projektionen auf sich sammelt. In diesem Falle besteht bei Ich-Schwachen die Gefahr der Dekompensation.

Gruppenformen

Man unterscheidet geschlossene, halboffene und offene therapeutische Gruppen:
● Eine **geschlossene** Gruppe arbeitet von Anfang bis Ende mit den gleichen Teilnehmern. In einer geschlossenen Gruppe vollzieht sich am ehesten ein gerichteter gruppendynamischer Prozeß mit klar abgrenzbaren Stadien der Gruppenentwicklung.
● Eine **halboffene** Gruppe ist dadurch gekennzeichnet, daß ein relativ langsamer Wechsel der Teilnehmer möglich ist, ohne daß die Richtung des gruppendynamischen Prozesses verlorengeht. Dies läßt sich gewährleisten, wenn etwa alle 15–20 Stunden ein Teilnehmer ausscheidet und ersetzt wird.
● Eine **offene** Gruppe ist durch einen raschen Wechsel der Gruppenmitglieder (etwa alle 5–10 Stunden wird ein Mitglied ausgetauscht) charakterisiert. Hier findet eine ständige Fluktuation zwischen unterschiedlichen Stadien der Gruppenentwicklung statt, die entsprechend flexibel genutzt werden müssen.

4.3
Somatotherapie

4.3.1
Psychopharmakotherapie

Psychopharmaka sind Substanzen, die eine nachweisbare Wirkung auf verschiedene psychische Funktionen haben. Aus praktischer Sicht lassen sich folgende Gruppen unterscheiden:

- Antidepressiva: Substanzen, die aufhellend und/oder allgemein aktivierend auf die Stimmungslage einwirken, d.h. den Antrieb steigern. Hauptsächlich werden Antidepressiva bei depressiven Episoden angewandt.
- Neuroleptika: Substanzen, die sich dämpfend auf das Zentralnervensystem auswirken, den Antrieb hemmen und die Aktivität dämpfend und ausgleichend beeinflussen. Auch Wahnsymptome und Halluzinationen werden beeinflußt. Hauptanwendungsgebiet der Neuroleptika sind die Schizophrenien.
- Tranquilizer: Substanzen, die eine angstlösende, beruhigende und entspannende Wirkung haben. Hauptsächlich wendet man Tranquilizer bei Angst- und Spannungszuständen an, wie sie bei neurotischen und somatoformen Störungen auftreten.

Leider werden *Tranquilizer* oft unkritisch verschrieben und angewendet. Dies kann dazu führen, daß der Patient abhängig und sein Zustand chronisch wird. Die notwendige sachgerechte Bearbeitung von Konflikten wird vermieden.

Aufgaben

1. Welches sind die Ziele der Soziotherapie?
2. Welche Vorbedingungen sind für soziotherapeutische Aktivität auf einer Station unabdingbar?
3. Welche Methoden der Soziotherapie kennen Sie?
4. Wodurch zeichnet sich eine Beziehung helfenden Charakters aus?
5. Nennen Sie die Hauptgruppen von Psychopharmaka.
6. Was verstehen Sie unter psychiatrischer Komplextherapie?
7. Nennen Sie einige Charakteristika der beiden psychotherapeutischen Hauptrichtungen.
8. Beschreiben Sie einige Techniken, die die psychoanalytisch orientierten Methoden auszeichnen.
9. Definieren Sie die Begriffe „Widerstand" und „Übertragung".
10. Was ist eine Fokaltherapie?
11. Erklären Sie die verhaltenstherapeutischen Ansätze „Reizüberflutung" und „operantes Konditionieren".
12. Welche Unterschiede differenzieren Hypnose und Autogenes Training?
13. Welche Vorteile hat die Therapie in der Gruppe?
14. Welche Stadien der Gruppenentwicklung kann man grob unterscheiden?
15. Welche Fluktuation hat eine halboffene Gruppe?

4

KAPITEL 5

Physiotherapie

5.1
Funktionen und Ziele der Physiotherapie

Physiotherapie wird bei Patienten mit psychischen Störungen in anderer Form ausgeübt als bei Patienten aus den übrigen Fachbereichen der Medizin. Ansatzpunkt für physiotherapeutische Befundaufnahme, Ziele und Maßnahmen bilden hier *Veränderungen im Erleben und Verhalten* des Patienten. Organische Schädigungen des Bewegungsapparates oder internistische Erkrankungen spielen für die physiotherapeutische Einflußnahme auf psychisch Erkrankte keine Rolle. Vielmehr läßt sich ihr Gesundheitszustand im körperlichen Bereich mit dem der Durchschnittsbevölkerung vergleichen.

Zwar werden auch hier physiotherapeutische Techniken, Massagen und physikalische Therapie, Krankengymnastik und Gymnastik angewandt. Behandlungsziele und therapeutisches Vorgehen unterscheiden sich jedoch erheblich von denjenigen bei körperlich erkrankten Patienten.

Eine besondere Bedeutung kommt der **Bewegungstherapie** zu. Sie ermöglicht den Patienten weitreichende Erfahrungen im physischen und psychosozialen Erleben und Verhalten. Für diese Zielstellungen entwickelte man spezielle Therapieformen. Sie werden von Physiotherapeuten erlernt und durchgeführt, sind in ihren Wirkungen jedoch als psychotherapeutische Interventionen zu betrachten. Hierzu zählt beispielsweise der bewußte Umgang mit dem eigenen Körper während gezielter *Körperwahrnehmungsübungen* oder bei Maßnahmen zur Lockerung und *Entspannung*. Des weiteren gehört auch dazu, den Körper als Mittel im sozialen Umgang mit anderen in einer Gruppe einzusetzen.

Ebenen physiotherapeutischer Einwirkungen

Jede Therapie kann mehrere **Wirkungsbereiche** beeinflussen, die als Ebenen bezeichnet werden können. Durch unterschiedliche Methoden lassen sich unterschiedliche Ebenen und damit Wirkungsschwerpunkte erreichen. Bei der Festlegung von Behandlungszielen und -maßnahmen müssen sich Physiotherapeuten also darüber im klaren sein, welche Ebene sie mit ihren Einwirkungen besonders beeinflussen möchten. Es lassen sich im wesentlichen vier Ebenen unterscheiden. Dies sind die:
- funktionell-organische Ebene
- sensomotorische Ebene
- sozioemotionale Ebene
- kognitive Ebene

Funktionell-organische Ebene Die funktionell-organische Ebene beinhaltet alle Maßnahmen, die der **Verbesserung des körperlichen Zustands** des Patienten dienen. Diese Ebene ist der allgemeinen physiotherapeutischen Arbeit am nächsten. Da der allgemeine Gesundheitszustand von Patienten mit psychischen Störungen dem der Durchschnittsbevölkerung entspricht, können wir erwarten, daß eine Reihe von Patienten auch körperliche Schäden haben, die sich durch Physiotherapie verbessern lassen. Patienten mit körperlich begründbaren psychischen Störungen, affektiven Störungen oder Schizophrenien können außerdem unter *krankheitsbedingtem Bewegungsmangel* mit all seinen Folgen leiden. Das physiotherapeutische Ziel auf der funktionell-organischen Ebene besteht somit in *Funktionsverbesserung*, *Leistungssteigerung* und im Einzelfall in der Therapie körperlicher Versehrtheit.

5

Sensomotorische Ebene   Die sensomotorische Ebene beinhaltet alle Maßnahmen, die **Körperwahrnehmung** fördern, **Körperbewußtsein** schulen sowie die Möglichkeiten des Körpers in bezug auf seine Leistungsfähigkeit und auf seinen *Ausdruck* verbessern. Unbewußt ablaufende Bewegungen können mit den speziellen Methoden der Körperwahrnehmungsschulung dem Erleben zugänglich gemacht werden, wodurch das Körperbewußtsein gestärkt wird.

Sozioemotionale Ebene   Auf die sozioemotionale Ebene zielen Maßnahmen ab, die dem Patienten Erfahrungen in seinen Beziehungen zu anderen Menschen oder Gegenständen ermöglichen. Außerdem wird er auf dieser Ebene mit eigenen Emotionen konfrontiert, die sein Handeln begleiten. Aufgabenstellungen und Übungen in der Gruppenbewegungstherapie sind bei dieser Patientengruppe auf **zwischenmenschliche Begegnungen** gerichtet. Unter Leitung eines Gruppentherapeuten soll der Patient auf dieser Ebene wahrnehmen, wie er sich zu sich selbst und den anderen in der Gruppe verhält, wie kooperativ oder wie ichbezogen er reagiert, unter welchen Bedingungen er Kontakt aufnehmen kann und welche Situationen ihn ängstigen. Es wird Gelegenheit gegeben, über die dabei entstehenden Gefühle bewußt nachzudenken bzw. ihnen nachzuspüren. Auf diese Weise soll die Fähigkeit des Patienten gefördert werden, mit seinen Gefühlen situationsangepaßt umzugehen.

Kognitive Ebene   Zwischen sozioemotionaler und kognitiver Ebene besteht eine enge Beziehung. Im Verlauf der Therapie wird der Patient angeregt, über sein Handeln, seine Beziehungen, seine spezifischen Stärken und Schwächen **nachzudenken** und sich in der Therapie, z. B. im Gruppengespräch, darüber zu äußern.

Merke !

Ziel der Psychotherapie bei psychisch Kranken ist, über die Bewegungstherapie den Leib-Seele-Aspekt aufzugreifen und einer therapeutischen Beeinflussung zugänglich zu machen.

Werden Erleben und Verhalten bewußt, so lassen sich Erfahrungen in die Gesamtpersönlichkeit integrieren. Dies bedeutet, daß der Patient in der Bewegungstherapie **Erfahrungen im Handeln, Erleben, Erspüren und Beobachten** sammeln kann. Diese sollen ihm Einsichten und Erkenntnisse ermöglichen, die Voraussetzung für Verhaltensänderung sein können. Gleichzeitig bildet die Bewegungstherapie den therapeutischen Rahmen für das **Erproben** neuer Verhaltensweisen.

Physiotherapeutische Methoden

Der physiotherapeutische Zugang zu Patienten mit psychischen Störungen erfolgt einerseits über Behandlungstechniken der Physiotherapie, beispielsweise der physikalischen Therapie. Insbesondere kommen hier Hydrotherapie, Massage und Elektrotherapie zum Einsatz. Diese Maßnahmen regen den Kreislauf an, fördern die Durchblutung oder lindern Schmerzen. Gymnastische Maßnahmen dienen der Antriebssteigerung und körperlichen Konditionierung. Auf sie soll hier nicht weiter eingegangen werden, da sie Basis jeden physiotherapeutischen Handelns sind. Des weiteren verfügt die Physiotherapie über fachspezifische Methoden bei der Behandlung von Patienten mit psychischen Störungen. Die Berufsausbildung zum Physiotherapeuten kann dem Lernenden jedoch nur einen Überblick über grundsätzliche Wirkungsmechanismen dieser Methoden anbieten. Beabsichtigt er, in Psychiatrie, Psychosomatik, Psychotherapie oder mit Suchtkranken zu arbeiten, so ist eine spezielle Weiterbildung unerläßlich.

Die speziellen physiotherapeutischen Methoden richten sich auf die
- Förderung der Körperwahrnehmung und der Entspannung
- Verbesserung der sozialen Kommunikation, insbesondere der Kooperations- und Integrationsfähigkeit

Als Methoden zur Förderung der **Körperwahrnehmung** und **Entspannung** eignen sich:
- Körpertastarbeit
- Konzentrative Entspannung nach A. Wilda-Kiesel

- Progressive Muskelrelaxation nach
  E. Jacobson
- Funktionelle Entspannung nach M. Fuchs
- Lockerungs- und Schwunggymnastik

Zur Förderung der **sozialen Kommunikation** eignen sich:
- gemeinschaftsfördernde Übungen aus der Gymnastik
- Kommunikative Bewegungstherapie
- Konzentrative Bewegungstherapie
- Integrative Bewegungstherapie

Im Rahmen der Ausbildung zum Physiotherapeuten können Körpertastarbeit, Lockerungs- und Schwunggymnastik, gemeinschaftsfördernde Übungen und einige Aspekte der Kommunikativen Bewegungstherapie in Theorie und Praxis vermittelt werden. Dem Lernenden wird so *Selbsterfahrung* in diesen Methoden ermöglicht, und er lernt dabei unterschiedliches *Therapeutenverhalten* kennen, je nachdem, ob es sich um eine Gymnastikstunde zur Körperschulung oder eine Bewegungstherapiestunde zur Verdeutlichung des Erlebens und Verhaltens handelt.

5.2 Wahrnehmungsförderung und Entspannungstherapie

Entstehungsbedingungen der psychophysischen Verspannung

Im Organismus des Menschen vollzieht sich ein ständiger rhythmischer Wechsel zwischen **Anspannung** und **Entspannung**. Dies läßt sich bei allen Lebensvorgängen beobachten, z. B. beim Anspannen und Lösen der Muskulatur, der Ein- und Ausatmung, der Herztätigkeit, beim Wachen und Schlafen oder beim Wechsel zwischen Arbeit und Erholung. Aber auch in unseren Bewegungsabläufen an sich ist ein ständiger Wechsel erforderlich, um den Körper funktionstüchtig zu halten, so etwa zwischen Liegen, Sitzen, Stehen oder Gehen.

Jede körperliche und seelische Leistung ist mit Anspannung verbunden, und für jede Leistung gibt es einen *optimalen Anspannungsgrad*. Die Anpassung der Körperfunktionen an den jeweils notwendigen Leistungsaufwand wird durch eine **emotionelle Spannung** eingeleitet. Diese mobilisiert Energie; Energiereserven werden umgeleitet. Die emotionelle Spannung wird auch als emotioneller Streß bezeichnet. Sie setzt bei allen psychophysischen Belastungen ein. Körperlich bewirkt sie eine Erhöhung des Blutzuckers, des Blutdrucks sowie der Atem- und Herzfrequenz. Ist die Belastungssituation vorüber, erfolgt eine Umschaltung von der energiebereitstellenden und verbrauchenden, **ergotropen Funktion** in die energieproduzierende, **trophotrope Funktion**.

Bleiben emotionelle Spannungen aufgrund psychischer Belastungen über längere Zeit hinweg bestehen, fällt es dem Körper immer schwerer, diese Spannungen abzubauen. Schließlich ist das Gleichgewicht zwischen An- und Entspannung gestört und der Betroffene ist einer *emotionellen Dauerspannung* ausgesetzt, die gleichzeitig eine *Störung des Energiehaushalts* bewirkt. Dadurch reagiert er gegenüber neuen Umweltreizen übermäßig empfindlich und ist nicht in der Lage, sie situationsentsprechend zu verarbeiten. Da der Organismus nun bis an die Grenzen des Erträglichen belastet ist, treten **Fehlregulationen** ein, die alle Organe betreffen können. Neuromuskuläre Anspannungen begegnen Physiotherapeuten während ihrer Tätigkeit besonders häufig. Auf welche Weise diese muskulären Spannungserhöhungen, aber auch Durchblutungsstörungen, entstehen können, soll an einem einfachen Beispiel erklärt werden: Jeder kennt das Gefühl der Angst in bedrohlichen Situationen. Wer dabei auf seine Körperreaktionen achtet, wird feststellen, daß sich seine *Körperhaltung* in der angstauslösenden Situation verändert. Der Körper erstarrt, zieht sich zusammen, der Atem stockt, die Glieder werden kalt. Löst sich die bedrohliche Situation auf, so entspannt sich der ganze Körper, die Muskulatur wird locker, der Atem fließt wieder, die Durchblutung kommt in Gang.

Angst tritt bei vielen psychischen Erkrankungen als Symptom auf. Die beschriebenen körperlichen Veränderungen werden dann mehr oder weniger zu einem Dauerzustand. Gleichgewichtszustände sind gestört. Muskuläre Anspannungen bleiben bestehen, und der Betroffene verliert zunehmend das Gefühl für

5

Entspannung. Er erlebt die verspannte Körperhaltung als normal.

Die Verspannungen verhindern oder beeinträchtigen den lebensnotwendigen Spannungs- und Entspannungsrhythmus der Körperfunktionen. Gegenpol dieser **Verspannungen** ist für die Betroffenen ein Zustand der Erschlaffung. Die bisher nötige Erholungszeit verlängert sich mit dem Verspannungszustand erheblich. Da die vorhandene Zeit zur Regeneration nicht ausreicht, wird **Erschlaffung** erlebt, die sich in Aktivitätsverlust äußert: Die Betroffenen sind schnell müde und erschöpft, sie fühlen sich matt und lustlos. Gleichzeitig können sie eine innere Erregung, Unruhe und Getriebenheit erleben. Dieser Zustand wird durch die psychische Störung aufrechterhalten. Hält er über längere Zeit hinweg an, kommen Reizbarkeit und Schlaflosigkeit, Kopfschmerzen, Gelenk- und Muskelschmerzen, besonders häufig im Nacken-Schulter-Bereich, hinzu.

Merke !

Diese Symptome führen im Vorfeld einer gezielten Therapie oft dazu, daß der Arzt entspannende und durchblutungsfördernde physiotherapeutische Maßnahmen verschreibt. Bei der Befundaufnahme stellen sich diese Beschwerden als **vegetative Störungen** und **muskuläre Spannungserhöhungen** dar.

Therapieziele und Maßnahmen

Therapieziele auf **funktionell-organischer Ebene** sind:
- Wiederherstellung des körperlichen Wohlbefindens und der Leistungsfähigkeit
- Verbesserung der physiologischen Körperfunktionen
- Wiederherstellung der Spannungs-Entspannungsfähigkeit

Therapieziele auf **sensomotorischer Ebene** sind:
- Förderung der Wahrnehmungsfähigkeit des eigenen Körpers
- Erleben noch vorhandener körperlicher Fähigkeiten und Möglichkeiten

- Erleben des harmonischen Zusammenspiels zwischen Bewegung und Atmung
- Verbesserung des Selbstvertrauens, indem der Körper mit all seinen Funktionen bewußt angenommen werden kann

Auf **sozioemotionaler Ebene** soll der Patient erfahren, daß sich sein Körper mit dem jeweiligen Erleben und Verhalten ständig verändert. Es soll deutlich werden, daß sich im Körper geistig-seelische Abläufe widerspiegeln und umgekehrt.

Auf **kognitiver Ebene** werden dem Patienten diese Körpererfahrungen bewußt gemacht. Auf diese Weise kann er sein Wissen um die Funktionen des eigenen Körpers erweitern. Er kann *Körpersprache* bei sich und anderen verstehen lernen und seine körperlichen Fähigkeiten besser einschätzen. Ziel ist dabei eine wirklichkeitsnähere Einschätzung des eigenen Körpers.

Zur Lockerung, Entspannung und Durchblutungsförderung kennt die Physiotherapie **spezielle Behandlungsformen**, wie Massagen, hydrotherapeutische Maßnahmen, Bäder, Wickel, Packungen oder Sauna sowie Elektrotherapie mit niederfrequenten Strömen.

Der Vorteil dieser Maßnahmen besteht darin, daß der Patient neben der direkten Wirkung auf den Organismus auch die wohltuende **Zuwendung des Therapeuten** erfährt. Dieser ist während der Behandlungszeit für ihn da, er kann sich ihm ganz überlassen, und er kann mit ihm über seine Nöte sprechen. Die direkte *Berührung* mit den Händen bei der Massage ist letztlich ein sehr intimer Vorgang, und nicht selten erleben Physiotherapeuten, daß sich die Zunge des Patienten löst und sie nun mit allen Schwierigkeiten des Patienten konfrontiert werden. Wenn sie nun während der Ausbildung nicht gelernt haben, wie Zuhören und Verbalisieren zu gestalten sind, kommen sie u. U. in Versuchung, Ratschläge erteilen zu wollen. Der Patient nimmt dann möglicherweise einen Ratschlag an und macht den Physiotherapeuten für mögliche Mißerfolge verantwortlich.

Ein Nachteil passiver Therapiemaßnahmen ist, daß sie nicht dazu geeignet sind, dem Patienten Verspannungen bewußt zu machen. Körperwahrnehmung wird mit diesen Maßnahmen also nicht geschult. Der Patient spürt zwar momentane Erleichterung, er kann aber nicht bewußt auf die Fehlregulationen, z. B. mit entspannenden Maßnahmen, einwirken. Deshalb ist er schon bald wieder seinen Beschwerden vollständig ausgesetzt.

Merke !

Der Physiotherapeut kann Patienten helfen, Situationen zu erkennen, in denen Verspannungen besonders häufig auftreten. Er kann Patienten Strategien vermitteln, mit diesen Situationen besser zurechtzukommen. Die Ursachen für bestehende Fehlregulationen kann er *nicht* beseitigen. Dies fällt in den Zuständigkeitsbereich des behandelnden Arztes.

Die Drei-Phasen-Therapie

Wahrnehmungsförderung und Entspannung können erreicht werden, wenn Physiotherapeuten ihre Maßnahmen in 3 Phasen planen:

In der **ersten Phase** ist es das Ziel, dem Patienten zu vermitteln:
- wie Spannung und Lösung der Muskulatur in Teilbereichen und ganzkörperlich zu spüren sind
- daß der Körper, vor allem im muskulären Bereich, ins Bewußtsein rücken kann, wenn man sich ihm gedanklich zuwendet
- daß sich der Körper in seinen Reaktionen auf das Erleben einstellt
- daß sich der Körper in belastenden Situationen verkrampft

Erreichen läßt sich dieses Ziel mit folgenden Maßnahmen:
- Lockerungs- und Schwunggymnastik
- Körpertastarbeit

Beide Maßnahmen beinhalten das:
- Erlernen des bewußten Anspannens und Lösens der Muskulatur
- Erlernen bzw. Erspüren der Pendelbewegung der Arme nach dem Heben und Fallenlassen
- Erlernen der Hohl-Rund-Bewegung der Wirbelsäule aus dem Sitz. Dies als Vorbereitung auf

- Lernen der Schwünge aus dem Sitz und
- Lernen des intensiven Streckens und Dehnens der oberen Extremitäten und des Oberkörpers mit anschließendem Fallenlassen und Auspendeln sowie das
- Nachspüren von Spannung und Lösung und damit die gedankliche Zuwenden zum Körper

In der **zweiten Phase** werden die Ziele aus der ersten Phase vertieft, indem der Patient die Fähigkeit vervollkommnet, seinen Körper zu ertasten, zu erspüren, anzuspannen und zu lösen.

Außerdem muß jetzt ein **Übungsprogramm für zu Hause** erarbeitet werden. Dies kann aus Hinweisen zur *gedanklichen Zuwendung* oder aus einem Programm zur *Lockerung und Entspannung* auf der Basis einer Schwunggymnastik bestehen. Für beide Programme werden Beispiele genannt. In dieser Phase werden alle passiven Maßnahmen, wie Massagen und Hydrotherapie, entsprechend der ärztlichen Verordnung durchgeführt.

Die **dritte Phase** der Therapie besteht in der Festigung der aktiven Übungsbehandlung und damit der Kontrolle des Hausübungsprogramms. Ziel ist, daß der Patient das Programm so gut beherrscht, daß er es ohne geistige Anstrengung, wirklich locker und gelöst, durchführen kann.

Merke !

Wird die Therapie von Patienten mit funktionellen Störungen und psychischen Erkrankungen in diesen drei Phasen geplant, so erhält der Patient über physiotherapeutische Maßnahmen ein Hilfsangebot, das ihn befähigt, bewußt Spannung und Lösung zu erleben und auf diese Weise Störungen zu beeinflussen.

5.2.1 Lockerungs- und Schwunggymnastik

Lockerungs- und Schwunggymnastik basiert auf gymnastischen Übungen, die sich vorwiegend aus Schwüngen im Sitzen und Stehen und aus dehnenden, streckenden Bewegungen

5

zusammensetzt. Da diese Übungen Grundlage des Hausübungsprogramms der Patienten sind, müssen die Physiotherapeuten die **Übungsfolge genau festlegen.** Nur dann wird der Patient in der Lage sein, die Übungen so zu erlernen, daß er sie entspannt und gelöst durchführen kann, der Grad der geistigen Anspannung also gering bleibt.

Während des Lernprozesses ist es günstig, wenn die Bewegungstherapie in **Gruppen** durchgeführt wird.

Vorteile der Gruppentherapie

- Alle Patienten haben anfangs Schwierigkeiten beim Erlernen. In der Gruppe erleben sie, daß es den anderen ähnlich geht. Diese Erkenntnis ist hilfreich für die Bewältigung der neuen Situation in der Gruppe.
- Während der Gruppentherapie vermeiden wir die direkte Korrektur, sie bringt nur eine zusätzliche Verspannung für den Patienten. Die Gruppentherapie ermöglicht dem Therapeuten die *indirekte Korrektur* fehlerhafter Bewegungsabläufe, indem er Hinweise für die richtige Übungsausführung immer an alle richtet.
- Während des Übens können sich die Patienten gegenseitig beobachten und voneinander lernen.
- Wird die Bewegungstherapie betont rhythmisch durchgeführt, überträgt sich der Bewegungsrhythmus auf alle Gruppenmitglieder, die Bewegungsausführung wird leichter, entspannter erlebt.
- Die direkte Konfrontation mit dem Therapeuten ist in der Gruppe wesentlich geringer als in der Einzeltherapie, wo Patient und Therapeut sich vollständig aufeinander einstellen müssen. In der Gruppe verteilt sich die Aufmerksamkeit des Therapeuten auf alle Patienten, der Patient kann sich in die Gruppe integrieren.
- Wenn sich alle Gruppenmitglieder mit dem Therapieziel, die Übungsfolge zur persönlichen Lockerung und Entspannung zu erlernen, identifizieren, motiviert das alle zu interessierter Teilnahme und Aktivität.

Die **Anzahl** der Patienten in der Gruppe kann zwischen 4 und 12 betragen. Weniger als 4 Teilnehmer ermöglichen keinen Gruppenrhythmus, mehr als 12 sind für den Therapeuten nicht mehr optimal zu überschauen und zu begleiten. Die Gruppen können sich aus Patienten mit unterschiedlichem Alter, Geschlecht und auch mit unterschiedlichen Störungen zusammensetzen. Die **Übungsdauer** beträgt 20 bis 30 Minuten. Es ist wichtig, daß die Patienten **bequeme Gymnastikkleidung** tragen.

Die geeignete **Ausgangsstellung** für die Gruppe ist der **Innenstirnkreis**, im ersten Teil im Sitz auf dem Hocker, im zweiten Teil im Stand. Der Therapeut sitzt oder steht mit im Kreis. Der Innenstirnkreis hat gegenüber jeder anderen Gruppenaufstellung den Vorteil, daß jeder jeden sehen kann, daß *Blickkontakte* zum Gegenüber und zum Therapeuten möglich sind und daß sich jeder gleichberechtigt fühlen kann.

Um das Übungsprogramm zu erlernen, sind mindestens 10 bis 12 Gruppenstunden erforderlich. Sind die Patienten stationär untergebracht, kann über einen längeren Zeitraum von mehreren Wochen täglich geübt werden. Nicht alle Übungen des Hausübungsprogramms werden von Anfang an durchgeführt. Auch hier gelten die allgemeinen Steigerungsprinzipien der Physiotherapie.

Hinweise für den Therapieaufbau

1.–3. Stunde

Der Therapeut begrüßt jeden Patienten persönlich. Dies gibt jedem neuen Patienten die Möglichkeit, Bedenken oder Ängste auszusprechen. Der Therapeut spürt an der Haltung und am Verhalten, z. B. an der Art des Händedrucks, mit welcher Stimmung oder Aktivität der Patient in die Gruppe kommt.

Die Gruppenmitglieder nehmen auf einem Hocker im Innenstirnkreis Platz, und der Therapeut erklärt die Therapieziele.

Ehe das eigentliche Übungsprogramm beginnt, wird **Körperwahrnehmungsschulung im Sitzen** durchgeführt. Dabei soll der Patient erfahren, daß er seine Körperhaltung durch innere *Vorstellungsbilder* beeinflussen kann. Das Wissen um die Zusammenhänge zwischen innerem Erleben und äußerem Verhalten ist eine

Voraussetzung dafür, daß der Patient die Bereitschaft entwickelt, körperliche Entspannung herzustellen, um innere Entspannung erleben zu können. *Beispiel:* Jeder Patient stellt sich vor, daß er auf einer Parkbank ohne Lehne sitzt und viel Zeit hat. Er spürt seiner Körperhaltung nach, indem er sich vergegenwärtigt, wie er jetzt dasitzt und wie er sich jetzt fühlt. Danach wird die eigene Haltung mit der Körperhaltung anderer Gruppenmitglieder verglichen. Im Gespräch mit dem Therapeuten werden dann Gemeinsamkeiten, also typische Haltungen, herausgearbeitet. Meist wird festgestellt, daß die Unterstützungsflächen groß, der Rücken rund, die Schultern locker sind. Nun werden die Gruppenmitglieder aufgefordert, sich vorzustellen, daß sie vor einem Amtszimmer warten und gleich aufgerufen werden. In diesem Zimmer haben sie schon unangenehme Erfahrungen gemacht. Der veränderten Haltung wird wieder wie oben beschrieben nachgespürt. Typisch für diese Situation ist, daß der Rücken sich aufrichtet, die Unterstützungsflächen kleiner werden, manche sitzen wie auf dem Sprung, andere spüren Unruhe und Herzklopfen. Diese Übung soll den Patienten verdeutlichen, daß eine Vorstellung ausreicht, die für eine Situation typische Haltung herzustellen, „innen" und „außen" also immer in Einklang sind.

Als nächstes erspüren die Patienten die **Mittelstellung für das Sitzen**. Sie sitzen auf ihren Sitzbeinhöckern und spüren nach, wie sich die Wirbelsäule darauf einstellt. Dabei dienen die Füße als feste Unterstützungsfläche, die Beine sind leicht gespreizt, die Arme auf die Oberschenkel gelegt oder locker herabhängend.

Im nächsten Schritt üben die Patienten **Körperspannung und Lösung**. Zunächst spannen sie die Fersen gegen den Boden, dann folgen Anspannen der Beine, Aufrichten des Rückens und des Kopfes. Anfangs wird die Spannung nur in den unteren Extremitäten hergestellt und langsam wieder losgelassen, dann wird jeweils ein weiterer Körperabschnitt einbezogen, bis sich die Spannung von unten nach oben aufbaut. In gleicher Weise lernt der Patient den Körper zu lösen. Zuerst werden Schultern und Arme, dann der Rücken und zuletzt die Beine entspannt. Der Physiotherapeut begleitet diesen Vorgang mit einem *ruhigen* Kommando, die Aufmerksamkeit der Übenden muß ganz auf den Spannungs- und Lösungsvorgang gerichtet sein. Dabei ist es wichtig, das *Kommando* so zu formulieren, daß der sich entwickelnde Anspannungs- und Lösungsvorgang aus ihm deutlich wird. Dies läßt sich beispielsweise erreichen durch die Aufforderung: „Langsam von unten nach oben spannen, die Spannung halten – und wieder lösen, dabei die Arme, den Rücken, die Beine entspannen." Falsch wäre daher eine Aufforderung, wie „Anspannen – Loslassen!"

Dann folgt eine Übung zum **Heben, Anspannen, Fallenlassen und Auspendeln der Arme**. Das *Auspendeln* gelingt selten auf Anhieb. Hier kommen die Verspannungen in den oberen Extremitäten deutlich zum Ausdruck. Oft sind ergänzende Übungen erforderlich:

Übung

- Die Gruppenmitglieder fassen sich an den Händen und finden eine gemeinsame schwingende Bewegung der Arme nach vorn und zurück.
- Jeder Zweite legt seine Hände auf die des Nachbarn, der die Hände von unten faßt und die auf seinen Händen liegenden Hände im gemeinsamen Schwungrhythmus nach oben wirft und wieder auffängt.
- Die Patienten gehen paarweise zusammen, der eine schwingt erst den rechten, dann den linken Arm des Partners nach vorn und zurück. Dabei soll der Passive lernen, sich ganz zu überlassen.

Als nächstes soll die **Rund-Hohl-Bewegung der Wirbelsäule** eingeübt werden. Dieses Kippen und Aufrichten des Beckens ist eine Voraussetzung für das Schwingen im Sitzen. Am leichtesten wird es erlernt, wenn sich der Übende im Sitzen auf die Sitzbeinhöcker konzentriert und dann seinen Körperschwerpunkt einmal vor (Rücken gestreckt) und hinter (Rücken rund) die Sitzbeinhöcker verlagert. In der Steigerung werden Kopf und Füße in die Hohl-Rund-Bewegung der Wirbelsäule einbezogen.

In den ersten drei Therapiestunden soll der Patient auch schon **Schwünge** durchführen.

5

Der beidarmige Rück-Vor-Schwung und Rück-Vor-Schwünge nach rechts und links, also mit Rumpfdrehung, sind leichte Schwünge für den Anfang.

4.–9. Stunde

Die Übungen aus den ersten Stunden werden verkürzt wiederholt und wie folgt weiterentwickelt:

Übung

- Im Sitzen werden weitere Schwünge erlernt, die Ausgangsstellung der Arme wird bis zur Hochhalte gesteigert.
- Zwischen den Schwüngen werden Dehnungen und Streckungen mit anschließendem lockeren Fallenlassen und Auspendeln der Arme geübt.
- Die unteren Extremitäten werden in die Hohl-Rund-Bewegung einbezogen, indem die Beine gebeugt und aufgesetzt werden. Diese Bewegung kann mit einem großen Vor-Rück-Schwung verbunden werden.
- In der Steigerung werden die Schwünge im Stand durchgeführt.
- Ehe sie damit beginnen, erspüren die Übenden, ähnlich wie zu Beginn im Sitzen, den Stand.

Den **Stand** erspüren die Übenden, indem sie zunächst darauf achten, wie sie sich hingestellt haben, wo ihre Belastungspunkte liegen, wie schlaff oder wie angespannt sie dastehen. Danach werden die Belastungspunkte der Füße erspürt: die Fersen, die Zehenballen und die Außenränder der Füße. Im weiteren wird gespürt, welche Muskelgruppen stärker angespannt sind, wenn das Gewicht auf das rechte Bein und dann auf das linke Bein verlagert wird. Danach wird die Mitte der Belastung für beide Füße gesucht. Die Aufmerksamkeit richtet sich dann auf die Kniegelenke, die weder schlaff noch stark durchgedrückt sein sollen: Auch hier muß die Mitte erspürt werden. Die Gedanken wandern zum Gesäß, das leicht gespannt sein soll, und zur Wirbelsäule, die sich allmählich nach oben streckt. Die Aufmerk-

samkeit wird jetzt auf die Bauchdecke gelenkt, die sich beim Strecken des Rückens leicht gespannt hat. Zuletzt werden die Schultern und Arme erspürt, die locker neben dem Körper hängen.

Während dieser Übung stellt sich beim Patienten bald ein Gefühl der Aufmerksamkeit und der Wachheit ein; diese Mittelstellung wird als ausgeglichener Pol zwischen Spannung und Entspannung erlebt.

Die Patienten erfahren in diesen Stunden auch, welche der bisherigen Übungen zum **Hausübungsprogramm** gehören. Diese Übungen werden in jeder Stunde wiederholt, und immer kommen einige neue Übungen hinzu.

10.–12. Stunde

In den letzten Übungsstunden kennt der Patient alle Übungen seines Hausprogramms.

Er lernt jetzt, die einzelnen Übungen fließend hintereinander auszuführen, ohne daß das Üben durch Erklärungen unterbrochen wird. Jetzt wird erwartet, daß der Patient den **Bewegungsrhythmus**, der den schwingenden Bewegungen zugrunde liegt, erfaßt und beherrscht.

Bisher wurden die Übungen vom Therapeuten angesagt, jetzt lernt der Patient, sich selbst das Kommando zu geben. Dies ist eine wesentliche Voraussetzung, um zu Hause zu üben. Gelingt es dem Physiotherapeuten nicht, den Patienten auch im Übungskommando zu unterweisen, dann kann dieser bei den Übungen nicht mehr sachgemäß **mitdenken**, er verlernt das Programm wieder, der Aufwand war umsonst.

Merke !

Bewegungsübungen zur Lockerung und Entspannung erreichen erst dann ihre vollkommene Wirkung, wenn die Übungen fließend und rhythmisch ablaufen und damit ohne Pause ineinander übergehen.

Erreicht wird dieses Ziel dadurch, daß der Therapeut:

- sein Kommando **rhythmisch akzentuiert** gestaltet: Er beachtet, daß den Schwüngen ein *Sechsachteltakt* oder ein *Dreivierteltakt* zugrunde liegt. Im Kommando müssen sich Spannung und Lösung dieses Dreierrhythmus widerspiegeln. Das Kommando für die Dehnungen und Streckungen mit anschließendem Fallenlassen wird in geraden Taktfolgen gesprochen, bei Spannung schwillt die Sprache an, bei Entspannung ab.

- sein Kommando durch **musikalische Begleitung** ergänzt oder ersetzt: Dies erweist sich oft als sehr schwierig, da sich Musik aus der Konserve nicht nahtlos den Übungen anpaßt und selten ein Instrument zur Begleitung vorhanden ist.
- die **Worte** für das Kommando so wählt, daß die Aufmerksamkeit des Übenden nacheinander auf unterschiedliche Teilbereiche der Übung gelenkt wird: Bei diesem Vorgehen erübrigen sich zunehmend Pausen für die Erklärung des Übungsablaufs.

Übung

Beispiel für das Übungskommando des beidarmigen Vor-Rück-Schwunges in der Sagittalebene:
„Beide Arme zur Vorhalte heben…
und Schwung und Schwung…
zurück und vor…
Rücken rund und hohl…
Kopf ab und hoch…
und Schwung und Schwung…"

Beispiel für ein Programm zum selbständigen Üben

Dieses Programm wird von der Patientengruppe mit dem Physiotherapeuten mindestens sechsmal, unter stationären Bedingungen während der gesamten Therapiezeit, geübt. Ziel ist, daß Übungsfolge und rhythmischer Ablauf fließend werden, so daß jeder Patient das Programm auch zu Hause ausführen kann.

Übungen im Sitzen

Ausgangsstellung: Die Patienten sitzen auf dem ersten Drittel eines Gymnastikhockers,

der Rumpf ist aufgerichtet, das Gewicht ruht auf den Sitzbeinhöckern, die Füße stehen leicht geöffnet auf dem Boden.

1. Die Muskelspannung wird von den Füßen bis zur Halswirbelsäule aufgebaut. Hierzu werden die Füße mit den Fersen gegen die Unterlage gedrückt, die Beine angespannt, der Rücken gestreckt, der Kopf zur Mittelstellung erhoben, die Arme leicht abduziert, im Ellenbogengelenk angewinkelt, die Hände dorsal flektiert und gespreizt, die Handinnenflächen spannen in Richtung Boden. Dabei entsteht Spannung im Schultergürtel, mit Zug nach kaudal und im Rücken mit einer Spannung nach kranial. Die Entspannung setzt zuerst in den Händen und Armen ein, dann entspannen Rücken, Beine und zuletzt Füße. Nach einer Atempause wird die Übung wiederholt.

2. Wie bei 1. wird Muskelspannung bis zum Heben des Kopfes aufgebaut, dabei werden die Arme zur Vorhalte angehoben und intensiv angespannt. Anschließend Arme fallenlassen, Rücken und Beine entspannen, dabei die Arme auspendeln lassen (Abb. 5.1).

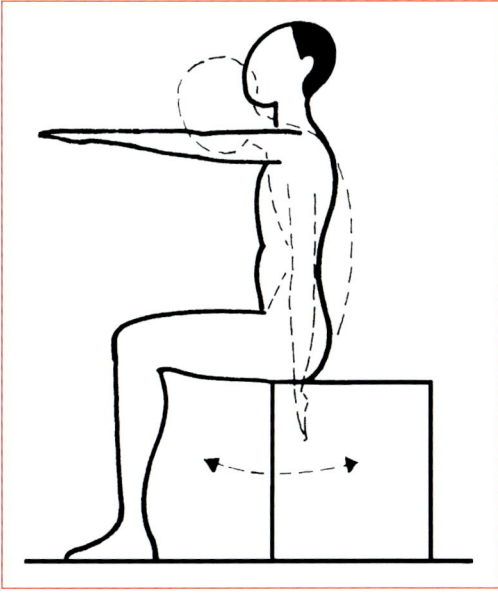

Abb. 5.1: Heben der Arme zur Vorhalte mit anschließendem Fallenlassen und Auspendeln

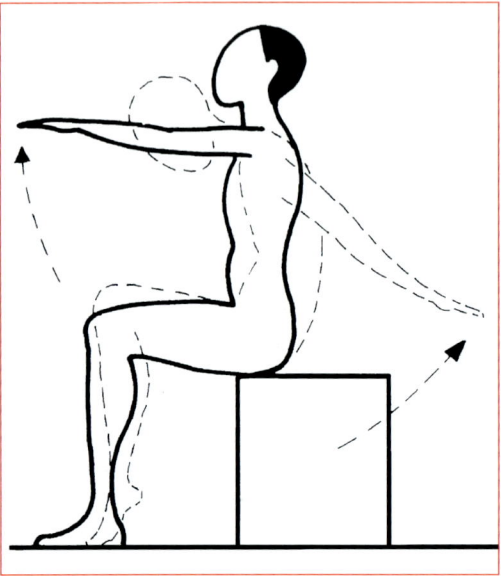

Abb. 5.2: Beidarmige Vor- und Rückschwünge

3. Beidarmige Vor- und Rückschwünge in der Sagittalebene. Der Schwungimpuls geht von der Hohl-Rund-Bewegung der Wirbelsäule aus, der Kopf wird in die Bewegung einbezogen. Dem rhythmi-

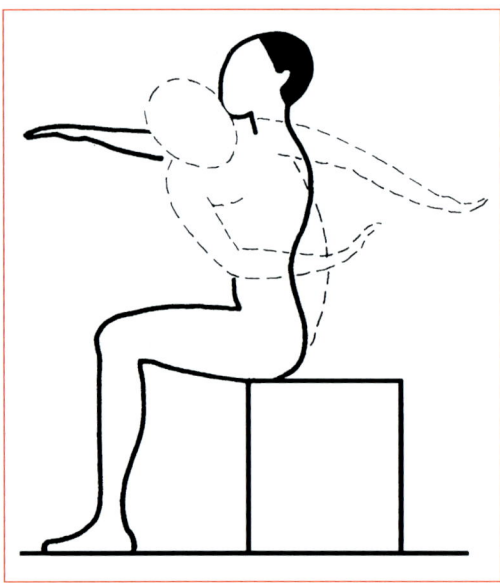

Abb. 5.3: Beidarmige Vor- und Rückschwünge im Wechsel nach rechts und links

schen Ablauf liegt der Sechsachteltakt zugrunde (Abb. 5.2).

4. Heben beider Arme über die Vorhalte zur Hochhalte, Arme bis in die Fingerspitzen strecken, anschließend Fallenlassen und Auspendeln.

5. Übung 3 und 4 können zu einer Bewegung verbunden werden, indem die Arme nach vorn oben gebracht werden, dann nachdehnen und anschließend tief nach hinten abschwingen; wieder zur Hochhalte bringen und weich nachdehnen. Im Kommando wechselt der gerade Takt „Hoch und Rückdehnen" mit Dreivierteltakt „Durchschwingen und…" ab. Bei dieser Übung wird die Hohl-Rund-Bewegung ebenfalls betont. Es ist darauf zu achten, daß die Schwungbewegung nicht als tiefer Schwung mit Beugung im Hüftgelenk erfolgt.

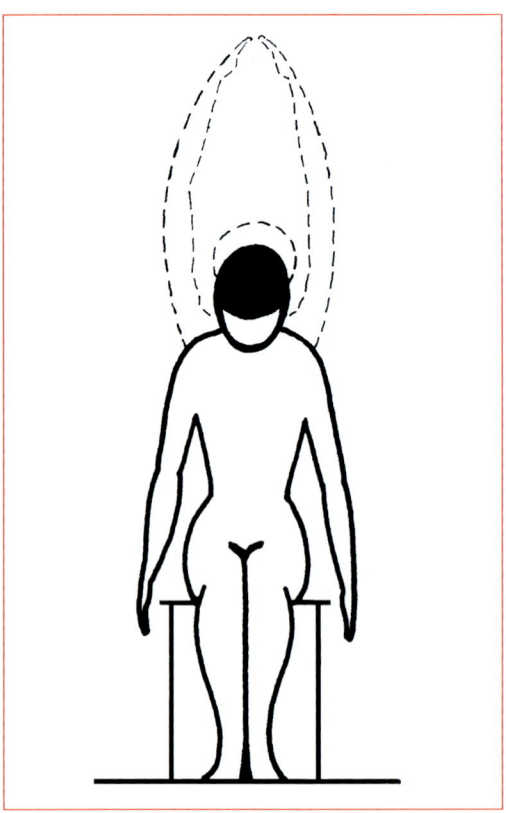

Abb. 5.4: Heben der Arme über die Seithalte, Fallenlassen über die Vorhalte

6. Beidarmiger Vor-Rückschwung in der Saggitalebene, im Wechsel nach rechts und links rück. Der Kopf schaut beim Rückschwung den Armen nach, der Rumpf wird seitlich gedreht (Abb. 5.3).

7. Heben und Strecken beider Arme über die Seithalte mit anschließendem Fallenlassen und Auspendeln über die Vorhalte (Abb. 5.4).

8. Entspannungsübung. Entspannter Sitz mit gelöstem Rücken, Arme hängen an der rechten Seite. Der Übende denkt sich in die Arme hinein und spürt nach, wie diese neben seinem Körper hängen, wo sich die Hände befinden, wie die Stellung der Finger ist, wo er Wärme und Schwere spürt. Mit einem kleinen Impuls durch leichtes Strecken des Rückens werden die Arme zur anderen Seite gebracht, und dort wird ihnen in gleicher Weise nachgespürt. Während dieser Übung kann sich die Atmung regulieren. Sie schafft eine Ruhepause nach den intensiven Schwüngen und schult das Erspüren des Körpers (Abb. 5.5).

9. Bei dieser Übung werden die unteren Extremitäten einbezogen. Aufrecht hinsetzen, rechtes Bein an den Körper

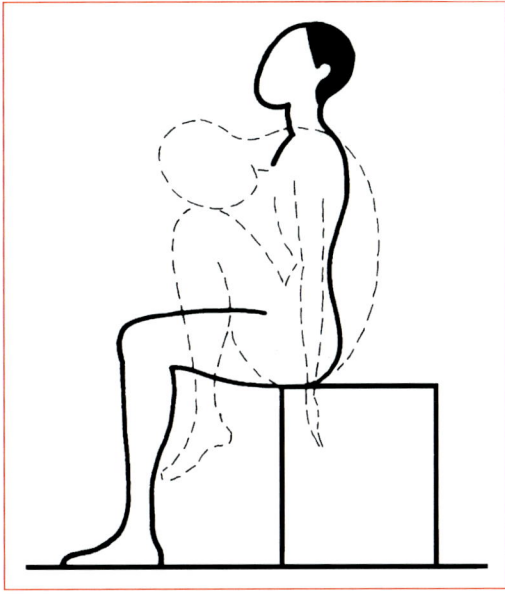

Abb. 5.6: Im Wechsel Rumpf und Bein beugen, dann Rumpf strecken und Füße auf den Boden spannen

ziehen, Rücken wird rund, Kopf neigt sich zum Knie, Bein wieder aufsetzen, Rücken strecken, Ferse gegen die Unterlage drücken, dasselbe mit dem linken Bein (Abb. 5.6).

10. Die Übung 9 wird mit einem großen Armschwung kombiniert. Die Übung beginnt für die Arme aus der Hochhalte, die Beine sind aufgestellt, beim Abschwingen beider Arme wird einmal das rechte und beim nächsten Abschwingen das linke Bein angebeugt. Die Übung stellt hohe Anforderungen an die Koordinationsfähigkeit des Übenden, sie gelingt niemals auf Anhieb (Abb. 5.7). Je weniger sich der Übende anstrengt, um so leichter wird sie ihm gelingen. Dies scheint ein Widerspruch zu sein, jedoch ist es ein Ziel dieser Übungen, im Verlauf der Therapie Gelöstheit und Gelassenheit erleben zu können, und je weniger der Übende etwas mit aller Macht erreichen will und sich dabei zwangsläufig verspannt, um so weniger Fehler werden ihm unterlaufen.

11. Schwunghaftes Aufstehen und Hinsetzen, anfangs mit Abstützen der Hände auf dem Hocker, später ohne Abstützen (Abb. 5.8).

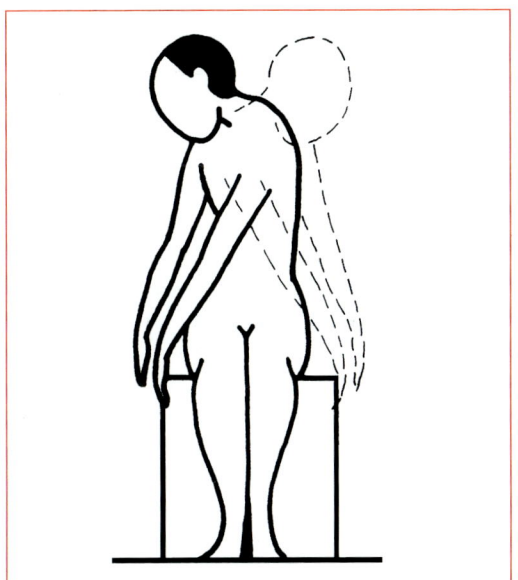

Abb. 5.5: Den hängenden Armen nachspüren

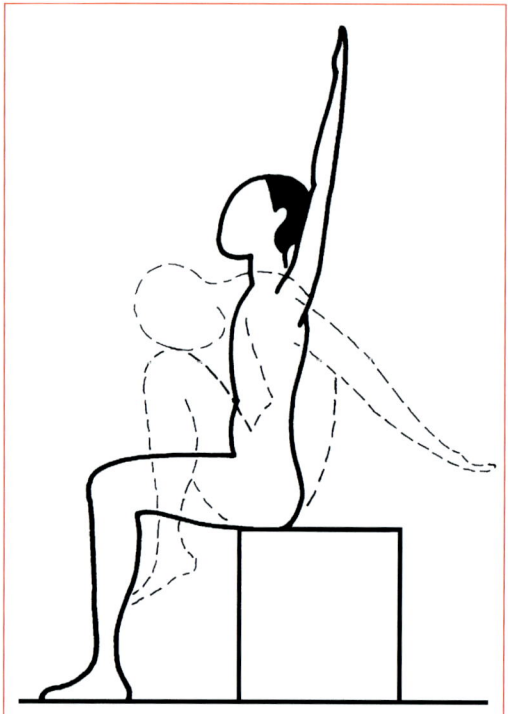

Abb. 5.7: Kombination von großen Armschwüngen und Beinbeugen im Knie- und Hüftgelenk

Übungen im Stehen

12. Erspüren des Stands, mit dem Ziel, ein Spannungsgleichgewicht aller an der Aufrichtung beteiligten Muskelgruppen zu erreichen. Hierbei soll das Gewicht gleichmäßig auf Fersen, Zehenballen und Außenrändern der Füße ruhen, die Beine werden gestreckt, aber nicht durchgedrückt, Gesäß und Bauchdecke sind leicht gespannt, die Wirbelsäule nach oben gestreckt, wodurch sich der Rumpf aufrichtet und der Kopf gehoben wird. Die Arme hängen locker an der Seite. Dem Übenden wird Zeit gegeben, die Gedanken durch den Körper wandern zu lassen und in sich hineinzuspüren (Abb. 5.9). Abschließend wird im ganzen Körper von unten nach oben Spannung hergestellt, die in einem intensiven Dehnen und Strecken beider Arme in die Hochhalte enden kann.

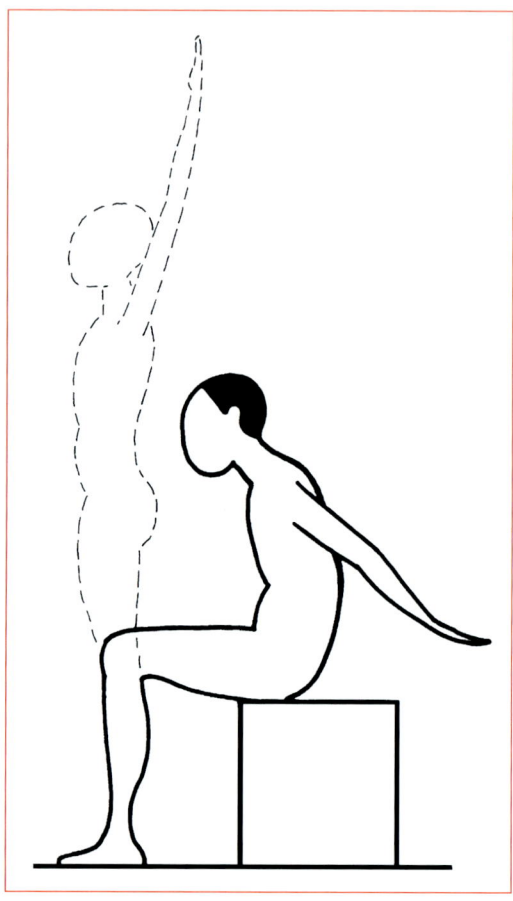

Abb. 5.8: Schwunghaftes Aufstehen und Hinsetzen

13. Ausgangsstellung: *Schlußsohlenstand*. Rechter Arm wird zur Vorhalte gehoben, linker Arm in die Rückhalte, aufwärts gedreht. Es erfolgt ein Wechselschwingen der Arme, verbunden mit rhythmischem Federn aus den Kniegelenken (Abb. 5.10).
14. Ausgangsstellung: *Grätschstellung*. Beide Arme werden zur Seithalte nach rechts gehoben, die Arme werden in der Frontalebene vor dem Körper nach rechts und links geschwungen, die Gewichtsverlagerung erfolgt nach der Seite des Armschwungs, beim Wechsel wird in den Knien nachgefedert (Abb. 5.11).
15. Ausgangsstellung: *Schlußsohlenstand*. Arme zur Seithalte, kreuzender Armschwung vor dem Körper mit Nachfedern im Kniegelenk.

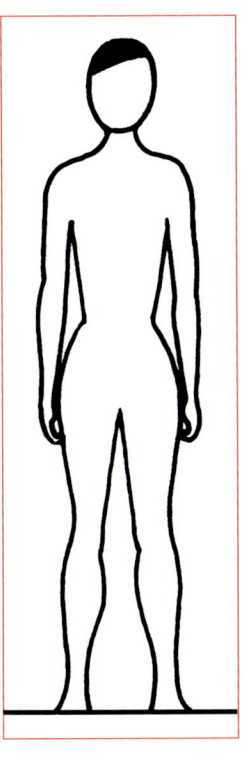

Abb. 5.9: Erspüren des aufrechten Standes

16. Ausgangsstellung. *Schlußsohlenstand.* Beide Arme über die Vorhalte nach oben strecken, den Körper dehnen und weich nach vorn unten fallenlassen. In der Rumpfbeuge verharren und die Körperschwere wirken lassen, ihr nachspüren (Abb. 5.12).

17. Ausgangsstellung: *Einbeinstand.* Das Schwungbein nach vorn heben und locker vor- und rückschwingen. Diese Bewegung erfolgt nicht im Dreivierteltakt, sondern im Zweivierteltakt. Das Kommando lautet: und rück, und vor. Die Gruppe faßt sich bei dieser Übung an den Händen, um sicher zu stehen. Übt der Patient zu Hause allein, empfehlen wir ihm, sich an einem festen Gegenstand festzuhalten (Abb. 5.13).

18. Ausgangsstellung: *Schlußstellung.* Aus der tiefen Rumpfbeuge werden die Arme aus dem Schultergürtel heraus locker ausgeschüttelt. Dabei werden die Arme einfach hängengelassen; indem sich der Schültergürtel auf und ab bewegt, entsteht

5

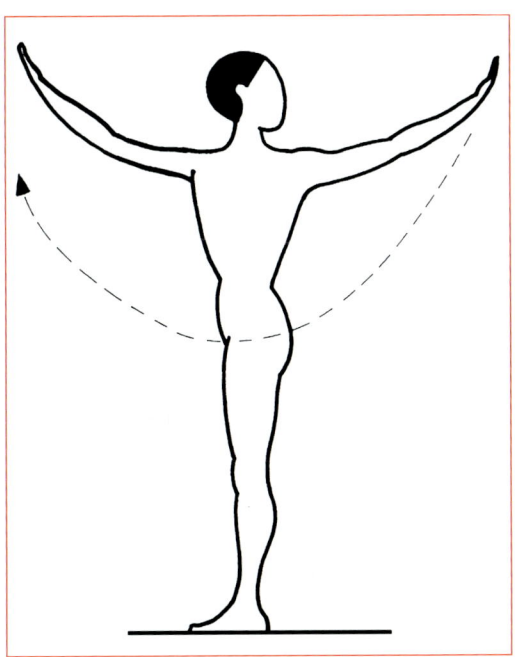

Abb. 5.10: Wechselschwingen der Arme in der Sagittalebene verbunden mit Rumpfdrehung

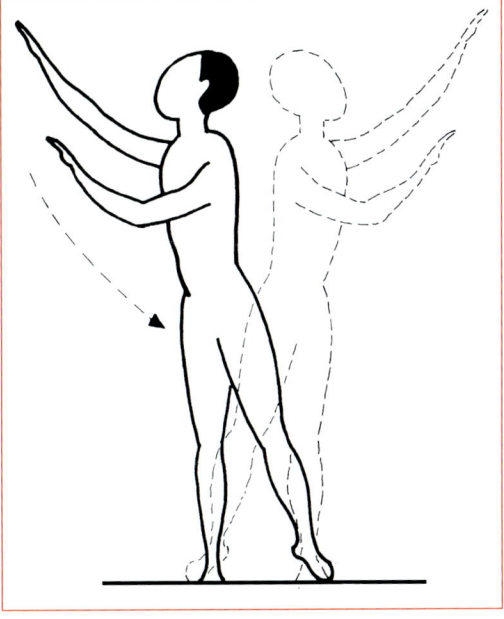

Abb. 5.11: Armschwünge nach rechts und links in der Frontalebene mit Rumpfdrehung und Gewichtsverlagerung

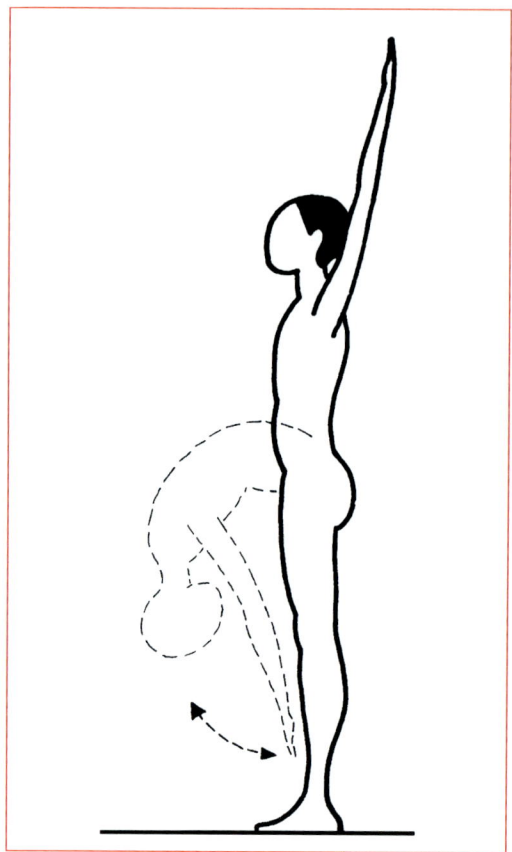

Abb. 5.12: Körper intensiv nach oben dehnen, weich nach vorn fallenlassen und nachdehnen

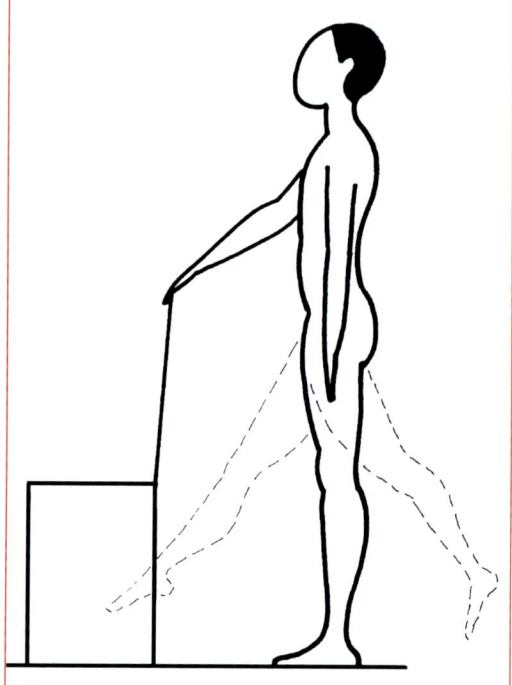

Abb. 5.13: Beinschwingen

Abb. 5.14: Arme wechselseitig vom Schultergürtel
her auslockern

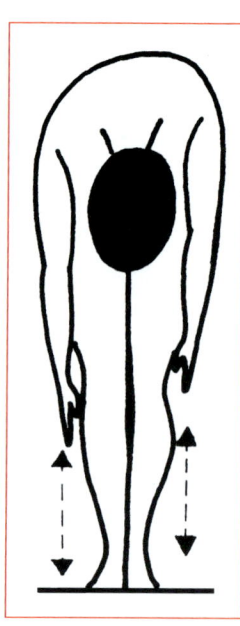

die lockernde Bewegung für die Arme (Abb. 5.14). Das Ausschütteln soll mehrmals hintereinander erfolgen, deshalb wird der Oberkörper nach 6 bis 8 Schulterbewegungen kurz aufgerichtet und die Übung dann wiederholt.

19. Ausgangsstellung: *kleine Grätschstellung.* Der rechte Arm wird über die Seithalte nach oben und weit über den Kopf nach links gezogen, dabei werden die rechte Seite gedehnt und die Atmung angeregt, der Arm wird auf gleichem Weg zurückgeführt und ausgependelt. Nach 2 bis 3 Wiederholungen, während denen die Aufmerksamkeit des Übenden auf die Atmung gerichtet wird, übt der linke Arm (Abb. 5.15).

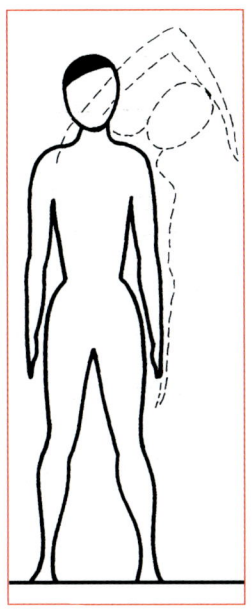

Abb. 5.15: Flanken-dehnung als Atemreiz

- Konzentrative Bewegungs- und Atemtherapie nach A. Schaarschuch
- Konzentrative Bewegungstherapie (J. E. Meyer, H. Stolze, G. Heller, U. Kost, Chr. Gräff)
- Funktionelle Entspannung nach M. Fuchs
- Konzentrative Entspannung nach A. Wilda-Kiesel

Die konzentrative Körperwahrnehmung und Entspannung ist heute Bestandteil der Atemtherapie und Physiotherapie psychisch erkrankter Menschen, insbesondere im Rahmen der Therapie neurotischer und psychosomatischer Erkrankungen. Sie ist damit nicht mehr der Gymnastik oder Übungsgruppen mit gesunden Teilnehmern vorbehalten, die das Körpererleben verbessern möchten.

Die Methodik der Körpertastarbeit oder einer gedanklichen Tastreise durch den Körper sollte heute jeder Physiotherapeut erlernen, da diese Prinzipien nicht nur in der Entspannungstherapie von großem Nutzen sind, sondern immer dann, wenn die Körperwahrnehmung durch pathologische Prozesse beeinträchtigt ist. Hier helfen diese Strategien, physiotherapeutische Maßnahmen zu unterstützen und zu fördern.

5.2.2 Körpertastarbeit

Als **Körpertastarbeit** wird eine **gedankliche Tastreise** durch den Körper verstanden, die eine bewußte Wahrnehmung des Körpers in seiner Lage, dem Anspannungsgrad der Muskulatur und des inneren Zustands (Gefühl und Befinden) ermöglicht.

Die Schulung der bewußten Körperwahrnehmung geht auf die Gymnastikbewegung der zwanziger Jahre dieses Jahrhunderts zurück, als die Gymnastiklehrerin *Elsa Gindler* zu der Erkenntnis kam, daß Körperbewegungen und differenzierte Spannungs-Entspannungsänderungen sehr deutlich wahrgenommen werden können. Hierzu wendet sich der Übende dem Körpergeschehen zu und spürt konzentriert den Veränderungen des Körpers während einer Bewegung oder beim Spannen und Lösen der Muskulatur nach. Gleichzeitig machte Gindler die Erfahrung, daß sich der Körper bei diesem Vorgehen entspannte und die Übenden Gelöstheit, Gelassenheit und innere Ruhe erlebten. Nach dem Üben fühlten sie sich ausgeruht und leistungsfähig.

Dieser therapeutische Ansatz bildet die Grundlage für eine Reihe von Methoden, die Körperwahrnehmung und Entspannung fördern:

Beispiele für Übungen zur bewußten Körpererfahrung

Der Übende macht seine ersten neuen Körpererfahrungen am leichtesten in **entspannter Ruhelage**. Die Rückenlage ist hierfür optimal, da sie dem Körper eine große Auflagefläche bietet. Die **Unterlagerung** darf nicht weich sein, denn der Übende muß die Auflageflächen gut spüren können, damit er Veränderungen besser wahrnimmt. Ein warmer Holzfußboden, auf den eine dicke Decke gelegt wird, eignet sich am besten. Der **Übungsraum** soll warm sein, trotzdem muß sich der Übende auch warm anziehen, denn während der Entspannungsübungen kühlt er leicht aus. Dicke Socken, Sweatshirt und lange Hose sind erforderlich.

In der Rückenlage soll der Übende seine Körpermitte suchen und sich nach ihr ausrichten. Ziel ist, daß er im Verlauf des Übens lernt, die Arme neben dem Körper abzulegen und die Beine ausgestreckt zu haben.

5

Die Anweisungen des Therapeuten lenken die Gedanken des Übenden auf dessen Körper, fordern ihn auf nachzuspüren, was sein Körper ihm mitteilt. Während dieser gedanklichen Konzentration soll der Übende lernen, die Augen geschlossen zu halten. Dies darf jedoch niemals gleich von vornherein gefordert werden. Es wird dem Übenden empfohlen, die Augen zu schließen, weil er sich dann besser nach innen konzentrieren kann. Oftmals gelingt dies nicht auf Anhieb, weil der Übende noch zu unruhig ist oder den Therapeuten sehen möchte, während dieser die Aufgaben stellt.

Übung

Aufgabenstellungen können sein:

- „Suchen Sie Ihre Körpermitte, und finden Sie die Lage, in der rechte und linke Körperhälfte gleichweit von ihr entfernt sind."
- „Suchen Sie gedanklich die Bereiche Ihres Körpers auf, die sie jetzt als unangenehm spüren. Berichten Sie darüber den Gruppenmitgliedern oder in der Einzeltherapie dem Therapeuten."
- „Lassen Sie Ihre Gedanken durch den Körper wandern, und nehmen Sie wahr, was Sie von ihm spüren."
- „Welche Bereiche spüren Sie am deutlichsten?"
- „Prüfen Sie, weshalb Ihnen diese Körperbereiche so deutlich sind" (z. B. Auflage des Körpers, Abstände zur Unterlage, Schmerzen).

Im weiteren Verlauf des Übens kann der Therapeut die Aufmerksamkeit der Übenden auf die Auflageflächen lenken, sie auffordern, ihre Größe und Druckintensität oder die Abstände zwischen Körper und Unterlage wahrzunehmen. Der Therapeut kann die Übenden dazu anregen, die Lage ihrer Arme und Beine zu erspüren, er kann auf die Auflagefläche des Kopfes und die Formen des Gesichtes aufmerksam machen und dem Atem nachspüren lassen.

Immer wird der Übende aufgefordert, sich viel Zeit für das Spüren zu nehmen, aber auch Vergleiche zu vorher, also dem **Gefühl vor** der gedanklichen Zuwendung, herzustellen.

Zur Unterstützung des Spürens können isometrische Muskelanspannungen beitragen. Werden beispielsweise die Auflageflächen erspürt, kann der Übende die Gesäßmuskulatur langsam anspannen und wieder lösen. Dabei spürt er den Veränderungen während dieser Übung nach. Beim Spüren der Auflageflächen am oberen Rücken wird der Übende aufgefordert, erst das eine Schulterblatt gegen die Unterlage zu drücken und dann den Unterschied zwischen angespanntem und noch nicht angespanntem Schulterblatt zu erspüren.

Auch kleine Gelenkbewegungen unterstützen die Wahrnehmungsschulung. Es wird Unterschieden nachgespürt, beispielsweise, wie sich die Hand anfühlt, wenn sie von der Unterlage abgehoben oder wenn sie wieder fallengelassen wird.

Den Abschluß des Übens bildet stets das **Zurücknehmen**, d. h. der Übende muß sich intensiv dehnen, recken und strecken. Im Verlauf des Übens kommt es in der Regel zu einer vegetativen Umschaltung: Der *Erregungspegel*, die sympatikotone vegetative Reaktion, wird in Richtung vagotoner Reaktion verschoben. Diese muß sich wieder in Richtung des ursprünglichen Erregungspegels hin verändern, damit keine *Dysregulationen* auftreten, wie Übelkeit, Herzrasen oder Schwindelgefühle.

Die **physiologische Grundlage** für die Körpertastarbeit bildet die Fähigkeit des Menschen, sich gedanklich auf Körperhaltungen und Bewegungen zu konzentrieren und diese über die *Propriozeptoren* in Muskeln, Sehnen und Gelenken zu spüren und bewußt wahrzunehmen.

Kontakt zwischen Therapeut und Übendem

Die Körpertastarbeit kann als Einzel- und als Gruppentherapie durchgeführt werden. In der **Einzeltherapie** hat der Therapeut die Möglichkeit, seinen Patienten genau zu beobachten und seine Aufgabenstellungen zu unterstützen, indem er die zu erspürenden Körperbereiche leicht berührt. Er kann seine Aufmerksamkeit auf feine Bewegungen eines einzigen Patienten konzentrieren und daran erkennen, ob dieser gedanklich den Anweisungen folgt.

Es ist in der Einzeltherapie nicht erforderlich, daß der Patient ausspricht, was er von seinem Körper wahrnimmt. Häufig beginnen die Übenden aber ganz ohne Aufforderung, über ihre Erfahrungen zu berichten, wollen sich vergewissern, ob das, was ihnen ihr Körper mitteilt, richtig ist. Grundsätzlich gilt hier: *Alles, was der Übende von seinem Körper wahrnimmt, ist so richtig, denn nur er kann seinen Körper spüren.* Der Therapeut kann das Gesagte entsprechend der Methode des verstehenden Zuhörens wiederholen und dem Patienten dadurch verdeutlichen, daß er das Gesagte verstanden hat und daß es so in Ordnung ist.

Wird die Körpertastarbeit als **Gruppentherapie** durchgeführt, dann sollten nicht mehr als 8 Patienten miteinander üben. Ihre Übungsplätze sollten so im Raum verteilt sein, daß sie sich gut gegenseitig hören können. Nachdem die Aufgaben gestellt sind, wird den Gruppenmitgliedern viel Zeit gelassen, um die Gedanken im Körper wandern zu lassen. Währenddessen erfragt der Therapeut die zu erwartenden Wahrnehmungen, etwa wo sie spüren, daß der Körper auf der Unterlage aufliegt. Erfahrungsgemäß werden stets einige Übende antworten und damit anderen dabei helfen, ihre Empfindungen mit den eigenen zu vergleichen und so ihre Wahrnehmung zu vertiefen. Auch hier wiederholt der Therapeut das Gesagte, um den Übenden zu bestätigen, daß das, was sie spüren, so für sie richtig ist.

Die Verbesserung der Körperwahrnehmung ermöglicht es dem Patienten, Spannungs- und Entspannungszustände deutlicher zu bemerken. Er ist dann sogar in der Lage, Muskelverspannungen zu spüren und daher auch zu beeinflussen. Der hochgezogene Schultergürtel kann somit bewußt gelöst, die zur Faust geballten Hände können losgelassen und die schlaffe Haltung in der Ermüdung kann korrigiert werden.

Merke !

Ziel der Körpertastarbeit ist es, den Patienten zu befähigen, seinen Körper sowohl in Ruhe als auch in Bewegung differenziert wahrzunehmen, um mit ihm bewußter umgehen zu können.

5.2.3
Konzentrative Entspannung

Die **Konzentrative Entspannung** wurde Anfang der siebziger Jahre von A. Wilda-Kiesel auf der Basis des *Gindlerschen Gedankens* des „Erfahre dich selbst" weiterentwickelt und in ihren Wirkungsmechanismen untersucht.*

Ziele der Konzentrativen Entspannung

Die Konzentrative Entspannung ist entsprechend ihren Wirkmechanismen den *Entspannungsmethoden* zuzuordnen. Ihre Ziele sind:

- Verbesserung der Wahrnehmungsfähigkeit des Patienten in bezug auf seine Körpervorgänge
- Erwerb der Fähigkeit, sich dem eigenen Körper spürend zuzuwenden sowie sich Körpervorgänge, wie z. B. Atemrhythmus, kleine Gelenkbewegungen, Körperhaltungen und -lagen, bewußt zu machen
- aktive Einflußnahme auf Spannungs- und Entspannungsphasen der Muskulatur
- bewußte Lösung verspannter Muskelgruppen, zuerst im Liegen, später auch im Stehen und Sitzen sowie bei psychischen Belastungen
- Verbesserung der Wahrnehmungsfähigkeit des einzelnen hinsichtlich der Beziehungen zu seiner Umgebung

Konzentrative Entspannung ist eine aktive Methode, die konzentriertes Üben erfordert. Über eine verstärkte Zuwendung zu *Spannungs-* und *Lösungsvorgängen* im ruhenden und bewegten Körper wird die Fähigkeit geschult, sensibel zu empfinden und wahrzunehmen. Auf diese Weise können Sinneseindrücke aus dem Körper und dem ihn umgebenden Raum intensiver wahrgenommen werden, und der Übende erlernt, Muskelspannnung und Entspannung, Atmung und Herzschlag sowie die Lage des Körpers im Raum deutlicher und differenzierter zu empfinden. Bei regelmäßiger Anwendung wird der Übende in die Lage versetzt, un-

---

* Diplomarbeit, DHfK, Leipzig 1973. Als Abkürzungsform für Konzentrative Entspannung hat sich KoE durchgesetzt.

terschiedliche Spannungsgrade der Muskulatur wahrzunehmen und zu beeinflussen. Gleichzeitig wird eine hohe *psychophysische Gelöstheit* erreicht, die sich in körperlicher Frische und dem Gefühl, ausgeruht zu sein, ausdrückt.

> **Merke !**
>
> Die Konzentrative Entspannung wird immer als **Gruppentherapie** mit einer bestimmten Anzahl von Übungsstunden durchgeführt. Ein Teil der Inhalte der Gesamtstunden ist auf die Vermittlung von Strategien zum selbständigen Umgang mit der Methode gerichtet.

Lernprozeß

Der Lernprozeß verläuft in drei Phasen:

Die **erste Phase** enthält die wesentlichen Elemente der Körpertastarbeit. Der Übende soll hier lernen, sich auf den Körper zu konzentrieren und den Körper an sich zu spüren.

In der **zweiten Phase** des Lernens erwirbt der Übende die Fähigkeit, Teilbereichen des Körpers nachzuspüren, Spannungsunterschiede in Ruhe und Bewegung wahrzunehmen, die Augen während des Übens geschlossen zu halten und während der gesamten Übungszeit wach bzw. mit den Gedanken beim Körpergeschehen zu bleiben. In dieser Phase wird die Körpererfahrung mit Hilfe von *Dehnlagerungen* und *Stablagerungen* vertieft. Der Übende lernt, die während dieser Lagerung entstehenden reflektorischen *Schmerzschonhaltungen* bewußt auf Entspannung hin zu beeinflussen, und er kann nach dem Üben eine intensivere Entspannung erleben.

In der **dritten Lernphase** ist der Übende dann fähig, seine Gedanken allein durch den Körper wandern zu lassen, *ohne* verbale Unterstützung durch den Therapeuten. Während dieser gedanklichen Wanderung durch den Körper stellt sich zu diesem Zeitpunkt in der Regel das Gefühl innerer Gelassenheit und Gelöstheit ein.

Während des Lernprozesses finden zwischen Therapeut und Gruppenmitgliedern Gespräche über Körpererfahrungen statt. Auf diese Weise

wird die Gruppenerfahrung zur Unterstützung des Lernens benutzt, denn jeder Übende kann eigene Wahrnehmungen mit denen der anderen vergleichen und wird häufig gedanklich auf Bereiche seines Körpers gelenkt, die er bis dahin noch nicht bewußt beachtet hatte.

Die Vermittlung der Konzentrativen Entspannung erfordert nicht nur methodische Kenntnisse, sondern auch eine besondere Technik des Therapeutenverhaltens. Die Methode wird in speziellen Lehrgängen gelehrt und ist nicht Bestandteil der Berufsausbildung zum Physiotherapeuten.

5.2.4
Progressive Muskelrelaxation

Bei der Technik der **Progressiven Muskelrelaxation**, die E. Jacobson in den dreißiger Jahren in Amerika entwickelte, sollen alle Körperteile (Regionen) nacheinander angespannt und gelöst werden. Zuerst wird der *Muskeltonus* der zu entspannenden Region mit einer kurzen, aktiven, *isometrischen Übung* erhöht, damit der *Unterschied* zwischen gespannter und gelockerter Muskulatur wahrgenommen werden kann. Durch willkürliche Anspannung und nachfolgende Lockerung bestimmter Muskelpartien entsteht ein **provozierender Kontrast**, der zu einem intensiven **Entspannungsempfinden** führt. Es kann als Schwere-, Wärme-, Prickel-, Ruhe- und Schläfrigkeitsempfinden wahrgenommen werden. Diese Empfindungen zeigen, daß nicht nur Muskeln, sondern auch Blutgefäße und Nerven an der Entspannung beteiligt sind.

Das Übungsprogramm beginnt mit der Entspannung der Hände, gefolgt von den Armen. Im zweiten Abschnitt wird mit Gesichtsmuskeln und Schultern geübt, anschließend mit Leib und Beinen. Den Abschluß der Übung bildet eine Entspannung der gesamten Muskulatur.

Während der Übungen spannt sich die Muskulatur so stark an, daß sich die Farbe der Haut verändert. Einige Stellen werden weiß, andere verfärben sich rot. Nach dem Anspannen kann man in der Entspannungsphase ein angenehmes Strömen und wohlige Lockerheit sowie ein leichtes Wärmegefühl verspüren.

5.2.5
Funktionelle Entspannung nach M. Fuchs

Die **Funktionelle Entspannung** wurde von Marianne Fuchs Ende der vierziger, Anfang der fünfziger Jahre entwickelt. Die Methode wird den *tiefenpsychologisch* fundierten Therapieverfahren zugerechnet und in der Behandlung psychischer und psychosomatischer Störungen eingesetzt. Ihre Wirkung knüpft an eine vertiefte Wahrnehmung des eigenen Körpers an. Im Vordergrund der Körperwahrnehmung steht der eigene Rhythmus, der sich exemplarisch u.a. in einem vertieften Atemrhythmus äußern kann. Der Übende soll Leibliches erfahren, das bisher unbewußt geblieben ist und neue leibliche Erfahrungen erleben. Angestrebt wird ein **Nachreifungsprozeß**, der dabei hilft, im Ent- und Anspannen wie in der Pause den eigenen inneren Schwerpunkt zu entwickeln. Außerdem sollen die Übenden ihre Sensiblität weiter entfalten und lernen, sich selbst anzunehmen. Zwischen Übenden und Therapeut findet ein ständiger **Dialog** statt, dessen Ziel es ist, das Körperempfinden zu verbalisieren.

Aufgaben

1. Wodurch entstehen Fehlregulationen im muskulären Bereich, die sich als muskuläre Spannungserhöhungen und Durchblutungsstörungen äußern können?
2. Begründen Sie, warum Entspannungs- und Wahrnehmungsförderung wesentliche Therapiemaßnahmen gegen psychophysisch bedingte Spannungszustände der Muskulatur sind.
3. Warum ist eine Therapieplanung in 3 Phasen notwendig, um die Therapieziele zur Lockerung und Entspannung des Patienten zu erreichen?
4. Was wird unter Körpertastarbeit im Unterschied zur Konzentrativen Entspannung verstanden?
5. Welche Therapieziele hat die Körpertastarbeit?

5.3
Kommunikations- und Integrationsförderung

Die Therapie der **Kommunikations- und Integrationsstörungen** psychisch Erkrankter (siehe auch Kapitel 4.2) ist im Rahmen der Physiotherapie immer eine **Gruppenbewegungstherapie**. Sie wird von speziell ausgebildeten (Physio-) Therapeuten durchgeführt und ist ein *Teil der Psychotherapie*. Dabei besteht ihr therapeutischer Ansatz nicht im Gespräch des Patienten mit dem psychotherapeutisch ausgebildeten Arzt oder klinischen Psychologen, sondern aus Aufgabenstellungen und Übungen, die die **zwischenmenschliche Begegnung** innerhalb einer Gruppe mit den Mitteln der Bewegung, des Ausdrucks und gemeinsamer Handlungen fördern.

Dabei wird jedem Patienten freigestellt, wie er seine vorhandenen Bewegungsfähigkeiten und Fertigkeiten nutzt, um die gestellten Aufgaben zu lösen. Die Hauptzielstellung der Aufgaben liegt auf der sozioemotionalen Ebene (siehe S. 386), nicht in erster Linie in der Behandlung der funktionell-organischen Beschwerden. Sie dienen somit der Herstellung zwischenmenschlicher Kontakte, die über Blick- und Körperkontakt und das gemeinsame Lösen von Aufgaben realisiert werden.

Die in Kapitel 3.1 beschriebenen psychischen Störungen sind u.a. gekennzeichnet durch Fehlhaltungen und Fehlverhaltensweisen im zwischenmenschlichen Bereich. Der Physiotherapeut muß daher in seiner Befundaufnahme die **Kommunikationsfähigkeit** des Patienten beobachten.

Befundaufnahme

Krankheitswertige Veränderungen des Verhaltens äußern sich in:
● Vermeiden von Blick- und Körperkontakt
● nichtsituationsgemäßem Umgang mit Nähe und Distanz
● vernachlässigter schlechter Körperhaltung oder übertriebener Anspannung des Körpers
● sparsamen, gehemmten oder ausfahrenden, unruhigen Bewegungen

5

- verminderter oder erschwerter Bewältigung von Aufgaben, die Entscheidungsfähigkeit, Risikobereitschaft und Mut, Auseinandersetzung, Vertrauen zu sich selbst und zu anderen erfordern

Zudem bringt der Patient die **soziale Rolle**, die er außerhalb der Therapie einnimmt, immer in die Gruppentherapie ein. Sein soziales Verhalten in der Gruppe wird deshalb nicht nur von speziellen Symptomen, die ein Merkmal der Störung sind, bestimmt, sondern auch vom allgemeinen bisherigen sozialen Umfeld des Patienten. Dies muß bei der Beobachtung des Patienten ebenfalls beachtet werden.

Therapieziele

Das wichtigste Therapieziel besteht darin, dem Patienten während des Übens eine **bewußte Ich-Erfahrung** zu ermöglichen, da diese die Voraussetzung für einen Lernprozeß bildet, der zu Erlebens- und Verhaltensänderungen führen soll. Im folgenden werden Therapieziele auf unterschiedlichen Behandlungsebenen vorgestellt:

Funktionell-organische Ebene   Es wird eine allgemeine Aktivierung des Organismus angestrebt. Diese kommt zwangsläufig zustande, weil das therapeutische Mittel **Bewegung** ist. Außerdem sollen die Bewegungen des Patienten ökonomischer werden, indem er lernt, seine Bewegungen zu spüren und festzustellen, ob sie den jeweiligen Anforderungen gerecht werden. Leiden Patienten unter Bewegungsmangelsymptomen, ist auch eine Steigerung der Leistungsfähigkeit Ziel der Therapie.

Sensomotorische Ebene   Durch Bewegungstherapie sollen **Körpergefühl** und **Körperbewußtsein** verbessert werden. Das Selbstvertrauen im Umgang mit dem Körper wird gestärkt.

Sozioemotionale Ebene   Hier stehen an erster Stelle Erfahrungen, die der Patient mit seinem **Kommunikationsverhalten** macht. Er soll lernen, sich abzugrenzen und zu öffnen, Konfrontation zuzulassen und kooperativ zu sein.

Er kann Vertrauen im Umgang mit anderen erleben und lernen, Entscheidungen zu fällen sowie Verantwortung zu übernehmen und Führung anzuerkennen. Die im Umgang mit sich selbst und den Gruppenmitgliedern entstehenden Gefühle und Beziehungen sollen wahrgenommen und anerkannt werden.

Kognitive Ebene   Es soll **Realitätsbezug** zum Körper hergestellt und gefördert werden. Zusammenhange zwischen körperlicher Befindlichkeit, Erleben und Verhalten sind zu verdeutlichen, wodurch das Wissen um den eigenen Körper erweitert wird. Realistische Selbsteinschätzung ist ebenso therapeutisches Ziel, wie die gedankliche Reflexion über Erfahrungen und Ereignisse, die während der Gruppentherapie gemacht werden.

Im einzelnen werden die Therapieziele von den Symptomen bestimmt, die im Handeln der Patienten deutlich sind. Im Unterschied zu gängigen physiotherapeutischen Maßnahmen kann der exakte Weg zum therapeutischen Ziel hier nicht in Form von Anweisungen und klar umrissenen Aufgabenstellungen im Übungsablauf dargestellt werden. Das **methodische Vorgehen** ist vielmehr abhängig von:
- dem psychischen Zustand des Patienten
- der Entwicklung der Therapie im allgemeinen und der Entwicklung der Gruppe während der Therapie im besonderen
- dem Therapeutenverhalten in den einzelnen Entwicklungsphasen der Gruppe
- der Beziehung zwischen Therapeut und Gruppenmitgliedern

Methodisch wird folgendermaßen vorgegangen:
- Der Therapeut bietet Aufgabenstellungen und Übungen an.
- Die Patienten nehmen dieses Angebot an und probieren aus.
- Durch aktuelle Erfahrungen während des Übens werden die Patienten motiviert.
- Die Patienten nehmen diese Erfahrungen in aktuelle Lebensbereiche mit und probieren sie aus.

Maßnahmen

Als Maßnahmen eignen sich alle Therapieformen, deren Ziel es ist, die soziale Kommunikation zu fördern und die Selbsterfahrung zu ermöglichen. Neben der *Konzentrativen Bewegungstherapie* und der *Integrativen Bewegungstherapie*, deren Anwendung eine langjährige tiefenpsychologische Ausbildung voraussetzt, ist die **Kommunikative Bewegungstherapie** hierfür besonders geeignet, denn sie wird stets in therapeutischer Teamarbeit mit dem Gruppengesprächstherapeuten angewendet, so daß für den Bewegungstherapeuten die Ausbildung in tiefenpsychologischer Gespächsführung entfällt. Die Methode der Kommunikativen Bewegungstherapie wird im Rahmen einer physiotherapeutischen Zusatzausbildung gelehrt.

Anwendungsbereiche

Kommunikative Bewegungstherapie wird als handlungsorientierte psychotherapeutische Methode zur Ergänzung der Gesprächstherapie bei allen neurotischen Störungen angewandt. Modifizierungen der Methode gibt es für die Kinder- und Jugendpsychotherapie, für die Sucht- und Alkoholismustherapie.

Grundprinzipien der Methode lassen sich auf jede Gruppenbewegungstherapie übertragen, wenn der Therapeut bei der Gestaltung seiner Therapie davon ausgeht, daß auch körperliche Erkrankungen mit einer enormen psychischen Belastung einhergehen können. Patienten mit schweren und langdauernden oder chronischen organischen bzw. psychischen Erkrankungen sollten deshalb ganzheitlich behandelt werden. Neben der Therapie der organischen Erkrankung sollte also auch der *sozioemotionale Aspekt* in die Gestaltung der Therapie einfließen.

Dies gilt insbesondere für affektive und schizophrene Störungen (s. Kap. 3.3 und 3.4), wo neben dem sozioemotionalen Aspekt der funktionell-organische in der Therapie eine große Bedeutung hat. Auch bei allen psychosomatischen Erkrankungen wird der körperliche Aspekt der Therapie neben dem sensomotorischen und sozioemotionalen eine wichtige Rolle spielen.

Merke !

Werden Elemente der Kommunikativen Bewegungstherapie in die Gruppenbewegungsbehandlung der Physiotherapie einbezogen, so wird diese als **Bewegungstherapie unter kommunikativem Aspekt** bezeichnet.

Im folgenden werden deshalb die wichtigsten Therapieprinzipien der Kommunikativen Bewegungstherapie kurz dargestellt. Auf die Bewegungstherapie unter kommunikativem Aspekt wird ausführlich eingegangen, da diese Prinzipien Bestandteil der Berufsausbildung in den neuen Bundesländern sind. Die Ausbildung in den alten Bundesländern richtet sich dagegen bisher auf die Ebenen des therapeutischen Geschehens, die Wahrnehmung der Bewegungsstörungen und die allgemeinen Ziele der Therapie, es werden methodische Schritte, der Lernvorgang sowie das Therapeutenverhalten gelehrt.

5.3.1
Kommunikative Bewegungstherapie

Die **Kommunikative Bewegungstherapie** entwickelte A. Wilda-Kiesel während ihrer Tätigkeit in der Klinik für Psychotherapie der Universität Leipzig. Sie wird als Teilbereich einer komplexen Psychotherapie in vielen Krankenhäusern und Kliniken der neuen Bundesländer bei der Behandlung psychisch erkrankter Patienten angewandt.

Die Kommunikative Bewegungstherapie benutzt Bewegung, um Patienten mit psychischen Störungen einen **Rahmen für Handlungserfahrungen** zu bieten.

Merke !

Gegenstand der Therapie sind Erleben und Verhalten des Patienten in bezug auf die eigene Persönlichkeit und im Kontakt mit Gruppenmitgliedern. Die Therapie wird so gestaltet, daß es zu **zwischenmenschlichen Begegnungen** innerhalb der Gruppe kommt. Unter der Leitung eines Gruppentherapeuten werden Beziehungen aufgenommen und gestaltet. Dies geschieht über Bewegungen, Mimik und Gestik sowie gemeinsames Handeln und Lösen von Aufgaben.

5

Die vorhandene Bewegungsfähigkeit wird benutzt, um zwischenmenschliche Kontakte herzustellen. Aufgaben und Übungen werden so gestaltet, daß dem Übenden eigene und andere *Verhaltensmöglichkeiten* und *Kommunikationsstile* bewußt werden können. Die Patienten lernen, sich mit diesen Verhaltensweisen auseinanderzusetzen, und sie haben die Gelegenheit, neue Verhaltensweisen zu erproben. *Fehlverhaltensweisen* und *Fehleinstellungen*, die sich im Verlauf der psychischen Erkrankung ausgebildet und verfestigt haben, können mit Hilfe dieser Therapie erkannt und bewußt verändert werden, da die Gruppentherapie einen geschützten Rahmen für das Erproben neuer Verhaltensweisen bietet.

5.3.2
Bewegungstherapie unter kommunikativem Aspekt

Die **Bewegungstherapie unter kommunikativem Aspekt** bezieht Erleben und Verhalten von Patienten mit organischen Erkrankungen als therapeutischen Faktor ein. Dies unterscheidet sie von anderen bewegungstherapeutischen Maßnahmen in Gruppen.

Befund

Der Befund wird entsprechend den Symptomen der organischen Erkrankung erhoben. Gleichzeitig werden Beobachtungskriterien für Bewegungsverhalten, den körperlichen, insbesondere muskulären Zustand, das Energiepotential und das Kommunikationsverhalten in die Befundaufnahme einbezogen.

Therapieziele

Ziel ist es, den körperlichen Zustand des Patienten entsprechend den organischen Krankheitsbefunden zu verbessern und ihn in die Gruppe zu integrieren, damit sich seine sozialen Bezüge verbessern und er lernt, seine Angst zu bewältigen. Diese Vorgehensweise verdeutlicht den übergreifenden Aspekt psychotherapeutischen Handelns auch in der Bewegungstherapie. *Zielsetzungen* sind im einzelnen:

- Entwickeln körperlicher und psychischer Fähigkeiten, die geeignet sind, körperliche Beschwerden zu überwinden oder zu beherrschen. Die Patienten sollen die Erfahrung machen, daß in der Gruppe gegenseitige Hilfe, Anerkennung und Erfolgserlebnisse möglich sind.
- Erleben von Geborgenheit und zielstrebigem therapeutischen Miteinander
- Bewußtwerden der Tatsache, daß jedes Gruppenmitglied mit seinem Verhalten die Qualität der Gruppenatmosphäre mitbestimmt
- Förderung und Entwicklung gemeinschaftsbezogenen Erlebens
- Förderung einer positiven Einstellung zur Bewegungstherapie auf der Basis der Erfahrungen, daß gemeinsames Handeln in der Gruppe die körperliche und psychische Befindlichkeit verbessert
- Befähigung zum selbständigen Mitgestalten der Therapie und die Erarbeitung von Programmen, die nach der Therapie auch allein zu Hause durchgeführt werden können

Methodik

Die Übungen der ersten Therapiestunden fördern Kennenlernen, Beobachten und die Integration des Patienten in die Gruppe. Das **Kennenlernen** bezieht sich auf den Raum, die Mitpatienten, den Therapeuten und die eigenen Bewegungs- und Verhaltensmöglichkeiten. So können Gruppenmitglieder beispielsweise während der Übungen ihre Namen kennenlernen, erfahren, welche Möglichkeiten ihnen der Gymnastikraum bietet, welche Geräte es gibt, wie der Boden beschaffen ist, wieviel Platz sie haben. Diese Erfahrungen sind deshalb anders als in der Physiotherapie, weil der Therapeut den kognitiven Aspekt beachtet und die Gedanken der Patienten auf diese Wahrnehmungen richtet, so daß sie auch bewußt gemacht werden können. Die Patienten lernen auch den Therapeuten kennen, sie erfahren, wie er auf sie zugeht, welche Übungen er ihnen aufträgt, ob er sie lobt, beachtet, freundlich oder unfreundlich ist.

Gefördert wird das Kennenlernen durch **Beobachtungsaufgaben**, die sich auf die Erfahrungen im Raum und auf die Gruppenmitglieder beziehen. So können die Gruppenmitglieder etwa aufgefordert werden zu schauen, wer vor oder hinter ihnen geht und später, sich mit diesen beiden Gruppenmitgliedern bekannt zu machen. Das Kennenlernen der Gruppenmitglieder wird langsam aufgebaut, in jeder Übungsstunde kann ein Patient maximal zwei bis drei neue Mitpatienten mit Namen kennenlernen, sich mehr zu merken, fällt schwer.

Auch durch die *Aufstellung im Raum* werden Beobachten, Kennenlernen und Integration der Patienten gefördert. Besonders geeignet für alle Übungen im Liegen, Sitzen und Stehen ist der *Innenstirnkreis*: Jeder kann jeden sehen, und alle sind in der gleichen Position. Auch das Üben zu Paaren oder die Aufstellung zu einer Gasse sind geeignet. In der Vorwärtsbewegung bietet der *Flankenkreis* einen gewissen Schutz für jeden Patienten. Seine Position im Raum ist dann festgelegt, er hat einen Vorder- und einen Hintermann. In dieser Fortbewegungsform kann er sich auf sich selbst, auf seinen Körper konzentrieren. Anders ist das beim *freien Gehen im Raum*. Hier sucht der Patient seinen Weg selbst, legt fest, wohin er geht, wem er begegnet, wem er ausweicht, ob er mehr am Rand bleibt oder durch die Mitte geht. Dies fordert von ihm schon eine ganze Anzahl von Entscheidungen, und diese sollen im Verlauf der Therapie ja auch geübt werden.

Alle Übungen, die im Hauptteil einer Übungsstunde durchgeführt werden, sollen unter dem Aspekt der **Gemeinschaftsförderung** gestaltet werden. Geeignet sind Übungen, die den Patienten ermöglichen, Blick- oder Berührungskontakt zueinander aufzunehmen. Werden Paare gebildet, so sollen sich diese selbst wählen und nicht durch Abzählen oder Zuteilung gebildet werden. Bleiben immer dieselben Patienten allein, muß der Therapeut diese Patienten fragen, was ihnen schwerfällt bzw. warum sie allein bleiben und ihnen seine Hilfe anbieten.

Die Übungsanforderungen müssen sich streng an die Regeln der **Steigerung** halten. Sie ermöglichen den Patienten kleine *Erfolgserlebnisse*, so daß der Therapeut loben und bestätigen kann, wenn *Teilschritte* bewältigt werden. Auch die Anforderungen im psychischen Bereich müssen gut dosiert werden. Die Patienten sollen ihren Kontakt zu den anderen erst allmählich aufbauen. Anfangs werden ihnen nur einfache Entscheidungen abverlangt, etwa sich einen Platz im Raum zu suchen oder sich einen schon bekannten Mitpatienten als Partner zu wählen. Später können sie dann auch selbst Hilfestellung leisten und die Hilfe der anderen annehmen. Dabei lernen die Patienten, sich aufeinander einzustellen, gegenseitig Rücksicht zu nehmen und Verständnis für die Schwierigkeiten des anderen aufzubringen. So verbessert sich das Einfühlungsvermögen, und sie können erleben, daß es den anderen auch nicht immer leicht fällt, den Anforderungen gerecht zu werden.

Die in der Bewegungstherapie oft notwendige Korrektur wird als **indirekte Korrektur** gestaltet. Wird der Patient ganz direkt auf fehlerhafte Bewegungen aufmerksam gemacht, dann wird er dies meist als Tadel oder als Blöße empfinden. Es ist auch möglich, daß er gekränkt reagiert oder sich ungerecht behandelt fühlt, weil ihm der Fehler nicht bewußt ist und er sich große Mühe gegeben hat. Er kann auch in seiner ohnehin großen Selbstunsicherheit bestärkt werden und den Mut zum Üben ganz verlieren. Als Folge dieses Erlebens wird er sich zusätzlich verspannen und verkrampfen und die Korrektur verfehlt ihr Ziel. Während einer gemeinschaftsbezogenen Bewegungstherapie erübrigt sich das korrigierende Eingreifen des Therapeuten häufig, da die Gruppenmitglieder im Verlauf der Zeit lernen, sich gegenseitig auf kleine Fehler aufmerksam zu machen. Hat der Patient bei der Ausführung der Übungen große Schwierigkeiten und gibt er dem Therapeuten durch sein Verhalten zu verstehen, daß er Hilfe benötigt, wird die Korrektur wie eine Hilfestellung gestaltet. Der Therapeut kann dabei:

- die Gruppe allgemein ansprechen und auf eine bessere Übungsausführung aufmerksam machen
- die Übungen in kleinere Teilschritte gliedern, so daß sich die Patienten nur auf einen Teilbereich der Bewegung zu konzentrieren brauchen
- die Übungen noch einmal demonstrieren und auf die Fehler aufmerksam machen
- ein Gruppenmitglied, welches Lob und Anerkennung braucht, bitten, die Übung vorzumachen

- zum Patienten direkt hingehen und ihn mit den Händen bei der Bewegung führen oder ihn leise auf den Fehler aufmerksam machen

Die Bewegungstherapie unter kommunikativem Aspekt kann in offenen oder in geschlossenen Gruppen durchgeführt werden.

In der **geschlossenen Gruppe** beginnen alle Patienten zur gleichen Zeit mit der Therapie und beenden sie nach der verordneten Stundenanzahl auch gemeinsam. In einer solchen Gruppe können Anforderungssteigerungen sehr gut realisiert werden. Allerdings muß das Gruppenklima, die Gruppenatmosphäre, erst aufgebaut werden, diese hängt wesentlich vom Verhalten des Therapeuten ab (siehe S. 374).

Findet die Therapie in einer **offenen Gruppe** statt, hat dies den Nachteil, daß Steigerungen nicht systematisch erfolgen können, sondern die Anforderungen immer wieder auf die neu Hinzugekommenen eingestellt werden müssen, oder die Neuen müssen hin und wieder pausieren, wenn die Anforderungen für sie zu hoch sind. Von Vorteil ist hierbei allerdings, daß sie schon früh lernen, ihre körperliche und psychische Leistungsfähigkeit einzuschätzen und den Bedingungen anzupassen, eine wichtige Fähigkeit, die auch im täglichen Leben unerläßlich ist.

Die Gruppen können **gemischte Gruppen** sein. Dies bezieht sich auf Alter und Geschlecht der Patienten. Die entsprechend den organischen Symptomen der Erkrankungen aufgestellten Therapieziele müssen im wesentlichen übereinstimmen.

Therapeutenverhalten

Therapieziele und methodisches Vorgehen werden im Rahmen der Therapeut-Patient-Beziehung auf 3 Ebenen realisiert. Dies sind:
- die Inhaltsebene
- die emotionale Ebene
- die soziale Ebene

Inhaltsebene

Die **Inhaltsebene** wird von **Sach- und Fachkenntnis** des Therapeuten bestimmt. Er muß

die Krankheitsbedingungen kennen, die Befunde erheben, die Ziele der Physiotherapie festlegen sowie die Maßnahmen, mit denen die Ziele realisiert werden sollen, beherrschen und sie therapiebezogen anwenden können. Der Patient erwartet auf dieser Ebene, daß ihm geholfen wird. Er geht den therapeutischen Weg mit, wenn er die **Kompetenz** des Therapeuten erkennt. Somit gewinnen die **Aktionen** des Therapeuten beträchtliche Bedeutung für den Therapieverlauf. Die Aktionen bestehen im
- Übungsauftrag
- Übungskommando
- Standort
- Körperausdruck

Der **Übungsauftrag** muß klar und eindeutig gestellt werden und das wesentliche der Aufgabe vermitteln.

Das **Übungskommando** soll einfühlsam, den Aufgaben entsprechend gegeben werden, also anfeuernd bei aktivierenden Übungen und beruhigend bei entspannenden oder zum Nachdenken anregenden Aufgaben.

Der Therapeut steht immer in der Nähe der Gruppe, aber nicht in ihrer Mitte. Befindet sich die Gruppe im Innenstirnkreis, dann steht er außen und verändert immer mal seinen **Standort**. Er kann dann alle gut sehen, auch wenn ihm einige den Rücken zukehren. Sitzt oder liegt die Gruppe, dann kann auch der Therapeut sitzen. Beim Sitz im Innenstirnkreis soll er sich mit in den Kreis setzen. Wichtig ist, daß die Patienten immer das Gefühl haben, daß er ganz bei ihnen ist und ihre Aktivitäten bemerkt.

Der **Körperausdruck** gehört ebenfalls in die Inhaltsebene, denn der Patient beobachtet den Therapeuten und erwartet, daß seine Worte, Aufgabenstellungen und Zuwendungen auch mit seiner *Haltung, Gestik* und *Mimik* übereinstimmen, also echt sind. Aber auch der Therapeut kann in diesem Bereich den Patienten beobachten und eine Reihe von Mitteilungen bekommen, die der Patient nicht aussprechen kann, z. B., wenn dem Patienten etwas schwerfällt und er Unsicherheit zeigt, wenn er Angst hat und sich verkrampft, wenn ihm etwas Freude macht, wenn er Hilfe erwartet, wenn er allein ist und unruhig wird oder wenn er sich verletzt und traurig fühlt und weint. Diese Mitteilungen spielen selbstverständlich auch auf der emotionalen Ebene eine große Rolle.

Emotionale oder Gefühlsebene

Die **Gefühlsebene** ist solange wirksam, wie Patient und Therapeut miteinander in Beziehung stehen. Beide erleben dabei, in welcher Art und Weise die Therapie verläuft und können sowohl negative als auch positive Gefühle entwickeln. Die **Therapiemotivation** von Therapeut und Patient fördert positive Gefühle. Wichtig ist, daß sich der Therapeut in die besonderen Belastungen, die der Patient durch die Krankheit hat, einfühlen kann und auch schwierige Verhaltensweisen akzeptieren und in Zusammenhang mit der Krankheitsgeschichte und den persönlichen Problemen des Patienten sehen kann. **Wertschätzung** des Patienten und **Einfühlungsvermögen** für seine jeweiligen Reaktionen sind unerläßlich. Der Patient muß aber auch erleben, daß der Therapeut die therapeutischen Ziele konsequent verfolgt und ihn immer wieder ermutigt. Diese Aufgabe wird der Therapeut nicht immer gleich optimal erfüllen können. Mit der beschriebenen Grundeinstellung wird er jedoch zunehmend in der Lage sein, mit dem Patienten und der Patientengruppe freundlich, einfühlend, offen und sicher umzugehen. Eigene Ängste und Unsicherheiten wird er bemerken und über die Ursachen nachdenken können. Dies trifft auch für Antipathie und Sympathie gegenüber bestimmten Patienten zu. Zwar wird er diese Gefühle nicht einfach abstellen können, macht er sie sich jedoch bewußt, so kann er lernen, mit ihnen umzugehen.

Soziale Ebene

Die **soziale Ebene** spiegelt das **Rollenverständnis** vonTherapeut und Patient wider. Es sind die Rollen, die auf der Basis der Therapeut-Patient-Beziehung festgelegt werden, also Fachkenntnis beim Therapeuten und Hilfsbedürftigkeit beim Patienten. Diese unterschiedliche Stellung in der Beziehung kann leicht zum Mißbrauch durch denjenigen führen, der mehr

weiß, etwa im Sinne von Überlegenheitsgefühlen des Therapeuten. Damit ist dann auch verbunden, daß der Therapeut den Patienten nicht partnerschaftlich in den Therapieverlauf einbezieht, sondern bestimmt, was gemacht wird und vor allem diese Macht auch deutlich zeigt. Der Patient kann unter solchen autoritären Bedingungen weder Selbständigkeit entwickeln, noch neue Erfahrungen mit sich selbst machen. So wird er sich entweder der Therapie entziehen oder wenn das nicht möglich ist, passiv bleiben und der Therapie gegenüber negative Gefühle entwickeln. Die Beziehung zwischen Therapeut und Patient wird auch von Rollen bestimmt, die beide sonst im Leben einnehmen. Darüber hinaus haben **Geschlechtszugehörigkeit** und **Alter** erhebliche Bedeutung, die erreichte **Qualifikationsstufe im Beruf**, die inzwischen erworbene Erfahrung als Patient sowie der soziale Bereich, aus dem der Patient kommt.

Der Therapeut kann sein Erleben und Verhalten in der Therapie überprüfen, indem er sich fragt:

● Wie erlebe ich die Therapie?
● Wie verhalte ich mich gegenüber den Patienten?
● In welche Situation bringe ich den Patienten durch meine Maßnahmen?
● Wie erlebt das der Patient?
● Was widerfährt ihm durch meine Aufgabenstellungen?
● Welche Stellung hat der Patient in der Gruppe?
● Wie fördere oder schütze ich ihn, wie helfe ich ihm?

Aufbau der Therapie

Die einzelnen Übungsstunden sind wie jede Gruppenbewegungstherapie in 3 Abschnitte zu gliedern. Man unterscheidet zwischen einleitendem Stundenteil, Hauptteil und Stundenabschluß. Für jeden Abschnitt werden Zielstellungen und Übungsbeispiele beschrieben.

Es ist das Ziel der Therapie, die **körperliche Kondition** der Patienten in der Gruppe zu fördern und ihre **psychische Belastbarkeit** und **soziale Integrationsfähigkeit** auf der Basis der

5

Anwendung von Elementen aus der Kommunikativen Bewegungstherapie zu verbessern.

Einleitender Stundenteil

Ziel dieses Stundenabschnitts ist die **psychophysische Einstimmung** der Patienten auf die Gruppenbewegungstherapie.

Die Übungen müssen im *körperlichen Bereich* folgendes ermöglichen:

- Erwärmung des Organismus über die Anregung der Herzkreislauftätigkeit
- Lockerung der Muskulatur
- Aktivierung der Atmung

Ziele im *psychischen Bereich* sind:
- Wahrnehmen des eigenen Körpers
- Kennenlernen der eigenen Leistungsfähigkeit
- Gewöhnung an die Bedingungen des Raumes
- Gewöhnung an die verwendeten Gymnastikgeräte
- Kennenlernen des Therapeuten
- Kennenlernen der anderen Gruppenmitglieder

Übungsbeispiele für Anforderungen im psychischen Bereich

Das **Wahrnehmen des eigenen Körpers** und **Kennenlernen seiner Leistungsfähigkeit** üben die Patienten im Stehen oder beim Vorwärtsgehen im Flankenkreis (Abb. 5.16). Der Übende steht oder geht zwischen zwei Gruppenmitgliedern, seine Position im Raum ist für ihn sicher, er kann sich auf seinen Körper konzentrieren. Die Aufmerksamkeit der Übenden lenkt der Therapeut mit Hinweisen, wie:

Abb. 5.16: Vorwärtsgehen im Flankenkreis

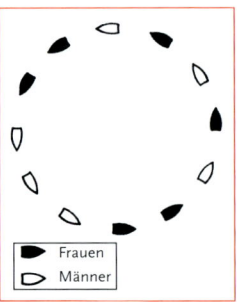

◖■	Frauen
◖▢	Männer

Übung

- „Achten Sie auf Ihren Gang, richten Sie sich während des Gehens auf, strecken Sie ihren Körper!"
- „Gehen Sie auf 4 Schritten zunehmend aufrecht gerade, und lassen Sie bei den nächsten 4 Schritten langsam los, spüren Sie dabei dem Wechsel zwischen Spannung und Entspannung nach."
- „Gehen Sie ganz gelöst und locker, achten Sie auf Ihre Füße, wenn Sie die Abrollbewegung spüren, verstärken Sie diese."
- „Bewegen Sie während des Gehens Ihre Arme, probieren Sie alle Bewegungen aus, die Ihnen möglich sind."
- „Finden Sie für das Gehen Ihr persönliches Tempo, Sie können dabei die anderen überrunden oder hinter ihnen zurückbleiben."

Diese Beispiele zeigen, daß den Gruppenmitgliedern während der Bewegungsaufträge viele Gestaltungsmöglichkeiten gelassen werden. Exakte Vorgaben, die es sonst in einer Gruppenbewegungstherapie vom Therapeuten gibt, werden vermieden. Diese Art des Vorgehens erfordert vom Patienten *Eigenaktivität* und eigene *Entscheidungskraft*.

Das **Kennenlernen des Raumes und der Übungsbedingungen** ist eine weitere Aufgabe:

Übung

Freies Gehen durch den Raum mit den Hinweisen:
- „Schauen Sie sich um, gehen sie alle Wege, und nutzen Sie alle räumlichen Möglichkeiten" (Abb. 5.17).
- „Achten Sie auf Hindernisse, wo befinden sich die Matten und die Geräte, suchen Sie sich einen Platz, auf dem Sie sich wohl fühlen."

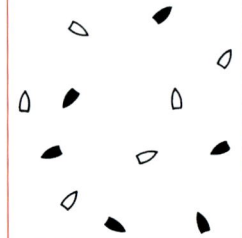

Abb. 5.17: Freies Gehen im Raum

Im weiteren Verlauf wird die Aufmerksamkeit der Übenden auf die anderen **Gruppenmitglieder** gerichtet:

Übung

- Im Flankenkreis soll der Vordermann beobachtet werden.
- Die Abstände zueinander werden ausgeglichen.
- Die Schrittfolge wird auf die des Vordermanns eingestellt, so daß nach einiger Zeit alle im gleichen Rhythmus und mit der gleichen Schrittfolge vorwärtsgehen.
- Ein Gruppenmitglied beginnt eine Bewegung mit den Armen und fordert die anderen auf, die Bewegung nachzumachen. Alle Gruppenmitglieder sollen eine Übung für alle anregen.

Nach einer solchen Übungsabfolge, die gleichzeitig der **körperlichen Erwärmung** dient, können benachbarte Gruppenmitglieder aufgefordert werden, sich gegenseitig vorzustellen. Mehr als 2 oder 3 Namen können sich die neuen Patienten in einer Gruppe allerdings meist nicht merken, der Gruppentherapeut muß auch den Grad der Bekanntheit unter den Übenden allmählich steigern.

Integration und **Kooperation** können im ersten Stundenteil mit folgenden Übungen gefördert werden:

Übung

- Die Gruppe geht im Flankenkreis. Immer wieder ein anderes Gruppenmitglied soll einen Richtungswechsel oder einen Tempowechsel für alle ansagen.
- Der Flankenkreis wird im Wechsel ganz

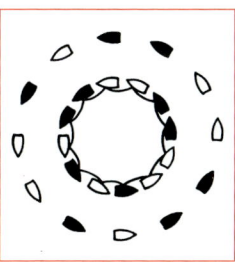

Abb. 5.18: Gehen im Flankenkreis ganz weit auseinander und ganz eng zusammen

weit ausgedehnt und ganz eng gestaltet. Der Wechsel erfolgt durch Aktivitäten einzelner Gruppenmitglieder, wobei alle beobachten, in welcher Richtung sich die Bewegung der Gruppe entwickelt und sich dann dem Trend anschließen (Abb. 5.18).
- Die Gruppenmitglieder gehen in Schlangenlinien hintereinander durch den Raum, wobei der erste den Weg bestimmt (Abb. 5.19)

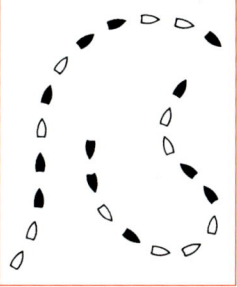

Abb. 5.19: Gehen in Schlangenlinien

Hauptteil der Stunde

Für den **körperlichen Bereich** ergeben sich die Ziele aus dem Befund der organischen Erkrankung und den entsprechenden Maßnahmen, die in einer Gruppenbewegungstherapie realisiert werden können. Im wesentlichen werden es Ziele zur Verbesserung der *konditionellen und koordinativen Fähigkeiten* und der Schulung der *Beweglichkeit* sein. Eine *Antriebssteigerung* oder eine *Dämpfung* körperlicher Hyperaktivität ist häufiges Therapieziel bei psychotischen Erkrankungen in der psychiatrischen Therapie.

Für den **psychischen Bereich** werden im Hauptteil Aufgabenstellungen in die Gruppe gegeben, die geeignet sind, die *Integration* bzw. Einbeziehung des einzelnen in die Gruppe zu fördern. Die Aufgabenstellungen sollen dem Patienten helfen, seine Schwierigkeiten im zwischenmenschlichen Bereich wahrzunehmen und seine Bewältigungsfähigkeiten im Verlauf des gemeinsamen Übens neu und anders zu erproben.

Aufgabenstellungen, die sich in diesem Rahmen realisieren lassen, sind:
- Förderung der Körperwahrnehmung
- Förderung der Kontaktaufnahme über Beobachtung und körperlichen Ausdruck

- Förderung von Entscheidungsfähigkeit, Auseinandersetzungsfähigkeit und Vertrauen
- Verbesserung der Mutes und der Risikobereitschaft
- Förderung der Kooperations- und Integrationsfähigkeit

Förderung der Körperwahrnehmung

Durch gymnastische Übungen werden **Körperempfindungen** erzeugt, die durch Anstrengung, Dehnung und Widerstand ausgelöst sind. Darüber hinaus werden diese Körperwahrnehmungen von **Emotionen** begleitet. Der Patient kann beispielsweise wahrnehmen: „Diese Übung strengt mich an, jene gefällt mir nicht, diese macht mir Freude und jene fällt mir schwer, ich habe Angst, sie durchzuführen, mir fehlt der Mut, ich kann kein Risiko eingehen."

Während einer Bewegungstherapie werden diese *Wahrnehmungen meist verdrängt* oder nur als unterschwelliges Gefühl erlebt. In einer Bewegungstherapie unter kommunikativem Aspekt bringt der Therapeut diese Empfindungen *ins Bewußtsein,* indem er die Patienten anregt, über die Erfahrungen, die sie während der Therapie mit ihrem Körper machen, nachzudenken. Er fordert die Übenden auf, ihre Gedanken zu den Übungsabläufen, zu den Körperwahrnehmungen oder auch zu den Erfahrungen zu lenken, die sie mit anderen Gruppenmitgliedern während des Übens gemacht haben.

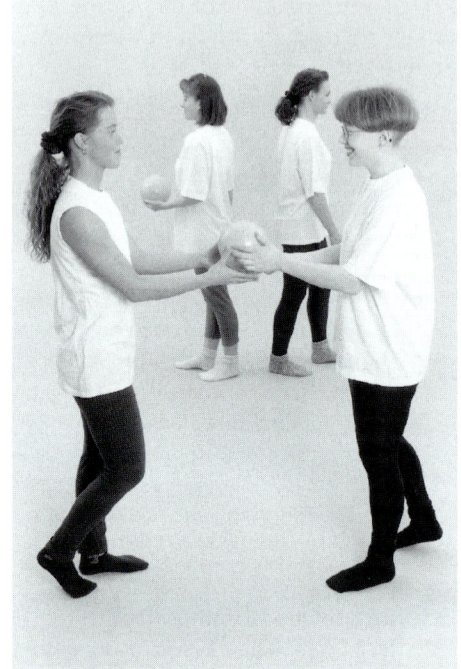

Abb. 5.21: Ball übergeben und sich dabei vorstellen

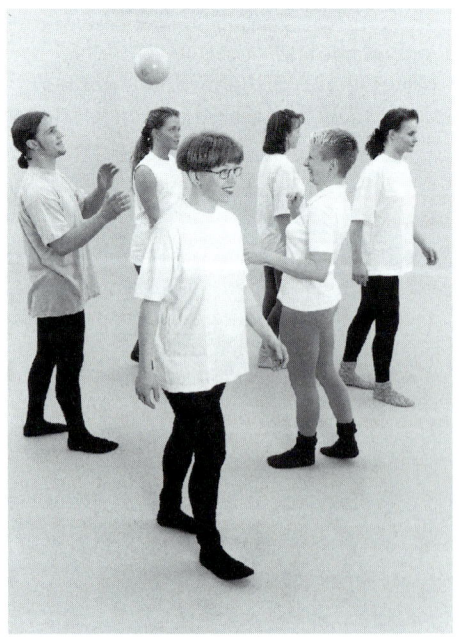

Abb. 5.22: Ball zuwerfen und dabei den Namen des Empfängers rufen

---

Übung

Übungsbeispiele

- freies Gehen: Die Gruppenmitglieder haben während des Gehens viel Zeit, sie schlendern durch den Raum, oder sie

Abb. 5.20: Gehen mit bekannten und unbekannten Gruppenmitgliedern

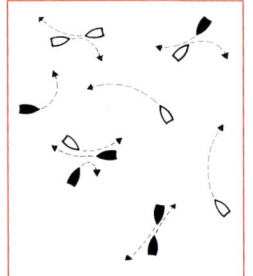

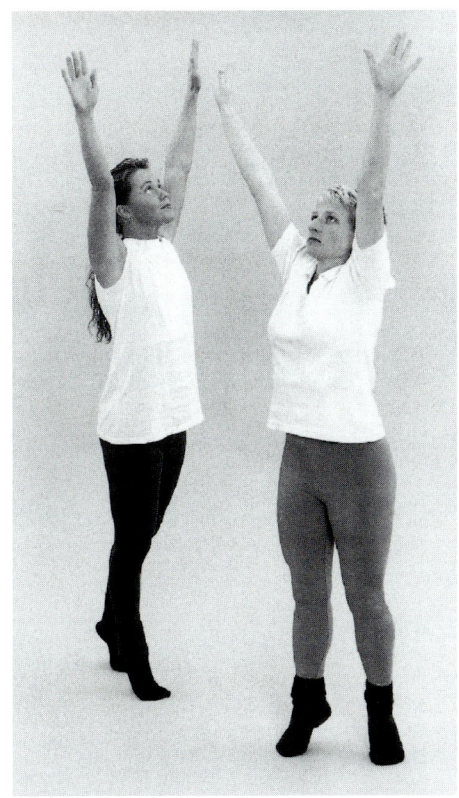

Abb. 5.23: Ausdrucksübung: Ich bin ganz groß.

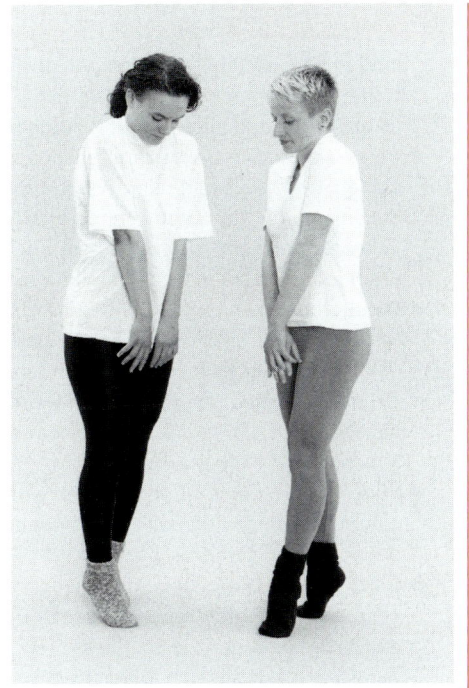

Abb. 5.25: Ausdrucksübung: Ich bin ganz dünn.

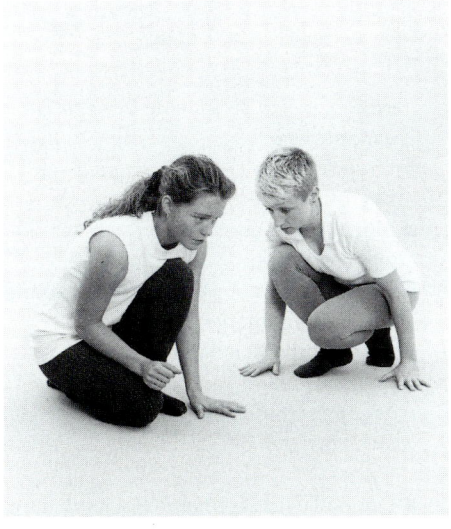

Abb. 5.24: Ausdrucksübung: Ich bin ganz klein.

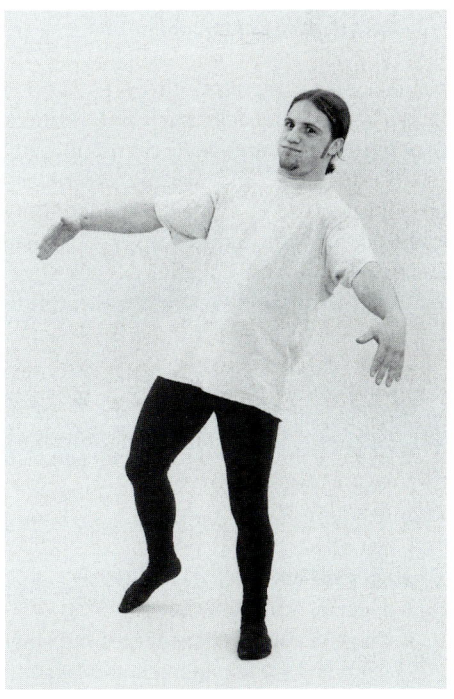

Abb. 5.26: Ausdrucksübung: Ich bin ganz dick.

5

Übung Fortsetzung

sind in Eile, wollen jemanden pünktlich treffen, sie hatten bei einer Unternehmung Erfolg und sind froh und zufrieden.

- **freies Gehen:** Die Gruppenmitglieder beachten, wem sie begegnen, sie begrüßen diejenigen, die sie schon kennen oder gehen ein kleines Stück mit einem noch Fremden und stellen sich vor (Abb. 5.20).
- Diese Übung kann mit einem Ball erleichtert werden: Es sind ein oder zwei Bälle in der Gruppe, der Ball wird an ein anderes Gruppenmitglied mit den Worten weitergegeben „Ich bin... ", wobei der Name genannt wird (Abb. 5.21).
- **freies Gehen:** Ein Gruppenmitglied wirft einem anderen einen Ball zu und nennt dabei dessen Namen (Abb. 5.22).
- **freies Gehen:** Die Gruppenmitglieder machen sich ganz breit und dick, ganz dünn, ganz groß oder ganz klein. Sie spüren dabei nach, wie sie sich fühlen und wo sie sich wohl oder nicht wohl fühlen (Abb. 5.23 bis 5.26).

Förderung der Kontaktaufnahme

Kontakt zu Gruppenmitgliedern kann über Blickkontakt, Beobachtung und Mitteilung, Körperkontakt, Aufgaben, die eine gemeinsame Lösung oder Berührung erfordern und über Übungen zu Paaren oder in kleinen Gruppen erfolgen. Während des freien Gehens können sich Gruppenmitglieder beobachten und sich über Mimik und Gestik etwas mitteilen.

Übung

Übungsbeispiele

- Wohin geht der andere, wohin gehe ich? (Abb. 5.27)
- Wie bewegt sich der andere, wie bewege ich mich?
- Ich gehe ein Stück des Weges mit einem anderen (Abb. 5.28).
- Ich gehe ein Stück des Weges mit einem schon bekannten anderen und fasse seine Hand (Abb. 5.29).
- Stimme ich mich auf den anderen ein,

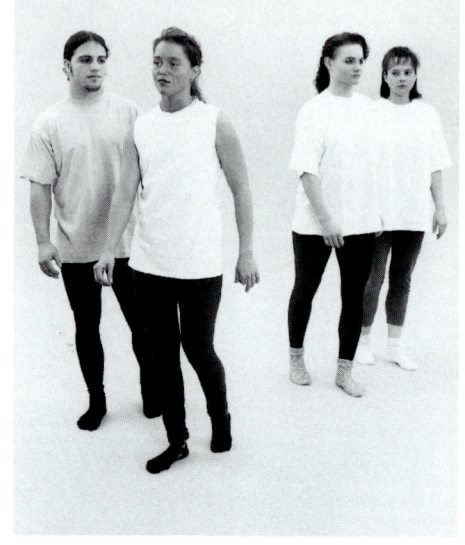

Abb. 5.27: Begegnungen: Wohin geht der andere, wohin gehe ich?

Abb. 5.28: Paare gehen gemeinsam durch den Raum, sie erproben verschiedene Varianten von Nähe und Abstand.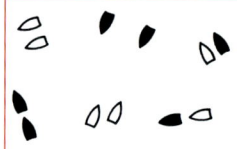

Abb. 5.29: Paarweises Gehen mit Handfassung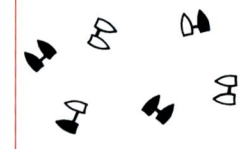

oder biete ich selbst eine Bewegungsvariante an?

- Ein bekanntes Gruppenmitglied kann begrüßt werden.
- Einem unbekannten kann sich der einzelne vorstellen.
- Ein Ball oder ein geknotetes Seil können an andere weitergegeben werden.
- Dies geschieht anfangs ohne Zusatzaufgabe, später kann der Ball o.ä. weitergegeben werden, und der Gebende stellt sich vor („Ich bin... " siehe Abb. 5.20 und 5.21).
- Der Ball wird zu einem Geschenk für ein anderes Gruppenmitglied.

Die Wahrnehmungen der Gruppenmitglieder werden dabei auf die *Art der Begegnungen*, die Art und Weise des Schenkens gerichtet (Wie schenke ich, wie schenkt mir der andere etwas?).

Bei diesen Übungen muß beachtet werden, daß nur zwei oder drei Gegenstände für die Kontaktaufnahme benutzt werden, damit das Geschehen für alle übersichtlich bleibt.

Bildung kleiner Gruppen

Die Einteilung zu Gruppen und Paaren nehmen immer die Patienten selbst auf der Basis einer freien Entscheidung vor. Diese **freie Partnerwahl** ist ein wichtiger Bestandteil der Kommunikativen Bewegungstherapie, sie kann mit ihren Anforderungen und Zielstellungen gut auf die Bewegungstherapie unter kommunikativem Aspekt übertragen werden. Die Partnerwahl erfordert vom Patienten die eigene Entscheidung für oder gegen ein Gruppenmitglied, sie fordert Aktivität oder konfrontiert das Gruppenmitglied mit passivem, ängstlichem Verhalten. Sie erfordert auch Einsicht in Unabänderlichkeiten, wenn z. B. der gewünschte Partner schon von einem anderen gewählt wurde oder selbst einen anderen gewählt hat. Die **Partnerwahl** kann stattfinden

- während des freien Gehens, indem jeder auf den gewünschten Partner zugeht
- aus dem Innenstirnkreis im Stand, indem jeder mit dem Blick einen Partner sucht und nach unten schaut, wenn er den Partner gefunden hat; wenn alle den Blick zu Boden richten, ist die Wahl beendet, und die Partner können aufeinander zu gehen
- indem sich die Patienten in zwei Gruppen aufteilen, die eine Gruppe ist passiv und kann gewählt werden, die andere aktiv und wählt
- Bei der Bildung von größeren Gruppen kann entweder ein Gruppenmitglied die anderen auswählen oder alle finden sich ähnlich wie bei der Paarbildung zusammen.

Die Gruppe bzw. das Paar bleiben in der Regel solange zusammen, wie die gemeinsame Aufgabe zu lösen ist. Sollen sich in einer Gruppenstunde möglichst viele Patienten begegnen,

dann muß öfter neu gewählt werden, wie es beispielsweise Aufgaben zur **Auseinandersetzung** erfordern. Soll sich die Gruppe oder das Paar aufeinander einstellen, dann können die Partner auch während der ganzen Übungsstunde zusammenbleiben.

Paare, kleine Gruppen und ganze Gruppen im Innenstirnkreis bieten Ausgangspositionen für das Lösen weiterer gemeinsamer Aufgaben sowohl im Rahmen spezieller physiotherapeutischer Übungen für den organischen Bereich als auch für Übungen, die **gemeinsames Handeln**, **Hilfestellung**, **Entscheidungsfähigkeit** oder **Vertrauen** erfordern.

Übungen für Hilfestellung und gemeinsames Handeln Viele Übungen, die der körperlichen Konditionsverbesserung dienen, können als Partnerübungen ausgeführt werden. Die Aufmerksamkeit des Paares wird dann nicht nur auf den Bewegungsablauf gerichtet, sondern auf das gemeinsame Tun. Beispielsweise kann eine Dehnung der Vorder- und der Rückseite viel besser ausgeführt werden, wenn die Partner sich dabei an den Händen fassen und gegenseitig in die Dehnung ziehen. Die Partner können sich während der Übungen stützen und halten und erleben dabei: „Mit Dir kann ich es viel besser; ich kann Dir helfen und Du hilfst mir; wir haben viel Spaß miteinander."

5

Übung

Übungsbeispiele für *Hilfestellung* und *gemeinsames Handeln*
 	
 - Langsitz, Rücken an Rücken sitzend:
  ○ den Körper gemeinsam spannen und lösen
  ○ Hände über den Kopf fassen und den Partner wechselseitig leicht dehnen
  ○ das Gewicht abwechselnd auf den sich beugenden Rücken des Partners legen (Abb. 5.30)
 - Schneidersitz, den Körper gemeinsam spannen und lösen und auf die Spannung und Lösung des anderen achten (Abb. 5.31)
 - Hände fassen und gemeinsam das Gesäß vom Boden abheben (5.32). Alle aus der Bewegungserziehung und

Übung Fortsetzung

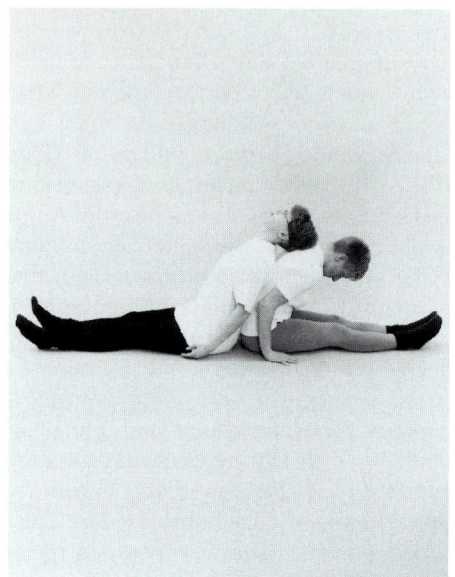

Abb. 5.30: Im Sitz Rücken an Rücken gelehnt wird das Gewicht im Wechsel auf den Rücken des Partners gelegt.

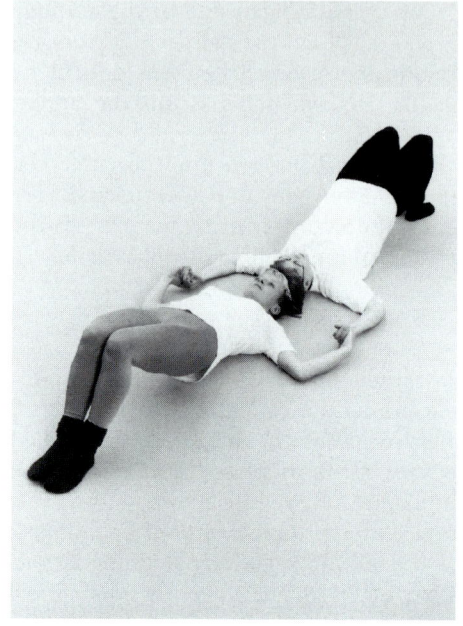

Abb. 5.32: Rückenlage: Die Partner spüren über die Hände, wann sie das Gesäß abheben oder ablegen.

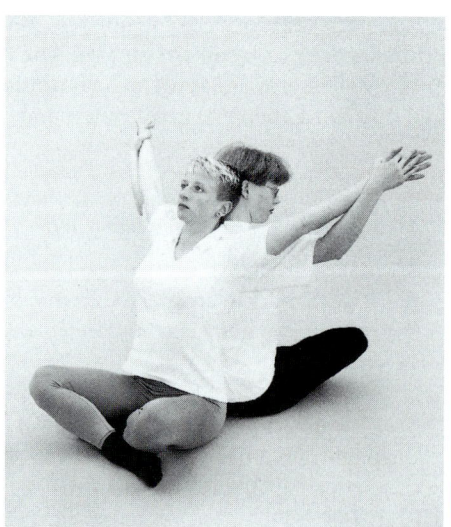

Abb. 5.31: Schneidersitz: Über die gefaßten Hände spüren die Partner Spannen und Lösen.

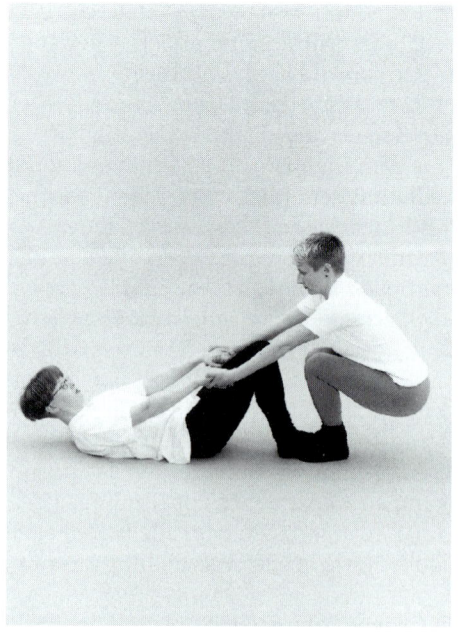

Abb. 5.33: Hocksitz mit gefaßten Händen; das Gewicht wird nach hinten verlagert, und der Oberkörper wird wechselseitig abgelegt.

Übung Fortsetzung

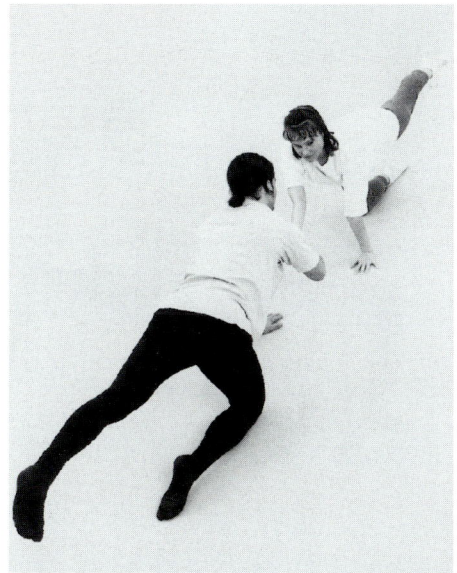

Abb. 5.34: Im Vierfüßlerstand werden die Hände wechselseitig gefaßt und die Beine der Gegenseite abgehoben.

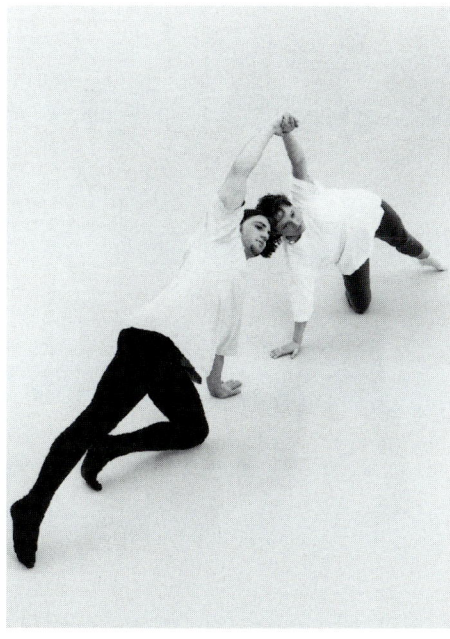

Abb. 5.35: Die Hände der gleichen Seite werden gefaßt, die Beine der gleichen Seite nach hinten oben gestreckt, der Rumpf wird aufgedreht.

Krankengymnastik bekannten Übungen zur Konditionierung des Rückens und der unteren Extremität können aus dieser Ausgangsposition geübt werden, wobei die Patienten sich immer wieder aufeinander einstellen müssen.

● Rückenlage, Füße zueinander, Beine angestellt, Hände gefaßt, Gewicht aneinanderhängen

● Hocksitz, Hände gefaßt, wechselseitiges Ablegen des Oberkörpers. Es ist zu beachten, daß die Partner sich dabei gegenseitig helfen (Abb. 5.33).

● Vierfüßlerstand/Bankstellung:
  ○ Hände im Wechsel abheben und die Hand des Partners fassen und dehnen
  ○ Hände fassen und dehnen, Beine im Wechsel abheben und strecken (Abb. 5.34)
  ○ Hände fassen, Beine strecken und den Körper nach den Seiten gemeinsam aufdrehen (Abb. 5.35)

Zahlreiche Übungen aus der Bewegungserziehung lassen sich im Liegen, Sitzen und Stehen als Partnerübungen und so ebenfalls als Übungen für Hilfestellung und gemeinsames Handeln gestaltet werden. Dabei können die Paare folgende Positionen einnehmen:

Übung

● einander gegenüber
● Rücken an Rücken
● seitlich zueinander
● nebeneinander und hintereinander

Übungen zur Auseinandersetzung Übungen zur **Auseinandersetzung** haben das Ziel, daß die Gruppenmitglieder lernen, sich durchzusetzen, aber auch die Regeln der Fairneß einzuhalten sowie zu erfahren: „Ich kann nicht immer gewinnen, aber wenn ich mich einsetze, habe ich Chancen."

5

Übung

Übungsbeispiele für *Auseinandersetzung*

- Partner stehen Rücken an Rücken:
  - Ein Gruppenmitglied behauptet seinen Platz, ein anderes versucht, ihn wegzudrängen.
  - Beide drängen sich gegenseitig vom Platz (Abb. 5.36).
- Beide stehen sich frontal gegenüber und versuchen, sich nach einem Kommando vom Platz wegzuziehen (Abb. 5.37).
- Beide Übende stehen frei im Raum.
  - Einer hält den Ball fest, der andere schlägt ihn aus (Abb. 5.38).
  - Sie kämpfen um einen Ball (Abb. 5.39).
  - Einer versperrt dem anderen den Weg, wobei letzterer versuchen muß, am Partner vorbei zu kommen.
- Ein Partner liegt auf den Boden:
  - der andere versucht ihn zu drehen
  - der andere versucht, ihn aufzusetzen

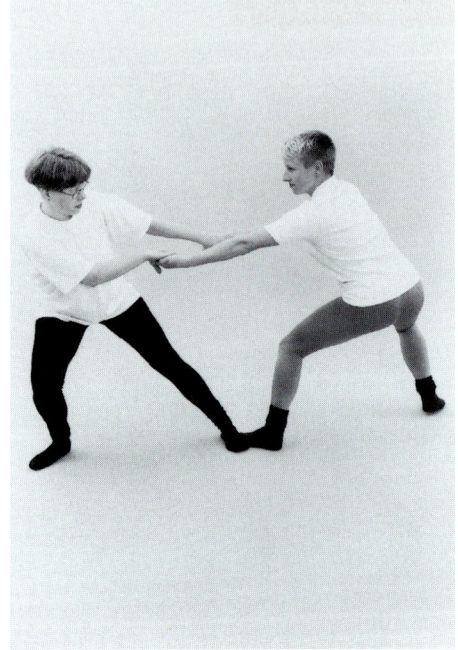

Abb. 5.37: Auseinandersetzung: Ich ziehe Dich von Deinem Platz weg!

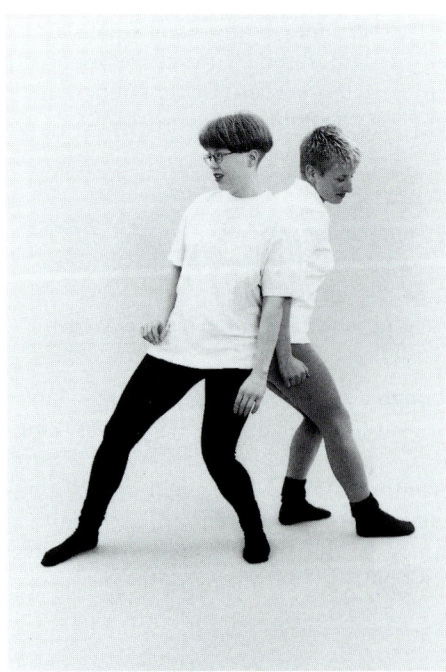

Abb. 5.36: Auseinandersetzung: Kampf um den Platz

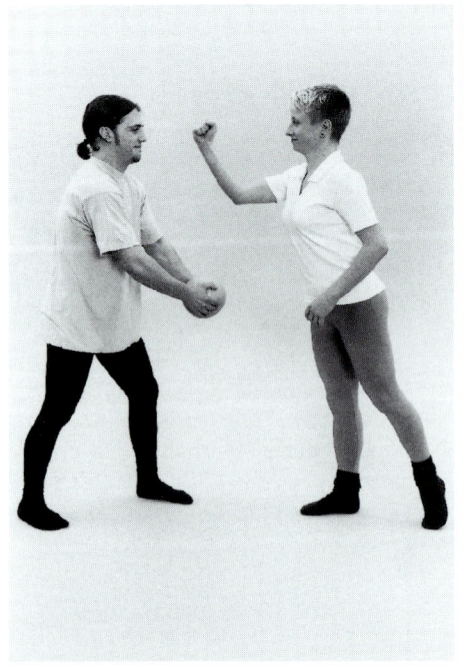

Abb. 5.38: Halte den Ball fest, ich schlage ihn weg!

Übung Fortsetzung

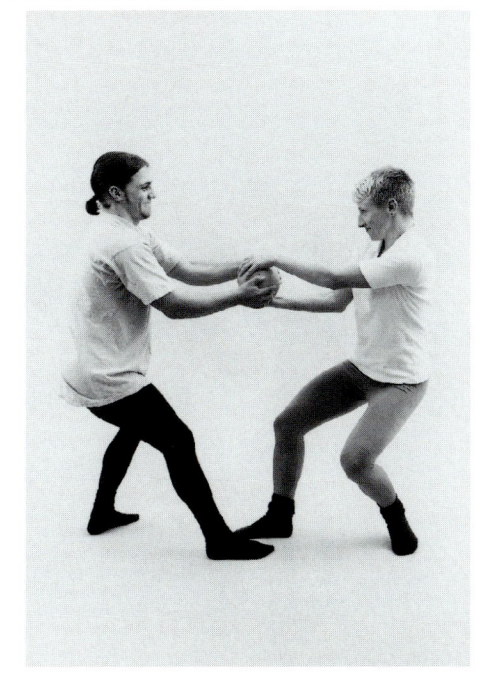

Abb. 5.39: Wir kämpfen um einen Ball.

Vertrauenfördernde Übungen Es ist wichtig, daß die Gruppenmitglieder **Vertrauen** zueinander fassen, damit sie sinnvoll gemeinsam in der Bewegungstherapie handeln können, sich in die Gruppe integriert fühlen und spüren, daß die Gruppe für den einzelnen und der einzelne für die Gruppe da ist. Dieses Vertrauen bezieht sich in erster Linie auf die gemeinsame Tätigkeit der Gruppenmitglieder während der Bewegungstherapie. Die Patienten erfahren in der Gruppe, wer verläßlich ist, mit wem sie ihre Übungen sicher durchführen können, und sie erfahren auch, wie sie sich selbst im Umgang mit den anderen verhalten. Sie erleben während der speziellen Übungen, daß sie helfen können, daß andere sich ihnen anvertrauen, daß ihre Sicherheit anderen Sicherheit gibt. Diese Erfahrungen stärken das *Selbstwerterleben* und die *Selbstsicherheit* des Patienten, womit sie wiederum zur Stärkung der Gesamtpersönlichkeit beitragen.

Übung

Beispiele für *vertrauenfördernde Übungen*

● Die Partner stehen Rücken an Rücken:
  ○ Sie lehnen sich aneinander (Abb. 5.40).
  ○ Sie verlagern im Wechsel das Gewicht auf den Vorfuß und nehmen dabei das Gewicht des Partners auf sich (Abb. 5.41).
● Die Partner stehen sich gegenüber:
  ○ Die Hände werden gefaßt und das Gewicht nach hinten verlagert, bis beide Partner aneinander hängen (Abb. 5.42).
  ○ Mit gefaßten Händen verlagern sie das Gewicht nach hinten, einer setzt sich langsam ab, wenn er die Beine wieder streckt, setzt sich der andere ab, es entsteht eine Waage (Abb. 5.43).
  ○ Die Hände werden aneinander gelegt, die Partner verlagern das Gewicht aufeinander zu, nach vorn (Abb. 5.44).
● Paare gehen frei im Raum vorwärts:
  ○ Einer schließt die Augen und wird vom anderen geführt (Abb. 5.45).

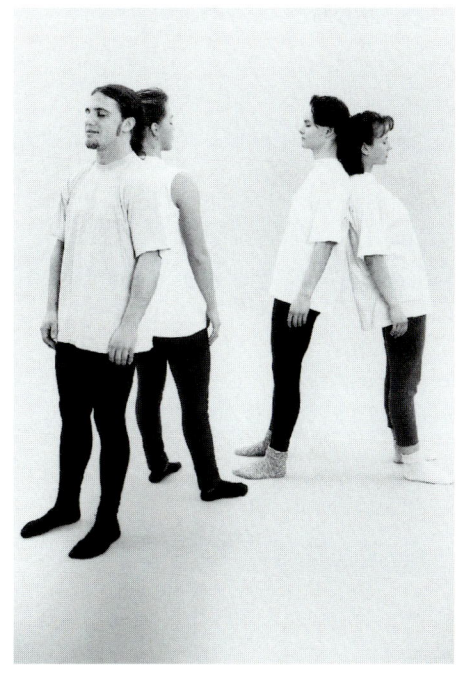

Abb. 5.40: Vertrauen zueinander: Wir lehnen uns gegenseitig an.

Übung Fortsetzung

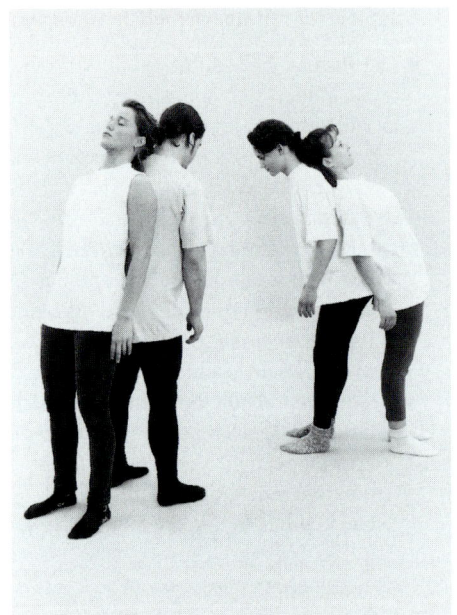

Abb. 5.41: Ich trage Dein Gewicht auf meinem Rücken.

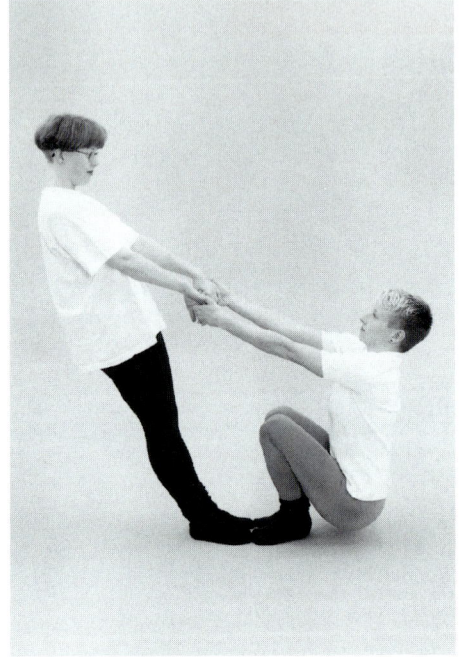

Abb. 5.43: Eine Waage

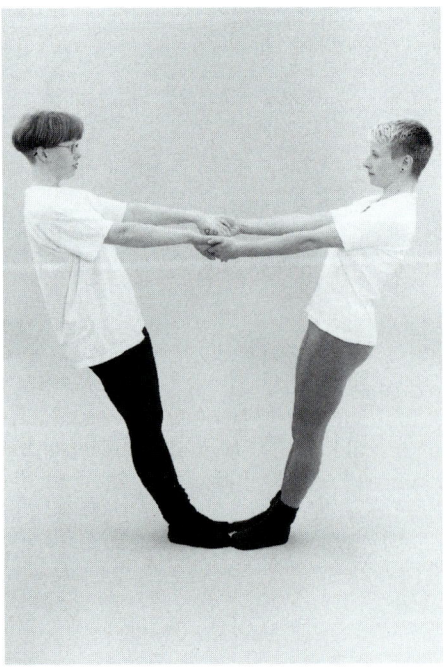

Abb. 5.42: Wir hängen unser Gewicht aneinander und halten uns fest.

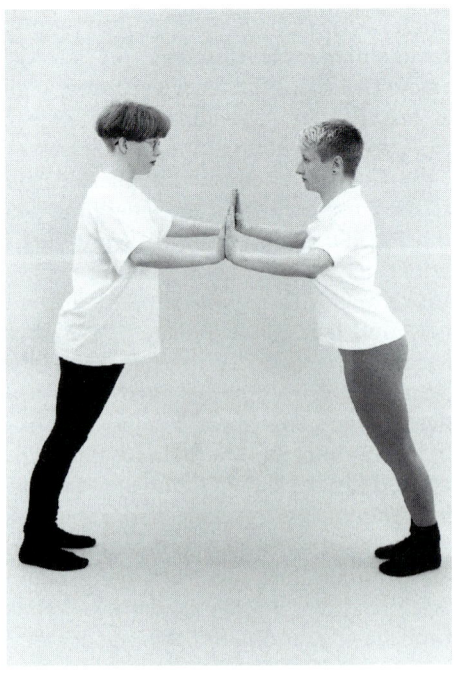

Abb. 5.44: Wir legen unser Gewicht gegen unsere Hände.

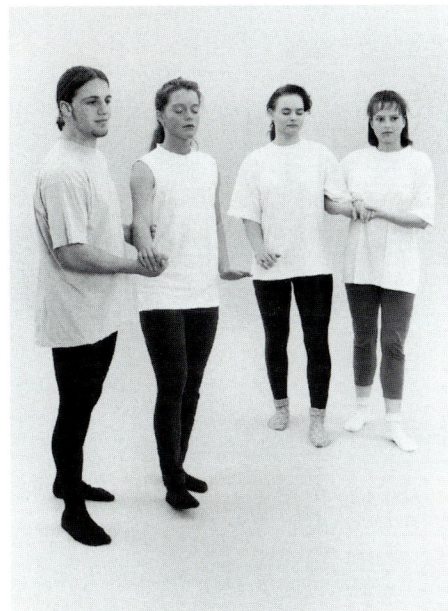

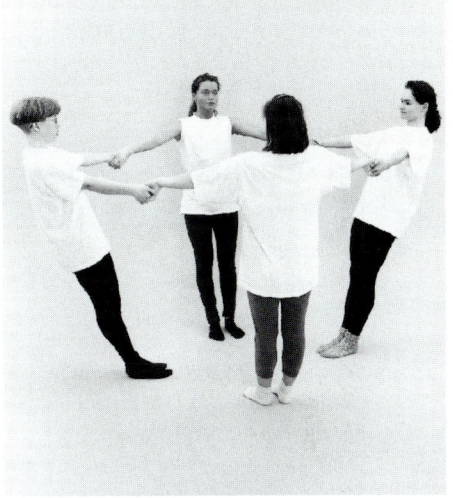

Abb. 5.47: Wir hängen uns im Kreis aneinander.

○ Das Paar geht hintereinander, der hinten Gehende hat seine Hände auf die Hüften des Vordermanns gelegt. Durch leichten Druck zeigt er den Weg an, den der Vordermann gehen soll (Abb. 5.46).
Alle Übungen schließen den Wechsel der Partner ein, damit jeder die gleichen Erfahrungen machen kann.
● Alle Gruppenmitglieder fassen sich zum Innenstirnkreis an den Händen und verlagern das Gewicht nach hinten (Abb. 5.47).

Abb. 5.45: Ich schließe meine Augen und lasse mich vertrauensvoll von Dir führen.

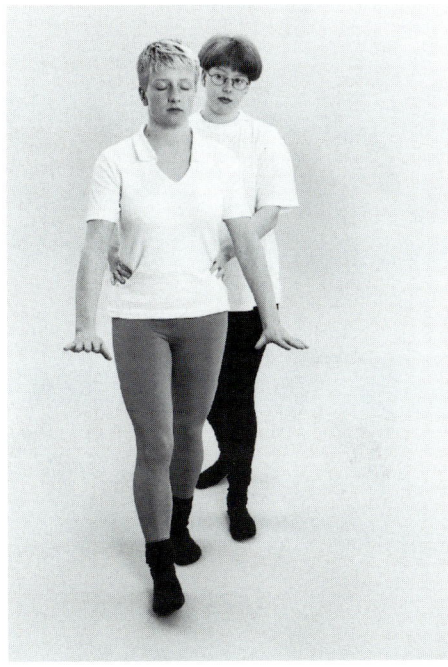

Abb. 5.46: Du gehst hinter mir und führst mich mit Deinen Händen.

Mut und Risikobereitschaft fördernde Übungen
In diesen Aufgabenbereich fallen alle Übungen, die von den Gruppenmitgliedern die **Überwindung von Ängsten und Hemmungen** verlangen. Dies kann schon bei ganz einfach erscheinenden Übungen der Fall sein, weil es immer vom psychophysischen Zustand des Patienten abhängt, was er als schwierig und was er als leicht erlebt. Beispielsweise kann die Teilnahme an der ersten Therapiestunde viel Mut erfordern und den Patienten sehr ängstigen, weil er möglicherweise lange nicht mehr in einer größeren Gruppe von Menschen war, weil er sich körperlich nichts zutraut oder an sich ängstlich und mutlos ist. Der Therapeut muß aus der Situation des Patienten erkennen, was er ihm mit den gestellten Aufgaben abverlangt,

5

wo eine Übung für den Patienten zu einem Risiko wird oder wo sie von ihm besonders viel
Mut erfordert.

Beispiele für *Mut- und Risikobereitschaft
fördernde Übungen*

● Partnerübungen:
  ○ Ein Ball wird zwischen dem Paar fest
    geklemmt, er soll so lange wie möglich
    gehalten werden. Eine Steigerung des
    Schwierigkeitsgrad wird erreicht, wenn
    sich die Paare um ihre eigene Achse
    bewegen (Abb. 5.48).
  ○ Das Paar faßt an den Enden von zwei
    Stäben und dreht sich mit großem
    Tempo durch die Stäbe hindurch um
    die eigene Achse oder steigt über die
    Stäbe hinweg (Abb. 5.49). Beide Übun-
    gen können als Wettspiele für alle
    Paare durchgeführt werden.
  ○ Die Gruppenmitglieder bilden Dreier-
    gruppen, zwei fassen sich an den
    Händen und geben die äußere Hand

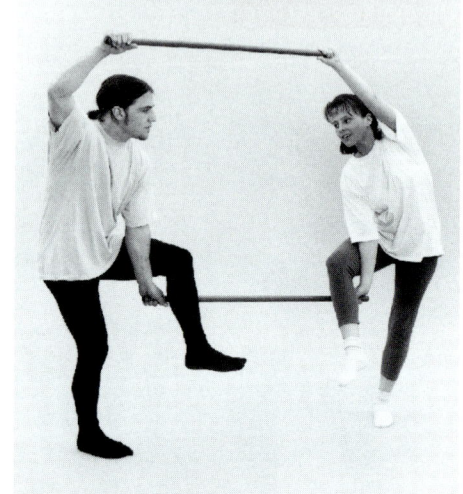

Abb. 5.49: Wir drehen uns durch die Stäbe und
steigen darüber hinweg.

nach hinten. Dort steht der dritte
Partner, der die Hände wie Zügel
faßt und die beiden Vorderen mit
Tempo durch den Raum kutschiert
(Abb. 5.50).

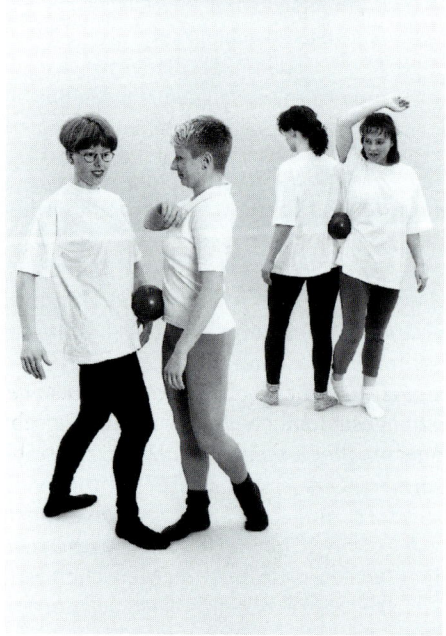

Abb. 5.48: Zwischen uns ist der Ball, den wir unbedingt festhalten wollen.

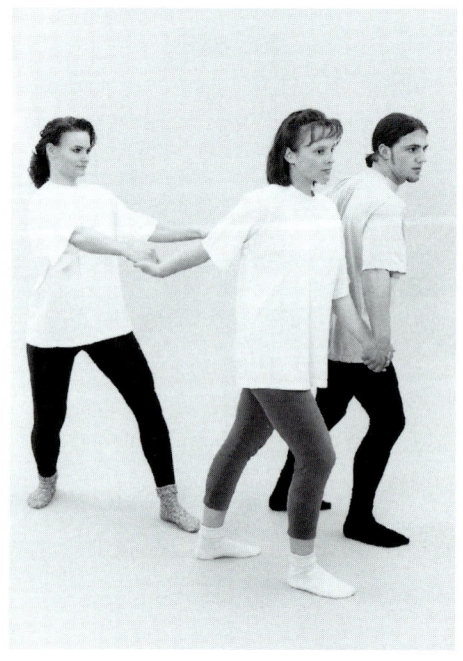

Abb. 5.50: Wir spielen Pferd und Kutscher und
müssen sehr auf die anderen achten.

Abschluß der Stunde

Den Abschluß einer Bewegungstherapie unter kommunikativem Aspekt bildet immer die **gemeinsame Aktion aller Gruppenmitglieder**. Diese kann als Ausgleich für die Stunde entweder beruhigende oder entspannende Übungen zum Inhalt haben, sie kann aber auch als Spiel gestaltet werden, das die Gruppe abschließend erfreut und aktiviert.

Übung

Übungsbeispiele für einen *beruhigenden* Stundenabschluß

- Innenstirnkreis, Rückenlage, Füße zur Mitte:
  - Die Gruppenmitglieder fassen sich an den Händen und heben gemeinsam die Arme vom Boden ab. Die Gruppe soll sich auf einen gemeinsamen Bewegungsrhythmus einpendeln.
  - Die gefaßten Hände werden nach oben hinten abgelegt und wieder zurückgenommen. Hier ist ebenfalls der gemeinsame Rhythmus Bewegungsziel.
  - Die Hände werden gefaßt, die Gruppe setzt sich gemeinsam auf und legt sich wieder ab.
  - Das Auf- und Ablegen erfolgt als Welle.
- Innenstirnkreis, Stand:
  - Die Hände werden gefaßt, die Gruppenmitglieder verlagern langsam das Gewicht nach außen und wieder zurück.
  - Die Hände sind gelöst, die Gruppenmitglieder gehen langsam aufeinander zu und wieder zurück.
  - Die Gruppenmitglieder stellen sich dicht zusammen, so daß sich die Schultern berühren, schließen die Augen und spüren den anderen.

Für einen aktivierenden Stundenabschluß eignen sich alle Lauf- und Wettspiele, die der Belastungszustand der Patienten in der Gruppe zuläßt. Besonders günstig sind gesellige Spiele, wie die im folgenden genannten:

Übung

Übungsbeispiele für einen *aktivierenden* Stundenabschluß

- Zuzwinkern
- Katze und Maus
- Stuhlpolonaise
- Mein rechter, rechter Platz ist leer

Zum Abschluß der Stunde tritt der Therapeut mit in die Gruppe, alle fassen sich an den Händen und verabschieden sich mit einem Händedruck.

5.3.3
Konzentrative Bewegungstherapie

Die **Konzentrative Bewegungstherapie** (KBT) hat ihre Wurzeln in der Arbeit von Elsa Gindler, die in den zwanziger Jahren die Wahrnehmung und das Erleben von Atem, Spannung und Entspannung in ihrem Gymnastikunterricht lehrte (s. a. Konzentrative Entspannung). Von Gertrud Heller wurde die Methode in die psychiatrische Therapie übertragen. Heute ist sie vor allem im Westen Deutschlands an allen psychosomatischen Kliniken ein fester Bestandteil des Behandlungsangebots.

Die Konzentrative Bewegungstherapie ist eine **körperorientierte, psychotherapeutische Methode**, bei der die Wahrnehmung des Menschen von sich selbst und anderen im Mittelpunkt der Arbeit steht. Auf Wahrnehmung und Bewegung wird deshalb besonderer Wert gelegt, weil sie als Grundpfeiler der menschlichen Entwicklung angesehen werden. Die Therapie basiert auf den Denkmodellen der *Tiefenpsychologie*. Durch die konzentrative Beschäftigung mit Haltung, Bewegung und Ausdruck werden lebensgeschichtlich frühe Erfahrungsebenen angesprochen, die unter Umständen bis in früheste Lebensphasen zurückreichen können. Konzentrativ steht im Namen der Methode für einen **Zustand entspannter, wacher Aufmerksamkeit**. Neben der realen Erfahrung wird auch Wert auf den **symbolischen Bedeutungsgehalt von Gegenständen und Handlungen** gelegt, der oft wichtig ist für das bessere Verständnis von schwierigen Situationen.

5

Ziel der Behandlung ist es, eigene Verhaltensmuster im Umgang mit verschiedenen Partnern und Gegenständen bewußter zu machen. Das Erproben verschiedener Lösungsmöglichkeiten im geschützten Raum der Therapie soll helfen, starre Haltungen und Fehlerwartungen abzubauen und wieder Mut zu neuen Schritten zu machen. Grundgedanke der KBT ist, daß der menschliche Leib die gemeinsame Basis für körperliche, seelische und psychosomatische Abläufe bildet und das somit der Leib einen Zugang zu all diesen Bereichen ermöglicht. Die Methode wird in einem mehrjährigen Ausbildungsgang im Deutschen Arbeitskreis für Konzentrative Bewegungstherapie gelehrt.

Christine Gräff hat in ihrem Buch „Die Konzentrative Bewegungstherapie in der Praxis" das Vorgehen des Therapeuten, seine Werkzeuge und die Schwerpunkte der Therapie beschrieben. In dieser Therapie sind der Platz im Raum, das Liegen, das Sitzen, das Aufstehen und das Gehen von therapeutischer Bedeutung. Diese Grundelemente für die Bewegungserfahrung sind Gegenstand der Therapie. Außerdem werden Werkzeuge, wie Bälle, Seile, Steine und andere Produkte aus der Natur benutzt, um Wahrnehmungsfähigkeit und Sinneseindrücke zu vertiefen. Die Erfahrungen des Patienten werden auf Geben und Nehmen, Öffnen und Schließen, Nähe und Distanz, auf Hemmung und Aggression sowie Hingabe und Widerstand gelenkt. Im Unterschied zur Kommunikativen Bewegungstherapie kann Konzentrative Bewegungstherapie auch als Einzeltherapie durchgeführt werden. Die Ausbildung in der Methode befähigt die Therapeuten zudem zur Aufarbeitung der momentanen und biographischen Probleme.

5.3.4
Integrative Bewegungstherapie

Die **Integrative Bewegungstherapie** wurde von Hilarion Petzold in den sechziger Jahren in Frankreich für die Therapie von psychiatrischen und geriatrischen Patienten entwickelt. Diese Methode psychotherapeutischer Leib- und Bewegungsarbeit ist im klinischen Bereich vieler westdeutscher Kliniken verbreitet.

Leib und Person werden als Einheit betrachtet. Diese ist lebendig und in Bewegung, die **Bewegung ist Leben**, das Lebensphänomen schlechthin. Dabei wird Bewegung nicht nur als motorische Äußerung verstanden, sondern auch als *emotionale, geistige und soziale Beweglichkeit*. Die Integrative Bewegungstherapie (IBT) versucht den *Leib* in allen Dimensionen zu erreichen. Der Leib wird als Anfang und Ende der Existenz angesehen. In seinem Gedächtnis, seinen Archiven, ist die persönliche Geschichte aufgehoben. Wo nun immer die Vielfältigkeit des Leibes eingeschränkt wird, wo er verdichtet und entfremdet wird, entsteht Krankheit.

Das Therapieziel besteht somit darin, den Bruch zwischen Leib und Person aufzuheben. Die Therapie wird als ein *ganzheitliches Verfahren* der Psychotherapie und Körperarbeit betrachtet und kennt ein *übungszentriertes, erlebniszentriertes* und ein *konfliktaufdeckendes Vorgehen*.

Aufgaben

1. Welche Beobachtungskriterien bestimmen die Befundaufnahme bei der Therapie der Kommunikations- und Integrationsstörungen?
2. Nennen Sie die Ziele der Therapie auf den 4 Ebenen der Einflußnahme.
3. Erklären Sie, warum Bewegungstherapie unter kommunikativem Aspekt sowohl den körperlichen als auch den psychischen Anteil des Patienten einbezieht.
4. Welche Therapieziele hat die Bewegungstherapie unter kommunikativem Aspekt?
5. Welche Bedeutung hat die Korrektur durch den Therapeuten in der Therapie? Nennen Sie alternative Verhaltensweisen.
6. Welche Bedeutung hat das freie Gehen im Raum während der Therapie?
7. Wodurch unterscheidet sich das Therapeutenverhalten von anderen Gruppenbewegungstherapien?
8. Nennen Sie Aufgabenstellungen, die im Hauptteil einer Stunde realisiert werden sollen.

Aufgaben Fortsetzung

9. Warum ist es wichtig, daß die Patienten sich wählen und nicht durch Abzählen ein Paar bilden?

10. Nennen Sie verschiedene Aufgabenstellungen mit einigen Übungsbeispielen aus der Bewegungstherapie unter kommunikativem Aspekt.

5.4
Verbesserung der Kondition und Antriebssteigerung

Motivierung des psychisch Kranken zur körperlichen Aktivität

Voraussetzung für eine intensivere körperliche Belastung der Patienten sind Erfahrungen, die der einzelne Patient gemeinsam mit der Patientengruppe während der Bewegungstherapie gemacht hat. Hierbei handelt es sich um Erfahrungen zur Körperwahrnehmungsschulung und zur Integrations- und Kommunikationsförderung. In diesen therapeutischen Gruppen konnte der Patient erleben, daß ihm mehr Bewegungsfähigkeiten zur Verfügung stehen, als er glaubte. Außerdem hat er erfahren, daß er sich vor den anderen mit seiner speziellen Körperlichkeit nicht zu schämen braucht und daß seine Ängste und Schwierigkeiten im gemeinsamen Tun mit den anderen zu bewältigen sind. Während der Wahrnehmungs- und Entspannungstherapie ist ihm sein Körper bewußter geworden. Er hat gelernt, Verspannungen zu beeinflussen und Muskelgruppen bewußt anzuspannen und zu lösen.

Der Grundsatz der Physiotherapie, stets eine **systematische Steigerung der Anforderungen** zu beachten, gilt ganz besonders bei allen Programmen zur Verbesserung der körperlichen Kondition psychisch erkrankter Patienten. Die Patienten lassen sich entsprechend ihrer *persönlichen Einstellung gegenüber körperlichen Belastungen* grob in zwei Gruppen einteilen.

Zu der einen Gruppe können alle Patienten gerechnet werden, die mit einer *starken Leistungshaltung* zur Therapie kommen. Diese Patienten konnten die stärkere körperliche Belastung kaum erwarten, sie fühlten sich durch die bisherige Behandlung unterfordert. Zu dieser Gruppe gehören vor allem Patienten mit einer neurotischen Leistungshaltung, die also Probleme und Schwierigkeiten mit einer erhöhten Aktivität wettmachen wollen. Auch psychotische Patienten mit manisch-depressiver Symptomatik, die sich in einer manischen Phase befinden, gehören in diese Gruppe.

Zur zweiten Gruppe zählen Patienten, die sich psychophysisch *überbelastet* fühlen, müde und erschöpft sind, Ängste und Vorbehalte gegenüber körperlicher Aktivität haben oder sich aufgrund ihrer Erkrankung besonders geschont haben. Alle Patienten mit depressiver Symptomatik sowie viele Patienten mit Phobien und Angststörungen sind in dieser Gruppe zu finden.

Für beide Gruppen ist die systematische Steigerung der Anforderungen von Bedeutung: für die erste Gruppe, damit sie nicht überfordert wird und die betroffenen Patienten lernen, ihre Kräfte ihrem eigentlichen Leistungsvermögen entsprechend einzusetzen, für die zweite Gruppe, damit sie mit kleinen Erfolgserlebnissen an eine regelmäßige körperliche Belastung herangeführt wird. Die Bewegung soll den Patienten Spaß machen und zum Bedürfnis werden, so daß sie dann auch nach der Therapie weiterhin regelmäßig einer sportlichen Betätigung nachgehen. Dies kann erfolgen in Form von Wandern, Radfahren oder Schwimmen, in kleinen Übungsprogrammen, die während der Therapie erarbeitet worden sind oder darin, daß die Patienten motiviert werden konnten, sich einem Sportverein anzuschließen bzw. regelmäßig ein Fitnesscenter zu besuchen.

Therapiemaßnahmen

Merke !

Die **Intensität** der körperlichen Konditionierung und der Steigerung des Antriebs richtet sich nach der **Leistungsfähigkeit** des Patienten.

Körperlich nur gering belastbare Patienten sollen mit **Spaziergängen** beginnen, die zügig von Umfang und Intensität her gesteigert werden. Gleichzeitig müssen Übungen zur Kräftigung der Fuß- und aufrichtenden Muskulatur durch-

5

geführt werden. Die *Ausdauer* wird mit der Anzahl der Wiederholungen, der *Antrieb* mit einer Erhöhung des Tempos gesteigert.

Soll in erster Linie die Herz-Kreislauf-Tätigkeit verbessert werden, dann kann mit einem Übungsprogramm begonnen werden, wie es aus der *Herzinfarktprävention und -therapie* bekannt ist. Grundprinzip ist es hier, mit Bewegungen im Sekundenrhythmus in den kleinen Gelenken zu beginnen und über die großen Gelenke zu steigern, wobei Bewegungen der unteren Extremität mit denen der oberen abwechseln sollen. Auch hier wird die Anzahl der Wiederholungen systematisch gesteigert, das Tempo bleibt allerdings relativ gleich.

Methoden der **Sporttherapie** können, falls typische Trainingsgeräte vorhanden sind, ebenfalls angewandt werden.

Wichtig für psychisch Kranke sind auch **sportliche Spiele** wie Volleyball, Tischtennis oder Korbball. Auch viele kleine Spiele, etwa

Wettspiele, Staffelspiele oder gesellige Spiele, können durchgeführt werden. Dies geschieht zunächst unter physiotherapeutischer Anleitung, später selbständig durch die Patienten. Physiotherapeuten haben hier hauptsächlich anregende Funktion. Sie können die Patienten mit den Spielregeln vertraut machen, die Technik der Spiele vermitteln und für kameradschaftlichen Umgang miteinander plädieren.

Aufgaben

1. Wann beginnt die körperliche Konditionierung während einer stationären Therapie?
2. Welche zwei Patientengruppen müssen unterschieden werden, und wie unterschiedlich sind sie für die Konditionierung und Antriebssteigerung zu motivieren?
3. Welche sportlichen und welche geselligen Spiele eignen sich?

Weiterführende Literatur Psychiatrie/ Psychotherapeutische Medizin

Dörner, K.; Plog, U.: Irren ist menschlich. 6. Aufl. Psychiatrie Verlag. Rehburg-Loccum. 1997.

Geyer, M.; Hessel, A.: Psychosomatische Medizin und Psychotherapie. Johann Ambrosius Barth Verlag. Hüttig GmbH Heidelberg/Leipzig 1997.

Gräff, C.: Konzentrative Bewegungstherapie in der Praxis. Hippokrates Verlag. Stuttgart 1989.

Hausmann, B.; Neddermeyer, R.: Integrative Bewegungs- und Leibtherapie in der Praxis. Junfermann Paderborn 1996.

Petzold, H.: Integrative Bewegungs- und Leibtherapie. Junfermann Paderborn 1994.

Remschmidt, H.; Schmidt, M.H.: Kinder- und Jugendpsychiatrie in Klinik und Praxis (3 Bände). Thieme Verlag. Stuttgart 1985–1988.

Rudolf, G.: Psychotherapeutische Medizin – Ein einführendes Lehrbuch auf psychodynamischer Grundlage. Enke Verlag. Stuttgart 1993.

Tölle, R.: Psychiatrie. 11. Auflage. Springer Verlag. Berlin u.a. 1996.

Wilda-Kiesel, A.: Die Konzentrative Entspannung. Lau-Ausbildungssysteme GmbH. Reinbek 1993.

Wilda-Kiesel, A.: Kommunikative Bewegungstherapie. Johann Ambrosius Barth. Leipzig 1987.

Sachwortverzeichnis